Greenman

Lehrbuch
der
Osteopathischen Medizin

Lehrbuch der Osteopathischen Medizin

Von Philip E. Greenman, D. O., F. A. A. O.

Originaltitel: Principles of Manual Medicine, 2nd edition

Aus dem Amerikanischen übersetzt von Dr. med. Iris Klofat

Mit einem Geleitwort von Dr. med. Heinz-Dieter Neumann

Mit 1.146 Abbildungen und 9 Tabellen

HAUG

Karl F. Haug Verlag · Heidelberg

Die Deutsche Bibliothek – CIP-Einheitsaufnahme

Greenman, Philip E.:
Lehrbuch der Osteopathischen Medizin / von Philip E. Greenman. Aus dem Amerik. übers. von Iris Klofat. Mit einem Geleitw. von Heinz-Dieter Neumann – Heidelberg: Haug, 1998
(Manuelle Medizin)
Einheitssacht.: Principles of Manual Medicine
‹dt.›
ISBN 3-7760-1691-4

ISBN 3-7760-1691-4

Titelfoto: Tony Stone Bilderwelten / Zigy Kaluzny
Umschlaggestaltung: WSP Design, 69120 Heidelberg
Satz: Mitterweger Werksatz GmbH, 68723 Plankstadt
Druckerei: Laub + Co., 74832 Elztal-Dallau

Widmung

Diese zweite Auflage ist John F. Bourdillon gewidmet,
einem Freund und Kollegen, der durch seine Tätigkeit weltweit
maßgeblich zum Ansehen der Manuellen Medizin beigetragen hat.
Er war Mitbegründer des Aufbaustudiums für Manuelle Medizin
an der Michigan State University
und darin länger als viele andere Kollegen als Lehrer tätig.
Dabei brachte er all seine Zeit, Energie und Begabung ein,
um zukünftige Ärzte in die Lage zu versetzen,
ihren Patienten besser zu helfen.
Er starb 1992, während der Vorbereitung zu einer Vorlesung.
Alle, die das große Glück hatten, ihn zu kennen, werden ihn stets vermissen.

Inhalt

Geleitwort zur deutschen Ausgabe

Es ist die Pflicht des Arztes, sich ständig weiterzubilden und seine Kenntnisse zum Wohle der ihm anvertrauten Patienten vorurteilsfrei zu erweitern.

Anfang der 50er Jahre wurden deutsche Ärzte aufmerksam auf Erfolge ausländischer oder im Ausland ausgebildeter Chiropraktiker und Osteopathen, die diese bei der Behandlung von Funktionsstörungen an Wirbelsäule und Extremitäten hatten und die mit den bisher bekannten Behandlungsmethoden nicht erzielt werden konnten. Sie entschlossen sich, der Sache auf den Grund zu gehen.

So wurde 1953 in Hamm die Forschungsgemeinschaft für Arthrologie und Chirotherapie (FAC) und im gleichen Jahr in Isny die Gesellschaft für Manuelle Wirbelsäulen- und Extremitätenbehandlung (MWE) gegründet. Von hier ausgehend bildeten sich Gesellschaften in der Schweiz, in Österreich und der damaligen DDR. Sie sind heute Mitglieder der Internationalen Gesellschaft für Manuelle Medizin (FIMM).

Die von den Osteopathen und Chiropraktikern entwikkelten Techniken wurden kritisch überprüft und auf eine für den klassisch ausgebildeten Arzt verständliche wissenschaftliche Basis gestellt. Die oben genannten Gesellschaften gründeten Seminare, in denen inzwischen über 12 000 Ärzte in Manueller Medizin – wie die Methode heute genannt wird – ausgebildet wurden. Der Arzt bekommt eine Diagnostik im wahrsten Sinne des Wortes „an die Hand", mit deren Hilfe er kleinste Funktionsstörungen am Haltungs- und Bewegungsapparat erfassen und beurteilen kann. Die bereits vorhandenen konventionellen therapeutischen Möglichkeiten werden wesentlich erweitert. Die der Manuellen Medizin eigene funktionelle Betrachtungsweise am Haltungs- und Bewegungsapparat fügt sich lückenlos in die bereits vorhandenen klinischen und wissenschaftlichen Erkenntnisse ein.

Die Ärzteseminare widmeten sich auch der Ausbildung von Physiotherapeuten (Krankengymnasten) in manueller Therapie. Sie sind wichtige Partner bei der Behandlung unserer Patienten. Das Interesse der Krankengymnasten an der manuellen Therapie ist von Jahr zu Jahr gestiegen. Sie haben eigene Seminare gegründet, die z. T. den Ärztegesellschaften angeschlossen sind.

Im Jahre 1979 fand der 6. Kongreß der Internationalen Gesellschaft für Manuelle Medizin (FIMM) in Baden-Baden statt. Hier kam es zu einer ersten direkten wissenschaftlichen Begegnung mit führenden Hochschullehrern nordamerikanischer *osteopathischer* Universitäten. Unter ihnen war der Autor des hier vorliegenden Buches. Nach dem Kongreß fand ein Workshop statt. Wir verglichen die auch bei uns gelehrten klassischen Weichteil-, Mobilisations- und Manipulationstechniken. Mit Staunen mußten wir dann aber feststellen, daß die nordamerikanischen Osteopathen in den vergangenen Jahren völlig neue Techniken entwickelt hatten. Sie demonstrierten uns die Muskelenergietechnik, die myofasziale Releasetechnik, die kraniosakrale Technik, Lagerungstechniken (Strain and Counterstrain), Neutralpunkttechnik (engl.: functional technique) usw. Anstelle von außen einwirkender Kräfte des Behandlers bei den klassischen Techniken werden dem Körper innewohnende neurophysiologische Gesetzmäßigkeiten genutzt, um Funktionsstörungen am Haltungs- und Bewegungsapparat zu beheben. Es sind alles risikoarme und nebenwirkungsfreie Techniken, Zwischenfälle sind bislang nicht bekannt geworden.

Der ersten Begegnung folgte ein lebhafter Austausch. Vertreter der Ärzteseminare besuchten Sonderkurse an der Michigan State University in den USA. Amerikanische Professoren kamen nach Europa. Es entwickelte sich eine fruchtbare Zusammenarbeit. 1996 wurde die Deutsche Gesellschaft für Osteopathische Medizin gegründet.

Was noch fehlte, war ein Lehrbuch der Osteopathischen Medizin, welches die Fortschritte der letzten Jahrzehnte umfassend darstellt und begründet. Es gab bisher auf diesem Gebiet nur eine Reihe von Einzelveröffentlichungen und Bücher mit Beiträgen verschiedener Autoren. Philip E. Greenman hat mit seinem „**Lehrbuch der Osteopathischen Medizin**" die Lücke geschlossen. Es werden ausführlich und wie aus einem Guß theoretische Grundlagen, diagnostische Methoden und alle Behandlungstechniken der Osteopathie beschrieben. Es wird ein Gesamtkonzept der Rehabilitation des Patienten aus manualmedizinischer Sicht vorgestellt. Wir danken ihm für seine großartige Arbeit.

Wir danken Frau Dr. med. Iris Klofat. Sie hat die Sisyphusarbeit der Übersetzung fachkundig und mit Begeisterung auf sich genommen. Wir danken auch dem Karl F. Haug Verlag – und hier besonders Herrn Lenzen –, daß er dieses Standardwerk herausgegeben und damit dem deutschsprachigen Leser zugänglich gemacht hat.

Wir wünschen dem Buch den gleichen Erfolg wie der englischsprachigen Ausgabe.

Bühl, Sommer 1998 Dr. med. Heinz-Dieter Neumann
Präsident der DGMM 1976–1979, 1983–1986
Präsident der FIMM 1980–1983

Vorwort

Seit der Veröffentlichung der ersten Ausgabe des Buches im Jahre 1989 haben sich auf dem Gebiet der Manuellen Medizin eine Reihe von Veränderungen ergeben. Die North American Academy of Manipulative Medicine hat sich mit der American Association of Orthopaedic Medicine zusammengeschlossen und vertritt nun die USA und Kanada bei der International Federation of Manual Medicine (FIMM). 1992 fand ein Kongreß zum Thema „Die Bedeutung des Iliosakralgelenkes bei chronischen Rückenschmerzen" statt, der die wichtige Rolle einer Iliosakralgelenkstörung bei chronischen Rückenschmerzen dokumentierte. Die American Academy of Physical Medicine and Rehabilitation unterstützt bei ihren Jahresversammlungen die Veranstaltung eines Einführungskurses in die Grundlagen der Manuellen Medizin, und die American Academy of Neurology hat auf ihrer Jahresversammlung erstmals manualtherapeutische Behandlungsmöglichkeiten vorgestellt.

Die Anzahl der Colleges für Osteopathische Medizin ist von 15 auf 17 gestiegen, drei weitere Ausbildungsstätten sind im Aufbau. Nach gründlicher Durchsicht der Forschungsberichte hat die Regierung die Effektivität der Manipulation bei der Behandlung akuter Rückenschmerzen anerkannt. Die Zahl der Fortbildungsangebote in den Heilberufen, die sich mit Manueller Medizin befassen, nimmt ständig zu. 1995 wurde die Nomenklatur für die ärztlich durchgeführte osteopathische manipulative Behandlung geändert (CPT Current Procedural Terminology). Trotz dieser Fortschritte besteht innerhalb der Schulmedizin nach wie vor ein Mangel an Kenntnissen über die Manuelle Medizin. Das Interesse, mehr über dieses Gebiet zu erfahren, nimmt jedoch ständig zu. Das vorliegende Buch stellt einen Versuch dar, das Grundlagenwissen des Studenten in der Manuellen Medizin zu erweitern und dem Neuling die wesentlichen Konzepte vorzustellen.

Die Abbildungen der neuen Auflage sollen den heutigen Stand der Kunst der Manuellen Medizin – in Ergänzung zum Text – visuell demonstrieren. Ein weiteres Ziel war es, den Text durchweg auf den neuesten Stand zu bringen und neue Inhalte, wie die klinische Integration und Korrelation, hinzuzufügen.

Die zweite Auflage dieses Buches unterstützt die Weiterbildungskurse, die vom College of Osteopathic Medicine (D.O.) gefördert und vom College of Human Medicine (M.D.) an der Michigan State University unterstützt werden. Dabei werden die grundlegenden Konzepte, Wirkungsprinzipien und Techniken des gegenwärtigen Standes der manuellen Medizin vermittelt. Es ist als studentenfreundliches Lehrbuch der Manuellen Medizin gedacht. Das Buch ist in drei Abschnitte unterteilt: der erste Teil befaßt sich mit den Grundlagen der Manuellen Medizin. Im zweiten Teil finden Sie spezifische Techniken für die verschiedenen Körperregionen. Im dritten Teil werden zusätzliche diagnostische und therapeutische Fragen und Zusammenhänge behandelt.

Im Kontext der gegenwärtigen Diskussion über die Kostenexplosion im Gesundheitswesen und in Anbetracht der Tatsache, daß Rückenschmerzen in bezug auf die Dauer der Arbeitsunfähigkeit und die medizinischen Kosten nach wie vor eine kostenintensive Erkrankung darstellen, könnte sich die Manuelle Medizin durchaus als effektive und kostendämpfende Form der Behandlung von Rückenschmerzen erweisen. Die Kenntnis dessen, was Manuelle Medizin ist und was sie nicht ist, kann in dieser Situation von großer Hilfe sein. Ich empfehle dem Leser, diesem Buch und anderen Texten aus unserem Fachgebiet mit Unvoreingenommenheit zu begegnen. Versuchen Sie es, es könnte sein, daß Sie Freude daran finden.

Philip E. Greenman, D.O., F.A.A.O.

Danksagung

Die zweite Auflage des Lehrbuches „Principles of Manual Medicine“ ist das Werk eines Autors, der sein in 43 Jahren des Studiums und der klinischen Erfahrung erworbenes Wissen auf dem Gebiet der manuellen Medizin weitergeben möchte. Zahlreiche Kollegen haben zu dem hier vermittelten Wissen ihren Beitrag geleistet. Ich betrachte es als großes Privileg, im Rahmen meines Studiums vielen Lehrern und Mentoren begegnet zu sein, die gewillt waren, ihr umfangreiches Wissen und ihre große Erfahrung weiterzugeben. Die Liste liest sich wie ein „Who’s Who“ der osteopathisch ausgebildeten Ärzte:

C. G. Beckwith, A. G. Cathie, D. Heilig, P. E. Kimberly, P. T. Lloyd, F. L. Mitchell, Sr., R. M. Tilley, E. D. Tukker und P. T. Wilson. Von den an medizinischen Fakultäten ausgebildeten Ärzten danke ich J. Bourdillon, J. Fossgreen, S. Haldeman, V. Janda, K. Lewit, J. Mennell, R. Maigne und H.-D. Neumann. Dr. Bourdillon und Dr. Mennell waren maßgeblich an der Entwicklung und Einführung von Weiterbildungskursen in manueller Medizin an der Michigan State University beteiligt. Sie starben nach der Veröffentlichung der ersten Ausgabe und hinterlassen eine schmerzlich empfundene Lücke.

Insbesondere bin ich meinen osteopathischen Kollegen an der Michigan State University zu Dank verpflichtet: M. C. Beal, B. Briner, L. Brumm, J. Goodridge, R. Hruby, W. Johnston, F. L. Mitchell, Jr., S. Sutton, D. F. Stanton, E. G. Stiles und R. C. Ward.

Ich danke John Williamson, dem Fotografen, und Jacob Rowan, der sich als Modell zu Verfügung gestellt hat. Wir haben viele angenehme Stunden miteinander verbracht.

Mein Dank gilt auch Frau Brenda Robinson, die viele Stunden damit zugebracht hat, das Manuskript zu erfassen. Linda Napora danke ich für ihren Rat und ihre beständige Ermutigung.

Meiner über alles geliebten Frau danke ich für ihre Unterstützung und Toleranz in den vielen Monate meiner Arbeit an diesem Buch.

Teil I

Grundlagen und Konzepte

1 Manuelle Medizin

1.1 Geschichte

Die manuelle Medizin ist so alt wie die Heilkunst selbst. Mehr als 4000 Jahre alte Plastiken belegen den Einsatz manualtherapeutischer Techniken im alten Thailand. Schon die alten Ägypter behandelten Verletzungen und Krankheiten mit den Händen. Selbst Hippokrates, der Vater der modernen Medizin, nutzte manualtherapeutische Techniken, insbesondere Traktionen und Hebeltechniken, zur Behandlung von Wirbelsäulenverkrümmungen. Auch in den Schriften berühmter Persönlichkeiten der Medizingeschichte wie Galen, Celsus und Oribasius werden Manipulationstechniken erwähnt. Etwa seit der Zeit, als sich Ärzte und Bader in ihrer Tätigkeit auseinander entwickelten, gibt es eine Lücke in der Dokumentation der Anwendung manualtherapeutischer Techniken. Seit in der Medizin der direkte Patientenkontakt nicht mehr so stark gepflegt wurde und das Heilen mit den Händen den Badern oblag, scheint die Bedeutung der manuellen Medizin in der Heilkunst abgenommen zu haben. Dies fällt zeitlich in die Periode der großen Seuchen, und möglicherweise rührt daher eine gewisse Abneigung der Ärzte gegen einen hautnahen Patientenkontakt.

Im 19. Jahrhundert erfuhr das Interesse an der manuellen Medizin eine Renaissance. Dr. Edward Harrison, der 1784 sein Studium an der Edinburgh University absolviert hatte, erwarb sich in London mit manualtherapeutischen Techniken einen Namen. Wie bei zahlreichen anderen Protagonisten der manuellen Medizin im 19. Jahrhundert ergab sich aus seiner therapeutischen Praxis eine gewisse Entfremdung zwischen ihm und seinen schulmedizinischen Kollegen.

1.1.1 Das Zeitalter der Knochensetzer

Im 19. Jahrhundert wurden in England und in den Vereinigten Staaten die sog. „Knochensetzer" zunehmend populär. Die Tätigkeit des versierten und berühmten Knochensetzers Hutton bewirkte, daß sich berühmte Ärzte wie James Paget und Wharton Hood für eine größere Beachtung unorthodoxer Heilweisen einsetzten und in namhaften medizinischen Zeitschriften wie „The British Medical Journal" und „The Lancet" darüber berichteten. In den Vereinigten Staaten hat die Familie Sweet in der Gegend von Rhode-Island und Connecticut in Neuengland „qualifiziertes Knocheneinrichten" betrieben. Nachkommen dieser Familie sollen um die Mitte des 19. Jahrhunderts in den Westen der Vereinigten Staaten gezogen sein. Sir Herbert Barker war ein bekannter englischer Knochensetzer, der bis ins erste Viertel des 20. Jahrhunderts praktizierte. Er erlangte so hohes Ansehen, daß er von der Königin in den Adelsstand erhoben wurde.

1.1.2 Die Kontroverse des 19. Jahrhunderts

Das 19. Jahrhundert war für die Medizin eine Zeit der Unruhe und Kontroversen. In der Medizingeschichte wird über zahlreiche unorthodoxe Heilweisen berichtet. Zwei Persönlichkeiten, die später großen Einfluß auf dem Gebiet der manuellen Medizin gewinnen sollten, sind aus dieser Zeit hervorgegangen: der Arzt Andrew Taylor Still, ausgebildet nach den damaligen Richtlinien der Schulmedizin, und D. D. Palmer, ein Gemischtwarenhändler, der sich die manuelle Medizin autodidaktisch aneignete und praktizierte.

1.1.3 Osteopathische Medizin

1874 stellte Andrew Taylor Still (1828–1917) seine Philosophie und Praxis der Osteopathie erstmals vor. Seine Enttäuschung über die damals praktizierte Medizin führte zur Formulierung eines neuen medizinischen Konzeptes, das er „Osteopathische Medizin" nannte. Er schien eine bemerkenswerte Synthese im medizinischen Denken entwickelt zu haben. Seine Philosophie basierte sowohl auf alten medizinischen Erkenntnissen wie auch auf aktuellen klinischen Erfolgen. Dabei wandte er sich wortstark gegen das, was er als schlechte medizinische Praxis ansah, insbesondere den unangemessenen Einsatz der Medikamente, die damals in Gebrauch waren.

Seine eindeutige Haltung gegen die medikamentöse Therapie seiner Zeit wurde von seinen Kollegen nicht eben freundlich aufgenommen und findet noch heute bei osteopathischen Ärzten keine Unterstützung. Dennoch war er nicht der einzige, der besorgt über den Medikamentenmißbrauch äußerte. 1861 meinte Oliver Wendell Holmes: „*Wenn die gesamte Arznei ins Meer geworfen würde, wäre das ein Segen für die Menschheit und ein Desaster für die Fische.*" Sir William Osler, ein Zeitgenosse Stills, erklärte: „*Es gehört zu den vordersten Pflichten des Arztes, die Menschen dazu zu erziehen, keine Medikamente einzunehmen. Der Mensch hat ein angeborenes Verlangen nach Medikamenten. Gigan-*

tische Dosierungen über mehrere Generationen hinweg haben in seinem Gewebe einen Hunger nach Arznei geweckt. Der Wunsch nach Medikamenten ist eine Eigenschaft, die den Menschen von anderen Gattungen unterscheidet."

Stills neue Medizinphilosophie hatte im wesentlichen folgende Grundkonzepte:

1. Die Einheit des Körpers.
2. Die heilende Kraft der Natur. Still postulierte, daß der Körper selbst alles zur Aufrechterhaltung der Gesundheit und zur Erholung von Krankheit Notwendige in sich trage. Die Rolle des Arztes sei es, diese Fähigkeit zu unterstützen.
3. Der somatische Anteil am Krankheitsgeschehen. Still hielt das muskuloskelettale System für einen integralen Teil des Körpers und glaubte, daß Veränderungen in diesem System die Gesundheit des gesamten Körpers beeinflussen, so auch dessen Fähigkeit, sich von Verletzung und Krankheit zu erholen.
4. Die Beziehung von Struktur und Funktion. Bereits im frühen 19. Jahrhundert vertrat Virchow die Wechselwirkung von Struktur und Funktion. Still wandte dieses Prinzip in seinem Konzept der Integration des ganzen Körpers an. Er war der festen Überzeugung, daß die Struktur über die Funktion bestimme und die Funktion ihrerseits die Struktur beeinflusse.
5. Die Anwendung der Manipulationstherapie. Dies wurde zum wesentlichen Bestandteil seiner Philosophie. Still war der Meinung, die Wiederherstellung der maximalen funktionellen Fähigkeiten des Körpers könne das allgemeine Wohlbefinden erhöhen und die Gesundung von Krankheit und Verletzung unterstützen.

Es ist nicht klar, wann und wie Dr. Still die Manipulationstherapie in sein osteopathisches Konzept integrierte. Erst 1879, fünf Jahre nachdem er die Osteopathie vorgestellt hatte, wurde er als „begnadeter Knochensetzer" bekannt. Wir wissen nicht, ob er Mitglieder der Familie Sweet getroffen hat oder kannte, nachdem diese nach Westen gezogen waren. Still hat nie ein Buch über manipulative Techniken geschrieben. In seinen zahlreichen Schriften befaßt er sich vor allen Dingen mit der Philosophie, den Prinzipien und der Praxis der Osteopathie.

Seine Versuche, die medizinischen Kollegen für seine Konzepte zu interessieren, blieben erfolglos, insbesondere als er an der Baker University in Kansas lehrte.

Mit Stills zunehmendem klinischen Erfolg und wachsender nationaler wie auch internationaler Berühmtheit kamen viele, um bei ihm zu hospitieren und die neue Wissenschaft der Osteopathie zu erlernen. Dies führte 1892 zur Gründung des ersten College für Osteopathische Medizin in Kirksville/Missouri. 1995 gab es 17 solche Colleges in den Vereinigten Staaten, die über 2000 Studenten pro Jahr ausbildeten. Die Osteopathie in anderen Teilen der Welt, insbesondere in Großbritannien sowie in den Commonwealth-Staaten Australien und Neuseeland bildet eine Schule, die auf strukturelle Diagnostik und manipulative Therapie beschränkt ist, obwohl sie sich einige der grundsätzlichen Konzepte und Prinzipien Stills zu eigen gemacht hat. Die osteopathische Medizin in den Vereinigten Staaten ist bis heute eine vollständige medizinische und chirurgische Ausbildung, die an den grundlegenden osteopathischen Prinzipien sowie der strukturellen Diagnostik und der Manipulationstherapie im Rahmen der Patientenbetreuung festhält.

1.1.4 Chiropraktik

Auch Daniel David Palmer (1845 – 1913) stammte, wie Still, aus dem Mittleren Westen der Vereinigten Staaten. Obwohl er über keine medizinische Ausbildung verfügte, war er als „magnetischer" Heiler bekannt und wurde später ein autodidaktischer Manualtherapeut. Nach wie vor bestehen kontroverse Meinungen darüber, ob Palmer je Patient oder Student von Still in Kirksville/Missouri war oder nicht. Sicher ist, daß sich Palmer und Still Anfang des 20. Jahrhunderts in Clinton/Iowa trafen. Palmer bereiste das ganze Land und gründete 1896 sein erstes College. Die ersten Ausbildungsstätten befanden sich in Davenport/Iowa und in Oklahoma City/Oklahoma.

Obwohl D. D. Palmer als Begründer der Chiropraktik gilt, gingen die entscheidenden Impulse für den Beruf des Chiropraktikers von seinem Sohn Bartlett Joshua Palmer (1881 – 1961) aus. Palmers ursprüngliches Konzept definierte die Ursache von Krankheit als eine abweichende neurale Informationsverarbeitung. Er glaubte an die „angeborene Intelligenz" des Gehirns und des zentralen Nervensystems und postulierte, daß Veränderungen an der Wirbelsäule (Subluxation) die Funktion der Nerven ändern und somit Krankheit verursachen können. Die Beseitigung einer sog. Subluxation durch einen chiropraktischen Eingriff galt als entsprechende Therapie. Die Chiropraktik hat sich nie als vollständige medizinische Schule ausgegeben. Sie lehrt weder chirurgische Techniken noch Pharmakotherapie, abgesehen von Vitaminen und einfachen Schmerzmitteln. Man unterscheidet bei den Chiropraktoren die „Puristen", die an den ursprünglichen Konzepten Palmers festhalten, und die sog. „Mixer", die ein erweitertes Spektrum chirotherapeutischer Techniken unter Einbeziehung von Physiotherapie, Elektrotherapie, Diät und Vitamingaben anwenden.

Mitte der siebziger Jahre beantragte der Council on Chiropractic Education (CEE) beim US-Department of Education die Anerkennung als amtlich zugelassene Ausbildungsinstitution für Chiropraktik. Da die „Mixer"-Colleges im CEE starken Einfluß ausübten, werden heute höhere Anforderungen vor und während der chiropraktischen Ausbildung gestellt. Chiropraktik wird in der ganzen Welt angewandt, die meisten Chiropraktiker werden jedoch in den Vereinigten Staaten ausgebildet. Ende der siebziger Jahre fand die Chiropraktik sowohl in Australien als auch in Neuseeland zunehmend Anerkennung. Die Chiropraktoren sind in das Gesundheitssystem dieser Länder integriert.

1.2 Manipulation durch Ärzte

Im 20. Jahrhundert hat sich innerhalb der Ärzteschaft ein neuerliches Interesse an der manuellen Medizin entwikkelt. Die Arbeiten von James Mennell und Edgar Cyriax fanden in der medizinischen Gemeinschaft Londons Anfang unseres Jahrhunderts zunehmend Anerkennung. Mennell setzte die Arbeit seines Vaters fort und leistete wichtige Beiträge zur manualmedizinischen Literatur und zur internationalen Verbreitung der manuellen Medizin. Als Gründungsmitglied der North American Academy of Manipulative Medicine (NAAMM) war er wesentlich daran beteiligt, daß diese 1977 auch osteopathischen Ärzten die Mitgliedschaft ermöglichte. Konsequent trat er für ein erweitertes Tätigkeitsfeld entsprechend ausgebildeter Physiotherapeuten und für eine enge Zusammenarbeit zwischen Ärzten und Physiotherapeuten ein.

James Cyriax ist als Verfasser von Lehrbüchern bekannt. Auch er trat für eine breitere Ausbildung und erweiterte Behandlungsindikationen von Physiotherapeuten ein. Er verhalf der manuellen Medizin zur Integration in das Fachgebiet Orthopädie und gründete die Gesellschaft für Orthopädische Medizin. In seinen späteren Jahren kam James Cyriax zu der Überzeugung, daß durch Manipulationstechniken sogar Bandscheibenstörungen behoben werden können, und sprach immer weniger über spezifische Gelenkeffekte. Osteopathen und anderen manipulierenden Gruppen gegenüber zeigte er wenig Sympathie. Der Einfluß seiner dynamischen Persönlichkeit jedoch wird noch lange über seinen Tod im Jahre 1985 hinaus spürbar sein. John Bourdillon, ein in England ausgebildeter chirurgisch tätiger Orthopäde, wurde zum ersten Mal als Student in Oxford auf die manuelle Medizin aufmerksam. Während seiner Ausbildung lernte er die Manipulation unter Anästhesie und wandte später die gleichen Techniken ohne Anästhesie an. Er beobachtete die erfolgreichen Ergebnisse nichtärztlich qualifizierter Manipulatoren und begann, die Techniken dieser Therapeuten zu studieren. Als ein lebenslanger Student und Lehrer auf diesem Gebiet veröffentlichte er kurz vor seinem Tod die 5. Ausgabe des Buches „Spinal Manipulation" zusammen mit E. A. Day und M. A. Bookhout.

1992 schloß sich die NAAMM mit der American Association of Orthopaedic Medicine zusammen und vertritt nun die Vereinigten Staaten und Kanada in der FIMM (Fédération Internationale de Médécine Manuelle).

1.3 Die Praxis der Manuellen Medizin

Die manuelle Medizin darf nicht isoliert von der Schulmedizin gesehen werden und ist gewiß kein Allheilmittel für alle Krankheiten der Menschheit. Sie betrachtet den menschlichen Organismus hinsichtlich seiner funktionellen Möglichkeiten, und ihre Vertreter sind ebenso interessiert am dynamischen Ablauf einer Erkrankung wie jene Ärzte, die den Krankheitsprozeß aus der statischen Perspektive eines Laborarztes oder eines Pathologen sehen. Die manuelle Medizin konzentriert sich auf das muskuloskelettale System, das immerhin 60 % des menschlichen Körpers ausmacht. Eine strukturelle Diagnose umschließt nicht nur das muskuloskelettale System bezüglich spezieller Erkrankungen und Dysfunktionen, sondern kann auch dazu dienen, die körperlichen Manifestationen von Krankheit und Störungen der Inneren Organe zu erfassen. Manipulationstechniken werden primär zur Verbesserung der Beweglichkeit des muskuloskelettalen Systems sowie zur Schmerzprävention angewandt. Einige Kollegen konzentrieren sich mehr auf die Schmerzreduktion, während andere größeres Augenmerk auf eine Verbesserung der Beweglichkeit im muskuloskelettalen System legen. Bei korrekter Anwendung können manuelle Techniken klinisch sowohl den Schmerz innerhalb des muskuloskelettalen Systems lindern, als auch das Wohlbefinden des Patienten steigern und bei der Behandlung zahlreicher Krankheiten hilfreich sein.

1.4 Manipulationsziel

1983 fand in Fischingen in der Schweiz ein sechstägiger Workshop statt, an dem etwa 35 Experten für manuelle Medizin aus allen Teilen der Welt teilnahmen. Viele verschiedene Länder und Schulen waren dort vertreten, und es kamen beträchtliche Unterschiede in den klinischen Erfahrungen zum Ausdruck. Das Ergebnis dieses Workshops (Dvorak J., Dvorak, V., Schneider, W. (Hg.): Manuelle Medizin 1984, Springer Verlag, Heidelberg 1985) dokumentiert den heutigen Stand der manuellen Medizin. Außerdem wurde ein Konsensus bezüglich des Zieles einer Manipulation erarbeitet:

„Das Ziel der Manipulation ist es, die maximale schmerzfreie Bewegung des Haltungs- und Bewegungsapparates beim aufrechtgehenden Menschen wiederherzustellen."

Diese Definition ist umfangreich und dennoch sehr spezifisch, und jeder Student, der sich auf diesem Gebiet weiterbildet, sollte sie überdenken.

1.5 Die Rolle des muskuloskelettalen Systems bei Krankheit und Gesundheit

Leider wird das muskuloskelettale System im medizinischen Denken und in der medizinischen Lehre vielfach als eine Art „Kleiderständer" zur Aufhängung anderer Organsysteme betrachtet und nicht als eigenständiges Organsystem, das gegenüber spezifischen Verletzungen und Krankheitsprozessen anfällig ist. In der manuellen Medizin wird das muskuloskelettale System in einem wesentlich umfassenderen Zusammenhang gesehen, insbesondere als integraler Bestandteil des ganzen menschlichen Organismus mit Beziehungen zu multiplen anderen Organsystemen. Obwohl in der Medizin das Konzept einer Integration des gesamten Körpers einschließlich des muskuloskelettalen Systems im allgemeinen anerkannt wird, scheinen spezifische und brauchbare Zugänge für eine praktische Umsetzung, insbesondere in Diagnostik und Therapie begrenzt zu sein.

Im folgenden sollen fünf Konzepte der manualtherapeutischen Wirkprinzipien näher erläutert werden: Da nun die Hand für den Manualtherapeuten von wesentlicher Bedeutung ist, und wir an der Hand fünf Finger haben, ist es einfach, jedem palpierenden Finger eines der folgenden Konzepte zuzuordnen:

1. holistisches Konzept
2. Konzept der neurologischen Kontrolle
3. Konzept von Atmung und Kreislauf
4. energetisches Konzept und
5. Konzept der Selbstregulation.

1.5.1 Holistisches Konzept

Das holistische Konzept findet bei verschiedenen Therapeuten unterschiedliche Anwendung. In der manuellen Medizin liegt das Hauptaugenmerk auf einer vollständigen Untersuchung des muskuloskelettalen Systems, unabhängig von den aktuell angegebenen Beschwerden. So unvernünftig es ist, das kardiovaskuläre System nicht zu untersuchen, wenn ein Patient muskuloskelettale Beschwerden angibt, so unvernünftig ist es umgekehrt, das muskuloskelettale System nicht zu untersuchen, wenn ein Patient akute Brustschmerzen hat, auch wenn eine kardiale Ursache vermutet wird. Der kranke Patient steht im Mittelpunkt und er muß untersucht werden. Das muskuloskelettale System umhüllt den Großteil des menschlichen Körpers und seine Veränderungen beeinflussen den gesamten Organismus. Krankheiten der inneren Organe können sich in Veränderungen am muskuloskelettalen System manifestieren, häufig in Form von Schmerz. Glücklicherweise haben holistische Konzepte in jüngster Zeit eine zunehmende Popularität erfahren. Der hier vorgestellte holistische Ansatz jedoch umfaßt die Integration des gesamten menschlichen Organismus und nicht die Summe seiner Teile. Als Ärzte müssen wir den Patienten und nicht die Krankheit behandeln.

1.5.2 Das Konzept der neurologischen Kontrolle

Dabei spielt das bei Menschen hochentwickelte Nervensystem mit seinen Reflexmechanismen die entscheidende Rolle. Alle Körperfunktionen werden in irgendeiner Weise vom Nervensystem kontrolliert. Ein Patient antwortet permanent auf Stimuli aus seinem Körper und der Umgebung. Dies ist nur möglich durch komplexe Reflexmechanismen im zentralen und peripheren Nervensystem. Als Medizinstudenten haben wir uns alle mit Neuroanatomie und Neurophysiologie beschäftigt. Betrachten wir kurz einen Querschnitt durch die Wirbelsäule (Abb. 1.1). Links werden die klassischen somatosomatischen Reflexwege mit afferenten Impulsen aus Haut, Muskeln, Gelenken und Sehnen dargestellt. Afferente Stimuli von Nozizeptoren, Mechanorezeptoren und Propriorezeptoren treten durch die hintere Wurzel ein und bilden entweder direkt oder über eine Reihe von Interneuronen mit den Vorderhornzellen Synapsen. Von dort aus ziehen wiederum efferente Fasern zur Skelettmuskulatur. Durch zahlreiche Modulationen des zentralen Reflexbogens antworten wir auf externe Reize einschließlich Verletzung. Wir orientieren uns im Raum und vollführen zahlreiche körperliche Aktivitäten des täglichen Lebens. Die rechte Seite der Abbildung zeigt den klassischen viszeroviszeralen Reflexbogen. Dabei werden afferente Reize aus dem viszeralen sensorischen System in der intermedio-lateralen

Zellgruppe verschaltet und dann zum sympathischen Seitenstrangganglion (Grenzstrangganglion) oder zum kollateralen Ganglion geleitet. Dort bilden sie eine Synapse mit der postganglionären motorischen Faser, welche anschließend zum viszeralen Zielorgan führt. Die Seitenstrangganglien entsenden efferente Stimuli an die Hautgefäße.

Über diesen sympathischen Reflexbogen werden die Pilomotoren der Haut, der vasomotorische Tonus wie auch die sekretorische Aktivität der Schweißdrüsen reguliert. Eine veränderte sympathische Innervation der Hautgefäße führt zu palpatorischen Veränderungen, die der strukturellen Diagnostik zugänglich sind. Obwohl in unserer Abbildung beide Reflexwege getrennt dargestellt sind, sind sie eng miteinander verbunden; d. h. somatische Afferenzen beeinflussen viszerale Efferenzen und viszerale Afferenzen können sich in somatischen Efferenzen manifestieren. Auf dieser Abbildung sehen wir lediglich einen Rückenmarksquerschnitt und es muß in Erinnerung gerufen werden, daß aufsteigende wie auch absteigende Bahnen bei den Reflexmechanismen sowohl von Segment zu Segment wie auch über höhere Gehirnzentren eine Rolle spielen.

Ein weiteres neurologisches Konzept, das in diesem Zusammenhang Beachtung verdient, ist das autonome Nervensystem (ANS). Es besteht aus zwei Anteilen, dem parasympathischen System und dem sympathischen System. Das parasympathische Nervensystem enthält die Hirnnerven III, VII, VIII, IX und X wie auch die Rückenmarkssegmente S2, S3 und S4. Der wichtigste Nerv des parasympathischen Systems ist der Nervus vagus. Er innerviert alle inneren Organe, beginnend am Nacken bis zur Mitte des Colon descendens sowie alle Drüsen und glatten Muskeln dieser Organe. Der Nervus vagus (Abb. 1.2) ist weit verzweigt. Er spielt eine wichtige Rolle in der Funktion der kardiovaskulären, pulmonalen und gastrointestinalen Systeme. Viele Medikamente verändern die Aktivität des Parasympathikus, insbesondere die des Nervus vagus.

Der sympathische Anteil des autonomen Nervensystems (ANS) (Abb. 1.3) setzt sich aus folgenden Anteilen zusammen: den präganglionären Neuronen, die in der Wirbelsäule von TH1 bis L3 entspringen; den Seitenstrangganglien einschließlich des oberen, mittleren und unteren Zervikalganglions; den thorakolumbalen Ganglien von TH1 bis L3 und den kollateralen Ganglien. Sympathische Fasern innervieren ebenso wie die parasympathischen Fasern alle inneren Organe; der Aufbau des sympathischen Nervensystems unterscheidet sich allerdings von dem des parasympathischen Nervensystems. Die sympathische Versorgung ist segmental angeordnet. Alle viszeralen Organe oberhalb des Zwerchfells erhalten ihre sympathische Innervation aus präganglionären Fasern oberhalb von Th4 und Th5. Alle viszeralen Organe unterhalb des Zwerchfells erhalten ihre sympathische Innervation aus präganglionären Fasern unterhalb von Th5. Diese segmentale Organisation erklärt den Zusammenhang zwischen dem Bewegungsapparat und den inneren Organen. Das muskuloskelettale System wird nur sympathisch innerviert und hat keine parasympathische Versorgung. Die Schweißdrüsenaktivität und die Gefäßaktivität

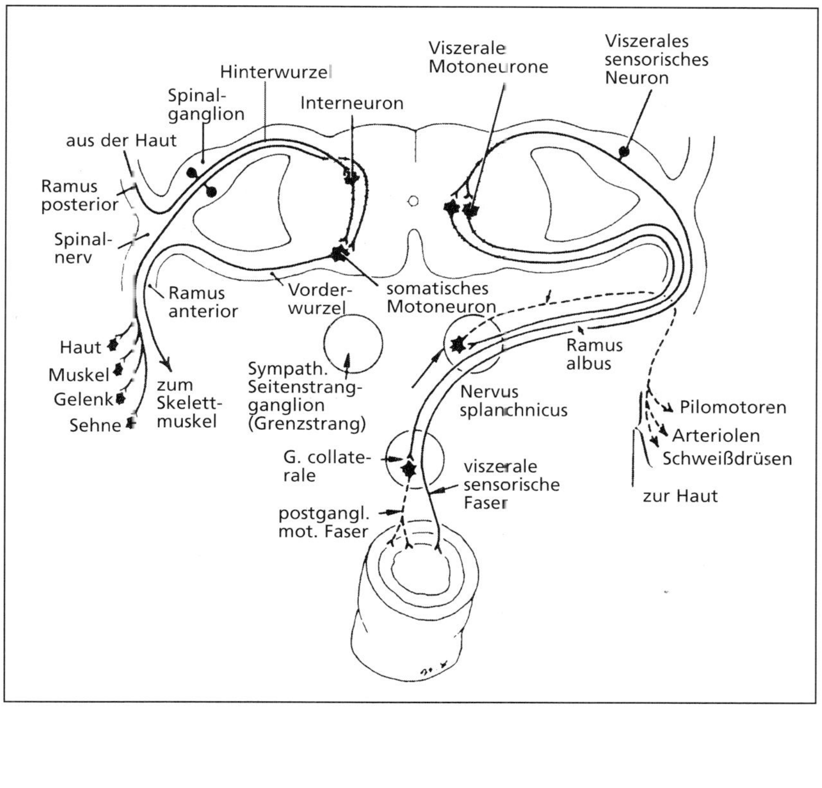

Abb. 1.1: Querschnitt durch ein Rückenmarksegment

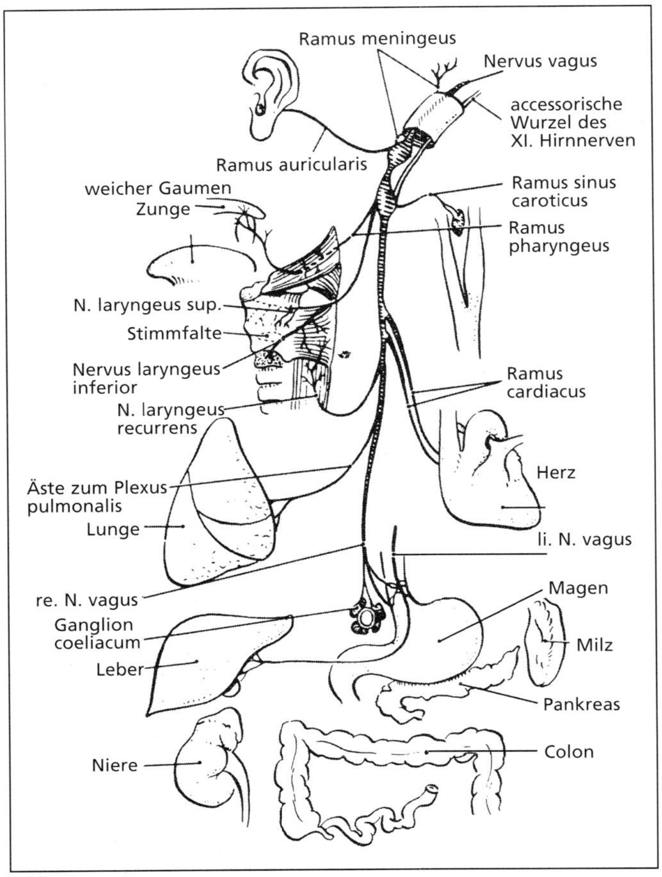

Abb. 1.2: Innervationsgebiet des Nervus vagus

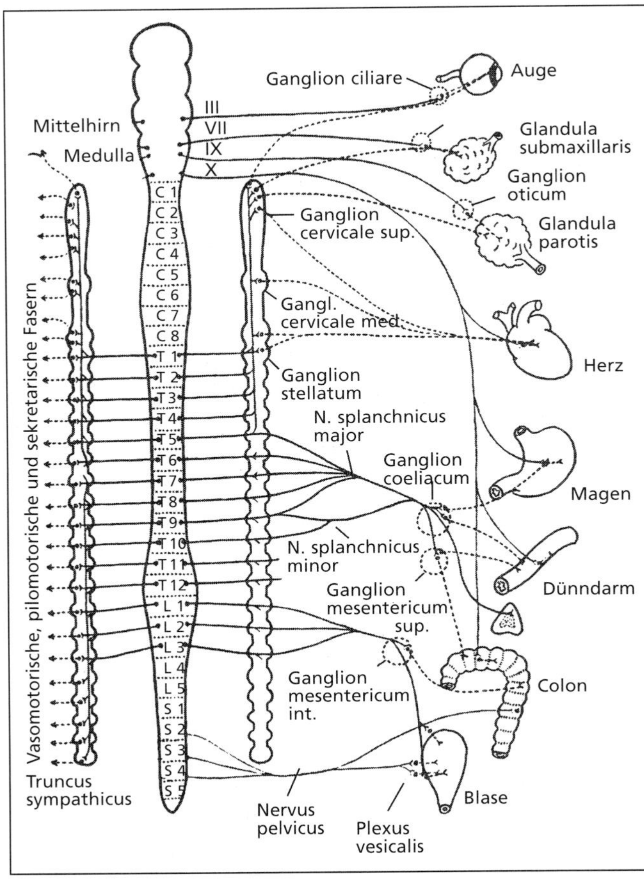

Abb. 1.3: Autonomes Nervensystem Vasomotorische, pilomotorische und sekretorische Fasern

im muskuloskelettalen System werden über den sympathischen Anteil des autonomen Nervensystems kontrolliert.

All diese Reflexmechanismen unterliegen ständig einer lokalen und zentralen Modulation bezüglich Erregung und Inhibition. Bewußte und unbewußte Kontrollmechanismen aus dem Gehirn modifizieren permanent die Aktivität des Nervensystems bezüglich seiner Reizantwort. Das Nervensystem hat eine enge Verbindung zum endokrinen System. Wir sprechen daher auch von der neuroendokrinen Kontrolle. Aktuelle Forschungsergebnisse über die Rolle von Neurotransmittern, wie Endorphinen, Enzephalinen, Substanz P, brachten viele Details ans Licht. Zahlreiche Reflexmechanismen, die früher nicht verstanden wurden, liefern uns Antworten darüber, wie biomechanische Veränderungen im muskuloskelettalen System die Funktion des gesamten Körpers verändern können.

Neben reflektorischen Aufgaben besitzt das Nervensystem auch eine wichtige trophische Funktion. Komplexe Protein- und Lipidsubstanzen werden antegrad und retrograd entlang von Neuronen transportiert und gelangen über synaptische Verschaltungen zum Zielorgan. Störungen beim Transport neurotroper Substanzen können das Zielorgan in seiner Funktion beeinträchtigen.

1.5.3 Das Konzept von Atmung und Kreislauf

Das dritte Konzept umfaßt die Atmung und die Kreislauffunktion. Dabei stehen die Bereitstellung und Aufrechterhaltung eines gesunden Zellmilieus für jede Zelle des Körpers (Abb. 1.4) im Vordergrund. Stellen Sie sich eine Zelle oder eine Gruppe von Zellen vor, die ein Gewebe bilden bzw. eine Gruppe von Geweben, die ein Organ bilden. Dazu wird ein zelluläres Milieu benötigt. Die Zelle hängt in ihrer Funktion von der Versorgung mit Sauerstoff, Glukose und anderen für ihren Metabolismus nötigen Substanzen ab. Ihre Versorgung wird durch den arteriellen Teil im Kreislaufsystem gewährleistet. Das Myokard des Herzens fungiert als mächtige Pumpe, die das Blut vorwärts treibt. Die Pumpfunktion des Herzens wird über den Plexus cardiacus des autonomen Nervensystems kontrolliert. Der Gefäßtonus unterliegt ebenfalls der sympathischen Innervation. Alle Veränderungen der sympathischen Innervation können den Tonus im zuführenden Gefäß, das ein Endorgan versorgt, beeinflussen.

Die Gefäße sind ebenfalls von Faszien umhüllt und damit Kompressions- und Torsionskräften unterworfen, die wiederum die Durchblutung der Zellen im Endorgan

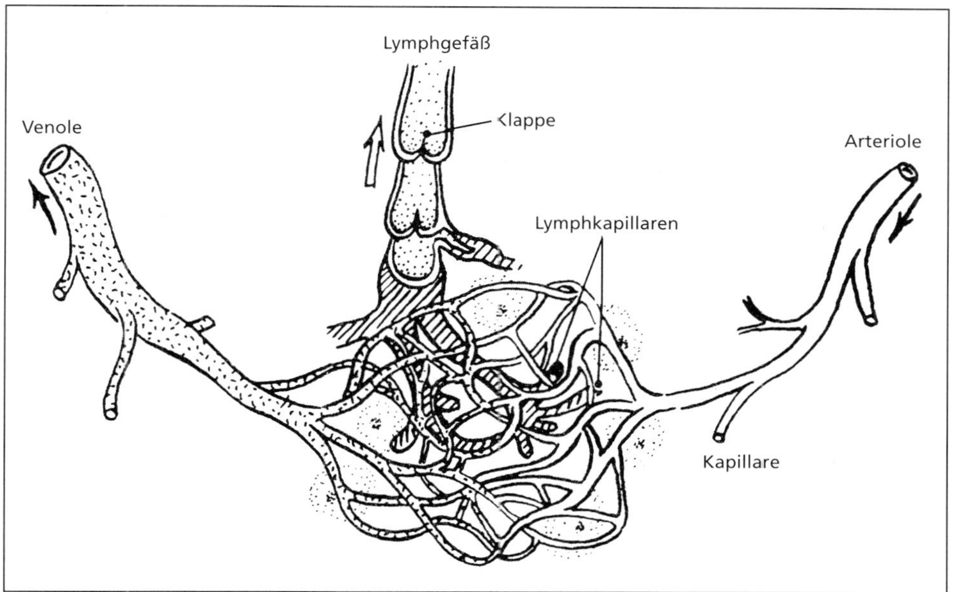

Abb. 1.4: Das zelluläre Milieu

beeinflussen können. Hat nun die Zelle ihre Nährstoffe erhalten und diese metabolisiert, so müssen die Abfallprodukte wegtransportiert werden. Die beiden Niederdrucksysteme, nämlich das venöse und das lymphatische System, sind für den Abtransport metabolischer Abfallprodukte zuständig. Die Gefäßwände im venösen und lymphatischen System sind erheblich dünner als die der Arterien, ihnen fehlt die vorwärtstreibende Pumpkraft des Herzens. Der Rückfluß von venösem Blut und Lymphe wird durch das muskuloskelettale System bewirkt. Die großen Muskeln der Extremitäten sind daran erheblich beteiligt, als Hauptpumpe für die beiden Niederdrucksysteme fungiert jedoch das Zwerchfell (Abb. 1.5).

Das Zwerchfell steht mit zahlreichen Strukturen des muskuloskelettalen Systems in engem Zusammenhang. Es hat Verbindung zu den oberen Lendenwirbeln, den unteren sechs Rippen, dem Processus xiphoideus des Sternums und über myofasziale Verbindungen zu den unteren Extremitäten, dem M. psoas und quadratus lumborum. Durch die Kontraktion des Diaphragmas wird der negative intrathorakale Druck moduliert. Seine Sogwirkung bewirkt den venösen und lymphatischen Rückfluß über Vena cava und Cisterna chyli. Veränderungen im muskuloskelettalen System können aufgrund der engen Verbindungen mit dem Zwerchfell dessen Funktion beeinträchtigen (z. B. Innervation des Zwerchfells durch den Nervus phrenicus aus der Halswirbelsäule). So kann es auch zu Störungen im venösen und lymphatischen Rückstrom kommen. Die Ansammlung von metabolischen Stoffwechselendprodukten im interstitiellen Raum beeinflußt die Gesundheit der Zellen wie auch ihre Regenerationsfähigkeit nach Krankheit oder Verletzung. Es muß betont werden, daß das Foramen für die Vena cava inferior am höchsten Punkt der Zwerchfellkuppe liegt. Es gibt Hinweise dafür, daß die Exkursion des Zwerchfells den Rückfluß aus der Vena cava inferior fördern oder – bei Dysfunktionen – auch hemmen kann.

Das lymphatische System ist Bestandteil des Kreislaufmodelles und eng mit der muskuloskelettalen Funktion verknüpft (Abb. 1.6). Bedeutsam ist auch seine Mündungsstelle in das venöse System. Die Lymphe aus der rechten Seite des Kopfes, aus der rechten Nackenseite und der rechten oberen Extremität mündet in die rechte Vena subclavia am Thoraxeingang, unmittelbar hinter dem vorderen Ende der ersten Rippe und dem medialen Ende der Klavikula. Die Lymphe vom Rest des Körpers entleert sich in die linke Vena subclavia an der Apertura thoracis superior hinter dem vorderen Ende der linken ersten Rippe und dem medialen Ende des linken Schlüsselbeines. Eine Veränderung in der Biomechanik des Thoraxeingangs, insbesondere in ihren Faszien, kann die Funktion der dünnwändigen Lymphgefäße an ihrer Mündungsstelle ins venöse System beeinflussen. Die optimale Funktion des muskuloskelettalen Systems spielt bei der Effizienz des Kreislaufsystems und der Aufrechterhaltung eines gesunden zellulären Milieus im gesamten Körper eine wesentliche Rolle.

1.5.4 Das energetische Konzept

Beim vierten Konzept steht der Energieverbrauch des Körpers im Mittelpunkt. Da 60 % des Körpers aus Muskeln und Knochen bestehen, bedingt die Muskelaktivität einen erheblichen Energieverbrauch. Der Stoffwechsel unterliegt bei Störungen im muskuloskelettalen System

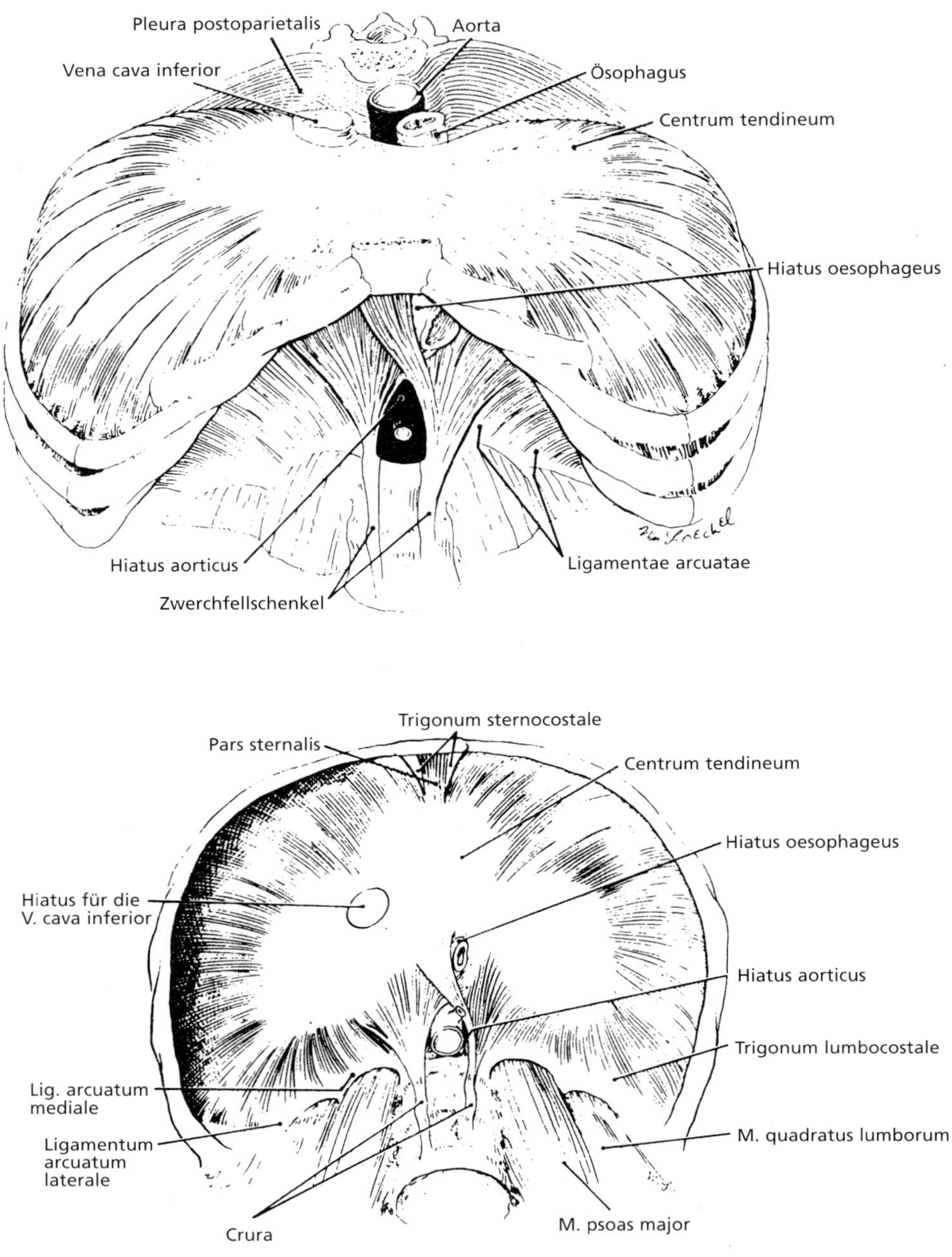

Abb. 1.5: Diaphragma thoraco-abdominalis – Zwerchfell

erhöhten Anforderungen. Wenn durch Dysfunktionen die Effizienz dieses Systems beeinträchtigt wird, entsteht ein erhöhter Energieverbrauch. Das gilt nicht nur bei vermehrter körperlicher Aktivität, sondern auch bereits bei normaler Bewegung. Wenn wir einen Patienten mit eingeschränkter kardiovaskulärer und pulmonaler Leistung betrachten, wie das z. B. bei chronischer Herzinsuffizienz der Fall ist, so kann jeglicher Mehrverbrauch an Energie durch das muskuloskelettale System problematisch werden. Wenn sich z. B. ein Patient mit kompensierter chronischer Herzinsuffizienz das Sprunggelenk verstaucht und mit seinen normalen alltäglichen Aktivitäten fortfahren will, so kann dies schnell zu einer Dekompensation der Herzinsuffizienz führen. Der Patient benötigt ja durch den infolge der Gelenkverstauchung veränderten Gang mehr Energie. Logischerweise wäre es sinnvoller, die Sprunggelenksdistorsion zu behandeln, als die Medikamentendosis bezüglich der Herzinsuffizienz zu erhöhen. Ist die Funktion eines Gelenkes in der unteren Extremität eingeschränkt, so erhöht sich der Energieverbrauch beim normalen Gang bereits um 40 %. Wenn zwei Gelenke an der gleichen Extremität betroffen sind, kann sich der Energieverbrauch auf bis zu 300 % erhöhen. Zahlreiche kleine Bewegungseinschränkungen, insbesondere die Beeinträchtigung der Gangfunktion, können sich ungünstig auf den Gesamtorganismus auswirken.

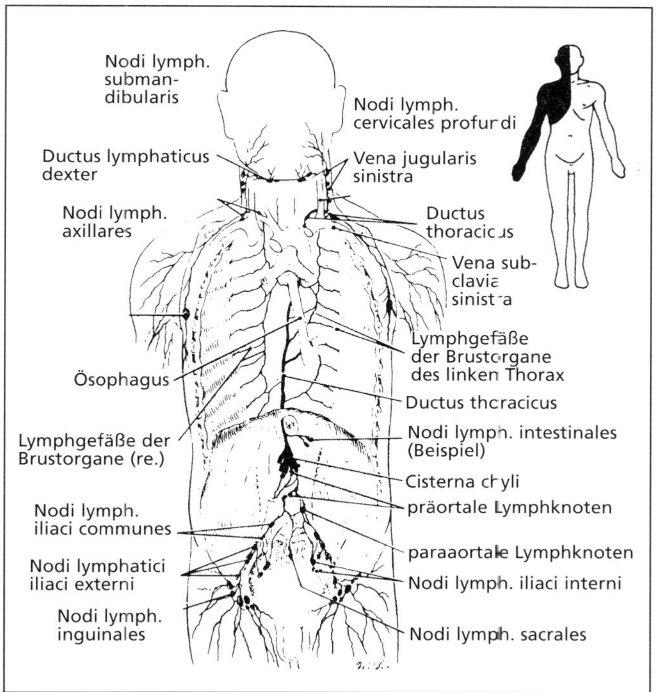

Abb. 1.6: Das Lymphsystem

1.5.5 Das Konzept der Selbstregulation

Das fünfte Konzept befaßt sich mit den Möglichkeiten der Selbstregulation. Unablässig spielen sich im Körper zahlreiche Regulationsvorgänge ab. Bei Krankheiten oder Verletzungen muß die Homöostase wiederhergestellt werden. Jeder Arzt ist für den Erfolg seiner Therapie von den Selbstheilungskräften des Patienten abhängig. Die ärztliche Prämisse ist, alle Selbstregulationsmechanismen des Körpers zu unterstützen, die in der Erholungsphase nach einer Erkrankung zum Tragen kommen. Dabei müssen wir sehr behutsam vorgehen, denn alles, was am menschlichen Körper geschieht, sei es von außen oder von innen, ändert auf irgendeine Weise die Selbstregulationsmechanismen. Wird dem Patienten ein Medikament verabreicht, so müssen das heilende wie auch das schädigende Potential dieser Substanz gegeneinander abgewogen werden. Nachdem sich durch die sprunghafte Entwicklung der modernen Pharmakologie immer bedeutsamere Arzneimittelwirkungen ergeben, muß das Potential für iatrogene Erkrankungen berücksichtigt werden. Insbesondere hospitalisierte Patienten nehmen häufig mehrere Medikamente gleichzeitig ein, so daß deren Wechselwirkungen bekannt sein müssen, um iatrogene Schäden zu vermeiden. Nur Ärzte verursachen iatrogene Krankheiten. Jeder siebte Krankenhaustag in den Vereinigten Staaten wird durch eine schwere Arzneimittelreaktion verursacht.

1.6 Die manipulierbare Läsion

In der manuellen Medizin geht es um die Diagnose einer Störung, die manualtherapeutisch zu behandeln ist, und um die sachgerechte Anwendung manualmedizinischer Techniken. Für die manualtherapeutisch zugänglichen Funktionsstörungen existieren zahlreiche, zum Teil divergierende und verwirrende Definitionen, die dem Ansehen der manuellen Medizin geschadet haben. Zu den Definitionen gehören: „osteopathische Läsion", „geringfügige vertebrale Störung", „chiropraktische Subluxation", „Gelenkblockierung", „Verlust des Gelenkspiels", „Gelenkdysfunktion" und viele andere mehr. Gegenwärtig ist der Ausdruck „somatische Dysfunktion" die akzeptabelste Definition und bedeutet eine eingeschränkte oder veränderte Funktion von Bestandteilen des somatischen Systems. Dazu gehören: Skelettale, artikuläre und myofasziale Strukturen sowie die damit verbundenen Gefäße, Lymphbahnen und Nerven (Hospital Adaption of the International Classification of Disease, ed 2. 1973). Der Schwerpunkt liegt dabei auf der veränderten Funktion des muskuloskelettalen Systems und nicht auf einer Erkrankung oder einem Schmerzsyndrom. Besteht eine somatische Dysfunktion, die mit Veränderungen am Gefäßsystem, am lymphatischen System und am Nervensystem einhergeht, dann können selbstverständlich zahlreiche andere Symptome vorliegen, beginnend bei unklaren Schmerzzuständen bis hin zu exakt definierten Krankheitsbildern. Die somatische Dysfunktion kann eine Begleitdiagnose, aber auch eine Hauptdiagnose sein. Die Kunst der strukturellen Diagnostik besteht im Auffinden von somatischen Dysfunktionen sowie der Einschätzung ihrer Bedeutung für die aktuelle Symptomatik. Stellt die somatische Dysfunktion die Hauptdiagnose dar, so soll sie über manualtherapeutische Techniken behandelt werden, so wie in allen anderen Bereichen der Medizin diagnostische Befunde eine adäquate Behandlung erfordern.

1.7 Die diagnostische Triade

Drei diagnostische Kriterien zur Beschreibung einer somatischen Dysfunktion lassen sich mit Hilfe des folgenden Mnemotechnikums beschreiben. Das Mnemotechnikum heißt „ABT" (*ART*). „A" steht für Asymmetrie von miteinander verbundenen Teilen des muskuloskelettalen Systems, sei diese strukturell oder funktionell. Beispiele hierzu sind: ungleiche Schulterhöhe, Differenzen in der Höhe des Beckenkammes, in Form und Funktion des Brustkorbs. Oben genannte Befunde können durch Palpation und Beobachtung erhoben werden. „R" steht für den Bewegungsumfang (*range of motion*) eines oder mehrerer Gelenke oder einer Region im muskuloskelettalen System. Der Bewegungsumfang kann vermehrt oder vermindert sein (Hypermobilität und Hypomobilität). Meist liegt bei einer somatischen Dysfunktion eine Bewegungseinschränkung vor, die durch Inspektion sowie Palpation und aktive und passive Bewegungsprüfungen gefunden wird. „T" (*tissue*) steht für eine veränderte Gewebekonsistenz der Weichteile im muskuloskelettalen System, wie sie Haut, Faszien, Muskeln und Bänder darstellen. Gewebeveränderungen können durch ihren Aspekt sowie zahlreiche palpatorische Tests gefunden werden. Werden diese drei Kriterien angewandt, so kann man eine somatische Dysfunktion lokalisieren, unterscheiden, ob sie akut oder chronisch ist, und abschätzen, ob sie von Bedeutung für den aktuellen Gesundheitszustand des Patienten ist. Zusätzlich zu ihrem diagnostischen Wert können diese drei Kriterien auch von prognostischer Bedeutung bei der Patientenreaktion sein. Dies gilt nicht nur für eine manualtherapeutische Behandlung, sondern auch für andere therapeutische Methoden.

2 Die strukturelle Diagnostik

Schwerpunkt der strukturellen Diagnostik ist die Untersuchung des muskuloskelettalen Systems. Dabei sollen somatische Dysfunktionen erkannt und entsprechend ihrer Bedeutung behandelt werden. Das ist Bestandteil der körperlichen Untersuchung des ganzen Patienten. Ein Großteil der Untersuchung der inneren Organe erfolgt über das (segmental zugeordnete) muskuloskelettale System. Bei der Untersuchung der Hals, Brust-, Bauch- und Beckenorgane werden gleichzeitig Befunde am muskuloskelettalen System erhoben. Die strukturelle Diagnostik bedient sich der traditionellen Untersuchungsmethoden Inspektion, Palpation, Perkussion und Auskultation, wobei der Inspektion und Palpation die größte Bedeutung zukommt. Die strukturelle Diagnostik am muskuloskelettalen System sollte nie isoliert durchgeführt werden, sondern stets die Anamnese und die vollständige körperliche Untersuchung miteinbeziehen.

Im Mittelpunkt der strukturellen Diagnostik steht die somatische Dysfunktion. Sie ist wie folgt definiert:

Unter einer *somatischen Dysfunktion* verstehen wir eine beeinträchtigte oder veränderte Funktion von zusammenhängenden Teilen des Bewegungssystems (Knochen, Gelenke und myofasziale Strukturen) und den dazugehörigen Gefäßen, Lymphbahnen und Nerven (Hospital Adaption of the International Classification of Disease, ed 2. 1973).

Die drei diagnostischen Kriterien einer somatischen Dysfunktion werden mit dem Mnemotechnikum „ABT" (*ART*) abgekürzt:

„A" steht für Asymmetrie, betreffend Struktur oder Funktion. Beispiele sind Schulterhöhe, die Höhe der Bekkenkämme sowie Form und Funktion des Thorax. Inspektion und Palpation sind zur Beurteilung vorliegender Asymmetrien erforderlich.

„R" steht für Abweichungen im Bewegungsausmaß (*range of motion*) eines Gelenks. Veränderungen im Bewegungsausmaß eines oder mehrerer Gelenke oder einer Region im muskuloskelettalen System werden beurteilt. Dabei kann die Beweglichkeit sowohl eingeschränkt als auch erhöht sein. Die Bewegungseinschränkung ist die bedeutendste Komponente der somatischen Dysfunktion. Sie wird durch Inspektion und Palpation festgestellt.

In beiden Fällen ist die Mitarbeit des Patienten erforderlich.

„T" steht für Gewebebeschaffenheit (*tissue*). Veränderungen in den Weichteilen (Haut, Faszien, Muskeln und Bänder) werden durch Inspektion und Palpation erfaßt. Auch die Perkussion ist bei der Diagnostik veränderter Gewebebeschaffenheit von Nutzen. Um eine Gewebestruktur zu beschreiben, wird in der Literatur eine Vielzahl von Ausdrücken verwendet.

2.1 Die Koordination von Händen und Augen

In der strukturellen Diagnostik gilt es für den Arzt, die Koordination seiner Hände und Augen zu optimieren. Bei der Inspektion ist es wichtig, das dominante Auge zu kennen, um eine exakte visuelle Diagnostik durchführen zu können. Da bei der strukturellen Diagnostik die Koordination von Händen und Augen überwiegend mit extendierten Armen durchgeführt wird, findet man das dominante Auge am sichersten in dieser Körperstellung (Abb. 2.1). Der Test geht wie folgt:

1. Strecken Sie beide Arme aus, überkreuzen Sie die Daumen und bilden mit diesen und beiden Zeigefingern einen kleinen Kreis.
2. Schauen Sie durch diesen Kreis auf einen Gegenstand am anderen Ende des Raumes und halten Sie dabei beide Augen geöffnet. Verkleinern Sie den Kreis so weit wie möglich.
3. Schließen Sie das linke Auge. Wenn Sie den Gegenstand immer noch durch den Kreis sehen, ist Ihr rechtes Auge dominant. Wenn Sie den Gegenstand nicht mehr sehen, ist Ihr linkes Auge das dominante Auge.
4. Wiederholen Sie den Vorgang und schließen Sie das rechte Auge, beachten Sie den Unterschied.

Wenn wir nach Asymmetrien suchen, ist es bedeutsam, daß das dominante Auge in der Mitte der zu untersuchenden anatomischen Strukturen positioniert wird. Wenn Sie z. B. zur Beurteilung der Schulterhöhe beidseits das Akromion tasten, sollte sich das dominante Auge in der Mitte der sagittalen Ebene des Patienten befinden, mit gleicher Distanz zu jeder palpierenden Hand. Mit anderen Worten, das dominante Auge sollte auf der Mittellinie von zwei zu beurteilenden anatomischen Strukturen liegen. Liegt ein Patient nun auf dem Rücken auf dem Untersuchungstisch, sollte ein Untersucher mit dominantem rechten Auge auf der rechten Seite und ein Untersucher mit dominantem linken Auge auf der linken Seite des Patienten stehen. Um zu beurteilen, ob anatomische Strukturen beidseits symmetrisch sind, müssen Hände und Augen in der gleichen Bezugsebene liegen. Bei der Beurteilung der Schul-

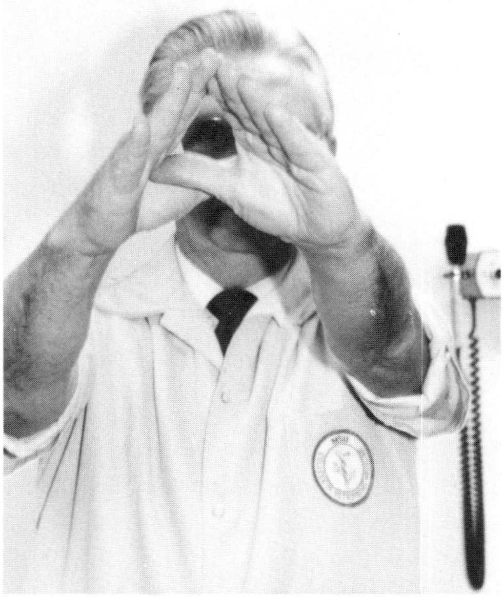

Abb. 2.1: Test für das dominante Auge

terhöhe durch Palpation der Acromionspitze beidseits sollten die Augen in der Horizontalebene genau auf gleicher Höhe sein wie die palpierenden Hände. Beim Höhenvergleich durch Palpation der beiden Beckenkämme sollten die Augen auf gleicher Höhe wie die palpierenden Hände sein. Wenn möglich, sollen die Augen sich immer auf der Ebene befinden, auf deren Niveau anatomische Strukturen hinsichtlich ihrer Asymmetrien oder Symmetrien beurteilt werden.

Die Palpation ist ein wesentlicher Bestandteil der körperlichen Untersuchung. Bei der Palpation des Abdomens achten wir auf Raumforderungen sowie auf Lage und Größe der Organe. Der Herzspitzenstoß wird registriert, ebenso der Stimmfremitus und die peripheren Pulse. Die Palpation hilft beim Auffinden von Raumforderungen, von normalen oder vergrößerten Lymphknoten und anderen Gewebeveränderungen. Für die strukturelle Diagnostik müssen wir unsere Tastfähigkeit schulen. Dies erfordert:

1. Die Fähigkeit, Anomalien in der Gewebebeschaffenheit zu entdecken.
2. Die Fähigkeit, Asymmetrien sowohl durch Inspektion wie auch durch Palpation herauszufinden.
3. Die Fähigkeit, Bewegungsunterschiede bezüglich des Bewegungsausmaßes, der Bewegungsqualität innerhalb des Bewegungsumfanges und das Endgefühl zu beurteilen.
4. Die Fähigkeit, ein Gefühl für die eigene Körperhaltung wie auch die des Patienten zu entwickeln.
5. Die Fähigkeit, Veränderungen von Palpationsbefunden zu beurteilen, und zwar hinsichtlich einer Verbesserung oder auch Verschlechterung innerhalb eines bestimmten Zeitraumes.

Es ist wichtig, den koordinierten und symmetrischen Gebrauch der Hände in Verbindung mit der visuellen Wahrnehmung zu schulen. Bei der Schulung der Palpationsfertigkeiten muß beachtet werden, daß verschiedene Teile der Hand für verschiedene Untersuchungen geeignet sind. So ist z. B. die Handfläche am besten geeignet, um Konturen räumlich zu beurteilen; der Handrücken ist bezüglich Temperaturdifferenzen sehr empfindlich; mit der Fingerspitze gelingt eine exakte Beurteilung von Unterschieden in der Gewebebeschaffenheit, der Hautbeschaffenheit usw.; die Daumenspitze eignet sich für die Beurteilung von Tiefenunterschieden durch Druck.

Es werden bei der Palpation drei Schritte unterschieden: Perzeption, Transmission und Interpretation. Die Propriorezeptoren und Mechanorezeptoren der palpierenden Hand erhalten Stimuli aus dem Gewebe. Dies wird als Perzeption bezeichnet. Diese Impulse werden dann über das periphere und zentrale Nervensystem zum Gehirn weitergeleitet, wo sie analysiert und interpretiert werden. Während der Palpation muß für eine optimale Perzeption, Transmission und Interpretation höchste Sorgfalt aufgewendet werden. Der Untersucher muß seine Hände als sensitive Tastinstrumente schonen und pflegen. Verletzungen sollten unbedingt vermieden werden. Die Hände müssen sauber sein und die Nägel kurz. Während der Palpation muß der Untersucher entspannt sein und eine bequeme Stellung einnehmen, um Fremdeinflüsse bei der Transmission der Palpationsbefunde zu vermeiden. Um Befunde so exakt wie möglich erheben und interpretieren zu können, ist bei der Palpation eine hohe Konzentration erforderlich. Dies bezieht sich sowohl auf das zu palpierende Gewebe wie auch auf die Antwort, die die palpierenden Finger und Hände aus dem Gewebe erhalten. Alle äußeren Reize sollten auf ein Minimum reduziert werden. Konzentrationsmangel ist bei der Palpation vermutlich einer der häufigsten Fehler.

Bei der Palpation von Gewebe unterscheidet man zwischen oberflächlicher und tiefer Palpation. Bei der oberflächlichen Palpation wird sehr wenig Druck ausgeübt, wobei der Untersucher sich sowohl aktiv als auch passiv um das Auffinden von Gewebeveränderungen bemüht. Durch passives Auflegen der Hände auf das Gewebe kann die Qualität des Gewebes unter der palpierenden Hand beurteilt werden. Wird die leicht aufgelegte Hand aktiv bewegt, so erhält der Therapeut orientierende Informationen über normale wie auch abnormale Befunde an zahlreichen Körperregionen. Beim tiefen Tasten wird zusätzlicher Druck ausgeübt, um die einzelnen Gewebeschichten des muskuloskelettalen Systems beurteilen zu können. Die komprimierende Palpation umfaßt mehrere Gewebeschichten, *shear* bedeutet eine Verschiebung des Gewebes zwischen den einzelnen Schichten. Bei der palpatorischen Diagnostik werden aktive und passive Techniken sowie leichter und stärkerer Druck kombiniert.

Um die durch Palpation gefundenen Veränderungen zu beschreiben, ist eine exakte Nomenklatur erforderlich. Gegensatzpaare wie oberflächlich/tief, eindrückbar/fest, feucht/trocken, warm/kalt, schmerzhaft/nicht schmerzhaft, umschrieben/diffus sowie rauh/weich, um nur einige zu nennen, sind sehr sinnvoll. Normale wie auch anomale palpatorische Ergebnisse sind am besten mit anatomischen und physiologischen Begriffen zu benennen. Findet man umschriebene Bezirke mit verändertem Palpationsbefund, so muß das Stadium der Gewebeveränderung als akut, chronisch oder subakut beschrieben werden. Eine Skala zur Abstufung der verschiedenen Schweregrade der Gewebeveränderungen ist nützlich: Sind die Gewebe normal oder gibt es Veränderungen, die man als geringfügig, mittelmäßig oder schwer klassifizieren kann? Eine Skala von 0 bis 3 ist sowohl für die Beurteilung des Schweregrades eines pathologischen Befundes wie auch für die Dokumentation der Therapieergebnisse sinnvoll. Versuchen Sie, Ihre Befunde so zu beschreiben, daß sie auch für andere Kollegen verständlich sind.

2.2 Schichtpalpation

Folgende praktische Übung hat sich als hilfreich beim Erlernen der Palpation verschiedener Gewebeschichten im muskuloskelettalen System erwiesen. Zwei Personen sitzen sich gegenüber und haben beide Arme auf einen schmalen Tisch aufgelegt (Abb. 2.2). Die rechte Hand ist jeweils die Tasthand und der linke Unterarm ist der zu untersuchende Arm. Wir fangen mit der linken Handfläche auf dem Tisch an. Beide Schüler legen die rechte Hand (Handfläche und Finger) über den distalen Unterarm ihres Gegenübers.

1. Die rechte Hand nimmt einen vorsichtigen Kontakt mit der Haut auf. Es wird keine Bewegung induziert. Der Untersucher fühlt sich in die Haut hinein. Wie dick ist sie, wie warm oder kalt, wie rauh oder weich? Nun wird der linke Unterarm supiniert, und die rechte Hand des Untersuchers liegt genauso wie vorher auf der Volarfläche auf. Wieder wird die Haut beurteilt und zwischen der dorsalen und volaren Seite verglichen (Abb. 2.3). Welche ist dicker, welche ist glatter, welche ist wärmer? Die Fähigkeit, deutliche Unterschiede in der Hautbeschaffenheit nur durch Konzentration auf die Haut erfühlen zu können, ist sehr wichtig.
2. Die rechte Hand liegt fest auf der Haut auf und induziert eine leichte Längs- und Querverschiebung, um die subkutane Faszie zu beurteilen. Sie konzentrieren sich nun auf die zweite Schicht, die subkutane Faszie. Wie dick ist die Schicht? Wie locker ist sie? Beachten Sie, daß das Gewebe in einer Richtung fester ist und in der anderen lockerer. Innerhalb dieser Schicht finden sich viele Gewebeveränderungen, die im Zusammenhang mit Dysfunktionen stehen können.
3. Sie finden innerhalb der subkutanen Faszie Gefäße, Arterien und Venen. Palpieren Sie diese Strukturen, versuchen Sie, diese zu identifizieren und zu beschreiben.
4. Verstärken Sie ganz vorsichtig den Druck, bis Sie die tiefe Faszienschicht fühlen, die die darunterliegenden Strukturen einhüllt. Fühlen Sie sich in die tiefe Faszie hinein. Sie kann als glatt, fest und kontinuierlich bezeichnet werden. Wenn Sie die tiefe Faszienschicht palpieren und die Hand vorsichtig horizontal über dem Unterarm bewegen, können Sie Gebiete mit ver-

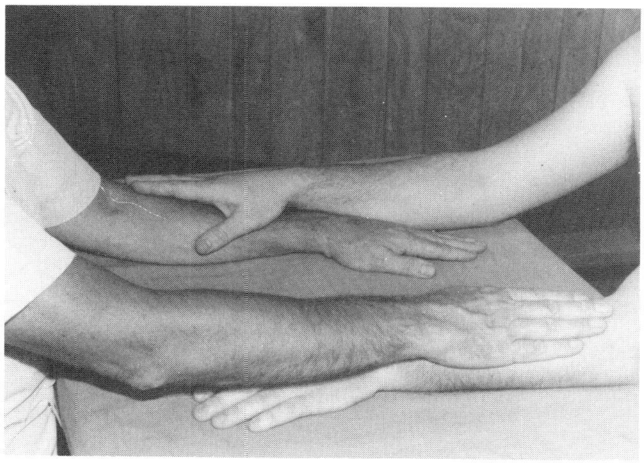

Abb. 2.2: Schichtpalpation am dorsalen Unterarm

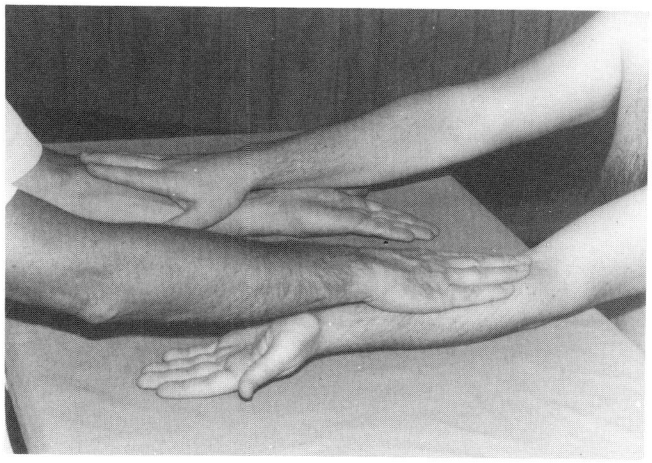

Abb. 2.3: Schichtpalpation am volaren Unterarm

dickter Konsistenz tasten und die Faszienkompartimente zwischen den Muskelbündeln fühlen. Wenn man diese Faszienkompartimentierung in der Tiefe tasten kann, so ermöglicht dies nicht nur die Differenzierung der verschiedenen Muskeln, sondern auch die palpatorische Erfassung tiefer intermuskulär gelegener Strukturen.

5. Während der Palpation durch die tiefe Faszie konzentrieren Sie sich nun auf die darunterliegenden Muskeln und versuchen Sie, einzelne Fasern und deren Verlauf zu identifizieren. Bewegen Sie Ihre Hände in Längs- und Querrichtung und suchen Sie nach Unterschieden zwischen Weichheit und Rauheit. Bei der Querpalpation einer Muskelfaser fühlt sich diese rauher an, bei der Längspalpation glatter und weicher. Während der Muskelpalpation schließen beide Partner langsam ihre linke Hand zur Faust und öffnen sie wieder. Dadurch werden die Muskeln des Unterarmes aktiviert. Die rechte Hand tastet nun kontrahierte wie auch relaxierte Muskulatur. Schließen Sie die linke Hand zur Faust und tasten Sie den Muskel während dieser Aktivität. Der Tastbefund lautet nun „hypertoner" Muskel. Dies ist der häufigste Gewebebefund, den wir bei Muskeln in der Umgebung einer somatischen Dysfunktion erheben können.
6. Während Sie den Muskel tasten, gehen Sie langsam den Unterarm entlang, bis Sie eine Gewebeveränderung spüren und die einzelnen Muskelfasern nicht mehr voneinander unterscheiden können. Nun sind Sie an der Muskelsehnenverbindung. Hier ist der Muskel besonders verletzungsgefährdet (Abb. 2.4).
7. Gehen Sie in Richtung Handgelenk über die Muskelsehnenverbindung hinaus und tasten Sie eine glatte, runde, feste Struktur. Das ist die Sehne. Richten Sie Ihr Augenmerk auf den Übergang vom Muskel über die Muskelsehnenverbindung bis zur Sehne.
8. Folgen Sie der Sehne nach distal, bis Sie eine Struktur tasten, welche die Sehnen am Handgelenk befestigt. Palpieren Sie diese Struktur (Abb. 2.5). Es ist das Ligamentum carpi transversum. Wie fühlt es sich an? In welche Richtung gehen seine Fasern? Wie dick ist es, wie fest ist es? Ligamente fühlen sich am ganzen Körper relativ ähnlich an.
9. Gehen Sie nun mit Ihrer palpierenden rechten Hand zum Ellenbogen, wobei der Mittelfinger auf der Dorsalseite über dem Ellenbogengrübchen liegt und der Daumen diesem gegenüber auf der Ventralseite. So wird das Radiusköpfchen getastet (Abb. 2.6). Bleiben Sie auf dem Knochen und fühlen Sie sich in den Knochen hinein. Wie hart ist er? Gibt es „Leben" in ihm?
10. Gehen Sie mit Daumen und Zeigefinger nach proximal, bis Sie in den Gelenkspalt kommen. Unter Ihren palpierenden Fingern ist eine Struktur, die Sie nicht tasten können sollten, das ist nämlich die Gelenkkapsel. Nur bei Gelenkerkrankungen sind die Gelenkkapseln zu tasten, bei somatischen Dysfunktionen ist dies nicht möglich. Manche Kollegen sind der Mei-

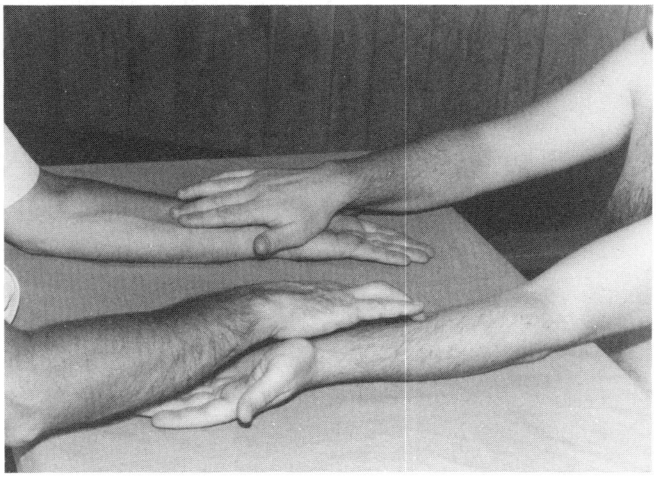

Abb. 2.4: Palpation der Muskelsehnenverbindung

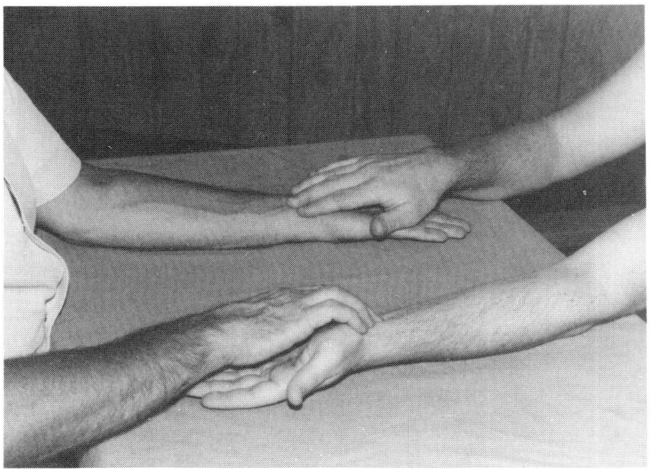

Abb. 2.5: Palpation des Ligamentum carpi transversum

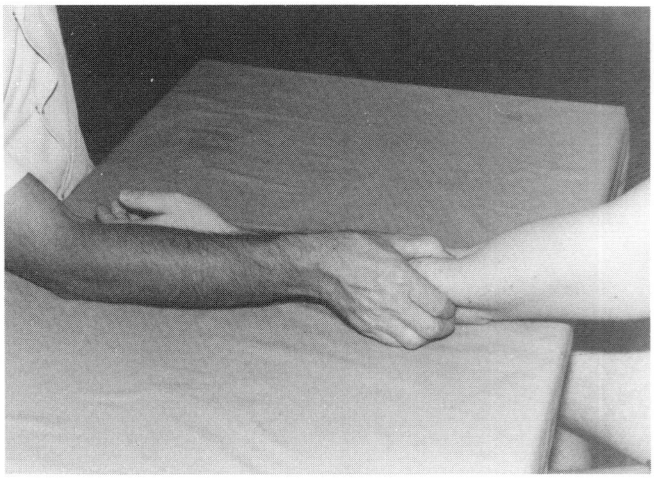

Abb. 2.6: Palpation des Radiusköpfchens

nung, daß eine zu palpierende Gelenkkapsel – mit Ausnahme vom Kniegelenk – eine Kontraindikation für eine Manipulation darstellt.

Nun haben Sie Haut, subkutane Faszie, Blutgefäße, tiefe Faszie, Muskulatur, die Muskelsehnenverbindung, Sehne, Ligament, Knochen und Gelenkspalt getastet. Nachdem der Unterarm als Modell gedient hat, können Sie die gleichen Strukturen am ganzen Körper tasten. Übung und Erfahrung verbessern die Fähigkeit in der strukturellen Diagnostik.

Um eine bessere Palpationsfertigkeit zu erreichen, ist viel Übung und Konzentration erforderlich. Drei der häufigsten Fehler gilt es zu vermeiden, nämlich mangelnde Konzentration, zuviel Druck und zuviel Bewegung. Wie bereits erwähnt, ist der häufigste Fehler die insuffiziente Konzentration auf die eigentliche Aufgabe. Der Anfänger versucht häufig, schnell Informationen zu bekommen und drückt viel zu fest. Denken Sie daran, je fester Sie drücken, desto mehr Stimulation bekommen Ihre eigenen Mechanorezeptoren. Dadurch werden mehr sensorische Impulse übertragen. Der Anfänger neigt häufig zu zuviel Bewegung bei der Suche nach anatomischen Orientierungspunkten und der Identifizierung von Gewebeschichten. Dies nennt man „das Syndrom der unruhigen Hände". Je mehr sich die untersuchende Hand bewegt, desto mehr Stimulation erhält das afferente Nervensystem und desto größer werden die Anforderungen an die neurale Transmission und Interpretation. Konzentrieren Sie sich daher, drücken Sie nicht zu fest und bewegen Sie nicht zuviel.

2.3 Bewegungsgefühl

Um eine somatische Dysfunktion gemäß der diagnostischen Trias, bestehend aus Asymmetrie, verändertem Bewegungsumfang und veränderter Gewebebeschaffenheit diagnostizieren zu können, verwenden wir eine Kombination aus Inspektion und Palpation. Bei der statischen Diagnostik achten wir auf Asymmetrien von paarigen anatomischen Strukturen (z. B. Beckenkämme). Durch statische und dynamische Palpation suchen wir Veränderungen in der Gewebebeschaffenheit. Bei der Palpation achten wir auf die Hauttemperatur, Weichheit, Dicke und spezifische Gewebeeigenschaften. Bei der dynamischen Palpation werden durch Kompression und Scherbewegung die Dikke des Gewebes und der normale Tonus beurteilt und Gewebeveränderungen registriert. Ein präziser Tastsinn bietet die Gewähr für die exakte Beurteilung des Bewegungsumfanges. Es ist wichtig, daß wir normale und eingeschränkte Bewegungen sowohl in den Weichteilen wie auch in gelenkigen Strukturen erfassen können, um dann deren optimale Beweglichkeit wiederherstellen zu können.

Das Gefühl für die Bewegung ist ein wichtiger Bestandteil der Palpation bei der strukturellen Diagnostik. Der Untersucher versucht herauszufinden, ob die Beweglichkeit normal, eingeschränkt oder erhöht ist (Hypomobilität oder Hypermobilität). Bei einem Bewegungstest wird ein Teil des Körpers aktiv und passiv bewegt und geprüft, ob der Körperteil die Bewegung, die er ausführen soll, auch durchführen kann. Ist die Beweglichkeit in einer Region eingeschränkt oder ist sie auf ein Segment limitiert? Vielfältige aktive und passive Techniken können für die Bewegungsprüfung herangezogen werden.

Der Untersucher muß erkennen, daß die Gewebe eine Eigenbewegung haben. Diese ist kontinuierlich und kann nach einer gewissen Übung palpiert werden. Gehen Sie in die Position von Abb. 2.2 zurück und nehmen Sie nur einen ganz leichten Kontakt zwischen Händen und Unterarmen auf. Schließen Sie die Augen und konzentrieren Sie sich auf die Bewegung des Gewebes unter Ihrer palpierenden Hand. Mit einer gewissen Übung werden Sie feststellen, daß der Unterarm keine starre Struktur ist, sondern daß in ihm eine dynamische Eigenbewegung stattfindet. Diese Eigenbewegung resultiert aus einer Kombination verschiedener Bewegungen und umfaßt den arteriellen Puls, die Atmung sowie die Kontraktion und Relaxation von Muskelfasern bei normalem Muskeltonus sowie den kranialen rhythmischen Impuls.

Der Kontakt zwischen der Hand des Untersuchers und dem Gewebe spielt für Diagnostik und Therapie eine große Rolle. Dabei werden drei Elemente in der Bewegung beurteilt, zuerst das Bewegungsausmaß, dann die Qualität der Bewegung innerhalb des Bewegungsumfanges und das Endgefühl. Bei der Untersuchung des Bewegungsumfanges ist die Größe der möglichen Bewegung von Bedeutung. Ist der Bewegungsumfang normal, eingeschränkt oder erhöht? Zweitens: Wie fühlt sich das Gewebe während der Bewegung an. Ist es verklebt oder unregelmäßig oder zu locker? Es gibt zahlreiche Veränderungen im Bewegungsgefühl, die dem Untersucher dabei helfen können, die den Bewegungsumfang beeinträchtigenden Faktoren zu finden. Und drittens: Wie ist das Gefühl am Ende des Bewegungsumfanges? Besteht eine Symmetrie im Bewegungsumfang und fühlt sich jedes Bewegungsende gleich an? Wenn im Endgefühl eine Veränderung besteht, wie fühlt sich dann der Endpunkt an, ist das Endgefühl fest? Ist es weich, ist es schwammig, ist es ruckartig? Der Untersucher kann durch Erfahrung zahlreiche charakteristische Endgefühle zu unterscheiden lernen. Die Qualität des Endgefühles ist sehr hilfreich bei der Suche nach der Ursache der Bewegungseinschränkung. Gleichzeitig erfährt er, welche Therapieform die wirksamste sein könnte.

2.4 Hypermobilität

Manualtherapeutische Verfahren werden angewandt, um Bewegungseinschränkungen zu beseitigen. Techniken, die die Beweglichkeit vergrößern, sollten bei hypermobilen Störungen nicht angewandt werden. Hypermobilität ist definiert als vergrößertes Bewegungsausmaß, ein lokkeres Gefühl während der Bewegung und ein Verlust der normalen Gewebeelastizität am Endpunkt der Bewegung. Hypermobilität kann bei bestimmten, gut trainierten Athleten wie Turnern und Akrobaten normal sein, bei den meisten Menschen muß sie jedoch als pathologisch angesehen werden. An der Wirbelsäule finden wir häufig eine relative Hypermobilität in dem Segment, das dem bewegungseingeschränkten Segment benachbart ist. Dies wurde als „kompensatorische" Hypermobilität bezeichnet und erklärt den Versuch des Körpers, die Beweglichkeit des gesamten Systems trotz eingeschränkter Bewegungen bestimmter Segmente der Wirbelsäule zu gewährleisten. Häufig werden hypermobile Segmente symptomatisch und daher vom Untersucher mit besonderer Aufmerksamkeit bedacht. Manualtherapeutische Techniken, welche die relative Hypermobilität dieser Segmente verstärken, sollten vermieden werden. Es ist sinnvoller, benachbarte eingeschränkte Bewegungssegmente mit mobilisierenden Techniken zu behandeln. Aus einer Hypermobilität kann Instabilität werden. Dann können die Gelenkpartner durch das periartikuläre Gewebe nicht adäquat stabilisiert werden. Die Grenzen zwischen Instabilität und Hypermobilität sind fließend. Auch gibt es noch keine genauen objektiven Meßkriterien zur Quantifizierung der Instabilität. Nichtsdestoweniger muß der geschulte Arzt ein Gefühl für normale Bewegung, Hypomobilität, Hypermobilität und Instabilität anatomischer Strukturen im muskuloskelettalen System entwickeln. Die Fähigkeit, das Bewegungsgefühl sicher beurteilen zu können, rechtfertigt den Lernaufwand.

Nur mit einem sicheren Bewegungsgefühl kann der Behandler Veränderungen im Bewegungsumfang, in der Qualität der Bewegung innerhalb des Bewegungsausmaßes und im Endgefühl nach einem manualtherapeutischen Eingriff beurteilen. Dies ist sowohl für die Prognose als auch für die Diagnose von größter Bedeutung. Eine Veränderung im Bewegungsumfang und in der Bewegungsqualität sollte nach einem erfolgreichen manualtherapeutischen Eingriff festgestellt werden können. Der letzte Schritt bei jeder manualtherapeutischen Behandlung ist immer ein erneutes Testen des Bewegungsumfanges.

Das Gefühl für die Bewegung ist ein wichtiger Bestandteil in der Kunst des Palpierens. Wie bei allen Dingen des Lebens gilt auch hier: „Übung macht den Meister".

2.4.1 Orientierende Untersuchungen

Bei der orientierenden Untersuchung wird das muskuloskelettale System als Teil des Gesamtkörperstatus erfaßt. Dabei erhält der Untersucher eine Antwort auf die Frage nach einem Problem im muskuloskelettalen System, das nähere Betrachtung verdient. Für eine Übersichtsuntersuchung gibt es viele Möglichkeiten. Das folgende 12-Punkte-Programm ist vom Umfang her überschaubar und kann schnell durchgeführt werden.

Schritt 1: Ganganalyse in verschiedenen Richtungen
Schritt 2: Beurteilung der Statik und Palpation von anatomischen Leitstrukturen jeder Seite
Schritt 3: Dynamische Rumpfseitneigung
Schritt 4: Vorlaufphänomen im Stehen
Schritt 5: Spine-Test
Schritt 6: Vorlaufphänomen im Sitzen
Schritt 7: Orientierende Bewegungsprüfung der oberen Extremitäten
Schritt 8: Rumpfrotation
Schritt 9: Rumpfseitneigung
Schritt 10: Beweglichkeit von Kopf und Nacken
Schritt 11: Atembewegung des Thorax
Schritt 12: Orientierende Untersuchung der unteren Extremität

Schritt 1: Ganganalyse

1. Beobachten Sie den Gang, wenn der Patient auf Sie zukommt (Abb. 2.7).
2. Beobachten Sie den Gang, wenn der Patient von Ihnen weggeht (Abb. 2.8).
3. Beobachten Sie den Gang von der Seite (Abb. 2.9 und 2.10).
4. Beobachten Sie die Schrittlänge, das Mitschwingen der Arme, das Aufsetzen der Fersen, das Abstoßen der Zehen, die Kippung des Beckens und das Mitschwingen der Schultern.
5. Beurteilen Sie die funktionelle Kapazität des Ganges und nicht die bekannten pathologischen Gangstörungen. Besonders wichtig ist die Form der Schrittspur und die Schrittsymmetrie.

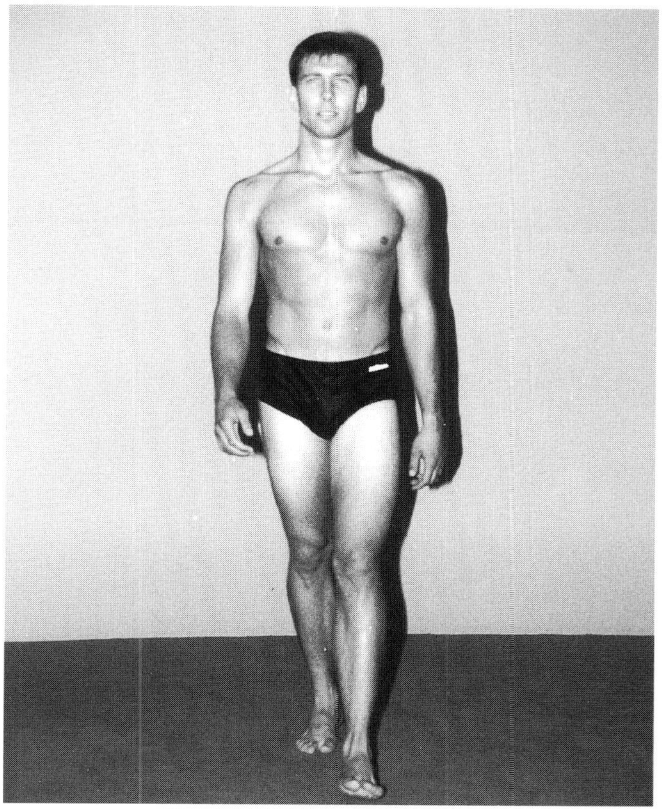

Abb. 2.7

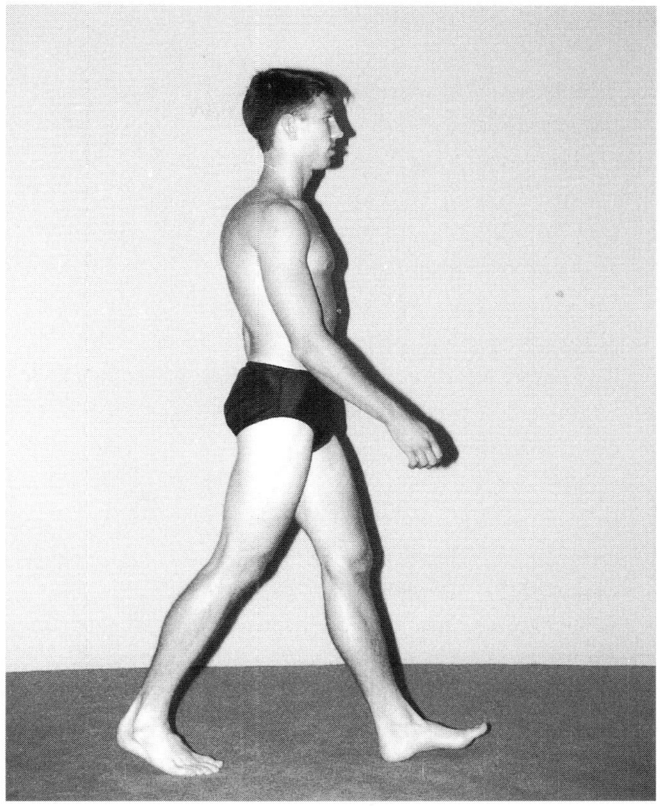

Abb. 2.9

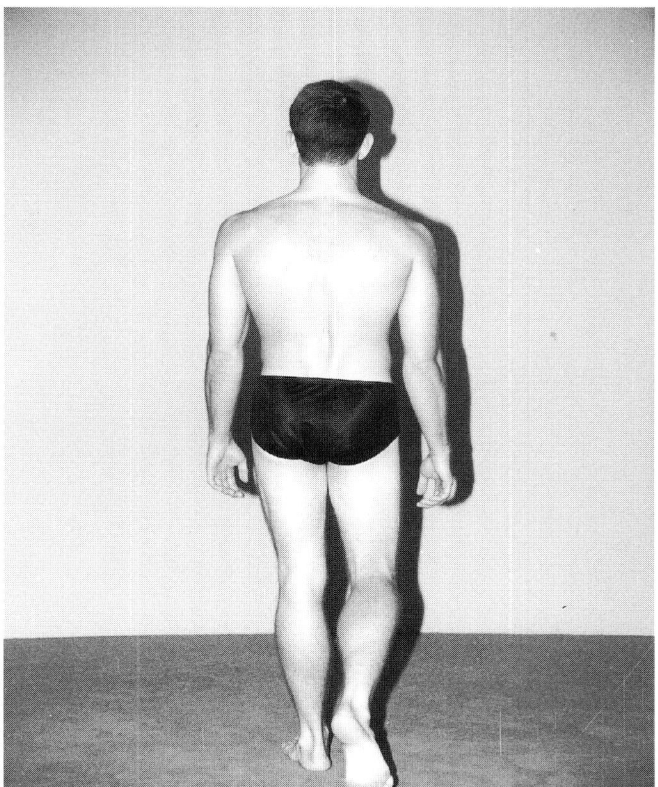

Abb. 2.8

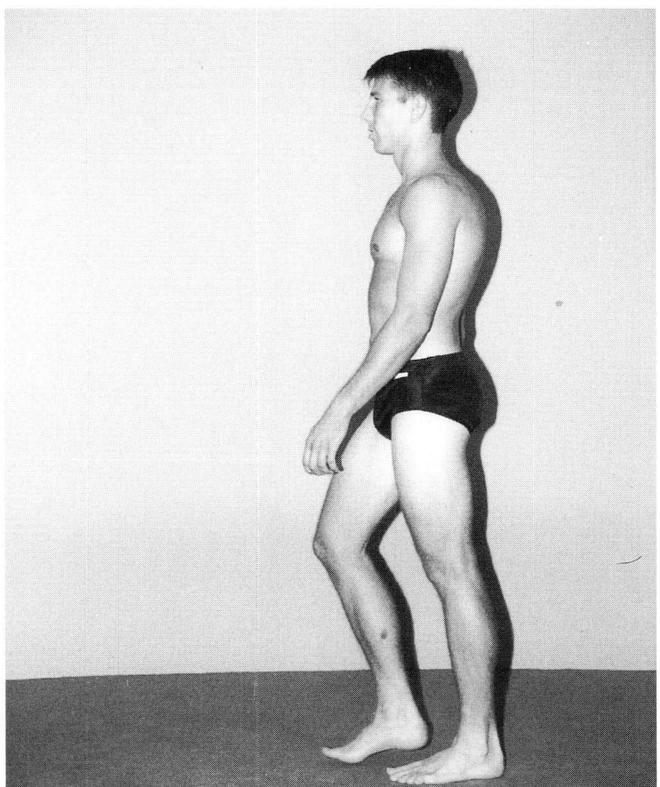

Abb. 2.10

Schritt 2a: Statische Haltungsanalyse

1. Betrachten Sie den Patienten von vorn (Abb. 2.11) und beurteilen Sie die Gewichtsverteilung, die Kopfhaltung, das Schulterniveau und die Stellung der Füße.
2. Die Inspektion erfolgt von hinten (Abb. 2.12) hinsichtlich Kopfstellung, Schulterhöhe, Höhe der Bekkenkämme und Belastung der Füße.
3. Schauen Sie den Patienten von der Seite an (Abb. 2.13) und beurteilen Sie die Haltung im Vergleich zu einer Lotlinie, die vom äußeren Gehörgang über die Spitze des Akromions durch den Trochanter bis vor den Malleolus medialis verläuft.
4. Betrachten Sie den Patienten von der anderen Seite (Abb. 2.14). Beurteilen Sie wieder die Lotlinie und vergleichen Sie diese mit der gegenüberliegenden Seite. Achten Sie auf Kopfposition, die Krümmung der Wirbelsäule und auf das Ausmaß der Kniestrekkung.

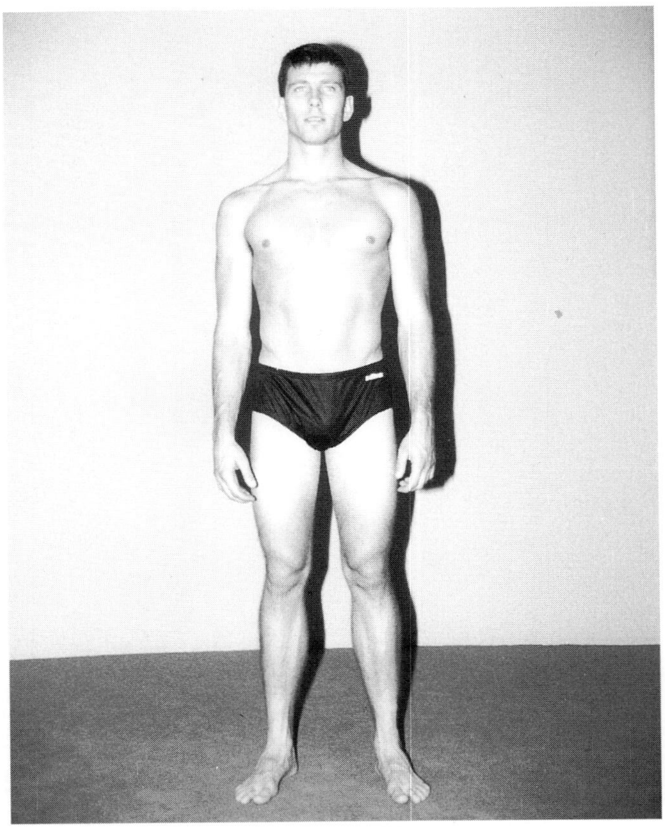

Abb. 2.11

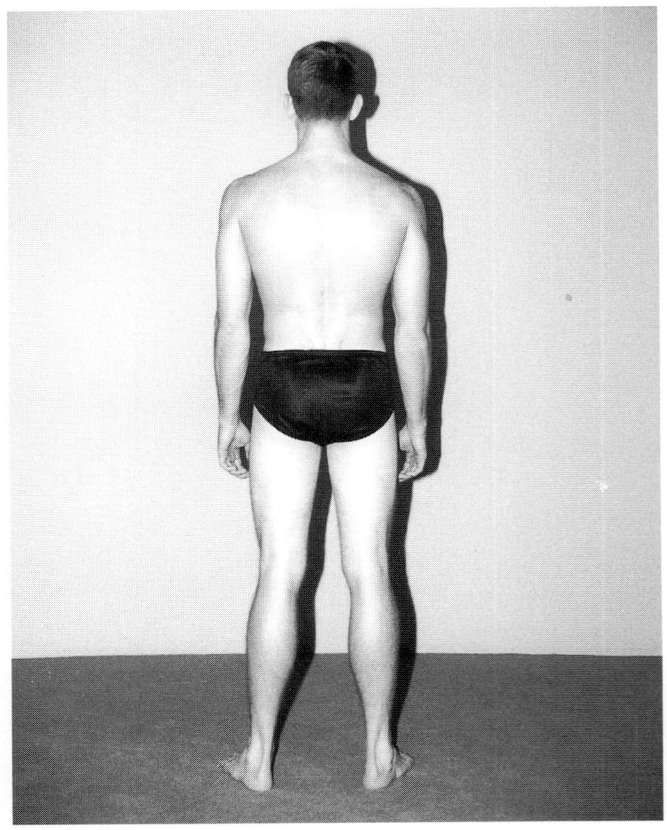

Abb. 2.12

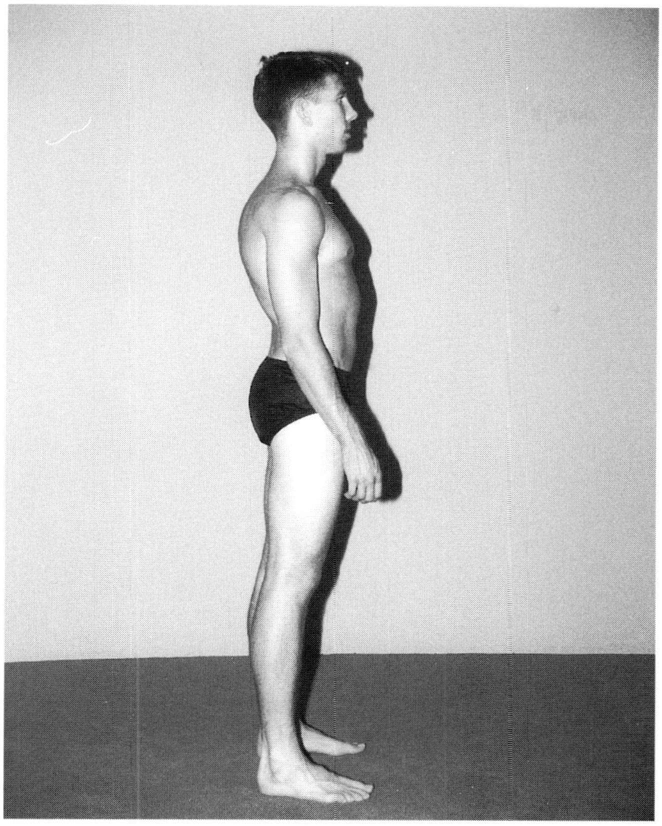

Abb. 2.13

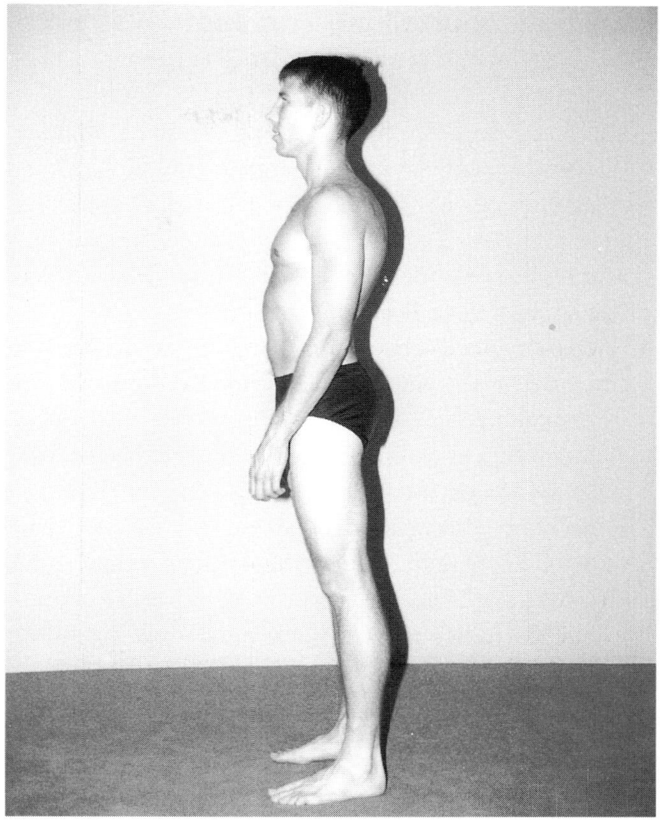

Abb. 2.14

Schritt 2b: Beurteilung von anatomischen Leitstrukturen im Stehen

1. Beidseits palpieren Sie das Akromion und achten auf Höhenunterschiede im Seitvergleich (Abb. 2.15).
2. Palpation der Crista iliaca (Abb. 2.16). Dies erfolgt durch Ausstreichen der Weichteile von unten. Die Zeigefinger werden am proximalen Ende auf das rechte und linke Ilium gelegt.
3. Palpation und Beobachtung der Spitze des Trochanter major erfordert eine latero-mediale Kompression der Weichteile an der seitlichen Hüfte (Abb. 2.17).
4. Seitendifferenzen der Beckenkämme und des Trochanter major im Stehen legen den Verdacht auf eine Beinverkürzung mit Beckenverwringung nahe.
5. Achten Sie darauf, daß Ihre Augen auf gleicher Höhe wie die palpierenden Finger sind. So ist eine optimale Koordination von Händen und Augen gewährleistet.

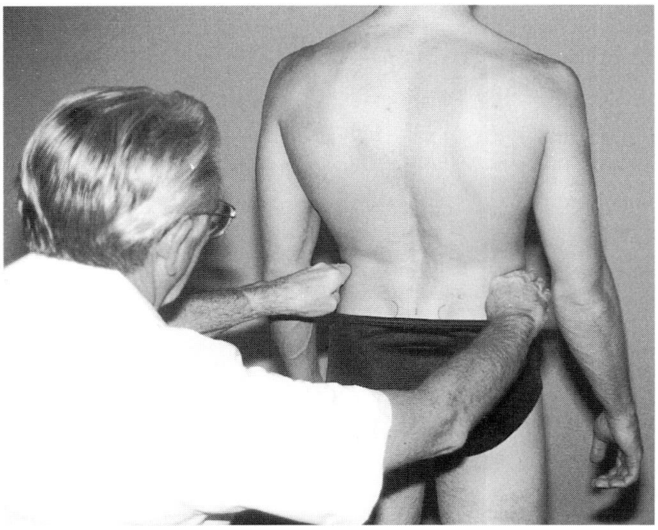

Abb. 2.16

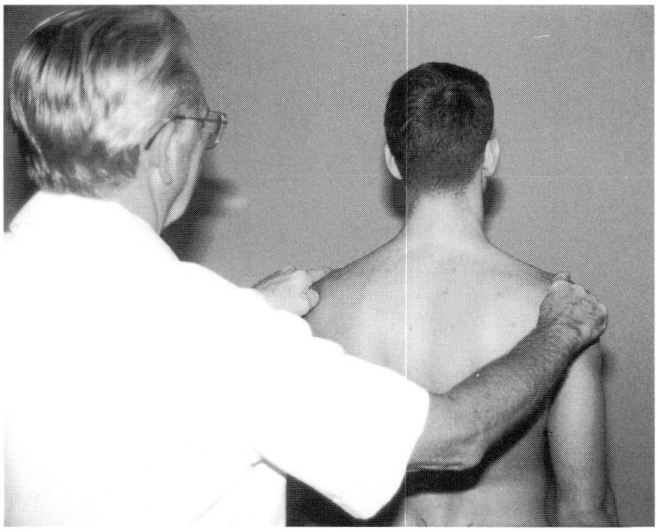

Abb. 2.15

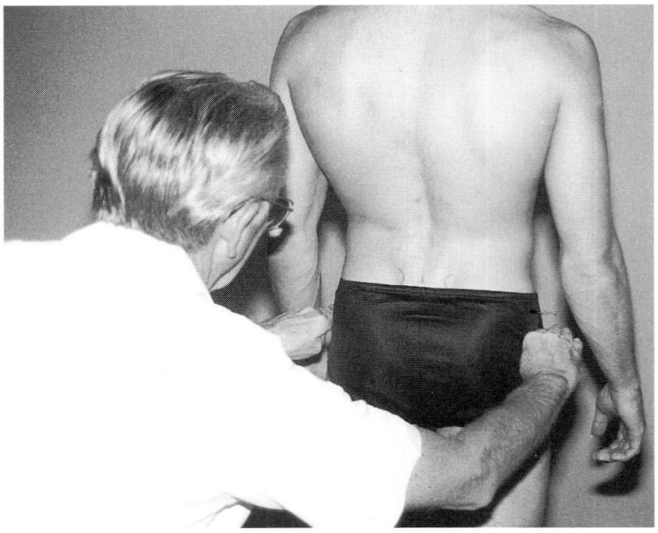

Abb. 2.17

Schritt 3: Rumpfseitneigung

1. Die Inspektion erfolgt von hinten.
2. Der Patient wird gebeten, sich so weit wie möglich auf die Seite zu neigen, ohne eine Vorbeuge durchzuführen (Abb. 2.18).
3. Er wiederholt die Seitneigung nach rechts (Abb. 2.19), wieder ohne Rumpfvorbeuge.
4. Der Bewegungsumfang nach links und nach rechts wird verglichen, dabei dient als Maßstab der Abstand der Fingerspitze am lateralen Bein.
5. Die Wirbelsäulenkrümmung, die mit der Seitneigung einhergeht, muß betrachtet werden. Sie sollte ein symmetrisches C bilden mit Scheitelpunkt auf der Konvexität. Segmente, die gestreckt bleiben, und eine Vorwölbung auf der konkaven Seite lenken den Verdacht auf eine segmentale Dysfunktion.
6. Die Verschiebung des Beckens von rechts nach links während der Seitneigung wird bezüglich Symmetrie beurteilt. Außerdem muß darauf geachtet werden, ob die Gewichtsverteilung auf beiden Beinen symmetrisch ist.

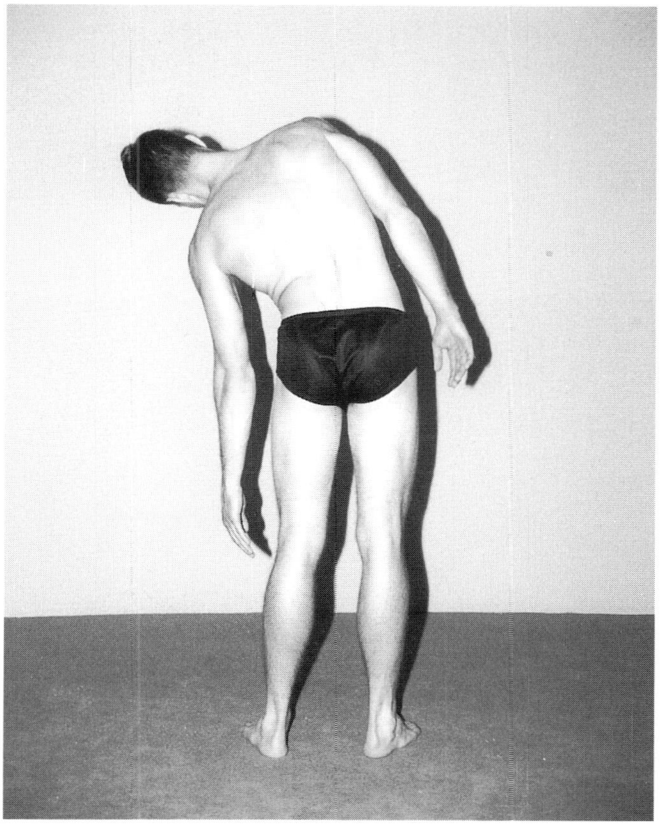

Abb. 2.18

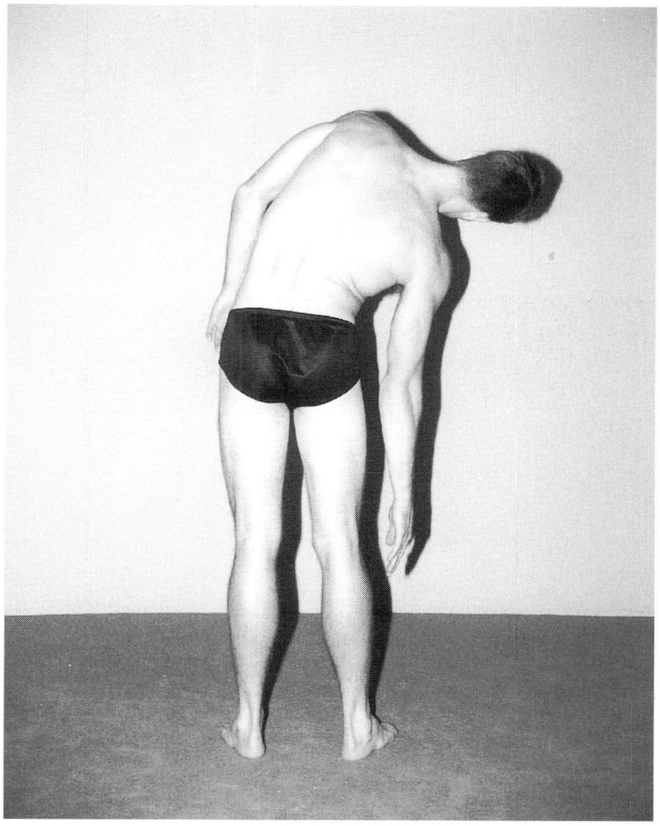

Abb. 2.19

Schritt 4: Vorlaufphänomen im Stehen

1. Der Patient steht. Der Abstand zwischen beiden Füßen beträgt 10 cm (Abb. 2.20).
2. Der Untersucher tastet mit den Daumenspitzen den unteren Rand der Spina iliaca posterior superior.
3. Der Patient soll sich so sanft wie möglich nach vorne beugen und versuchen, den Boden zu berühren (Abb. 2.21). Die Daumen des Untersuchers bleiben dabei auf den Spinae. Dabei wird darauf geachtet, ob sich ein Daumen weiter nach kranial oder ventral bewegt als der andere.
4. Der Test wird als positiv angesehen, wenn sich eine Spina iliaca posterior superior weiter vorwärts bewegt als die andere.
5. Betrachten Sie die untere BWS und LWS bezüglich ihrer segmentalen Entfaltbarkeit und in bezug auf Rotation und Seitneigung an bestimmten Wirbelsäulensegmenten.
6. Dieser Test ermöglicht die Diagnostik von Beckendysfunktionen. Weiterhin können die Faszien des Rumpfes und der unteren Extremität beurteilt werden.
7. Wiederholen Sie den Flexionstest im Stehen. Die Arme sind über dem Kopf (Abb. 2.22). In dieser Armstellung führt der Patient eine Rumpfvorbeuge durch (Abb. 2.23). Durch den Zug der Faszien, des Thorax und der oberen Extremität kommt es zu Veränderungen am Becken.
8. Ein unterschiedliches Verhalten der Spina iliaca superior posterior in den beiden Variationen gibt dem Untersucher Informationen darüber, ob Hauptrestriktionen in der Bewegung überhalb oder unterhalb des Beckens vorliegen.

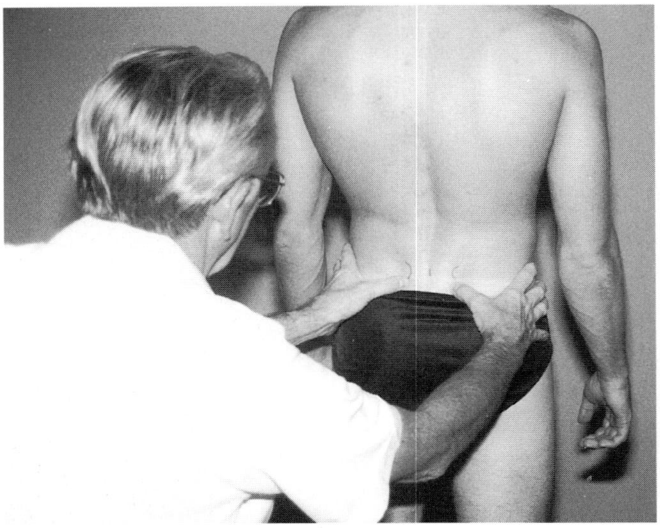

Abb. 2.20

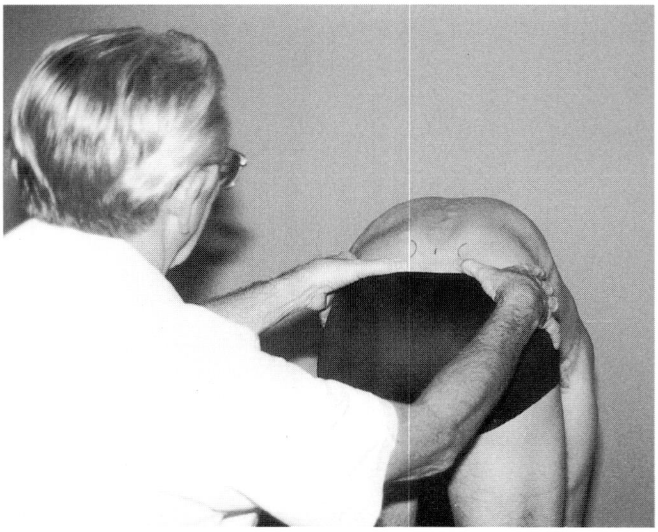

Abb. 2.21

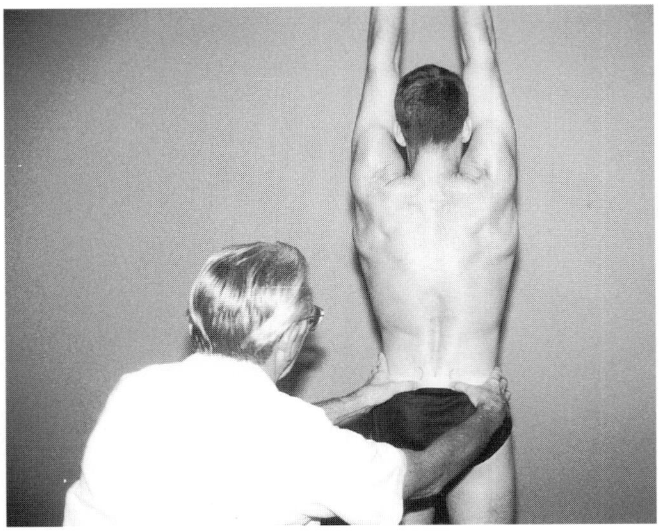

Abb. 2.22

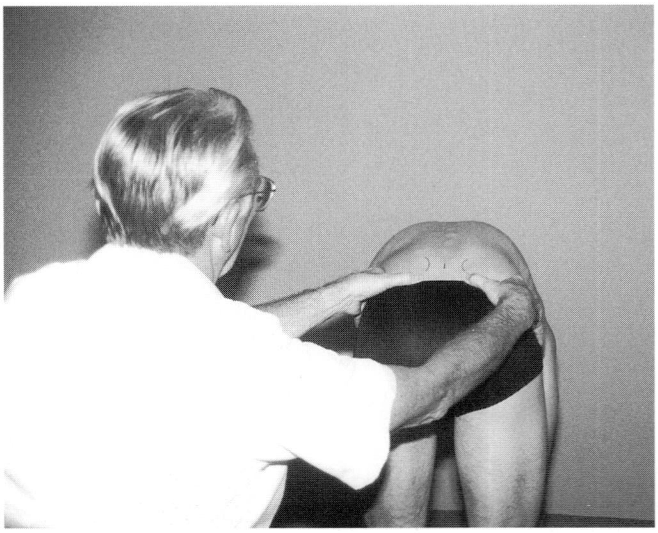

Abb. 2.23

Schritt 5: Spine-Test

1. Der Patient steht und der Untersucher sitzt hinter ihm. Der linke Daumen wird auf die Spina iliaca anterior superior und der rechte Daumen auf gleicher Höhe auf das Sakrum gelegt (Abb. 2.24).
2. Der Untersucher fordert den Patienten auf, die linke Hüfte und das linke Knie um mindestens 90° zu beugen (Abb. 2.25).
3. Das Ergebnis ist negativ, wenn der linke Daumen sich im Vergleich zum rechten Daumen nach kaudal bewegt.
4. Nun wird die Seite gewechselt und der Patient wird gebeten, das rechte Bein auf die gleiche Weise anzuheben (Abb. 2.26).
5. Der Test ist positiv, wenn der Daumen auf der Spina iliaca superior posterior sich im Vergleich zum Daumen auf dem Sakrum nach kranial bewegt.
6. Der Test ähnelt der Untersuchung des Vorlaufphänomens im Stehen. Er ist jedoch spezifischer für eine Iliosakralgelenkstörung.
7. Wenn der Patient Schwierigkeiten hat, auf einem Fuß zu stehen, sollte man nach Störungen in der Propriorezeption suchen.

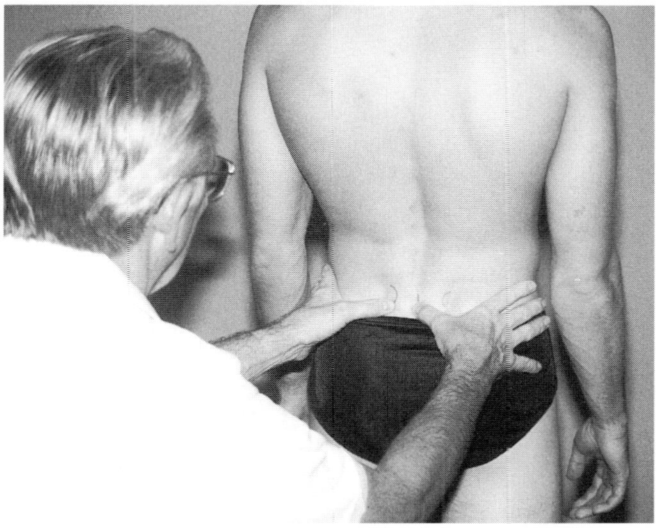

Abb. 2.24

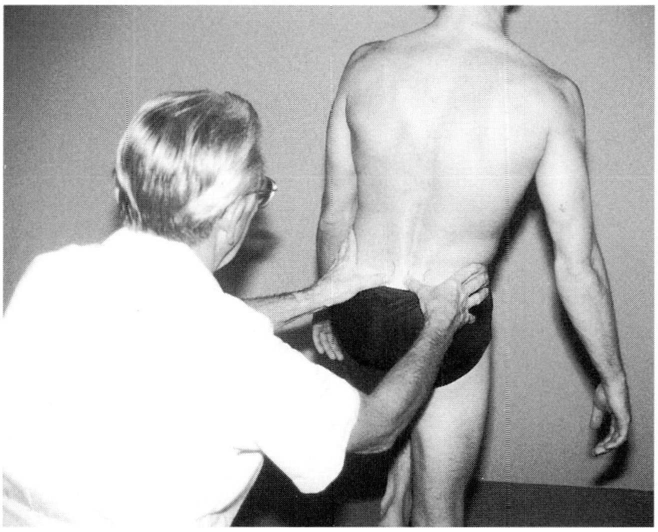

Abb. 2.25

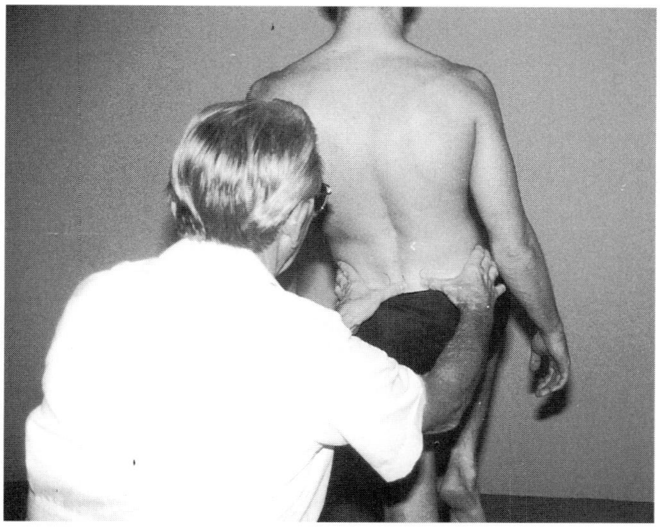

Abb. 2.26

Schritt 6: Vorlaufphänomen im Sitzen

1. Der Patient sitzt auf dem Untersuchungsstuhl, die Knie sind leicht gespreizt und die Füße sind auf den Boden aufgestellt.
2. Der Untersucher legt seine Daumen beidseits auf den Unterrand der Spina iliaca posterior superior (Abb. 2.27).
3. Der Patient wird aufgefordert, sich soweit wie möglich nach vorne zu beugen, die Arme hängen dabei zwischen den Knien (Abb. 2.28).
4. Der Untersucher verfolgt die Bewegung beider Spinae (Abb. 2.29). Bewegt sich eine Spina weiter nach kranial und ventral als die andere, so ist dies ein Hinweis auf eine eingeschränkte Beweglichkeit des Beckens.
5. Der Untersucher verfolgt die Bewegung der unteren BWS und LWS in bezug auf eingeschränkte Entfaltbarkeit und auf Abweichungen in Seitneigung und Rotation.
6. Vergleichen Sie die Ergebnisse der Untersuchung im Sitzen mit der im Stehen. Durch die sitzende Position kann der Einfluß der unteren Extremitäten ausgeschaltet werden.
7. Sind rechtes und linkes Ilium nicht gleich groß, so sind die Cristae iliacae im Sitzen verschieden hoch.

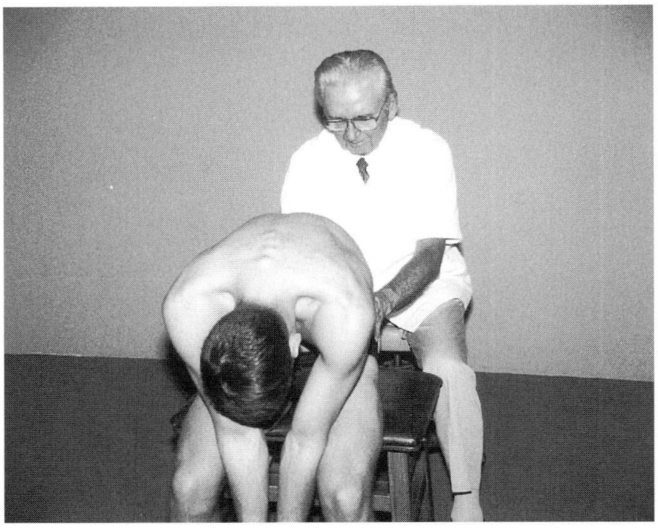

Abb. 2.28

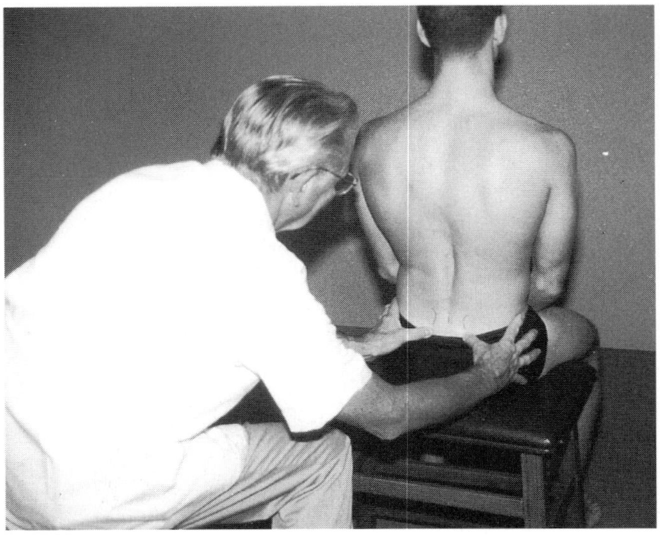

Abb. 2.27

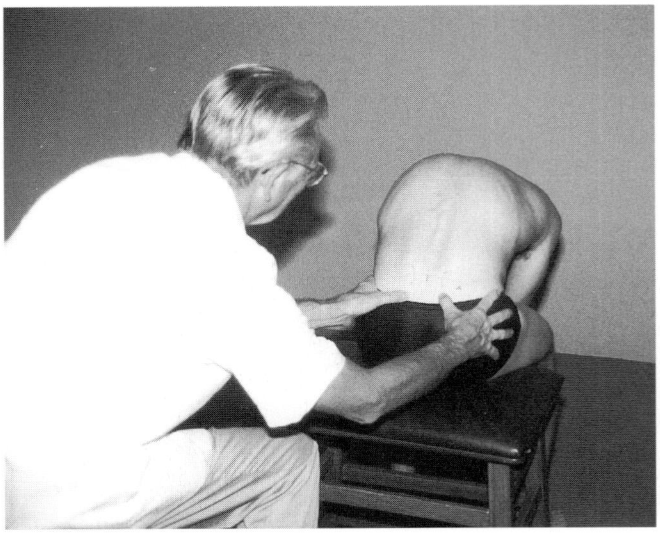

Abb. 2.29

Schritt 7: Untersuchung der oberen Extremität

1. Der Patient sitzt auf dem Untersuchungstisch oder auf dem Untersuchungsstuhl.
2. Der Patient wird angewiesen, beide Arme in der Frontalebene zur Decke zu heben und die Handrücken zusammenzuführen (Abb. 2.30).
3. Der Untersucher betrachtet den Patienten von vorne.
4. Der Untersucher betrachtet den Patienten von hinten (Abb. 2.31).
5. Diese Bewegung ist nur möglich, wenn sowohl das Sternoklavikulargelenk wie auch das Akromioklavikulargelenk, das Glenohumeralgelenk, die Ellenbogengelenke und die Handgelenke frei beweglich sind.
6. Asymmetrische Befunde erfordern weitere Untersuchungen.

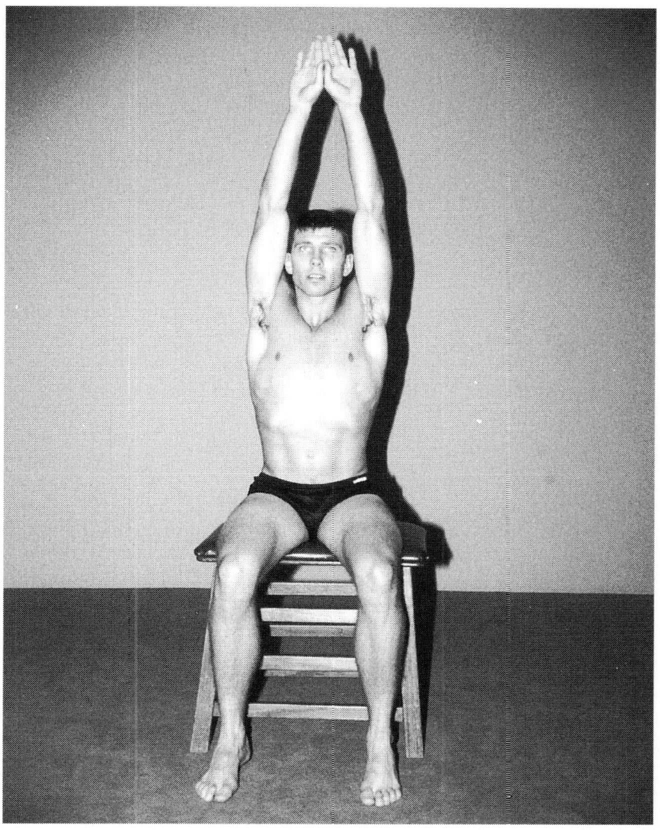

Abb. 2.30

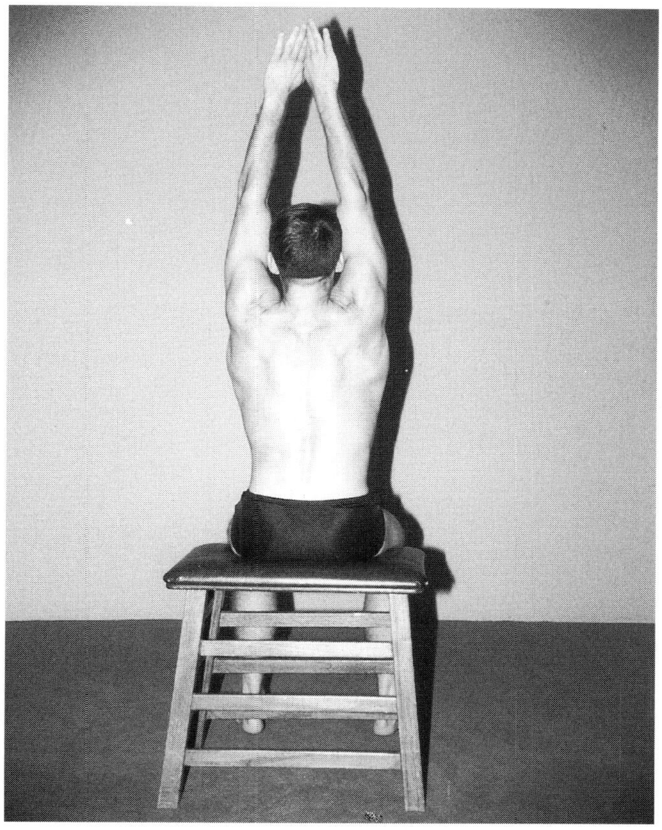

Abb. 2.31

Schritt 8: Rumpfrotation

1. Der Patient sitzt auf dem Untersuchungstisch, der Untersucher steht hinter ihm.
2. Der Untersucher legt seine rechte Hand auf die rechte Schulter und seine linke Hand auf die linke Schulter des Patienten (Abb. 2.32).
3. Der Untersucher induziert eine Rumpfrotation über die Schultern (Abb. 2.33) und prüft Bewegungsausmaß, Bewegungsablauf und Endgefühl.
4. Der Untersucher rotiert den Rumpf nach links (Abb. 2.34) und vergleicht Bewegungsausmaß, Bewegungsablauf und Endgefühl mit der Rechtsrotation.
5. Sind die Befunde asymmetrisch, ist eine weitere Diagnostik an der Wirbelsäule und am Brustkorb erforderlich.

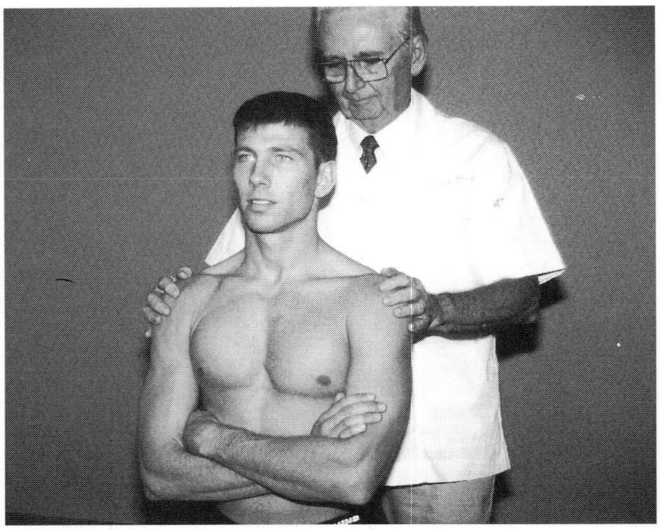

Abb. 2.32

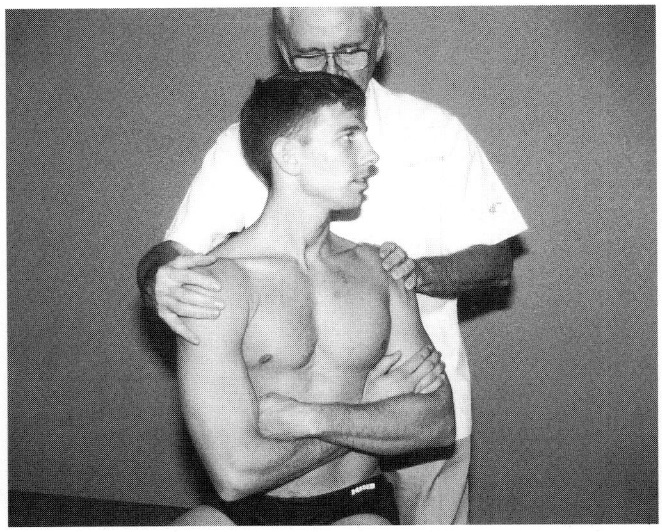

Abb. 2.34

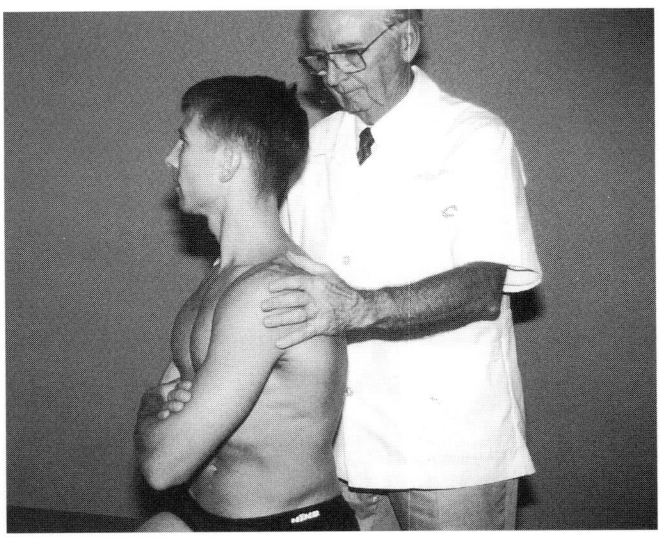

Abb. 2.33

Schritt 9: Rumpfseitneigung

1. Patient sitzt. Der Untersucher steht hinter ihm.
2. Der Untersucher legt seine Hände auf die Schultern des Patienten (Abb. 2.35).
3. Mit der rechten Hand drückt der Untersucher die rechte Schulter nach unten und bewirkt dadurch eine Rechtsseitneigung (Abb. 2.36). Er achtet auf Bewegungsumfang, Bewegungsablauf und Endgefühl.
4. Nun drückt der Untersucher die linke Schulter nach unten, um eine Linksseitneigung zu induzieren (Abb. 2.37) und achtet auf Bewegungsausmaß, Bewegungsablauf und Endgefühl.
5. Die Linksseitneigung und die Rechtsseitneigung werden im Hinblick auf Symmetrie oder Asymmetrie miteinander verglichen. Eine Asymmetrie bedeutet, daß sowohl die Wirbelsäule als auch der Brustkorb weiter untersucht werden müssen.

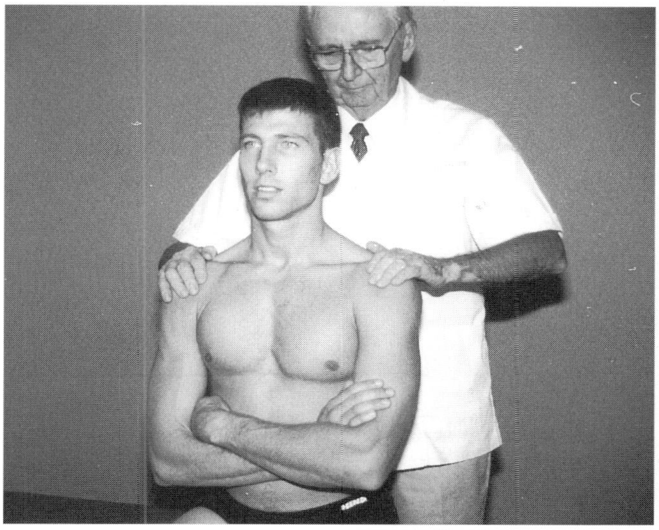

Abb. 2.35

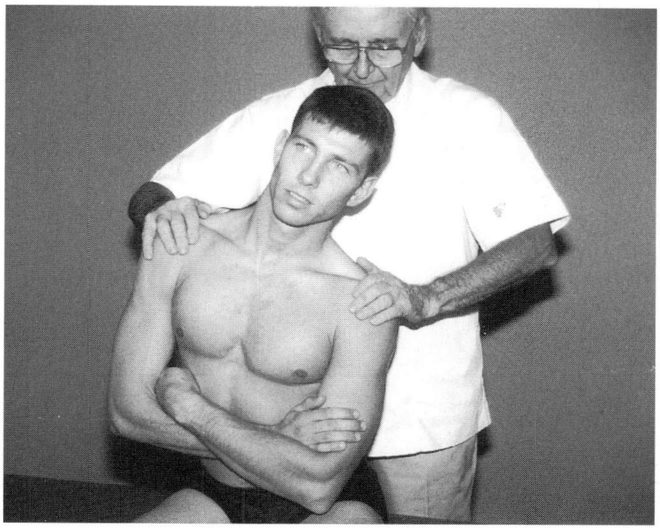

Abb. 2.37

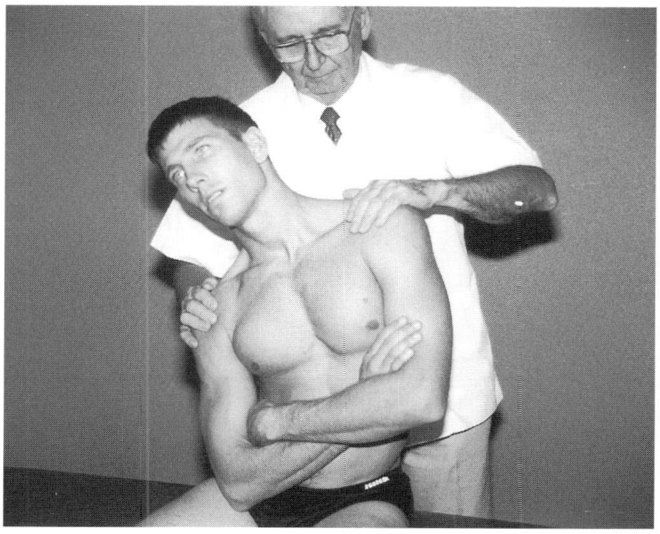

Abb. 2.36

Schritt 10: Beweglichkeit von Kopf und Nacken

1. Der Patient sitzt auf dem Untersuchungstisch. Der Untersucher steht hinter ihm.
2. Der Untersucher umfaßt den Kopf des Patienten mit beiden Händen (Abb. 2.38).
3. Es wird eine Kopfrückbeuge induziert (Abb. 2.39). Die normale Kopfextension beträgt 90°.
4. Nun wird eine Kopfvorbeuge induziert (Abb. 2.40), die bis zu 45° möglich sein sollte.
5. Der Untersucher veranlaßt ein Rechtsseitneigen des Kopfes (Abb. 2.41) und ein Linksseitneigen (Abb. 2.42). Der Normwert beträgt 45° auf jeder Seite.
6. Eine Linksrotation (Abb. 2.43) und eine Rechtsrotation (Abb. 2.44) werden durchgeführt. Der Bewegungsumfang beträgt 80°–90° Grad auf jeder Seite.
7. Der Untersucher evaluiert das Bewegungsausmaß, den Bewegungsablauf und das Endgefühl, auf Symmetrie und Asymmetrie wird geachtet. Bei asymmetrischem Befund ist eine zusätzliche Diagnostik der Halswirbelsäule, der oberen BWS und des Brustkorbes nötig.

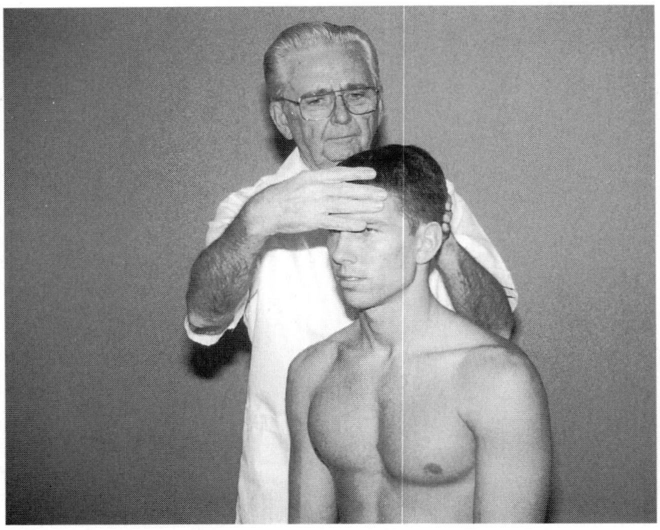

Abb. 2.38

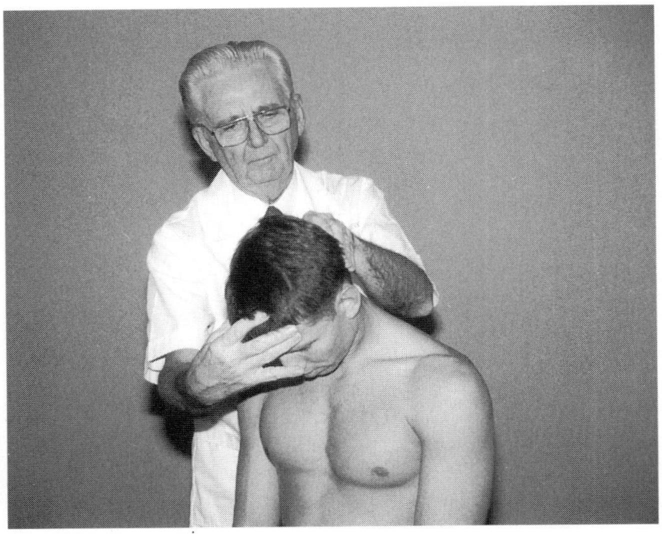

Abb. 2.40

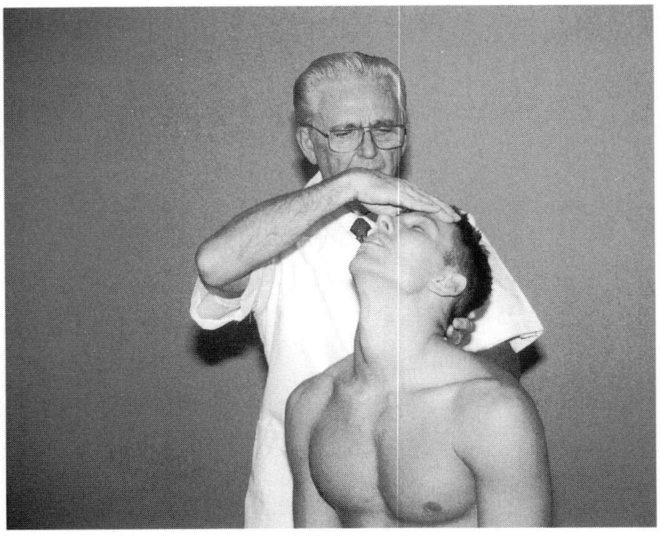

Abb. 2.39

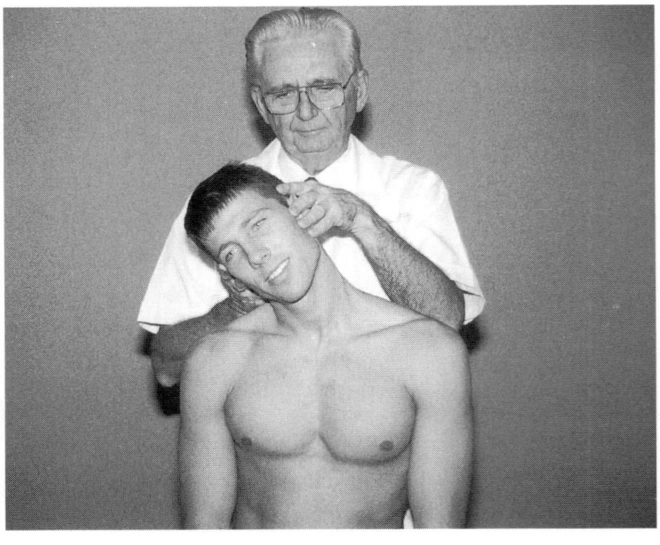

Abb. 2.41

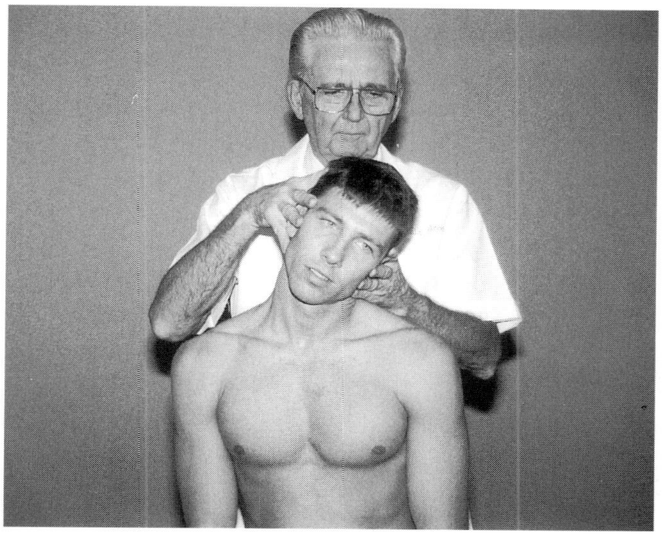

Abb. 2.42

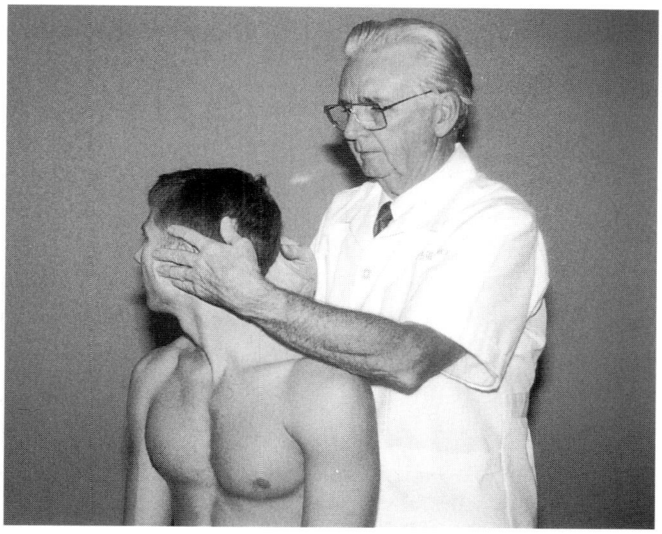

Abb. 2.44

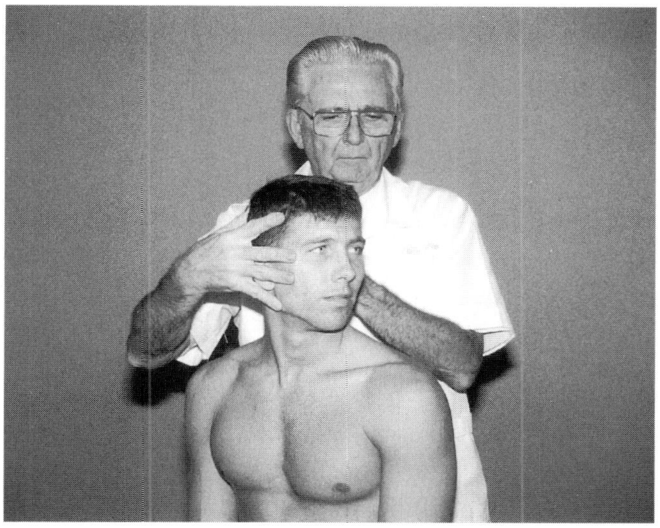

Abb. 2.43

Schritt 11: Atembewegung des Thorax

1. Der Patient liegt auf dem Rücken. Der Untersucher steht neben ihm. Das dominante Auge befindet sich in der Mittellinie.
2. Der Untersucher legt seine Hände symmetrisch am unteren Rippenbogen an (Abb. 2.45).
3. Der Patient wird aufgefordert, tief ein- und auszuatmen. Die Bewegung des unteren Brustkorbes während der Atmung wird bezüglich Symmetrie oder Asymmetrie beurteilt.
4. Der Untersucher legt seine Hände am oberen Brustkorb anterolateral in die Interkostalräume (Abb. 2.46). Er prüft damit die Eimerhenkelbewegung (Abb. 15.5) der oberen Rippen während Ein- und Ausatmung.
5. Nun erfolgt die Handanlage vorne am oberen Brustkorb. Dabei nimmt der Mittelfinger am ersten Rippenknorpel unter dem medialen Klavikulaende Kontakt auf (Abb. 2.47) und beurteilt die Pumpenschwengelbewegung (Abb. 15.5) des oberen Brustkorbes bei Ein- und Ausatmung.
6. Asymmetrische Befunde bei Ein- oder Ausatmung erfordern eine detaillierte Untersuchung der Brustwirbelsäule, des Sternums und der Rippen.

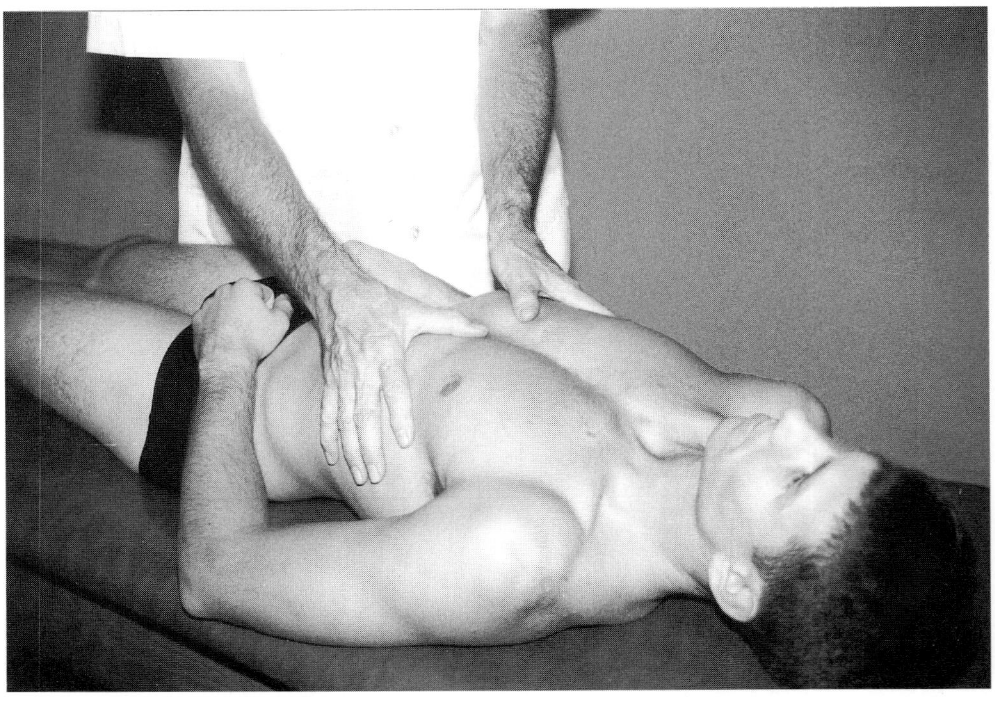

Abb. 2.45

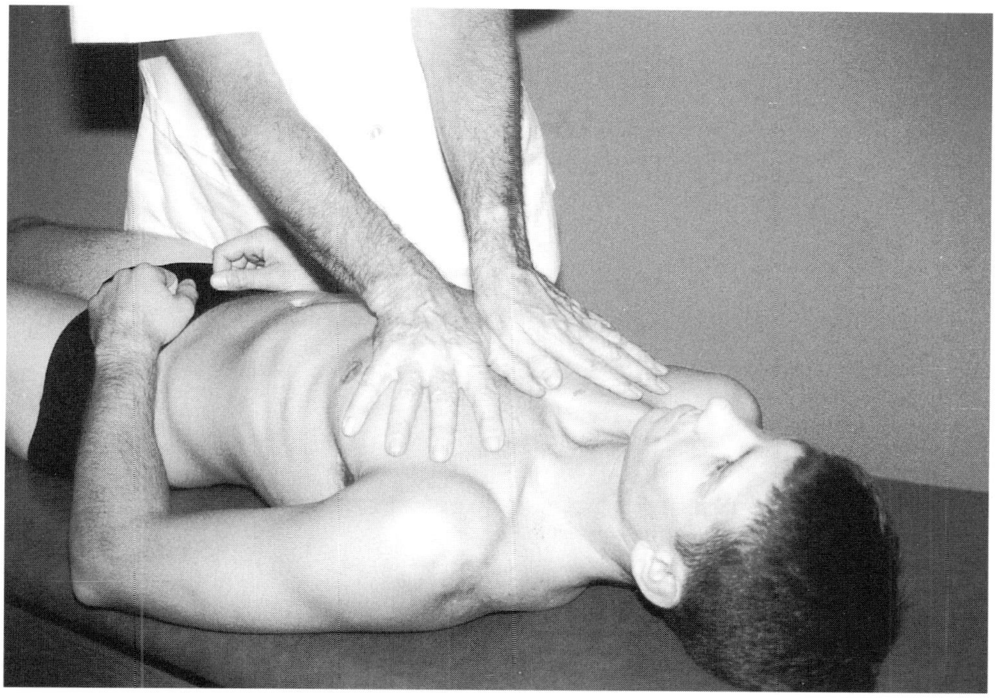

Abb. 2.46

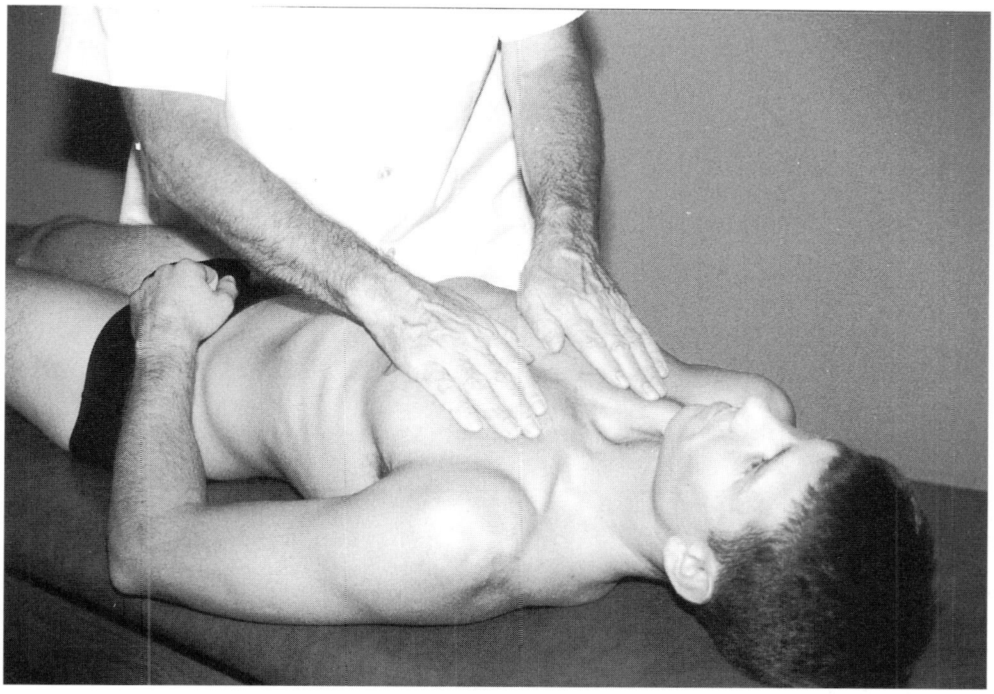

Abb. 2.47

Schritt 12: Untersuchung der unteren Extremität

1. Der Patient liegt auf dem Rücken, der Untersucher steht neben ihm.
2. Der Untersucher umgreift den linken Knöchel und palpiert die rechte Spina iliaca anterior superior (Abb. 2.48).
3. Das linke Bein wird angehoben, bis die Bewegung an der rechten Spina iliaca anterior superior ankommt. Damit können die Länge der Ischiokruralmuskulatur sowie mögliche Verkürzungen festgestellt werden (Abb. 2.49).
4. Die Gegenseite muß auf Symmetrie und Asymmetrie hin verglichen werden.

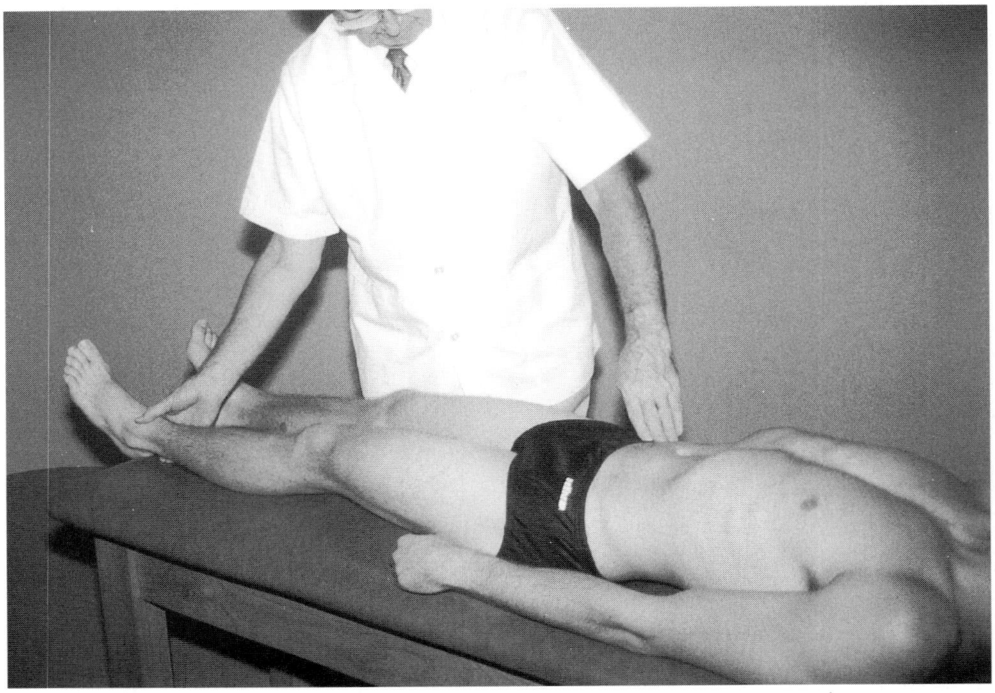

Abb. 2.48

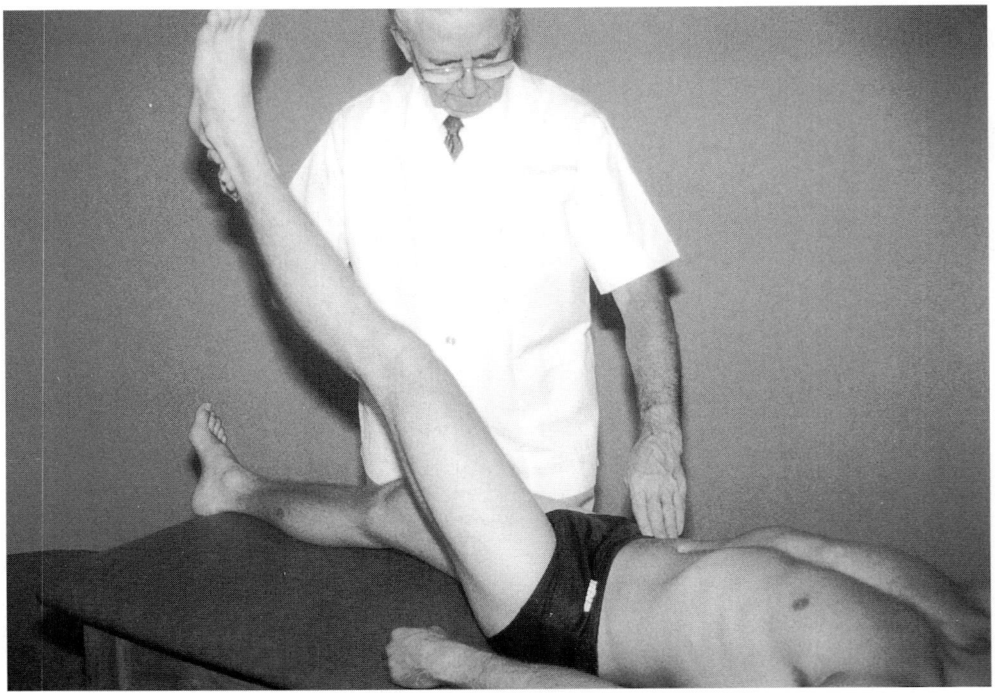

Abb. 2.49

5. Dann erfolgen Flexion, Außenrotation und Abduktion des rechten Hüftgelenks (Abb. 2.50). Der Untersucher vergleicht den Befund mit der Gegenseite wieder im Hinblick auf Symmetrie oder Asymmetrie. Eine eingeschränkte Beweglichkeit bedeutet einen Hinweis auf eine Dysfunktion oder eine Erkrankung des rechten Hüftgelenks.

6. Der Patient wird aufgefordert, die Knie zu beugen und dabei die Fersen auf dem Boden zu lassen (Abb. 2.51). Diese Hockstellung erfordert eine freie Beweglichkeit der Füße, Knöchel, Knie sowie der Hüftgelenke beidseits. Kann der Patient die Hocke nicht regelrecht ausführen, ist eine weitere Diagnostik an den unteren Extremitäten erforderlich.

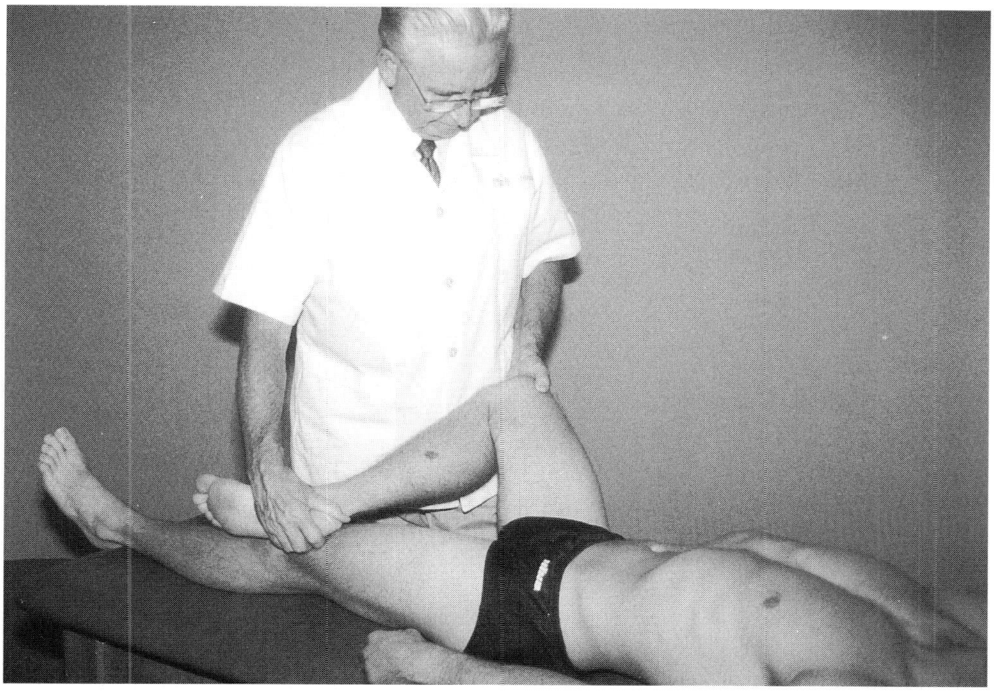

Abb. 2.50

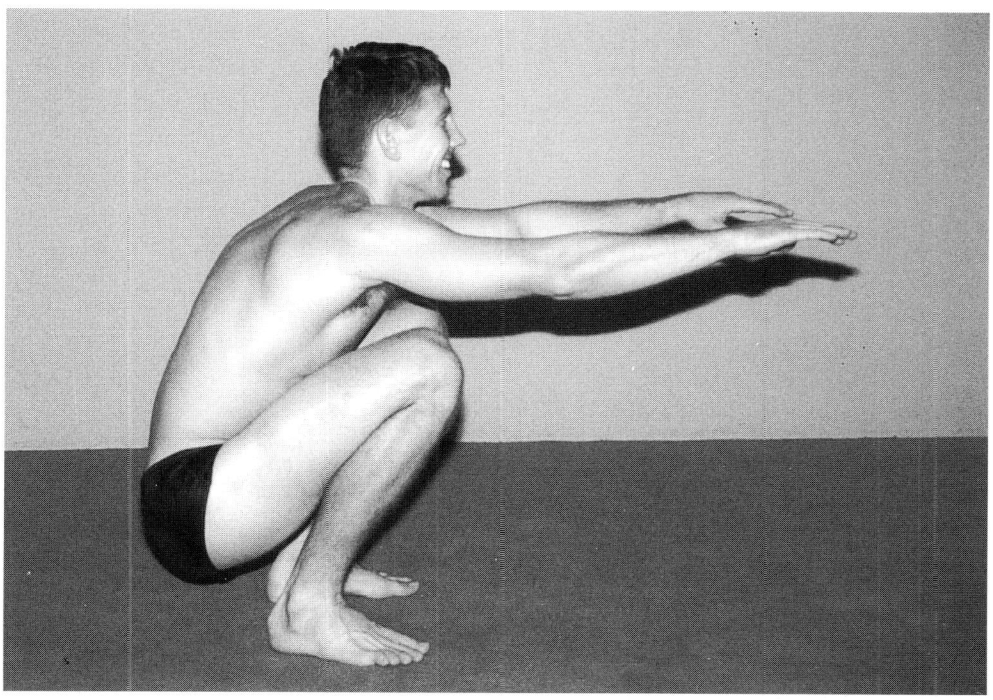

Abb. 2.51

2.4.2 Detaillierte Untersuchung

Wurde bei der Übersichtsuntersuchung in einer Region ein pathologischer Befund erhoben, dann erfolgt die weitere Abklärung durch eine detaillierte Untersuchung. Dabei suchen wir nach Antworten auf die Frage: Wo genau befindet sich die Störung und welche Struktur ist betroffen? Wenn wir als Analogie die Funktionsmöglichkeiten eines Mikroskopes zur Hilfe nehmen, so haben wir von kleiner Vergrößerung (Übersichtsuntersuchung) auf Maximalvergrößerung (Detailuntersuchung) geschaltet. Eine genauere Beurteilung der Weichteile kann durch aktive und passive sowie oberflächliche und tiefe Palpation erzielt werden. Daumen oder Finger können wir als Druckfühler benutzen, um Gewebeverhärtungen zu entdecken und spezifischere Hinweise auf Veränderungen im Gewebe zu bekommen. Zahlreiche Variationen der Beweglichkeitsprüfung sind möglich, um Asymmetrien, Veränderungen im Bewegungsausmaß und im Endgefühl festzustellen. Mit Hilfe der Atmung kann die Reaktionslage der dysfunktionellen Region in bezug auf Ein- und Ausatmung beurteilt werden. Die Deutung von Reaktionen, die innerhalb einer dysfunktionellen Region auf Einflüsse aus entfernteren Gebieten des muskuloskelettalen Systems hin auftreten, gibt oft weitere nützliche Hinweise auf patholgische Befunde dieser Körperregion.

2.4.3 Hautrolltest (Kiblerfalte)

Der Hautrolltest liefert weitere wertvolle diagnostische Hinweise. Dabei wird eine Hautfalte zwischen Zeigefinger und Daumen gebildet und wie beim Drehen einer Zigarette gerollt (Abb. 2.52). Das Hautrollen kann auf jeder Körperseite symmetrisch durchgeführt werden, wobei wir die normale schmerzfreie Verschieblichkeit und Konsistenz der Haut und der subkutanen Faszie prüfen. Finden wir Schmerzen und Hyperästhesie in einem Dermatom, so gilt dies als pathologischer Befund. Dabei sind Verhärtungen in Haut und subkutaner Faszie palpabel. Häufig können wir bei diesem Test auch schmerzhafte Knötchen tasten, die als Veränderung der neuralen Versorgung eines Dermatoms interpretiert werden. Sie resultieren aus Dysfunktionen der Wirbelsäule. Bei der Untersuchung der Brustwirbelsäule und der Lendenwirbelsäule empfiehlt es sich, den Hautrolltest sowohl in der Mittellinie über den Processus spinosi wie auch seitlich durchzuführen. Dabei gehen wir von unten nach oben und vergleichen beide Seiten miteinander. Aufgrund der Zusammenhänge zwischen Dermatom und Störung im Bewegungssegment an der Wirbelsäule kann der Hautrolltest sehr spezifische Hinweise auf segmentale Dysfunktionen geben.

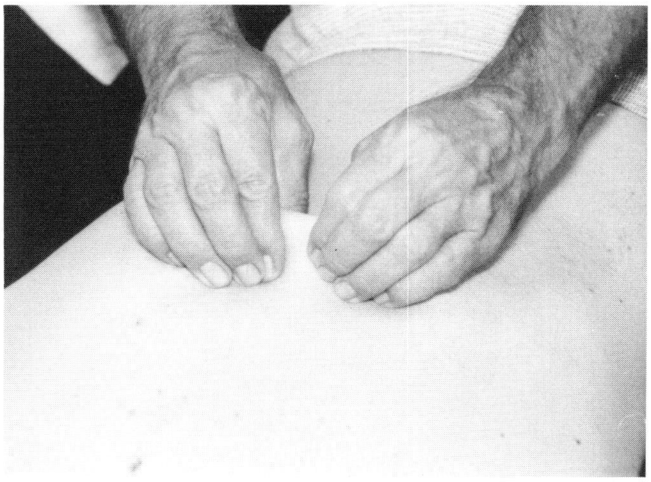

Abb. 2.52: Hautrolltest

2.4.4 Der Segmentbezug

In unserer Diagnostik ist der Segmentbezug als drittes diagnostisches Element von großer Bedeutung. Wir können so das dysfunktionelle Wirbelsegment wie auch das gestörte periphere Gelenk finden. Wichtig ist weiterhin die exakte Definition der Bewegungseinschränkung bezüglich Richtung und Ausmaß. Wir versuchen, die am stärksten betroffene Gewebestruktur zu identifizieren.

Die Untersuchung des Gelenkspiels ist bedeutsam bei der Beurteilung des dysfunktionellen Gelenkes und des Bewegungsverlustes. Mennell hat dieses Konzept über viele Jahre vertreten. Bei der Prüfung des Gelenkspieles sind die Bewegungen unabhängig von willkürlicher Muskelanspannung. Das Gelenkspiel finden wir nur bei Synovialgelenken. Es ist in seinem Ausmaß sehr gering, aber präzise. Ist das Gelenkspiel normal, so können Willkürbewegungen frei und schmerzlos durchgeführt werden. Das Gelenkspiel in einem Synovialgelenk beträgt normalerweise weniger als 3 mm in jeder Bewegungsebene. Eine Gelenkdysfunktion wird von Mennell als Verlust des Gelenkspiels ohne Möglichkeit der Wiedererlangung durch willkürliche Muskelbewegungen definiert. Wurde die exakte Gelenkspielprüfung einmal erlernt, so können sehr ähnliche Techniken auch therapeutisch genutzt werden. Indem wir das normale Gelenkspiel wiederherstellen, erhält das Gelenk auch wieder seine anatomische und physiologische Funktion.

Es gibt zahlreiche diagnostische Verfahren zur Feststellung der spezifischen Dysfunktion in Wirbelsäulen- und Extremitätengelenken. In den folgenden Kapiteln werden die vom Autor am häufigsten verwendeten Techniken erklärt. Als erstes gilt es herauszufinden,

a) welches Bewegungssegment eine Dysfunktion aufweist,
b) welches Gelenk im dysfunktionellen Segment betroffen ist,
c) in welcher Richtung die Bewegung gehemmt ist und
d) welche Gewebestrukturen am deutlichsten betroffen sind.

Art und Ausmaß der Bewegungseinschränkung sind ein diagnostisches Hauptkriterium.

In zahlreichen Untersuchungssystemen erfolgt die Diagnostik über eine Schmerzprovokation durch bestimmte Bewegungen. Ich bin der Meinung, daß Ausmaß und Art der Bewegungseinschränkung diagnostisch von größerer Bedeutung sind als Schmerz und dessen Provokation durch Bewegung. Diese können zwar wertvolle zusätzliche diagnostische Hinweise geben, bilden aber nicht in sich ein diagnostisches Hauptkriterium.

Um in der manuellen Medizin Geschick und Fertigkeiten zu entwickeln, müssen die Grundlagen der strukturellen Diagnostik beherrscht werden. Nur dann sind dauerhafte therapeutische Erfolge zu erwarten.

3 Das Konzept der Barrieren

Innerhalb der bereits bekannten diagnostischen Trias (Asymmetrie, veränderter Bewegungsumfang und abnormer Gewebebefund) kommt der Veränderung der Gelenk- und Gewebebeweglichkeit vermutlich die größte Bedeutung zu. Sind Teile des Bewegungsapparates in ihrer normalen Bewegung gestört, so können mit manualtherapeutischen Techniken gute Erfolge erzielt werden. Wir müssen die normale von der gestörten Bewegung unterscheiden können. Nur so ist das Ziel jeder manualtherapeutischen Intervention zu erreichen, d. h. die maximale schmerzfreie Beweglichkeit im muskuloskelettalen System wiederherzustellen. Bei einer veränderten Bewegung im Sinne von Hypomobilität kann eine adäquate manualtherapeutische Intervention die Behandlung der Wahl sein. Unser Bemühen muß der Verbesserung der Beweglichkeit aller Anteile des muskuloskelettalen Systems gelten, d. h. Knochen, Gelenke, Muskeln, Bänder, Faszien und Körperflüssigkeiten. Das antizipierte Resultat ist die Wiederherstellung der normalen physiologischen Beweglichkeit und der maximalen physiologischen Funktion.

Wir finden im muskuloskelettalen System drei Typen von Bewegung: erstens die inhärente Bewegung, zweitens die Willkürbewegung und drittens die unwillkürliche Bewegung. Der inhärenten Bewegung wird in der Literatur ein Zusammenhang mit der unablässigen Ein- und Ausrollbewegung des Gehirns sowie der kranio-kaudalen Bewegung des Rückenmarkes in Kombination mit einer Liquorfluktuation zugeschrieben. Auch die Bewegung des muskuloskelettalen Systems im Verhältnis zur Atmung stellt eine inhärente Bewegung dar. Während der Einatmung kommt es zu einer Abflachung der normalen Krümmungen der Wirbelsäule; bei der Ausatmung nehmen die Krümmungen zu. Bei der Einatmung findet eine Außenrotation der Extremitäten, bei der Ausatmung eine Innenrotation statt. Die willkürlichen Bewegungen des muskuloskelettalen Systems sind aktive Bewegungen in Folge bewußter Muskelkontraktion. Die unwillkürlichen Bewegungen werden als passive Bewegungen bezeichnet. Eine passive Bewegung entsteht durch Einwirkung von außen, wobei ein Teil des muskuloskelettalen Systems durch einen definierten Bewegungsradius geführt wird. Das von Mennell beschriebene Gelenkspiel stellt gleichfalls eine unwillkürliche Bewegung dar. Es gehört nicht zum normalen aktiven und passiven Bewegungsumfang, ist aber eine wesentliche Voraussetzung für die normale aktive und passive Bewegung.

Bei der strukturellen Diagnose sprechen wir von physiologischen und pathologischen Barrieren der Bewegung von Gelenk und Gewebe. Der Untersucher muß für eine genaue Diagnostik physiologische und pathologische Bewegungsumfänge sowie physiologische und pathologische Barrieren unterscheiden können. Die meisten Gelenke haben mehrere Bewegungsebenen. Zum Zwecke der Beschreibung definieren wir Barrieren in einer Ebene eines Gelenks. Die Maximalbewegung wird durch die anatomische Struktur des Gelenkes und seine umgebenden Bänder, Muskeln und Faszien limitiert (Abb. 3.1). Wird die anatomische Barriere überschritten, kommt es zu Frakturen, Dislokationen oder Gewebeverletzungen, wie z. B. Bänderrissen. Jedes Gelenk hat einen Neutralpunkt, der sich in der Mitte des maximalen Bewegungsumfanges befindet.

Innerhalb des maximalen Bewegungsumfanges kann durch den Untersucher von außen eine begrenzte passive Bewegung induziert werden (Abb. 3.2). Die Grenzen dieses passiven Bewegungsumfanges werden als „elastische Barriere" beschrieben. Dort wird (bei der Behandlung, A.d.Ü) die sog. „Vorspannung" im Gelenk und in den periartikulären Geweben aufgenommen. Zwischen der elastischen Barriere und der anatomischen Barriere existiert ein potentieller Bewegungsspielraum, den Sandoz als „paraphysiologischen Raum" beschrieben hat. Innerhalb dieses Bewegungsspielraumes wird durch die Impulsmanipulation das sog. „Knacken" hervorgerufen.

Der aktive Bewegungsumfang (Abb. 3.3) ist geringer als der passive Bewegungsumfang. Sein Endpunkt wird „physiologische Barriere" genannt. Das normale Endgefühl wird durch Tonus und Gewebebeschaffenheit in Muskeln und Faszien bedingt.

Durch myofasziale Verkürzung (Abb. 3.4) entsteht häufig eine Reduktion der möglichen aktiven Bewegung. Oft finden wir dies beim alternden Patienten; es kann jedoch in jedem Lebensalter auftreten. Dehnübungen zur Verhinderung der myofaszialen Verkürzung sollten Bestandteil von Bewegungsübungen bei allen Menschen, insbesondere bei Sportlern sein. Durch Dehnübungen der Muskeln und Faszien werden der aktive Bewegungsumfang der myofaszialen Funktionen verbessert.

Ein Bewegungsverlust innerhalb des normalen Bewegungsumfanges kann als großes (Abb. 3.5) oder geringes Bewegungsdefizit bezeichnet werden (Abb. 3.6). Die Barriere, welche die Bewegung in Richtung des Bewegungsdefizites behindert, heißt restriktive Barriere. Das Ausmaß einer möglichen aktiven Bewegung wird auf einer Seite durch die nomale physiologische Barriere und auf der anderen durch die restriktive Barriere limitiert. Das Ziel

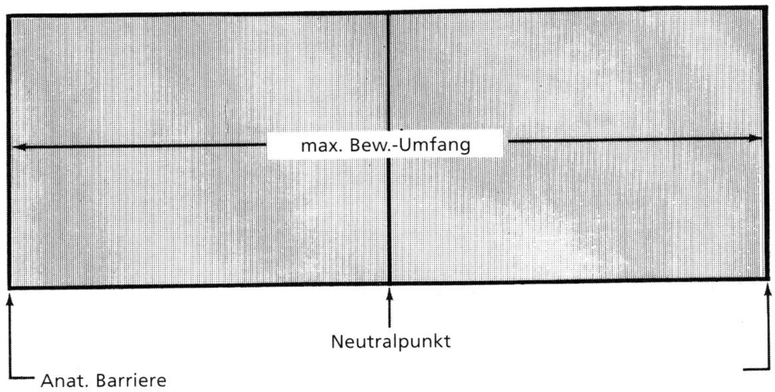

Abb. 3.1: Der maximale Bewegungsumfang

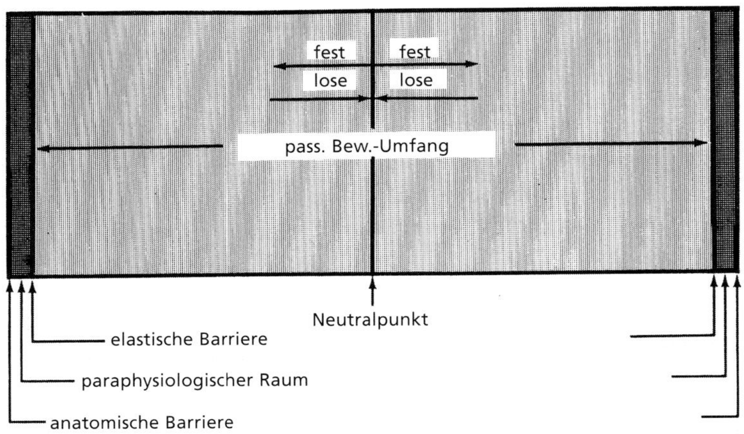

Abb. 3.2: Passiver Bewegungsumfang

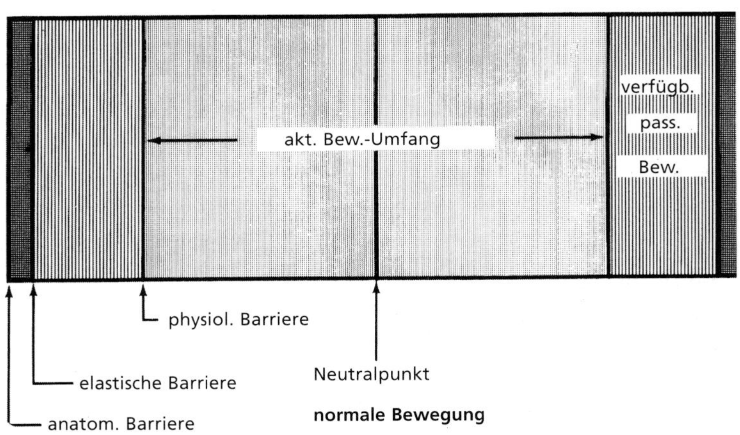

Abb. 3.3: Aktiver Bewegungsumfang

einer manualtherapeutischen Behandlung bestünde somit in einer maximalen Verschiebung der restriktiven Barriere in Richtung des Bewegungsdefizits. Ein weiteres mit dem Bewegungsverlust assoziiertes klinisches Phänomen ist die Verschiebung des Neutralpunktes. Die neue Mittellinie wird als „pathologische neutrale Mittellinie" bezeichnet und befindet sich meist, aber nicht immer, in der Mitte des verbliebenen aktiven Bewegungsumfanges.

Bei allen Arten von Barrieren werden Palpationsbefunde mit normalem oder gestörtem Endgefühl erhoben. Innerhalb eines normalen Bewegungsumfanges werden wir bei passiver Bewegung an der elastischen Barriere ein normales Endgefühl vorfinden. Es resultiert aus der passiv erzeugten Spannung innerhalb des Gelenkes und seiner umgebenden Strukturen. Die physiologische Barriere am Ende einer aktiven Bewegung weist ebenfalls ein charakteristisches Endgefühl auf. Dies entsteht durch den zunehmenden Widerstand, der beim Gelenkschluß auftritt, sowie durch die myofasziale Spannung während der willkürlichen Muskelaktivität.

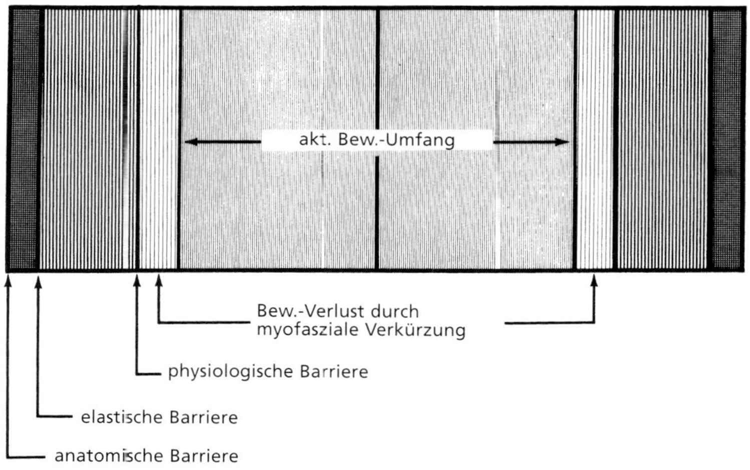

Abb. 3.4: Eingeschränkter Bewegungsumfang durch myofasziale Verkürzung

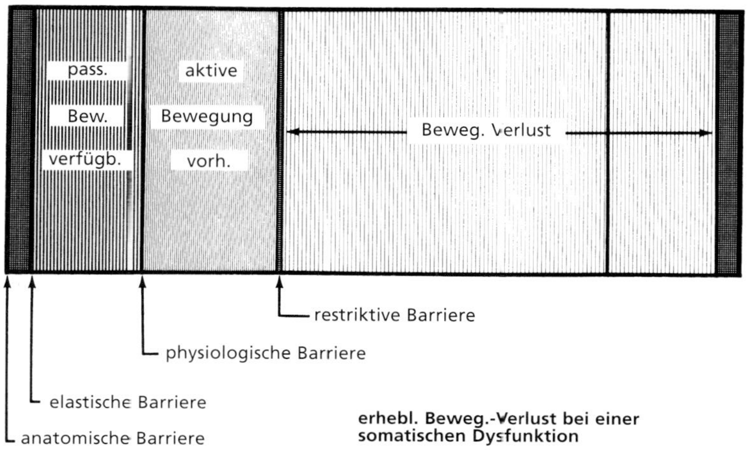

Abb. 3.5: Großes Bewegungsdefizit

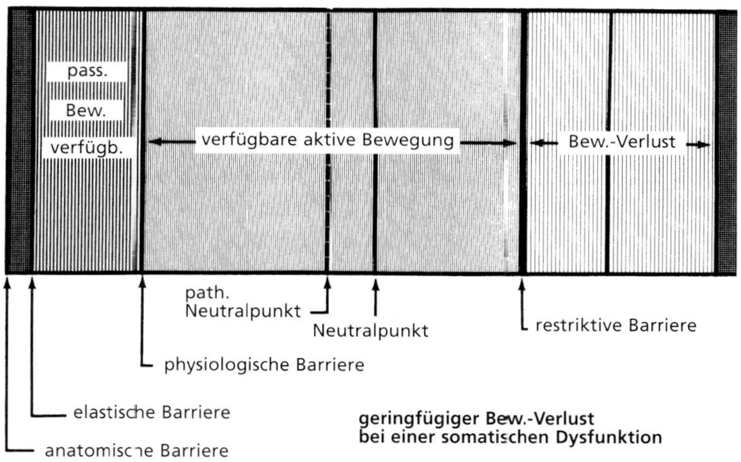

Abb. 3.6: Geringes Bewegungsdefizit

Kehren wir nun zur Schichtpalpation zurück (siehe Kap. 2) und beginnen wir bei der Untersuchung des Gelenkspaltes am proximalen Radiohumeralgelenk (Abb. 3.7). Das Gelenk wird getastet, wobei der Daumen vorne und der Zeigefinger hinten zu liegen kommt. Nun muß der Patient eine aktive Pronations- und Supinationsbewegung durchführen (Abb. 3.8). Sie werden feststellen, daß der Bewegungsumfang nicht symmetrisch und das Endgefühl bei Pronation und Supination verschieden ist. Welcher Bewegungsumfang ist größer? Welches Endgefühl scheint fester zu sein? Wir ergreifen nun das Handgelenk des Patienten und induzieren eine passive

Pronation und Supination. Dabei wird am proximalen Radiohumeralgelenk palpiert (Abb. 3.9). Sie erhalten nun propriozeptive Impulse sowohl von der palpierenden Hand am Radiohumeralgelenk wie auch von der Hand, die passiv die Pronation und Supination ausführt (Abb. 3.10). Nun wird der Bewegungsumfang, die Qualität der Bewegung und das Endgefühl beurteilt. Wo besteht der größte Bewegungsumfang, bei der Supination oder bei der Pronation? Wo ist das Endgefühl fester oder weicher? Wie fühlt sich die Bewegung im Verhältnis zur aktiven Bewegung an? Nun gehen wir einen Schritt weiter. Während Sie passiv Pronation und Supination induzieren, sollten Sie, je näher Sie an das Ende der Bewegung kommen, eine Zunahme der Spannung fühlen können. Wenn Sie die Hand in die entgegengesetzte Richtung führen, scheint dies leichter und freier zu gehen. Versuchen Sie nun, durch kleine Bewegungen zwischen Pro- und Supination den Punkt zu finden, an dem das Gelenkgefühl am freiesten erscheint. Auch wenn Pronation und Supination nicht symmetrisch sind, ist es möglich, einen Punkt zu finden, in dem die Bewegung am freiesten ist. Dieser wird als physiologischer Neutralpunkt bezeichnet.

Wir haben nun ein neues Konzept der Gelenkbewegung, das Konzept von *ease* und *bind* (locker und fest, d. h. geringer und starker Gewebewiderstand) (Abb. 3.11). Je mehr wir uns auf den Neutralpunkt zu bewegen, sei er in der Mittellinie oder in einem pathologischen Bereich, desto freier wird das Gelenkgefühl, es besteht mehr Spielraum. Umgekehrt, wenn wir uns vom Neutralpunkt weg bewegen, spüren wir allmählich einen gewissen Widerstand gegen die induzierte Bewegung. Für die Verwendung der funktionellen (indirekten) Techniken (im folgenden als „Neutralpunkttechnik" bezeichnet, A.d.Ü; siehe Kap. 10) ist das Verstehen des Konzeptes von *ease* und *bind* und die Fähigkeit, den Neutralpunkt zu tasten, unerläßlich. Für die oben beschriebene Bewegungsprüfung am Ellenbogen lag die palpierende Hand über dem proximalen Radiohumeralgelenk. Die sog. Bewegungshand führte am Handgelenk des Patienten eine passive Supination und Pronation durch.

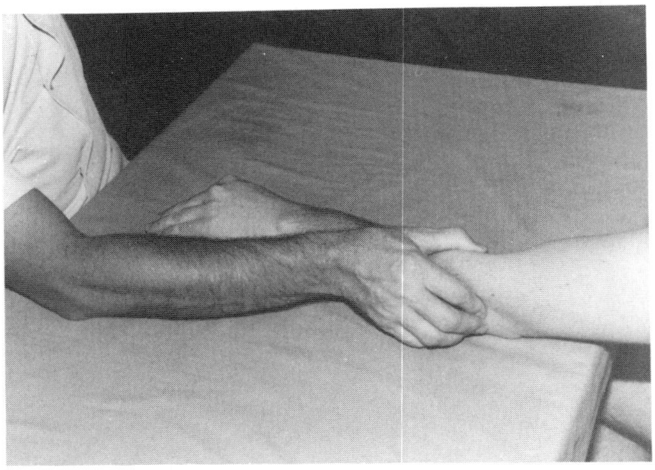

Abb. 3.7: Palpation des Radiohumeralgelenks

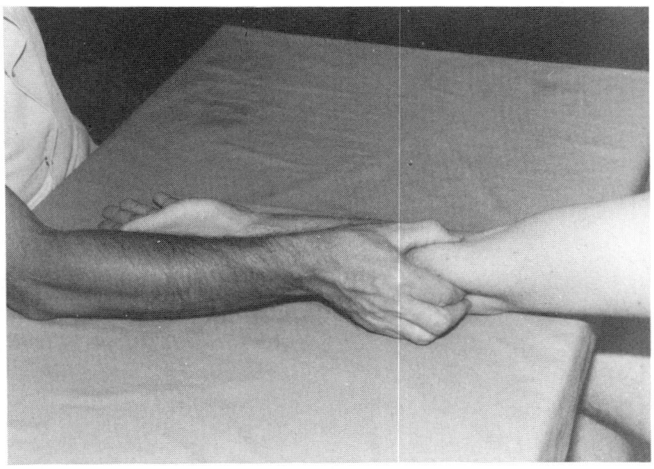

Abb. 3.8: Aktive Pronation und Supination

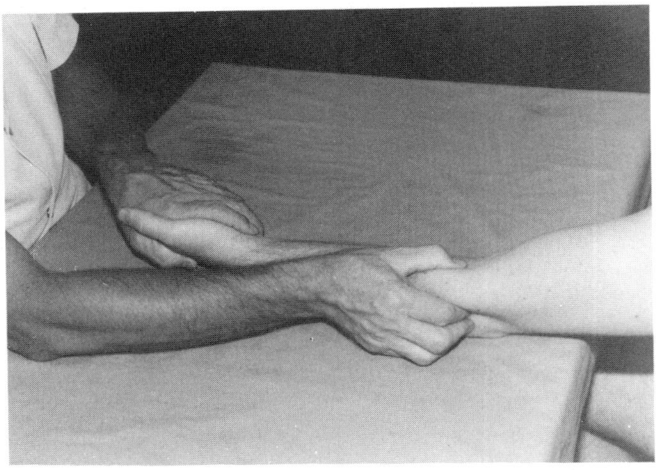

Abb. 3.9: Passive Pronation und Supination

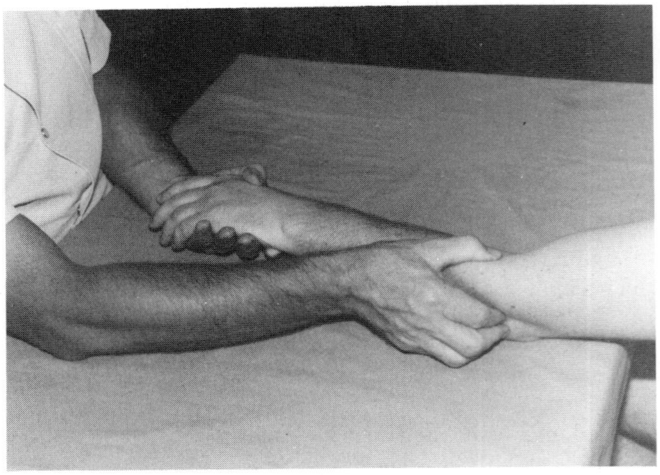

Abb. 3.10: Palpationshand bei der Pronation und Supination

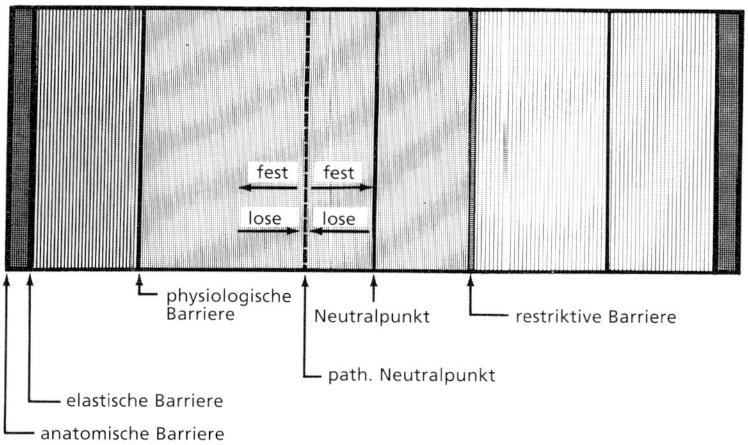

Abb. 3.11: Neutralpunkt

3.1 Restriktive Barrieren

Die restriktiven Barrieren limitieren die Bewegung innerhalb des normalen Bewegungsumfanges. Die Palpationseigenschaften unterscheiden sich von denen, die bei normalen physiologischen elastischen und anatomischen Barrieren gefunden werden. Die restriktive Barriere kann in einer der folgenden Gewebestrukturen liegen:

Haut
Faszie
Langer und kurzer Muskel
Band
Gelenkkapsel und Gelenkflächen

Restriktive Barrieren können in einem oder mehreren dieser Gewebe bestehen. Anzahl und Art der restriktiven Barrieren bestimmen ihre palpatorischen Eigenschaften. Verschiedene pathologische Veränderungen innerhalb der Gewebe können ein recht unterschiedliches Endgefühl ergeben. So bewirken Kongestion und Ödem im Gewebe ein diffuses, teigiges Endgefühl, ähnlich einem mit Wasser gefüllten Schwamm. Kommt es nun innerhalb dieser Gewebe zu einer chronischen Fibrosierung, so finden wir verglichen mit dem eher teigigen und ödematösen von vorher ein härteres, weniger nachgiebiges, schnell den Grenzpunkt erreichendes Endgefühl. Wird die restriktive Barriere durch eine veränderte Muskelphysiologie verursacht, sei es Spasmus, Hypertonus oder Kontraktur, so wird das Endgefühl ruckartiger und fester sein als bei Ödem oder Fibrose. Vergessen Sie nicht, daß Schmerz an sich eine restriktive Barriere bilden kann. Ist eine Bewegung schmerzhaft, so wird dies eine Bewegungseinschränkung nach sich ziehen, da der Körper versucht, durch Bewegungseinschränkung eine Schmerzlinderung zu erzielen. Während der Untersuchung des Bewegungsumfanges und der gestörten oder normalen Barrieren sollte immer auch an eine mögliche Hypermobilität gedacht werden. Als klassischen Tastbefund bei einer Hypermobilität finden wir einen größer als erwarteten Bewegungsspielraum. Dazu kommt ein schnell zunehmendes hartes Endgefühl, wenn wir uns den elastischen und anatomischen Barrieren nähern.

Restriktive Barrieren können lang oder kurz sein. Sie können ein einzelnes Gelenk oder ein Wirbelsegment betreffen, können sich allerdings auch über mehrere Gelenke oder über mehrere Wirbelsegmente erstrecken. Es ist von großer Bedeutung, das oder die Gewebe zu finden, die an der restriktiven Barriere beteiligt sind. Die Intensität der Gewebeveränderung sowie ihre funktionelle Pathologie muß erkannt werden. Zur Behandlung bestimmter restriktver Barrieren eignen sich manche manualtherapeutische Techniken besser als andere.

Bei der strukturellen Diagnostik ist eine Veränderung im Bewegungsumfang ein wichtiges Kriterium für die Diagnostik der somatischen Dysfunktion. Das Bewegungsausmaß, die Bewegungsqualität und das Endgefühl müssen beurteilt werden, um die restriktive Barriere exakt zu diagnostizieren. Eine therapeutische Maßnahme mit manipulativen Techniken kann als Angriff auf diese pathologischen Barrieren definiert werden. Es gibt zahlreiche Methoden und verschiedene aktivierende Kräfte, um die maximale physiologische Beweglichkeit im Gelenk und Gewebe wiederherzustellen.

3.2 Definitionen

1. *Aktive Bewegung*: Bewegung eines Gelenkes zwischen den physiologischen Barrieren, begrenzt durch die willkürliche Muskelanspannung des Patienten.

2. *Anatomische Barriere*: Knochen und/oder Weichteile, insbesondere Bänder, fungieren als endgültige Bewegungsgrenze in einem Gelenk. Bei Überschreiten kommt es zu Gewebeschäden.
3. *Barriere:* ein Hindernis; ein Faktor, der die freie Bewegung einschränkt.
4. *Elastische Barriere:* der Widerstand, der am Ende einer passiven Bewegung nach Herausnahme der Vorspannung gefunden wird.
5. *Bewegung:* Veränderung einer Stellung im Raum.
6. *Paraphysiologischer Raum:* das Gefühl eines plötzlichen Nachgebens jenseits der elastischen Barriere, häufig von einem „knackenden Geräusch" begleitet, mit einer geringen Bewegung jenseits der physiologischen Grenze, aber innerhalb der anatomischen Barriere.
7. *Passive Bewegung:* die Bewegung, die der Therapeut am Gelenk ausführt. Diese umschließt das aktive Bewegungsausmaß wie auch die Bewegung zwischen der physiologischen und anatomischen Barriere, welche durch die vom Patienten nicht willkürlich beeinflußbare Weichteilnachgiebigkeit erlaubt wird.
8. *Physiologische Barriere:* Die Spannung in den Weichteilen, welche die willkürliche Bewegung eines Gelenkes limitiert. Eine weitere Bewegung in Richtung anatomischer Barriere kann passiv induziert werden.
9. *Restriktive Barriere:* ein Hindernis oder eine Einschränkung, die sich innerhalb der physiologischen Grenzen eines Gelenkes befindet und das aktive Bewegungsausmaß vermindert.

4 Das therapeutische Konzept in der Medizin

In der medizinischen Praxis ist vor dem Beginn einer palliativen oder kurativen Therapie immer eine genaue Diagnose erforderlich. Wird eine medikamentöse Therapie für nötig erachtet, so muß eine spezifische und genaue Verordnung erfolgen. Kein verantwortungsbewußter Arzt würde eine Halsentzündung diagnostizieren und sein Rezept wie folgt ausstellen:

Diagnose X - Racheninfekt
Medikament X - Antibiotikum

Der Arzt wird zunächst das Erregerspektrum bei einer Racheninfektion abklären. Wird ein antibiotisch therapierbarer Keim gefunden, so erfolgt die Rezepterstellung für das Antibiotikum. Auf dem Rezept sind die Tagesdosis sowie die Dauer der Medikamenteneinnahme vermerkt.

In der manuellen Medizin werden strukturelle Störungen häufig nicht exakt genug beschrieben, was Probleme in der Verordnung manualtherapeutischer Techniken nach sich zieht. Häufig wird eine somatische Dysfunktion sowie die erforderliche manualtherapeutische Intervention wie folgt beschrieben:

Diagnose X - somatische Dysfunktion
Therapie X - Manipulation.

In der manuellen Medizin muß vor der Therapie einer somatischen Dysfunktion immer die genaue Lokalisation sowie Art und Richtung der Bewegungseinschränkung bekannt sein. Wie bei einer pharmakologischen Therapie muß auch hier mit höchster Sorgfalt vorgegangen werden. Intensität, Häufigkeit und Dauer der Behandlung sowie die zu verwendenden manuellen Techniken sind zu planen. Daher ist für das therapeutische Konzept die genaue Diagnostik der somatischen Dysfunktion sowie eine exakte Definition der manualtherapeutischen Techniken und deren Häufigkeit in der Anwendung erforderlich.

Finden wir eine somatische Dysfunktion oder eine manipulierbare Läsion, so ist eine Indikation für die manuelle Therapie gegeben.

4.1 Die somatische Dysfunktion

Die somatische Dysfunktion bedeutet eine gestörte Funktion von zusammenhängenden Komponenten des somatischen Systems. Es besteht aus knöchernen, artikulären und myofaszialen Strukturen und den dazu gehörigen vaskulären lymphatischen und neuralen Elementen.

4.2 Synonyme für manipulierbare Störungen

Gelenkblockade;
Gelenksperre;
Chiropraktische Subluxation;
Osteopathische Läsion;
Verlust des Gelenkspiels;
Geringfügige intervertebrale Störungen.

4.3 Diagnostische Trias

Bei der Definition einer somatischen Dysfunktion kommen drei diagnostische Kriterien zur Anwendung:

A: Asymmetrie von Form oder Funktion miteinander verbundener Teile des muskuloskelettalen Systems;
B: Bewegungsumfang. Es sind vor allem Ausmaß und Qualität sowie das „Endgefühl" verändert;
G: Gewebebeschaffenheit. Es werden Veränderungen in den Weichteilen getastet, vor allem ein Hypertonus der Muskulatur. Befunde in der Haut und im Bindegewebe werden als heiß/kalt, weich/fest, verklebt, teigig etc. beschrieben. Die Ursache für die Veränderungen der Gewebebeschaffenheit liegt in einer veränderten Funktion des Nervensystems. Eine erhöhte Aktivität der *Alpha*-Motoneuronen unterhält den Muskelhypertonus. Veränderungen im sympathischen Nervensystem beeinflussen die vasomotorische, sudomotorische und pilomotorische Aktivität der Haut.

4.4 Klinische Ziele der Manipulationstherapie

Ziel der Manipulation ist es, wie bereits erwähnt, durch Einsatz der Hände – wobei Anweisungen an den Patienten und Impulse gegeben werden – eine maximale schmerzfreie Bewegung des muskuloskelettalen Systems in posturaler Balance zu erzielen. Um dieses Ziel zu erreichen, können verschiedene therapeutische Wege gegangen werden. Sie werden folgendermaßen klassifiziert:

1. Arbeit über den Kreislauf
   A: Verbesserung der Funktion des arteriellen, venösen und lymphatischen Systems
   B: Hervorrufen eines tonisierenden Effektes

2. Arbeit über neurologische Mechanismen mit Beeinflussung der Reflexe auf
   A: somato-somatischer Ebene
   B: somato-viszeraler Ebene
   C: viszero-somatischer Ebene
   D: viszero-viszeraler Ebene
   E: viszero-somato-viszeraler Ebene
   F: somato-viszero-somatischer Ebene
3. Erhaltungstherapie bei irreversiblen Krankheitszuständen.

Das gewünschte Therapieziel bestimmt die Entscheidung für das jeweilige therapeutische Konzept in der manuellen Medizin.

4.5 Modelle und Wirkprinzipien in der Manuellen Medizin

Für den manualtherapeutischen Zugang zum Patienten kann man sich verschiedener Konzepte bedienen. Hier werden fünf Modelle beschrieben, wobei klargestellt werden sollte, daß eine manualtherapeutische Intervention ihre Wirkung über verschiedene Mechanismen entfaltet.

4.5.1 Postural strukturelles oder biomechanisches Modell

Das postural-strukturelle Modell ist dem manualtherapeutisch tätigen Arzt wohl am meisten vertraut. Dabei erfolgt der Zugang zum Patienten über eine biomechanische Analyse des muskuloskelettalen Systems. Das knöcherne Skelett wird als eine Entität betrachtet, bestehend aus einer Serie von Bausteinen, die übereinander positioniert sind. Dabei stellen, bildlich gesehen, die Knochen des Fußes das Fundament dar und der Schädel das Dach. Ligamente und Faszien sind die Gewebe, die die Verbindung des knöchernen Gerüstes bewerkstelligen. Die Muskeln sind für die Bewegung der Knochen verantwortlich und erstrecken sich über ein oder mehrere Gelenke. Der Blickwinkel, aus dem wir eine Funktionsstörung im muskuloskelettalen System betrachten, geht aus von der Anordnung der Knochen und Gelenke, der Muskulatur als bewegendem und stabilisierendem System, dem symmetrischen Spannungszustand der Bänder, der Integrität der Faszienverbindungen sowie dem Zusammenspiel all dieser Faktoren. Veränderungen in der Gelenkstellung, in der Muskelfunktion durch z. B. Hypertonus oder Schwäche, Straffheit oder Überdehnung der Bänder sowie Verkürzung oder Überdehnung von Faszien, all diese Faktoren werden berücksichtigt, wenn der Patient über das postural-strukturelle Modell untersucht wird. Ziel der manualtherapeutischen Behandlung wäre in diesem Fall die Wiederherstellung der maximalen Beweglichkeit aller Gelenke, der Symmetrie der Muskeln und Bänder bezüglich Länge und Kraftentfaltung sowie ein symmetrischer Spannungszustand der Körperfaszien. So kann die optimale Funktion im muskuloskelettalen System wiederhergestellt werden. Dabei kann Diagnostik und Therapie an den Füßen beginnen und sich nach oben fortsetzen, wie auch umgekehrt.

Nach eigener Erfahrung ist das wichtigste Ziel bei der Verwendung des postural-strukturellen Modells die Wiederherstellung der korrekten Biomechanik des Beckens und damit der Gangfunktion. Das Becken wird so zum Eckstein dieses diagnostischen und therapeutischen Systems. Einflüsse von darüber- wie auch darunterliegenden Strukturen müssen mit berücksichtigt und in die Diagnostik integriert werden, um eine symmetrische Beweglichkeit im knöchernen Becken während des aufrechten Ganges wiederherstellen zu können. Dieses Modell ist sehr hilfreich für den Zugang zu Schmerzpatienten, deren Schmerz, sei es durch ein akutes Trauma oder durch jahrelange Mikrotraumen, wie z. B. die anatomische Beinverkürzung oder einen bestehenden Plattfuß, verursacht ist. In dieses Modell sind die wichtigsten Ergebnisse der aktuellen biomechanischen Forschung, sowohl auf den Gebieten der Gelenkmechanik, der Erforschung von Eigenschaften des Band-, Sehnen- und Faszienapparates sowie der Bewegungslehre integriert.

4.5.2 Die neurologischen Modelle

Das neurologische Modell geht von der Beeinflußbarkeit neuraler Vorgänge durch manualtherapeutische Interventionen aus. Auch das autonome Nervensystem ist daran beteiligt. Eine umfassende Grundlagenforschung dokumentiert den Einfluß des somatischen motorischen Systems auf die Funktion des autonomen Nervensystems, insbesondere auf den Sympathikusanteil. Die Ergebnisse der Grundlagenforschung stimmen mit klinischen Beobachtungen überein, allerdings sind zusätzliche klinische Studien notwendig, die den Einfluß gestörter Funktionen des muskuloskelettalen Systems auf die Gesamtheit der Körperfunktionen nachweisen. Die neurale Leitung erfolgt dabei über den Sympathikusanteil des autonomen Nervensystems.

Modell Nr. 1: Das autonome Nervensystem

Das Konzept beruht auf der Organisation des sympathischen Nervensystems. Die präganglionären Fasern haben ihren Ursprung in den Rückenmarksegmenten Th1–L3. Die Grenzstrangganglien liegen paarweise über der hinteren Bauchwand. Dort besteht auch die synaptische Verbindung zu den postganglionären Fasern. Die Seitenstrangganglien sind in der Thorakalregion eng mit der hinteren Brustwandfaszie verbunden und liegen direkt über den Rippenköpfchen. Darauf gründet sich die Hypothese, nach der eine veränderte Biomechanik der Rippenwirbelgelenke zu einer Beeinflussung der Funktion der Seitenstrangganglien führen kann. Es gibt zahlreiche periphere Ganglien, über die das sympathische Nervensystem mit postganglionären Fasern Synapsen bildet, welche eng benachbart zu den innervierten Organen liegen.

Innerhalb des autonomen Nervensystems wirkt nur der Sympathikus auf das muskuloskelettale System ein, der Parasympathikus nicht. Das sympathische Nervensystem hat einen weitreichenden Einfluß auf viszerale Funktionen, endokrine Drüsen, das retikulo-endotheliale System, das Kreislaufsystem, das periphere und das zentrale Nervensystem und die Muskulatur. Der Neurophysiologe Korr hat sich eingehend mit dem sympathischen Nervensystem befaßt und auf die vielfältigen Auswirkungen, die eine Überaktivität des Sympathikus auf Endorgane hat, hingewiesen. Zahlreiche Faktoren können einen erhöhten Sympathikotonus beeinflussen; einer davon sind afferente Impulse aus segmental verbundenen Körperregionen. Es erscheint daher plausibel, primär fehlgeleitete Afferenzen mit Übererregung von Teilen des sympathischen Nervensystems zu minimieren, um die Hyperaktivität von Endorganen zu reduzieren.

Aufgrund des segmentalen Aufbaues des sympathischen Nervensystems kann es wie eine Landkarte benutzt werden, um afferente Stimuli zu entdecken und manualtherapeutisch beeinflußbare Regionen zu finden. Alle Organe und Gewebe oberhalb des Zwerchfells werden über präganglionäre sympathische Nervenfasern aus Segmenten oberhalb Th4 innerviert. Die Organe und Gewebe unterhalb des Zwerchfells werden über präganglionäre Fasern unterhalb Th5 innerviert. Bei Kenntnis dieser anatomischen Verhältnisse kann die Symptomatik des Patienten mit diagnostizierten somatischen Dysfunktionen in Verbindung gebracht werden. Somit ergeben sich auch geeignete Möglichkeiten für manualtherapeutische Interventionen. Dysfunktionen, die an der Entsendung vermehrter afferenter Impulse an das Rückenmark mit konsekutiver Hyperaktivität des sympathischen Nervensystems beteiligt sind, können beseitigt werden.

Das parasympathische Nervensystem entspringt im Gehirn, im Hirnstamm sowie in den sakralen Segmenten des Rückenmarks. Sein Aufbau ist ein anderer als beim segmentbezogenen sympathischen Nervensystem. Es steht in Verbindung mit den Hirnnerven im Hirnstamm und sakralen Rückenmarkssegmenten. Die Hirnnerven einschließlich jener mit parasympathischer Aktivität verlassen den Schädel über zahlreiche Neuroforamina und durchdringen die Dura. Diese Hirnnerven werden bei Veränderungen in der Biomechanik des Schädels oder in der Spannung der Dura gefährdet. Das klinische Ziel kraniosakraler Techniken besteht in der Verbesserung der Funktion der Hirnnerven durch Beeinflussung der Neuroforamina und des Sakrums. So ermöglicht das neurologische Modell einen therapeutischen Zugang zu der Symptomatik des Patienten, der auf Anatomie und Physiologie des sympathischen wie des parasympathischen Nervensystems basiert.

Modell Nr. 2: Das Schmerzkonzept

Das zweite neurologische Konzept befaßt sich mit den Interaktionen des peripheren und des zentralen Nervensystems, ihren Reflexmechanismen und die über multiple Schaltwege möglichen neuralen Verkettungen. Dieses Konzept eignet sich besonders für Patienten mit Schmerzsyndromen. Die Ursachen von Rückenschmerzen werden nach wie vor kontrovers diskutiert. Hingegen existieren genaue Daten über die Lokalisation sowie den Typ der Nozizeptoren und Mechanorezeptoren im muskuloskelettalen System. Ein Schmerz kann seinen Ursprung in zahlreichen Strukturen haben und konsekutiv über periphere afferente Neuronen zum Rückenmark geleitet werden. Dort erfolgt die neurale Integration und Weiterverschaltung. Unterschiedliche Neuronen enden in diversen Abschnitten des Hinterhorns. Sie bilden Synapsen mit Interneuronen, welche die Informationen im Rückenmark über aufsteigende und absteigende Bahnen weitergeben. Dabei werden über propriospinale Mechanismen weitere neurale Mechanismen aktiviert. Die Schmerzleitung zu höhergelegenen Zentren kann über schnelle oder langsame Fasern erfolgen. Die Schmerzwahrnehmung erfolgt im Gehirn, wobei stimulierende oder inhibierende Mechanismen die Schmerzwahrnehmung modulieren können. Im Hirnstamm findet die Programmierung der Schmerzwahrnehmung statt. Auf Rückenmarksebene ist eine Modulation der neuronalen Aktivität ebenfalls möglich.

Um ein therapeutisches Konzept zur Behandlung der Schmerzsymptomatik beim Patienten entwickeln zu können, sind exakte Kenntnisse von Anatomie und Physiologie des muskuloskelettalen wie auch des Nervensystems, insbesondere des Rückenmarkes und der paraspinalen Gewebe erforderlich. Wir müssen klar zwischen akutem und chronischem Schmerz unterscheiden. Der akute Schmerz ist das, was dem Arzt am häufigsten begegnet. Er resultiert aus einer Gewebeschädigung, ist klar lokalisiert und kann exakt mit einer Verletzung in Verbindung gebracht werden. Die Qualität des Schmerzes ist stechend, brennend und hell. Der akute Schmerz spricht gut auf eine Therapie an und verschwindet, wenn der Gewebeschaden behoben ist. Der chronische Schmerz bleibt, auch wenn kein weiterer Gewebeschaden stattfindet. Er ist schlecht zu lokalisieren und gibt keinen objektivierbaren Anhaltspunkt. Die Qualität des chronischen Schmerzes ist brennend und dumpf, er ist mit einer deutlichen affektiven Komponente verknüpft. Es haben Veränderungen in der zentralen Schmerzleitung und der endogenen Kontrolle stattgefunden. Der genaue Zeitpunkt des Beginns eines chronischen Schmerzes ist nicht geklärt, im allgemeinen geht man jedoch davon aus, daß Schmerzen, die länger als drei Monate bestehen, zu zentralen Veränderungen in der neuronalen Verschaltung führen. Akute und chronische Schmerzen sprechen auf Therapie unterschiedlich an. Die manuelle Medizin spielt sowohl bei der Behandlung akuter wie auch chronischer muskuloskelettaler Schmerzsyndrome eine Rolle. Bei akuten Schmerzen wird eine Verminderung der nozizeptiven Afferenzen angestrebt. Sind Muskelverkürzungen und ein muskulärer Hypertonus primäre Faktoren bei der Schmerzentstehung, so wird die Muskelenergietechnik besonders effizient sein. Besteht eine veränderte Biomechanik in den artikulären und periartikulären Strukturen der Fassettengelenke, so wird eine mobilisierende Behandlung mit oder ohne Impuls erfolgversprechender sein. Das Ziel manualtherapeutischer Behandlung beim chronischen Schmerzpatienten ist, die maximale funktionelle Kapazität des muskuloskelettalen Systems wiederherzustellen, so daß er Übungen durchführen und seinen täglichen Aktivitäten besser nachgehen kann. Chronische Schmerzpatienten mit Bewegungseinschränkung im muskuloskelettalen System haben Schwierigkeiten, sich einer Übungsbehandlung und der Wiederherstellung dienenden Rehabilitationsmaßnahmen zu unterziehen.

Modell Nr. 3: Das neuroendokrine Konzept

Das dritte Konzept innerhalb des neurologischen Modells ist das neuroendokrine Kontrollsystem. Das Wissen über die Rolle von Endorphinen, Enzephalinen und anderen Neuropeptiden hat sich seit dem Ende der 70er Jahre erheblich erweitert. Diese Neurotransmitter spielen nicht nur im Nervensystem eine Rolle, sondern haben auch wesentliche Auswirkungen auf das Immunsystem. Es ist nahezu bewiesen, daß Veränderungen in der muskuloskelettalen Aktivität die Freisetzung und Aktivität der Neurotransmitter beeinflußen. Durch manipulative Techniken soll über die Freisetzung von Endorphinen und Enzephalinen eine Reduktion der Schmerzen bewirkt werden. Da die Neurotransmitter nicht nur im zentralen Nervensystem wirken, könnten durch manualtherapeutische Eingriffe diverse andere systemische Effekte ausgelöst werden. Somit könnte die tonisierende Wirkung auf den gesamten Körper über das neuroendokrine Modell erklärt werden.

All diese neurologischen Konzepte sind sehr komplex und wurden hier nur oberflächlich behandelt, sie können jedoch als konzeptionelles Modell benutzt werden, um an einen Patienten mit einer Vielzahl von Problemen heranzugehen.

4.5.3 Das Konzept von Atmung und Kreislauf

Das Konzept, in dem Atmung und Kreislauffunktion eine wesentliche Rolle spielen, betrachtet das muskuloskelettale System unter einem anderen Blickwinkel. Dabei steht der Blut- und Lymphfluß im Vordergrund. Die Skelettmuskulatur und das Diaphragma haben eine bedeutende Pumpfunktion, sowohl im venösen als auch im lymphatischen System. Therapeutisches Ziel dieses Konzeptes ist eine Wiedererlangung der maximalen Bewegungskapazität im muskuloskelettalen System zur Verbesserung der Kreislauf- und Atemfunktion. Das Zwerchfell hat die Aufgabe, den relativen negativen intrathorakalen Druck bei Ex- und Inspiration zu modifizieren. Dazu ist es erforderlich, daß der knöcherne Thorax einschließlich Brustkorb und Abdomen auf Veränderungen dieses Druckgradienten reagieren können. Daher müssen BWS und Rippen beweglich sein. Besondere Bedeutung kommt dabei den unteren sechs Rippen zu, da an ihnen das Zwerchfell ansetzt. Die LWS muß mobil genug sein, um im Atemzyklus ihre Krümmung modifizieren zu können. Weiterhin ist ein symmetrischer Tonus wie auch eine korrekte Länge der Abdominalmuskulatur erforderlich. Auch das Diaphragma pelvis sollte in Balance und ohne restriktive Barrieren sein.

Das Konzept, bei dem Kreislauf- und Atmungsfunktion im Vordergrund stehen, betrachtet die somatische Dysfunktion bezüglich ihres Einflusses auf die Bewegung der Körperflüssigkeiten und auf die Atmung. Dabei wird einer neuralen Einklemmung oder veränderten Biomechanik weniger Bedeutung beigemessen. Daher sind einige der beschriebenen Techniken weniger segmentspezifisch, sie wirken über die Verminderung von Gewebeverspannungen, welche die arterielle, venöse und lymphatische Zirkulation behindern. Das Leitprinzip in diesem Konzept ist die Bewegung von zentral nach distal. Der therapeutische Zugang geht über den knöchernen Thorax, insbesondere die obere Thoraxapertur. Somit können die Gewebe am Brustkorb adäquat auf Atmung und Pumpfunktion des Diaphragmas reagieren und damit den Transport von Flüssigkeiten, die aus den peripheren Geweben kommen, fördern. Die freie Funktionsfähigkeit der oberen Thoraxapertur wirkt sich positiv auf den Lymphabfluß sowie auf den venösen Abfluß aus der Kopf- und Nackenregion wie auch aus den oberen Extremitäten aus. Die gesamte Lymphflüssigkeit ergießt sich an der oberen Thoraxapertur ins Venensystem. Die Mündungsstelle liegt hinter dem vorderen Ende der ersten Rippe und dem medialen Klavikulaende. Ist die optimale Funktion des knöchernen Thorax wiederhergestellt, so werden LWS, Becken sowie die unteren Extremitäten behandelt. Das therapeutische Ziel ist die Beseitigung von möglichen Abflußhindernissen, die Reduktion der Atemarbeit sowie eine Verbesserung der Pumpfunktion des Zwerchfells und der Extremitätenmuskulatur, um den lymphatischen und venösen Rückstrom zu vergrößern.

4.5.4 Das bioenergetische Konzept

Das bioenergetische Konzept bewegt sich im Vergleich zu den vorhergegangenen Modellen eher in ätherischen und esoterischen Gefilden. Schwerpunkt ist dabei der körpereigene Energiefluß. Manche Ärzte verfügen über Fähigkeiten, Energieübertragung zu beobachten wie auch zu fühlen, und können einen Mangel an Energie feststellen. Wir alle kennen das Phänomen der Kirlian-Fotografie, die uns dazu befähigt, Energie außerhalb der anatomischen Körpergrenzen sichtbar zu machen. Dies mag nur eines von vielen Beispielen erfaßbarer Energie sein, die vom Menschen ausgeht. Das bioenergetische Modell legt seinen Schwerpunkt auf eine Optimierung der körpereigenen Energie sowie der Reaktionslage des Körpers. Zahlreiche Kollegen haben über die Freisetzung einer vom Patienten ausgehenden Energie während manualtherapeutischer Arbeit berichtet.

Die Übertragung von Energie über eine therapeutische Berührung ist ein wesentliches Element im bioenergetischen Konzept. Viele alte orientalische Heilsysteme arbeiten mit Begriffen wie „Lebenskraft“ und „Energiefeld“. Innerhalb dieses Bereiches kann der Manualtherapeut das bioenergetische Konzept anwenden. Die kraniosakrale Technik hat z. B. als Hauptziel, die normale inhärente Kraft des zentralen Nervensystems wiederherzustellen, um einen symmetrischen, weichen, normalen rhythmischen Impuls zu erzielen. Dazu gehören das Gehirn, das Rückenmark, die Hirnhäute und die Liquorflüssigkeit.

4.5.5 Das psychobehavioristische Modell

Das psychobehavioristische Modell unternimmt den Versuch, die Fähigkeit des Menschen, sich mit seinem Körper und seiner Außenwelt auseinanderzusetzen, zu verbessern. Zahlreiche ethnische, soziale und ökonomische Faktoren beeinflussen die Reaktion des Patienten bei Schmerz, Gesundheit, Krankheit, Behinderung und Tod. Die Fähigkeit oder auch Unfähigkeit des Patienten, mit all den Belastungen des Lebens zurechtzukommen, kann sich in zahlreichen Symptomen und Körperzeichen manifestieren. Bei diesem Konzept ist die Fähigkeit des Arztes, die Reaktionen des Patienten auf Streßbelastungen und seine Copingmechanismen zu verstehen und in diesem Prozeß zu unterstützen, von großer Bedeutung. Die „therapeutische Berührung“ ist innerhalb dieses Modells ein integraler Bestandteil der Interaktion zwischen Arzt und Patient. Der Einfluß der manuellen Medizin mag wohl weniger ein biomechanischer, neurologischer oder zirkulatorischer Effekt als vielmehr ein Akt der Fürsorge sein. Die Kenntnis dieses Modells ist bedeutsam, wollen wir die Schwierigkeit verstehen, die sich bei der klinischen Forschung in der manuellen Medizin auftut, insbesondere wegen des „Plazebo-Effektes“ beim „Handauflegen“.

Es würde den Rahmen dieses Buches sprengen, die verschiedenen Konzepte innerhalb der manuellen Medizin noch ausführlicher zu besprechen. Es sollte jedoch klar geworden sein, daß bei einem Beschwerdebild mehr als ein Modell zum Tragen kommen kann. Dennoch empfehle ich jedem Arzt, sich vor einer manualtherapeutischen Intervention für ein Konzept zu entscheiden. Ich bin wie F. L. Mitchell Jr. (im persönlichen Gespräch) der Ansicht, daß manuelle Therapie mehr ist als eine *„Expedition, die man unternimmt, um eine somatische Dysfunktion zu suchen und zu beheben“*.

4.6 Behandlungsmöglichkeiten in der Manuellen Medizin

Manualtherapeutische Techniken können wie folgt klassifiziert und beschrieben werden:

4.6.1 Weichteiltechniken

Weichteiltechniken wirken durch manuelle Krafteinwirkung auf spezifische Gewebestrukturen des muskuloskelettalen Systems. Durch periphere Stimulation können Reflexe moduliert und damit biologische Funktionen verändert werden. Zu den direkten Techniken gehören u. a. Massage, Streichungen, Knetungen, Dehnungen und Friktionen. Über diese Techniken kann das Gewebe auf eine nachfolgende spezifische Gelenkmobilisation vorbereitet werden. Die Weichteiltechniken können jedoch auch isoliert angewandt werden. Therapeutische Ziele sind, Gewebekongestion zu vermindern, Muskelspasmen zu reduzieren, die Geschmeidigkeit und den Tonus der Gewebe zu verbessern und die Zirkulation anzuregen. Weichteiltechniken gehören zur Grundausbildung manualtherapeutisch tätiger Ärzte. Sie zeigen gute Wirkung bei den verschiedensten Symptombildern.

Es wurden zahlreiche Reflexmechanismen mit stimulierender Wirkung auf die peripheren Gewebe beschrieben. Dazu gehören Akupunktur, Reflextherapie, die Chapman-Reflexe sowie die Triggerpunkte von Travell etc. Dabei wird ein definierter manueller, mechanischer oder elektrischer Reiz auf eine Körperregion ausgeübt mit dem Ziel, eine therapeutische Reaktion hervorzurufen. Einige dieser Systeme basieren auf neurologischen, lymphatischen oder neuroendokrinen Denkmodellen. Bei manchen Systemen gibt es bisher noch keine Erklärung für die erreichte klinische Wirkung. Wir begnügen uns hier mit der Feststellung, daß zahlreiche peripher stimulierbare Punkte bei jedem Patienten existieren, daß sie durch zahlreiche Untersucher reproduzierbar sind und daß durch ihre Stimulation ein vorhersagbarer therapeutischer Effekt eintritt.

4.6.2 Artikulierende Gelenktechniken

Artikulierende Gelenktechniken (Mobilisation ohne Impuls) finden in der Physiotherapie ubiquitär Verwendung. Ihr Ziel ist die Verbesserung des Bewegungsumfanges und der Bewegungsqualität. Einzelne Elemente des muskuloskelettalen Systems, insbesondere der Gelenke, werden innerhalb einer bestimmten Bewegungsbahn mobilisiert. Es werden die gleichen Bewegungen wie bei einer Untersuchung des Gelenkes durchgeführt, nur etwas übersteigert. Besteht eine Bewegungseinschränkung in einer Richtung mit Veränderung im Bewegungsgefühl, so kann eine Serie von weichen, rhythmischen, therapeutisch geführten Bewegungen in die gesperrte Richtung eine gute Wirkung zeigen. Diese artikulierenden Techniken sind aufgrund ihrer tonisierenden und zirkulationsfördernden Wirkung von großem therapeutischem Wert.

4.6.3 Spezifische Gelenkmobilisation

Die mobilisierenden Gelenktechniken haben zwei Dinge gemeinsam: die Methode, über die man sich der restriktiven Barriere nähert, und die aktivierende Kraft, die intrinsische oder extrinsische Kräfte umfaßt.

Methoden:

Wir kennen folgende Mobilisierungstechniken:

1. *Direkte Techniken.* Alle direkten Techniken gehen an die restriktive Barriere heran. Dabei wird versucht, diese mit Hilfe einer bestimmten Krafteinwirkung der normalen physiologischen Barriere zu nähern.
2. *Exaggerationsmethode.* Dabei wird gegen die normale physiologische Barriere, von der restriktiven Barriere weg, eine Kraft ausgeübt, wobei in die freie Richtung gearbeitet wird. Die Kraft ist normalerweise ein schneller Impuls mit geringer Amplitude. Diese Methode hat sich als sehr wirkungsvoll erwiesen. Es gibt manualtherapeutische Schulen, die nur in die schmerzfreie Bewegungsrichtung behandeln. Die Wirkung scheint dabei auf der Exaggerationsmethode zu basieren.
3. *Indirekte Methoden.* Bei dieser Technik wird ein gestörtes Bewegungssegment aus der restriktiven Barriere in eine Position der freien Bewegung gebracht, wobei der Punkt mit der geringsten Gewebespannung eingestellt wird (*Floating* oder Schwimmen des Segmentes). Das Segment kann in dieser Position 5-90 Sekunden gehalten werden, um die Spannung der periartikulären Strukturen zu reduzieren und konsekutiv eine verbesserte Mobilität zu erreichen. Diese Methoden werden als funktionelle Techniken, *Balance-and-Hold*-Techniken (Neutralpunkttechnik, A.d.Ü) und *Release-by-Positioning*-Techniken (z. B. *Strain and Counterstrain*, A.d.Ü.) bezeichnet.

4. *Kombination mehrerer Techniken.* Es kann sinnvoll sein, direkte, Exaggerations- und indirekte Methoden konsekutiv anzuwenden, um das therapeutische Ergebnis zu verbessern. Häufig ist eine Kombination mehrerer Techniken effektiver als wiederholte Anwendungen einer einzigen Behandlungsform.
5. *Methode der physiologischen Reflexantwort.* Dabei wird das Positionieren des Patienten und die Reaktion des Körpers auf diese Positionierung genutzt, um einen therapeutischen Effekt zu erzielen. Zahlreiche Körperpositionen bedienen sich non-neutraler biomechanischer Reaktionen, um die neutrale Biomechanik im muskuloskelettalen System wiederherzustellen. Ein weiteres Beispiel für eine physiologische Methode ist die Zuhilfenahme der Atmung, um die Mobilität eines Wirbelsäulensegmentes zu verbessern. Die forcierte Einatmung begünstigt eine Abflachung der Wirbelsäulenkrümmungen, d. h. eine Rückbeuge in der BWS und eine Vorbeuge in HWS und LWS. Eine tiefe Ausatmung bewirkt genau das Gegenteil.

Aktivierende Kräfte

Aktivierende Kräfte können in extrinsische und intrinsische unterteilt werden. Als extrinsische Kräfte bezeichnet man jene, die von außen auf den Patienten einwirken. Diese können beinhalten:

1. durch den Therapeuten ausgeübte Kraft, z. B. als eine die Bewegung führende, federnde oder manipulierende Kraft;
2. durch Hilfsmittel wie Gurte, Polster oder Traktionsgeräte ausgeübte Kräfte.
3. die Schwerkraft, d. h. die Krafteinwirkung, die sich aus dem Gewicht des Körpers und der Stellung des Patienten im Raum ergibt.

Als intrinsisch werden jene Kräfte bezeichnet, die im Körper entstehen. Sie sind von großer therapeutischer Wirksamkeit. Dazu gehören:

1. Die inhärente Kraft oder das Streben der Natur nach Balance und Homöostase.
2. Die Atemkraft.
   a) Bei der Einatmung werden die Krümmungen der Wirbelsäule flacher und die Extremitäten gehen in eine leichte Außenrotation.
   b) Bei der Ausatmung verstärken sich die Krümmungen der Wirbelsäule und die Extremitäten gehen in eine Innenrotation.
3. Die Muskelkraft des Patienten.
   a) Muskelkooperation,
   b) Muskelenergie, die insbesondere mit Hilfe isometrischer Anspannung therapeutisch genutzt werden kann.
4. Die Reflexaktivität
   a) mit Augenbewegungen und
   b) Muskelaktivierung.

4.6.4 Methoden zur Reduktion neuraler Afferenzen

Diese therapeutischen Methoden arbeiten über ein Modell, in dem abnormale afferente Aktivitäten aus den verschiedenen Mechanorezeptoren aus den verschiedenen Geweben des muskuloskelettalen Systems reduziert werden. Die Arbeitshypothese lautet: Eine Fehlfunktion im Haltungs- und Bewegungssystem bewirkt eine veränderte Propriozeption und damit eine abnormale Stimulation des zentralen Nervensystems, was wiederum zu einer Fehlprogrammierung der muskuloskelettalen Funktion führt. Durch Einstellung verschiedener Körperpositionen wird der afferente Input sowohl auf spinaler als auch auf zentraler Ebene reduziert. Somit werden Reflexmechanismen moduliert, und der Körper kann wieder zu seiner normalen Reaktionslage zurückfinden. Zahlreiche indirekte Techniken, einschließlich der dynamischen funktionellen Technik, der *Balance-and-Hold*-Technik (Neutralpunkttechnik) sowie der *Release-by-Positioning*-Technik, wirken über diesen Mechanismus.

4.7 Manipulation unter Anästhesie

Die Manipulation unter Anästhesie hat in der manuellen Medizin eine lange Tradition. Sie wird bei Dysfunktionen der Wirbelbogengelenke, insbesondere im Lumbosakral- und Zervikalgebiet, sowie bei Dysfunktionen peripherer Gelenke verwandt. Es wird eine Manipulationsbehandlung (Mobilisation mit Impuls, *high velocity, low amplitude thrust*-Technik) unter Vollnarkose durchgeführt. Dies stellt hohe fachliche Anforderungen an den Anästhesisten und an den manipulierenden Arzt. Als Indikationen gelten akute oder chronische Dysfunktionen, die therapierefraktär gegenüber nicht operativen Behandlungsformen sind. Muskelspasmus und Irritabilität können eine erfolgreiche manualtherapeutische Behandlung verhindern. Bei chronischer Myofibrositis kann durch Manipulation unter Anästhesie ein wesentlich besseres Ergebnis erzielt werden als mit konservativen Maßnahmen. Die

Indikationen für eine Manipulation unter Anästhesie sind selten. Nach Untersuchungen von Morey erfolgte lediglich bei 3 % der wegen muskuloskelettalen Störungen hospitalisierten Patienten innerhalb von drei Jahren eine Manipulation unter Anästhesie. Komplikationen sind selten, bei Patienten mit Anästhetikaintoleranz ist die Behandlung allerdings kontraindiziert.

Das gewünschte Therapieziel kann durch verschiedene aktivierende Kräfte und Behandlungsmethoden erreicht werden, alle haben jedoch eines gemeinsam: die Neuprogrammierung der zentralen Steuerungsmechanismen des Nervensystems. Benutzen wir die Computersprache, so arbeitet die manuelle Medizin über die „Hardware" des muskuloskelettalen Systems und moduliert das Verhalten der „Software" im zentralen Nervensystem. Je besser das zentrale Nervensystem auf Reize von außen und innen reagiert, desto besser ist die Funktion des muskuloskelettalen Systems. Die Anatomie (Hardware) kann über Entwicklungsvarianten, Trauma, sowohl einmalig als auch wiederholt, wie auch durch chirurgische Eingriffe verändert werden. Auch bei Veränderungen der anatomischen Verhältnisse ist das Ziel der manuellen Medizin, die maximale funktionelle Kapazität des durch die anatomischen Gegebenheiten noch Möglichen zu erreichen. Je größer das Geschick des Therapeuten in der Anwendung verschiedener Methoden und aktivierender Kräfte ist, desto mehr Erfolg wird seine manualtherapeutische Behandlung haben.

4.8 Wichtige Faktoren für die Wahl der Behandlungstechniken

In Ergänzung zu zahlreichen manualtherapeutischen Techniken und verschiedenen klinischen Zielen gibt es weitere Faktoren, welche die Auswahl der manualtherapeutischen Technik beeinflussen. Dazu gehören:

1. Alter des Patienten;
2. Chronizität oder Akutheitsgrad der Erkrankung;
3. Körperliche Verfassung des Patienten;
4. Größe und Fertigkeiten des Behandlers;
5. Behandlungsort (Praxis, zu Hause, Krankenhaus);
6. Effektivität von früherer und/oder gegenwärtiger Therapie.

Würden wir ein Medikament verschreiben, so wäre die Dosierung dem Alter des Patienten angepaßt. Genauso wird in der manuellen Medizin verfahren. Kinder werden anders behandelt als junge Erwachsene. Bei alten, geschwächten Patienten wird man sich sehr sorgfältig überlegen, ob eine direkte Manipulationstechnik anzuwenden ist. Osteoporose bei Frauen ist nicht notwendigerweise eine Kontraindikation für die manuelle Medizin. Dennoch sind indirekte Techniken, die mit intrinsisch aktivierenden Kräften arbeiten, wohl besser geeignet als die klassische Manipulation.

Auch der Akutheitsgrad bzw. die Chronizität einer Erkrankung ist für die Wahl der manualtherapeutischen Technik maßgebend. Bei akuten Krankheitszuständen besteht häufig eine entzündliche Schwellung sowie ein akuter Muskelspasmus. Dann kann der Arzt über das Konzept von Atmung und Kreislauf behandeln und damit die entzündliche Gewebekongestion reduzieren. Weiterhin wird er mit Hilfe von Weichteiltechniken den akuten Muskelspasmus vermindern. Bei chronischen Fällen mit Fibrosierung der Ligamente, Muskeln und Faszien kann die myofasziale Releasetechnik oder die Manipulationstechnik eher angemessen sein. Bei einem Patienten, der akut krank und nicht in der Lage ist, eine aggressive und intensive Technik zu ertragen, kann eine eher konservative Technik wie die indirekte Technik angezeigt sein. Wir sollten uns auch daran erinnern, daß manualmedizinische Maßnahmen, vor allem wenn intrinsisch aktivierende Kräfte zur Mobilisation eingesetzt werden, den Energieverbrauch des Patienten erhöhen. Die Behandlung des akut erkrankten Patienten muß sich nach dessen Belastbarkeit richten. Bei chronischen Erkrankungen darf man nicht erwarten, daß alle Probleme mit einer einzigen Behandlung behoben sind.

Größe, Kraft und technisches Geschick des Behandlers haben Einfluß auf die angewandte manualtherapeutische Technik. Obwohl die Kraft nicht notwendigerweise entscheidend für eine erfolgreiche Therapie ist, so ist die adäquate Ausnützung von Hebelkräften dies sehr wohl. Die genaue Kenntnis und die Beherrschung verschiedener manualtherapeutischer Techniken wird die Effektivität der ärztlichen Behandlung erhöhen. Steht z. B. nur ein einziges Antibiotikum zur Verfügung, so ist die Möglichkeit zur erfolgreichen Behandlung eines Infektes eindeutig eingeschränkt. Genauso verhält es sich in der manuellen Medizin. Mit einer einzigen Behandlungsmethode können komplexere Dysfunktionen am Bewegungsapparat nur unbefriedigend behandelt werden.

Der Therapeut sollte eine effektive manualmedizinische Intervention unabhängig vom Behandlungsort durchführen können. Auch wenn es einige Techniken gibt, die in der Praxis mit einer besonderen Ausstattung wie speziellen Liegen leichter durchführbar sind, sollte der Arzt doch in der Lage sein, an jedem Ort adäquat zu behandeln. Im Klinikbett oder zu Hause auf einer weichen Matratze sind die Möglichkeiten für eine Impulsmanipulation selbstverständlich eingeschränkt. Dort können sowohl die Muskelenergietechnik wie auch Techniken mit intrinsischer Kraft problemlos angewandt werden.

Die Art der bisher erfolgten Behandlung ist bei der Auswahl der geeigneten aktuellen Technik ebenfalls von großer Bedeutung. So muß der Therapeut wissen, ob ein operativer Eingriff stattgefunden hat, ob bereits Manualtherapie durchgeführt wurde oder ob der Patient unter einer Pharmakotherapie steht. Wurden durch einen chirurgischen Eingriff die anatomischen Strukturen verändert, so wird man das therapeutische Konzept an die neuen anatomischen Verhältnisse anpassen. Mangelnder Erfolg einer früheren manuellen Therapie ist kein Hinderungsgrund dafür, es mit einer anderen manualtherapeutischen Behandlungsform zu versuchen. Eine vorangegangene Pharmakotherapie, insbesondere mit Muskelrelaxanzien, Tranquilizern oder Antiphlogistika, wird die Auswahl der Technik beeinflussen. Bei lang andauernder Steroidtherapie muß an die Möglichkeit insuffizienter Bänder und an Osteoporose gedacht werden.

Dies sind nur einige wenige Faktoren, die die Wahl der manualtherapeutischen Technik beeinflussen. Darüber hinaus gibt es drei Hauptregeln für eine effektive manuelle Therapie: „Kontrolle, Balance und Lokalisation".

Die Kontrolle umfaßt die Körperkontrolle des Therapeuten im Verhältnis zum Patienten, die Kontrolle des Patienten in einer bequemen Lagerung, die Kontrolle von intrinsischen und extrinsischen Kräften und die Kontrolle der jeweils eingesetzten therapeutischen Technik. Die Balance des Patienten und des Behandlers gewährleistet eine adäquate Entspannung beider Partner während der Therapie. Der Behandler ist jetzt in der Lage, die restriktive Barriere sanft anzugehen. Die Lokalisation ist entscheidend für die Einstellung der Barriere bei einer Manipulation, genauso wie die Einstellung der optimalen Position bei einer *Balance-and-Hold*-Technik. Sie beschreibt auch die Lagerung des Patienten in der schmerzfreiesten Stellung bei der Release durch Positioning-Technik.

4.9 Kontraindikationen für die manuelle Therapie

Die Literatur zu absoluten und relativen Kontraindikationen ist umfangreich. Nach Ansicht des Autors existieren keine Kontraindikationen, **wenn** eine behandlungsbedürftige somatische Dysfunktion akurat diagnostiziert wurde. Es gibt keine Kontraindikation, wenn die manualtherapeutische Technik zur Diagnose sowie zur körperlichen Verfassung des Patienten paßt. Dennoch gibt es eine Reihe von Faktoren, welche besondere Vorsicht verlangen. Dazu gehören:

1. der in der Halswirbelsäule verlaufende Teil der A. vertebralis;
2. eine primäre Gelenkerkrankung, wie z. B. rheumatoide Arthritis oder infektiöse Arthritis;
3. eine metabolische Knochenerkrankung (z. B. Osteoporose);
4. eine primär maligne Knochenerkrankung oder Knochenmetastasen;
5. genetische Störungen (wie das Down-Syndrom) mit strukturellen Veränderungen an der HWS;
6. Hypermobilität in den betroffenen Segmenten. Die manuelle Behandlung der Hypermobilität sollte unter allen Umständen vermieden werden. Bei Hypermobilität sollte in anderen, eventuell benachbarten Segmenten nach Hypomobilität gesucht werden.

Werden diese Kontraindikationen beachtet, so kann wie in anderen Bereichen der Medizin ein Rezept für eine spezifische und adäquate manuelle Therapie erstellt werden. Lassen Sie uns zu unserem ursprünglichen Beispiel zurückkehren. Dabei ging es um die Behandlung eines Racheninfektes. Ein gewissenhafter Arzt wird dabei primär die Erregerbestimmung vornehmen, bevor er die Entscheidung für ein Antibiotikum trifft. So kann eine Streptokokkeninfektion mit Ampicillin als Antibiotikum der Wahl behandelt werden. Ist der genaue Erreger identifiziert und das adäquate Antibiotikum gewählt, so wird für einen definierten Zeitraum die notwendige Dosis verordnet, z. B.

> Diagnose X – Racheninfektion (Streptokokken)
> Rezept X – Ampicillin 250 mg alle 6 Stunden über 10 Tage.

Ist eine somatische Dysfunktion exakt diagnostiziert, so kann ein Behandlungsplan basierend auf o.g. Richtlinien erstellt werden. Es werden sowohl Technik und Methode, aktivierende Kraft, Dosis, Dauer der Behandlung und Häufigkeit der Behandlungen ausgewählt, z. B.

> Diagnose X – Somatische Dysfunktion Th6 extendiert, seitgeneigt und rotiert rechts (ERS_{rechts}),
> Rezept X – manuelle Medizin, direkte Muskelenergietechnik, in Richtung Flexion, Linksrotation und Linksseitneigung; in 48 Stunden nachuntersuchen.

Die spezifische somatische Dysfunktion wurde bezüglich Stellung und konsekutiver Bewegungseinschränkung diagnostiziert. Es wurden ein direkter therapeutischer Zugang und die intrinsische aktivierende Kraft gewählt. Wir sind davon ausgegangen, daß der Behandlungseffekt 48

Stunden anhalten wird und dann eine erneute Untersuchung erforderlich ist.

4.10 Komplikationen

Die Inzidenz von Komplikationen ist schwer zu schätzen. In der Literatur wird über eine Komplikationshäufigkeit von ein bis zwei Fällen pro einer Million Behandlungen berichtet. Aus einer gut kontrollierten Studie (Dvorak und Orelli, Manuelle Medizin, 1982) geht hervor, daß eine Zunahme der Symptomatik bei einer von 40.000 Behandlungen auftrat. Zu einer schweren Komplikation kam es bei einer von 400.000 Manipulationen. Die meisten Komplikationen betreffen Gefäße und Nerven. Sie treten meist dann auf, wenn Kontraindikationen nicht beachtet werden. Viele Komplikationen treten im Bereich der Halswirbelsäule auf, vor allem Verletzungen der A. vertebralis. Es sind auch Frakturen, Dislokationen und Rückenmarkbeschädigungen beschrieben worden. Verschlimmerungen von Bandscheibenvorfällen mit radikulärer Symptomatik nach Manipulationen werden kontrovers diskutiert. Einige Autoren sind der Ansicht, daß die Manipulation einer somatischen Dysfunktion beim gleichzeitigen Vorliegen eines Bandscheibenvorfalls kontraindiziert ist, andere sind der Auffassung, daß unter bestimmten Voraussetzungen und bei sachgerechtem Vorgehen manipuliert werden darf. Verletzungen der A. vertebralis durch Manipulationen mit Impuls ereignen sich vor allem in der Altersgruppe der 30–46jährigen, mit einem leichten Überwiegen des weiblichen Geschlechts. 22 % dieser Fälle enden tödlich. 75-80 % führen zu einer schweren Behinderung, eine vollständige Wiederherstellung wird in nur wenigen Fällen erreicht. Um Komplikationen zu vermeiden, muß der Behandler eine exakte Diagnose stellen, seine eigene Fertigkeit und Erfahrung genau kennen und er muß in der Lage sein, Zwischenfälle, falls sie eintreten, zu beherrschen. Obwohl Komplikationen selten sind, sollte alles getan werden, um diese zu vermeiden.

Als Manualmediziner sollten wir unsere Therapie genauso präzise einsetzen wie jede andere auch. Es ist zu hoffen, daß dieser Grundsatz helfen wird, die manuelle Medizin sachgemäß zu handhaben.

5 Die normale Wirbelbewegung

Die Wirbelsäule besteht aus 26 Segmenten, d. h. normalerweise aus 7 Halswirbeln, 12 Brustwirbeln und 5 Lendenwirbeln. Abweichungen gibt es insbesondere in der Lumbalregion, wo 4 bis 6 Wirbel vorhanden sein können. Dort treten am häufigsten Entwicklungsstörungen auf, insbesondere an den Querfortsätzen und in den Intervertebralgelenken. Das erste und zweite Zervikalsegment haben eine besondere Form und werden im folgenden als atypisch bezeichnet. Ein Bewegungssegment besteht aus zwei benachbarten Wirbeln und den dazugehörigen Bandstrukturen (Abb. 5.1). Der Wirbel besteht aus zwei Teilen: dem Wirbelkörper und dem hinteren Bogen. Der Wirbelkörper artikuliert mit der darüber- und der darunterliegenden Bandscheibe. Der hintere Bogen besteht aus paarigen Bogenwurzeln, den beiden oberen und unteren Intervertebralgelenken, paarigen Laminae, paarigen Querfortsätzen und einem singulären Dornfortsatz. Zwei benachbarte Wirbel sind ventral und dorsal durch folgende Strukturen verbunden: Ligamentum longitudinale anterius, Zwischenwirbelscheibe mit zentralem Nucleus pulposus und den ihn umgebenden Anulus fibrosus, Ligamentum longitudinale posterius, Gelenkkapseln der Intervertebralgelenke, Ligamentum flavum, Ligamentum interspinale und supraspinale.

5.1 Die Zervikalregion

5.1.1 Atlas

An der Halswirbelsäule finden wir den besonders geformten und daher als atypisch bezeichneten Atlas (C1) und den Axis (C2). Der Atlas (Abb. 5.2) hat keinen Wirbelkörper. Er besteht aus einem knöchernen Ring mit zwei Massae laterales. Auf der Dorsalseite des vorderen Atlasbogens finden wir eine kleine Gelenkfläche, die mit der Vorderseite des Dens axis artikuliert. An der Massa lateralis liegen die Gelenke. Die Form der oberen Wirbelgelenke ist ventro-dorsal und latero-lateral konkav. Ihre Längsachse geht keilförmig von lateral nach medial in dorso-ventraler Richtung. Die Gelenkflächen artikulieren mit den Hinterhauptkondylen. Ihre Form bestimmt in hohem Maße den zwischen Okziput und Atlas möglichen Bewegungsumfang. Die unteren Gelenke sind relativ flach ausgebildet, aber dort, wo der Knorpel inseriert, gehen sie in eine ventro-dorsale und laterale Konvexität. Sie artikulieren mit den oberen Gelenken des Axis. Die Querfortsätze sind lang und können leicht zwischen der Mastoidspitze des Os temporale und dem Angulus mandibulae getastet werden.

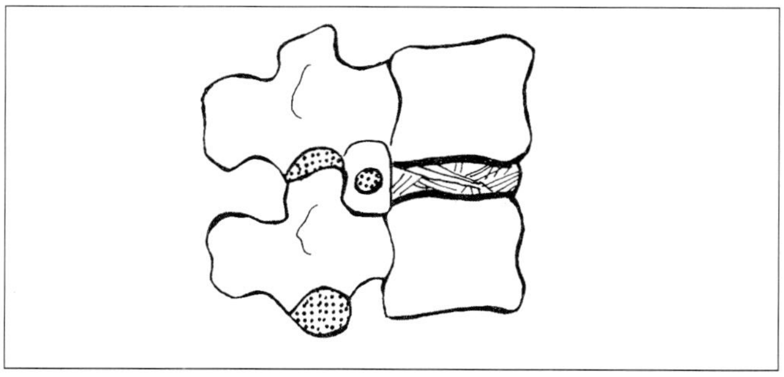

Abb. 5.1: Vertebrales Bewegungssegment

5.1.2 Axis

Der Axis (C2, Abb. 5.3) hat im oberen Anteil atypische Charakteristika und im unteren Anteil die Merkmale der typischen Wirbel. Sein Wirbelkörper wird vom Dens axis überragt, der entwicklungsgeschichtlich einen Rest des Atlaskörpers darstellt. Auf der Vorderseite des Dens axis finden wir eine Gelenkfläche, die mit dem hinteren Anteil des vorderen Atlasbogens artikuliert. Die Rückseite hat eine Gelenkfläche für das Ligamentum transversum atlantis. Die oberen Wirbelgelenke sind ventro-dorsal und lateral konvex. Sie sind auf der medialen Seite höher als auf der lateralen Seite und ähneln in ihrer Kontur einer Schulterpartie. Der Dornfortsatz von C2 ist lang und gehört zu den an der Halswirbelsäule am leichtesten tastbaren Dornfortsätzen.

5.1.3 Der Aufbau des typischen Halswirbels

Die typischen Halswirbel, von der Unterfläche von C2 an abwärts bis zum zervikothorakalen Übergang, haben folgenden Aufbau (Abb. 5.4): der Wirbelkörper ist im Vergleich zum hinteren Bogen relativ klein. Seine Oberseite

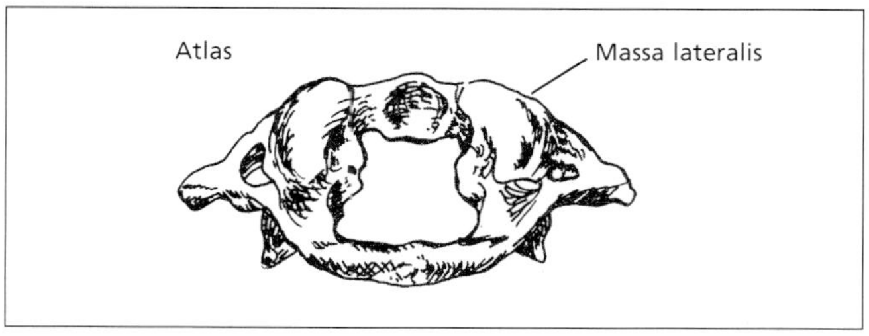

Abb. 5.2: Atlas (C1)

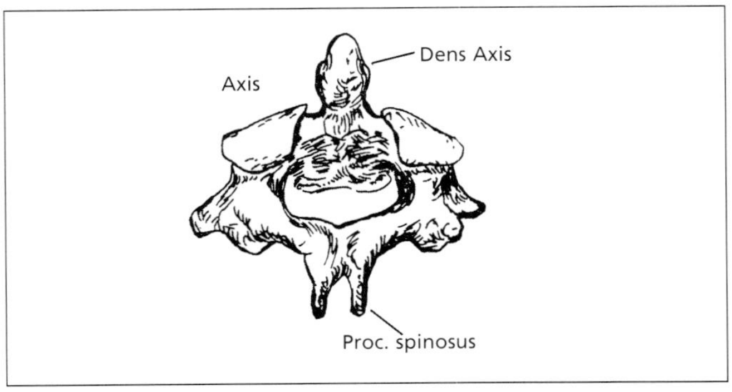

Abb. 5.3: Axis (C2)

ist ventro-dorsal konvex und lateral konkav, wohingegen die Unterseite ventro-dorsal konkav und lateral konvex geformt ist. Zwei durch eine Bandscheibe verbundene Wirbelkörper ähneln in ihrer Gelenkform der eines Universalgelenkes. An der postero-lateralen Seite jedes Wirbelkörpers befindet sich ein kleines Synovialgelenk, genannt Unkovertebralgelenk nach Luschka. Diese Gelenke existieren nur in der Zervikalregion. Sie sind häufig Ort degenerativer Veränderungen, die den Spinalkanal nach dorsal einengen können. Die Bogenwurzeln sind kurz und dienen dem Foramen intervertebrale als Boden und Dach, wie bei einem Haus. Die Gelenkfortsätze sind breit und auf der postero-lateralen Nackenseite leicht zu tasten. Die Wirbelbogengelenke sind relativ flach und bilden einen Winkel von ca. 45° nach dorsal und kranial. Die Form und Richtung dieser Gelenke und der Universalgelenke bestimmen den Bewegungsumfang der typischen Zervikalsegmente. Die Laminae sind flach und die Dornfortsätze gabelförmig, mit Ausnahme von C7. Die Proc. costarii haben eine Öffnung, das Foramen transversarium. In diesem verläuft die Arteria vertebralis. Die gabelförmigen Spitzen der Querfortsätze dienen als Muskelansatz für die tiefe Halsmuskulatur. Sie sind sehr druckempfindlich und werden bei der strukurellen Diagnostik an der Halswirbelsäule kaum verwendet. Das Foramen intervertebrale ist beidseits oval geformt. Es wird vom Margo inferior der darüberliegenden Bogenwurzel nach oben, dem posterioren Anteil der Bandscheibe und den Unkovertebralgelenken nach vorne, dem oberen Anteil der Bogenwurzel des darunterliegenden Wirbels nach unten und der Vorderseite der Wirbelbogengelenke nach hinten begrenzt. Der Spinalkanal ist relativ breit und läßt dem dicken Halsmark genügend Raum.

5.1.4 Die Brustwirbel

An der Brustwirbelsäule (Abb. 5.5) werden die Wirbelkörper von kranial nach kaudal etwas größer. Sie haben gelenkige Verbindungen mit den dazugehörigen Rippen. Th1 hat postero-lateral Gelenkflächen zur Aufnahme der Rippenköpfchen der ersten Rippe. Ab der Unterseite von Th1 nach kaudal hat jeder Brustwirbel zwei kraniale und zwei kaudale Gelenkflächen, die gemeinsam mit der Bandscheibe die Gelenkpfanne für die Rippenköpfchen bilden. Die Wirbelbogengelenke sind vertikal ausgerichtet, wobei die oberen Facetten nach hinten und lateral zeigen. Theoretisch sollte dadurch ein großer Bewegungsumfang möglich sein, er wird jedoch durch die Rippeninsertion erheblich eingeschränkt wird. Die Querfortsätze haben an ihrer Vorderseite eine Gelenkfläche für das Tuberkulum der dazugehörigen Rippe, wodurch das Kostotransversalgelenk gebildet wird. Die Querfortsätze werden von oben nach unten schmaler, sie sind bei Th1 am breitesten und bei Th12 am schmalsten. Die Laminae sind wie die Dornfortsätze dachziegelartig angeordnet. Die Dornfortsätze sind lang und überlappen einander, insbesondere in der mittleren und unteren Brustwirbelsäule. Der Abstand zwischen den tastbaren Spitzen der Dornfortsätze und den dazugehörigen Wirbelkörpern wird mit dem „Gesetz der 3 S" beschrieben (Abb. 5.6): Die Dornfortsätze von Th4–Th6 projizieren sich einen halben Wirbelkörper tiefer als ihr dazugehöriger Wirbel, die von Th7–Th9 projizieren sich einen ganzen Wirbelkörper tiefer als ihr dazugehöriger Wirbel und jene von Th10–Th12 liegen auf gleicher Höhe mit dem dazugehörigen Wirbel.

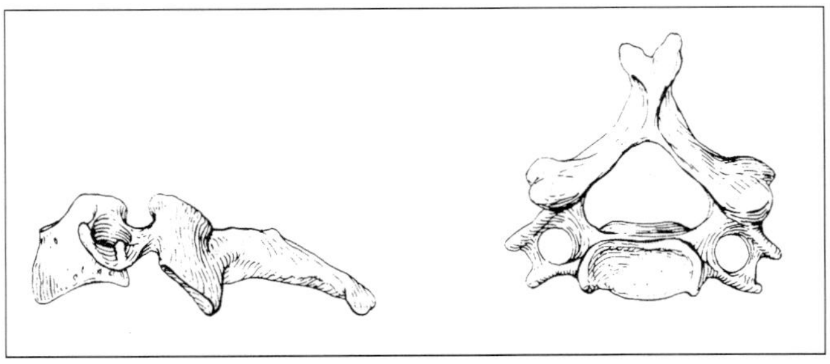

Abb. 5.4: Typischer Halswirbel

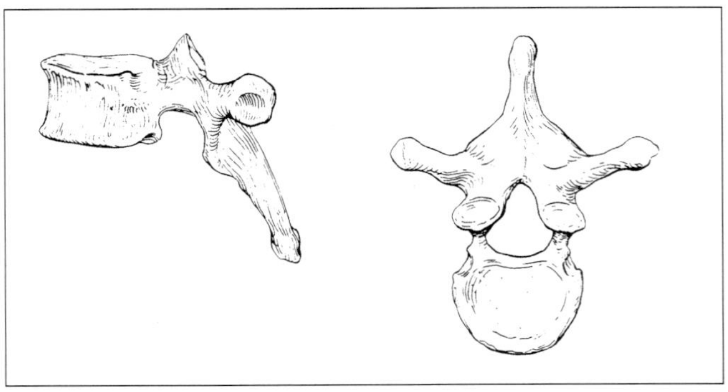

Abb. 5.5: Brustwirbel

5.1.5 Die Lendenwirbelsäule

In der Lumbalregion werden die Wirbelkörper (Abb. 5.7) noch mächtiger und haben ein erhebliches Gewicht zu tragen. Die Dornfortsätze projizieren sich nach hinten. Sie sind breit, abgerundet und leicht zu tasten. Die Querfortsätze zeigen nach lateral und sind bei L3 am breitesten. Die Intervertebralgelenke haben konkav-konvexe Gelenkflächen, was die Möglichkeit einer Seitneigung und Rotation erheblich einschränkt. Ihre Gelenkebene verläuft in sagittaler Richtung und nähert sich im Lumbosakralbereich der Frontalebene an. In der Lumbalregion treten häufig Asymmetrien der Intervertebralgelenke auf.

5.1.6 Die Muskeln der Wirbelsäule

Die Muskeln, die über der Wirbelsäule angeordnet sind, bestehen aus vier Schichten. Sie können folgendermaßen beschrieben werden:

Erste Schicht: M. trapezius, M. latissimus dorsi und Fascia thoracolumbalis.

Zweite Schicht: M. levator scapulae, M. rhomboideus major und minor.

Dritte Schicht: M. erector spinae mit M. spinalis, M. semispinalis, M. longissimus und M. iliocostalis.

Vierte Schicht: Mm. multifidi, Mm. rotatores, Mm. intertransversarii.

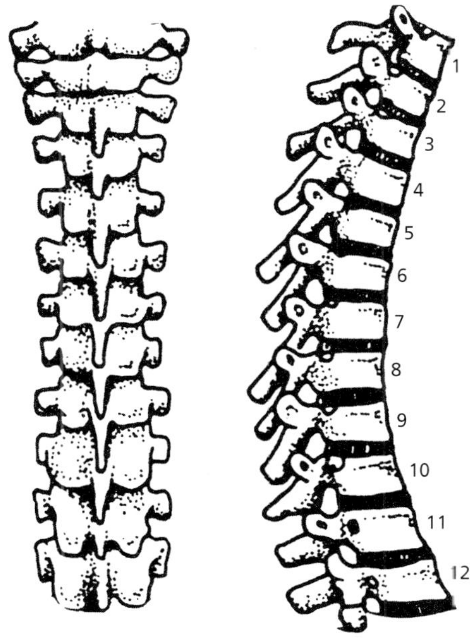

Abb. 5.6: Brustwirbelsäule: Gesetz der 3 S

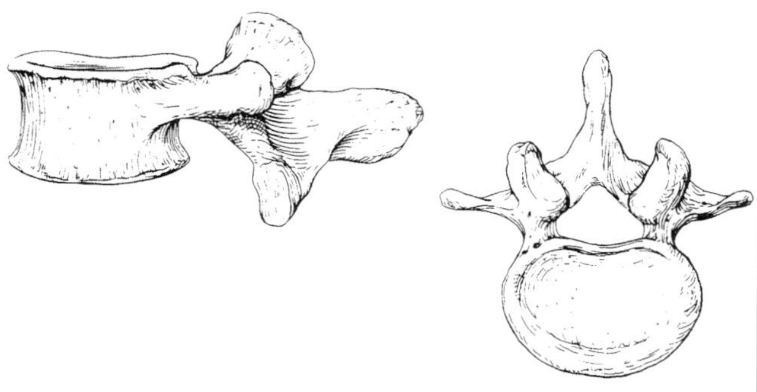

Abb. 5.7: Lendenwirbel

Die anterior-posterioren Krümmungen der Wirbelsäule entwickeln sich im Laufe des Lebens. Die erste Krümmung bei der Geburt geht in konvexer Richtung nach hinten. Die erste Gegenkrümmung entwickelt sich in der Halswirbelsäule, die nach vorne konvex wird, wenn das Kind beginnt, den Kopf zu heben. Die dritte Krümmung entwickelt sich in der Lumbalregion, wenn das Kind stehen kann. Diese Krümmung ist nach vorne konvex. Die harmonische Ausbildung dieser drei Krümmungen stellt eine wesentliche Voraussetzung für eine gute Haltung dar (Abb. 5.8).

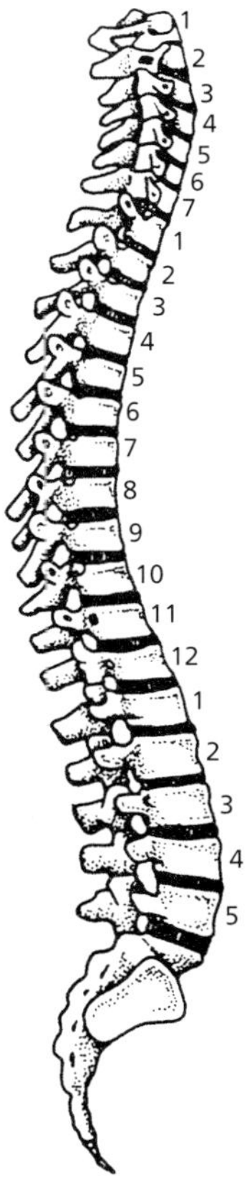

Abb. 5.8: Normale Krümmungen der Wirbelsäule

5.2 Die Schichtpalpation

Diese Palpation ist für die strukturelle Diagnostik sehr wichtig. Folgende Palpationsübung ist hilfreich, um das Tasten der einzelnen Gewebeschichten zu erlernen und dies dann diagnostisch und therapeutisch anwenden zu können.

1. Legen Sie beide Handflächen und Finger über den zervikothorakalen Übergang (Abb. 5.9). Tasten Sie die Haut und beurteilen Sie die Qualitäten: Dicke, Weichheit und Temperatur.
2. Verschieben Sie die Haut über der subkutanen Faszie, welche die tieferliegenden Strukturen überzieht. Die Palpation sollte synchron wie auch alternierend in anterior-posteriore Richtung sowie von medial nach lateral erfolgen (Abb. 5.10). Die Verschieblichkeit wird in einer Richtung größer als in einer anderen sein. Die Ertastung von lockerer und fester Gewebebeschaffenheit (sog. *tight-loose*-Konzept) hat bei der Anwendung myofaszialer Releasetechniken große Bedeutung.
3. Nehmen Sie die Haut und die subkutane Faszie zwischen Daumen und Zeigefinger jeder Hand und rollen Sie die Haut vorsichtig mit den Zeigefingern über Ihre Daumen, wobei Sie von unten nach oben vorgehen (Abb. 5.11). Wiederholen Sie diese Übung von medial nach lateral. Führen Sie das Hautrollen symmetrisch auf jeder Seite aus und achten Sie auf Unterschiede in Dicke und Faltbarkeit der Haut sowie auf Schmerzangaben des Patienten. Der Hautrolltest, der Dicke und Schmerzhaftigkeit feststellt, ist für das Erkennen einer somatischen Dysfunktion eines Segmentes sehr hilfreich.
4. Legen Sie die Handflächen beidseits über das Akromion, wobei sich die Langfinger bis zur Vorderseite des Schultergürtels vortasten. Die Fingerspitzen tasten die Spitze des Proc. coracoideus (Abb. 5.12). Palpieren Sie an dieser Stelle mit großer Vorsicht, da die Palpation bei allen Patienten schmerzhaft ist. Achten Sie auf die Struktur des Knochens, bewegen Sie Ihre Fingerspitze leicht nach kaudal und ertasten Sie eine abgerundete, weiche, sehnige Struktur. Dies ist das Caput breve des M. bizeps brachii. Gehen Sie zur Spitze des Proc. coracoideus zurück und fahren Sie weiter nach medial fort. Dort treffen Sie auf die breitere, jedoch noch immer zarte und feste Sehne des M. pectoralis minor.
5. Legen Sie die Finger beider Hände medial von der Spina scapulae auf die obere Thorakalregion (Abb. 5.13). Tasten Sie durch Haut, subkutane Faszie und tiefe Faszie den mittleren Anteil des M. trapezius. Bewegen Sie Ihre Finger latero-lateral sowie kraniokaudal und ertasten Sie den Verlauf der Muskelfasern. Dies wird durch die aktive Retraktion der Schulterblätter erleichtert. Sie werden feststellen, daß das Palpationsgefühl bei der Bewegung der Hände in laterolateraler Richtung weicher ist als in kraniokaudaler Richtung. Dieser Unterschied hilft bei der Beurteilung des Muskelfaserverlaufes.
6. Wechseln Sie die Handanlage und umfassen Sie mit der rechten Hand den Ellenbogen des Patienten (Abb. 5.14). Durchtasten Sie das Gewebe, einschließlich des horizontalen Anteils des M. trapezius. Nun konzentrieren Sie sich auf die nächste Muskelschicht, die Mm. rhomboidei. Diese Muskeln werden leichter tastbar, wenn Sie den Patienten auffordern, seine Ellen-

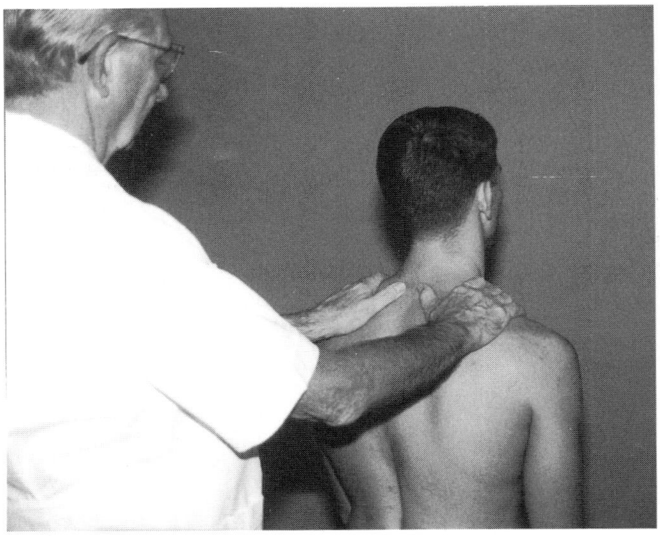

Abb. 5.9: Schichtpalpation der Nackenregion

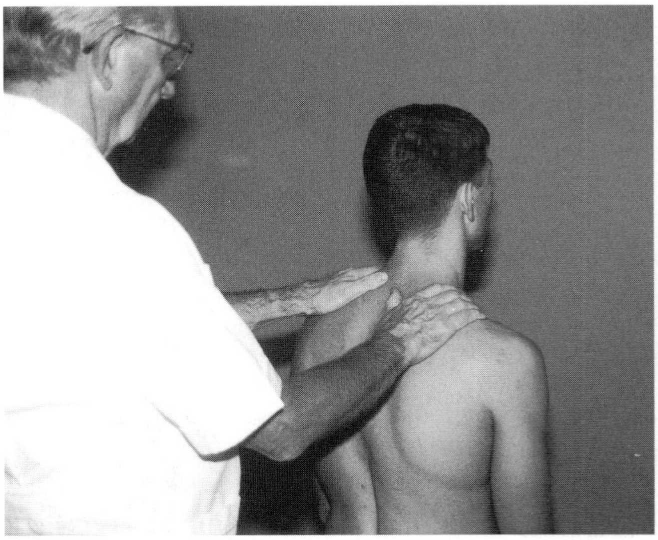

Abb. 5.10: Beweglichkeit der Haut über der subkutanen Faszie

bogen in Richtung Untersuchungstisch zu drücken. Beachten Sie, daß der Faserverlauf dieser Muskeln in eine andere Richtung geht als der des M. trapezius. Sie verlaufen schräg von medial nach lateral und von kranial nach kaudal. Ihr unterer Rand eignet sich gut zur Beurteilung der Faserrichtung.

7. Tasten Sie in der Mittellinie über die Dornfortsätze (Abb. 5.15). Gleiten die Hände von oben nach unten, so ist festzustellen, daß die Haut in der Mittellinie schwer abzuheben ist. Bei dieser Palpationsrichtung kann die zu tastende Struktur jeweils mit einem Wellental und einem Wellenberg verglichen werden. Der Wellenberg entspricht dem knöchernen Dornfortsatz, das Wellental dem interspinösen Raum. Der interspinöse Raum liefert Auskünfte über den Spannungszustand der supra- und interspinalen Bänder.
8. Legen Sie drei Finger in die interspinalen Räume der mittleren bis oberen BWS. Fordern Sie den Patienten auf, den Kopf zu beugen, und tasten Sie, inwieweit sich die interspinalen Räume öffnen (Abb. 5.16). Nun wird der Patient gebeten, Kopf und Nacken zu strecken. Dabei kann eine Verschmälerung der interspinalen Räume palpiert werden (Abb. 5.17). Man wiederhole diese Untersuchung mehrmals und beobachte das Öffnen und Schließen der interspinalen Räume. Versuchen Sie, Kopf und den Nacken so zu bewegen, daß der sich öffnende interspinale Raum bei der Flexion nur unter dem Mittelfinger und nicht unter den anderen Fingern lokalisiert werden kann. Wiederholen Sie dasselbe in der Extension, wobei wieder nur der Mittelfinger das Schließen oder Verengen des interspinalen Raumes tastet. Dies ist eine

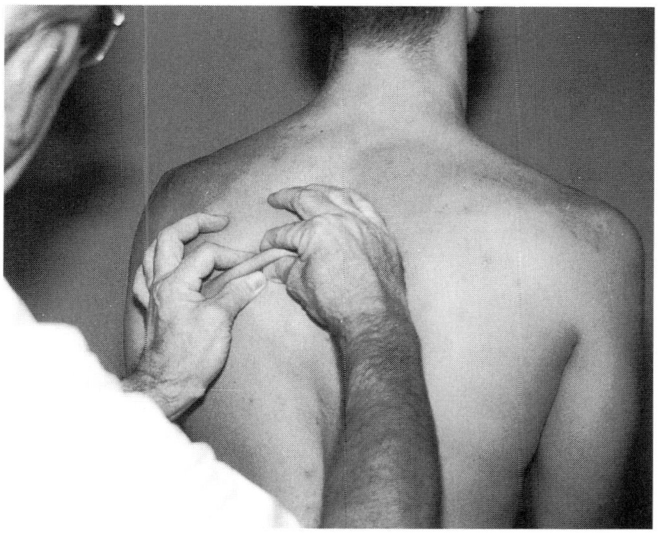

Abb. 5.11: Hautrolltest

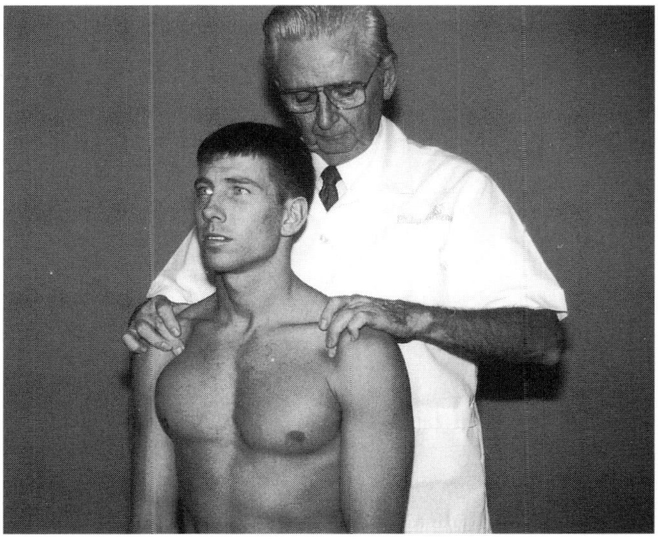

Abb. 5.12: Palpation des Schultergürtels und des Proc. coracoideus

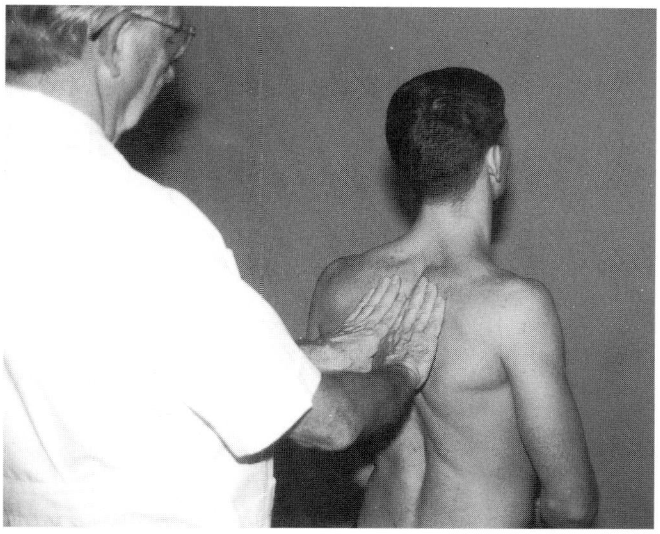

Abb. 5.13: Schichtpalpation des M. trapezius

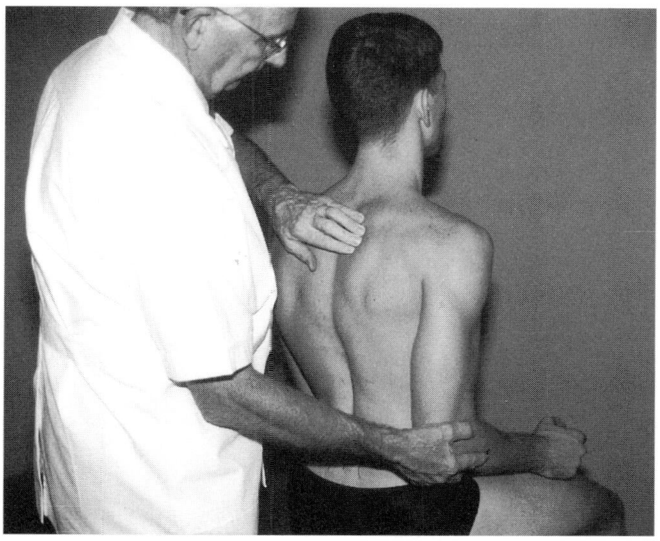

Abb. 5.14: Schichtpalpation des M. rhomboideus

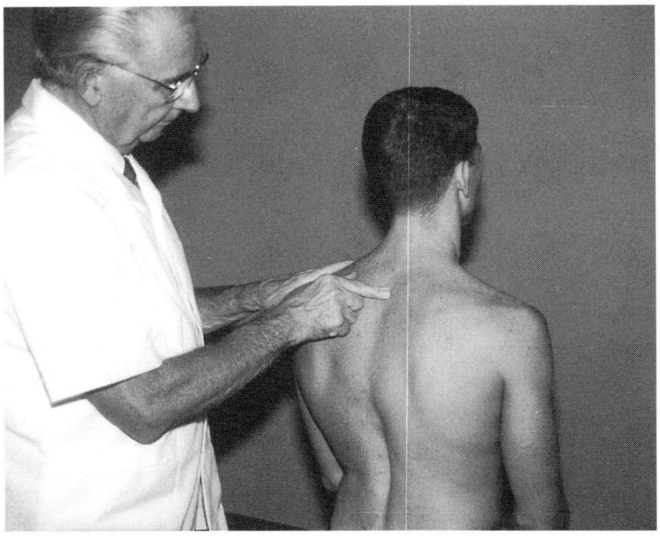

Abb. 5.15: Schichtpalpation der Proc. spinosi (Dornfortsätze)

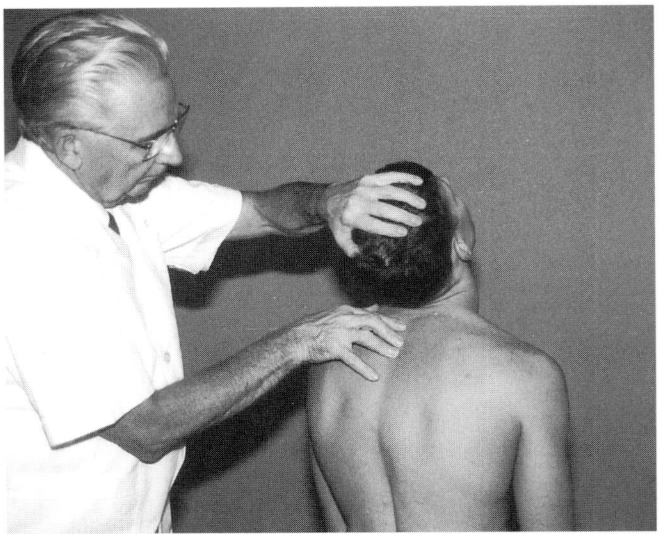

Abb. 5.17: Palpation der interspinösen Räume während der Rückbeuge

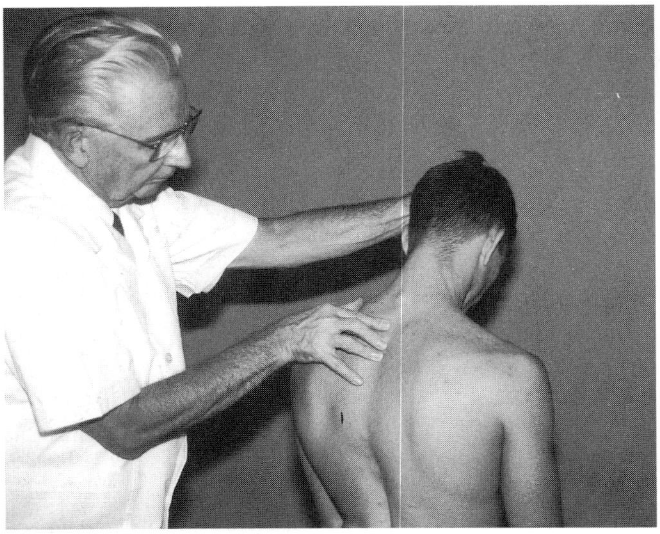

Abb. 5.16: Palpation der interspinösen Räume während der Vorbeuge

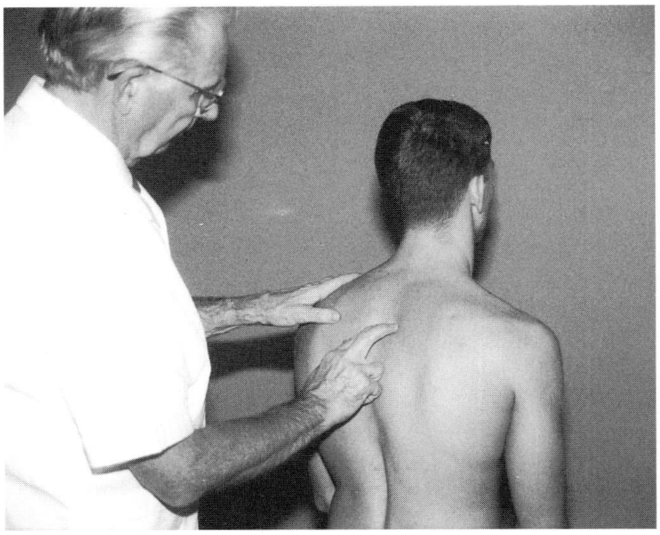

Abb. 5.18: Palpation der medialen Rinne des M. erector spinae

wichtige Übung für die Schulung der Palpationsfertigkeit bei der Untersuchung eines einzelnen Wirbelsegmentes.

9. Legen Sie Ihren Zeigefinger auf eine Seite des Proc. spinosus und den Mittelfinger auf dessen andere Seite und tasten Sie die Faszienvertiefung, die zwischen diesem Proc. spinosus und der dritten Muskelschicht liegt. Die dritte Muskelschicht wird durch den M. erector spinae gebildet (Abb. 5.18). Diese Faszie liegt zwischen dem M. spinalis und der medialen Seite des M. longissimus. Der M. spinalis hat eine enge Verbindung mit dem lateralen Anteil des Proc. spinosus. Die mediale Seite des M. longissimus ist im Gesamtkomplex des M. erector spinae ein leicht tastbarer Strang. Gehen Sie in dieser Faszienvertiefung von kranial nach kaudal, so sollten die Palpationsbefunde bilateral symmetrisch sein. Ist in dieser Faszienrinne eine abnorme Struktur, wie z. B. eine Verhärtung, tastbar, so gilt dies als ein Hinweis auf einen Hypertonus in der tiefer gelegenen vierten Muskelschicht, wobei primär der M. multifidus betroffen sein wird. Ein muskulärer Hypertonus in der vierten Muskelschicht ist als eine rundliche Verdichtung etwa von der Größe eines Hustenbonbons tastbar (der Autor spricht vom *tootsie roll sign*, nach einer bekannten amerikanischen Süßigkeit, A.d.Ü.). Die Palpation ist schmerzhaft, meist tritt ein muskulärer Hypertonus unilateral auf. Werden hypertone Bezirke in der vierten Muskelschicht bilateral angetroffen, so besteht der Verdacht auf eine bilaterale Einschränkung der Flexion oder Extension in dem dazugehörigen Wirbelsegment. Dieses sog. *tootsie roll sign* in der vierten Muskel-

schicht ist ein wesentlicher Befund in der Diagnostik der somatischen Dysfunktion des dazugehörigen Wirbelsäulensegmentes.

10. Palpieren Sie über die rundliche Struktur des M. longissimus weiter nach lateral. Sie treffen auf eine Faszienvertiefung, die den lateralen Anteil des M. longissimus vom medialen Anteil des M. iliocostalis trennt. Legen Sie Ihre Daumen symmetrisch über den lateralen Anteil des M. longissimus in die Faszienvertiefung (Abb. 5.19). Palpieren Sie mit den Daumen nach antero-medial, bis Sie auf einen Widerstand in der Tiefe treffen (Abb. 5.20). Nun sind Sie über dem Muskelbauch des M. longissimus. Während Sie mit der Palpation in dieser tiefen Schicht fortfahren, bewegen Sie Ihre Daumen von kranial nach kaudal und ertasten Sie die wellenförmige Kontur, die – wie bei der Palpation in der Mittellinie – wieder einem Wellenberg und einem Wellental ähnelt. Jetzt bilden die Wellenberge die Querfortsätze der Brustwirbel. Die Wellentäler sind die Zwischenräume. Versuchen Sie, zwei benachbarte Dornfortsätze eines Wirbels zu tasten, und fordern Sie den Patienten auf, aktiv Kopf und Nacken nach vorne und nach hinten zu beugen. Halten Sie den Kontakt mit den Querfortsätzen. Sie werden feststellen, daß Ihre Palpation während der Extension leichter ist als während der Flexion. Wenn Sie die Bewegung der Querfortsätze im dreidimensionalen Raum verfolgen können, sind Sie bei der Befunderhebung zur Diagnostik einer somatischen Dysfunktion einen großen Schritt weiter gekommen.

11. Gehen Sie mit Ihren Händen weiter nach lateral und umfassen Sie den am weitesten dorsal gelegenen Teil des Brustkorbes (Abb. 5.21). Sie sind am Rippenwinkel in Höhe des Ansatzes des M. iliocostalis. Bei der Untersuchung von kranial nach kaudal werden Sie feststellen, daß die Rippenwinkel von medial nach lateral divergieren. Jeder Rippenwinkel sollte an der posterioren Konvexität des Brustkorbes beteiligt sein. Ist ein Rippenwinkel mehr oder weniger prominent als der darüber oder darunter gelegene, so gilt dies als wichtiger Hinweis auf eine Rippendysfunktion. Der muskuläre Hypertonus des M. iliocostalis am Rippenwinkel ist nur bei Rippendysfunktion zu tasten. Die Palpation eines verspannten M. iliocostalis am Rippenwinkel ist für den Patienten häufig schmerzhaft.

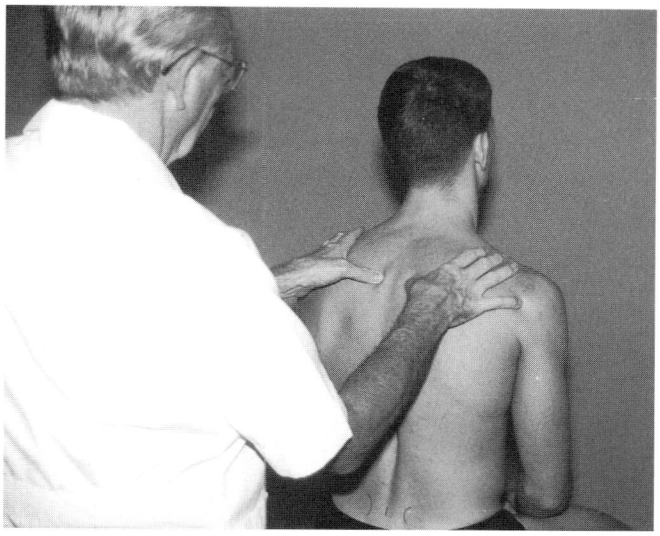

Abb. 5.20: Palpation der Proc. transversi (Querfortsätze)

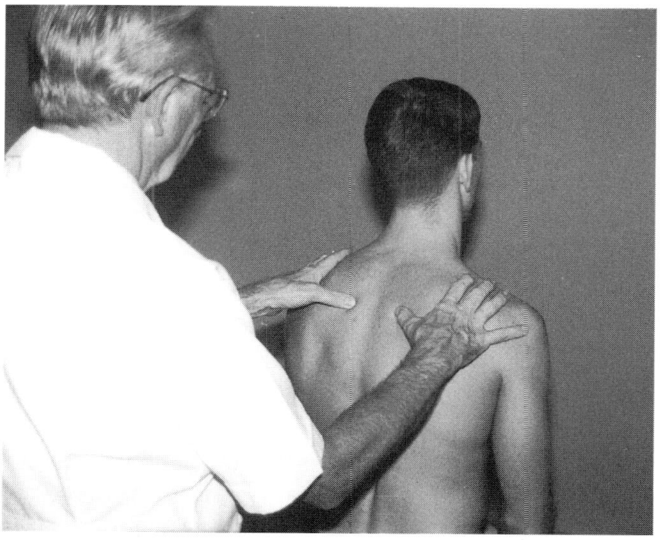

Abb. 5.19: Palpation der lateralen Rinne im M. erector spinae

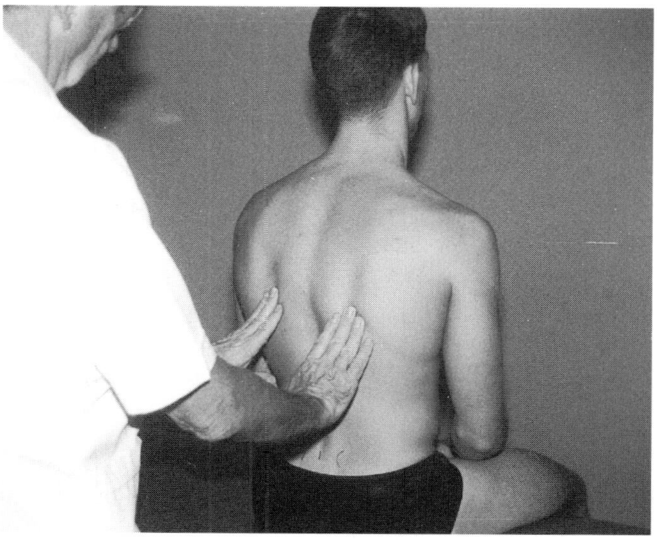

Abb. 5.21: Palpation der Rippenwinkel und des M. iliocostalis

12. Legen Sie Ihren Daumen über den Rippenwinkel des am weitesten dorsal gelegenen Teils des Brustkorbes, meist in Höhe der 7. Rippe (Abb. 5.22). Bewegen Sie den Daumen am Rippenschaft über dem Rippenwinkel und beurteilen Sie die dorsale Konvexität. Tasten Sie den Ober- und Unterrand der Rippe, wobei der Unterrand häufig leichter zu palpieren ist. Bedeutsam für die Diagnostik ist die Kontur der Rippe im Vergleich zu der darüber- und darunterliegenden, wie auch im Seitenvergleich. Sind Ober- oder Unterrand der Rippe prominent, so gilt dies als wichtiger Hinweis auf eine Rippendysfunktion. Palpieren Sie den Zwischenrippenraum ober- und unterhalb der jeweiligen Rippe im Seitenvergleich. Ist ein Zwischenrippenraum schmaler oder breiter? Tasten Sie den M. intercostalis im Hinblick auf Hypertonus und Schmerzhaftigkeit. Unterschiede in der Breite des Zwischenrippenraumes über und unter einer Rippe und ein Hypertonus des M. intercostalis sind häufige und wichtige Befunde für die Diagnostik bestimmter Rippendysfunktionen.
13. Gehen Sie vom Rippenwinkel über den Rippenschaft weiter nach medial, bis die Spitze Ihres Daumens auf einen Widerstand (Abb. 5.23) trifft. Dies ist die laterale Fläche des Proc. transversus. Der Teil des Rippenschaftes, der vom Rippenwinkel zur Spitze des Proc. transversus führt, ist eine wichtige Struktur, die bei einigen nachfolgenden Techniken zur Behandlung von Rippendysfunktionen Verwendung findet. Sie werden feststellen, daß der M. longissimus um so prominenter wird, je weiter Sie von lateral nach medial den Rippenschaft entlang palpieren.

Diese Schichtpalpation des Rückens vermittelt Ihnen die Fähigkeit, die für die genaue Diagnostik der Wirbel- und Rippendysfunktionen nötigen anatomischen Strukturen zu ertasten und pathologische Befunde zu erheben. Besonders wichtig ist es, daß Sie der Bewegung der Querfortsätze eines Wirbels während eines bestimmten Bewegungsverlaufes folgen und schmerzhafte hypertone Muskelbereiche in der vierten Muskelschicht identifizieren können. Führen Sie diese Schichtpalpation immer wieder durch, bis sie zur Gewohnheit geworden ist.

5.3 Die Wirbelbewegung

Für die Beschreibung der Wirbelbewegung gelten gewisse Regeln. Das Bewegungssegment besteht aus einem oberen und einem unteren Wirbel, der dazwischen liegenden Bandscheibe und den ligamentösen Strukturen. Es wird stets die Bewegung des oberen Wirbels in Relation zum darunterliegenden Wirbel beschrieben. Die Bewegung wird weiterhin definiert in bezug auf die Ober- oder Vorderfläche des Wirbelkörpers. Bei der Beschreibung der Rotation wird die anteriore Fläche als Ausgangspunkt genommen und nicht die Anteile des Arcus posterior. Wenn sich z. B. Th3 über Th4 nach rechts bewegt, dann dreht sich die Vorderfläche von Th3 nach rechts und der Dornfortsatz weicht nach links ab. Daher ist es wichtig, daß die Beschreibung einer Bewegung auf die vordere oder obere Fläche eines Wirbelkörpers bezug nimmt. Bei Bewegungsexkursionen, die mehr als ein Segment umfassen, sprechen wir von Gruppenbewegungen (drei oder mehr Bewegungssegmente).

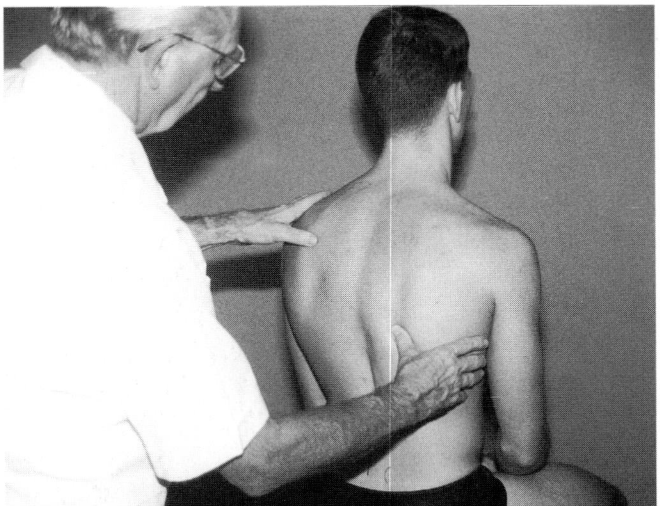

Abb. 5.22: Palpation der Kontur des Rippenwinkels

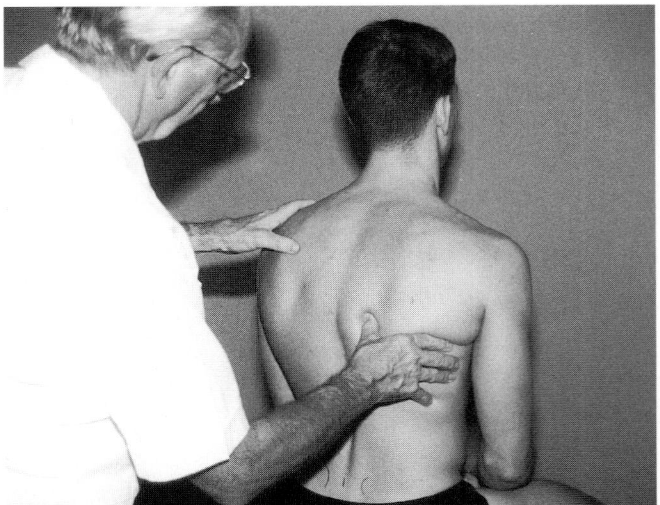

Abb. 5.23: Palpation vom Rippenschaft zum Querfortsatz

Zur Definition der Wirbelbewegung benützen wir das dreidimensionale Koordinatensystem mit den anatomischen Hauptebenen (Frontalebene, Horizontalebene und Sagittalebene). Der Großteil der klinischen Literatur nimmt bezug auf die anatomischen Hauptebenen und Hauptachsen des Körpers, wohingegen in der biomechanischen Forschung überwiegend das Koordinatensystem verwendet wird. Bewegung kann als Rotation um eine Achse und Translation entlang einer Achse definiert werden und erfolgt immer in einer der drei oben zitierten Hauptebenen. Dabei wird die horizontale Achse als x-Achse festgelegt, die vertikale Achse ist die y-Achse, und die anterior-posteriore Achse ist die z-Achse. Die frontale Ebene ist die x/y-Achse, die sagittale Ebene ist die y/z-Achse und die horizontale ist die x/z-Achse. Somit hat jeder Wirbel 6 Freiheitsgrade. Die Wirbelbewegung kann als Rotation um eine Achse (*overturning movement*) und als Translation entlang einer Achse (*translatory movement*) beschrieben werden.

5.4 Terminologie

Heute wird in der klinischen Praxis die Wirbelbewegung wie folgt definiert: Sie umfaßt eine Vorbeuge, eine Rückbeuge, eine Seitneigung nach links und rechts sowie eine Rotation nach links und rechts.

5.4.1 Die Vorbeuge

Dabei rotiert ein Wirbel nach vorne um die x-Achse und gleitet entlang der z-Achse. Bei der Vorbeuge (Abb. 5.24) wird das Ligamentum longitudinale anterius schlaff. Es entsteht ein auf die Bandscheibe einwirkender Druck nach hinten, und es kommt zur Anspannung des Ligamentum longitudinale posterior, des Ligamentum flavum und der supraspinalen und interspinalen Ligamente. Der untere Gelenkfortsatz des kranialen Wirbels bewegt sich im Vergleich zum oberen Gelenkfortsatz des kaudalen Wirbels nach superior. Dies wird als „Öffnen der Facette“ beschrieben.

5.4.2 Die Rückbeuge

Bei der Rückbeuge rotiert ein Wirbel um die x-Achse nach hinten und führt eine Translation entlang der z-Achse ebenfalls nach hinten durch (Abb. 5.25). Dabei wird das Ligamentum longitudinale anterius angespannt. Bei der Rückbeuge ist die Spannung im Ligamentum longitudinale posterior wie auch im Ligamentum flavum und in den interspinalen und supraspinalen Bändern reduziert. Der untere Gelenkfortsatz des kranialen Wirbels gleitet im Verhältnis zum oberen Gelenkfortsatz des kaudalen Wirbels nach unten. Wir sprechen von einem „Schließen der Facette“ oder einer „Stellung der Facetten in Extension“. Die Bewegung der Wirbelbogengelenke bei der Vor- und Rückbeuge kann mit dem Öffnen und Schließen eines Akkordeons verglichen werden. Kann sich ein Facettengelenk nicht öffnen oder nicht schließen, so wird daraus eine Bewegungseinschränkung bei der Vor- oder Rückbeuge resultieren.

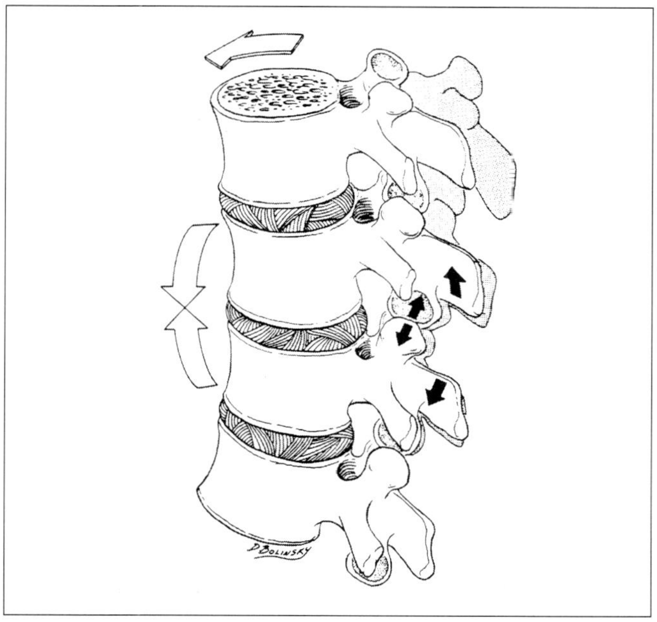

Abb. 5.24: Vorbeuge

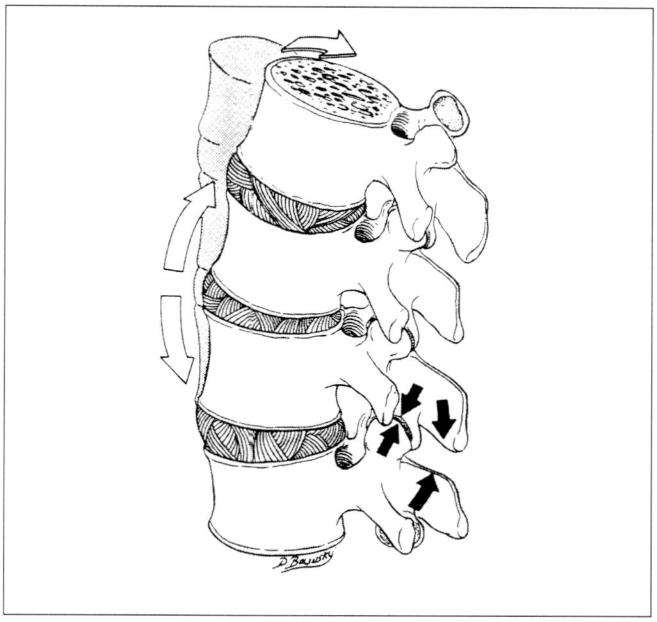

Abb. 5.25: Rückbeuge

5.4.3 Die Seitneigung

Bei der Seitneigung findet eine Rotation um die anterior-posteriore z-Achse und eine Translation entlang der horizontalen x-Achse statt. Die Seitneigung ist fast nie als reine Bewegung möglich, sondern meist an die Rotation gekoppelt. Bei der Rechtsseitneigung schließt sich das rechte Facettengelenk, während sich das linke öffnet. Kann sich ein Facettengelenk nicht öffnen oder schließen, so kann daraus eine Bewegungseinschränkung in der Seitneigung sowie in der gekoppelten Rotation entstehen.

5.4.4 Die Rotation

Die Rotation eines Wirbels erfolgt um die vertikale oder y-Achse, wobei die translatorische Bewegung von dem jeweils involvierten Wirbelsegment abhängig ist. Die Rotation ist immer an die Seitneigung gekoppelt, eine Ausnahme bildet dabei das atlanto-axiale Gelenk.

5.5 Gekoppelte Bewegung

Seitneigung und Rotation sind gekoppelte Bewegungen und kommen nicht isoliert vor. Die Rotation kann mit einer Seitneigung in die gleiche Richtung gekoppelt sein (z. B. Seitneigung rechts, Rotation rechts). Die Seitneigung kann auch mit einer Rotation in die Gegenrichtung gekoppelt sein (z. B. Seitneigung rechts, Rotation links). Gekoppelte Bewegungen verändern sich, sie reagieren auf die anterior-posterioren Krümmungen der vertebralen Achse.

5.6 Neutrale Mechanik

Die neutrale Mechanik – auch Typ I-Bewegung genannt – bedeutet, daß bei der Neutralstellung der Wirbelsäule die Seitneigung eines Wirbels und die Rotation des gleichen Wirbels in entgegengesetzte Richtung verlaufen. An der Lendenwirbelsäule mit normaler Lordose kommt es bei einer Seitneigung des Rumpfes nach links zu einer Rotation der Lendenwirbel nach rechts (Abb. 5.26). Sie können dies an sich selbst ausprobieren, wenn Sie sich aufrecht hinstellen und vier Finger Ihrer Hand über die Querfortsätze der Lendenwirbelsäule legen. Neigen Sie sich nun nach links und fühlen Sie, wie das Gewebe unter Ihrer rechten Hand deutlicher zu tasten ist. Dies ist das palpatorische Korrelat einer posterioren Bewegung der rechten Querfortsätze. Diese rotieren nach rechts als Antwort auf die Seitneigung nach links.

5.7 Die non-neutrale Mechanik

Die non-neutrale Mechanik – auch Typ II-Bewegung genannt – besagt: Wenn sich ein Teil der Wirbelsäule nicht

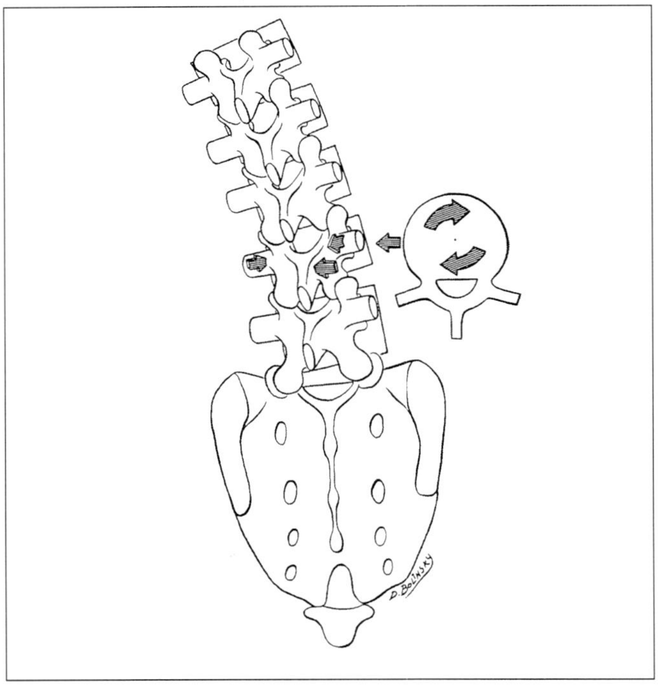

Abb. 5.26: Neutrale Wirbelbewegung (Typ I)

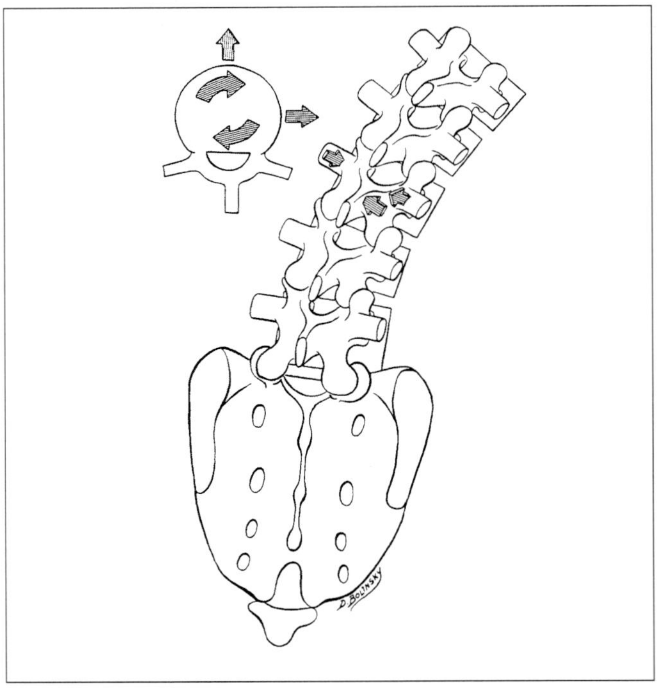

Abb. 5.27: Non-neutrale Wirbelbewegung (Typ II)

in Neutralstellung befindet, wie z. B. bei der Vor- oder Rückbeuge, erfolgen Seitneigung und Rotation eines Wirbels immer in die gleiche Richtung. Um dies zu demonstrieren, können Sie aus dem aufrechten Stand den Rumpf nach vorne beugen und beide Hände über den hinteren Anteil der Querfortsätze der Lendenwirbelsäule legen. Nun führen Sie eine Seitneigung nach rechts durch. Sie werden unter Ihrer rechten Hand eine Gewebefülle tasten. Dies ist die Folge einer Posteriorverschiebung der rechten Querfortsätze bei der Rechtsrotation. Somit ist die Rechtsseitneigung an die Rechtsrotation gekoppelt (Abb. 5.27). Kehren Sie nun zur Mittellinie zurück und richten Sie sich anschließend wieder auf. Die Gesetze der non-neutralen Mechanik (Typ II-Bewegung) finden wir an der Lendenwirbelsäule bei der Rumpfvorbeuge. Bei der Rückbeuge sind in der Lendenwirbelsäule die Regeln der neutralen Mechanik wirksam.

An der BWS können sowohl Typ I- wie auch Typ II-Bewegungen auftreten (neutrale und non-neutrale Mechanik). Der Typ der Koppelung scheint von der Lokalisation an der BWS abzuhängen, je nachdem, ob wir uns über oder unter dem Krümmungsscheitel befinden und ob primär eine Seitneigung oder eine Rotation induziert wird. Im allgemeinen finden wir eine Rotation zur Gegenseite, wenn primär die Seitneigung induziert wird. Erfolgt primär die Rotation, so findet eine gekoppelte Seitneigung zur gleichen Seite statt.

Die non-neutrale (Typ II) Mechanik beinhaltet die gekoppelte Bewegung in allen drei Ebenen einer Wirbelbewegung in allen sechs Freiheitsgraden. Diese non-neutrale Koppelung hat eine erhebliche Verminderung der freien Beweglichkeit zur Folge. Daher besteht immer dann an der Wirbelsäule ein erhöhtes Risiko für das Entstehen von Dysfunktion, wenn eine non-neutrale Mechanik abläuft. Insbesondere in der Lumbalregion kann bei einer Rumpfvorbeuge mit Seitneigung und Rotation zur gleichen Seite eine zusätzliche Bewegung das Risiko einer Muskelzerrung oder einer Dysfunktion der Wirbelbogengelenke bergen. Bei einer vorgeschädigten Bandscheibe kann es zum Einriß des Anulus fibrosus und zum postero-lateralen Austreten von Bandscheibengewebe kommen.

5.8 Typ III-Mechanik

Die Typ III-Mechanik besagt: Immer wenn in der Wirbelsäule eine Bewegung in einer Richtung stattfindet, ist die Bewegung in allen anderen Richtungen eingeschränkt. Zur Demonstration dieses Phänomens sitzt der Patient aufrecht auf dem Untersuchungstisch. Sie induzieren passiv eine Rotation des Rumpfes nach rechts und nach links und prüfen Bewegungsumfang und Bewegungsqualität. Nun wird der Patient aufgefordert, in sich zusammenzusacken, so daß eine konvexe Krümmung im thorakolumbalen Übergang entsteht. Induzieren Sie erneut eine Rumpfrotation nach rechts und nach links und registrieren Sie die nun vorhandene Bewegungseinschränkung. Dieses Phänomen der Typ III-Mechanik wird therapeutisch bei der Lokalisation dysfunktioneller Segmente angewandt. Das dysfunktionelle Segment kann durch Induktion einer Bewegung der darüberliegenden Segmente wie auch durch Induktion einer Bewegung der darunterliegenden Segmente exakt lokalisiert und anschließend mit irgendeiner aktivierenden Kraft behandelt werden.

Tabelle 5.1 Wirbelbewegung

Segmente	Typen
C0–C1 (atlanto-okzipital)	(neutral) I (immer)
C1-C2 (atlanto-axial)	(Rotation)
C2-C7 (typisch zervikal)	(non-neutral) II
C7-L5 (typisch thorakal und lumbal)	(neutral) I und (non-neutral) II

5.9 Mögliche Bewegungstypen

Die in der Wirbelsäule möglichen gekoppelten Bewegungen variieren je nach Wirbelsäulenregion und Körperhaltung. In den Wirbelsäulenregionen, in denen sowohl eine Typ I- wie auch eine Typ II-Bewegung möglich ist, können Dysfunktionen in allen Bewegungsrichtungen auftreten (Tabelle 5.1). Die Kenntnis der Anatomie der Wirbelsäule sowie die Fähigkeit des Behandlers, die Strukturen zu tasten, und eine gute räumliche Vorstellungskraft sind für das Verständnis und die Diagnostik von Wirbeldysfunktionen von entscheidender Bedeutung.

6 Die dysfunktionelle Wirbelbewegung

Vor der Behandlung der Wirbelsäule mit manuellen Techniken ist eine exakte Diagnostik der somatischen Dysfunktionen erforderlich.

Eine somatische Dysfunktion wird als eingeschränkte oder veränderte Funktion zusammenhängender Teile des Bewegungsapparates definiert. Dabei können alle Komponenten des muskuloskelettalen Systems betroffen sein: knöcherne Strukturen, Gelenke und Muskeln, Faszien, arterielle, venöse und lymphatische Gefäße sowie die neuralen Strukturen (Hospital Adaption of the International Classification of Disease, ed 2. 1973).

Diese Diagnose ist in den aktuellen Klassifikationssystemen folgendermaßen klassifizierbar: International Classification of Diseases, 9th Revision, Clinical Modification (ICD-9–CM) Ziffern 739.0-739.9. Der Terminus „somatischen Dysfunktion" ersetzt ältere Ausdrücke wie z. B. osteopathische Läsion, chiropraktische Subluxation, Gelenkblockierung, Verlust des Gelenkspieles oder geringfügige vertebragene Störung. Die Diagnostik der Funktion des muskuloskelettalen Systems erfordert eine Methode, mit Hilfe derer Bewegungen innerhalb der Wirbelsäule beurteilt werden können, um festzustellen, ob diese normal, vermehrt oder vermindert sind. Dabei geht der Bewegungsumfang von der knöchernen Versteifung (Ankylose) über die Hypomobilität zur normalen Bewegung und darüber hinaus zur Hypermobilität und zur Instabilität. Manuelle Techniken eignen sich insbesondere für hypomobile Segmente mit der Möglichkeit einer vollständigen Wiederherstellung des Bewegungsumfanges.

6.1 Theorien zur Entstehung einer dysfunktionellen Wirbelbewegung

Zur Erklärung des klinischen Phänomens der Hypomobilität sind mehrere Theorien aufgestellt worden. Beim ersten Konzept wird von einer Einklemmung synovialer Strukturen oder eines synovialen Meniskoides zwischen zwei benachbarten Gelenkflächen ausgegangen. In anatomischen Studien wurden Gelenkmeniskoide nachgewiesen, wobei bisher allerdings nie der Nachweis gelang, daß diese Meniskoide tatsächlich eine Einschränkung der Gelenkbewegung verursachen können. Die Innervation dieser Meniskoide erfolgt über die C-Fasern, denen eine nozizeptive Funktion zugeschrieben wird.

Eine zweite Theorie geht von einer fehlenden Kongruenz gegenüberliegender Gelenkflächen aus. Das richtige Ineinandergleiten der Gelenkflächen ist gestört. Durch eine manuelle Behandlung können die Gelenkflächen wieder in die „richtige Spur" gebracht werden, womit die regelrechte Gleitbewegung wiederhergestellt ist.

Eine dritte Theorie konzentriert sich auf die Veränderung der physikalischen und chemischen Eigenschaften der Synovia und der Synovialflüssigkeit. Dabei geht man davon aus, daß die Gelenkflächen „verklebt" sind und daher ein regelrechtes Gelenkgleiten nicht mehr möglich ist. Nach einer Manipulation mit Impuls (Manipulation, *high velocity, low amplitude-thrust*) konnte an den Wirbelgelenken wie auch an den Extremitätengelenken das sog. Kavitationsphänomen beobachtet werden. Durch die Separation der Gelenkflächen kommt es zu einem Gelenkknacken. Radiologisch ist dabei eine Aufhellung im Gelenk beobachtet worden. Dieses „Vakuumphänomen" ist als Gasschatten über eine gewisse Zeit darstellbar. Der Gasschatten scheint die Dichte von Stickstoff zu haben. Man nimmt daher an, daß eine Veränderung des Aggregatzustandes der Gelenkflüssigkeit vom flüssigen in den gasförmigen Zustand als Ergebnis einer Manipulation auftreten kann.

In einer vierten Theorie wird die Bewegungseinschränkung als Folge einer veränderten Muskellänge und eines veränderten Muskeltonus betrachtet. Einige Muskeln können verspannt und verkürzt sein, während andere länger und abgeschwächt sind. Von größter Bedeutung ist ein Verlust der Muskelkontrolle. Die neurophysiologischen Zusammenhänge der Muskelkontrolle sind höchst komplex. Dabei spielen Mechanorezeptoren der Gelenke und der Weichteile, Muskelspindeln sowie der Golgi-Sehnenapparat, die Höhe des Rückenmarkquerschnittes sowie propriospinale Reflexe, die Bahnen zum motorischen Cortex, kortikobulbäre und kortikospinale Bahnen mit Modulation durch das Kleinhirn wie auch die gemeinsame motorische Endstrecke, die durch die *Alpha*-Motoneuronen gebildet wird, eine Rolle. Jede Veränderung der afferenten Impulse wie auch Veränderungen in der Funktion des Nervensystems können zu Muskeldysfunktionen führen, welche die Gelenkmechanik verändern. Jede Modifikation des Muskeltonus führt zur Einschränkung der physiologischen Gelenkbewegung und wirkt als perpetuierender Faktor, der die Störungen in der Gelenkbewegung aufrechterhält. Es ist unklar, ob eine abnormale Muskelaktivität primär für die Wirbeldysfunktion verantwortlich ist oder ob diese sekundär als Folge der Wirbeldysfunktion auftritt. Bei der Behandlung einer Wirbeldysfunktion ist die Wiederherstellung der korrekten Muskelfunktion unabdingbar. Analog zum Aufbau eines Computers könnte das Nervensystem als die „Software“ betrachtet werden und das muskuloskelettale System als die „Hardware“. Eine Störung in der Funktion der Software verhindert die korrekte Funktion der Hardware und umgekehrt. So kann eine Störung der neurologischen Funktion das korrekte Zusammenspiel im muskuloskelettalen System behindern. In manualmedizinischen Fachkreisen wird das Ergebnis einer manuellen Behandlung, um beim Bild des Computers zu bleiben, als Neuprogrammierung der Software durch Modifikation der Aktivität der Mechanorezeptoren in Gelenken und Weichteilen definiert.

Eine fünfte Theorie basiert auf Veränderungen der biomechanischen und biochemischen Eigenschaften der myofaszialen Elemente in Muskeln, Gelenkkapseln, Ligamenten und Faszien. Sind diese Strukturen durch traumatische, entzündliche, degenerative oder Systemerkrankungen gestört, so kann daraus eine Verminderung der normalen Wirbelbewegung resultieren.

Unabhängig von der zugrundeliegenden Theorie kann das klinische Phänomen der eingeschränkten Wirbelbewegung als anatomisches Korrelat einer Dysfunktion der paarigen Wirbelbogengelenke eines Segmentes definiert werden. Wir sprechen dabei von der Fähigkeit der Wirbelbogengelenke, sich zu öffnen und zu schließen. Wir meinen damit ein Auseinander- und Zusammengleiten wie beim Akkordeon und nicht eine Separation der Gelenkflächen. Bei der Vorbeuge öffnen sich die Wirbelbogengelenke, bei der Rückbeuge schließen sie sich. Die Vorbeuge ist eingeschränkt, wenn die Fähigkeit beider Facetten, sich zu öffnen, behindert wird. Umgekehrt kommt es zu einer Einschränkung der Rückbeuge, wenn die Fähigkeit beider Facetten, sich zu schließen, gestört ist. Weiterhin ist es möglich, daß sich in einem Segment eine Facette normal bewegt und die kontralaterale in ihrer Bewegung eingeschränkt ist. So wird bei einer Öffnungsstörung der rechten Facette und bei normaler Funktion der linken Facette die Rechtsseitneigung möglich, die Linksseitneigung jedoch behindert sein. Da Seitneigung und Rotation in den typischen Wirbelsegmenten gekoppelte Bewegungen sind, kann eine gestörte Facettenfunktion eine Rotationseinschränkung nach sich ziehen.

6.2 Die Diagnose der dysfunktionellen Wirbelbewegung

Dysfunktionen an der Wirbelsäule können auf ein Bewegungssegment beschränkt sein oder als Gruppendysfunktionen drei oder mehrere Wirbel umfassen. Nach der orientierenden Untersuchung ist es erforderlich, das gestörte Segment (oder die gestörten Segmente) zu finden. Wichtigstes diagnostisches Kriterium ist der Bewegungsverlust im dysfunktionellen Segment. Zahlreiche Untersuchungsmethoden können für die Diagnostik herangezogen werden. Am gebräuchlichsten ist die bilaterale Palpation derselben knöchernen Prominenz an zwei oder mehreren Wirbeln (z. B. Proc. spinosus oder Proc. transversus). Anschließend wird das Segment (oder die Segmente) aktiv oder passiv in die Vorbeuge, Rückbeuge, Seitneigung rechts, Seitneigung links, Rotation rechts und Rotation links gebracht. Diese Untersuchung erfolgt passiv. Ihr Ziel ist es, Grad und Qualität der Bewegungseinschränkung in einer oder mehreren Richtungen zu erfassen. Trotz der Validität dieser Methode bestehen zwei bedeutende Anwendungsbeschränkungen. Wird in einem dysfunktionellen Segment eine diagnostische Bewegung in mehreren Bewegungsebenen induziert, so erfolgt dabei eine Gelenkmobilisierung und es tritt ein gewisser therapeutischer Effekt ein (Mobilisation ohne Impuls). Dadurch kommt es zu einer ständigen Veränderung des Untersuchungsbefundes. Ein zweiter Nachteil ist die Schwierigkeit, den Bewegungsumfang nach der Behandlung mit dem Bewegungsumfang vor der Behandlung zu vergleichen. Es ist nicht einfach, sich an alle Nuancen der Bewegungseinschränkung zu erinnern, die vor der manuellen Therapie bestanden haben.

Eine zweite Methode hat sich dem Autor am besten bewährt: Bei der Palpation über den Querfortsätzen eines Wirbels folgt der Untersucher dem Wirbel während der Vor- und Rückbeuge. Die Befunde werden auf der Basis des Facettenöffnens und -schließens interpretiert (Konvergenz- und Divergenzbewegung). Unabhängig von der angewandten Methode kann die Wirbelbewegung bezüglich des vorhandenen Bewegungsumfanges, bezüglich der Stellung, in der das Segment steht, oder bezüglich der eingeschränkten Bewegung definiert werden. In Tabelle 6.1 wird durch die Wortendung angezeigt, ob die Stellung des betroffenen Gelenkes oder die noch mögliche Bewegung bzw. der Bewegungsverlust beschrieben wird. Gegenwärtig sind bei der Beschreibung einer Wir-

Tabelle 6.1: Faktoren, die eine Wirbelbewegung beschreiben

Stellung	Bewegungseinschränkung	mögliche Bewegung
T_3 auf T_4		
Gebeugt	Extension	Flexion
links rotiert	Rechtsrotation	Linksrotation
links seitgeneigt	Rechtseitneigung	Linksseitneigung
extendiert	Flexion	Extension
rechts rotiert	Linksrotation	Rechtsrotation
rechts seitgeneigt	Linksseitneigung	Rechtsseitneigung

beldysfunktion beide Terminologien in Gebrauch. So liegt bei einem Segment, welches in Extension, Rechtsrotation und Rechtsseitneigung steht (Stellung), eine Einschränkung in der Flexion, Linksseitneigung und Linksrotation (Bewegungseinschränkung) vor. Es gibt zahlreiche Gründe für die Verwendung der jeweiligen Terminologie, sowohl hinsichtlich der Stellungsdiagnose als auch der Beschreibung der Bewegungseinschränkung. Dem Leser sollten beide Terminologien geläufig sein, da eine klare Begriffsdefinition Voraussetzung für eine effektive Kommunikation unter Kollegen ist.

6.3 Dysfunktionen eines einzelnen Bewegungssegmentes

Dysfunktionen eines einzelnen Bewegungssegmentes sind leicht zu diagnostizieren. Dabei besteht immer ein Muskelhartspann in der vierten tiefen Schicht, der in der unmittelbar lateral des Proc. spinosus lokalisierten Vertiefung palpabel wird. Unter physiologischen Bedingungen weist die Muskulatur der vierten, tiefen Schicht keine lokalen hypertonen Stellen auf. Werden diese bei der Palpation gefunden, dann ist eine genaue Untersuchung des korrespondierenden Wirbels und seiner Nachbarwirbel erforderlich. Ein zweiter Anhaltspunkt für die Dysfunktion eines Wirbelsegmentes ist die Prominenz eines Proc. transversus. Dieser Befund gibt einen Hinweis auf die Rotation des Wirbels zur Seite des prominenten Proc. transversus (Abb. 6.1). Die Diagnostik der segmentalen Störung wird wie folgt durchgeführt: Beide Daumen liegen seitlich auf dem Proc. transversus des vermutlich dysfunktionellen Segmentes. Nun wird entweder aktiv oder passiv eine Vor- oder Rückbeuge induziert. An der oberen BWS wird dabei die aktive Bewegung des Kopfes verwendet. Im unteren Thorakal- und Lumbalbereich erfolgt die Untersuchung in drei verschiedenen Positionen: neutral in Bauchlage auf dem Untersuchungstisch, in Bauchlage mit Rumpfextension und im Sitzen mit Rumpfvorbeuge (Abb. 6.2–6.4). Zur Befundbeschreibung gehen wir davon aus, daß das Öffnen des rechten Facettengelenkes behindert ist. In der Neutralstellung scheint der rechte Proc. transversus etwas mehr nach posterior zu stehen als der linke. Beugt sich der Patient nach vorn, wird der rechte Querfortsatz prominenter als der linke. Das blockierte rechte Facettengelenk hält die rechte Hälfte des Arcus posterior in einer hinteren Position, wobei das freibewegliche linke Facettengelenk der linken Hälfte des Arcus posterior erlaubt, sich mit dem linken Proc. transversus gemeinsam nach vorne und oben zu bewegen, er erscheint somit weniger prominent. In der Rückbeuge (Extension) liegen beide Proc. transversi auf gleicher Höhe, denn der rechte Proc. transversus wird bereits durch das blockierte rechte Facettengelenk hinten gehalten, während sich das linke Facettengelenk bei der Rückbeuge schließt. Dadurch geht der linke Proc. transversus nach hinten und unten, und die Proc. transversi erscheinen symmetrischer als bei der Rumpfvorbeuge.

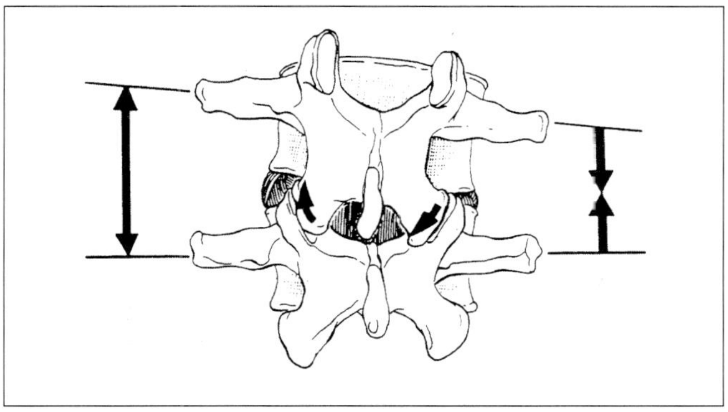

Abb. 6.1: Dysfunktionelles Wirbelsegment: Proc. transversus rechts prominent

Nehmen wir nun an, daß der Facettenschluß auf der linken Seite behindert ist. In diesem Fall finden wir in der neutralen Position den Proc. transversus rechts etwas mehr prominent. Wenn wir nun den Patienten auffordern, eine Rückbeuge durchzuführen, so erscheint der rechte Proc. transversus mehr prominent. Dies ist das Ergebnis eines regelrechten Schlusses des rechten Facettengelenkes, wobei der Proc. transversus nach hinten gehen darf, wohingegen das linke Facettengelenk in seiner Fähigkeit, sich zu schließen, beeinträchtigt ist und daher der linke Proc. transversus in einer mehr anterioren Stellung festgehalten wird. Bei der Vorbeuge werden beide Proc. transversi symmetrisch. Der linke Proc. transversus wird ja bereits durch das eingeschränkte linke Facettengelenk in einer anterioren Position gehalten und die Öffnung des rechten Facettengelenkes zieht den rechten Proc. transversus nach vorne.

Diese Dysfunktionen eines Bewegungssegments werden als non-neutrale Dysfunktionen bezeichnet, da die gekoppelte Seitneigung und Rotation zur gleichen Seite gehen. Früher wurden diese Dysfunktionen als Typ II-Dysfunktionen oder Typ II-Bewegungen bezeichnet. Sie haben folgende Charakteristika:

1. Nur die Bewegung eines einzelnen Wirbels ist eingeschränkt;
2. Flexion oder Extension sind eingeschränkt;
3. Rotation und Seitneigung sind zur gleichen Seite eingeschränkt.

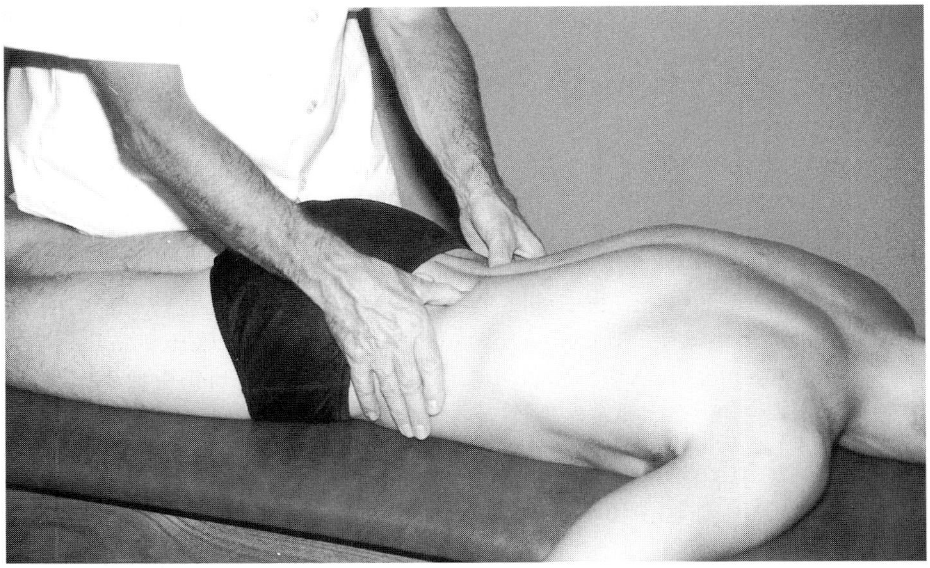

Abb. 6.2: Untersuchung der Wirbelbewegung in Bauchlage aus der Neutralstellung

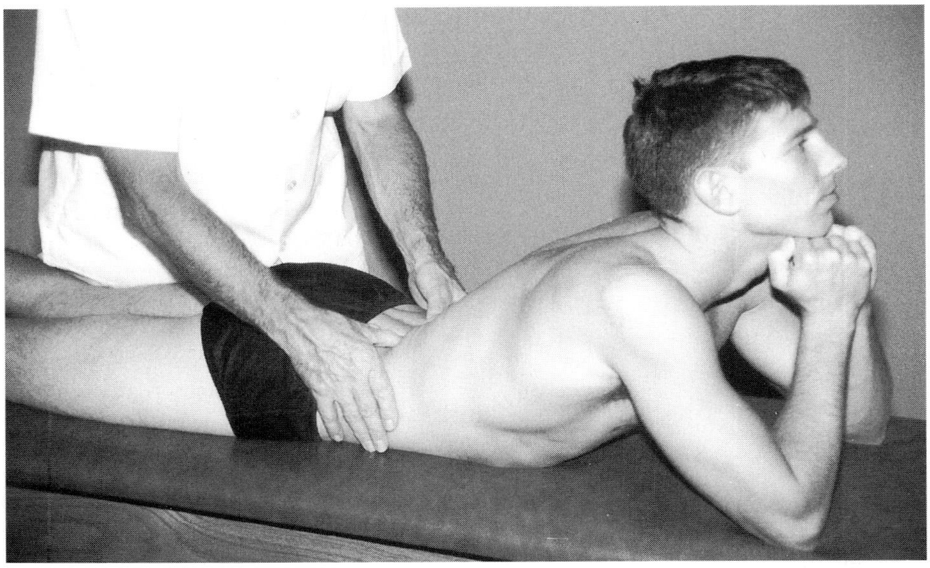

Abb. 6.3: Untersuchung der Wirbelbewegung in Bauchlage während der Rückbeuge (Extension)

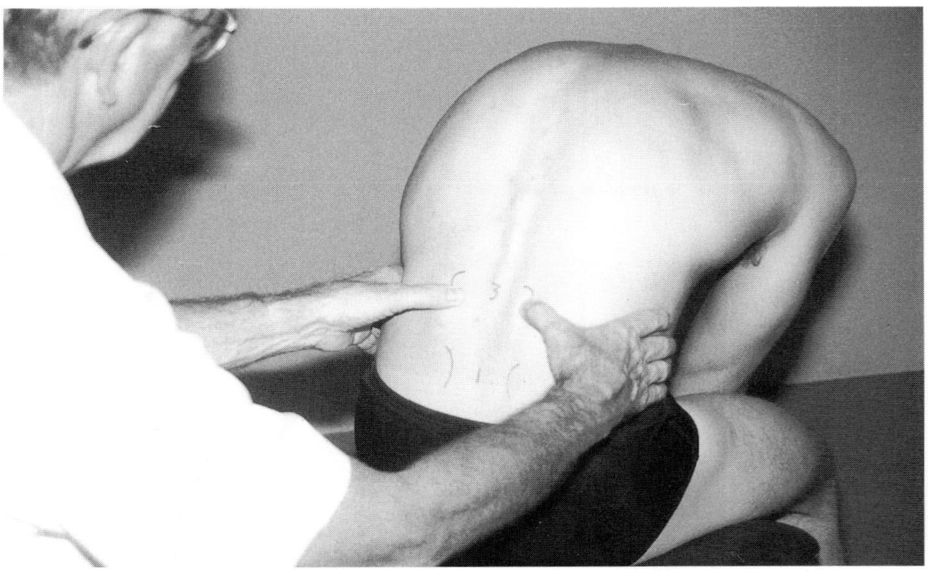

Abb. 6.4: Untersuchung der Wirbelbewegung während der Vorbeuge (Flexion)

Wir haben die Situation beschrieben, in der das eine oder andere Wirbelbogengelenk die Fähigkeit verloren hat, sich zu öffnen oder zu schließen. Sind in einem Segment beide Facettengelenke betroffen, bleiben die Proc. transversi während der Vor- und Rückbeuge in der gleichen Stellung. Wenn eine bilaterale Störung der Facettengelenke vorliegt, so wird dies durch die Untersuchung des interspinösen Raumes während der Vor- und Rückbeuge festgestellt. Können sich die Facettengelenke öffnen, so nimmt der interspinöse Raum in der Rumpfvorbeuge zu. Können sich beide Facettengelenke symmetrisch schließen, so nimmt der interspinöse Raum während der Rückbeuge ab.

Die Untersuchung der Wirbelbewegung mit dieser Technik ist aus mehreren Gründen zu empfehlen. Erstens ist die Methode zuverlässig und jederzeit reproduzierbar. Das Gelenk wird nur in einer Ebene bewegt und nicht multiaxial wie bei den oben beschriebenen Untersuchungsmethoden. Eine artikulierende Bewegung findet nicht statt, und der vertebrale Bewegungsumfang wird nicht beeinflußt. Dem Untersucher wird es dadurch möglich, festzustellen, ob er mit seiner Behandlung eine Veränderung der segmentalen Bewegung erzielt hat oder nicht.

Zum zweiten ist diese Untersuchungstechnik auch in Mehrfachuntersuchungen durch verschiedene Behandler gut anzuwenden, da während der Untersuchung keine Therapie stattfindet. Beim Unterricht von Studenten ermöglicht sie eine übereinstimmende Diagnostik. Wenn fünf verschiedene Untersucher nacheinander ein Gelenk testen und es durch multiple Bewegungsebenen führen, kann es passieren, daß der fünfte Untersucher einen Befund beschreibt, der vom ersten für den eines ganz anderen Patienten gehalten wird. Bei der oben beschriebenen Diagnostik, in der nur eine einzige Bewegungsebene benützt wird, bleiben die Untersuchungsergebnisse sowohl in bezug auf verschiedene Untersucher als auch innerhalb eines definierten Zeitraums wesentlich konstanter.

Drittens empfiehlt sich diese Untersuchungstechnik, weil der Untersucher die Fähigkeit erwirbt, zwischen struktureller und funktioneller Asymmetrie in einem Wirbelsegment zu unterscheiden. Strukturelle Asymmetrien kommen relativ häufig vor, und die Palpation eines dorsal gelegenen Proc. transversus erlaubt keine Unterscheidung zwischen einer Entwicklungsasymmetrie und einer bestehenden Rotationsdysfunktion. Ist ein Proc. transversus prominent, weil eine non-neutrale Dysfunktion eines Wirbels vorliegt (Typ II), wird sich die Prominenz des Proc. transversus während der Rumpfvorbeuge und der Rumpfrückbeuge ändern. In einer Stellung wird sie asymmetrischer und in einer anderen im Vergleich zur Gegenseite mehr symmetrisch werden. Ist der Proc. transversus prominent, weil Entwicklungsasymmetrien vorliegen, und ist das Segment nicht dysfunktionell, so wird der Proc. transversus während der Rumpfvor- und Rumpfrückbeuge immer gleich prominent bleiben. Es gibt eine dritte Möglichkeit, bei der ein stärker prominenter Proc. transversus auf einer Seite gefunden wird. Dies kann vorkommen, wenn sich ein Facettengelenk nicht öffnet und das andere nicht schließt. Bei dieser bilateralen Restriktion bleibt der posteriore Proc. transversus über den gesamten Bewegungsradius hinweg gleich prominent. Diese bilaterale Restriktion können wir von einer strukturellen Asymmetrie unterscheiden, indem wir die Bewegung in den interspinösen Räumen während der Rumpfvor- und Rumpfrückbeuge tasten.

Abbildung 6.5 zeigt ein Beispiel für die Befunde, die wir in der LWS bei non-neutralen Dysfunktionen erheben können. Dabei gehört es zu den grundlegenden Prinzipien der Diagnose, das Verhalten des oberen Wirbels in bezug auf den darunterliegenden zu beschreiben. Das untere Segment ist die Orientierungsebene, auf die sich das obere Segment bezieht. Die Basisebene in unserer Orientierung ist die Frontalebene. Ist das untere Segment nach links rotiert und das obere liegt in der Frontalebene, dann steht der obere Wirbel im Vergleich zum darunterliegenden Segment in Rechtsrotation. Denken Sie stets daran, das Verhalten des oberen Segmentes zum darunterliegenden in Relation zu setzen. In unserem Beispiel steht das Sakrum bei Vorwärtsbeuge, Neutralstellung und Rückwärtsbeuge in der Frontalebene. Auf der Höhe von L5 wird der linke Proc. transversus während der Rumpfvorbeuge mehr prominent, wohingegen er sich im Verhältnis zur Frontalebene sowohl in der neutralen Stellung wie auch in der Rückbeuge symmetrisch verhält. Dieser Befund tritt auf, wenn das linke Facettengelenk sich während der Rumpfvorbeuge nicht öffnen kann. Sowohl in der neutralen Stellung als auch in der Rückbeuge sind die Proc. transversi symmetrisch und geben daher einen Hinweis auf die Fähigkeit der Facettengelenke, sich bei der Rückbeuge symmetrisch zu schließen. Das Ausmaß der Restriktion ist nicht sehr groß, denn es findet in der Neutralstellung keine Rotation nach links statt. Die Diagnose würde lauten: L5 steht extendiert, rotiert und links seitgeneigt (ERS_{links}). Die Bewegungseinschränkung bezieht sich auf die Rumpfvorbeuge, die Rechtsseitneigung und die Rechtsrotation. Registrieren Sie auch, daß bei der Rumpfvorbeuge die Proc. transversi von L1 bis L4 links prominenter sind. Das kommt daher, daß L5 während der Rumpfvorbeuge nach links rotiert ist und die anderen vier Lendenwirbel dieser Bewegung gefolgt sind, wobei sich ihre Facettengelenke während der Rumpfvorbeuge symmetrisch geöffnet haben.

Bei L4 haben wir einen anderen Befund. In dieser Segmenthöhe wird bei der Rückbeuge der rechte Proc. transversus prominenter, verglichen mit den symmetrischen Proc. transversi von L5. Sowohl in der Neutralstellung wie auch bei der Rumpfvorbeuge folgt L4 dem Verhalten von L5, bei der Rumpfrückbeuge tut er dies nicht. Bei der Rumpfrückbeuge ist die Fähigkeit des linken Facettengelenkes, sich zu schließen, beeinträchtigt. Während der Rumpfrückbeuge wird durch den normalen Schluß des rechten Facettengelenkes der Wirbel in eine Rechtsrotation, Rechtsseitneigung und Rückbeuge auf der rechten Seite gebracht. Somit lautet die Diagnose für L4: der Wirbel steht gebeugt, rotiert und seitgeneigt nach rechts (FRS_{rechts}). Die Bewegungseinschränkung besteht in der Rückbeuge, der Linksseitneigung und der Linksrotation. Achten Sie wiederum darauf, daß die Proc. transversi von L1 bis L3 auf der rechten Seite auch bei der Rumpfrückbeuge posterior stehen. Dies ist ein normaler Befund, da die Proc. transversi der Rechtsrotation von L4 folgen. Ihre Facettengelenke können sich symmetrisch schließen.

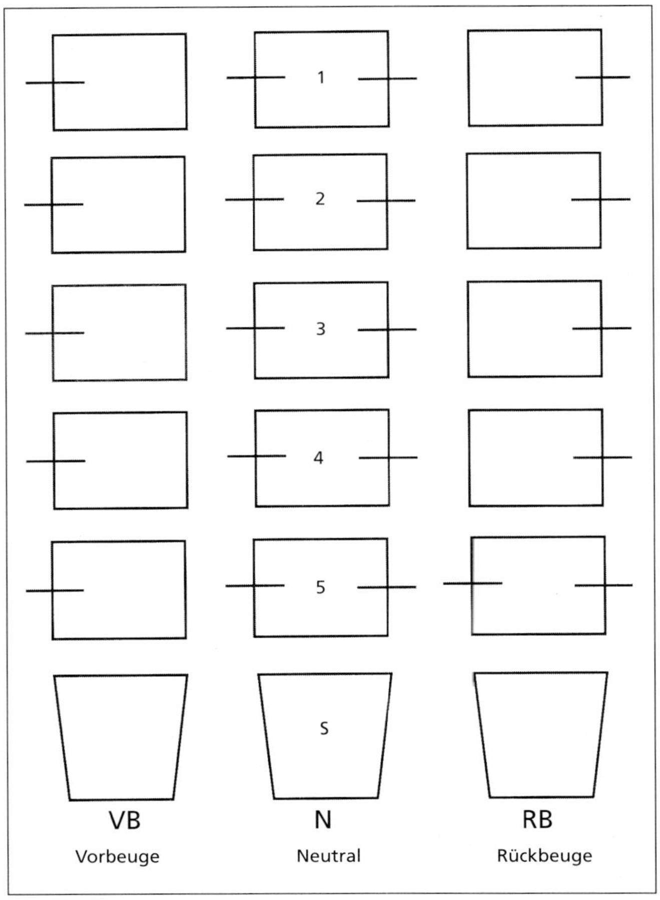

Abb. 6.5: Beispiel für eine non-neutrale (Typ II) Dysfunktion in einem Segment

6.4 Die neutrale Dysfunktion (Gruppendysfunktion)

Die Eigenschaften einer neutralen Gruppendysfunktion sind wie folgt:

1. Mehrere Segmente sind betroffen (drei oder mehr).
2. Die Einschränkung in Flexion oder Extension ist sehr geringfügig ausgeprägt.
3. Die Einschränkung der Gruppe von Segmenten findet bei der Seitneigung in eine Richtung und bei der Rotation in die Gegenrichtung statt (Abb. 6.6).

Sind drei oder mehrere Wirbelsegmente bei der Bewegungseinschränkung betroffen, so resultiert daraus eine Krümmung zu einer Seite. Wir finden die Prominenz auf der Seite der Konvexität, nachdem die Wirbel auf diese Seite rotiert sind. Bei der Palpation tastet man eine Prominenz über den Proc. transversi dreier oder mehrerer übereinanderliegender Wirbel. Dieser Befund wird häufig als Muskelhypertonie oder Muskelspasmus fehldiagnostiziert, weil die über den posterior gelegenen Proc. transversi lokalisierte Muskulatur prominenter ist und den Eindruck erweckt, daß der Muskel spastisch, hyperton oder sehr fest ist. Der Muskel ist in der Tat prominent, doch der Befund resultiert aus der Rotation der Wirbel, welche über die Proc. transversi die Muskelmasse mehr nach hinten schieben.

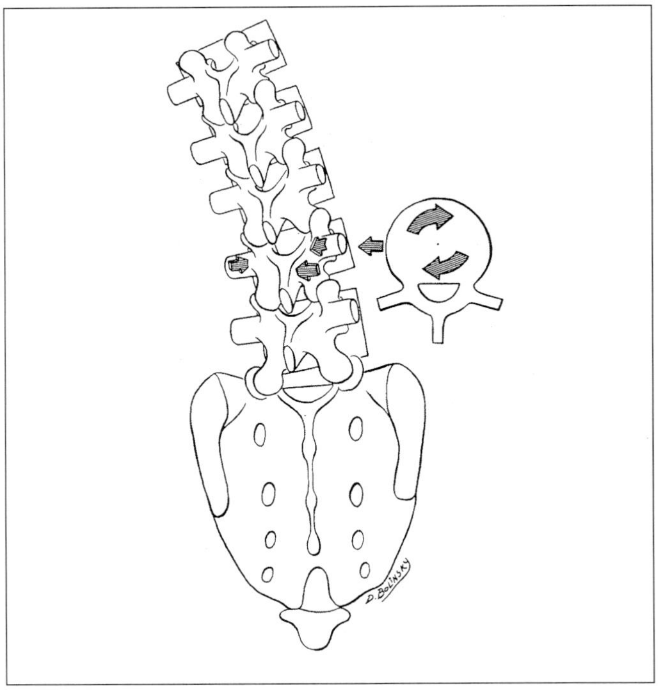

Abb. 6.6: Neutrale Gruppendysfunktion

Während der Diagnostik im Sitzen, im Liegen, in der Rumpfvorbeuge und in der Rumpfrückbeuge bleibt die Prominenz über den Proc. transversi auf einer Seite erhalten. Sie kann sich im Bewegungsverlauf etwas abschwächen oder verstärken, aber es gibt keine Position, in der die Proc. transversi auf beiden Seiten symmetrisch werden. Die Bewegungseinschränkung, die wir bei dieser Gruppe von Segmenten finden, besteht in einer geringfügigen Einschränkung bei Rumpfvor- und -rückbeuge und in einer erheblichen Einschränkung der Seitneigung auf der konvexen Seite und der Rotation auf der konkaven Seite.

Neutrale Dysfunktionen werden auch Typ I-Dysfunktionen genannt. Die gekoppelte Bewegung ist auf der einen Seite in bezug auf die Seitneigung, auf der Gegenseite in die Rotation eingeschränkt. Diese Dysfunktionen finden wir bei kompensierten Skoliosen oder skoliotischen Fehlhaltungen. Häufig treten sie oberhalb oder unterhalb eines dysfunktionellen Wirbelsegmentes oder auch sekundär bei Störungen in einem anderen Gebiet auf. Da bei diesen Dysfunktionen zahlreiche Wirbelsegmente betroffen sind, finden sie häufig besondere Beachtung. Sie sollten jedoch, gerade weil sie häufig im Gefolge anderer Befunde auftreten, erst im Anschluß an die primäre Dysfunktion behandelt werden, und dabei kann es

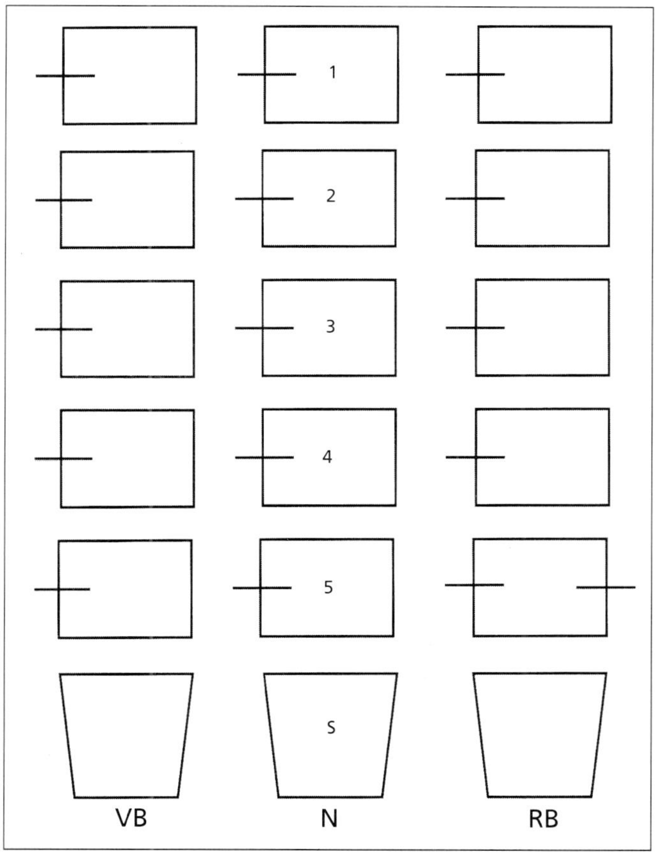

Abb. 6.7: Beispiel für eine neutrale Gruppendysfunktion (Typ I)

sich entweder um eine non-neutrale Dysfunktion oder eine Fehlstellung der Sakrumbasis handeln.

Abb. 6.7 zeigt den Befund, den wir bei einer Gruppendysfunktion finden. Achten Sie auf die non-neutrale Dysfunktion im Segment L5, die in einer ERS_{links} besteht, wie wir sie bereits in Abb. 6.5 gesehen haben. Bei diesem Beispiel sind die linken Querfortsätze von L1-L4 bei der Rumpfvorbeuge, in der Neutralstellung und in der Rumpfrückbeuge prominent. Unabhängig von der Haltung des Patienten besteht eine Rotation von L1 bis L4 nach links. Diese Dysfunktion nennen wir eine neutrale Gruppendysfunktion von L1 bis L4. Die Positionsdiagnose lautet: Neutralstellung, Seitneigung rechts und Rotation nach links. Eine andere diagnostische Beschreibung für diese Gruppendysfunktion lautet: L1-4 EN (*easy normal*) links, was eine Linkskonvexität anzeigt.

Bei der Therapie werden zuerst die non-neutralen Dysfunktionen, dann die noch bestehenden Gruppendysfunktionen behandelt.

6.5 Hypermobilität

Manualmedizinische Techniken sind beim Vorliegen einer Bewegungseinschränkung gelenkiger Strukturen von großem therapeutischen Wert. Werden sie bei hypermobilen Segmenten angewandt, können sie negative Folgen nach sich ziehen und die Hypermobilität verstärken.

In der strukturellen Diagnostik treffen wir auf drei Arten von Hypermobilität: (a) Hypermobilität aufgrund von Bindegewebe-Erkrankungen wie das Ehlers-Danlos-Syndrom, das Marfan-Syndrom, das Syndrom der marfanoiden Hypermobilität oder andere, noch seltenere Erkrankungen; (b) die physiologische Hypermobilität, die wir bei bestimmten Körpertypen (ektomorph) und häufig bei BallettänzerInnen, TurnerInnen und anderen SportlerInnen finden; und (c) die kompensatorische Hypermobilität, die aus einer Hypomobilität in einem anderen Bereich des muskuloskelettalen Systems resultiert.

Die pathologische Hypermobilität tritt bei bestimmten Krankheiten mit histologischen und auch biomechanischen Veränderungen im Bindegewebe auf. Beim Ehlers-Danlos-Syndrom besteht eine Hypermobilität in den Gelenken, weiterhin eine vermehrte Dehnbarkeit der Haut und häufig auch Hautnarben. Diese Erkrankung wurde bei Zirkuskünstlern festgestellt, die als Gummi- oder Schlangenmenschen bezeichnet werden. Beim klassischen Marfan-Syndrom finden wir lange schlanke Gliedmaßen, Linsenektopie, eine Dilatation der Aorta ascendens und einen Mitralklappenprolaps. Obwohl der Schweregrad all dieser Krankheitsmerkmale beim Marfan-Syndrom von Patient zu Patient variiert, finden wir immer eine Gelenkhypermobilität. Nach einer Gelenkverletzung nimmt die Hypermobilität noch zu, und es ist sehr schwierig, solche Patienten zu behandeln, die dann häufig zu ihren Anomalien im muskuloskelettalen System noch weitere somatische Dysfunktionen erworben haben. Beim Syndrom der marfanoiden Hypermobilität finden wir die gleichen Befunde am Bewegungsapparat. Augenanomalien oder Gefäßveränderungen scheinen nicht aufzutreten.

Bei der physiologischen Hypermobilität finden wir eine Hypermobilität der Langfinger, Daumen, Ellenbogen, Knie und bei der Rumpfvorbeuge. Für Langfinger, Daumen, Ellenbogen und Knie wurde eine Neun-Punkt-Skala erstellt, wobei für die Rumpfvorbeuge ein Punkt erteilt wird. Patienten mit physiologischer Hypermobilität sind häufig unter TurnerInnen und BallettänzerInnen zu finden. Zusätzliche Beweglichkeit kann durch Training und Bewegungsübungen erzielt werden. Unter normalen Umständen nimmt die Gelenkbeweglichkeit während der Kindheit rasch und während des Erwachsenenalters dann allmählich ab. Bei Menschen mit vermehrter physiologischer Hypermobilität besteht ein erhöhtes Risiko für muskuloskelettale Symptome und degenerative Erkrankungen.

Der Manualtherapeut ist vor allem mit der sekundären Hypermobilität befaßt. Eine kompensatorische Hypermobilität scheint sich als Sekundärreaktion auf hypomobile Stellen in der Wirbelsäule zu bilden. Die Segmente kompensatorischer Hypermobilität können entweder den hypomobilen Segmenten unmittelbar benachbart oder weiter entfernt davon sein. Klinisch scheint sich auch eine relative Hypermobilität auf der einem eingeschränkten Segment gegenüberliegenden Seite zu finden. Das größte Problem in Bereichen sekundärer kompensatorischer Hypermobilität besteht darin, daß diese Segmente häufig symptomatisch werden. Da sie versuchen, eine eingeschränkte Bewegung in einem anderen Bereich zu kompensieren, erhalten sie durch die zunehmende Mobilität eine exzessive Stimulation und werden häufig schmerzhaft, was ihnen wiederum die Aufmerksamkeit des Therapeuten sichert. Es besteht die Gefahr, daß er nun das hypermobile Segment aufgrund seiner Symptomatik behandelt und nicht erkennt, daß das Symptom sich sekundär auf eine Hypomobilität anderswo aufgepfropft hat. In den meisten Fällen von kompensatorischer Hypermobilität ist keine oder nur eine minimale direkte Behandlung nötig, da sie auf eine adäquate Behandlung von hypomobilen Segmenten an anderen Stellen der Wirbelsäule sehr gut anspricht. Viele Kollegen in der muskuloskelettalen Medizin benutzen eine Sklerosierungstechnik (Prolotherapie), um die Ligamente eines hypermobilen Segmentes zu straffen. Diese Methode wird seit vielen Jahren erfahrungsheilkundlich praktiziert. Inzwischen haben neuere klinische Studien und Experimente an Tieren gezeigt, daß die Prolotherapie die Gelenkstabilität tatsächlich erhöht und auch zu einer Verminderung der Nozizeption beizutragen scheint. Nach den Erfahrungen des Autors kommt es zu einer Selbstregulation in den Gebieten sekundärer kompensatorischer Hypermobilität, wenn wir die hypomobilen Zonen adäquat behandelt haben und das gesamte muskuloskelettale System in die funktionelle Balance gebracht wurde.

Wenn man Hypermobilität diskutiert, muß auch über Instabilität gesprochen werden. Instabilität tritt immer dann auf, wenn der Gewebeschaden erheblich ist und die einzelnen Gelenkstrukturen ihre anatomische Integrität verlieren. Die Grenzlinie zwischen extensiver Hypermobilität und Instabilität ist nicht ganz einfach zu ziehen. Bei einer schweren Instabilität besteht die geeignete Behandlung entweder in einer stabilisierenden operativen Intervention oder in einer orthopädischen Hilfsmittelversorgung.

6.5.1 Die Diagnose der Hypermobilität

Beim Ehlers-Danlos-Syndrom, beim Marfan-Syndrom sowie bei der marfanoiden Hypermobilität ist die Diagnose einfach, solange gewisse Verdachtsmomente durch Untersuchungsbefunde erhärtet werden können. Mit der oben erwähnten Neun-Punkte-Skala läßt sich eine relative Hypermobilität gut erfassen und beurteilen. Schwieriger ist die Diagnose einer lokalen kompensatorischen Hypermobilität. Dabei benutzen wir für die Untersuchung Variationen der regionalen segmentalen Bewegungsprüfung. Man versucht, ein Segment zu fixieren und das benachbarte im Vergleich dazu zu bewegen. Sodann wird der Befund mit den Normalbefunden der Segmente oberhalb und unterhalb des vermutlich hypermobilen Segments verglichen. Dabei haben sich Translationsbewegungen als am brauchbarsten erwiesen. In der Lendenwirbelsäule kann der Patient auf der Seite liegen, während der Untersucher jedes Wirbelsegment testet. Umfassen wir mit Daumen und Zeigefinger zwei Dornfortsätze, so kann eine laterale translatorische Bewegung ausgeführt und mit den darüber- und darunterliegenden Segmenten verglichen werden (Abb. 6.8). Benutzen wir nun dieselbe Position in Seitenlage mit gebeugten Hüften und Knien, so kann der Untersucher ein bestimmtes Segment untersuchen, indem er das darüberliegende fixiert und dann durch Druck seines Oberschenkels gegen die Knie des Patienten eine anterior-posteriore Translationsbewegung induziert (Abb. 6.9). In der gleichen Lage können wir eine kombinierte Seitneigung und Rotationsbewegung induzieren, indem der Behandler Knie und Knöchel umfaßt und die Extremitäten anhebt (Abb. 6.10). Sodann werden beide Beine am Tisch vorbei nach unten geführt (Abb. 6.11) und dabei die hinteren Anteile der Lendenwirbel getastet. Ein weiterer Hypermobilitätstest beruht auf der Tatsache, daß bei der Rückbeuge die Translation nach lateral vermindert ist, wenn sich die Facettengelenke symmetrisch schließen. Der Patient befindet sich in Bauchlage auf dem Untersuchungstisch, wobei er das Kinn mit beiden Händen abstützt (Abb. 6.12), der Untersucher legt beide Daumen beidseits am Proccessus spinosus an und führt eine Translation von links nach rechts und von rechts nach links durch (Abb. 6.13). Ein Vergleich der Translationsfähigkeit von Segment zu Segment vermittelt einen Eindruck davon, ob ein Segment mobiler ist als das andere. Die Diagnostik der Hypermobilität erfordert sehr viel Übung und die Beurteilung der Tests ist recht subjektiv. Liegt der Verdacht auf eine bedeutsame segmentale Hypermobilität vor, so sollten zur Untermauerung der Diagnose Röntgenaufnahmen unter Belastung in Flexion/Extension sowie Rechts- und Linksseitneigung durchgeführt werden.

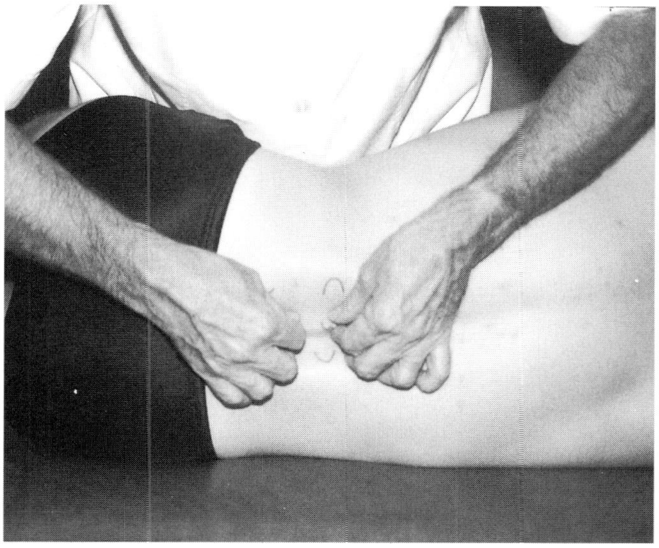

Abb. 6.8: Untersuchung der Hypermobilität während der latero-lateralen Translation

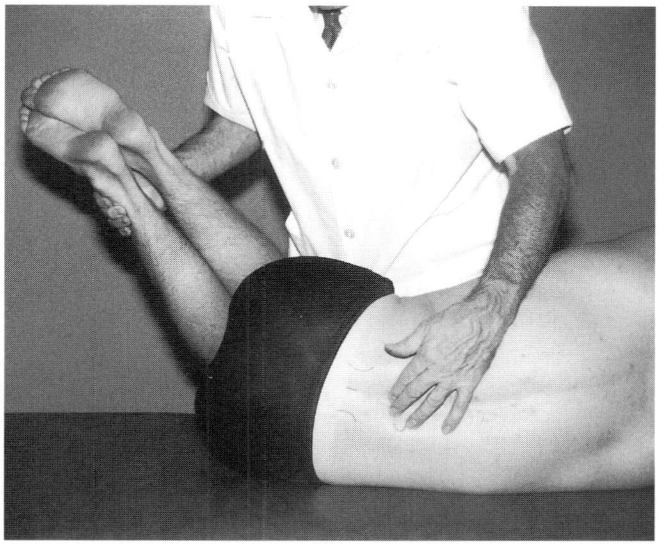

Abb. 6.10: Prüfung der Hypermobilität bei Seitneigung und Rotation

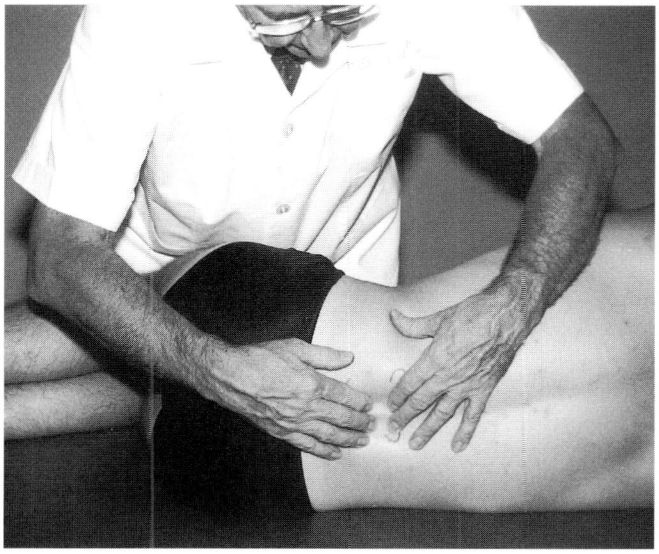

Abb. 6.9: Prüfung der Hypermobilität bei der anterior-posterioren Translation

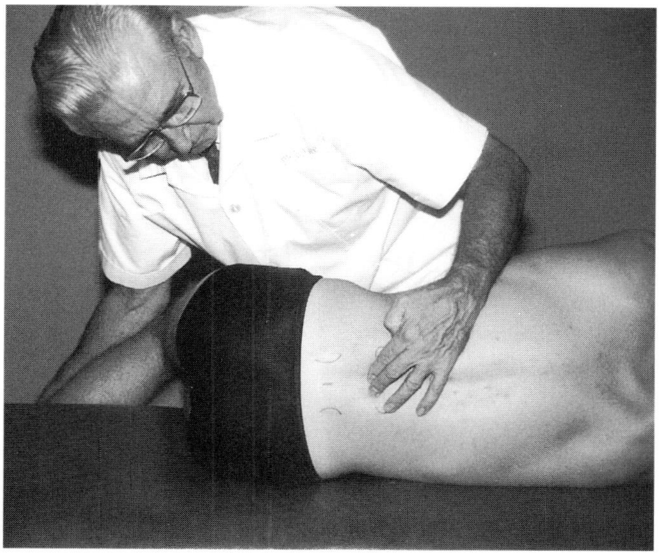

Abb. 6.11: Prüfung der Hypermobilität bei Seitneigung und Rotation

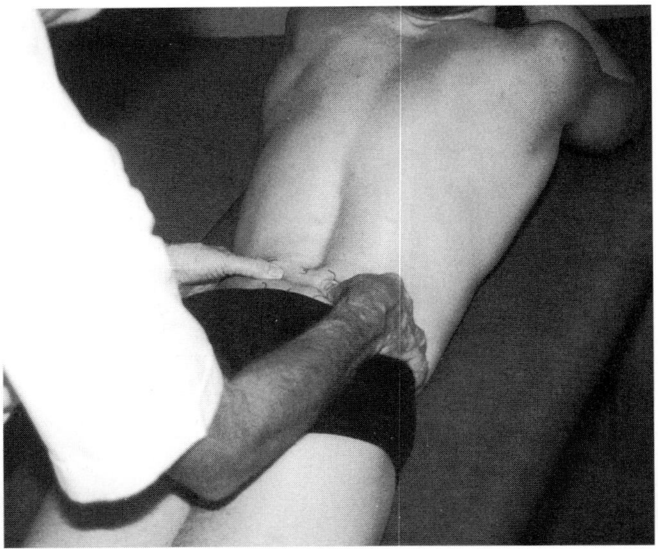

Abb. 6.12: Prüfung der Hypermobilität; beginnend mit dem Daumenkontakt auf Quer- und Dornfortsätzen während der Rückbeuge (Extension)

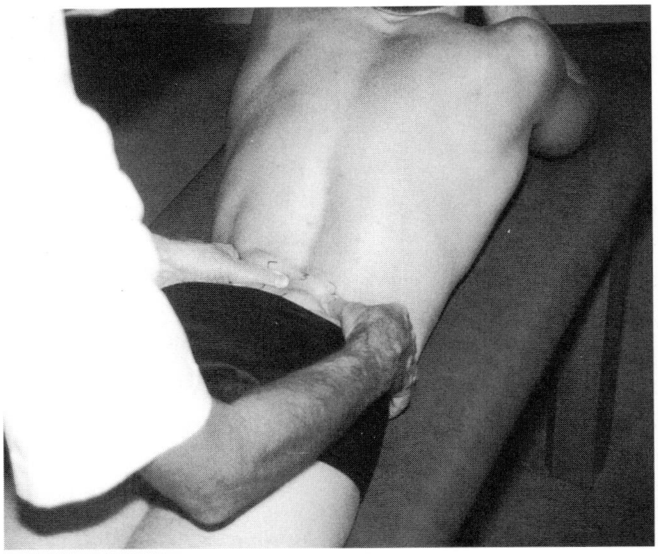

Abb. 6.13: Prüfung der Hypermobilität durch Translation von links nach rechts in Rückbeuge (Extension)

6.6 Zusammenfassung

Obwohl für die Erklärung der Biomechanik der segmentalen Wirbelbewegung und die pathologischen Vorgänge, die diese einschränken, noch immer ein erheblicher Forschungsbedarf besteht, sind die hier vorgestellten Konzepte und Methoden für den Manualtherapeuten von großer Bedeutung. Sie vermitteln ihm ausreichend exakte diagnostische Informationen für die Behandlung, für die Dokumentation und für die Kommunikation mit Kollegen. Übung und Erfahrung sind jedoch entscheidend für die strukturelle Diagnostik der eingeschränkten Wirbelbewegung.

7 Weichteiltechniken und Mobilisierungstechniken ohne Impuls

Es gibt zahlreiche therapeutische Ansätze, den Körper mit den Händen zu behandeln. Diese Therapieformen wirken über eine periphere Stimulation. In Kapitel 4 wurden bereits Weichteiltechniken wie die Triggerpunktbehandlung nach Travell, die Arbeit über die Chapman-Reflexe, Akupunktur und andere erwähnt. In diesem Kapitel werden nun Weichteiltechniken beschrieben, die sich in der manuellen Medizin seit langem bewährt haben und als klinisch wirksam akzeptiert sind. Dabei besteht eine große Ähnlichkeit mit den klassischen Massagetechniken.

7.1 Definition

Die Weichteiltechnik wird definiert als *„Therapie, die auf das nicht knöcherne Gewebe einwirkt, wobei über diagnostische Palpation die Reaktion des Körpers sowie Veränderungen im Bewegungsumfang wahrgenommen werden. Die therapeutischen Techniken umfassen Querdehnungen, Längsdehnungen, tiefen inhibitorischen Druck, Traktionen und/oder die Separation von Muskelursprung und Muskelansatz*" (Glossary of Osteopathic Terminology. J. Am. Osteopath. Assoc. 80:552–567, 1981).

7.2 Zweck der Weichteiltechniken

Die Weichteiltechniken verbinden diagnostisches und therapeutisches Handeln. Sie dienen häufig als Vorbereitung für andere, spezifisch an den Gelenkstrukturen ansetzende manuelle Techniken. Weichteiltechniken können auch isoliert therapeutisch angewandt werden.

7.2.1 Wirkmechanismen

Diese Techniken haben mechanische, zirkulatorische und neurologische Effekte und sind sowohl bei akuten wie auch bei chronischen Krankheitsbildern indiziert. Über Weichteiltechniken können Haut, Faszien und Muskeln gedehnt und dadurch in Beweglichkeit und Verschieblichkeit verbessert werden. Sie sind hilfreich zur Förderung des Blut- und Lymphabflusses aus den Weichteilen des muskuloskelettalen Systems und führen zu einer Entstauung bei Verletzungen oder umschriebenen Erkrankungen. Ihre neuroreflektorische Wirkung wird therapeutisch zur Behandlung des muskulären Hypertonus und der muskulären Spastik ausgenutzt. Diese neuroreflektorischen Effekte können, je nach Anwendung der Technik, stimulierend oder inhibierend wirken. Weichteiltechniken können eine Schmerzreduktion im muskuloskelettalen System herbeiführen. Dies rührt höchstwahrscheinlich von der Freisetzung endogener Opioide und anderer Neurotransmitter her. Eine weitere mögliche Wirkung ist die Reflexmodulation auf spinaler Ebene, die durch die Stimulation von Mechanorezeptoren, Propriorezeptoren und Nozizeptoren der Weichteile erzielt wird.

7.2.2 Tonisierender Effekt

Weichteiltechniken haben eine tonisierende Wirkung, wovon insbesondere länger bettlägerige Patienten profitieren. Körpertonus und Wohlbefinden scheinen durch ihre Anwendung erhöht zu werden. Da viele dieser Techniken unspezifisch anwendbar sind und verschiedene Effekte haben können, sollte der Manualtherapeut vor der Behandlung ein spezifisches Therapieziel festgelegt haben. Ist das Ziel einmal klar, kann die Technik an den aktuellen Zustand des Patienten angepaßt werden, wobei die Behandlungsmodalitäten sowie die Fähigkeiten und Körperkräfte des Therapeuten zu berücksichtigen sind.

7.3 Die verschiedenen Weichteiltechniken

Bei den Weichteiltechniken werden manuelle Druck- und Zugreize auf die Muskulatur ausgeübt (Abb. 7.1). Wird der Reiz im rechten Winkel zur Längsachse des Muskels appliziert, nennen wir dies eine Querdehnung. Druck und Zug entlang der Längsachse eines Muskels wird Längsdehnung oder lineare Dehnung genannt. Erfolgt die Dehnung in beide Richtungen entlang der Längsachse des Muskels, wird eine Separation von Ursprung und Ansatz erreicht. Wird ein stetiger tiefer Druck nahe an der Knocheninsertion des Muskels ausgeübt, nennen wir diese Technik „tiefen inhibitorischen Druck". Obwohl diese Techniken primär auf die Muskulatur gerichtet sind, ist zu beachten, daß die Einwirkung eines Druck- und Zugreizes auf einen Muskel auch Haut, subkutane Faszie sowie tiefe, den Muskel umgebende Faszien beeinflußt. All diese Gewebe werden durch Weichteiltechniken mitbehandelt.

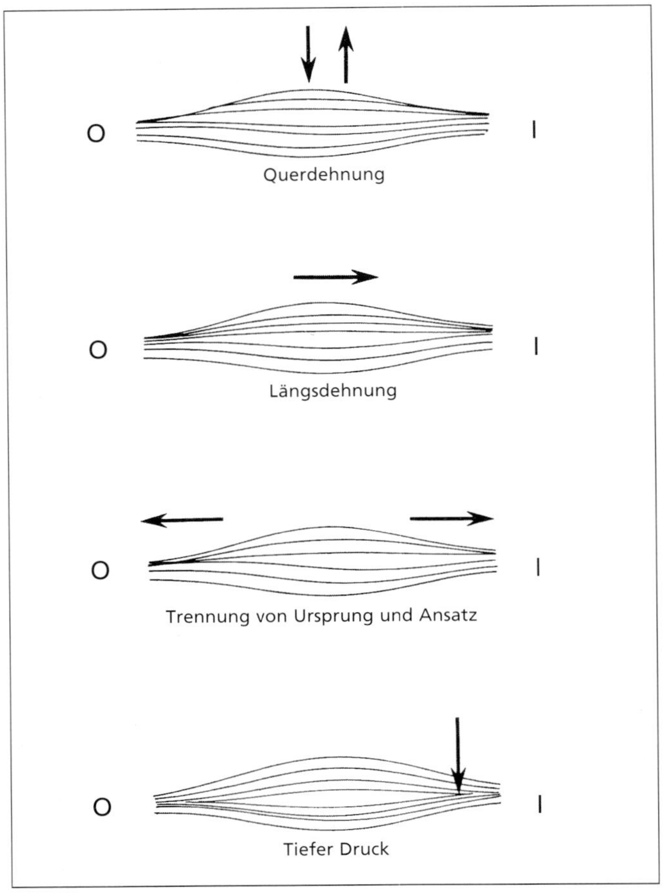

Abb. 7.1: Weichteiltechniken

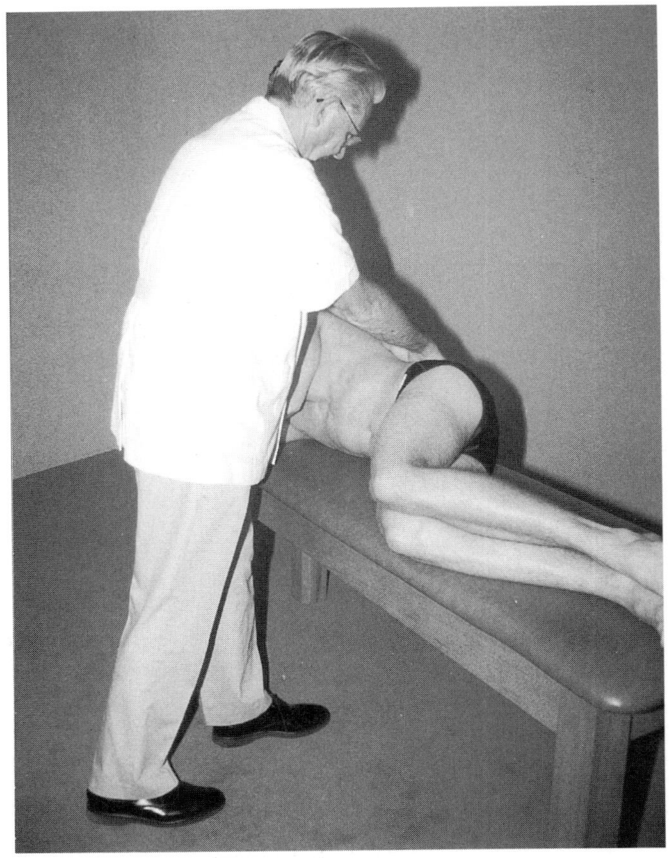

Abb. 7.2: Stellung des Behandlers

7.4 Therapeutische Prinzipien der Weichteiltechniken

Wie bei allen manualtherapeutischen Techniken sollte der Behandler eine bequeme und stabile Stellung einnehmen, um Belastungen seines eigenen Bewegungsapparates sowie schnelle Ermüdung zu vermeiden. Der Behandlungstisch muß die richtige Höhe haben, um unnötiges Vorbeugen des Behandlers zu vermeiden (Abb. 7.2). Der Therapeut sollte entspannt stehen, ein Bein nach vorne gestellt, so daß durch das Vor- und Rückwärtspendeln seines Körpers ein Zug entsteht, der bei der Behandlung eingesetzt werden kann und somit die Kräfte des Therapeuten schont.

Auch der Patient sollte eine entspannte und bequeme Lage einnehmen. Bei der Behandlung in Bauchlage liegt der Kopf zum Behandler gewandt, um den zervikothorakalen Übergang nicht unnötigt durch laterale Kräfte zu belasten. Befindet sich der Patient in Seitenlage, müssen Kopf und Hals mit Hilfe einer Unterlage unterstützt werden. Zur Gewährleistung einer stabilen und bequemen Position hat es sich bewährt, den Patienten aufzufordern, Füße und Knie aneinander zu legen und Knie und Hüften leicht zu beugen. Entspannung und Kooperation sollten das Verhältnis zwischen Patient und Behandler prägen.

Die Handanlage ist bei den Weichteiltechniken sehr wichtig. Dabei werden hauptsächlich Fingerspitzen, Daumen und Daumenballen verwendet. Benutzt der Behandler die Fingerspitzen, um Kontakt mit dem Gewebe aufzunehmen, so ist die Flexion im distalen Interphalangealgelenk eine Funktion des M. flexor digitorum profundus (Abb. 7.3). Anfänger auf dem Gebiet der manuellen Medizin müssen die tiefen Beugesehnen kräftigen, um einen adäquaten Druck auf die Weichteile ausüben zu können. Daumen und Palmarfläche des Daumens können entlang der Muskelachse angelegt werden und einzeln (Abb. 7.4), beidhändig (Abb. 7.5) oder durch Verstärkung einer Hand mit der anderen (Abb. 7.6) verwendet werden. Es ist sehr wichtig, die Weichteile exakt zu lokalisieren und in der richtigen Schicht mit adäquater Dosierung von Druck und Zug zu behandeln. Am M. erector spinae gilt es, zwei häufige Fehler zu vermeiden. Der erste Fehler besteht darin, auf der behandelten Seite den Druck zum Proc. spinosus hin und nicht von ihm weg zu richten. Dies verursacht eine schmerzhafte Kompression des Muskels gegen die laterale Seite des Proc. spinosus und wirkt dem therapeutischen Erfolg entgegen. Der zweite Fehler besteht darin, daß die Therapeutenhand

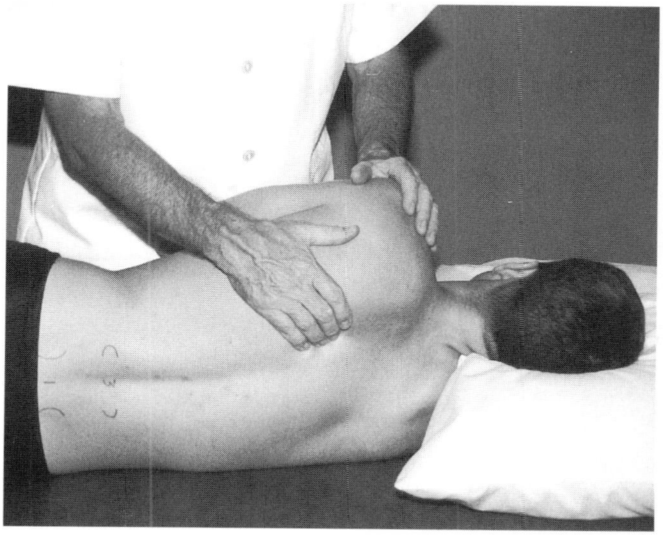

Abb. 7.3: Weichteiltechnik, Kontaktaufnahme mit gebeugten Fingerspitzen

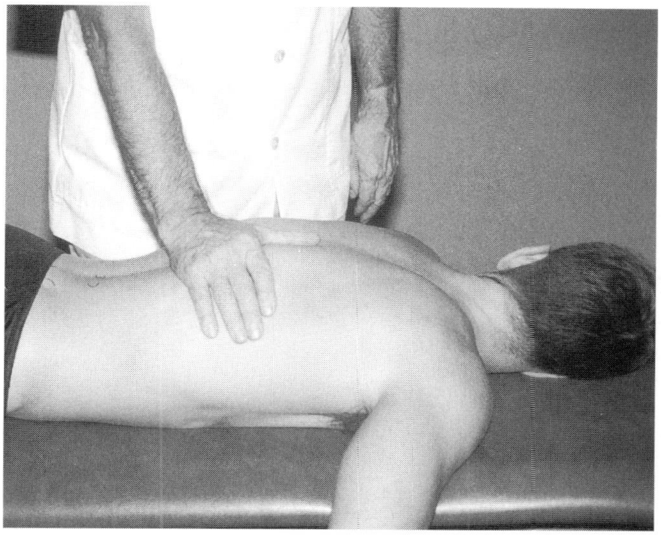

Abb. 7.4: Weichteiltechnik, Kontaktaufnahme mit nur einem Daumenballen

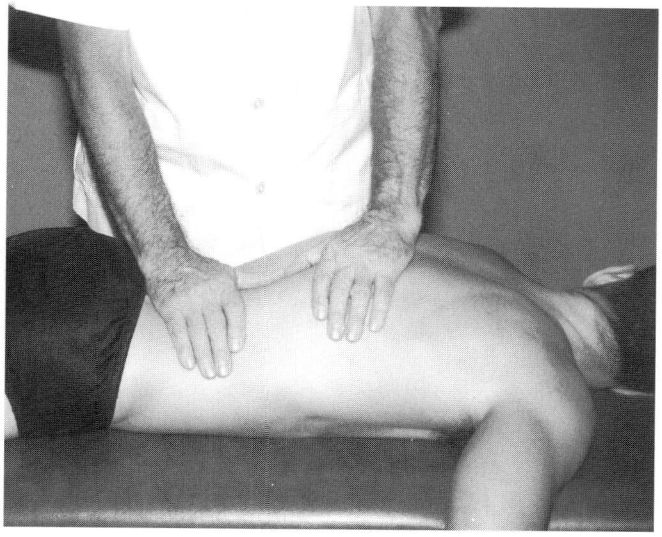

Abb. 7.5: Weichteiltechnik, Kontaktaufnahme durch beide Daumenballen und Daumen

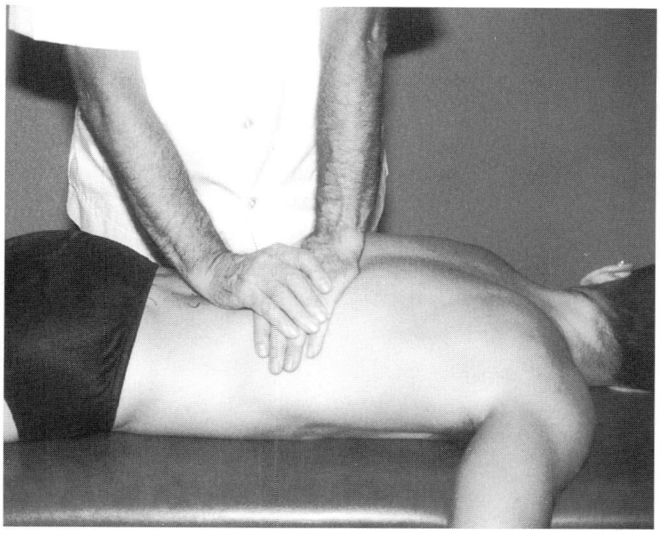

Abb. 7.6: Weichteiltechnik, Kontaktaufnahme durch Doppelung der Hände

über einen hypertonen Muskel hinweg rutscht, weil sie nicht in der richtigen Muskelschicht plaziert wurde und daher keine Kontrolle über den Muskel ausüben kann. Die Anlage der Hände und die Kontrolle der Muskelschicht sind somit von großer Bedeutung.

Die Dosierung der Weichteiltechniken wird durch Stärke, Rhythmus und Applikationsdauer, am wesentlichsten jedoch durch das Feedback, das der Therapeut vom Gewebe erhält, modifiziert. Eine konstante Evaluierung der Gewebeantwort ist entscheidend für den Behandlungserfolg. Die Behandlung sollte bis zum Auftreten der gewünschten Gewebeantwort fortgesetzt und dann beendet werden. Erfüllt die Gewebeantwort nicht die erwarteten Kriterien, sollte die Technik nicht weiter angewandt werden. Dann müssen Diagnose und aktuelle Reaktionslage des Patienten erneut überprüft werden. Langsam und kontinuierlich applizierte Weichteiltechniken üben eine inhibitorische Wirkung auf die Gewebe aus. Schnelle und starke Krafteinwirkungen im Sinne von Druck und Zug scheinen einen stimulierenden Effekt zu haben. Die Stärke der Krafteinwirkung wird durch das angestrebte Ziel und die Gewebeantwort modifiziert.

Der Behandler muß wissen, daß beim Patienten zusätzlich zu der Gewebeantwort weitere Reaktionen auftreten können. Manchmal werden Patienten unruhig; dann wiederum reagieren sie sehr entspannt oder sogar euphorisch. Auch wenn diese Techniken passiv sind, führen sie zur Ermüdung des Patienten. Daher sollte die Behandlungszeit auf die Reaktion des Patienten abgestimmt werden.

7.5 Weichteiltechniken

Halswirbelsäule

Technik: Unilaterale Querdehnung

1. Der Patient befindet sich in Rückenlage auf dem Untersuchungstisch. Der Untersucher steht neben dem Tisch, dem Patienten zugewandt (Beispiel linke Seite) (Abb. 7.7).
2. Die rechte Hand des Therapeuten stabilisiert die Stirn des Patienten.
3. Die linke Hand des Therapeuten umfaßt die rechte paravertebrale Muskulatur, die Fingerspitzen liegen medial der Muskelmasse und lateral vom Proc. spinosus.
4. Es erfolgt eine Querdehnung der Halsmuskulatur, wobei die linke Hand des Therapeuten nach lateral und anterior zieht, während die rechte Hand für die Stabilität des Kopfes sorgt.
5. Die Querdehnung wird rhythmisch wiederholt, wobei Regionen mit erhöhtem Muskeltonus und Weichteilkongestion besonders berücksichtigt werden.
6. Die Technik kann dahingehend variiert werden, daß der Patient den Kopf nach links rotiert, während der Therapeut mit der linken Hand die Dehnung ausführt. Eine Gegenkraft kann durch die rechte Hand des Therapeuten im Sinne einer „Schiebe-/Ziehbewegung“ ausgeübt werden.
7. Die Technik kann auf der Gegenseite wiederholt werden, der Therapeut steht dann auf der rechten Seite des Patienten.

Weichteiltechniken

Halswirbelsäule

Technik: Bilaterale Querdehnung

1. Der Patient befindet sich in Rückenlage auf dem Untersuchungstisch. Der Therapeut steht am Kopfende des Tisches (Abb. 7.8).
2. Die Fingerspitzen des Untersuchers nehmen mit dem medialen Rand der paravertebralen Halsmuskulatur Kontakt auf.
3. Der Behandler führt gleichzeitig an beiden Seiten der Halsmuskulatur eine Querdehnung durch, wobei sich die Hände von oben nach unten und von unten nach oben bewegen. Dabei konzentrieren wir uns auf die Seite der erhöhten Gewebe- und Muskelspannung.
4. Der Behandler kann auch eine Extension in der Längsachse in Verbindung mit einer Querdehnung durchführen, indem er sich mit seinem Körpergewicht über die gestreckten Arme nach hinten lehnt.

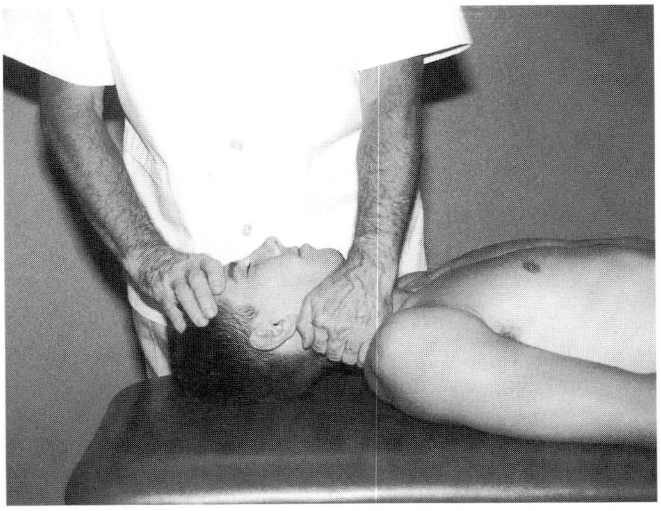

Abb. 7.7

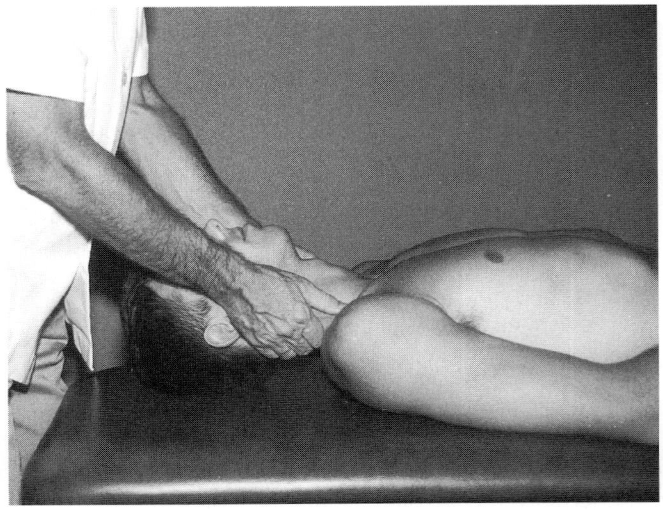

Abb. 7.8

Weichteiltechniken

Halswirbelsäule

Technik: Längsdehnung entlang der Längsachse

1. Der Patient liegt auf dem Rücken, der Behandler sitzt am Kopfende des Tisches.
2. Eine Hand des Therapeuten umgreift den knöchernen Schädel mit Zeigefinger und Daumen. Der Kontakt wird dabei an der Insertion der Halsmuskulatur am Okziput aufgenommen. Die andere Hand umgreift das Kinn (Abb. 7.9).
3. Durch den Einsatz des Körpergewichtes wird eine Extension entlang der Längsachse in kranialer Richtung durchgeführt (Traktion) und dann die Spannung wieder reduziert.
4. Wiederholen Sie die Technik, wenn nötig

Vorsicht: Zuviel Traktion ist häufig kontraproduktiv.

Weichteiltechniken

Halswirbelsäule

Technik: Tiefer Druck auf die Subokzipitalmuskulatur

1. Der Patient befindet sich in Rückenlage. Der Therapeut sitzt am Kopfende des Tisches.
2. Die Fingerspitzen beider Hände nehmen Kontakt mit dem knöchernen Ansatz der tiefen Halsmuskulatur subokzipital auf.
3. Durch Beugung der distalen Interphalangealgelenke übt der Therapeut einen stetigen tiefen Druck über den Muskelansätzen am Okziput aus (Abb. 7.10).
4. Der Druck wird auf jeder Seite gegeben, um Symmetrie in Muskelspannung und Muskeltonus zu erzielen.
5. Der Druck wird beendet, wenn beidseits eine Relaxation eintritt.

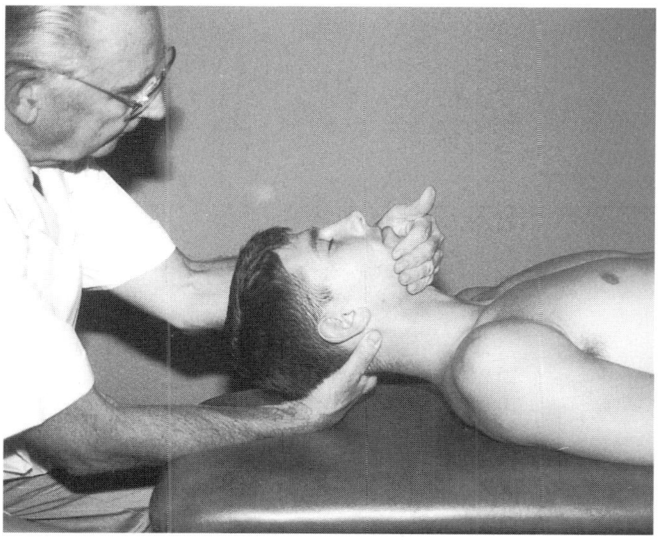

Abb. 7.9

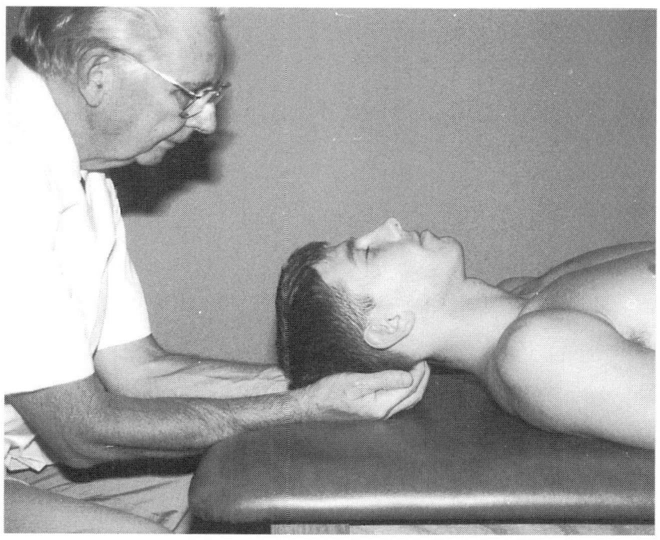

Abb. 7.10

Weichteiltechniken

Halswirbelsäule

Technik: Separation von Muskelursprung und Muskelansatz (Beispiel: rechter oberer M. trapezius)

1. Der Patient liegt auf dem Rücken. Der Therapeut sitzt oder steht am Kopfende des Tisches.
2. Die linke Hand des Therapeuten liegt über dem Okziput und kontrolliert Kopf und Nacken.
3. Die rechte Hand des Therapeuten wird über das rechte Akromion des Patienten gelegt (Abb. 7.11).
4. Die linke Hand des Therapeuten führt nun eine Linksseitneigung und eine geringfügige Linksrotation von Kopf und Hals des Patienten durch, während die rechte Hand am Akromion gegenhält. Dadurch werden Ursprung und Ansatz der oberen Fasern des M. trapezius voneinander entfernt.
5. Durch Wechsel der Handanlage kann die Gegenseite behandelt werden, mit dem Ziel, eine beidseitige Symmetrie des M. trapezius in bezug auf Länge und Muskeltonus zu erreichen.

Weichteiltechniken

Brustwirbelsäule

Technik: Querdehnung

1. Der Patient liegt auf der Seite, die betroffene Seite zeigt nach oben. Der Therapeut steht vor dem Patienten.
2. Zur Behandlung der oberen Brustwirbelsäule liegt der linke Arm des Patienten über dem rechten Arm des Therapeuten. Dieser nimmt mit seinen Fingerspitzen an der medialen Seite der paravertebralen Muskulatur Kontakt auf (Abb. 7.12).
3. Der Therapeut führt, immer wieder nachlassend, eine rhythmische Dehnung der paravertebralen Muskulatur nach lateral durch.
4. Der Therapeut kann mit seiner linken Hand zur Verbesserung der Hebelwirkung an der linken Schulter des Patienten einen Gegendruck ausüben.
5. Für die Dehnung des M. rhomboideus liegt der Patient in der gleichen Stellung. Die Finger des Behandlers nehmen mit dem medialen Skapularand Kontakt auf (Abb. 7.13). Die Skapula wird nach antero-lateral entlang des Brustkorbes gezogen. Dadurch wird ein Zug in der Faserrichtung der Rhomboidmuskulatur ausgeübt.
6. Wiederholen Sie den Griff, wenn nötig.

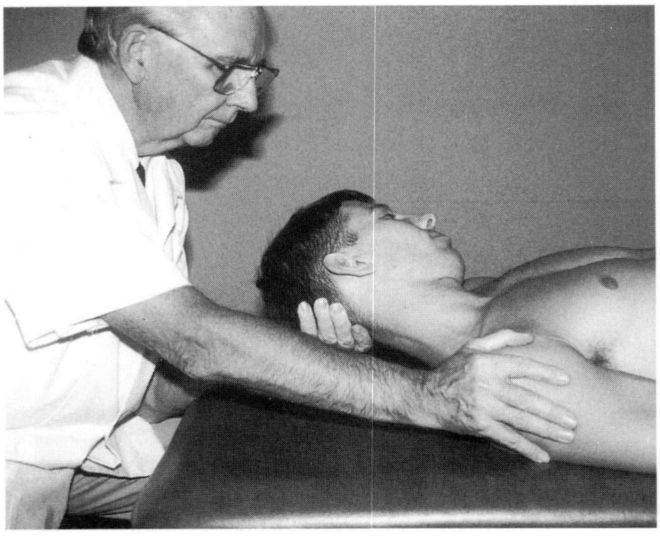

Abb. 7.11

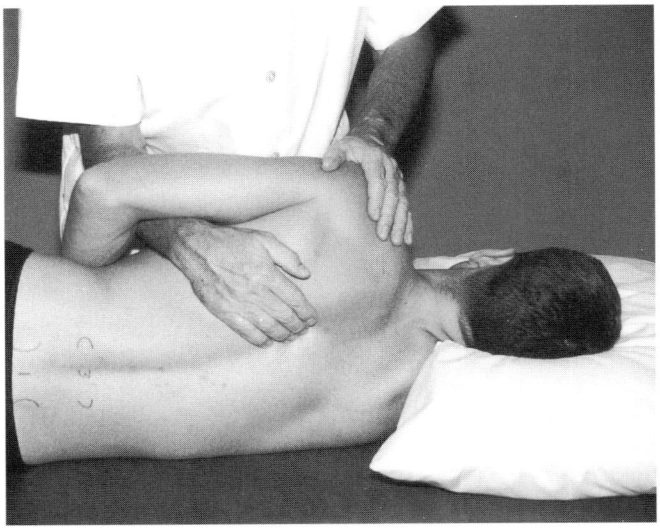

Abb. 7.12

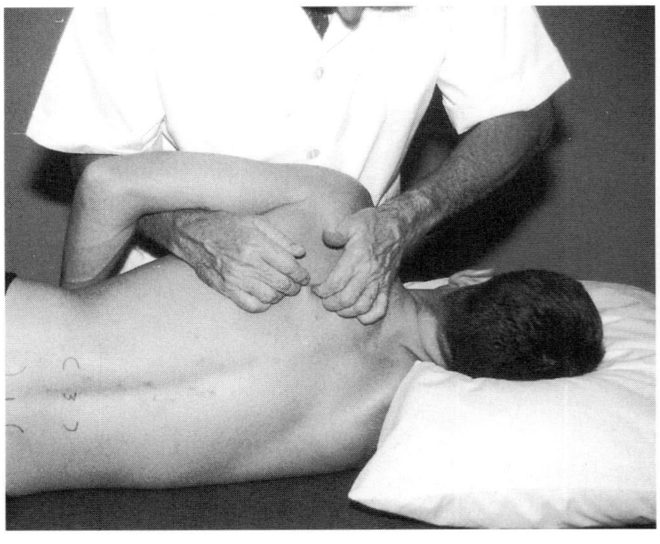

Abb. 7.13

Weichteiltechniken

Thorakolumbaler Übergang

Technik: Querdehnung

1. Der Patient befindet sich in Seitenlage, die betroffene Seite zeigt nach oben. Der Therapeut steht vor dem Patienten.
2. Die rechte Hand des Therapeuten umgreift die paravertebrale Muskulatur der betroffenen Seite, wobei die linke Hand die linke Schulter des Patienten stabilisiert (Abb. 7.14).
3. Eine Variante in der Handanlage ist folgende: Die linke Hand des Therapeuten umgreift die paravertebrale Muskulatur. Die rechte Hand des Therapeuten stabilisiert das Becken des Patienten in Höhe des linken Iliums (Abb. 7.15).
4. Die Hand des Therapeuten an der paravertebralen Muskulatur führt eine Dehnung nach lateral durch, wobei der Gegendruck entweder am Becken oder am Schultergürtel gegeben wird.
5. Wiederholen Sie diesen Griff, falls nötig, für die gesamte thorakolumbale Muskulatur.
6. Als weitere Variante kann der rechte Arm des Patienten im Ellenbogen gebeugt werden. Die rechte Hand des Therapeuten führt unter dem Ellenbogen zur paravertebralen Muskulatur.

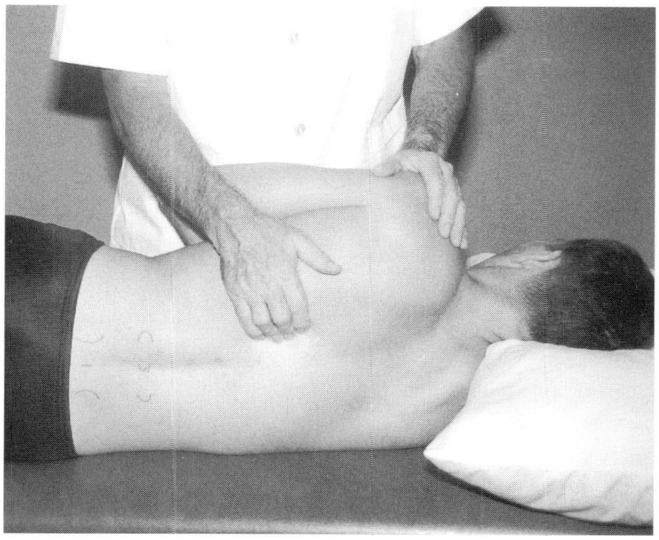

Abb. 7.14

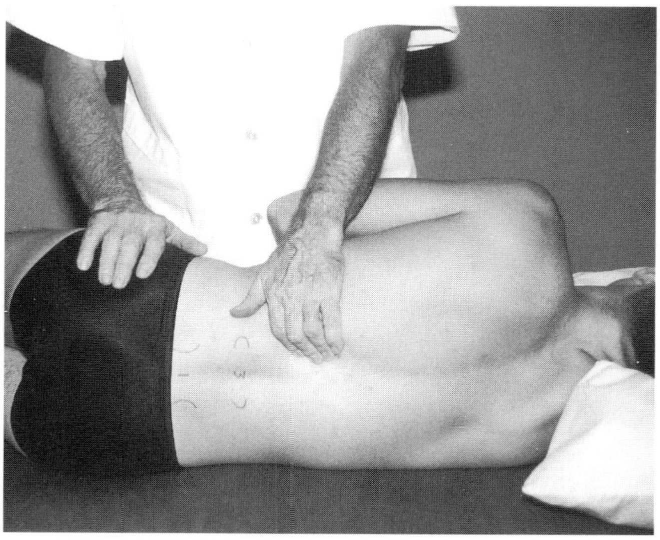

Abb. 7.15

Weichteiltechniken

Thorakolumbaler Übergang

Technik: Längs- und Querdehnung

1. Der Patient befindet sich in Seitenlage, die betroffene Seite zeigt nach oben. Der Therapeut steht vor dem Patienten.
2. Der linke Unterarm des Therapeuten untergreift die linke Axilla, wobei die linke Hand Kontakt mit der paravertebralen Muskulatur auf der linken Seite aufnimmt.
3. Der rechte Unterarm des Behandlers liegt auf der Oberseite des linken Iliums. Die Fingerspitzen nehmen Kontakt mit der linken paravertebralen Muskulatur auf.
4. Über die Fingerspitzen beider Hände wird eine Querdehnung der paravertebralen Muskulatur ausgeführt (Abb. 7.16).
5. Gleichzeitig mit der Querdehnung führt der Therapeut eine Separation seiner Arme durch. Dabei geht der rechte Arm nach kaudal und der linke nach kranial. So wird eine zusätzliche Längsdehnung erzielt (Abb. 7.17).
6. Wiederholen Sie diese Technik, wenn nötig, an der lumbalen und thorakalen paravertebralen Muskulatur.

Weichteiltechniken

Thorakolumbaler Übergang

Technik: Querdehnung in Bauchlage

1. Der Patient befindet sich in Bauchlage auf dem Untersuchungstisch, die Arme hängen zu beiden Seiten herunter. Das Gesicht ist dem Therapeuten zugewandt.

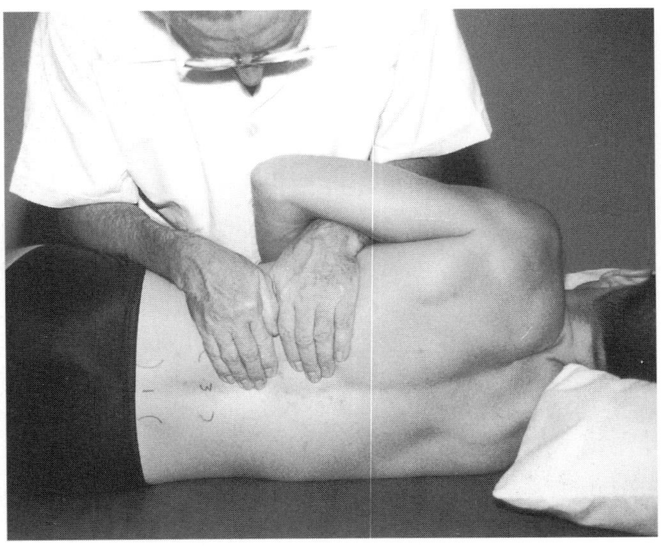

Abb. 7.16

2. Der Therapeut steht neben dem Untersuchungstisch.
3. Daumen und Daumenballen des Therapeuten werden auf die mediale Seite der zu behandelnden paravertebralen Muskulatur gelegt. Nun wird eine rhythmische Querdehnung ausgeführt (Abb. 7.5).
4. Als Variante können beide Hände übereinandergelegt werden, wobei die oben liegende Hand als Verstärkerhand dient (Abb. 7.6).
5. Als weitere Variante kann der Therapeut mit der rechten Hand die rechte Spina iliaca anterior superior des Patienten umgreifen, während der linke Daumen und Daumenballen eine Querdehnung an der betroffenen paravertebralen Muskulatur induziert (Abb. 7.18). Das Anheben des rechten Iliums ermöglicht einen Gegenhalt.
6. Wiederholen Sie diese Technik, wenn nötig.

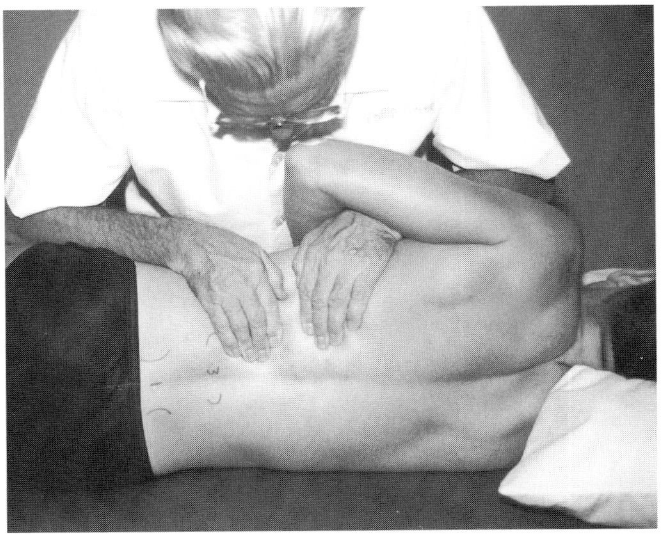

Abb. 7.17

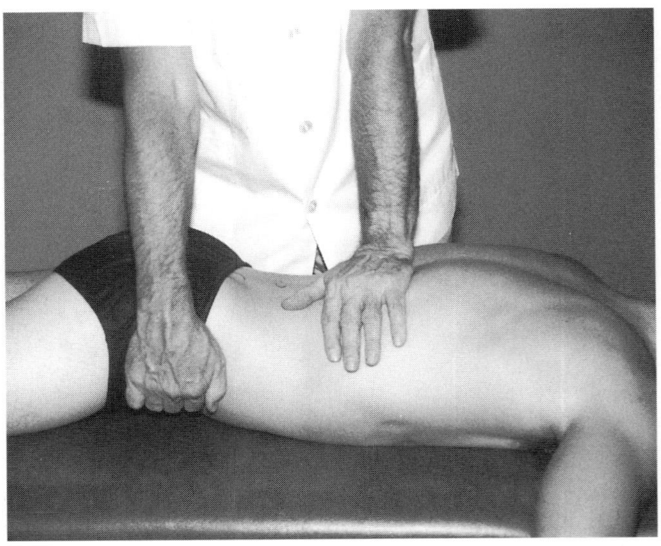

Abb. 7.18

Weichteiltechniken

Thorakolumbaler Übergang

Technik: Tiefer Druck

1. Der Patient befindet sich in Bauchlage auf dem Tisch.
2. Der Behandler legt beide Daumen oder einen Daumen, der durch die Hand unterstützt wird, über die hypertone Muskulatur (Abb. 7.19). Dies ist am wirkungsvollsten in der medialen Rinne zwischen den Proc. spinosi und dem M. longissimus und über der hypertonen vierten Schicht der paravertebralen Muskulatur.
3. Ein stetiger Druck wird in ventraler Richtung gegeben, bis ein Release im Gewebe spürbar ist.
4. Als Variation kann der Therapeut sein Olekranon auf den hypertonen Muskel legen. Das Körpergewicht dient zur Ausübung einer nach ventral komprimierenden Kraft auf den hypertonen Muskel (Abb. 7.20).
5. Wiederholen Sie diese Technik, wenn nötig.

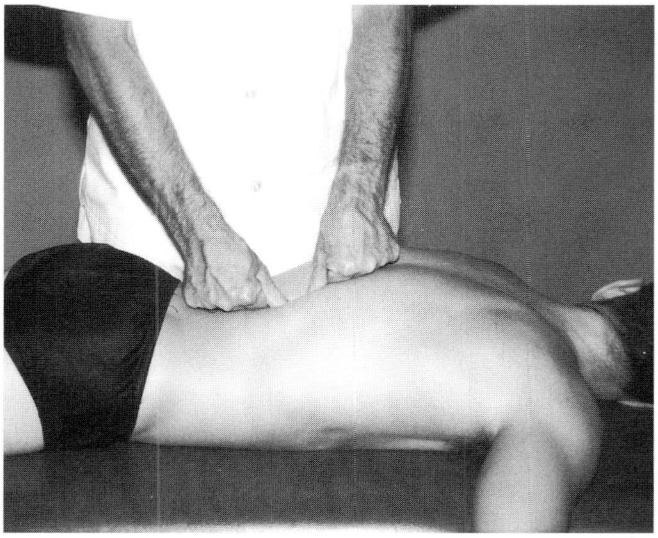

Abb. 7.19

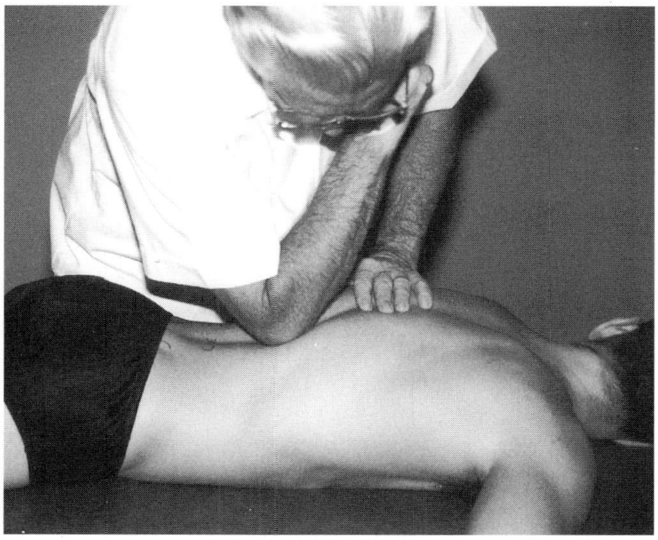

Abb. 7.20

Weichteiltechniken

Gesäßregion

Technik: Tiefer Druck

1. Der Patient befindet sich in Bauch- oder Seitenlage, die betroffene Seite liegt oben.
2. Der Behandler kann neben oder vor dem Patienten stehen.
3. Die Daumen werden über den hypertonen Bereich der Glutealmuskulatur plaziert, d. h. entweder nahe dem Muskelansatz am Ilium oder am Muskelbauch oder an der Insertion am Trochanter major (Abb. 7.21).
4. Tiefer Druck wird so lange ausgeübt, bis die Gewebespannung nachläßt.
5. Eine Variante besteht in der Verwendung des Olekranons als Kontaktpunkt. Erneut wird das Körpergewicht gegen den hypertonen Muskel gedrückt (Abb. 7.22).
6. Wiederholen Sie die Technik, wenn nötig.

Weichteiltechniken

„Lymphatische Pumpe"

Der Behandlung zur Anregung des Lymphabflusses (sog. „lymphatische Pumpe") liegt als Wirkmechanismus das respiratorisch-zirkulatorische Modell der manuellen Medizin zugrunde. Therapeutisches Ziel ist es, den venösen und den Lymphabfluß im gesamten Körper zu verbessern und die Atemfunktion zu fördern. Dabei wird mittels einer Pumpbewegung eine Kraft sowohl an den Extremitäten als auch am Brustkorb ausgeübt. Obwohl diese Behandlung eine Verbesserung des Flüssigkeitsabflusses und des Gasaustausches in der Lunge zum Ziel hat, werden durch die angewandten Kräfte auch Gelenkstrukturen mobilisiert. Weiterhin findet eine Faszienmobilisierung statt, wobei die Wirkung von der oberflächlichen zur tiefen Faszie geht. Diese Techniken sind bei Patienten mit akuten und chronischen Lungenerkrankungen, insbesondere bei Bronchitis und Lungenentzündung, indiziert. Sie wirken sich sowohl auf die obstruktive als auch die restriktive Komponente chronischer Lungenerkrankungen günstig aus. Sie begünstigen die Mobilisierung peripherer Ödeme. Die angewandte Kraft sollte wohl dosiert sein, um eine Beeinträchtigung der kardialen Funktion zu vermeiden. Diese Techniken können bei Patienten mit akuten muskuloskelettalen Verletzungen angewandt werden, um die Weichteilschwellung, die als Begleitreaktion bei jedem akuten peripheren Trauma auftritt, zu reduzieren. Beachten Sie bei der Arbeit über das respiratorisch-zirkulatorische Modell, daß stets von proximal nach distal gearbeitet werden muß.

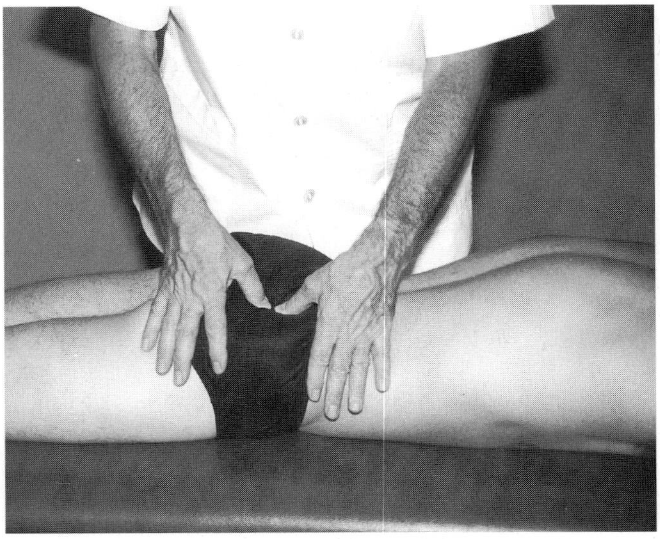

Abb. 7.21

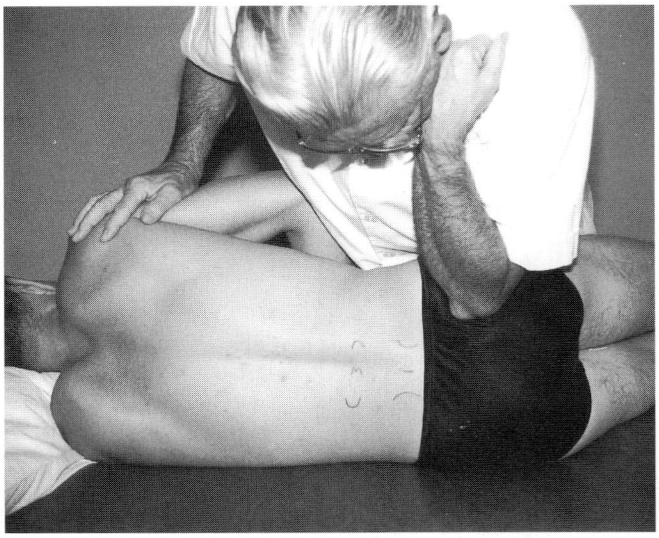

Abb. 7.22

Weichteiltechniken

„Lymphatische Pumpe"

Technik: Lymphatische Pumpe am Thorax

1. Der Patient ist in Rückenlage, der Therapeut steht am Kopfende des Tisches.
2. Der Therapeut legt beide Hände auf die Vorderseite des Brustkorbes. Die Handwurzel liegt direkt unterhalb der Klavikula (Abb. 7.23).
3. Der Patient wird gebeten, tief einzuatmen und anschließend auszuatmen.
4. Während der Ausatmung erfolgt eine oszillierende Kompression des Thorax.
5. Am Ende der Ausatmung wird der Patient aufgefordert, tief einzuatmen, während der Therapeut für einen kurzen Moment den Thorax in der Ausatmungsposition festhält.
6. Während der Patient einatmet, löst der Therapeut rasch die Kompression des Thorax.
7. Wiederholen Sie die Schritte 2 bis 6 mehrere Male.

Weichteiltechniken

„Lymphatische Pumpe"

Technik: Lymphatische Pumpe an einer Thoraxhälfte

1. Der Patient befindet sich in Rückenlage, der Therapeut steht neben dem Untersuchungstisch.
2. Der Therapeut umgreift mit seinem linken Arm den rechten Patientenarm.
3. Die rechte Hand des Therapeuten nimmt Kontakt mit dem rechten Brustkorb des Patienten auf (Abb. 7.24).
4. Während der Patient einatmet, übt der Therapeut eine Traktion des rechten Armes aus.
5. Während der Ausatmungsphase wird die Traktion der oberen Extremität beendet und der Therapeut übt während der Ausatmung eine oszillierende Bewegung auf den Brustkorb aus.
6. Die rechte Hand des Therapeuten erhält eine leichte Kompression am Brustkorb aufrecht, während der Patient einzuatmen beginnt. Die Kompression wird schnell beendet, während der Therapeut gleichzeitig den rechten Arm des Patienten nach kranial hebt.
7. Wiederholen Sie Schritt 2 bis 6 mehrere Male.
8. Bei einer Variante in Seitenlage liegt der Patient mit der betroffenen Seite nach oben. Die linke Hand des Therapeuten umgreift die rechte obere Extremität des Patienten, während die rechte Hand des Therapeuten auf dem Brustkorb liegt (Abb. 7.25). Wiederholen Sie Schritt 2 bis 6 mehrere Male.

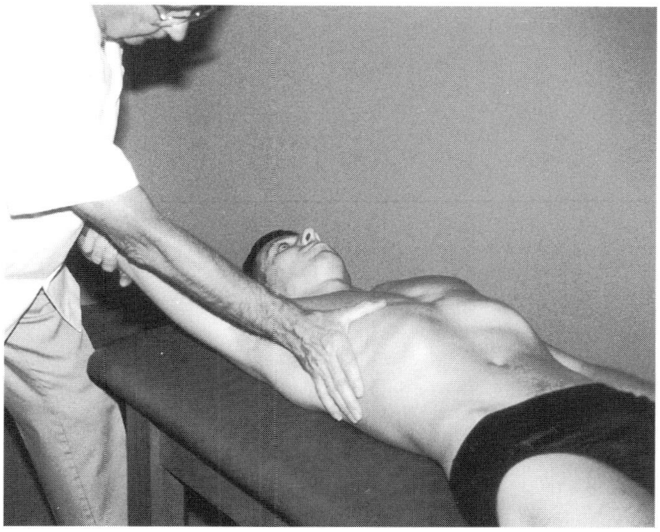

Abb. 7.24

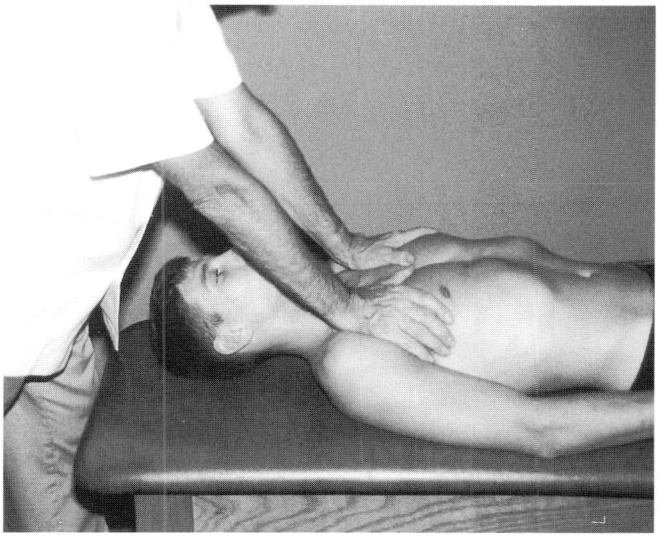

Abb. 7.23

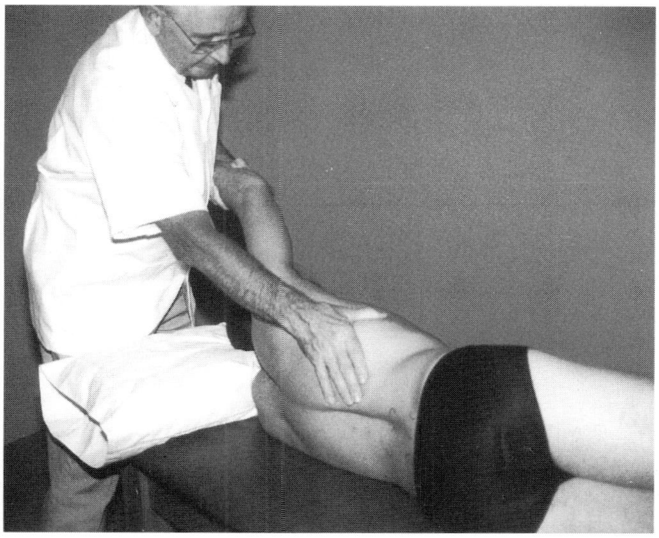

Abb. 7.25

Weichteiltechniken

„Lymphatische Pumpe"

Technik: Lymphatische Pumpe an den unteren Extremitäten

1. Der Patient befindet sich in Rückenlage, der Therapeut steht am Fußende des Tisches.
2. Der Therapeut umgreift beide Fußrücken und induziert eine Plantarflexion (Abb. 7.26).
3. Der Therapeut führt eine oszillierende Bewegung in Fußrichtung aus und beobachtet die oszillierende Welle, die sich von den unteren Extremitäten bis zum Rumpf fortsetzt.
4. Der Therapeut umgreift Zehen und Fußballen des Patienten und induziert eine Dorsalflexion (Abb. 7.27).
5. Auf die dorsal flektierten Füße wird eine kranialgerichtete oszillierende Bewegung ausgeübt.
6. Wiederholen Sie diese Technik in Richtung Dorsalflexion und Plantarflexion mehrere Male.

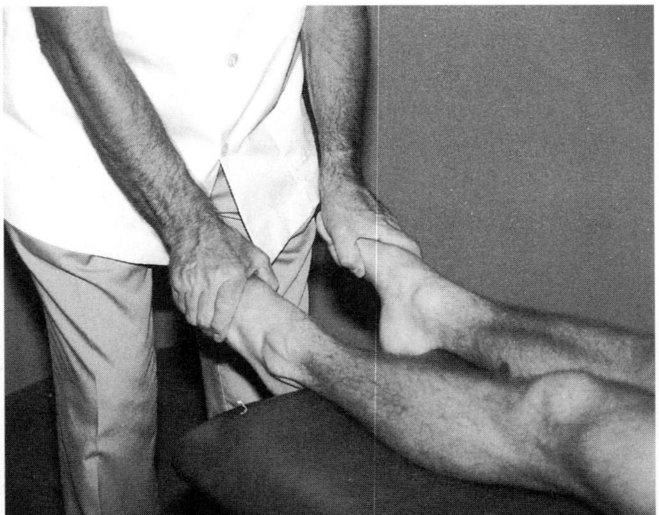

Abb. 7.26

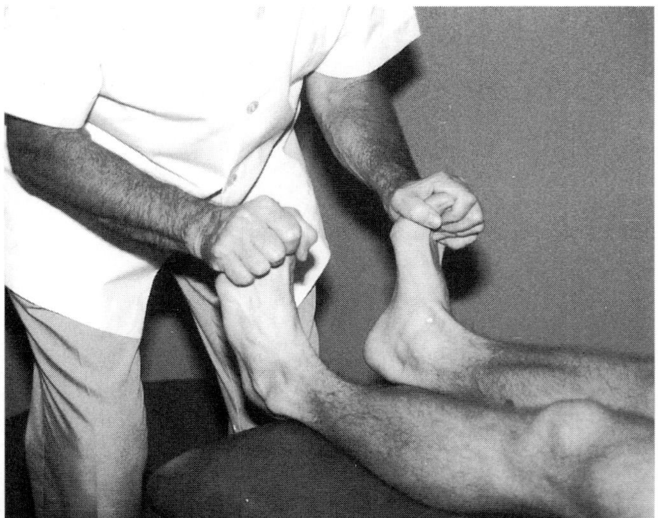

Abb. 7.27

Weichteiltechniken

„Lymphatische Pumpe"

Technik: Lymphatische Pumpe an der oberen Extremität

1. Der Patient befindet sich in Rückenlage, der Therapeut steht am Kopfende des Tisches.
2. Der Patient hebt beide Arme über den Kopf. Der Therapeut umgreift die Handgelenke beidseits (Abb. 7.28).
3. Der Therapeut führt eine intermittierende, oszillierende Traktion nach kranial aus und registriert die Thoraxbewegung.
4. Wiederholen Sie die Technik, wenn nötig.

Weichteiltechniken

Diverse Weichteiltechniken

Technik: Release der Brustmuskulatur

1. Der Patient befindet sich in Rückenlage. Der Therapeut steht am Kopfende des Tisches.
2. Er umgreift mit den Mittelfingern den Unterrand des M. pectoralis (Abb. 7.29).
3. Der Therapeut übt eine bilaterale, kranial gerichtete Traktion am Unterrand des M. pectoralis aus, bis die Spannung nachläßt.
4. Beobachten Sie die Bewegung von Thorax und Abdomen im Hinblick auf eine Veränderung der Brustatmung hin zur Bauchatmung.

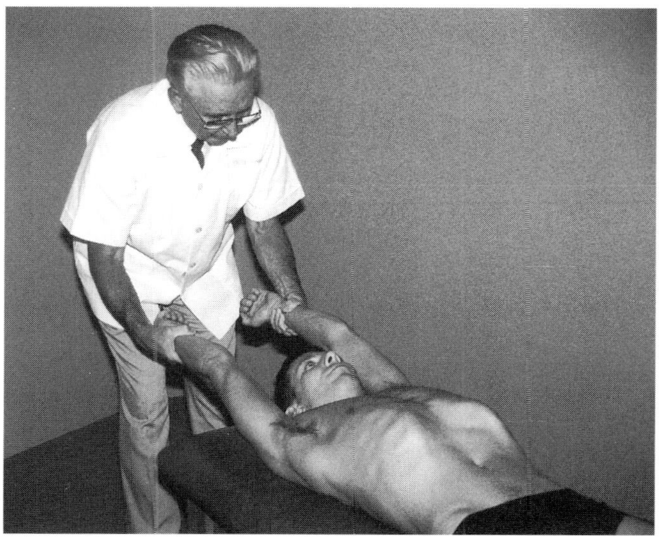

Abb. 7.28

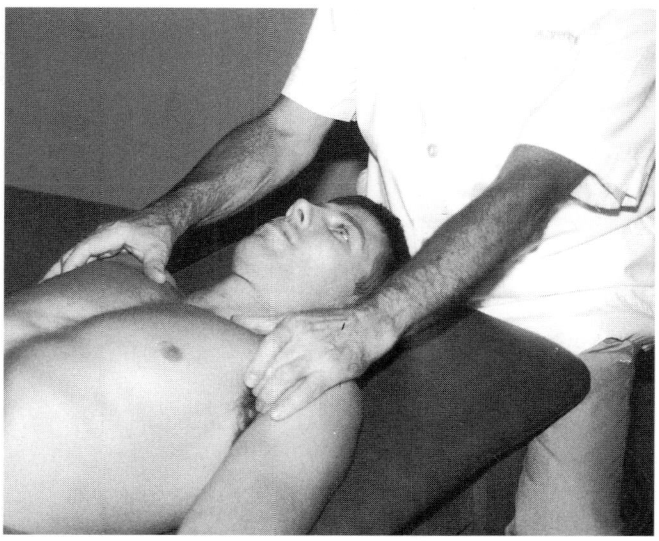

Abb. 7.29

Weichteiltechniken

Verschiedene Weichteiltechniken

Technik: Zwerchfell-Release im Sitzen

1. Der Patient sitzt am Tischrand, der Therapeut steht hinter ihm.
2. Die Fingerspitzen des Therapeuten nehmen Kontakt mit der Unterseite des Diaphragmas unter dem Rippenbogen auf (Abb. 7.30).
3. Der Patient lehnt sich mit dem Rumpf am Therapeuten an (Abb. 7.31).
4. Der Behandler gibt weiterhin eine nach kranial gerichtete Kompression am unteren Diaphragmarand.
5. Die Kompression auf das Diaphragma wird während der Einatmung des Patienten beibehalten.
6. Es kann nötig sein, diese Technik mehrmals zu wiederholen. Dabei sollte der Therapeut Bezirke erhöhter Spannung im Diaphragma palpieren und nacheinander behandeln.
7. Als Variationsmöglichkeit kann der Therapeut vor dem Patienten sitzen und mit seinen Daumen Kontakt an der Unterfläche des Diaphragmas unter dem Rippenbogen aufnehmen (Abb. 7.32). Der Patient beugt sich nach vorne über die Daumen des Therapeuten. Während der Ausatmung übt der Therapeut an hypertonen Bereichen des Diaphragmas einen Druck nach kranial aus. Wiederholen Sie diesen Griff, bis ein Release im Diaphragma erzielt wurde (Abb. 7.33).

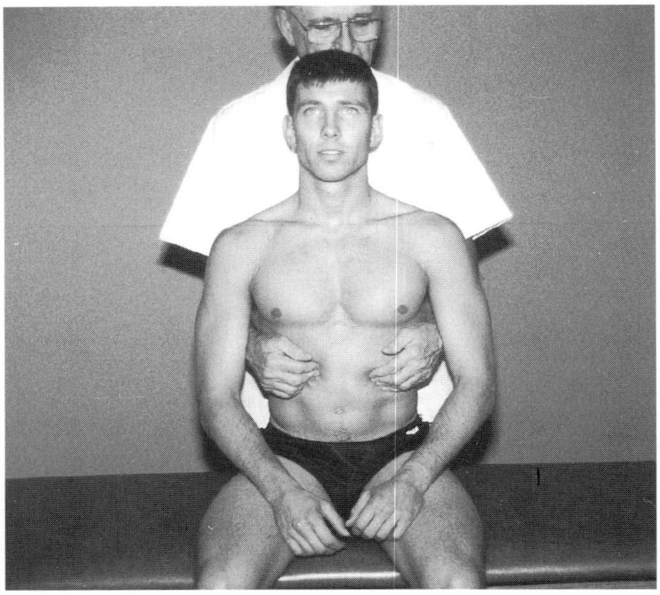

Abb. 7.30

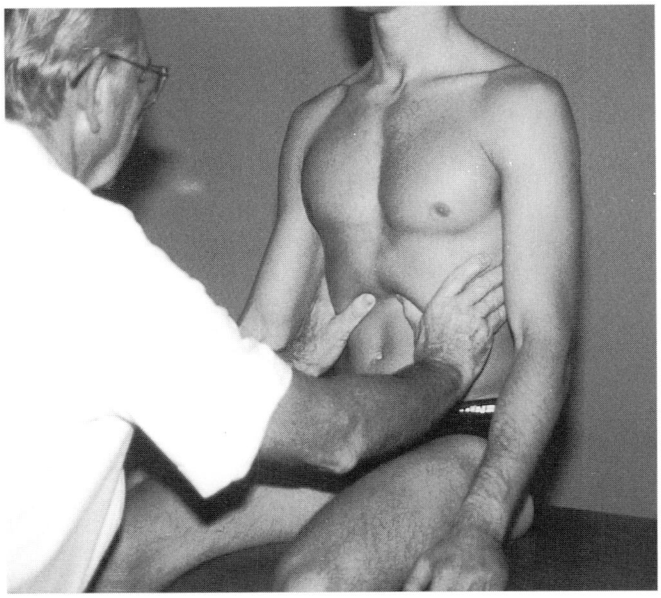

Abb. 7.32

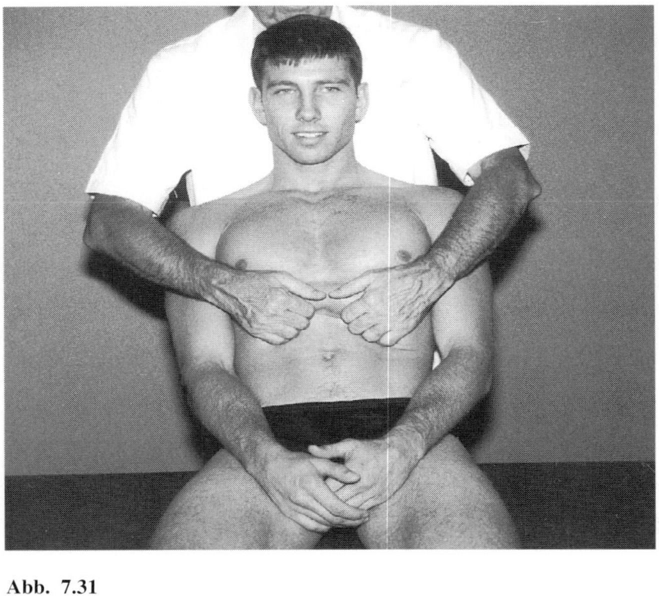

Abb. 7.31

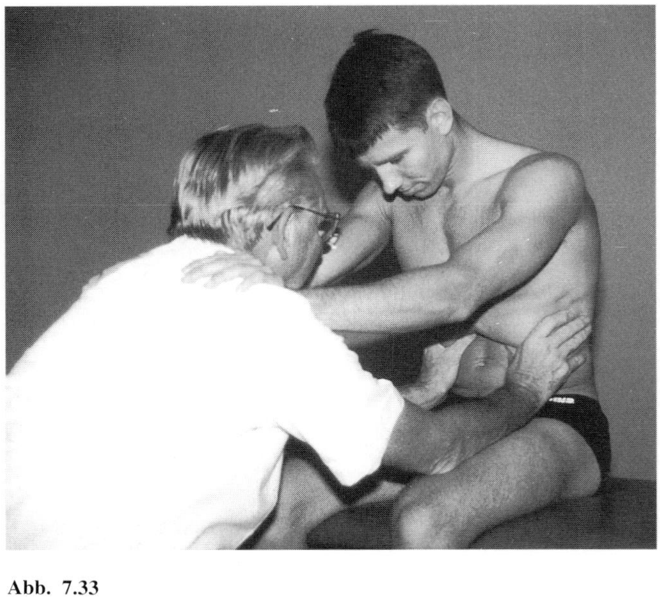

Abb. 7.33

Weichteiltechniken

Verschiedene Weichteiltechniken

Technik: Zwerchfell-Release im Liegen

1. Der Patient befindet sich in Rückenlage, der Therapeut steht an der Seite.
2. Er nimmt mit seinen Fingerspitzen Kontakt an der Zwerchfellunterseite direkt unter dem Rippenbogen auf (Abb. 7.34).
3. Der Therapeut hält den kranialwärts gerichteten Druck am Unterrand des Diaphragmas. Die Ausatmung wird gefördert und gehalten, indem die Fingerspitzen das Zwerchfell komprimieren, bis ein Release eintritt.

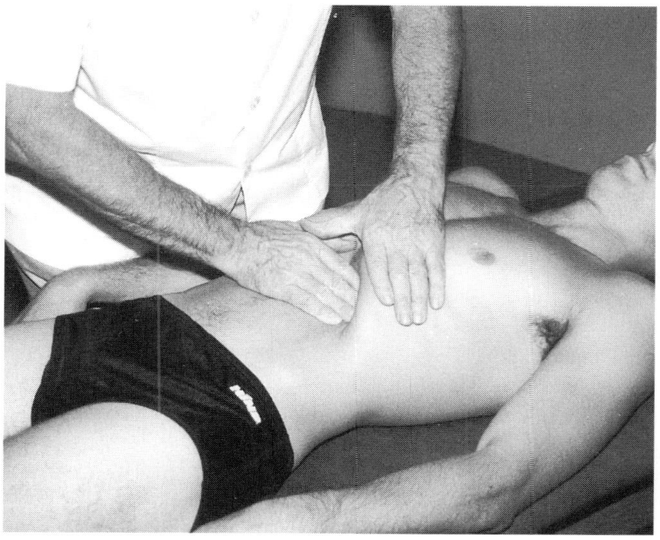

Abb. 7.34

Weichteiltechniken

Verschiedene Weichteiltechniken

Technik: Diaphragma pelvis (Beckenboden)

1. Der Patient befindet sich in Seitenlage, Hüften und Knie sind gebeugt, die betroffene Seite zeigt nach oben.
2. Der Behandler steht vor dem Patienten, die gestreckten Finger der rechten Hand werden auf die Medialseite des Tuber ischiadicum gelegt (Abb. 7.35).
3. Die Finger bewegen sich langsam am Sitzbein entlang bis zur lateralen Begrenzung der Fossa ischiorectalis. Dort nehmen die Fingerspitzen Kontakt mit dem Diaphragma pelvis auf.
4. Während der Patient ausatmet, bewegen sich die Finger des Therapeuten kranialwärts und drücken gegen das Diaphragma pelvis, während der Patient tief einatmet.
5. Mit Nachlassen der Spannung im Diaphragma können die palpierenden Finger wahrnehmen, daß sich während der Einatmung das Diaphragma frei auf die Finger zubewegt und während der Ausatmung von den Fingern wegbewegt.
6. Wiederholen Sie den Griff auf beiden Seiten, wenn nötig.

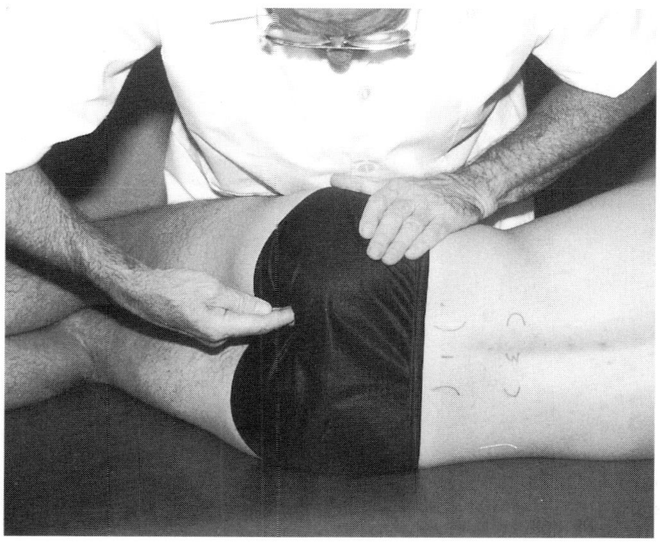

Abb. 7.35

Weichteiltechniken

Verschiedene Weichteiltechniken

Technik: Release des Mesenteriums in Rückenlage

1. Der Patient befindet sich in Rückenlage auf dem Untersuchungstisch, der Therapeut steht neben ihm.
2. Der Therapeut legt beide Hände auf das Abdomen (Abb. 7.36).
3. Der Therapeut induziert im Uhrzeigersinn und im Gegenuhrzeigersinn eine rotatorische Bewegung an der vorderen Bauchwand und gibt dabei eine leichte Kompression.
4. Spürt der Therapeut unter seinen Händen einen Release des Abdominalgewebes, wird der Griff beendet.

Weichteiltechniken

Verschiedene Weichteiltechniken

Technik: Release des Mesenteriums in Bauchlage

1. Der Patient nimmt die Knie-/Brustlage ein.
2. Der Therapeut steht neben dem Tisch oder am Kopfende des Tisches.
3. Der Therapeut legt beide Hände oberhalb vom Schambein über das untere Abdomen (Abb. 7.37).
4. Der Therapeut führt eine langsame rotatorische und oszillatorische Bewegung mit leichtem Anheben des Abdomens durch, bis ein Release eintritt.

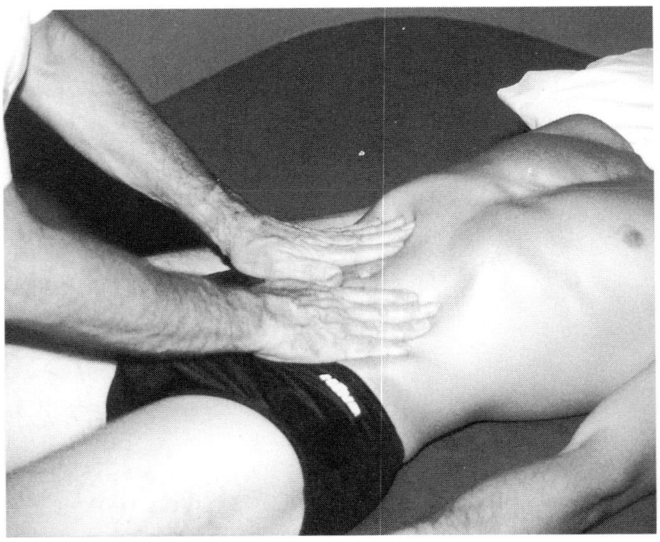

Abb. 7.36

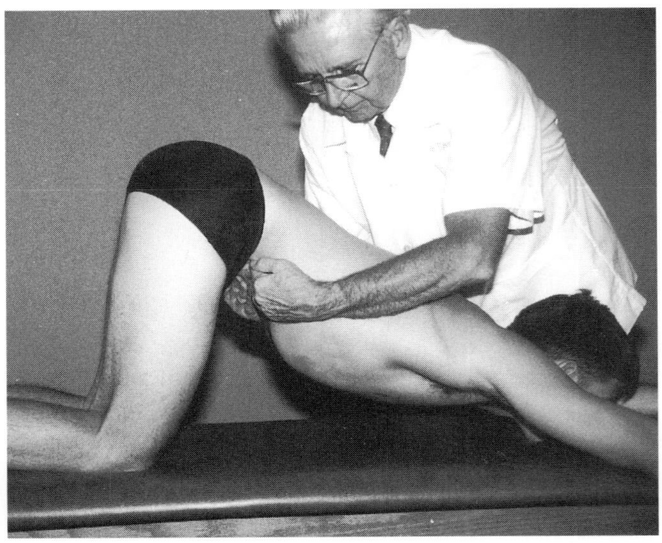

Abb. 7.37

7.6 Mobilisation ohne Impuls

Die Mobilisation ohne Impuls oder Artikulation ist eine Steigerung der bei der Bewegungsprüfung eingesetzten Untersuchungstechnik. Wie die Weichteiltechniken wird sie repetitiv angewandt und durch die Körperantwort modifiziert. Ziel einer Mobilisation ohne Impuls ist die Verbesserung der Bewegung eines hypomobilen Gelenkes. Repetitive oszillierende Bewegungen werden vom Therapeuten bis an die Barriere der jeweiligen Bewegungsebene durchgeführt. Diese Techniken setzen eine gute Vorstellungskraft bezüglich Gelenkanatomie sowie Größe und Art der Bewegungseinschränkung voraus. Der Therapeut prüft kontinuierlich das Endgefühl der induzierten Bewegung. Ziel ist dabei die Wiederherstellung eines normalen Endgefühles. Die Mobilisationsstärke kann in einer Skala zwischen 1–4 eingeteilt werden, wobei die Mobilisation jeweils von der Größe der induzierten Bewegung abhängt (1 bedeutet dann begrenzte Bewegung und 4 maximale Bewegung). Eine Skala kann auch für den Bewegungsumfang erstellt werden. Bei diesen Techniken wird auf Bewegungsumfang, Bewegungsqualität im Rahmen der möglichen Bewegung und auf das Endgefühl geachtet. Ziel ist die Wiederherstellung einer weichen, symmetrischen Bewegung in allen Bewegungsebenen des Gelenkes. Diese Techniken können regional über mehrere Gelenke hinweg wie auch lokal auf ein einziges Gelenk einwirken.

Das Ziel einer Mobilisation ohne Impuls ist die Wiederherstellung des normalen Bewegungsumfanges eines eingeschränkten Gelenkes und die Dehnung des umliegenden Gewebes. Wir erwarten eine Modulation der neuralen Reflexwege, um eine Schmerzlinderung zu erreichen und eine normale reflektorische Antwort in den entsprechenden Rückenmarkssegmenten zu etablieren. Für die Mobilisation ohne Impuls gelten die gleichen Grundregeln wie bei den Weichteiltechniken, d. h. der Patient muß entspannt sein, der Therapeut sollte ebenfalls relaxiert sein und eine gute Kontrolle haben. Die Technik muß exakt lokalisiert und am dafür geeigneten Gewebe appliziert werden. Diese Techniken sind direkte Techniken (die Kraft wird gegen die restriktive Barriere gegeben) und haben eine extrinsische aktivierende Kraft (der Therapeut führt eine oszillierende und rhythmische Bewegung durch).

7.7 Zusammenfassung

Weichteiltechniken und Mobilisationstechniken ohne Impuls (Gelenktechniken) haben sich bei der Behandlung zahlreicher chronischer und akuter Erkrankungen bewährt. Sie können an allen Körperregionen angewandt werden. Sie sind als unabhängige Techniken wirksam, eignen sich aber auch zur Kombination mit anderen manualtherapeutischen Verfahren. Voraussetzung, um sie bei der passenden Diagnose einsetzen zu können, ist Erfahrung im Ertasten der Gewebereaktion – sowohl bei den Weichteiltechniken als auch bei den Mobilisationen ohne Impuls.

8 Muskelenergietechnik

In der Entwicklung der manuellen Medizin standen das knöcherne Skelett und die Gelenke lange Zeit im Zentrum des Interesses. Das Erbe der sog. „Knochensetzer" verschaffte den manuell tätigen Ärzten den Ruf, sie könnten Knochen wieder an ihren „richtigen Platz" setzen. Der muskuläre Anteil des Bewegungsapparates fand dabei weniger Beachtung. Bei den alten Techniken wurde zwar die Muskelrelaxation als Begleitwirkung einer Manipulation beschrieben, doch die spezifische Behandlung der Muskulatur scheint ein Phänomen des 20. Jahrhunderts zu sein. In der osteopathischen Medizin entwickelte Dr. T.J. Ruddy Behandlungstechniken, die er als geführte Bewegung gegen Widerstand bezeichnete. In diesen Behandlungstechniken führte der Patient Muskelkontraktionen gegen einen Widerstand durch. Die Kontraktionsfrequenz entsprach in etwa der Pulsfrequenz. Bedingt durch seine Tätigkeit als Augen- und HNO-Arzt fanden die Techniken von Dr. Ruddy nur an der Halsmuskulatur und an der Augenmuskulatur ihre Anwendung.

Dr. Fred L. Mitchell sr. ist der Begründer der heutigen Muskelenergietechnik. Er übernahm zahlreiche Prinzipien von Dr. Ruddy und integrierte diese in ein System manueller Techniken, das in sämtlichen Körperregionen und Gelenken anwendbar war. Dr. Mitchell war ein begnadeter osteopathischer Arzt und verfügte über hervorragende anatomische Kenntnisse. Als erfahrener Praktiker und hervorragender Lehrer engagierte er sich intensiv für die Ausbildungsrichtlinien der American Academy of Osteopathy. Zu Beginn seiner Laufbahn sprach er vor großen Auditorien, am effektivsten lehrte er jedoch später in kleinen Gruppen.

8.1 Definition der Muskelenergietechnik

Die Muskelenergietechnik ist eine manuelle Behandlungsform, in welcher der Patient eine willkürliche Muskelkontraktion in eine genau vorgegebene Richtung gegen den Widerstand des Therapeuten ausführt. Die Stärke der Muskelkontraktion ist dabei variabel. Die Muskelenergietechnik findet breite Anwendung, die korrigierende Kraft geht vom Patienten aus. Er bestimmt auch die Intensität der Muskelanspannung.

Die Muskelenergietechnik findet in der Praxis vielerlei Verwendung. Sie ermöglicht die Dehnung verkürzter und kontrakter Muskeln, die Kräftigung abgeschwächter Muskeln und, über die Aktivierung der Muskelpumpe, die Mobilisation von Ödemen und die Reduzierung einer Gewebekongestion. Die Funktion eines jeden Gelenkes des menschlichen Körpers, welches direkt oder indirekt durch aktive Muskelkontraktion bewegt wird, kann durch die Muskelenergietechnik beeinflußt werden. Die vom Patienten zu leistende Muskelarbeit ist variabel und kann von einer geringen Muskelzuckung bis zu einer maximalen Muskelanspannung reichen. Die Anspannung dauert vom Bruchteil einer Sekunde bis zu mehreren Sekunden.

8.2 Muskelkontraktionsformen

In der Muskelenergietechnik finden vier Muskelkontraktionsformen Verwendung. Sie werden als isometrisch, konzentrisch isotonisch, exzentrisch isotonisch und „isolytisch" bezeichnet. Bei einer isometrischen Kontraktion bleibt der Abstand zwischen Ursprung und Ansatz eines Muskels konstant. Es entwickelt sich eine definierte Spannung in dem Muskel, den der Patient gegen einen gleich großen Widerstand des Therapeuten anspannt. Der Therapeut verhindert durch den Widerstand, daß sich Muskelursprung und Muskelansatz einander annähern. Von einer konzentrischen isotonischen Kontraktion spricht man, wenn durch die Anspannung Ursprung und Ansatz des Muskels einander angenähert werden. Bei einer exzentrischen isotonischen Kontraktion entfernen sich Ursprung und Ansatz des Muskels voneinander. Dadurch kommt es zu einer tatsächlichen Verlängerung des Muskels. Eine „isolytische" Kontraktion ist eine nicht physiologische Situation, wobei der Patient eine konzentrische Kontraktion versucht, um Ursprung und Ansatz der Muskeln einander anzunähern, und dies durch die von außen einwirkende Kraft des Behandlers in die Gegenrichtung verhindert wird.

Nehmen wir den Ellenbogen zur Demonstration der verschiedenen Muskelkontraktionsformen. Der Patient hält den Ellenbogen gebeugt, der Therapeut umgreift den distalen Unterarm und die Schulter. Nun wird der Patient aufgefordert, das Handgelenk zur Schulter zu ziehen, während der Therapeut Handgelenk und Schulter in ihrer Ausgangsposition festhält. Der Anspannung des M. biceps wirkt eine gleich große Gegenkraft durch den Therapeuten entgegen. Dadurch kommt es zu einer isometrischen Kontraktion dieses Muskels. Sein Muskeltonus nimmt zu, Ursprung und Ansatz nähern sich einander jedoch nicht an.

Eine konzentrische isotonische Kontraktion tritt dann auf, wenn ein Gewicht in der Hand gehalten und die Hand durch Zunahme der Flexion im Ellenbogen zur Schulter geführt wird. Durch die konzentrische isotonische Kontraktion des M. biceps brachii nimmt der Muskeltonus zu, Ursprung und Ansatz des Muskels kommen einander näher.

Eine exzentrische isotonische Kontraktion tritt dann auf, wenn das Gewicht, das vorher zur Schulter gebracht wurde, nun zur Ausgangsposition zurückgeführt wird, indem die Ellenbogenextension vergrößert wird. Der bestehende Muskeltonus ermöglicht eine sanfte Separation von Muskelursprung und Muskelansatz. Dies geschieht während der Extension des Ellenbogens, wobei das Gewicht von der Schulter weggezogen wird.

Eine „isolytische" Kontraktion liegt dann vor, wenn der Ellenbogen um 90° gebeugt wird und der Patient versucht, diese Beugung im Ellenbogen zu verstärken, indem die Hand zur Schulter gezogen wird. Dabei hält der Therapeut Schulter und Handgelenk fest und versucht, den Ellenbogen des Patienten in die Extension zu führen. „Isolytische" Techniken mit dem Ziel einer Verlängerung von kontrakten oder hypertonen Muskeln sollten mit großer Vorsicht angewendet werden, da die Gefahr einer Ruptur der Muskelsehnenverbindung und von Muskelfaserrissen besteht.

8.3 Muskelphysiologie

In der Muskelenergietechnik werden die Gesetze der Muskelphysiologie und der motorischen Kontrolle therapeutisch eingesetzt. Die komplizierten Zusammenhänge können in diesem Buch nicht erklärt werden, der interessierte Leser wird auf Fachliteratur zum Thema Muskelphysiologie verwiesen.

Muskeln bestehen aus extrafusalen und intrafusalen Fasern. Die extrafusalen Fasern werden von *alpha*-Motoneuronen innerviert. Bei einem normalen Ruhetonus kommt es zur Kontraktion bestimmter extrafusaler Fasern, während andere entspannt bleiben. Es kontrahieren also nicht alle Fasern gleichzeitig. Die intrafusalen Fasern oder Muskelspindeln liegen parallel zu den extrafusalen Fasern. Sie kontrollieren Länge und Tonus des Muskels. Die Muskelspindel wird durch *gamma*-Fasern innerviert, die für die Längen- und Tonuseinstellung der Muskelspindel verantwortlich sind. Wird die Muskelspindel nun durch Dehnung oder Kontraktion stimuliert, so erfolgt die Leitung an das Rückenmark durch afferente Typ II-Fasern. Die Muskelspindel nimmt Längenveränderungen und Veränderungen in der Häufigkeit der Muskelkontraktion wahr. Über komplexe zentrale Steuerungsmechanismen wird die Muskelspindel auf die zu erwartende Muskelaktion vorbereitet. Sind nun die tatsächliche Muskelaktion und die von der Muskelspindel erwartete Aktion nicht kongruent, können daraus Anomalien im Muskeltonus entstehen. Dies ist eine der Hypothesen zur Erklärung einer somatischen Dysfunktion, der muskulären Fehlregulation, die bei jedem hypertonen Muskel vorliegt. Der Golgi-Sehnenapparat liegt nahe an den extrafusalen Muskelfasern und fungiert als Spannungsrezeptor. Kontrahiert ein Muskel oder wird er passiv gedehnt, so baut sich im Golgi-Sehnenapparat eine Spannung auf, die über die 1b-Fasern weitergeleitet wird und konsekutiv die *alpha*-Motoneuronen inhibiert.

Die Kontrolle des Muskeltonus ist höchst komplex. Die afferenten Informationen kommen dabei aus den Mechanorezeptoren der Gelenke und der periartikulären Strukturen sowie aus den Muskelspindeln und aus dem Golgi-Sehnenapparat. Diese werden auf Rückenmarksebene verschaltet, was zu einer Vorprogrammierung zahlreicher Muskelfunktionen über lokale Reflexe und über den Tractus propriospinalis führt. Auf Rückenmarksebene können sowohl physiologische wie auch pathologische Programmierungen der Muskelkontraktion erfolgen. Besteht eine pathologische afferente Stimulation aus der Peripherie über längere Zeit fort, so kann die Programmierung des Muskeltonus auf Rückenmarksebene verändert werden, woraus eine gestörte Muskelfunktion resultiert. Komplexe aszendierende und deszendierende spinale Reflexbahnen der motorischen Kontrolle integrieren sowohl bewußte wie auch unbewußte motorische Aktivitäten. Diese Reflexwege können durch zahlreiche Krankheiten verändert werden. Für den Manualtherapeuten spielt die Veränderung der Muskelfunktion jedoch die wichtigste Rolle.

Wir kennen zwei Formen von Muskelfasern: die großen „weißen", schnell kontrahierenden Muskelfasern, welche schnell ermüden, und die kleinen „roten" Muskelfasern, die langsam reagieren. In allen Muskeln finden sich sowohl große, schnell kontrahierende Muskelfasern als auch kleine, langsam kontrahierende Muskelfasern. Die Verteilung dieser beiden Muskelfasern im Muskel ist von großer Bedeutung für dessen tonische oder phasische Funktion. Es wird zwischen „posturalen" oder „tonischen" Muskeln und „primär phasischen" Muskeln unterschieden. Die tonischen Muskeln werden häufig hyperton, neigen zu Verkürzung und Verspannung, und die phasischen Muskeln neigen zu Abschwächung und Hemmung. Die bei Wirbeldysfunktionen klinisch bedeutsamen tonischen Muskeln liegen in der 4. Muskelschicht. Zu ihnen zählen die Mm. multifidi, die Mm. rotatorii und die Mm. intertransversarii. Diese Muskeln haben eine hohe Dichte an Muskelspindeln und sind entscheidend an der Propriorezeption beteiligt. Ihre motorische

Funktion ist untergeordnet. Werden sie dysfunktionell, so können daraus Wirbeldysfunktionen entstehen. Sekundär verändern sich auch die größeren Muskeln, aus denen sich der M. erector spinae zusammensetzt.

8.4 Muskelkontraktionsformen in der Muskelenergietechnik

Die in der Muskelenergietechnik am häufigsten verwendeten Muskelkontraktionsformen sind die isometrische und die konzentrisch-isotonische Kontraktion. Die isometrischen Techniken werden primär an der Wirbelsäule angewandt, um verkürzte hypertone Muskeln zu dehnen, da diese als biomechanische Barriere die Bewegung behindern und über die reziproke Innervation ihre Antagonisten hemmen. Durch komplexe neurologische Mechanismen einschließlich der Muskelspindeln, des Golgi-Sehnenapparates sowie kortikaler und spinaler Reflexe kommt es zu folgendem Phänomen: Nach einer isometrischen Kontraktion kann ein hypertoner, verkürzter Muskel seine Länge dauerhaft verändern. Wird nun dieser hypertone Muskel entspannt, so kann er die Inhibition des Antagonisten nicht länger aufrechterhalten. Das Ergebnis ist ein harmonischer Muskeltonus und ein besseres Zusammenwirken von Agonist und Antagonist. Isotonische Kontraktionen werden häufig an den Extremitäten eingesetzt. Bei gehemmten, abgeschwächten Muskeln können durch mehrere isotonische konzentrische Kontraktionen gegen einen zunehmenden Widerstand sowohl Muskeltonus wie auch Muskelkraft verbessert werden. Repetitive Muskelkontraktionen mit zunehmender Intensität können den Antagonisten des arbeitenden Muskels hemmen und führen zu einem verbesserten Zusammenspiel dieser beiden Muskeln sowie zu einer Normalisierung des Muskeltonus. Eine konzentrische isotonische Kontraktion wird gelegentlich eingesetzt, um ein Gelenk gegen die pathologische Barriere zu mobilisieren. Diese Methode wird bei eingeschränkter Gelenksmobilität seltener verwendet, da eine konzentrische isotonische Kontraktion gegen die pathologische Barriere eines Gelenkes schmerzhaft ist und selten gute Ergebnisse zeigt.

8.5 Die Mobilisierung der Muskulatur

Isometrische und konzentrisch isotonische Kontraktionen können in drei verschiedenen Formen angewandt werden, um die Bewegungsbehinderung eines Gelenkes zu beheben. Nehmen wir als Beispiel die Bewegungseinschränkung eines Segmentes in bezug auf die Rechtsrotation. Dabei sind die Muskeln, die für die Linksrotation des Segmentes zuständig sind, hyperton und verkürzt, wohingegen die Muskeln, welche die Rechtsrotation durchführen, abgeschwächt sind. Eine Behandlungsmöglichkeit wäre nun, an die Barriere in der Rechtsrotation zu gehen und eine isometrische Kontraktion der Linksrotatoren zu induzieren. Nach einer Reihe von isometrischen Kontraktionen kann die hypertone Muskulatur links gedehnt werden, wodurch die Fähigkeit des Segmentes, sich in die Rechtsrotation zu bewegen, zunimmt. Eine zweite Möglichkeit wäre, eine konzentrische, isotonische Kontraktion der Rechtsrotatoren zu induzieren, wodurch das Gelenk sich innerhalb des möglichen Bewegungsumfanges weiter in die Rechtsrotation begeben kann. Selbst wenn dies effektiv sein sollte, ist es häufig für den Patienten zu schmerzhaft und für den Therapeuten zu schwierig zu kontrollieren. Die dritte Möglichkeit besteht darin, an die Rechtsrotationsbarriere zu gehen und nun eine isometrische Kontraktion der Rechtsrotatoren zu induzieren. Dadurch entsteht keine Bewegung, allerdings wird eine über mehrere Sekunden dauernde isometrische Kontraktion der Rechtsrotatoren die hypertonen, verkürzten Linksrotatoren inhibieren, so daß nach der Kontraktion eine Verlängerung der verkürzten Linksrotatoren möglich ist, was zu einer Verbesserung der Rechtsrotation führt (Abb. 8.1 und 8.2).

All diese Muskelkontraktionen beeinflussen die Faszien, das Bindegewebe und dessen Grundsubstanz sowie die Gewebeflüssigkeiten. Sie verändern reflektorisch die Muskelphysiologie. Tonus sowie Faszienlänge werden durch eine Muskelkontraktion verändert. Die somit erzielte Behandlung der Faszien beeinflußt nicht nur deren biomechanische, sondern auch die biochemische und immunologische Funktion. Die Muskelarbeit des Patienten erfordert Energie. Durch den Muskelmetabolismus entstehen Kohlendioxid, Milchsäure und andere Metaboliten, die abtransportiert werden müssen. Daher wird der

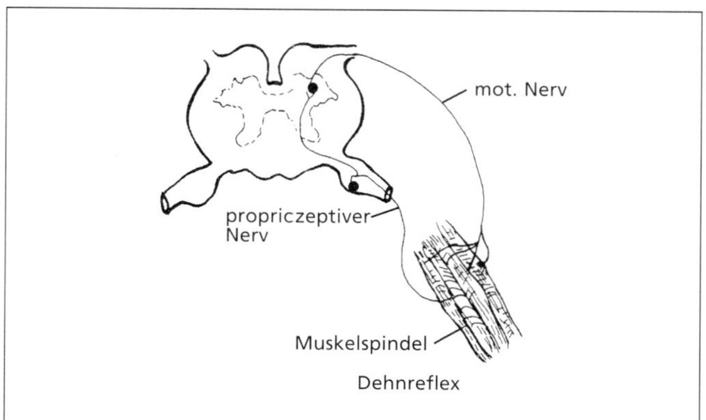

Abb. 8.1: Muskelspindelreflex

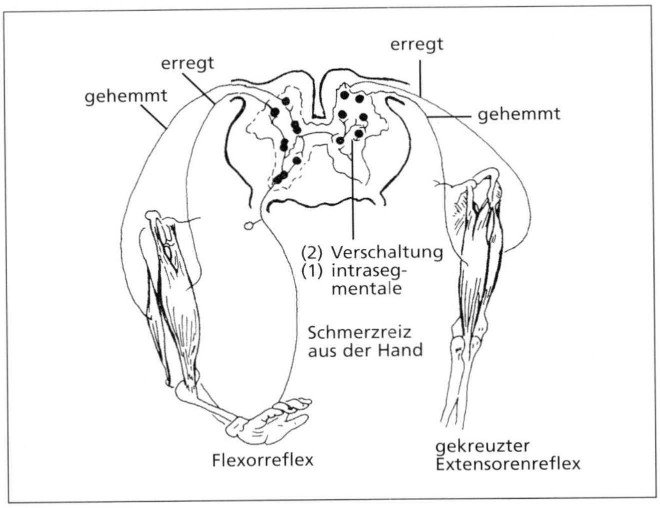

Abb. 8.2: Reflexbogen bei reziproker Inhibition

Patient häufig über eine Zunahme der Muskelschmerzen innerhalb der ersten 12 bis 36 Stunden nach einer Behandlung mit Muskelenergietechnik berichten. Die Muskelenergietechnik ist eine sichere Behandlungsmethode, da die aktivierenden Kräfte dem Körper innewohnen und der Patient seine Muskelanspannung selbst dosieren kann. Man muß aber aufpassen, ein unerfahrener Behandler kann dieses Verfahren überdosieren und den Patienten überlasten.

8.6 Grundlagen der Muskelenergietechnik

Folgende fünf Faktoren sind für die Anwendung der Muskelenergietechnik von großer Bedeutung:

1. die aktive Muskelanspannung des Patienten;
2. die exakte Stellung des Gelenkes;
3. die Muskelanspannung in eine spezifische Richtung;
4. der definierte Widerstand des Therapeuten;
5. die kontrollierte Intensität der Muskelanspannung.

Der Patient wird aufgefordert, einen Muskel anzuspannen, während der Therapeut ein Gelenk oder ein Körperteil in einer bestimmten Position hält. Der Patient wird nun gebeten, mit einem bestimmten Kraftaufwand in eine definierte Bewegungsrichtung anzuspannen, dabei wird die Kraft in Gramm oder Kilogramm angegeben. Der Therapeut gibt einen Widerstand: der Widerstand ist so gerichtet, daß jegliche Annäherung von Ursprung und Ansatz des Muskels vermieden wird (dadurch wird die Technik isometrisch). Eine andere Form des Widerstandes ermöglicht das Nachgeben (dadurch wird die Technik konzentrisch-isotonisch), eine weitere die Überwindung der Muskelanspannung (dadurch wird die Technik „isolytisch").

Die häufigsten Fehler beim Patienten sind eine zu starke Muskelkontraktion, eine falsche Anspannungsrichtung, eine zu kurze Muskelanspannung oder eine inadäquate Entspannung im Anschluß an die Muskelkontraktion. Die häufigsten Fehler des Behandlers sind: die nicht exakte Einstellung der Gelenkposition im Hinblick auf die Barriere, Widerstand in die falsche Richtung, ungenaue Instruktion des Patienten, zu schnelle Einstellung einer neuen Gelenkposition nach Beendigung der Muskelanspannung. Nach einer isometrischen Kontraktion muß die Refraktärphase abgewartet werden, bevor eine erneute Muskeldehnung erfolgen kann.

Die klinische Erfahrung zeigt, daß drei bis fünf Wiederholungen über jeweils 3-7 Sekunden nötig sind, um das Therapieziel zu erreichen. Dabei wird die eigene Erfahrung dem Therapeuten den richtigen Behandlungsweg weisen. Eine isometrische Kontraktion darf nicht zu stark sein (Tabelle 8.1). Die Anspannung sollte gleichmäßig gehalten werden und die Muskellänge möglichst isometrisch bleiben. Anschließend sollte eine kurze Pause eingehalten werden (Refraktärphase), bevor der Therapeut den verkürzten und verspannten Muskel in die neue Ruhelänge dehnt. Isotonische Techniken erfordern eine stärkere Muskelanspannung, da alle Muskelfasern rekrutiert werden müssen, um die maximale Spannung zu erzielen. Nur dann ist eine vollständige Entspannung der Antagonisten möglich. Nach jeder Behandlung mit Muskelenergietechnik soll sich der Patient entspannen, bevor die neue Barriere eingestellt wird.

Tabelle 8.1: Vergleich von isometrischen und isotonischen Behandlungstechniken

isometrisch	isotonisch
1. Exakte Lagerung	1. Exakte Lagerung
2. Leichte bis mäßige Anspannung	2. Starke bis max. Anspannung
3. Konstanter Widerstand ohne aktive Bewegung	3. Der Widerstand erlaubt eine kontrollierte Bewegung
4. Entspannung im Anschluß an die Kontraktion	4. Entspannung im Anschluß an die Kontraktion
5. Einstellung der neuen Behandlungsposition	5. Einstellung der neuen Behandlungsposition

8.7 Muskelenergietechniken

In den folgenden Abschnitten wird die Muskelenergietechnik für bestimmte Körperregionen vorgestellt. Der Ellenbogen soll uns als Beispiel dienen. Angenommen, es besteht eine Einschränkung des Gelenkes in der Extension, d. h. der Ellenbogen ist gebeugt. Eine Ursache für eine eingeschränkte Ellenbogenextension ist ein Hypertonus sowie eine Verkürzung des M. biceps brachii.

Der Behandler könnte eine isometrische Muskelenergietechnik zur Behandlung dieser Störung auswählen:

1. Der Patient sitzt bequem auf dem Untersuchungstisch. Der Therapeut steht vor ihm.
2. Der Therapeut umgreift den Ellenbogen des Patienten mit einer Hand und den distalen Unterarm mit der anderen (Abb. 8.3).
3. Er extendiert den Ellenbogen bis zur ersten Barriere.
4. Der Patient wird aufgefordert, den Unterarm zur Schulter zu ziehen. Der Kraftaufwand beträgt über mehrere Sekunden ca. 150 g.
5. Der Behandler gibt einen Widerstand, der dem Kraftaufwand entspricht.
6. Nach 3-7 Sekunden Anspannung wird der Patient aufgefordert, die Spannung aufzugeben und zu entspannen.
7. Der Therapeut wartet, bis der Patient vollständig relaxiert ist, und extendiert anschließend den Ellenbogen bis zur neuen Barriere (Abb. 8.4).
8. Die Schritte 2 bis 7 werden fünfmal wiederholt, bis eine volle Ellenbogenextension erreicht ist.

Die Einschränkung der Ellenbogenextension könnte auch das Ergebnis einer Dysbalance in Länge und Kraft zwischen dem M. biceps als Ellenbogenbeuger und dem M. triceps als Ellenbogenstrecker sein. Ein schwacher M. triceps könnte die volle Ellenbogenextension behindern. Dann kann der Behandler eine isotonische Muskelenergietechnik anwenden, um diese Störung zu behandeln:

1. Der Patient sitzt auf dem Untersuchungstisch, der Therapeut steht vor ihm.

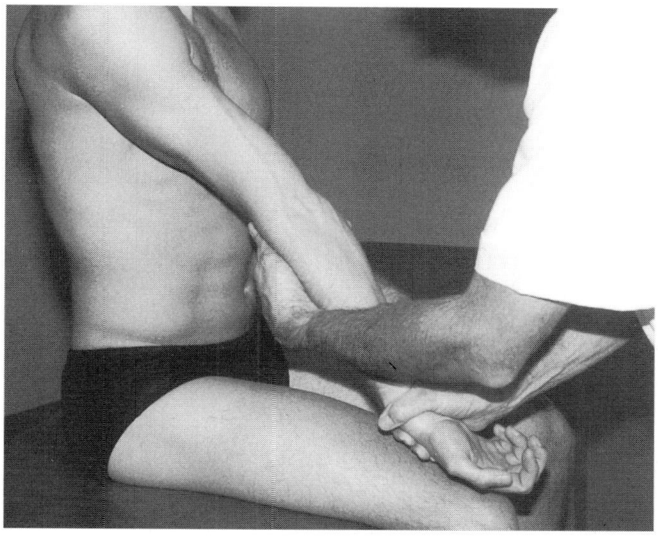

Abb. 8.4: Einstellung der neuen restriktiven Barriere nach postisometrischer Relaxation

2. Der Therapeut umgreift die Schulter und den distalen Unterarm und bringt den Ellenbogen in die volle Flexion (Abb. 8.5).
3. Der Patient wird aufgefordert, den Ellenbogen mit maximaler Kraft zu strecken; die Kraft könnte ca. 1 bis 2 kg betragen.
4. Der Behandler gibt einen weichen Widerstand, welcher dem Ellenbogen erlaubt, sich langsam aber stetig über das gesamte Bewegungsausmaß zu strecken (Abb. 8.6).
5. Der Behandler bringt den Ellenbogen zurück in die volle Beugung, und der Patient wiederholt die Kontraktion des M. triceps, um den Ellenbogen zu strek-

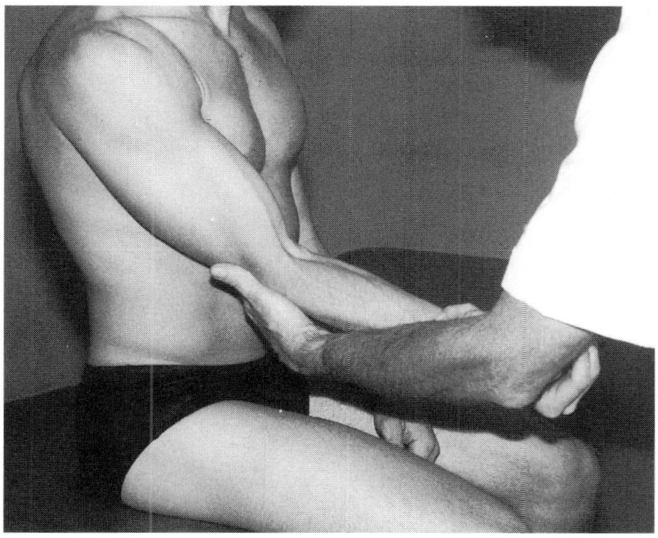

Abb. 8.3: Eingeschränkte Ellenbogenstreckung. Isometrische Anspannung des M. biceps brachii

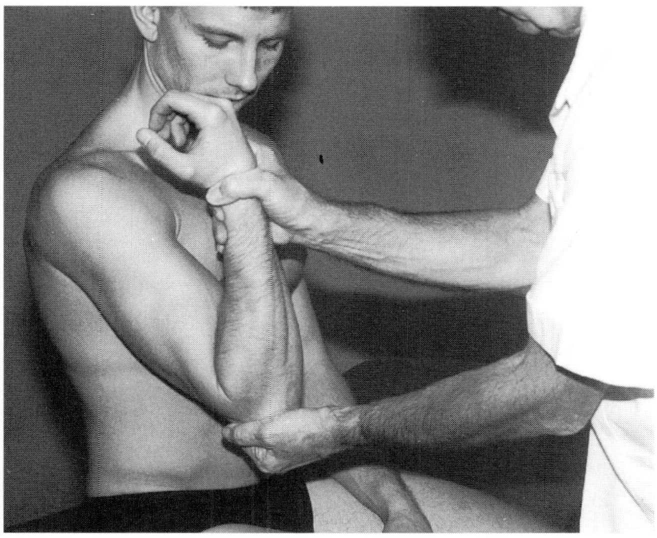

Abb. 8.5: Eingeschränkte Ellenbogenstreckung. Konzentrische isotonische Anspannung des M. triceps. Ausgangsstellung ist die vollständige Flexion.

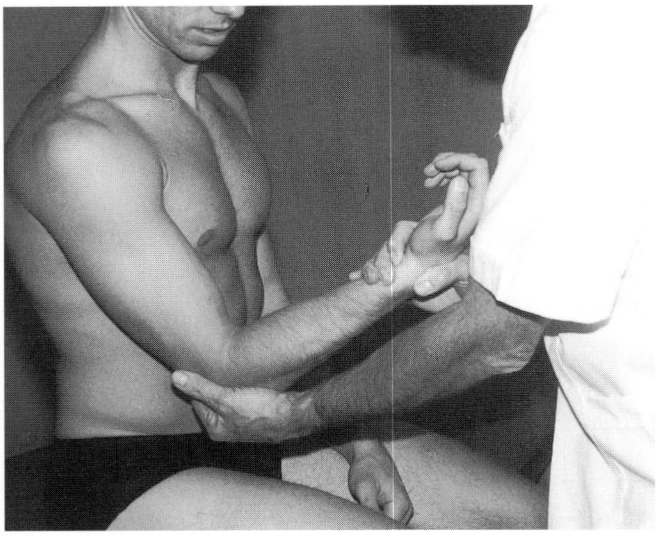

Abb. 8.6: Während der gesamten Ellenbogenextension gibt der Therapeut einen Widerstand gegen die Anspannung des M. triceps brachii.

ken; dabei wird allerdings vom Therapeuten ein zunehmender Widerstand gegeben.
6. Dieser Vorgang wird mehrmals wiederholt, wobei der Therapeut den Widerstand stetig erhöht und der Patient die Anspannung von Mal zu Mal verstärkt, um den Ellenbogen in die volle Extension zu bringen.
7. Normalerweise sind drei bis fünf Wiederholungen nötig, um eine vollständige Ellenbogenextension zu erzielen.

Bei jeder dieser Muskelenergietechniken muß die restriktive Barriere exakt lokalisiert werden. Wird eine isometrische Technik verwendet, so ist die erste Barriere, die man fühlt, vom Behandler sorgfältig als Ausgangsstellung zu halten. Wenn der Therapeut bei der Einstellung der Gelenkposition gewaltsam die Muskelbarriere durchbricht, so entsteht ein Hypertonus der Muskulatur, und es tritt genau das Gegenteil dessen ein, was wir therapeutisch beabsichtigen. Werden diese Techniken bei einem Gelenk in mehreren Bewegungsebenen angewandt, so sollte in jeder Ebene eine Einstellung der Barriere in gleicher Weise erfolgen. Bei der Behandlung der Wirbelsäule mit Einschränkung der Bewegung in drei verschiedenen Bewegungsebenen ist die präzise Einstellung der restriktiven Barriere von entscheidender Bedeutung.

Der Erfolg einer Behandlung mit Muskelenergietechnik wird dann gewährleistet, wenn der Therapeut sich konstant an folgende drei Prinzipien hält: Kontrolle, Balance und Lokalisation. Sowohl Therapeut wie auch Patient müssen ausgeglichen sein; der Therapeut muß die Kontrolle über eine exakte Lokalisation an der Barriere haben. Der Therapeut muß sowohl die Muskelanspannung des Patienten wie auch den nachgebenden oder nicht nachgebenden Widerstand, den er selbst gibt, kontinuierlich überwachen. Diese Prinzipien sind in der Anwendung der Muskelenergietechnik bei jedem Schritt zu beachten.

8.8 Zusammenfassung

Nach meiner Erfahrung ist die Muskelenergietechnik im Rahmen der manuellen Medizin eine der besten und wirksamsten Techniken. Durch eine einzige Behandlung werden zahlreiche therapeutische Wirkungen ausgelöst. Die Behandlungssicherheit ist sehr groß. Durch eine einzige Maßnahme werden die Gelenkbeweglichkeit verbessert, Kraft und Länge von Muskeln normalisiert, verkürzte Faszien gedehnt und Gewebeverquellungen behoben. Die Muskelanspannung wird nicht nur eingesetzt, um ein Gelenk zu bewegen, sondern auch, um die normale Muskelphysiologie wiederherzustellen.

9 Mobilisation mit Impuls (High Velocity, Low Amplitude Thrust)

In den achtziger Jahren wurde vom wissenschaftlichen Beirat der International Society of Manual Medicine die Empfehlung ausgesprochen, die Begriffe „Manipulation" und „*high velocity, low amplitude thrust*" (wörtlich: „Stoß mit großer Geschwindigkeit und geringer Amplitude") durch die Bezeichnung „Mobilisation mit Impuls" zu ersetzen. Davor wurden Mobilisationstechniken mit extrinsischer Stoßeinwirkung durch einen Therapeuten mit dem Ausdruck „Manipulation" beschrieben. Heute wird mit „Manipulation" der „therapeutische Gebrauch der Hände" bezeichnet. Diese Technik ist eine der ältesten und am weitesten verbreiteten Behandlungsformen in der manuellen Medizin und wurde lange als Behandlung der Wahl für eine sog. „manipulierbare Störung" angesehen. Ihr Ziel ist, die Funktion der Gelenke und periartikulären Strukturen zu verbessern. Einige ältere Begriffe für die somatische Dysfunktion, wie etwa „Gelenkblockade" und „chiropraktische Subluxation", zeigen die Bedeutung, die dem Gelenk und seiner Biomechanik zugeschrieben wurde. Die Anwendung einer von außen einwirkenden Stoßkraft galt als wirksam, um eine eingeschränkte Gelenkbewegung zu behandeln.

Trotz neuerer Entwicklungen in der manuellen Medizin und der Einführung der Muskelenergietechnik, der funktionellen indirekten Technik, der myofaszialen Releasetechnik und der kraniosakralen Technik, bleibt die Mobilisation mit Impuls (*high velocity, low amplitude thrust*) eine der am häufigsten angewandten Techniken. Eine fehlerhafte Anwendung führt zu schlechten Therapieergebnissen und birgt die Gefahr von Komplikationen. Die Manipulationsgriffe sollten nur nach einer exakten Diagnostik und lege artis angewandt werden.

9.1 Das Gelenkspiel (Joint Play)

Mennell kommt das Verdienst zu, den Begriff des Gelenkspiels in die manuelle Medizin eingeführt zu haben. Er definiert es als Bewegung in einem Synovialgelenk, die von willkürlicher Muskelaktivität unabhängig ist und durch diese auch nicht ausgelöst werden kann. Die Bewegungen sind klein (weniger als 3 mm in alle Richtungen). Die Form der Gelenkflächen determiniert den Bewegungsumfang. Das Gelenkspiel ist für eine schmerzlose und freie Bewegung aller Gelenke unabdingbar. Fehlt es, sind normale Willkürbewegungen eingeschränkt und häufig mit Schmerzen verbunden. Mennell definiert den Verlust des Gelenkspiels als „Gelenkdysfunktion". Das Gelenkspiel kann durch willkürliche Muskelaktivität des Patienten nicht wiederhergestellt werden. Das heißt, eine Gelenkdysfunktion ist immer ein Verlust von Gelenkspiel. Diese Regel gilt für alle synovialen Gelenke, sowohl an der Wirbelsäule, als auch an den Extremitätengelenken. Mennells diagnostisches System beruht auf der Untersuchung des Gelenkspiels; Beweglichkeit und Funktion werden durch die therapeutische Manipulation wiederhergestellt. Hierfür hat er zehn Regeln aufgestellt:

1. Der Patient muß entspannt sein.
2. Der Therapeut muß entspannt sein. Der therapeutische Griff muß schmerzfrei, fest und schonend sein.
3. Es wird jeweils nur ein Gelenk mobilisiert.
4. Die Bewegungen werden schrittweise wiederhergestellt.
5. Bei der Mobilisierung wird ein Gelenkpartner fixiert und der andere bewegt.
6. Der Bewegungsumfang soll mit dem des Gelenkes der anderen Körperseite identisch sein, vorausgesetzt, daß dieser normal ist.
7. Niemals sollte eine allzu kraftvolle oder eine abnorme Bewegung durchgeführt werden.
8. Die Manipulation besteht aus einem kurzen schnellen Stoß, der zu einem Klaffen des Gelenkes um ca. 3 mm führt.
9. Der therapeutische Stoß erfolgt erst nach Aufnahme der Vorspannung im Gelenk.
10. Besteht eine Entzündung des Gelenkes oder Knochens (mit den typischen Zeichen Überwärmung, Rötung und Schwellung), darf kein therapeutischer Griff durchgeführt werden.

Diese 10 Regeln gelten für alle Mobilisationen mit Impuls.

9.2 Theorien der Gelenkdysfunktion

Es gibt zahlreiche Theorien zur Erklärung einer Gelenkdysfunktion und des therapeutischen Effektes einer Mobilisation mit Impuls. Einige gehen davon aus, daß die Beziehung von zwei einander gegenüberliegenden Gelenkflächen gestört ist oder Meniskoide der Gelenkkapseln eingeklemmt sind. Andere Theorien nehmen an, daß eine Veränderung der nervalen Steuerung über die

Mechanorezeptoren und Propriozeptoren der Gelenke eine Fehlfunktion der segmentalen Muskulatur verursacht. Diese Theorien sollten derzeit als Arbeitshypothesen betrachtet werden, offensichtlich besteht weiterer Forschungsbedarf. Geht man bei der Suche der Ursache einer Dysfunktion von der Gelenkfläche aus, so wird von einem „aus der Spur geraten" oder „Verhaken innerhalb des Gelenkes" gesprochen. Als weitere Ursache wird eine Veränderung der thixotropen Eigenschaften der Gelenkflüssigkeit angenommen. Auch das Einklemmen von synovialen Gelenkzotten zwischen zwei Gelenkflächen wird diskutiert. In den zygapophysialen Gelenken der Wirbelsäule wurden Menisken gefunden, die von C-Fasern innerviert werden. Man kann sich vorstellen, daß sich diese zwischen zwei Gelenkflächen einklemmen können. Der Meniskus kann durch einen Klaffgriff befreit und die Funktion des Gelenkes wiederhergestellt werden. Diese Theorie wird kontrovers diskutiert, ein klinischer Beweis ist bisher nicht erfolgt. Neuerdings wird auch behauptet, daß Streß auf die Gelenkkapsel die afferenten Signale der Mechanorezeptoren Typ I verändert, so daß die zentralnervöse Steuerung nicht mehr in der Lage ist, die Stellung des Gelenkes im Raum zu bestimmen. Diese Veränderung der neuralen Steuerung soll Länge und Tonus der segmental zugeordneten Muskeln beeinträchtigen und damit die normale Gelenkbeweglichkeit einschränken.

9.3 Das Kavitationsphänomen

Das sog. Kavitationsphänomen (optische Hohlraumbildung) wurde im Rahmen der Forschung über die Mobilisation mit Impuls beschrieben. Die Kavitation tritt exakt in dem Augenblick auf, in dem das Gelenkknacken zu hören ist. Innerhalb des Gelenkes entsteht eine Aufhellung mit einer Dichte, die der des Stickstoffes entspricht. Diese gasbedingte Aufhellungsfigur persistiert über einen variablen Zeitraum, meist weniger als 20 Minuten. Das Auftreten dieses Phänomens legt die Annahme nahe, daß sich der Aggregatzustand der Synovialflüssigkeit vom flüssigen zum gasförmigen hin ändert. Bis jetzt ist die genaue Wirkung auf die Gelenkflüssigkeit noch unbekannt.

Ferner konnte bei einer Mobilisation mit Impuls an einem Wirbelbogengelenk eine Wirkung auf die betroffene Muskulatur beobachtet werden. Nach der Manipulation sind die segmentalen Muskeln über einen gewissen Zeitraum elektrisch nicht erregbar, d. h. es besteht eine Refraktärperiode, bevor die normale elektrische Aktivität wiederkehrt. Man nimmt an, daß sich die Funktion der segmentalen Muskulatur nach der Manipulation normalisiert und somit zum positiven therapeutischen Ergebnis beiträgt. Weitere Forschungen sind notwendig, die klinische Erfahrung zeigt jedoch, daß eine Gelenkdysfunktion (somatische Dysfunktion) auf eine Mobilisation mit Impuls positiv reagiert.

9.4 Indikationen für die Mobilisation mit Impuls

Diese Technik scheint besonders wirksam zu sein bei somatischen Dysfunktionen mit Bewegungseinschränkung im Gelenk und den unmittelbaren periartikulären Strukturen, also dann, wenn ein sog. „kurzer Restriktor" vorliegt. Obwohl Menell hervorhebt, daß der therapeutische Griff nur in einer Bewegungsebene des Gelenks wirken sollte, kann durch spezifische Lokalisation und genaue Anwendung der Hebelkraft eine simultane Beeinflussung aller drei Ebenen der Wirbelbewegung erfolgen. Diese Techniken scheinen bei subakuten und chronischen Zuständen wesentlich wirksamer zu sein als bei einer akuten Dysfunktion. Auch wenn die meisten Griffe für ein spezifisches Gelenk entwickelt wurden, sind manche von ihnen auf ganze Regionen anwendbar. Die Techniken, die der Anatom Zink in seinem respiratorisch-zirkulatorischen Modell hervorhebt, sind dazu geeignet, ganze Körperregionen zu mobilisieren, um die Zirkulation im Gewebe zu verbessern, und nicht nur, um eine spezifische Gelenkeinschränkung zu behandeln. Der Unterschied zwischen spezifischer und unspezifischer Mobilisation mit Impuls liegt im Prinzip der exakten Lokalisation und der im folgenden beschriebenen Verriegelungstechnik.

Die Mobilisation mit Impuls wird sowohl als direkte Technik wie auch als Exaggerationstechnik angewandt. Bei der direkten Technik wird an die restriktive Barriere herangegangen, der Impuls überwindet die Barriere, um so die Gelenkbeweglichkeit zu verbessern. Manche Kollegen favorisieren die Exaggerationsmethode. Dabei erfolgt der Manipulationsstoß gegen die normale physiologische Barriere, also in die sog. freie, der blockierten entgegengesetzte Richtung. Der Autor benutzt nur die direkte Methode und würde, falls eine direkte Mobilisation mit Impuls nicht möglich wäre, eine andere Technik zur Hilfe nehmen. Die aktivierende Kraft kommt von außen, wobei der Therapeut den Impulsstoß gibt. Als weitere Kräfte wirken Schwerkraft (Patient sitzt oder steht) und Atmung. Sie helfen sowohl bei der Entspannung wie auch bei der Einstellung der erforderlichen Gelenkstellung.

9.5 Prinzipien der Behandlungstechniken

9.5.1 Das Gelenkklaffen

Alle Manipulationstechniken lösen ein Gelenkklaffen aus. Der Behandler muß sowohl die anatomischen Besonderheiten wie auch den Bewegungsumfang des zu behandelnden Gelenkes kennen. Das Gelenkklaffen kann parallel oder im rechten Winkel zur Gelenkebene erfolgen oder auch durch eine Distraktion der Gelenkflächen erzeugt werden. Jede erfolgreiche Mobilisierung mit Impuls beinhaltet sowohl eine Distraktion der Gelenkflächen wie auch ein Gelenkklaffen. Das hörbare Gelenkknacken scheint damit zu koinzidieren. Es ist hervorzuheben, daß die Erzeugung eines Gelenkgeräusches kein eigenes therapeutisches Ziel ist. Kimberly definiert als Ziel einer erfolgreichen Manipulation eine „schmerzfreie und geräuschlose Wiederherstellung der maximalen Gelenkfunktion".

9.5.2 Die Lokalisation

Durch eine exakte Lokalisation wird die Mobilisation mit Impuls auf das zu behandelnde Gelenk beschränkt, ohne daß benachbarte Gelenke mit involviert werden. Nach den Mennellschen Regeln wird ein knöcherner Gelenkanteil fixiert und der andere bewegt.

Eine bewährte Lokalisationstechnik ist die Einstellung des zu behandelnden Segmentes durch konvexe Krümmung der Wirbelsäule in zwei verschiedenen Ebenen. Als erstes wird die Krümmung in die Beugung oder in die Streckung geführt. Unser Ziel ist es, die Vorwärts- oder Rückwärtskomponente der non-neutralen vertebralen Dysfunktion einzustellen. Das zu behandelnde Segment wird durch Beugen oder Strecken – oder durch eine anteriore oder posteriore Translation – an den Scheitel der Konvexität gebracht. Besteht zum Beispiel im Segment L1/L2 eine Einschränkung in der Vorbeuge, so wird eine Rumpfvorbeuge von oben nach unten über die BWS bis zu L1 hin, von unten eine Flexion der unteren Extremitäten, des Beckens und der LWS bis L2 hin induziert. So wird der Zwischenraum zwischen L1 und L2 zum Scheitelpunkt der Krümmung, die durch die Vorbeuge erzeugt wurde. Der Zwischenraum zwischen L1 und L2 wird so eingestellt, daß die Flexionsbarriere erreicht wird. Wir können die Lokalisation auch durch eine Translationsbewegung von anterior nach posterior auf der Ebene von L1/L2 durchführen. Die zweite konvexe Krümmung wird durch eine Seitneigung entweder nach rechts oder links erzeugt. Eine Seitneigung bei der Vorbeuge oder bei der Rückbeuge führt zu einer gekoppelten Rotation zur gleichen Seite (non-neutrale Wirbelmechanik). Wenn, wie in unserem Beispiel, bei L1/L2 eine Einschränkung in Rechtsseitneigung und Rechtsrotation vorliegt, entsteht bei einer Seitneigung nach rechts eine Konvexität des thorakolumbalen Übergangs nach links, wobei der Scheitel im Wirbelzwischenraum L1/L2 liegt. Die Konvexität auf der linken Seite kann durch eine Translation von rechts nach links sowie durch eine Rechtsseitneigung von oben oder unten eingestellt werden. Die Einstellung der beiden konvexen Krümmungen (anterior-posterior und durch Seitneigung induziert) mit dem Scheitel beider Krümmungen an dem zu behandelnden Segment ist das Prinzip, das bei der Behandlung einer non-neutralen Typ II-Wirbeldysfunktion benutzt wird. Als Befund liegt eine Einschränkung der Vor- bzw. Rückbeuge in Verbindung mit einer Einschränkung der Seitneigung und Rotation zur selben Seite vor.

Bei der neutralen Gruppendysfunktion (Typ I) erfolgt die Lokalisation durch Einstellen der Seitneigung zur einen Seite und der Rotation zur Gegenseite. Dabei kann das zu behandelnde Segment von oben nach unten oder auch von unten nach oben eingestellt werden. Da die Gruppendysfunktion sich im Hinblick auf die Vor- und Rückbeuge neutral verhält, wird die Einstellung in dieser Bewegungsebene nur dazu verwendet, die Segmente an den Punkt der größten Bewegungsfreiheit zu bringen. Dies wird am besten in der Seitenlage demonstriert. Befindet sich der Patient in Linksseitlage, wird der Krümmungsscheitel der betroffenen Wirbel bezüglich Vor- oder Rückbeuge in eine Neutralstellung gebracht. In unserem Beispiel wird eine Vor- und Rückbeuge induziert, bis L1/L2 bezüglich der anterior-posterioren Krümmung neutral steht. Nun wird der linke Arm des Patienten nach vorne und kaudal gezogen. Dadurch entsteht eine Linksseitneigung und Rechtsrotation der Wirbelsäule bis hinunter zu L1. Mit der anderen Hand wird das Becken nach vorne gerollt. So entsteht von kaudal eine Linksrotation, die bis zu L2 geht. Das Segment L1/L2 ist hierdurch lokalisiert, so daß jeder Impuls exakt auf dieses Segment einwirkt. Das zu behandelnde Segment sollte in der Frontalebene (xy) liegen. Das Ausmaß der Bewegung, die von oben nach unten zur Einstellung des Segmentes erforderlich ist, hängt von der Höhe der Dysfunktion in der LWS ab. Je tiefer die Störung liegt (z. B. L5/S1), desto mehr Bewegung muß von oben nach unten und desto weniger muß von unten nach oben eingestellt werden. Befindet sich die Störung in der oberen Lendenwirbelsäule oder in der unteren Brustwirbelsäule, wird zur Einstellung eine geringere Bewegung von oben nach unten und eine größere von unten nach oben erforderlich sein.

9.5.3 Hebelarme

Hebelarme können kurz oder lang sein. Ein kurzer Hebelarm liegt vor, wenn ein Teil eines Wirbels (z. B. Processus spinosus) fixiert wird, während der Impulsstoß auf eine knöcherne Prominenz des benachbarten Wirbels erfolgt (Proc. spinosus, Proc. transversus, Proc. mamillaris) und die daraus resultierende Kraft ausreicht, um ein Segment gegenüber dem anderen zu bewegen. Lange Hebelarme entstehen, wenn die Extremitäten oder mehrere Segmente innerhalb der Wirbelsäule zur „Verriegelung" benutzt werden. Sie haben durch ihre Distanz zur Dysfunktion den Vorteil, daß die Behandlung weniger Kraft erfordert. Techniken mit langem Hebelarm erfordern eine präzise Lokalisation und eine vorsichtige Dosierung der Krafteinwirkung. Ein langer Hebelarm kann an der Wirbelsäule durch ligamentöse oder knöcherne Verriegelung erzeugt werden. Zur ligamentösen Verriegelung ist eine ausreichende Flexion der Wirbelsäule erforderlich. Erst dann sind die dorsalen Ligamente an den Wirbelbogengelenken maximal gespannt. Zur Verriegelung der Gelenke ist eine Extension der Wirbelsäule erforderlich, so daß ein ausreichender Facettenschluß gewährleistet ist. Sowohl die ligamentöse Verriegelung wie auch die Gelenkverriegelung reduziert den Bewegungsumfang im Gelenk. Die Einstellung eines Hebelarmes kann auch aufgrund der Prinzipien des dritten Frayetteschen Gesetzes erfolgen. Dies besagt, daß die Bewegung eines Wirbels in einer Richtung die Wirbelbewegung in allen anderen Richtungen reduziert. Die Induktion einer neutralen (Typ I) Wirbelbewegung (Seitneigung zur einen und Rotation zur anderen Seite) begrenzt die Bewegung des betroffenen Wirbels und, falls erforderlich, mehrerer Segmente. Lange Hebelarme können an jedem beliebigen Segment der Wirbelsäule zur Lokalisation eingesetzt werden. Um ein dysfunktionelles Segment zu behandeln, müssen die darüber- und darunterliegenden Segmente durch einen langen Hebelarm verriegelt werden. Das zu behandelnde Segment bleibt „frei" und kann die aktivierende Kraft empfangen. Ein häufiger Fehler bei Anfängern ist die starke Kraftausübung auf ein Gelenk, das nicht richtig verriegelt und schlecht lokalisiert ist.

9.5.4 Der Drehpunkt (Hypomochlion)

Bei zahlreichen Manipulationstechniken, insbesondere an der Halswirbelsäule und an der Brustwirbelsäule, wird ein Drehpunkt verwendet. Manche Therapeuten benutzen feste Gummiblöcke in unterschiedlichen Größen und Formen. Ich bevorzuge die eigene Hand. Werden die eigenen Finger oder Hände zur Bildung eines Drehpunktes verwendet, kann das zu behandelnde Segment exakt palpiert werden. An der Halswirbelsäule dient die gegen ein Facettengelenk gedrückte Fingerkuppe als Drehpunkt, um den sich der Wirbel bewegen kann. Damit kann die Bewegungseinschränkung des kontralateralen Wirbelbogengelenkes überwunden werden. An der Brustwirbelsäule ist der untere Teil des Bewegungssegments durch verschiedene Handanlagen fixierbar, so daß der Therapeut den oberen Anteil des Segmentes an die restriktive Barriere bringen kann. Bei Rippendysfunktionen kann der proximale Daumenballen über oder unter einer dysfunktionellen Rippe als Kontaktpunkt dienen, gegen den eine aktivierende Kraft ausgeübt werden kann.

9.5.5 Die Geschwindigkeit

Bei der Mobilisation mit Impuls sollte die Geschwindigkeit größer sein als die Kraft. Der Griff sollte schnell durchgeführt werden. Ein häufiger Fehler ist das „Schieben" statt eines „schnellen Stoßes". Der Manipulationsstoß sollte erst dann erfolgen, wenn das Gelenk unter Vorspannung steht. Wir müssen bis zur elastischen Barriere der Restriktion gehen, so daß der Impulsstoß das noch verfügbare restliche Gelenkspiel wiederherstellen kann, bevor die feste anatomische Barriere erreicht wird. Vermehrter Kraftaufwand kann eine schlechte Lokalisation und ein insuffizientes Tempo nicht ausgleichen. Der Anfänger entfernt sich häufig von der Barriere, um während der Manipulation einen größeren „Anlauf" nehmen zu können. Das muß durch eine sorgfältige Einstellung an der elastischen Barriere vermieden werden. Dann kann von dort aus ein schneller Impuls in Richtung des Bewegungsverlustes erfolgen.

9.5.6 Die Amplitude

Eine Mobilisation mit Impuls versucht, in dem zu behandelnden Gelenk eine Bewegung von 3 mm herbeizuführen. Der Impuls sollte schnell und über eine kurze Distanz gegeben werden. Benutzen wir einen kurzen Hebelarm, so ist die Amplitude des Stoßes, die zum Erreichen eines Klaffens im Gelenk um 3mm erforderlich ist, erheblich geringer als bei langem Hebelarm. Werden zwei lange Hebelarme benutzt, so müssen bei der Lagerung des Patienten große Bewegungen durchgeführt werden. Wichtig ist, daß die Summe aller Bewegungen zu einer Stoßamplitude von ca. 3 mm im zu behandelnden Segment führt.

9.5.7 Balance und Kontrolle

Wie bei allen erfolgreichen manualtherapeutischen Techniken müssen auch hier Behandler und Patient in bequemen, leicht zu kontrollierenden und balancierten Körperpositionen sein. Der Patient sollte vollständig entspannt sein, so daß der Therapeut den Impuls mit einer maximalen Effizienz geben kann. Die Tischhöhe muß dem Patienten und der Größe des Therapeuten angepaßt sein. Ist der Tisch zu hoch, wird die Einstellung des Patienten erschwert. Der Abstand zwischen Patient und Therapeut sollte so gewählt werden, daß das gestörte Segment exakt lokalisiert werden kann und sich der Patient auf dem Untersuchungstisch sicher fühlt. Der Impulsstoß wird am besten über eine Gewichtsverlagerung des Therapeuten und nicht über den gezielten Einsatz von Muskelkraft gegeben. In manchen Schulen wird bei der Impulsmobilisation der Iliosakralfuge und des Lumbalbereiches in Seitenlage der Impuls durch eine Adduktionsbewegung des auf dem Becken plazierten Armes und nicht durch eine Bewegung des ganzen Körpers gegeben. Durch Adduktion des Armes ist die nötige Geschwindigkeit und Amplitude nur schwer zu erreichen. Leichter kann der erforderliche Impulsstoß durch Verlagerung des Körpergewichtes des Therapeuten in die korrekte Richtung gegeben werden.

9.5.8 Therapeutische Ziele der Mobilisation mit Impuls

Diese Technik eignet sich zur Verbesserung des Bewegungsumfanges eines dysfunktionellen Gelenkes mit Verlust des Gelenkspiels. Selbst wenn der Bewegungsverlust nur in einer Richtung besteht, kann durch eine erfolgreiche Impulsmanipulation eine Verbesserung der Bewegung in allen Richtungen erzielt werden. Durch die Behandlung eines Gelenkes werden die Gelenkflächen in die anatomisch korrekte Position zurückgeführt und die physiologische Aktivität der Gelenkrezeptoren wiederhergestellt. Durch die Tonusnormalisierung der segmental zugeordneten Muskulatur werden muskulärer Hypertonus und muskuläre Spastik reduziert. Die Dehnung des verkürzten periartikulären Gewebes stellt einen weiteren therapeutischen Effekt dar, da durch eine Gelenkblockierung – wie auch posttraumatisch - Verkürzungen und Verspannungen in den Faszien entstehen. Ein weiteres therapeutisches Ziel ist die Verbesserung des intra- und extravaskulären Flüssigkeitstransportes durch sog. „Auswinden" des Gewebes. Bei der Mobilisation mit Impuls steht immer eines der oben genannten therapeutischen Ziele im Vordergrund, wobei stets auch mehrere Wirkungen gleichzeitig erzielt werden. Die Manipulationstherapie ist am wirksamsten bei subakuten und chronischen Dysfunktionen mit kurzen Restriktoren.

9.5.9 Kontraindikationen

Eine exakte Diagnose und eine ebenso exakte therapeutische Technik sind für die Mobilisation mit Impuls unabdingbar. Dann nimmt die Zahl der möglichen Kontraindikationen ab. Dennoch haben Manipulationstechniken mehr absolute und relative Kontraindikationen als andere manualtherapeutische Verfahren. Hypermobilität, Instabilität im Gelenk und entzündliche Gelenkerkrankungen sind absolute Kontraindikationen.

Es gibt viele Kontraindikationen, die in der Literatur unterschiedlich beurteilt werden. Das Hauptproblem an der Halswirbelsäule ist die Arteria vertebralis. Aufgrund der anatomischen Verhältnisse ist sie besonders am atlanto-okzipitalen Übergang gefährdet. Bewegungen in Richtung Extension und Rotation engen die normalen Vertebralarterien ein. Alle Behandlungstechniken sollten daher extreme Bewegungen in diese Richtungen vermeiden, da sie beim gleichzeitigen Vorliegen einer Erkrankung der A. vertebralis gefährlich werden können. Eine sorgfältige Diagnosestellung und die Art des therapeutischen Vorgehens sind besonders hier von entscheidender Bedeutung. Die Halswirbelsäule kann der Sitz von angeborenen oder erworbenen Fehlbildungen sein, welche eine relative Kontraindikation für Impulsmanipulationen sind. Dazu gehören eine Aplasie des Dens axis und das Down-Syndrom. An der gesamten Wirbelsäule ist auf metabolische und systemische Knochenerkrankungen zu achten, insbesondere auf Osteoporose und Knochenmetastasen. Bei vorsichtiger und exakter Lokalisation und adäquater Impulsgabe kann eine Manipulationstechnik trotz bestehender Veränderungen der Knochenstruktur den Verlust des Gelenkspiels wiederherstellen. Degenerative Erkrankungen der Facetten- und Unkovertebralgelenke stellen eine relative Kontraindikation dar. Sie verändern die Funktionsfähigkeit der Facettengelenke, so daß eine inadäquate Manipulation zur Schädigung des Gelenkes führen könnte. Es ist bekannt, daß die bereits bestehende degenerative Gelenkerkrankung durch sekundäre Dysfunktionen in ihrer Symptomatik verstärkt wird. Eine Gelenkdysfunktion kann erfolgreich durch Manipulationstechniken behandelt werden, wenn o. g. Regeln sorgfältig beachtet werden. Der Stoßimpuls sollte exakt gegen die elastische Barriere des dysfunktionellen Gelenkes gerichtet sein, selbst wenn aufgrund einer degenerativen Gelenkerkrankung die anatomische Barriere verändert ist.

Beim Vorliegen einer Diskopathie wird die Anwendung von Manipulationstechniken zur Behandlung der gleichzeitig bestehenden Dysfunktion eines Gelenkes kontrovers diskutiert. Die Verfechter der Manipulation sehen in ihr die Therapie der Wahl, wohingegen in anderen Schulen eine Diskushernie als Kontraindikation für eine Manipulation gilt, da die Gefahr bestünde, daß sich die Bandscheibenpathologie durch verstärkte Hernienbildung und Sequestrierung mit konsekutiver neuraler Einklemmung verstärken könnte. Der Autor selbst hat bei bekannten, radiologisch gesicherten Bandscheibenvorfällen mit Manipulationstechniken gute Erfolge erzielt. Es ist zu bemerken, daß in bildgebenden Verfahren postmanipulativ keine wesentliche Veränderung der Bandscheibenstruktur nachgewiesen wurde. Das akute Kaudasyndrom nach Manipulation bei lumbalem Diskusprolaps wurde beschrieben. Es sollte als mögliche Gefahr vor jeder Manipulationsbehandlung bedacht werden.

9.6 Zusammenfassung

Manipulationen mit Impuls sind ein wichtiges Instrumentarium in der Hand des manualmedizinisch tätigen Arztes. Sie erfordern ein hohes Maß an genauer Diagnostik und große Sorgfalt beim therapeutischen Vorgehen. Die richtige Anwendung dieser Technik erfordert Schnelligkeit und Geschicklichkeit, nicht Kraftaufwand.

10 Funktionelle (indirekte) Technik (Neutralpunkttechnik)

Die funktionelle (indirekte) Technik ist in der manuellen Medizin verhältnismäßig wenig bekannt. Obwohl die neuroreflektorischen und anatomischen Grundlagen gut nachvollziehbar sind, gilt die Neutralpunkttechnik bis heute als höchst komplex. Im Zusammenspiel von Struktur und Funktion steht dabei der funktionelle Aspekt im Vordergrund.

10.1 Geschichte

Die funktionellen, indirekten Techniken wurden in den 40er und 50er Jahren unseres Jahrhunderts von den amerikanischen Osteopathen entwickelt. Dabei arbeiteten verschiedene Teams unabhängig voneinander in verschiedenen Regionen der USA an der Entwicklung dieses Systems. Eine Forschungsgruppe im pazifischen Nordwesten arbeitete unter den beiden Dres. Hoover. An der Ostküste etablierte sich eine weitere Forschungsgruppe um Dr. Bowles und Dr. Johnston und andere Mitglieder der New England Academy of Osteopathy. Die Techniken wurden von Dr. George Andrew Laughlin aus Kirksville, Missouri, modifiziert. Er entwickelte das von Dr. W.G. Sutherland begründete Konzept eines Ausgleichs der membranösen Spannungen weiter. Sutherland gilt als Begründer der kraniosakralen Therapie. Inzwischen haben die funktionellen indirekten Techniken zunehmend an Popularität gewonnen und gehören zum Repertoire zahlreicher manualtherapeutisch tätiger Ärzte.

10.2 Die Verbindung von Struktur und Funktion

Der enge Zusammenhang zwischen Struktur und Funktion im Körper sowie das Bestreben des Körpers zur Selbstregulation und Selbstheilung sind anerkannte Grundprinzipien. Funktionelle (indirekte) Techniken bauen auf diesen Prinzipien auf und stellen die Funktion in den Vordergrund. So steht z. B. bei einem dysfunktionellen Wirbelsegment nicht die inkorrekte Position der Knochen im Mittelpunkt, sondern deren verändertes Bewegungsverhalten im Vergleich zu den benachbarten Segmenten. Beim klassischen strukturellen Ansatz wird versucht, „den Knochen an die richtige Stelle zu setzen". Beim funktionellen Ansatz ist die Wiederherstellung eines koordinierten Zusammenspiels des Segmentes mit den übrigen Wirbelsäulensegmenten und den dazugehörigen Weichteilen das therapeutische Ziel. Stellen Sie sich eine Truppe marschierender Soldaten vor. Ein Soldat ist aus dem Gleichschritt gekommen. Er hat seinen Platz nicht verlassen, aber er fällt auf, weil er „aus dem Tritt" ist. Seine Bewegungen sind nicht mit denen seiner Kameraden koordiniert. Der kommandierende Offizier wird den Soldaten nun nicht aus der Reihe herausnehmen und ihn an einen anderen Platz stellen, sondern ihn auffordern, seinen Schrittrhythmus zu verändern, so daß er wieder zu dem der übrigen Soldaten in der Reihe paßt. Der Therapeut, der eine funktionelle Technik verwendet, konzentriert sich bei einer Wirbeldysfunktion auf die Wiederherstellung einer koordinierten Funktion, vergleichbar dem Soldaten, der aus dem Gleichschritt kam und sich dem Rhythmus der anderen wieder anpaßt.

10.3 Das Barrierekonzept

In Kapitel 3 wurden normale und restriktive Barrieren beschrieben. Liegt keine Dysfunktion vor, gibt es im mittleren Bereich des gesamten möglichen Bewegungsumfanges einen neutralen Punkt, an dem die lokale Gewebespannung am geringsten ist. Besteht nun eine Dysfunktion, befindet sich dieser Neutralpunkt nicht länger in der Mittellinie, sondern zwischen restriktiver Barriere auf der einen und physiologischer, anatomischer Barriere auf der anderen Seite. Bei den direkten Techniken, wie der Muskelenergietechnik und der Mobilisation mit und ohne Impuls, wird die restriktive Barriere eingestellt und eine aktivierende Kraft in Richtung der Bewegungseinschränkung ausgeübt. Die funktionelle Technik ist mehr am Verhalten der vorhandenen Bewegung als an ihrer spezifischen Beziehung zur Barriere interessiert. Der Behandler interessiert sich mehr für die Qualität der Bewegung als für ihre Quantität und dafür, wie sich das dysfunktionelle Segment bei einer Bewegung verhält. Die funktionelle Diagnostik prüft die Bewegungskoordination und die Qualität der Bewegung im gestörten Segment.

10.4 Die neurologische Hypothese

Die Arbeitshypothese bei der funktionellen Technik lautet: durch eine Dysfunktion entstehen neuroreflektorische Veränderungen, die dazu führen, daß Mechanorezeptoren und Nozizeptoren pathologische, afferente Impulse aussenden. Diese werden im Rückenmark verschaltet, wobei die Reflexwege lokal auf Segmenthöhe und zentral über aszendierende und deszendierende Bahnen verlaufen. Durch fehlerhafte Afferenzen kommt es zu fehlerhaften Efferenzen, die über die gemeinsame Endstrecke des *alpha*-Motoneurons den Muskel erreichen. Nach dieser Hypothese führt die Normalisierung der afferenten Signale zum ZNS zu einer Normalisierung der Umschaltprozesse im Rückenmark und dadurch zu einer Normalisierung der efferenten Signale zum Muskel. Funktionelle Techniken können als neuroreflektorische Techniken mit dem Ziel einer Reduktion pathologischer Afferenzen definiert werden. Die funktionelle Technik erfordert Zeit, da alle Segmente auf einer Veränderung ihres Verhaltens im muskuloskelettalen System untersucht werden, wobei jedem dysfunktionellen Segment besondere Aufmerksamkeit geschenkt und seine Funktion wiederhergestellt wird.

10.5 Funktionelle Diagnostik

In der funktionellen Diagnostik werden Regionen mit erhöhter Gewebespannung und/oder Bewegungseinschränkung palpiert. Als erster diagnostischer Schritt erfolgt das vorsichtige Beklopfen der Bewegungssegmente an der Wirbelsäule und der umliegenden Gewebestrukturen. Die Untersuchung erfolgt mit den Fingerspitzen. Besteht eine wesentliche Dysfunktion, so ist der Palpationsbefund eine verminderte Gewebenachgiebigkeit. In einem zweiten diagnostischen Schritt bewegt der Untersucher die ganze Wirbelsäule symmetrisch durch, um nach Arealen eingeschränkter Beweglichkeit zu suchen. Im dritten diagnostischen Schritt werden die biomechanischen Testverfahren, die in Kapitel 6 beschrieben wurden, zur Identifikation einer spezifischen Wirbeldysfunktion angewandt. Abschließend erfolgt eine Beurteilung der funktionellen Charakteristika der Dysfunktion.

10.6 Das Konzept von „ease-bind" (locker-fest)

Bei den funktionellen Techniken wird der Bewegungsqualität mehr Bedeutung zuerkannt als dem Bewegungsumfang. Während der Untersuchung wird darauf geachtet, ob eine Bewegung leicht und fließend durchgeführt werden kann, oder ob sie eingeschränkt oder gehemmt ist. Das Bewegungsspektrum geht mit zahlreichen Abstufungen von der maximalen Bewegungsfreiheit bis zur maximalen Bewegungseinschränkung. Bei der funktionellen Diagnostik wird nach Eigenschaften wie „locker" und „fest" gesucht.

Zur Identifikation der Gewebeeigenschaften *ease-bind* hat sich folgendes Vorgehen bewährt: Eine Hand wird über das vermutete dysfunktionelle Segment gelegt. Sie wird als Palpationshand (oder auch horchende Hand) bezeichnet. Die Kontaktaufnahme mit dem Gewebe erfolgt ruhig und behutsam, wobei der Therapeut Veränderungen im dysfunktionellen Segment und den umgebenden Weichteilen registriert. Die Palpationshand induziert selten eine Bewegung oder eine Kraft. Ihre Aufgabe ist es, Information zu empfangen. Die andere Hand des Therapeuten nimmt in einer vom dysfunktionellen Segment entfernten Region des muskuloskelettalen Systems Kontakt auf. Mit dieser Hand wird entweder passiv eine Bewegung induziert oder die Bewegung verfolgt, zu der der Therapeut den Patienten auffordert. Diese Hand wird als Bewegungshand bezeichnet. Sie führt die Bewegung, und die Palpationshand registriert die Gewebeantwort.

In der funktionellen Technik findet eine permanente diagnostisch-therapeutische Interaktion statt. Die Bewegungshand induziert die diagnostischen und therapeutischen Bewegungen, die Palpationshand registriert die Gewebeantwort und gibt dabei ein konstantes Feedback. Die diagnostisch-therapeutische Interaktion kann als kybernetische Schleife mit kontinuierlichem Input und Output betrachtet werden. Aufgrund des dynamischen Prozesses könnte der Eindruck entstehen, daß der Therapeut mehrere Dinge gleichzeitig in wenig standardisierter Form durchführt. Die Untersuchungsprozesse sind jedoch exakt standardisiert, da ständig eine Bewegung durch eine Hand induziert und zugleich mit der anderen Hand registriert wird.

10.7 Indikationen

10.7.1 Akute Erkrankungen

Aufgrund ihrer atraumatischen Wirkung und der mehrfachen Anwendbarkeit hat sich die funktionelle Technik bei akuten Erkrankungen bewährt. Therapeutisches Ziel ist das Auslösen einer Gewebereaktion, nicht eine größere Veränderung der Struktur. Die Neuprogrammierung pathologischer afferenter Stimuli kann bei akuten wie auch bei chronischen Erkrankungen erfolgen. Akute Erkrankungen sprechen auf funktionelle Techniken schnell und gut an. Dabei werden keine Hilfsmittel benötigt und die Therapie ist selbst auf einer Intensivstation durchführbar.

10.7.2 Chronische Erkrankungen

Auch bei chronischen Erkrankungen ist die funktionelle Technik höchst effektiv, da fehlprogrammierte neurale Reflexantworten verändert werden können, und nicht nur eine Stellungsänderung gestörter Gelenke oder Wirbelsegmente stattfindet. Die Veränderung der Stellung eines dysfunktionellen Gelenkes, ohne Wiederherstellung der neuromuskulären Mechanismen, die seine Funktion kontrollieren, ist von geringem therapeutischen Nutzen. Bei chronischen Erkrankungen spielt die diagnostische Komponente der funktionellen Techniken eine entscheidende Rolle, da Gewebeantwort und Gewebeverhalten unabhängig von der therapeutischen Intervention evaluiert werden.

10.7.3 Prognostische Bedeutung

Die funktionelle Diagnostik ist von großer prognostischer Bedeutung. Die therapeutische Antwort eines dysfunktionellen Segmentes wird unabhängig von der jeweiligen therapeutischen Technik evaluiert. So wird z. B. ein Verkürzungsausgleich am Schuh bei anatomisch kurzem Bein und Beckenschiefstand (strukturelle Veränderung) die Funktion des gesamten muskuloskelettalen Systems beeinflussen. Mit Hilfe der funktionellen Diagnostik kann beurteilt werden, ob durch eine strukturelle Therapie eine Verbesserung der muskuloskelettalen Funktion sowohl lokal als auch an entfernteren Gebieten erzielt wurde.

10.8 Die verschiedenen Therapieverfahren der funktionellen Technik

Alle funktionellen Techniken können unter dem Oberbegriff „Afferenzreduktion" eingeordnet werden. Die drei bedeutendsten Methoden sind dabei die *Balance and Hold*-Technik, die dynamische funktionelle Technik und die „Entspannung-durch-Positionieren-Technik" (*Strain and Counterstrain*).

10.8.1 Balance and Hold-Technik

Das Verfahren kann in jeder Körperposition, d. h. im Stehen, im Sitzen, in Bauch- und Rückenlage sowie in Seitenlage angewandt werden. Die palpierende Hand überwacht das dysfunktionelle Segment, während die Bewegungshand entweder passiv eine Bewegung induziert oder der Patient nach Anweisung eine bestimmte Körperhaltung einnimmt. Die Bewegung wird nun konsekutiv in sechs verschiedenen Richtungen durchgeführt, wobei innerhalb jeder Bewegungsrichtung der sog. Balancepunkt, d. h. der Punkt minimaler Gewebespannung und maximaler Bewegungsfreiheit, gesucht wird. Dieser wird dann gehalten und anschließend die nächste Bewegung induziert. Die Reihenfolge der verschiedenen Bewegungsrichtungen ist unbedeutend. Folgende Bewegungsrichtungen werden induziert: Vorbeuge/Rückbeuge, Seitneigung rechts/Seitneigung links, Rotation rechts/Rotation links, Translation nach anterior/Translation nach posterior, laterale Translation nach rechts/links, Translation nach kranial/kaudal.

Als letzte Bewegung wird die Atmung hinzugenommen. Wurden die verschiedenen Bewegungsrichtungen im dysfunktionalen Segment jeweils am Punkt minimaler Gewebespannung und maximaler Bewegungsfreiheit eingestellt, wird der Patient gebeten, tief ein- und auszuatmen. Die Atemphase, bei der die Gewebe am entspanntesten sind, wird nun so lange als möglich gehalten. Die Zeitdauer beträgt normalerweise zwischen 5 und 30 Sekunden. Wird das Atemanhalten beendet, kann der Patient in seinem natürlichen Atemrhythmus weiter atmen. Für jede Bewegungsrichtung wird ein neuer Balancepunkt gesucht und anschließend die Arbeit über die Atmung wiederholt. Dies wird so lange fortgesetzt, bis ein Release im eingeschränkten Segment getastet wird und eine verbesserte Beweglichkeit vorliegt. Der Behandler tastet, wie der Neutralpunkt an seinen normalen Platz zurückgeht und der Bewegungsumfang zunimmt.

10.8.2 Dynamische funktionelle Techniken

Die zweite Untergruppe wird als dynamisch funktionell bezeichnet. Das therapeutische Ziel besteht darin, die normale Gelenkfunktion wiederherzustellen. Die inhärente Bewegung spielt dabei eine entscheidende Rolle. Sie resultiert aus der Kombination zahlreicher physiologischer Phänomene. Dazu gehört der kraniale rhythmische Impuls, die Kontraktion und Relaxation der Muskulatur und die durch Atmung und Kreislauf induzierten Bewegungen. In der dynamischen funktionellen Technik registriert die palpierende Hand die Antwort auf eine von der Bewegungshand induzierte Bewegung. Sie folgt der Bewegung in Richtung zunehmender Gewebenachgiebigkeit, bis das physiologische Bewegungsmuster wiederhergestellt ist. Der Therapeut versucht dabei, die Dysfunktionen nacheinander zu lösen. Es wird kontinuierlich in Richtung Entspannung gearbeitet und jeder Anspannung ausgewichen. Die Techniken sind vielseitig, da verschiedene Bewegungsmuster induziert werden können. Sie lassen sich auf die Formel K-K-T-E-T bringen.

K (1) – Kontakt mit dem Gewebe des dysfunktionellen Segmentes;
K (2) – Kontrolle der induzierten Bewegung durch die palpierende Hand;
T (1) – Testen der Gewebeantwort;
E – Evaluierung der normalen oder abnormalen Compliance des Segmentes;
T (2) – Therapie durch konstantes Palpieren des Balancepunktes (*bind-ease*) im dysfunktionellen Segment.

10.8.3 Release by Positioning-Technik (Strain and Counterstrain) (Entspannung durch Positionieren)

Diese Technik wird als *Strain and Counterstrain*-Technik bezeichnet und wurde von Lawrence Jones, D.O., F.A.A.O., entwickelt. Das System setzt sich aus zwei Behandlungsbausteinen zusammen. Primär gilt es, Tenderpoints zu lokalisieren und über eine gewisse Zeitspanne zu palpieren. Zahlreiche Tenderpoints stimmen mit myofaszialen Triggerpunkten nach Travell, Reflexpunkten von Chapman und Akupunkturpunkten überein. Bei dieser Technik werden die Tenderpoints sowohl diagnostisch als auch zur Kontrolle des Therapieerfolges verwendet. In einem zweiten Schritt wird eine Körperposition eingestellt, die für den Patienten am wenigsten schmerzhaft und möglichst bequem ist. Dabei werden verschiedene Körperhaltungen wie auch Kombinationen von Sitzen und Liegen verwendet. Wurde ein Tenderpoint lokalisiert, wird die Körperposition eingestellt, bei der der Patient am Tenderpoint so wenig Schmerzen wie möglich hat und die Spannung im palpierten Tenderpoint so gering wie möglich ist. Diese Position wird nun 90 Sekunden lang gehalten. Anschließend erfolgen das langsame Rückführen in die normale Körperposition und die Nachuntersuchung. Die *Strain and Counterstrain*-Technik wird durch ein spezifisches Übungsprogramm ergänzt. Vor Anwendung der Technik wird das Studium des Kurzlehrbuches: Strain and Counterstrain (L.H. Jones, Colorado Springs, 1981, American Academy of Osteopathy) empfohlen.

10.9 Palpationsübungen

Die folgende Übung ist wichtig, um die Prinzipien der funktionellen Diagnostik und Behandlung zu erlernen.

1. Der Patient sitzt aufrecht auf dem Untersuchungstisch, die Arme vor der Brust verschränkt, die Hände umfassen die Schultern.
2. Der Therapeut steht hinter und neben dem Patienten und legt die Fingerspitzen der palpierenden Hand auf die obere Brustwirbelsäule. Die palpierende Hand sollte möglichst ruhig gehalten werden.
3. Die andere Hand des Therapeuten wird zur Bewegungshand und auf den Kopf aufgelegt. Diese Hand führt nun den Patienten durch zahlreiche Bewegungen, ähnlich wie die Zügel bei einem Zaumzeug über die Trense das Pferd führen. Die Bewegungshand induziert die passive Bewegung und achtet auch darauf, daß Bewegungen, zu denen der Behandler verbal auffordert, richtig durchgeführt werden.
4. Der Therapeut beginnt ganz weich und langsam mit der Vorbeuge und versucht dabei mit der palpierenden Hand, Veränderungen des Gewebes in den Merkmalen locker-fest (*ease-bind*) zu identifizieren, von der maximalen Nachgiebigkeit bis zur maximalen Festigkeit. Das gleiche geschieht nun bei der Rückbeuge. Beide Bewegungen werden mehrmals wiederholt, wobei ständig der Grad von locker und fest (*ease-bind*) in beiden Richtungen evaluiert wird.
5. Der Patient sitzt wieder in der Ausgangslage. Der Therapeut induziert mit der Bewegungshand eine Rechtsseitneigung und eine Linksrotation des Kopfes. Der Rumpf bleibt aufrecht. Dadurch wird eine neutrale (Typ I) Wirbelbewegung herbeigeführt. Der Therapeut erfühlt das Ausmaß dieser gekoppelten Bewegung, wiederum unter Bezugnahme auf die Kriterien locker und fest (*ease-bind*). Nun wird die umgekehrte Bewegung, d. h. die Seitneigung nach links mit Rotation nach rechts, durchgeführt. Besteht bezüglich locker und fest eine Symmetrie? Wenn Sie die Seitneigung und Rotation modulieren, besteht ein Unterschied in der Qualität von locker und fest in jeder einzelnen Bewegungskomponente?
6. Beginnend in der Neutralposition induziert der Therapeut eine Vorbeuge, Rechtsseitneigung und Rechtsrotation des Kopfes und Nackens. Der Rumpf bleibt aufrecht. Dadurch wird eine non-neutrale (Typ II) gekoppelte Bewegung ausgelöst. Die „horchende" Hand beurteilt diese Bewegung bezüglich locker und fest. Wiederholen Sie dies auf der linken Seite. Ist die Qualität von locker und fest bei jeder Bewegungskomponente symmetrisch?

Diese Übung kann an der gesamten Wirbelsäule in zahlreichen Körperhaltungen wiederholt werden. Diagnostisch versucht der Therapeut, jedes Segment als normal, leicht oder schwer dysfunktionell zu klassifizieren. Nicht selten finden wir ein grenzwertig dysfunktionelles Segment und es ist wichtig zu entscheiden, wie groß seine Bedeutung im Rahmen des muskuloskelettalen Komplexes ist. Diese Entscheidung kann nur aus Erfahrung getroffen werden, sie ist unser einziger und bester Lehrer.

10.10 Die funktionellen Techniken

Im folgenden wird das System von George Andrew Laughlin, D.O., aus Kirksville, Missouri, vorgestellt. Diese Techniken wurden von Edward Stiles, D.O., F.A.A.O., im Rahmen seiner Studien bei Dr. Laughlin verfeinert und standardisiert. Es handelt sich dabei um nur eines von vielen Systemen der funktionellen (indirekten) Technik, das jedoch Beispiele für die *Balance and Hold*- und die dynamische funktionelle Technik enthält. Die diesen Techniken angefügten Diagnosen folgen aus terminologischen Gründen dem posturalen strukturellen Modell. Um sie jedoch erfolgreich anwenden zu können, müssen die in Tab. 6.1 dargestellten Regeln beachtet werden.

Funktionelle Technik Lendenwirbelsäule

Sitzend

Diagnose: Non-neutrale Dysfunktionen, extendiert, rotiert, seitgeneigt (ERS) und flektiert, rotiert, seitgeneigt (FRS)

1. Der Patient sitzt auf dem Untersuchungstisch.
2. Der Behandler sitzt hinter dem Patienten.
3. Die palpierende Hand liegt über dem dysfunktionellen Segment, der Zeigefinger am oberen und der Daumen am unteren Wirbel (Abb. 10.1).
4. Die Bewegungshand des Therapeuten wird auf die Schulter des Patienten gelegt, um Seitneigung und Rotation von oben einstellen und überwachen zu können (Abb. 10.2).
5. Der Behandler legt seinen Kopf auf die Thorakolumbal-Region, um Flexion und Extension über eine anterior-posteriore Translation einzustellen und zu kontrollieren (Abb. 10.3).
6. Der Behandler induziert eine Seitneigung und Rotation mit der Bewegungshand und eine Flexion-Extension über eine anterior-posteriore Translation, bis in allen sechs Freiheitsgraden (10.4) der Balancepunkt erreicht ist.
7. Nun wird die Ein- und Ausatmung dazu genommen, um den maximalen Balancepunkt zu finden. Einatmung oder Ausatmung werden dann so lange gehalten, bis der Release eintritt (*Balance and Hold*).
8. Bei Anwendung der dynamischen indirekten Technik kann bei Schritt 6 mit der Bewegungshand ein Druck in Richtung Palapationshand ausgeübt werden. Anschließend folgt der Therapeut der inhärenten Gewebebewegung, die durch das sog. *unwinding* (d. h. Entwinden) dem Balancepunkt zustrebt.

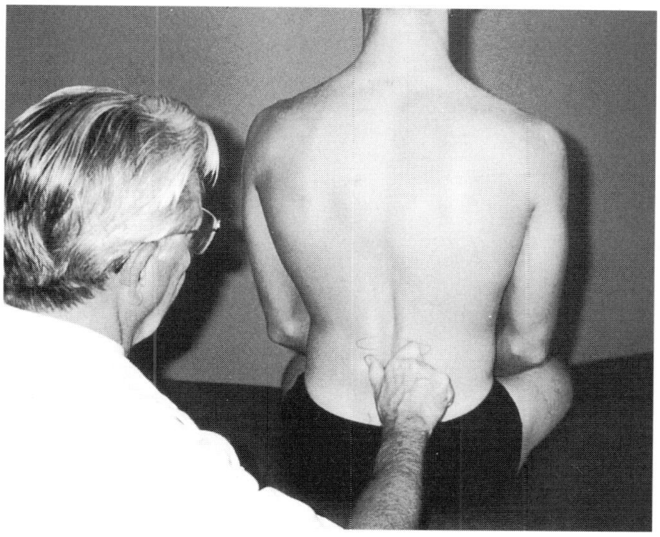

Abb. 10.1

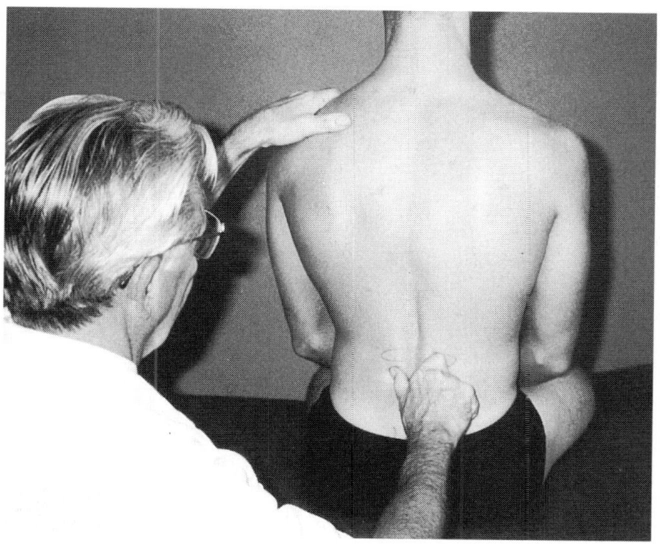

Abb. 10.2

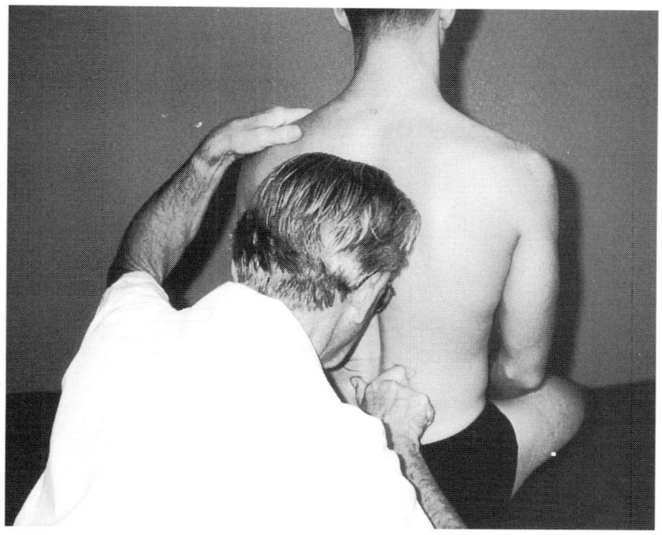

Abb. 10.3

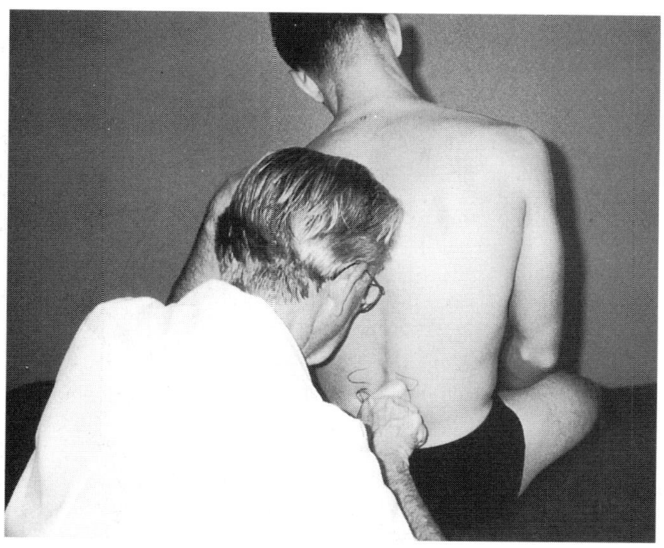

Abb. 10.4

Funktionelle Technik

Schambeine

Rückenlage
Diagnose: Pubis superior oder inferior

1. Der Patient liegt auf dem Rücken, die Knie sind gebeugt und abduziert. Die Fußsohlen berühren sich.
2. Der Therapeut steht neben dem Tisch und palpiert die rechte und linke Seite der Symphyse mit den Zeigefingern an der Oberkante und den Daumen an der Unterkante (Abb. 10.5).
3. Der Therapeut induziert eine Bewegung von kranial nach kaudal bis zum Punkt maximaler Balance (Abb. 10.6).
4. Balance- und Haltetechnik: Die Atmung wird hinzugenommen, bis eine symmetrische Stellung beider Teile des Os pubis und eine symmetrische Bewegung eingetreten ist.
5. Dynamische Technik: Es wird eine Bewegung in Richtung des Neutralpunktes induziert. Anschließend folgen Sie der inhärenten Gewebebewegung, bis eine Balance in der Funktion erreicht ist.

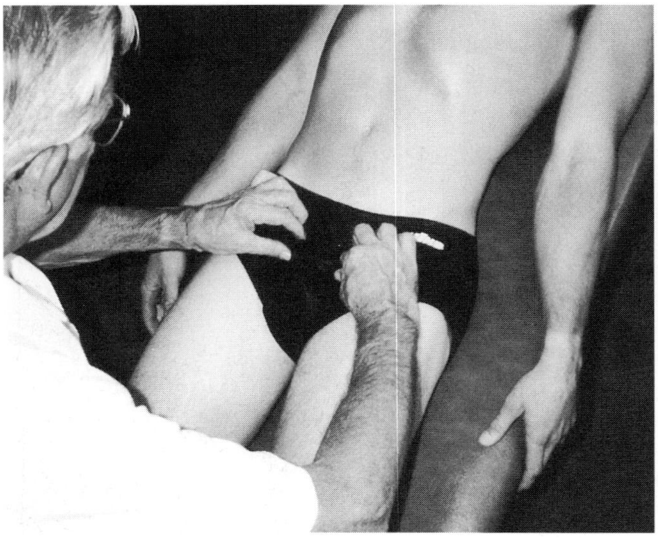

Abb. 10.5

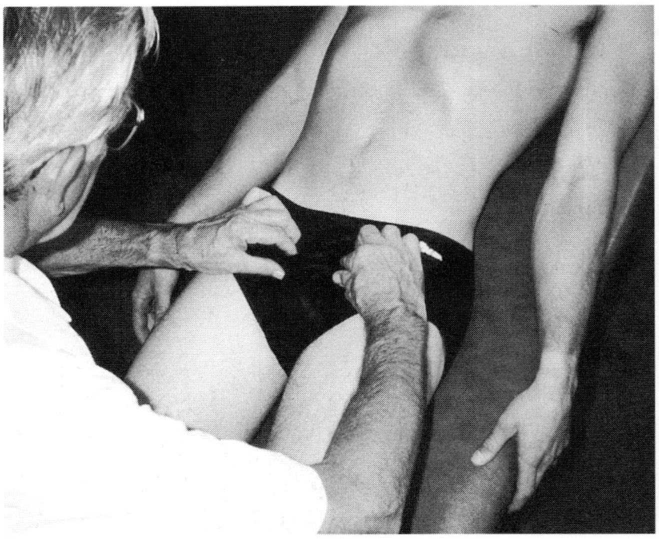

Abb. 10.6

Funktionelle Technik

Iliosakralgelenk

Sitzend
Diagnose: Linkstorsion über die linke diagonale Achse

1. Der Patient sitzt auf dem Untersuchungstisch.
2. Der Therapeut sitzt hinter ihm und legt die rechte Hand als palpierende Hand über die rechte Sakrumbasis (Abb. 10.7) und die linke Hand auf die linke Schulter als Bewegungshand (Abb.10.8).
3. Der Kopf des Therapeuten wird am Thorakolumbalbereich angelegt und kontrolliert die Flexions-/Extensionsbewegung durch eine anterior-posteriore Translation (Abb. 10.9).
4. Der rechte Daumen des Therapeuten liegt über der Sakrumbasis, während der rechte Zeigefinger über der medialen Seite der Spina iliaca posterior superior eine Distraktion nach lateral ausübt. Dabei wird der Neutralpunkt am oberen Pol des rechten ISG ertastet.
5. Der Therapeut induziert mit seinem Kopf über die anterior-posteriore Translation eine Flexions-/Extensionsbewegung, bis die palpierende Hand den Neutralpunkt gefunden hat.
6. Die Bewegungshand des Therapeuten (linke Hand) induziert am Rumpf des Patienten eine Linksseitneigung und Rechtsrotation, bis die palpierende Hand den Neutralpunkt eingestellt hat (Abb. 10.10).
7. Bei der Balance- und Haltetechnik wird die Feineinstellung durchgeführt und dann über die Atmung gearbeitet, bis die Spannung nachläßt und die normale Funktion wiederhergestellt ist. Möglicherweise sind mehrere Wiederholungen erforderlich, wobei nach jedem Atemzyklus eine erneute Feineinstellung erfolgt.
8. Die dynamische indirekte Technik initiiert eine Bewegung in Richtung des Neutralpunktes und folgt der inhärenten Gewebebewegung, bis das *unwinding* beendet ist. Der Daumen der rechten Hand kann auf den linken lateralen Angulus inferior gelegt werden, um die therapeutische Antwort zu initiieren und ihr zu assistieren.

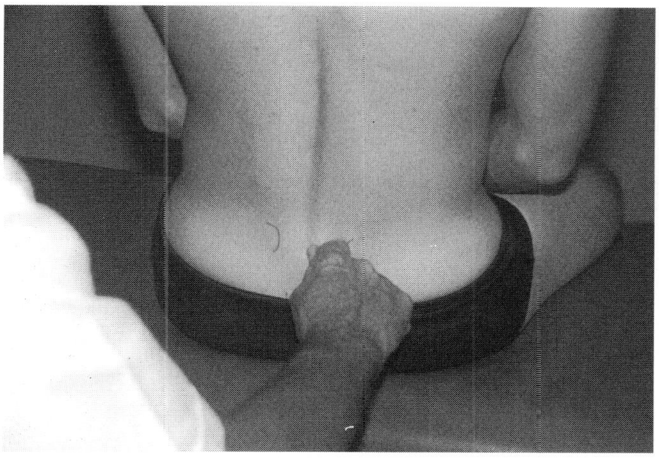

Abb. 10.7

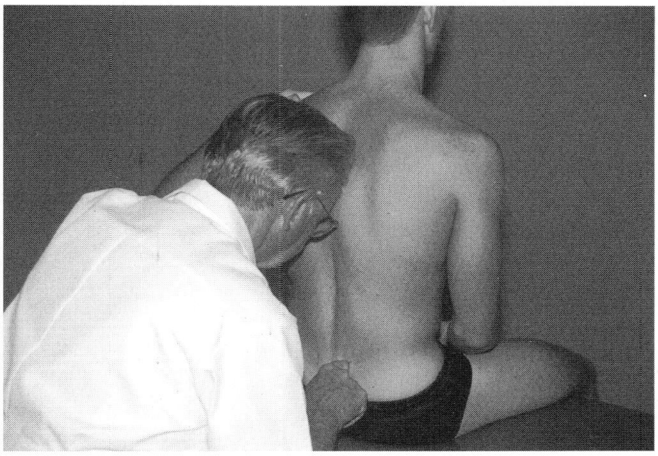

Abb. 10.9

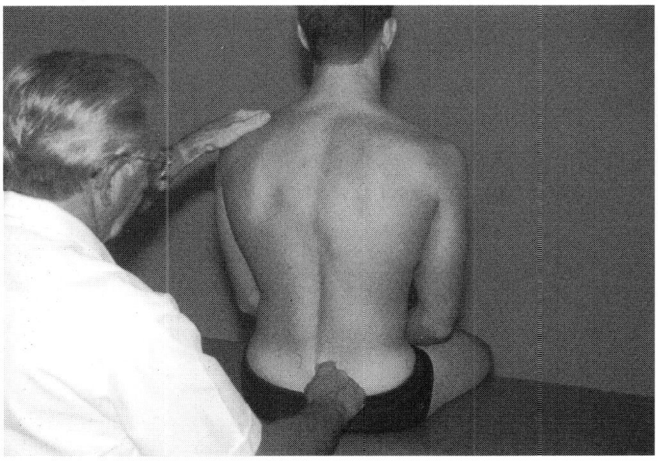

Abb. 10.8

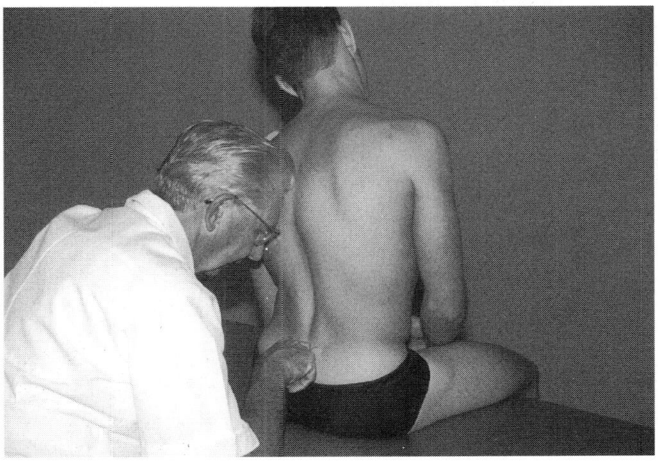

Abb. 10.10

Funktionelle Technik

Iliosakralgelenk

Sitzend
Diagnose: Flexion des linken Sakrums

1. Der Patient sitzt auf dem Untersuchungstisch.
2. Der Therapeut sitzt hinter dem Patienten, die linke Hand liegt über der linken Sakrumbasis als palpierende Hand, dabei liegt der Daumen über dem Sakrum und der Zeigefinger medial der linken Spina iliaca posterior superior (Abb. 10.11).
3. Die rechte Hand des Therapeuten liegt auf der rechten Schulter des Patienten als Bewegungshand (Abb. 10.12).
4. Der Kopf des Therapeuten liegt am thorakolumbalen Übergang auf.
5. Der Therapeut induziert über den Kopf eine Flexion-Extension und anterior-posteriore Translation, bis die palpierende Hand das Nachgeben des Gewebes spürt (Abb. 10.13).
6. Die Bewegungshand des Therapeuten induziert eine Rechtsseitneigung und Linksrotation, bis mit der palpierenden Hand ein Nachgeben des Gewebes getastet wird (Abb. 10.14).
7. Bei der Balance- und Haltetechnik wird der Punkt maximaler Gewebenachgiebigkeit gehalten und die Atmung hinzugenommen, bis der Release eintritt.
8. Die dynamische indirekte Technik initiiert über die Bewegungshand eine Bewegung in Richtung der freien Beweglichkeit und folgt anschließend der inhärenten, sich „entwindenden“ Gewebebewegung. Der linke Daumen des Therapeuten kann sich auf den linken lateralen Angulus inferior legen, um bei dem Release mitzuhelfen. Die Bewegungshand kontrolliert den Rumpf, wobei in allen Bewegungsrichtungen ein Punkt maximaler Balance gesucht wird.

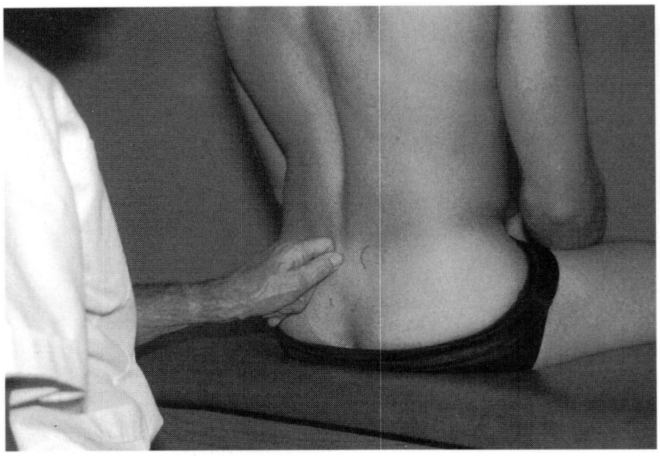

Abb. 10.11

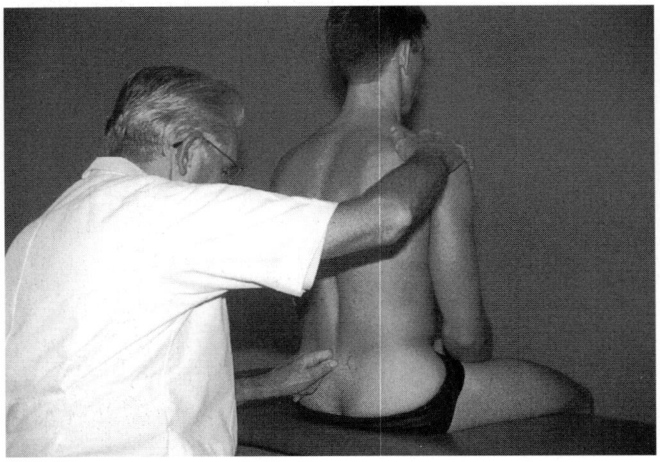

Abb. 10.12

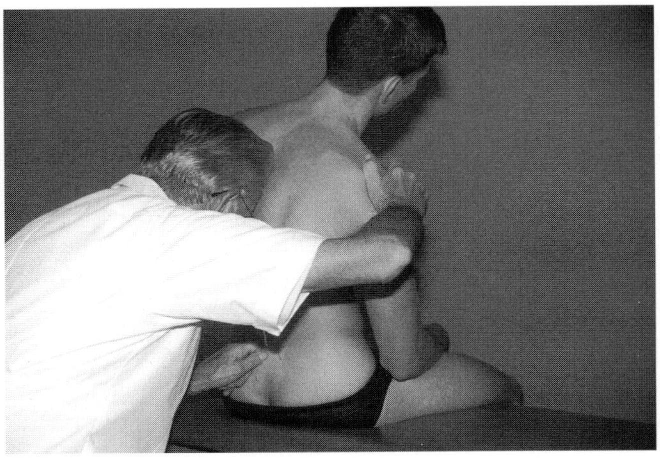

Abb. 10.13

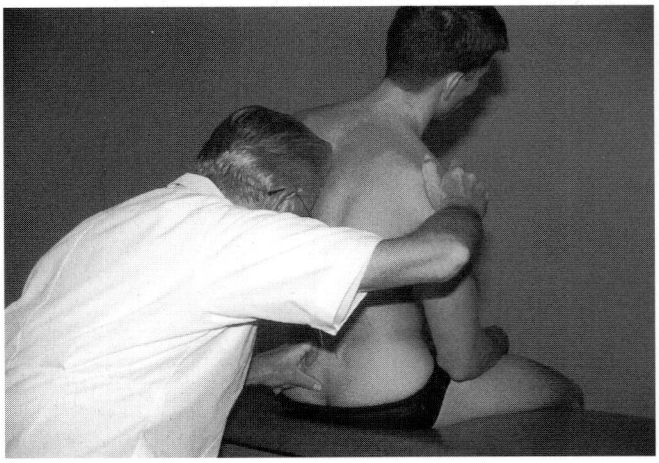

Abb. 10.14

Funktionelle Technik

Iliosakralgelenk

Sitzend

Diagnose: Rechtes Sakrum in Extension

1. Patient sitzt auf dem Tisch.
2. Der Therapeut sitzt hinter dem Patienten, die rechte Hand liegt am oberen Pol des rechten Iliosakralgelenkes als palpierende Hand. Der Daumen liegt über der rechten Sakrumbasis und der rechte Zeigefinger übt eine Distraktion nach lateral an der rechten Spina iliaca posterior superior aus.
3. Die linke Hand des Therapeuten liegt als Bewegungshand auf der linken Schulter des Patienten (Abb. 10.15).
4. Der Kopf des Therapeuten befindet sich am thorakolumbalen Übergang.
5. Der Therapeut induziert eine kleine Flexion, Translation nach posterior sowie Rechtsseitneigung und Rotation, bis mit der palpierenden Hand ein Balancegefühl getastet werden kann. Das Gewicht des Patienten wird in Richtung Tuber ischiadicum rechts verschoben (Abb. 10.16).
6. Bei der Balance- und Haltetechnik wird über die Feineinstellung der Punkt maximaler Bewegungsfreiheit eingestellt und anschließend die Atmung hinzugenommen, um eine Balance im Gewebe zu erzielen.
7. Die dynamische indirekte Technik initiiert eine Bewegung an der rechten Sakrumbasis mit der Bewegungshand und folgt dem Balancepunkt, bis das Gewebe nachgibt und die Funktion wiederhergestellt wird.

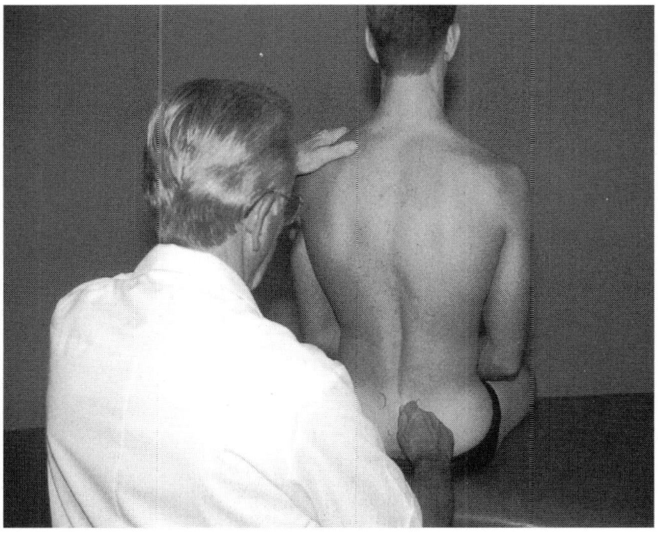

Abb. 10.15

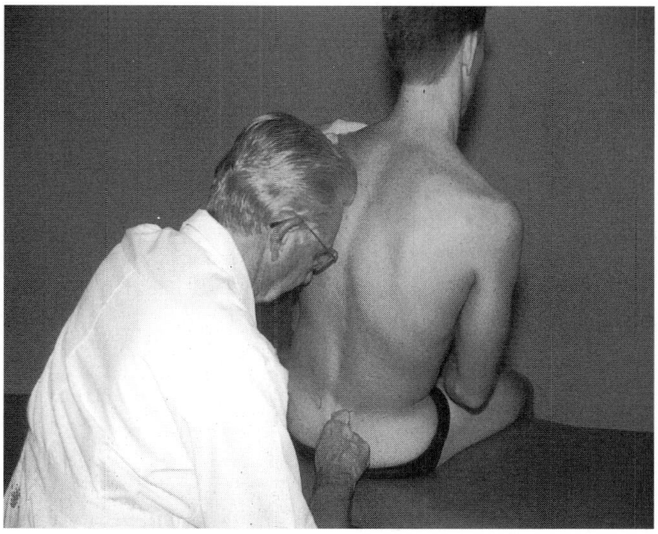

Abb. 10.16

Funktionelle Technik

Iliosakralgelenk

Sitzend
Diagnose: Linkstorsion über die rechte diagonale Achse

1. Der Patient sitzt auf dem Untersuchungstisch.
2. Der Therapeut sitzt hinter dem Patienten, die linke Hand liegt als palpierende Hand über dem oberen Pol des linken Iliosakralgelenkes. Der Daumen liegt auf der Sakrumbasis und der Zeigefinger gibt eine Distraktion nach lateral auf der linken Spina iliaca posterior superior.
3. Die rechte Hand des Therapeuten liegt auf der rechten Schulter des Patienten und dient als Bewegungshand (Abb. 10.17).
4. Der Kopf des Therapeuten wird an den thorakolumbalen Übergang angelegt.
5. Der Therapeut induziert eine Flexion und Translation nach posterior, die mit der palpierenden Hand lokalisiert wird.
6. Die Bewegungshand des Therapeuten induziert eine Seitneigung und Linksrotation, bis eine Balance auf der linken Sakrumbasis eintritt. Das Gewicht des Patienten liegt gewöhnlich auf dem linken Tuber ischiadicum (Abb. 10.18).
7. Die Balance- und Haltetechnik stellt an der linken Sakrumbasis den Neutralpunkt in allen Bewegungsrichtungen ein und nimmt die Atmung hinzu, um eine Balance im Gewebe zu erreichen.
8. Bei der dynamischen indirekten Technik wird durch die Bewegungshand eine Bewegung in Richtung der Palpationshand ausgeübt. Anschließend folgt der Therapeut der inhärenten Gewebebewegung, bis das Gewebe nachgibt und die Balance wiederhergestellt ist.

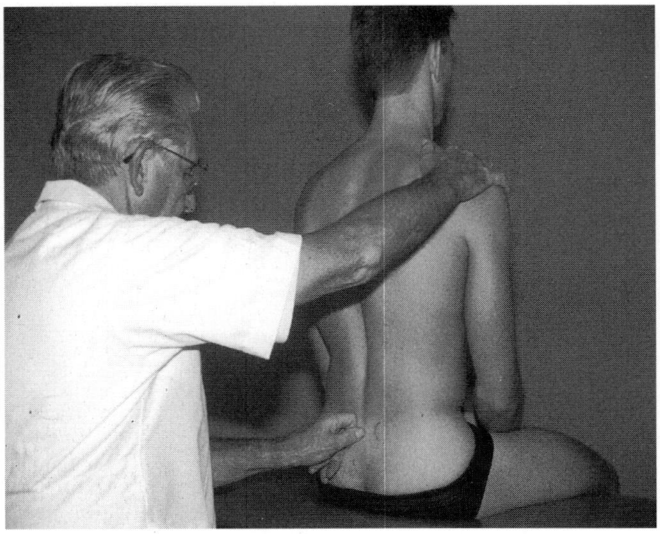

Abb. 10.17

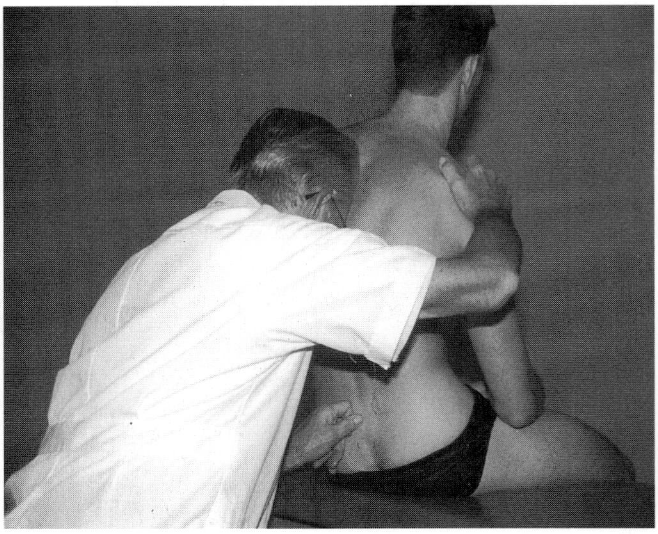

Abb. 10.18

Funktionelle Technik

Iliosakralgelenk

Sitzend
Diagnose: Ilium anterior rechts

1. Der Patient sitzt auf dem Untersuchungstisch.
2. Der Therapeut sitzt hinter dem Patienten.
3. Die rechte Hand des Therapeuten liegt über dem Beckenkamm, der Daumen über dem Sakrum am oberen Pol des Iliosakralgelenks. Die rechte Hand ist die palpierende Hand.
4. Die linke Hand des Therapeuten liegt auf der linken Schulter des Patienten. Sie ist die Bewegungshand (Abb. 10.19).
5. Der Kopf des Therapeuten liegt auf dem thorakolumbalen Übergang.
6. Der Therapeut induziert eine anterior-posteriore Translation, bis sich das rechte Ilium nach vorne bewegt. Dann wird eine Rechtsseitneigung und Rechtsrotation durchgeführt, bis über dem oberen Pol der rechten Iliosakralfuge die geringste Gewebespannung besteht. Das Gewicht des Patienten liegt über dem linken Tuber ischiadicum (Abb. 10.20).
7. Die Balance- und Haltetechnik sucht nach dem Punkt größter Balance in allen Bewegungsrichtungen, fügt die Atmung hinzu und geht dabei zur Feineinstellung, bis die Gewebespannung ausgeglichen ist.
8. Bei der dynamischen indirekten Technik wird über die Bewegungshand eine Kraft in Richtung palpierender Hand gegeben und dann der inhärenten Gewebebewegung gefolgt, bis die Balance im Gewebe wiederhergestellt ist.

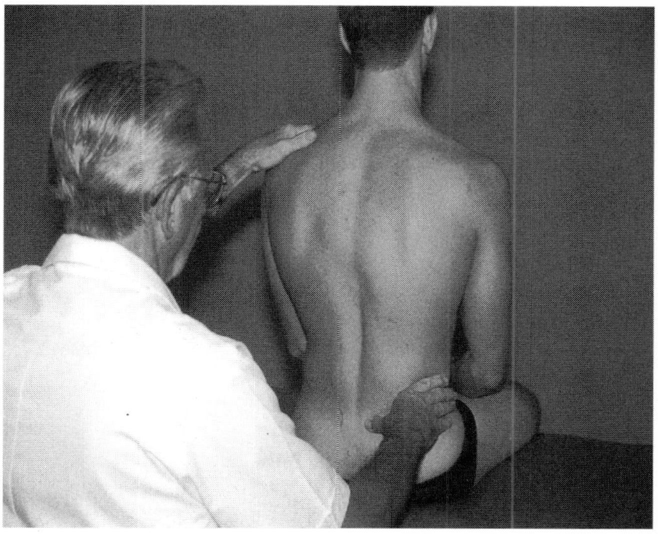

Abb. 10.19

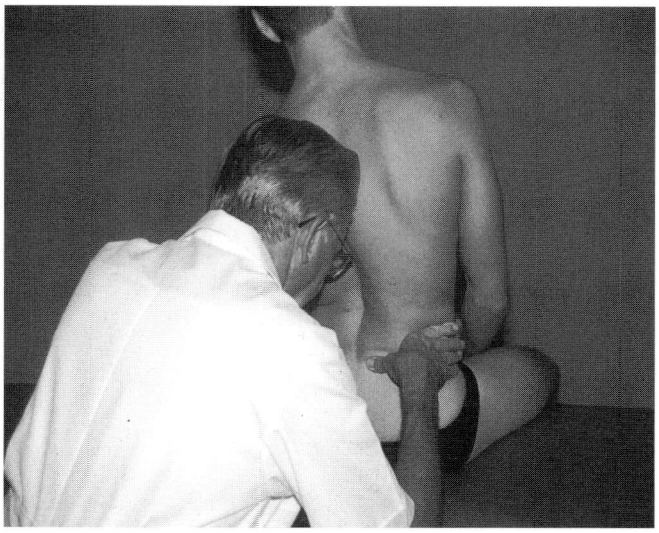

Abb. 10.20

Funktionelle Technik

Iliosakralgelenk

Sitzend
Diagnose: Ilium posterior links

1. Der Patient sitzt auf dem Tisch.
2. Der Therapeut sitzt hinter dem Patienten.
3. Die linke Hand des Therapeuten nimmt Kontakt mit der linken Crista iliaca auf, dabei liegt der palpierende Daumen am unteren Pol des linken Iliosakralgelenkes auf dem Sakrum.
4. Die rechte Hand des Therapeuten umfaßt die rechte Schulter des Patienten und fungiert als Bewegungshand (Abb. 10.21).
5. Der Kopf des Therapeuten liegt am thorakalen Übergang.
6. Der Therapeut induziert eine anterior-posteriore Translation, um den unteren Pol des linken Iliosakralgelenkes (Abb. 10.22) zu lokalisieren. Anschließend wird eine Linksseitneigung durchgeführt, bis sich das linke Ilium in die posteriore Rotation begibt und den Punkt minimaler Gewebespannung erreicht (Abb. 10.23).
7. Die Balance- und Haltetechnik versucht, in allen Bewegungsrichtungen eine maximale Bewegungsfreiheit zu erzielen und ergänzt die Behandlung durch die Atemarbeit.
8. Bei der dynamischen indirekten Technik wird eine Bewegung in Richtung linkes Iliosakralgelenk initiiert. Dann wird der inhärenten Gewebebewegung so lange gefolgt, bis die Spannung nachläßt.

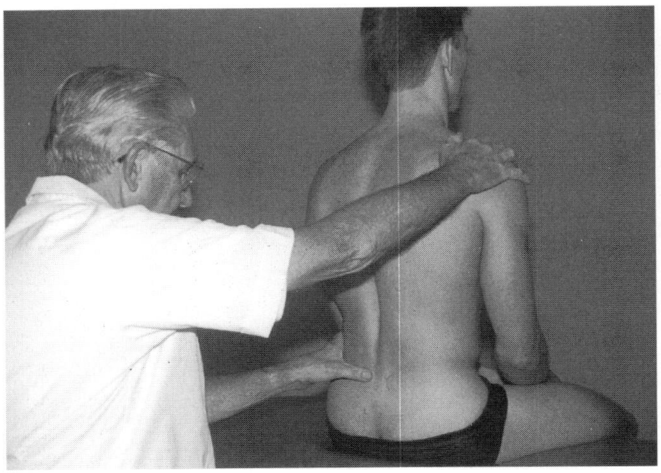

Abb. 10.21

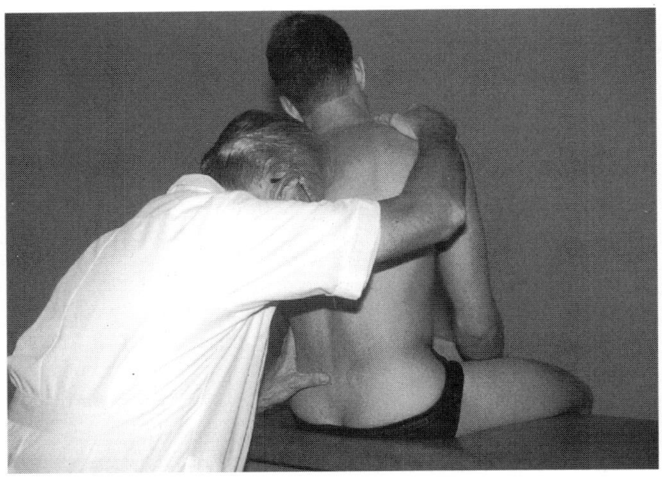

Abb. 10.23

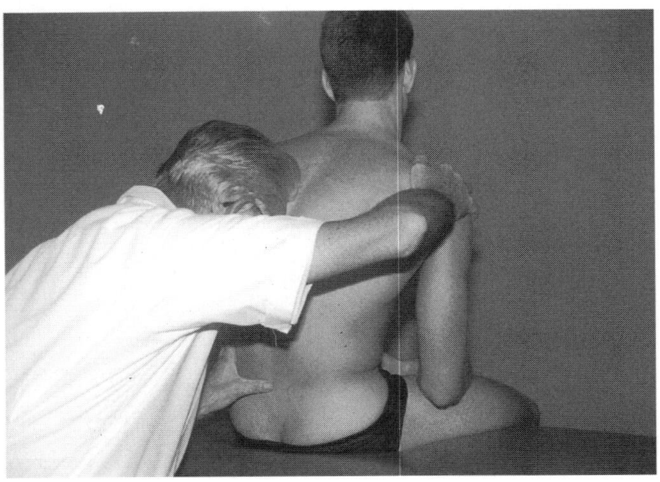

Abb. 10.22

Funktionelle Technik

Becken

Sitzend
Diagnose: Beckenkompression

1. Der Patient sitzt auf dem Untersuchungstisch.
2. Der Therapeut sitzt hinter dem Patienten.
3. Der Therapeut umfaßt mit beiden Händen das jeweilige Os ilium, die Daumen liegen über der Sakrumbasis, die Finger kommen entlang der Crista iliaca zu liegen (Abb. 10.24).
4. Der Therapeut legt seinen Kopf auf den thorakolumbalen Übergang.
5. Der Therapeut induziert eine anterior-posteriore Translation, bis sich beide Iliosakralgelenke frei anfühlen (Abb. 10.25).
6. Nun wird mit beiden Händen eine Kompression sowie eine Rotation des Beckens nach anterior und posterior durchgeführt, bis ein Punkt minimaler Gewebespannung und maximaler Bewegungsfreiheit erreicht ist (Abb. 10.26).
7. Bei der Balance- und Haltetechnik werden die beiden Ossa ilii am Punkt maximaler Bewegungsfreiheit gehalten. Die Atmung wird hinzugefügt, bis ein Release eintritt.
8. Bei der dynamischen indirekten Technik wird eine Bewegung über beide Hände induziert und anschließend der inhärenten Gewebebewegung gefolgt, bis in allen drei Richtungen eine Balance erreicht wurde.

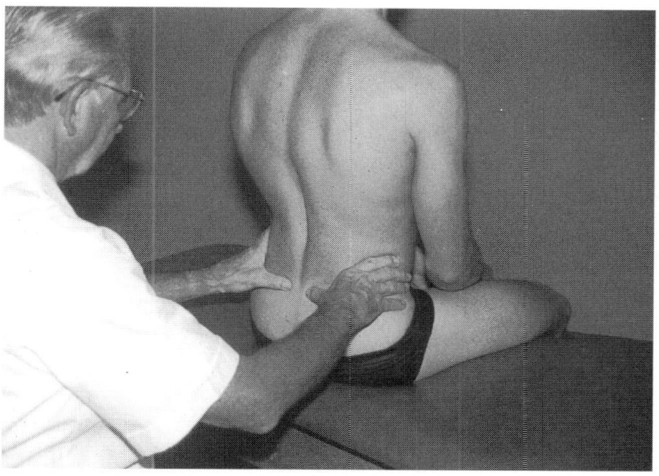

Abb. 10.24

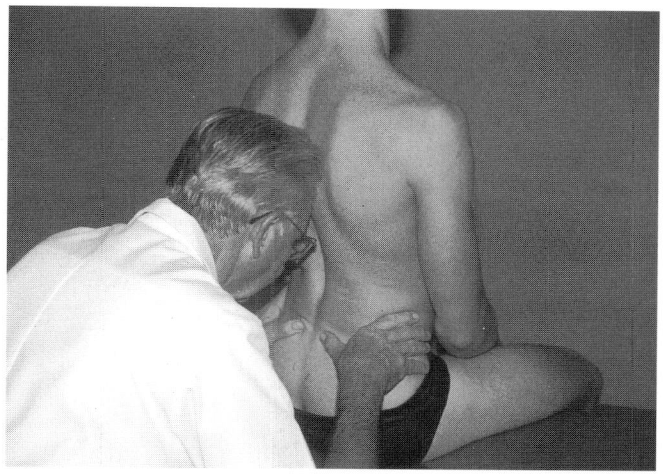

Abb. 10.26

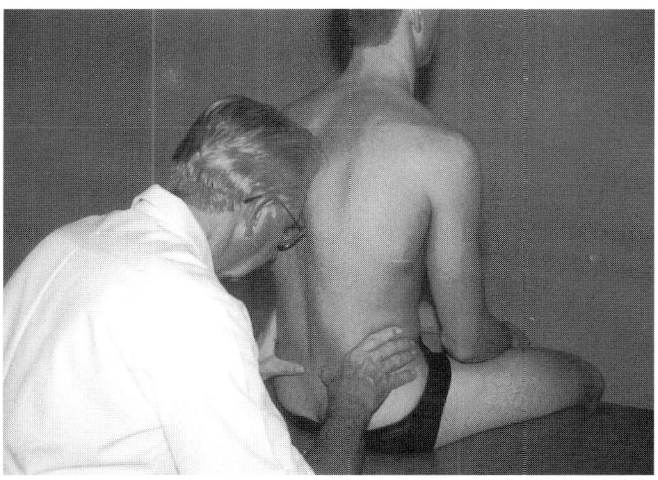

Abb. 10.25

Funktionelle Technik

Thorakolumbaler Übergang

Sitzend
Diagnose: Wirbeldysfunktion (ERS oder FRS)

1. Der Patient sitzt auf dem Tisch, die Arme sind vor der Brust verschränkt.
2. Der Therapeut sitzt hinter dem Patienten.
3. Die rechte Hand des Therapeuten nimmt als palpierende Hand Kontakt mit dem thorakolumbalen Übergang auf.
4. Die linke Hand des Therapeuten umgreift den linken Ellenbogen und fungiert als Bewegungshand (Abb. 10.27).
5. Die palpierende Hand des Therapeuten induziert eine Flexion und Extension durch anterior-posteriore Translation. Anschließend erfolgt eine Traktion nach kranial bis zum *point of ease*.
6. Die Bewegungshand des Therapeuten induziert eine Seitneigung und Rumpfrotation sowie eine Traktion nach kranial, bis der Punkt minimaler Gewebespannung eingestellt ist (Abb. 10.28).
7. Die Balance- und Haltetechnik induziert eine Bewegung in allen drei Bewegungsrichtungen bis zur maximalen Nachgiebigkeit. Dann wird die Therapie durch die Atmung ergänzt, bis eine Balance in der Gewebespannung eintritt.
8. Bei der dynamischen indirekten Technik wird eine Bewegung über die Bewegungshand in Richtung freier Beweglichkeit induziert. Anschließend wird der inhärenten Gewebebewegung so lange gefolgt, bis ein Release eintritt und die Spannung im Gewebe symmetrisch ist.

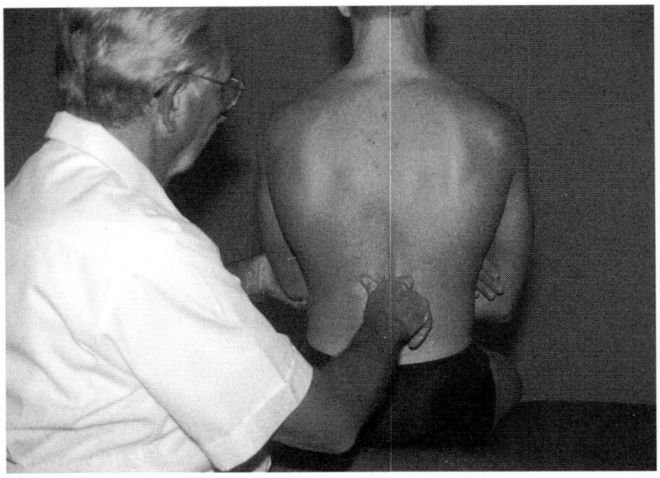

Abb. 10.27

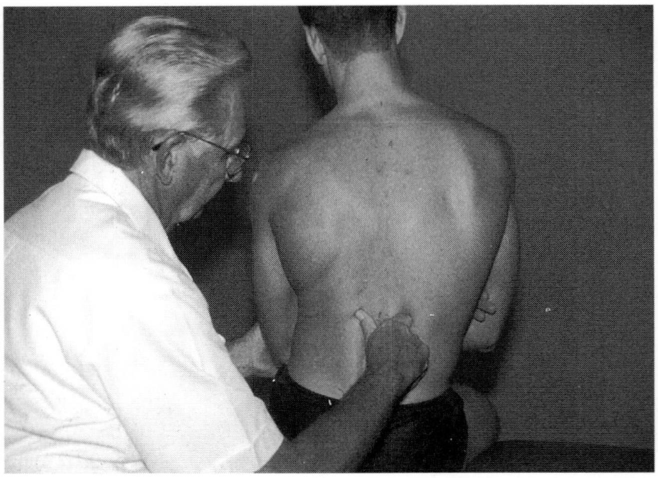

Abb. 10.28

Funktionelle Technik

Obere Brustwirbelsäule

Sitzend
Diagnose: Wirbeldysfunktion (ERS oder FRS)

1. Der Patient sitzt auf dem Untersuchungstisch.
2. Der Therapeut steht hinter dem Patienten und führt mit seinem Brustkorb dessen Rumpf.
3. Die linke Hand des Behandlers nimmt als palpierende Hand mit dem dysfunktionellen Segment Kontakt auf, die Finger liegen auf dem jeweiligen Wirbel.
4. Die rechte Hand des Therapeuten wird auf den Kopf des Patienten gelegt (Abb. 10.29).
5. Der Therapeut induziert über eine anterior-posteriore Translation eine Flexion und eine Extension (Abb. 10.30, 10.31), bis an der Palpationshand eine maximale Bewegungsfreiheit gefühlt wird.
6. Die Bewegungshand des Therapeuten induziert eine Seitneigung und Rotation bis zum dysfunktionellen Segment und ertastet mit der palpierenden Hand die maximale Bewegungsfreiheit (Abb. 10.32).
7. Bei der Balance- und Haltetechnik wird in allen Richtungen ein Spannungsausgleich gesucht und dann die Atemarbeit hinzugenommen, bis die Gewebe in einem ausgeglichenen Spannungsverhältnis stehen.
8. Bei der dynamischen indirekten Technik wird durch die Bewegungshand eine Bewegung induziert, und zwar in Richtung der horchenden Hand. Anschließend wird der inhärenten Gewebebewegung gefolgt, bis eine Balance in der Gewebespannung erreicht wurde.

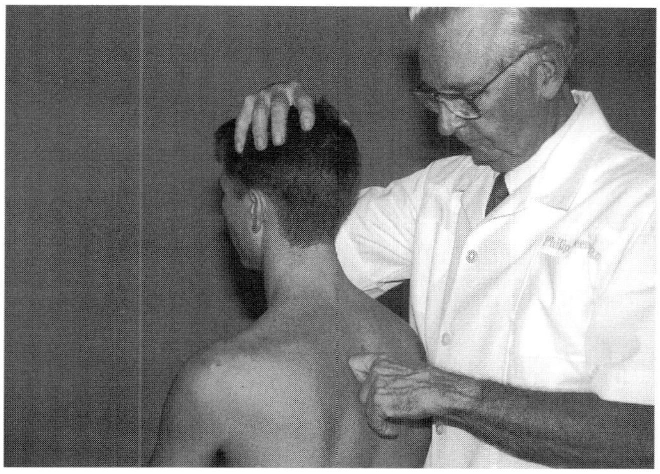

Abb. 10.29

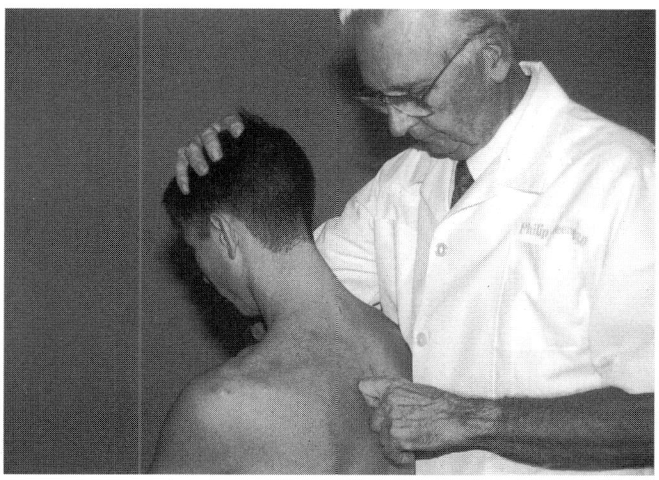

Abb. 10.30

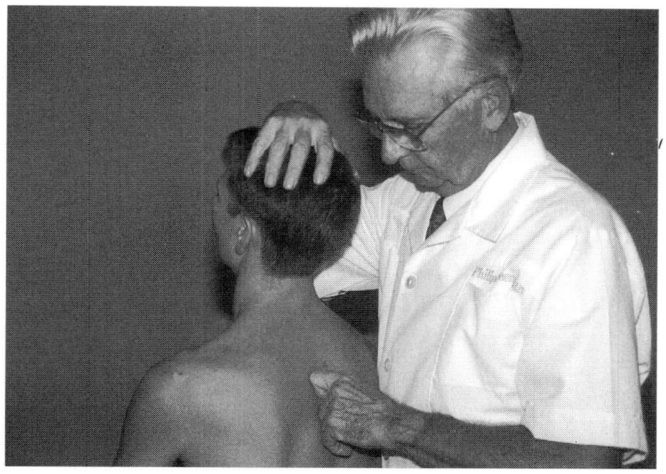

Abb. 10.31

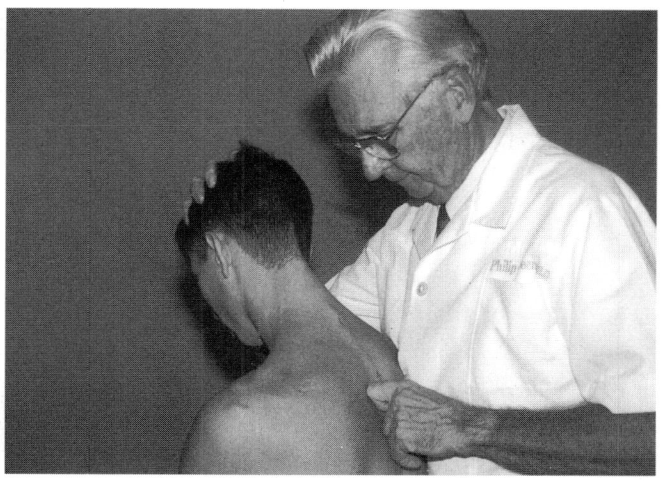

Abb. 10.32

Funktionelle Technik

Mittlere und untere Brustwirbelsäule

Sitzend
Diagnose: Wirbeldysfunktion (ERS oder FRS)

1. Der Patient sitzt auf dem Untersuchungstisch.
2. Der Behandler steht hinter dem Patienten, dessen Rumpf am Oberkörper des Therapeuten angelehnt ist, so daß dieser die Bewegung führen kann.
3. Die linke Hand des Therapeuten nimmt Kontakt mit dem dysfunktionellen Segment auf, wobei jeweils ein Finger auf den beiden beteiligten Wirbeln liegt. Die linke Hand ist die Palpationshand.
4. Der rechte Unterarm des Therapeuten kommt über der rechten Schulter zu liegen, wobei die Hand hinter dem Nacken des Patienten als Bewegungshand dient (Abb. 10.33).
5. Der Therapeut induziert eine Flexion (Abb. 10.34) oder eine Extension (Abb. 10.35) über eine anterior-posteriore Translation, bis die palpierende Hand eine Nachgiebigkeit und ein freieres Bewegungsgefühl registrieren kann (Abb. 10.36).
6. Bei der Balance- und Haltetechnik wird ein Punkt minimaler Gewebespannung und maximaler Bewegungsfreiheit gesucht, anschließend wird die Atemarbeit hinzugenommen, bis eine Balance in der Gewebespannung erzielt wurde.
7. Bei der dynamischen indirekten Technik wird durch die Bewegungshand eine Bewegung induziert, und zwar in Richtung zur palpierenden Hand, schließlich wird der inhärenten Gewebebewegung so lange gefolgt, bis eine Balance in der Gewebespannung erzielt wurde.

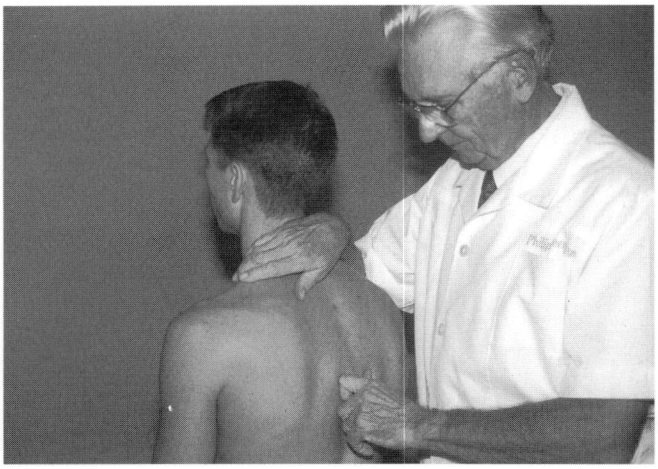

Abb. 10.33

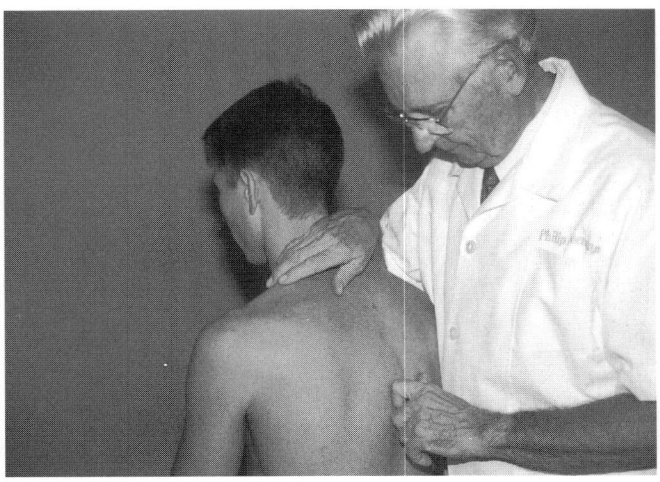

Abb. 10.34

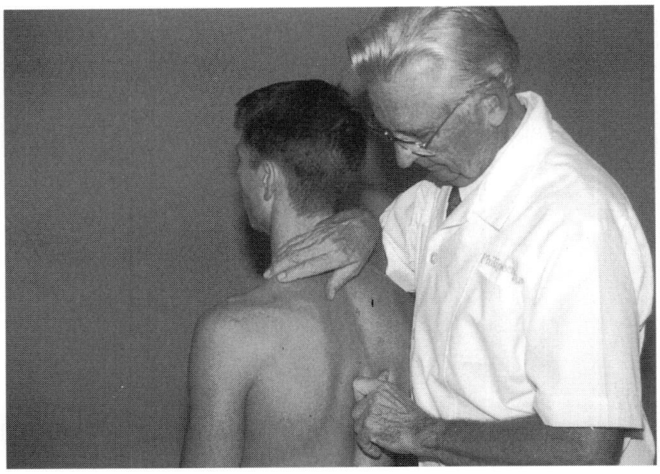

Abb. 10.35

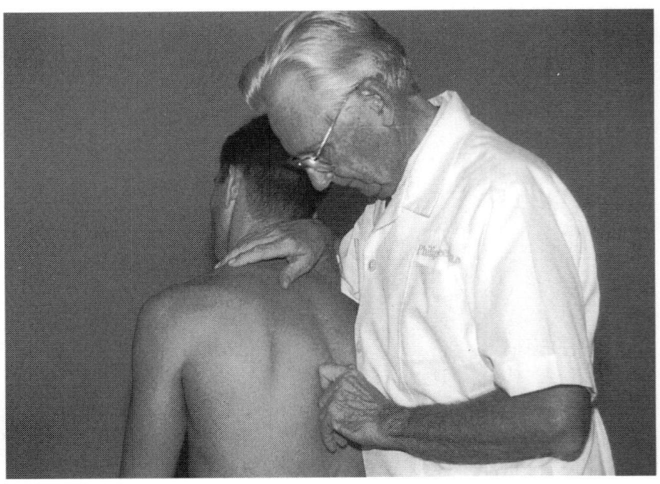

Abb. 10.36

Funktionelle Technik

Brustwirbelsäule und Rippen

Sitzend
Diagnose: Kombinierte Wirbel- und Rippendysfunktion

1. Der Patient sitzt auf dem Untersuchungstisch, seine linke Hand umgreift den Nacken.
2. Der Therapeut steht hinter dem Patienten und umfaßt mit seiner linken Hand den linken Ellenbogen des Patienten. Die linke Hand fungiert als Bewegungshand (Abb. 10.37).
3. Die rechte Hand des Therapeuten wird in die mediale Rinne neben dem Dornfortsatz gelegt. Sie befindet sich dabei über dem dysfunktionellen Segment und dient als palpierende Hand. Der Daumen liegt über den Facettengelenken, die Handfläche über dem Rippen-Wirbelgelenk (Abb. 10.38).
4. Der Therapeut induziert eine Flexion und Extension (Abb. 10.39, 10.40), wobei eine anterior-posteriore Translation so lange vorgenommen wird, bis die palpierende Hand ein lockeres Gewebegefühl wahrnimmt.
5. Der Therapeut induziert eine Seitneigung und Rotation, bis sich der Gelenkkomplex für die palpierende Hand frei anfühlt.
6. Die Balance- und Haltetechnik sucht nach einer maximalen Bewegungsfreiheit des Gelenkkomplexes in allen Richtungen und fügt die Atemarbeit hinzu, bis die Gewebespannung ausgeglichen ist.
7. Bei der dynamischen indirekten Technik wird eine Bewegung durch die Bewegungshand initiiert, bis an der palpierenden Hand ein Gefühl der Lockerheit des gesamten Gelenk- und Gewebekomplexes eintritt. Die horchende Hand folgt der inhärenten Gewebebewegung so lange, bis in allen drei Bewegungsrichtungen eine Balance der Gewebespannung vorliegt.

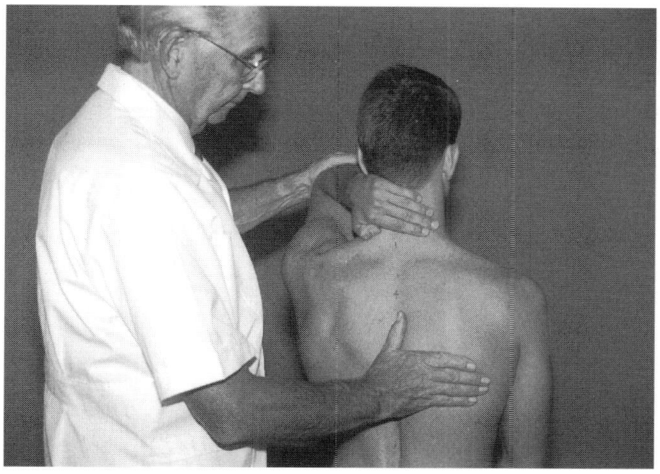

Abb. 10.37

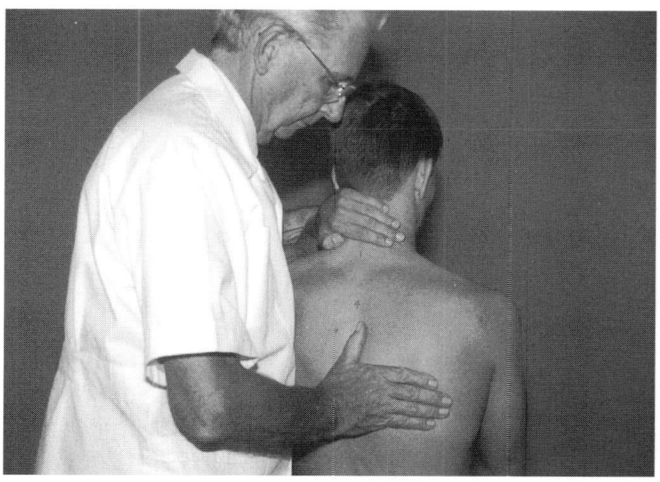

Abb. 10.38

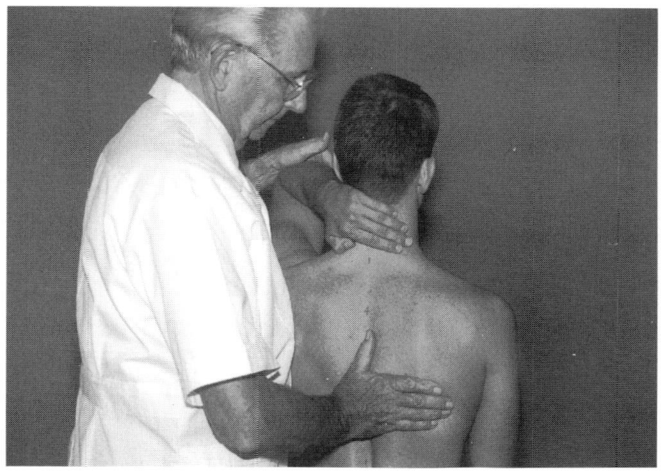

Abb. 10.39

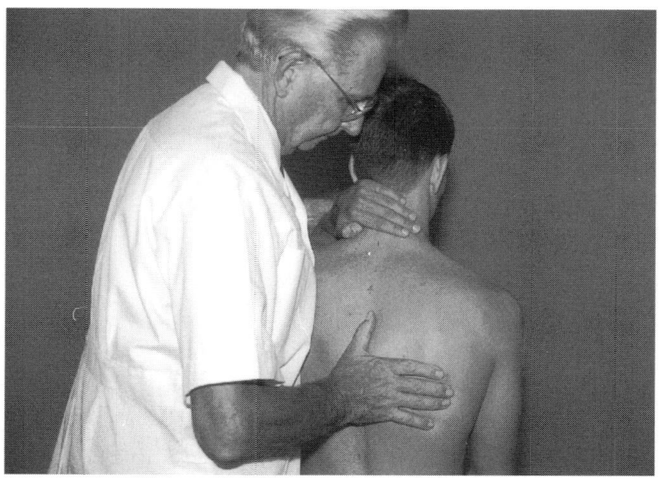

Abb. 10.40

8. Als Variante dieser Technik kann die linke Hand des Patienten die rechte Schulter umfassen und die linke Hand des Therapeuten nun zur palpierenden Hand werden. Sie liegt dabei über den Brustwirbeln und Rippen. Die rechte Hand umfaßt den linken Ellenbogen des Patienten und fungiert als Bewegungshand (Abb. 10.41). Fortsetzung des Griffes wie oben beschrieben. Bei dieser Variante sind verschiedene Kombinationen aus Flexion/Extension und Seitneigung/Rotation für die monitorierende Hand möglich (Abb. 10.42).

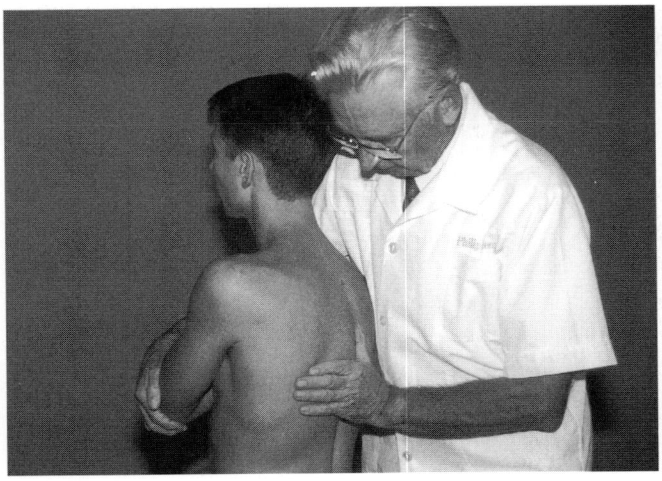

Abb. 10.41

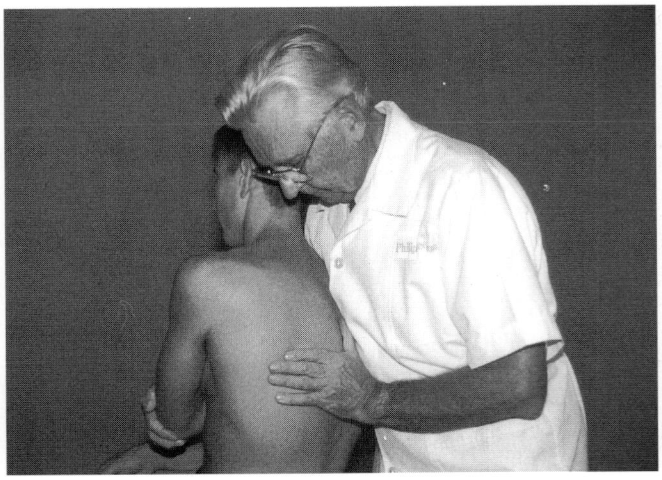

Abb. 10.42

Funktionelle Technik

Mittlere und untere Rippen

Sitzend
Diagnose: Strukturelle oder respiratorische Rippendysfunktion

1. Der Patient sitzt auf dem Untersuchungstisch.
2. Der Therapeut steht hinter dem Patienten und unterstützt mit seinem Rumpf dessen Oberkörper.
3. Die rechte Hand des Therapeuten wird über die mediale Seite des Rippenwinkels gelegt, die Finger liegen auf dem Rippenschaft und dienen zur Palpation (Abb. 10.43).
4. Der Therapeut umfaßt mit seinem linken Arm den oberen Rumpf des Patienten und umgreift die rechte Schulter. Die linke Hand fungiert als Bewegungshand.
5. Über eine translatorische anterior-posteriore Bewegung wird eine Extensions-/Flexionsbewegung induziert, bis die palpierende Hand die minimalste Gewebespannung fühlt (Abb. 10.44).
6. Die Bewegungshand induziert eine Seitneigung und Rotation, bis die palpierende Hand die minimalste Gewebespannung fühlt.
7. Bei der Balance- und Haltetechnik wird unter der Palpationshand der Punkt größter Entspannung in allen Richtungen eingestellt. Dann wird über die Atmung gearbeitet, bis eine Balance der Gewebespannung erreicht ist.
8. Bei der dynamischen indirekten Technik führt die Bewegungshand die Bewegung in Richtung palpierender Hand an den Punkt größter Entspannung und folgt der inhärenten Bewegung, bis eine Balance der Gewebespannung eintritt. Gelegentlich fördert eine Kompression die Auslösung der inhärenten Bewegung.

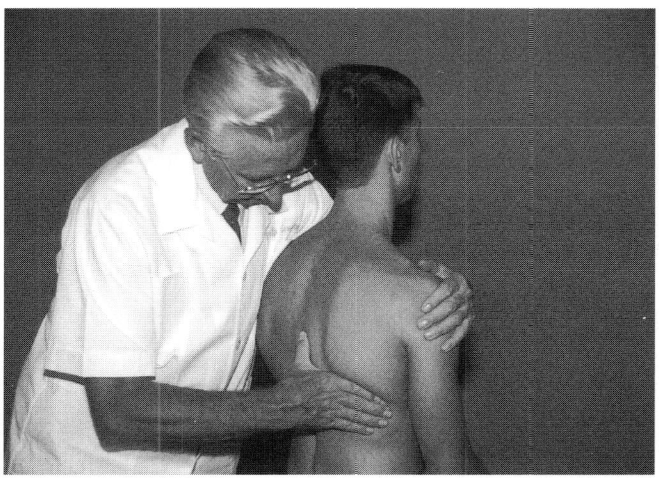

Abb. 10.43

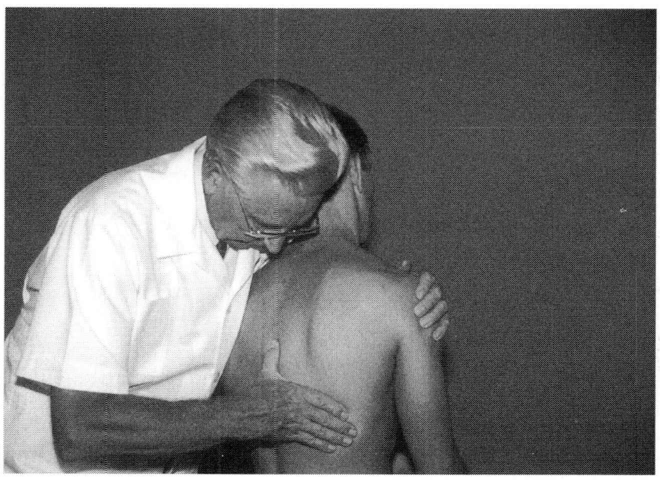

Abb. 10.44

Funktionelle Technik

Erste Rippe

Sitzend
Diagnose: Respiratorische Dysfunktion erste Rippe

1. Der Patient sitzt auf dem Untersuchungstisch und umfaßt mit der rechten Hand seinen Nacken.
2. Der Therapeut steht hinter dem Patient. Die linke Hand palpiert die rechte erste Rippe des Patienten, wobei der Daumen posterior und die Finger anterior zu liegen kommen (Abb. 10.45).
3. Die Bewegungshand des Therapeuten (rechte Hand) umgreift den rechten Ellenbogen des Patienten.
4. Der Therapeut induziert eine anterior-posteriore Translation des Rumpfes sowie eine Innen-/Außenrotation des rechten Armes des Patienten und lokalisiert so mit der Palpationshand die maximale Entspannung (Abb. 10.46).
5. Bei der Balance- und Haltetechnik wird in allen Bewegungsrichtungen die maximale Entspannung eingestellt. Dann wird die Atmung hinzugenommen und die Therapie so lange fortgesetzt, bis die Gewebespannung im Gleichgewicht ist.
6. Bei der dynamischen indirekten Technik gibt die Bewegungshand eine Kompression in Richtung der abnehmenden Gewebespannung. Dann wird der inhärenten Gewebebewegung gefolgt, bis die Gewebespannung nachgibt und die freie Beweglichkeit wiederhergestellt ist.

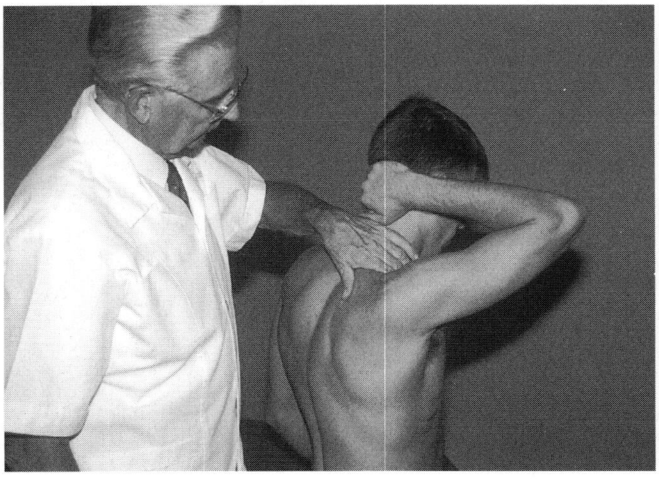

Abb. 10.45

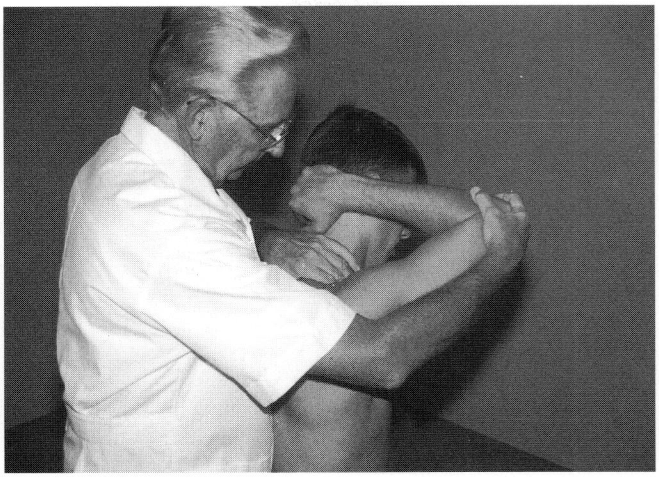

Abb. 10.46

Funktionelle Technik

Obere Rippen

Sitzend
Diagnose: Respiratorische Rippendysfunktion

1. Der Patient sitzt und umgreift mit der linken Hand die rechte Schulter.
2. Der Therapeut steht hinter dem Patienten und stützt mit seinem Oberkörper den Rumpf des Patienten.
3. Die linke Hand des Therapeuten nimmt als palpierende Hand Kontakt mit den oberen Rippen links auf (Abb. 10.47). Dabei liegt der Daumen auf dem hinteren und die Finger auf dem vorderen Rand der Rippen.
4. Die rechte Hand des Therapeuten kontrolliert als Bewegungshand den linken Arm des Patienten und umgreift den Ellenbogen.
5. Der Therapeut induziert nun mit seinem Körper eine anterior-posteriore Translation. Die Bewegungshand führt eine Flexion, Adduktion und Abduktion des Oberarmes durch, bis die palpierende Hand eine minimale Gewebespannung fühlt (Abb. 10.48).
6. Durch Seitneigung und Rotation des Kopfes nach rechts wird die Spannung weiter vermindert.
7. Bei der Balance- und Haltetechnik wird dieser *point of ease* in allen Richtungen gehalten. Die Atemarbeit wird hinzugenommen, bis eine Balance im Gewebe eintritt und die Beweglichkeit wiederhergestellt ist.
8. Bei der dynamischen indirekten Technik wird eine Bewegung über die Bewegungshand in Richtung maximaler Bewegungsfreiheit unter der palpierenden Hand induziert. Sodann wird der inhärenten Gewebebewegung gefolgt, bis die Gewebespannung nachgibt und die Beweglichkeit wiederhergestellt ist.

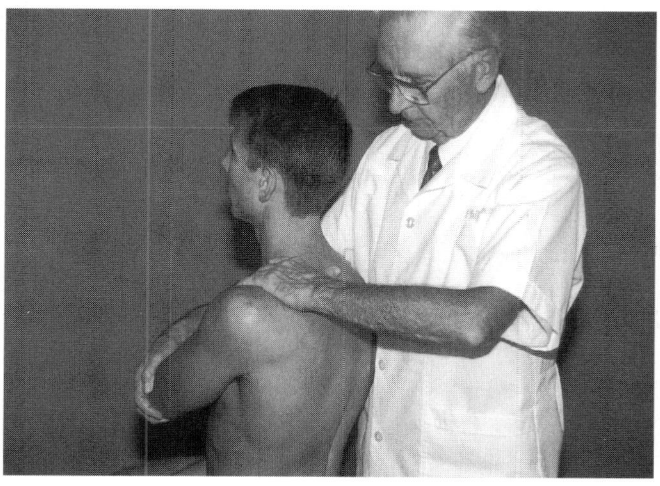

Abb. 10.47

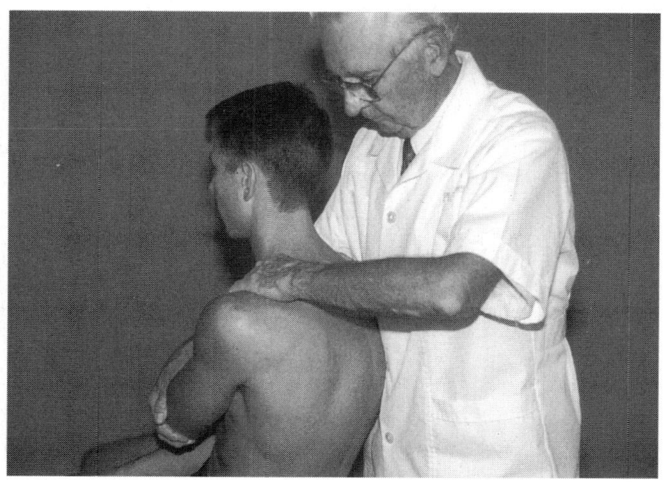

Abb. 10.48

Funktionelle Technik

Dysfunktion einer einzelnen Rippe (Variante 1)

Sitzend
Diagnose: Respiratorische oder strukturelle Rippendysfunktion

1. Der Patient sitzt auf dem Untersuchungstisch.
2. Der Therapeut steht oder sitzt neben dem Patienten und sucht die dysfunktionelle Rippe auf (Abb. 10.49).
3. Der Therapeut legt beide Daumen auf die dysfunktionelle Rippe in der mittleren Axillarlinie. Die Mittelfinger umgreifen den Rippenschaft von anterior und von posterior (Abb. 10.50).
4. Der Patient wird gebeten, sich gegen die Hände des Therapeuten zu neigen und dann vorsichtig den Rumpf zur Gegenseite zu beugen und zu rotieren (Abb. 10.51).
5. Der Behandler veranlaßt eine Translationsbewegung des Patienten, bis die Rippe sich sacht zu bewegen (*floating*) beginnt. Über die Atemtechnik wird der Release herbeigeführt und die Gelenkfunktion wiederhergestellt.

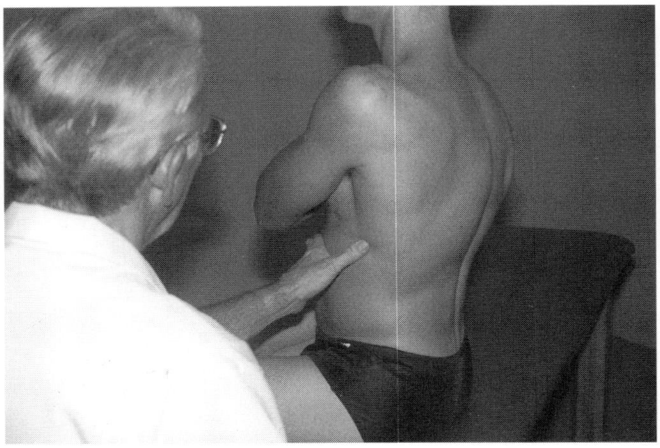

Abb. 10.49

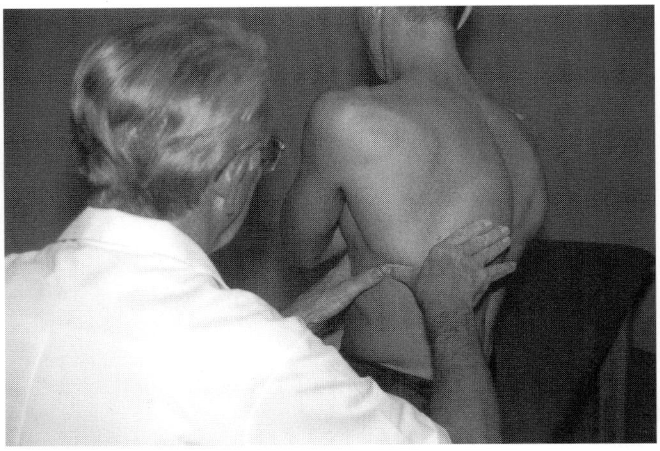

Abb. 10.51

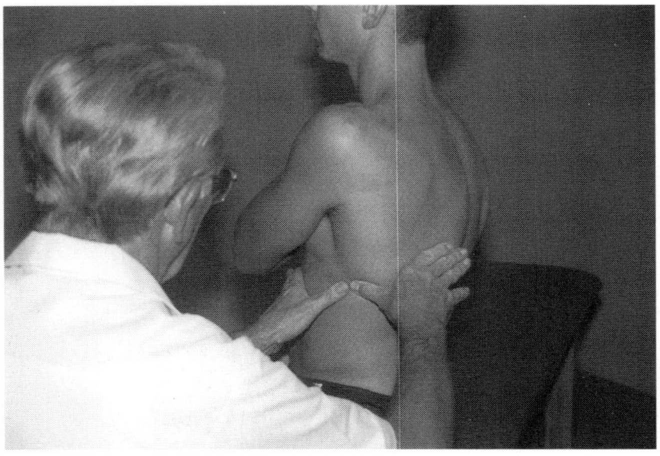

Abb. 10.50

Funktionelle Technik

Dysfunktion einer einzelnen Rippe (Variante 2)

Sitzend
Diagnose: Respiratorische oder strukturelle Rippendysfunktion

1. Der Patient sitzt auf dem Untersuchungstisch.
2. Der Therapeut steht hinter dem Patienten und stützt mit seinem Thorax den Rumpf des Patienten.
3. Die palpierende Hand wird über den posterioren Anteil der dysfunktionellen Rippe gelegt, dabei liegt der Daumen neben dem Kostotransversalgelenk und die Finger auf dem Rippenschaft.
4. Die Bewegungshand des Therapeuten befindet sich über der Brust des Patienten und umgreift die Schulter der dysfunktionellen Seite (Abb. 10.52).
5. Der Therapeut induziert eine Translation des Patienten und bewegt die Schulter nach oben, nach unten und in die anteriore und posteriore Rotation, bis ein Nachlassen der Gewebespannung unter der palpierenden Hand gefühlt werden kann (Abb. 10.53).
6. Bei der Balance- und Haltetechnik wird in allen Richtungen die maximale Bewegungsfreiheit eingestellt und dann die Atemarbeit hinzugenommen, so lange, bis die Gewebespannung nachgibt und die Beweglichkeit wiederhergestellt ist.
7. Bei der dynamischen indirekten Technik wird eine Bewegung in Richtung der maximalen Bewegungsfreiheit initiiert. Sodann wird der inhärenten Gewebebewegung gefolgt, bis die Spannung nachgibt und die normale Beweglichkeit wiederhergestellt ist.

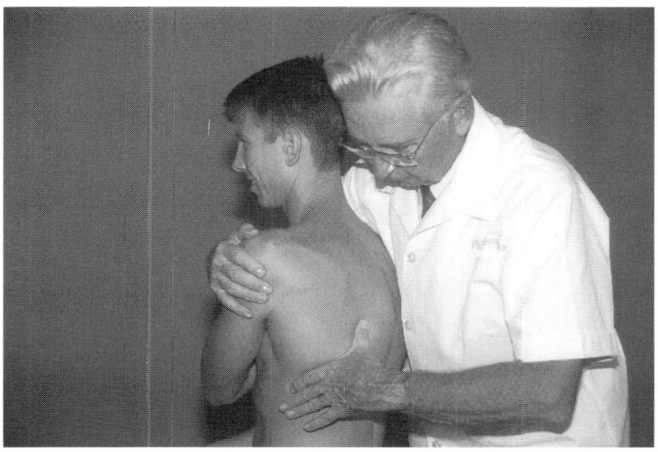

Abb. 10.52

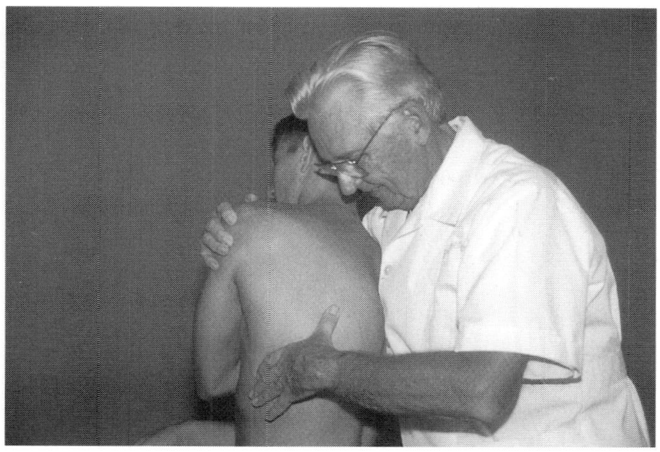

Abb. 10.53

Funktionelle Technik

Dysfunktion einer einzelnen Rippe (Rippen 2–10)

Rückenlage
Diagnose: Respiratorische oder strukturelle Rippendysfunktion

1. Der Patient befindet sich in Rückenlage auf dem Untersuchungstisch.
2. Der Therapeut sitzt auf der Seite der Dysfunktion (die Handanlage wird am sitzenden Patienten gezeigt, siehe Abb. 10.54).
3. Die posteriore Hand des Therapeuten gleitet am Rükken des Patienten entlang und nimmt Kontakt mit dem posterioren Schaft auf, während die anteriore Hand den anterioren Schaft der dysfunktionellen Rippe umfaßt (Abb. 10.55).
4. Der Therapeut induziert eine anterior-posteriore Kompression und sucht den Punkt der minimalen Gewebespannung (*point of ease*).
5. Bei der Balance- und Haltetechnik wird die Atemarbeit hinzugenommen, um eine Balance in der Gewebespannung und eine Wiederherstellung der Funktion zu erzielen.
6. Bei der dynamischen indirekten Technik wird die Bewegung über beide Hände induziert, und zwar in Richtung der maximalen Bewegungsfreiheit. Sodann wird der inhärenten Gewebebewegung gefolgt, bis die Spannung nachgibt und die Beweglichkeit wiederhergestellt ist.

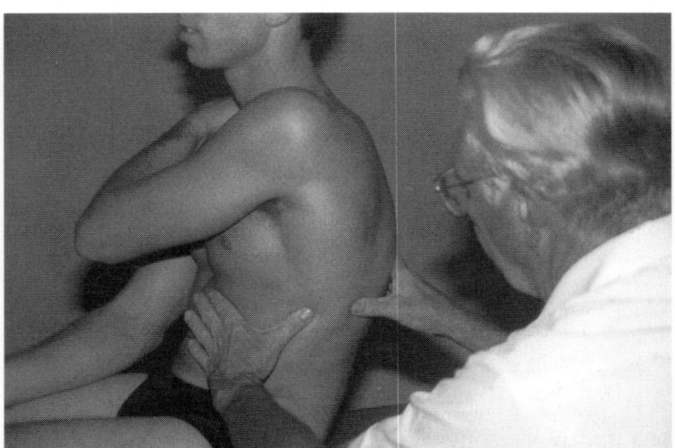

Abb. 10.54

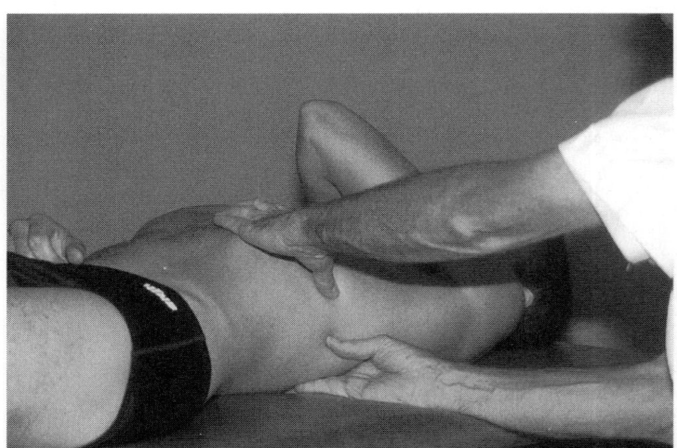

Abb. 10.55

Funktionelle Technik

Sternum

Rückenlage
Diagnose: Dysfunktion an der Synchondrosis sternalis zwischen Manubrium und Corpus sterni

1. Der Patient liegt auf dem Rücken.
2. Der Therapeut steht neben dem Patienten.
3. Der Therapeut legt eine Hand über das Sternum, die Finger zeigen zum Kinn des Patienten (Abb. 10.56). Die andere Hand liegt darüber, wobei die Finger zum Nabel zeigen (Abb. 10.57). Als Variante kann eine Hand über dem Corpus sterni in vertikaler Richtung und die andere Hand horizontal über dem Manubrium zu liegen kommen, beide Hände berühren sich in Höhe der Synchondrosis sternalis (Louisscher Winkel, Abb. 10.58).
4. Der Therapeut erzeugt eine leichte Kompression. Dazu kommt eine schiebende Bewegung in kranio-kaudaler Richtung, im Uhrzeigersinn (Abb. 10.59) und im Gegenuhrzeigersinn (Abb. 10.60, s. S. 150). Ergänzend wird eine Vibration in anterior-posteriorer Richtung durchgeführt, bis der Punkt maximaler Bewegungsfreiheit und minimaler Gewebespannung (*point of ease*) erreicht ist.
5. Bei der Balance- und Haltetechnik wird der *point of maximum ease* gesucht und anschließend die Atemarbeit hinzugenommen, bis eine Balance in der Bewegung erreicht wurde.
6. Bei der dynamischen indirekten Technik wird die Bewegung durch Kompression initiiert. Dann wird der inhärenten Gewebebewegung gefolgt, bis die Gewebespannung nachläßt und die Bewegung wiederhergestellt ist.

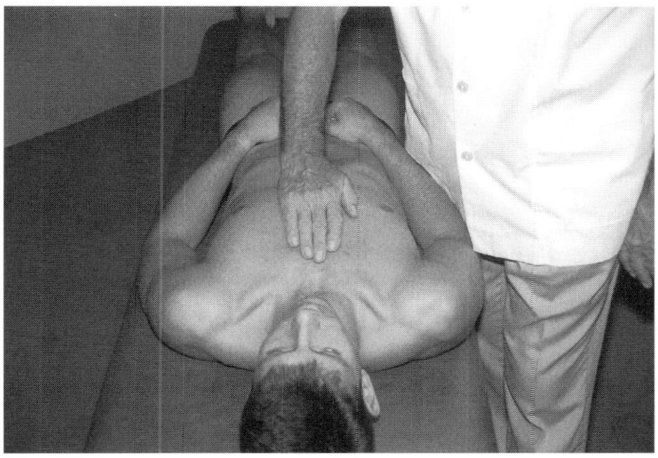

Abb. 10.56

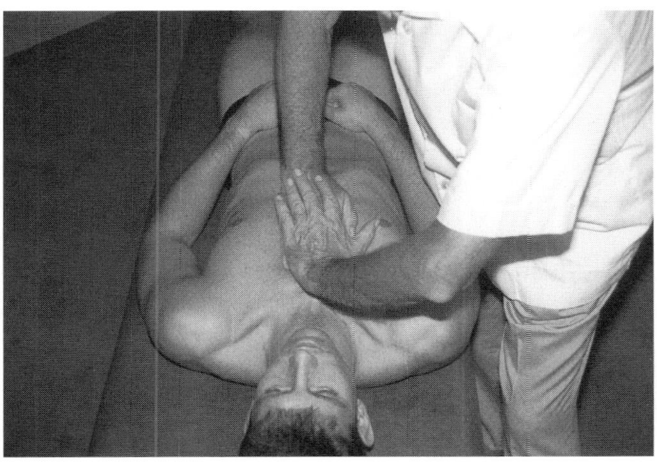

Abb. 10.57

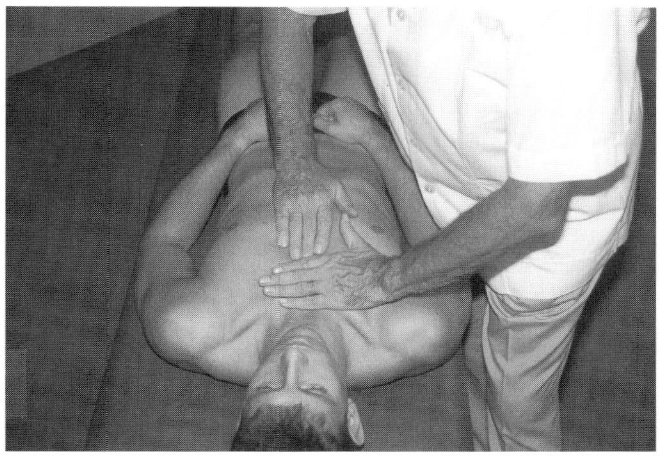

Abb. 10.58

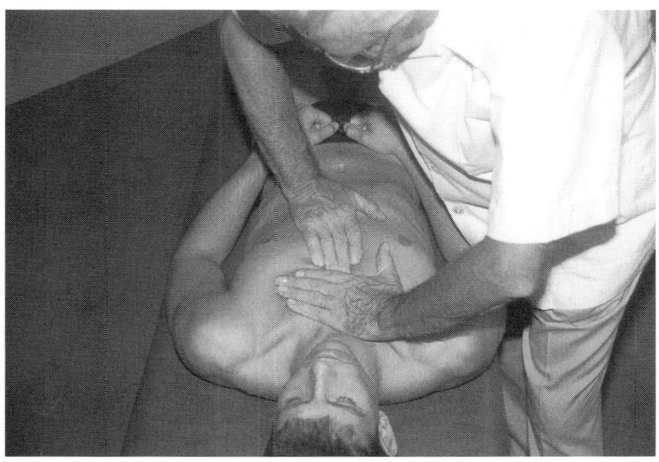

Abb. 10.59

Funktionelle Technik

Articulatio atlantooccipitalis (C0/C1)

Sitzend

Diagnose: Dysfunktion in Flexion oder Extension bei C0/C1

1. Der Patient sitzt auf dem Untersuchungstisch.
2. Der Therapeut steht hinter dem Patienten, wobei er mit Brust und Abdomen den Rumpf des Patienten stützt.
3. Der Therapeut legt beide Hände seitlich an den Kopf. Die Daumen liegen beidseits der Protuberantia occipitalis (Abb. 10.61).
4. Der Therapeut nimmt mit seinen Armen Kontakt an den Schultern des Patienten auf und führt eine Traktion nach kranial durch, bis ein Nachlassen der Gewebespannung gefühlt wird.
5. Nun kommt die Feineinstellung, indem am Kopf eine Flexions-Extensionsbewegung, Rotation und Seitneigung bis zum Punkt minimaler Gewebespannung und maximaler Bewegungsfreiheit (*point of ease*) eingestellt wird (Abb. 10.62).
6. Bei der Balance- und Haltetechnik wird der Punkt maximaler Bewegungsfreiheit in allen Richtungen eingestellt. Dann wird die Atemarbeit hinzugefügt, bis die Gewebespannung nachgibt und die Beweglichkeit wiederhergestellt ist.
7. Bei der dynamischen indirekten Technik wird die Bewegung in Richtung des Punktes maximaler Bewegungsfreiheit induziert. Sodann wird der inhärenten Gewebebewegung gefolgt, bis ein Release gefühlt wird und die Beweglichkeit wiederhergestellt wurde.

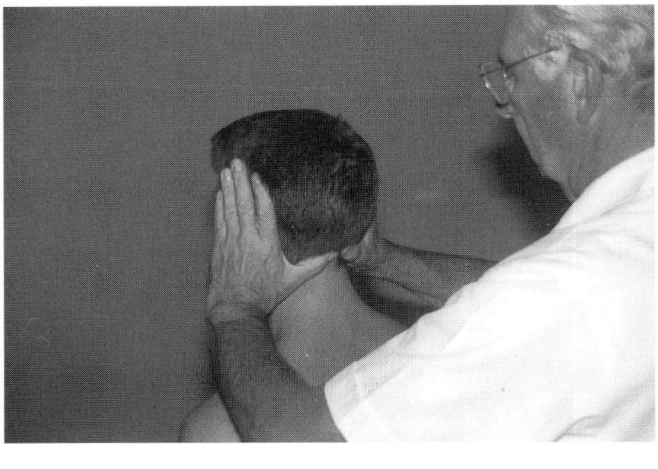

Abb. 10.61

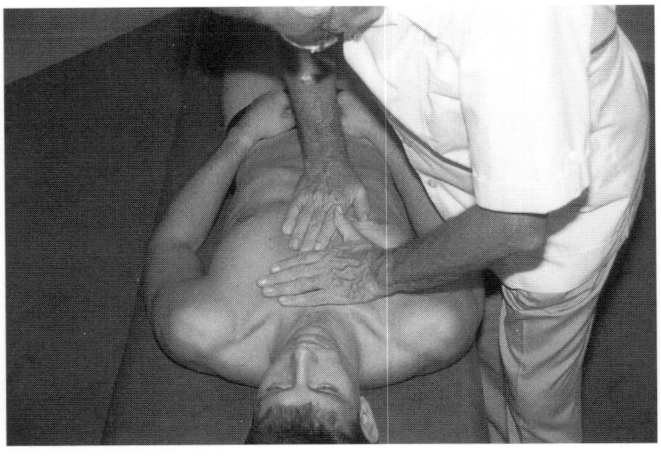

Abb. 10.60

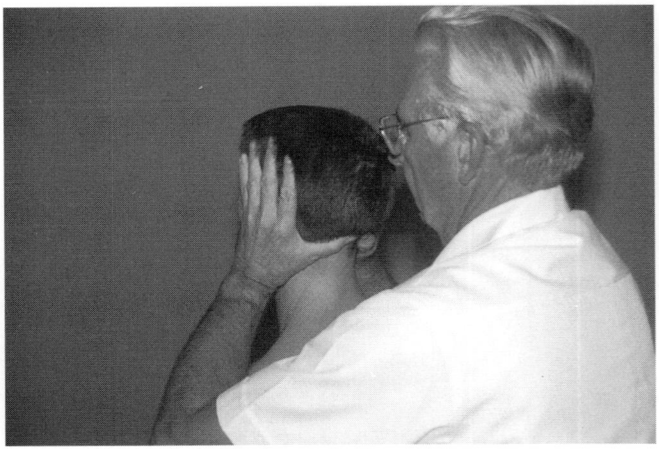

Abb. 10.62

Funktionelle Technik

Obere Halswirbelsäule (C1/C2)

Sitzend
Diagnose: Dysfunktion bei C1/C2

1. Der Patient sitzt auf dem Untersuchungstisch.
2. Der Therapeut steht hinter dem Patienten, er stützt mit Brustkorb und Abdomen den Rumpf des Patienten.
3. Der Therapeut legt seine linke Hand über die Stirn des Patienten und die rechte Hand unter das Okziput, Daumen und Zeigefinger haben Kontakt mit der Atlas-Axis-Region (Abb. 10.63).
4. Der Therapeut führt einen Zug nach kranial aus, auf den eine Flexion/Extension sowie Seitneigung/Rotation folgen und sucht dabei den Punkt maximaler Bewegungsfreiheit.
5. Bei der Balance- und Haltetechnik wird dieser Punkt gehalten. Dann wird die Atemarbeit hinzugefügt, bis die Gewebespannung nachgibt und die Beweglichkeit wiederhergestellt ist.
6. Bei der dynamischen indirekten Technik wird eine Bewegung in Richtung des Punktes maximaler Bewegungsfreiheit induziert. Dies geschieht durch eine kombinierte Bewegung beider Hände. Sodann wird der inhärenten Gewebebewegung so lange gefolgt, bis die Gewebespannung nachgibt und die Beweglichkeit wiederhergestellt ist.

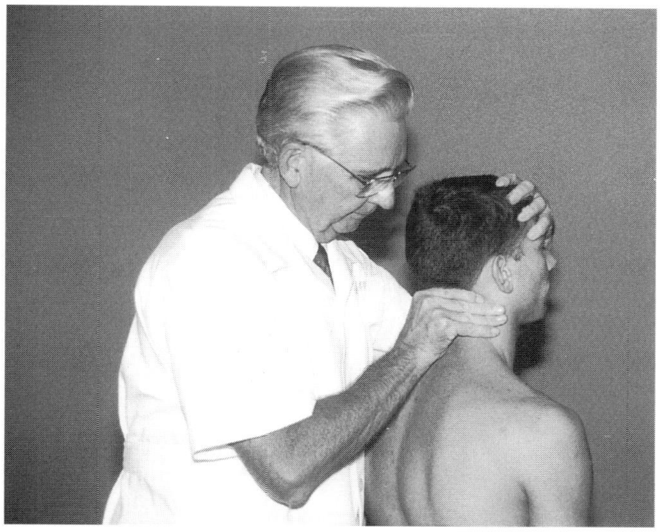

Abb. 10.63

Funktionelle Technik

Articulatio atlantooccipitalis (C0/C1)

Rückenlage
Diagnose: Dysfunktion in Flexion oder Extension

1. Der Patient befindet sich in Rückenlage auf dem Tisch, die Arme neben dem Körper.
2. Der Therapeut sitzt am Kopfende des Untersuchungstisches.
3. Die linke Hand des Therapeuten umgreift das Okziput, Daumen und Zeigefinger liegen auf dem Arcus posterior des Atlas (Abb. 10.64).
4. Der Therapeut nimmt mit seiner rechten Hand an der Stirn Kontakt auf (Abb. 10.65).
5. Der Therapeut induziert kleine Bewegungen in anterior-posteriorer Richtung, bis der Atlas sich am Punkt maximaler Bewegungsfreiheit befindet.
6. Nun wird eine Kompression und eine Distraktion über das Okziput gegeben sowie eine Translation von rechts nach links über den Atlas, bis der Punkt maximaler Bewegungsfreiheit erreicht ist (Abb. 10.66).
7. Bei der Balance- und Haltetechnik wird dieser Punkt eingestellt. Dann kommt die Atemarbeit hinzu, bis die Gewebespannung nachgibt und die Beweglichkeit wiederhergestellt wurde.
8. Bei der dynamischen indirekten Technik wird eine Bewegung in Richtung maximaler Bewegungsfreiheit induziert. Dies geschieht mit beiden Händen. Sodann wird der inhärenten Gewebebewegung gefolgt, bis die Gewebespannung nachgibt und die Beweglichkeit wiederhergestellt ist.

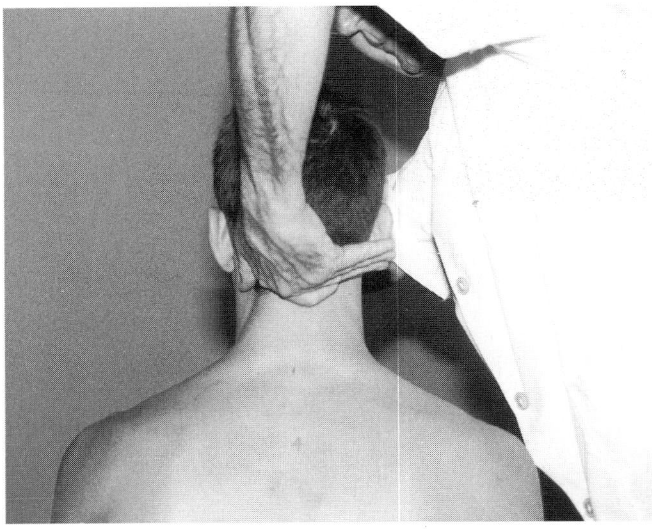

Abb. 10.64

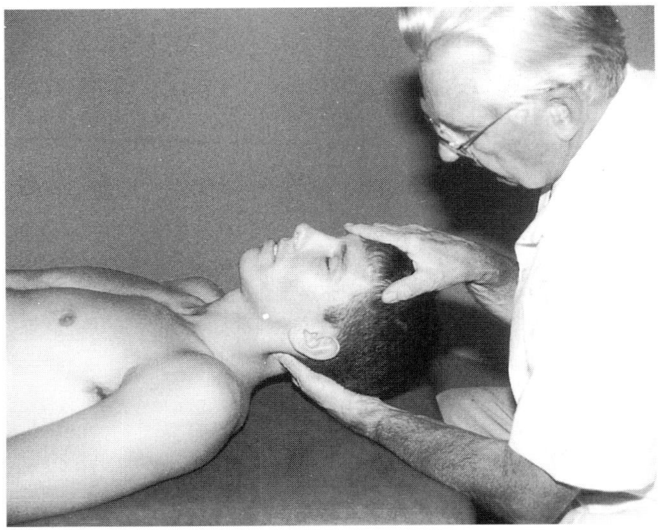

Abb. 10.66

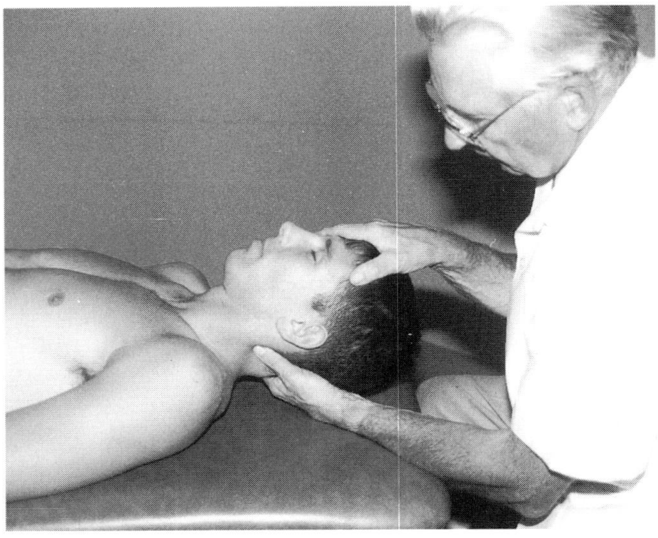

Abb. 10.65

Funktionelle Technik

Typische Halswirbelsäule (C3–C7)

Sitzend

1. Der Patient sitzt auf dem Untersuchungstisch.
2. Der Therapeut steht hinter dem Patienten und unterstützt dessen Rumpf mit Brust und Abdomen.
3. Der Therapeut legt seine palpierende Hand über das dysfunktionelle Segment der unteren Halswirbelsäule. Daumen und Zeigefinger umgreifen entweder die Proc. articularis oder die Proc. transversi (Abb. 10.67).
4. Die Bewegungshand (rechte Hand) wird über die Stirn des Patienten gelegt.
5. Der Therapeut induziert eine Flexions-/Extensionsbewegung, eine Seitneigung und eine Rotation, bis die monitorierende Hand den Punkt der maximalen Bewegungsfreiheit fühlen kann (Abb. 10.68). Über den Rumpf des Therapeuten kann eine anterior-posteriore Translation hinzugefügt werden. Durch eine kombinierte Bewegung beider Hände kann zusätzlich eine kranial-kaudale Translation erfolgen.
6. Bei der Balance- und Haltetechnik wird der Punkt maximaler Beweglichkeit im Gelenkkomplex gehalten. Dann wird die Atmung hinzugenommen, bis die Gewebespannung nachläßt und die Beweglichkeit wiederhergestellt ist (Abb. 10.69).
7. Bei der dynamischen indirekten Technik wird eine Bewegung über die rechte Hand in Richtung maximaler Bewegungsfreiheit induziert. Sodann wird der inhärenten Gewebebewegung gefolgt, bis die Spannung nachläßt und die Beweglichkeit wiederhergestellt ist.

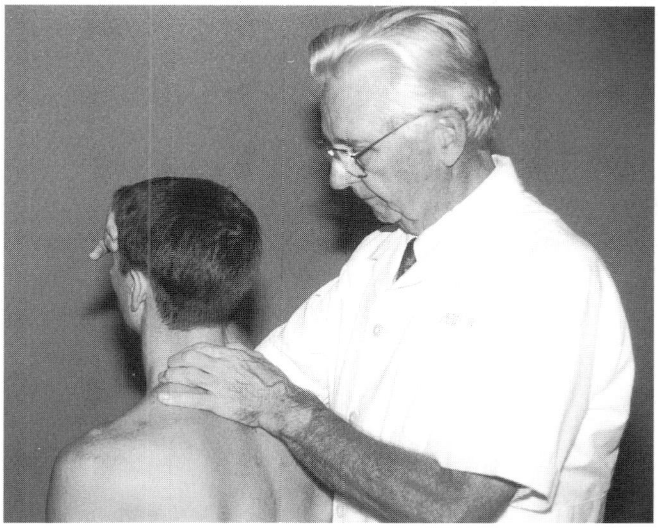

Abb. 10.67

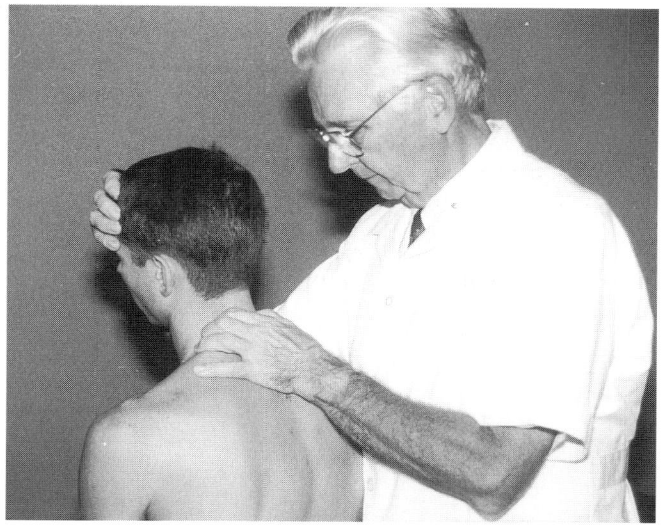

Abb. 10.69

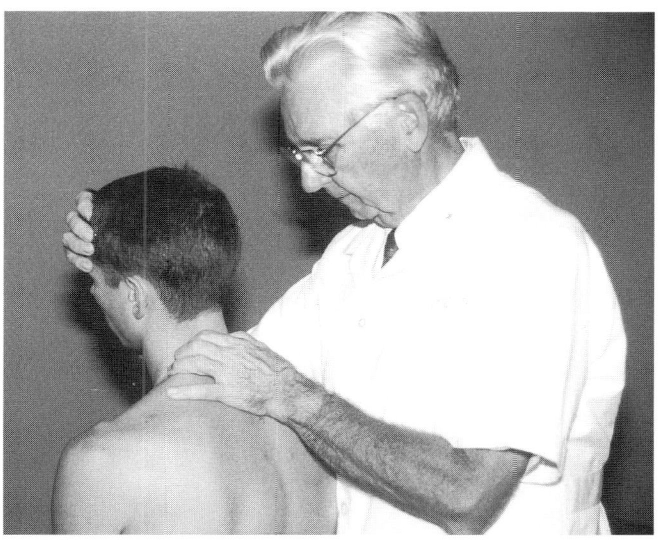

Abb. 10.68

Funktionelle Technik

Typische Halswirbelsäule (C3–C7)

Rückenlage

1. Der Patient liegt auf dem Rücken.
2. Der Therapeut sitzt am Ende des Tisches.
3. Der Therapeut hält den Kopf des Patienten und die obere Halswirbelsäule, wobei Daumen und Mittelfinger über den Gelenkfortsätzen des dysfunktionellen Segmentes liegen (Abb. 10.70).
4. Der Therapeut induziert eine Flexion/Extension, eine Translation in anterior-posteriore Richtung sowie eine Seitneigung und Rotation durch eine kombinierte Bewegung beider Hände, wobei er den *point of ease* mit den Fingerspitzen ertastet (Abb. 10.71).
5. Bei der Balance- und Haltetechnik wird dieser Punkt gehalten und die Atemarbeit hinzugenommen, bis die Spannung im Gewebe nachläßt und die physiologische Beweglichkeit wiederhergestellt ist (Abb. 10.72).
6. Bei der dynamischen indirekten Technik wird eine Bewegung in Richtung der maximalen Bewegungsfreiheit initiiert. Sodann wird der inhärenten Gewebebewegung gefolgt, bis der Release eintritt.

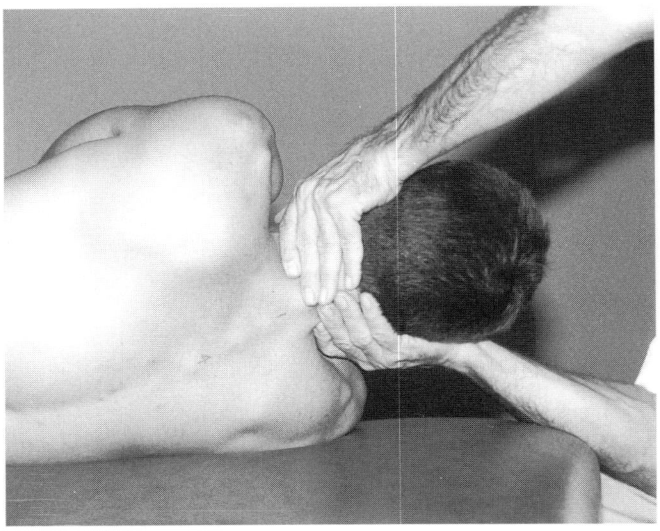

Abb. 10.70

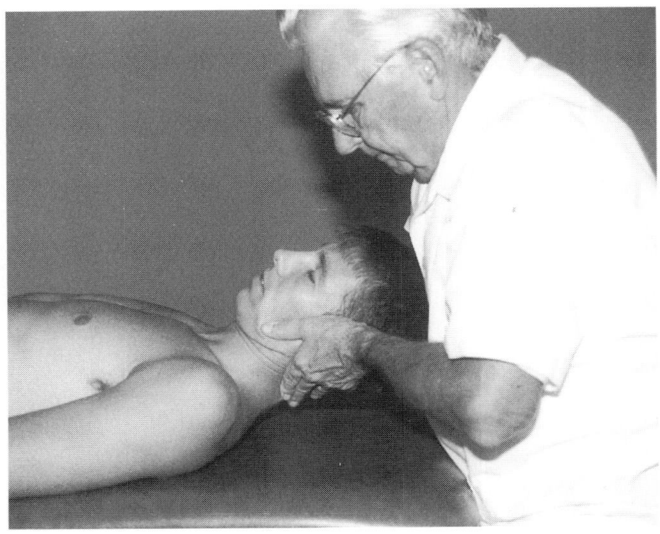

Abb. 10.72

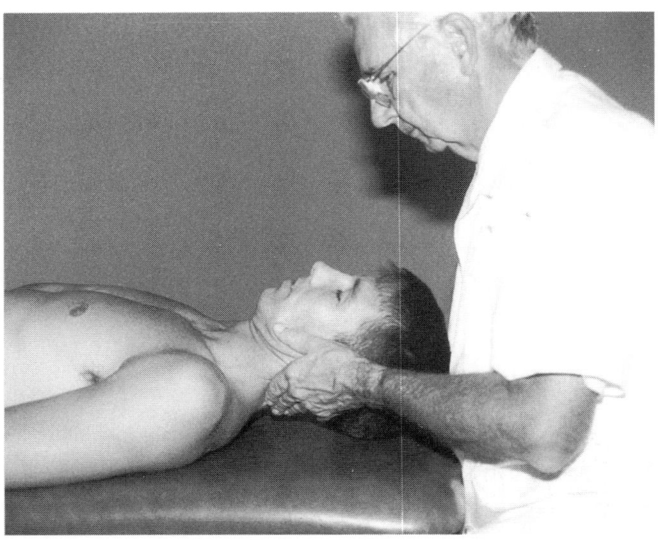

Abb. 10.71

Funktionelle Technik

Schultergürtel

Schritt 1

1. Der Patient liegt in Rückenlage auf dem Tisch.
2. Der Therapeut sitzt auf der Seite der zu behandelnden Schulter.
3. Die palpierende Hand des Therapeuten wird über die Klavikula des Patienten gelegt. Der kleine Finger liegt parallel zum Klavikularschaft. Die Fingerspitzen des vierten und fünften Fingers liegen über dem Sternoklavikulargelenk. Die Handwurzel kommt über das Akromioklavikulargelenk (Abb. 10.73).
4. Die Bewegungshand des Therapeuten umgreift den Arm des Patienten oberhalb oder unterhalb des Ellenbogens und abduziert den Arm um ca. 90° (Abb. 10.74).
5. Die Bewegungshand des Therapeuten induziert eine Adduktion/Abduktion, eine Innen-/Außenrotation sowie eine Kompressions-/Distraktionsbewegung des Humerus, bis die palpierende Hand den Punkt minimaler Gewebespannung und maximaler Bewegungsfreiheit fühlt.
6. Bei der Balance- und Haltetechnik wird dieser Punkt gehalten und über die Atmung weiter behandelt, bis die Gewebespannung nachläßt.
7. Bei der dynamischen indirekten Technik wird eine Bewegung in Richtung der maximalen Bewegungsfreiheit (*ease*) induziert. Sodann wird der inhärenten Gewebebewegung gefolgt, bis die Gewebespannung nachläßt.

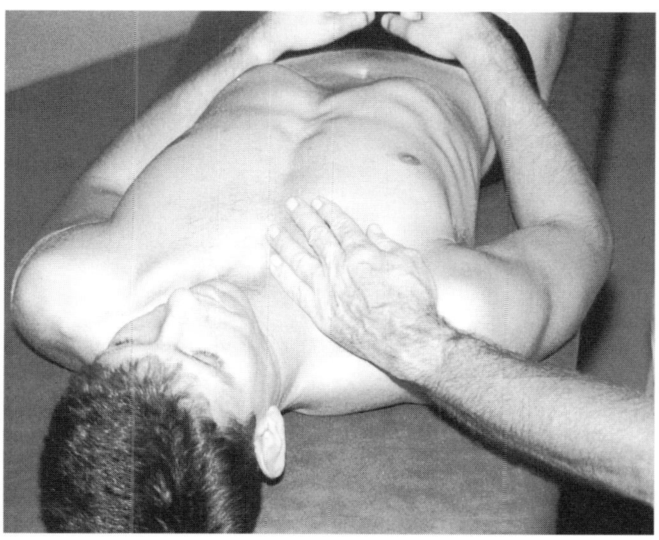

Abb. 10.73

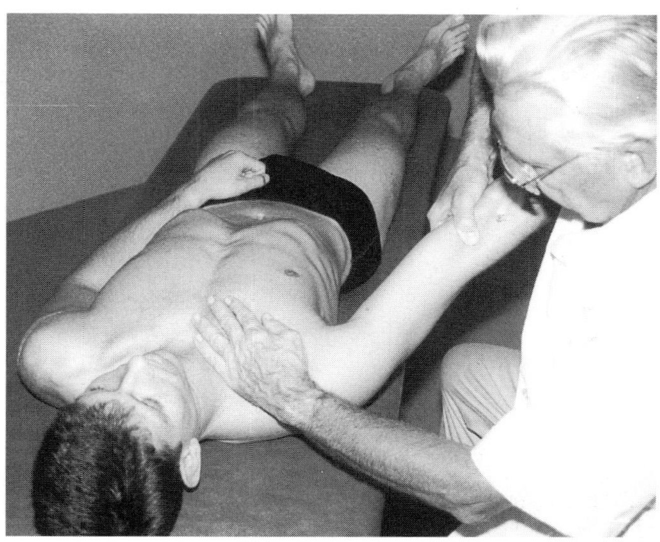

Abb. 10.74

Funktionelle Technik

Schultergürtel

Schritt 2

1. Therapeut und Patient befinden sich in der gleichen Position wie bei Schritt 1.
2. Die palpierende Hand des Therapeuten liegt über dem Glenohumeralgelenk, der Daumen dorsal und die Finger ventral (Abb. 10.75).
3. Die Bewegungshand des Therapeuten umgreift den Arm des Patienten wie bei Schritt 1 und führt eine Abduktion zwischen 80° und 90° durch. Dann kommt die Feineinstellung über die palpierende Hand, wobei eine Innen-/Außenrotation sowie Kompression/Dekompression bis zum Punkt minimaler Gewebespannung und maximaler Bewegungsfreiheit erfolgt (Abb. 10.76).
4. Bei der Balance- und Haltetechnik wird diese Stellung beibehalten und durch die Atemarbeit ergänzt, bis das Gewebe in der Spannung nachgibt.
5. Bei der dynamischen indirekten Technik wird eine Bewegung in Richtung des Punktes maximaler Bewegungsfreiheit und minimaler Gewebespannung durchgeführt, sodann wird der inhärenten Gewebebewegung gefolgt, bis die Spannung nachläßt und die freie Beweglichkeit wiederhergestellt ist.

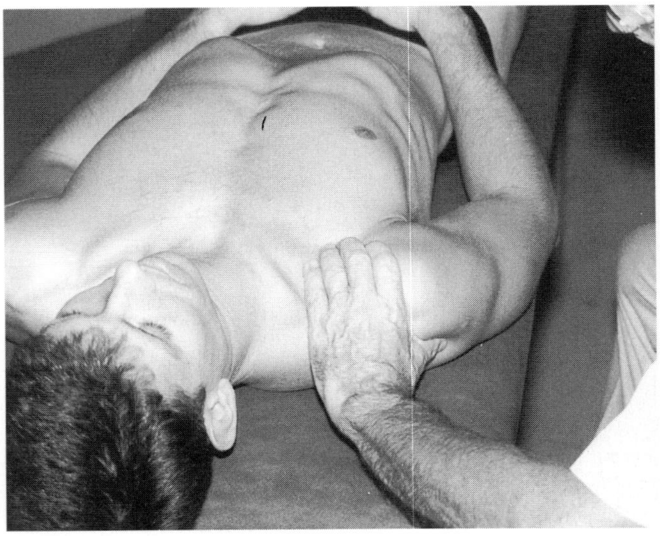

Abb. 10.75

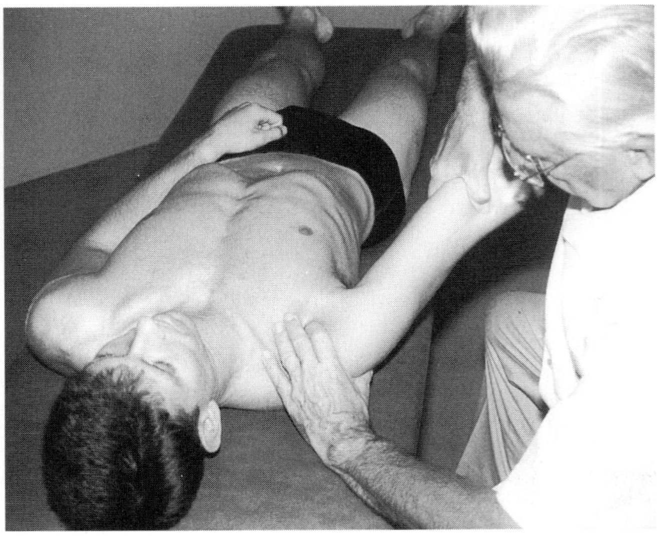

Abb. 10.76

Funktionelle Technik

Schultergürtel

Schritt 3

1. Die Stellung von Therapeut und Patient sind wie bei den Schritten 1 und 2.
2. Der Therapeut legt die palpierende Hand über die Pektoralregion in Richtung des Faserverlaufes des M. pectoralis minor. Die Bewegungshand kontrolliert den Arm und induziert eine Abduktion, so daß der Arm in Richtung der Muskelfasern des M. pectoralis zeigt (Abb. 10.77).
3. Die Bewegungshand induziert eine Kompression/Dekompression, eine Innen-/Außenrotation und eine Adduktion/Abduktion, bis der Punkt minimaler Gewebespannung und maximaler Bewegungsfreiheit durch die palpierende Hand ertastet wird.
4. Das Gewebe soll sich zwischen beiden Händen in der Balance befinden.
5. Bei der Balance- und Haltetechnik wird dieser Punkt gehalten und dann die Atemarbeit hinzugenommen, bis die Spannung im Gewebe nachgibt und die freie Bewegung wiederhergestellt ist.
6. Bei der dynamischen indirekten Technik wird Bewegung in Richtung des *point of ease* initiiert. Sodann wird der inhärenten Gewebebewegung gefolgt, bis die Gewebespannung nachgibt und die Beweglichkeit wiederhergestellt ist.

Funktionelle Technik

Akromioklavikular- u. Glenohumeralgelenke

Sitzend

1. Der Patient sitzt auf dem Untersuchungstisch.
2. Der Therapeut steht hinter dem Patienten und unterstützt dessen Rumpf mit seinem Oberkörper.
3. Der Therapeut stellt seinen Fuß auf der zu behandelnden Seite auf den Untersuchungstisch und läßt den entspannten Arm des Patienten über seine Knie hängen. Die mediale Hand liegt über dem Akromio- und Glenohumeralgelenk des Patienten (Abb. 10.78).
4. Die laterale Hand (linke Hand des Therapeuten) umgreift den Ellenbogen des Patienten.
5. Der Behandler induziert eine anterior-posteriore und medio-laterale Translation und Rotation des Patienten, bis der *point of ease* sowohl an der Schulter als auch am Ellenbogen erreicht ist (Abb. 10.79, s. S. 158).
6. Bei der Balance- und Haltetechnik wird dieser Punkt gehalten und dann die Atemarbeit hinzugenommen, bis die Gewebespannung nachgibt und die Beweglichkeit wiederhergestellt ist.
7. Bei der dynamischen indirekten Technik wird eine Bewegung in Richtung des *point of ease* durchgeführt, häufig mit einer Kompression/Dekompression entlang der Längsachse des Armes. Sodann wird der inhärenten Gewebebewegung gefolgt, bis die Gewebespannung nachgibt und die Beweglichkeit wiederhergestellt ist.

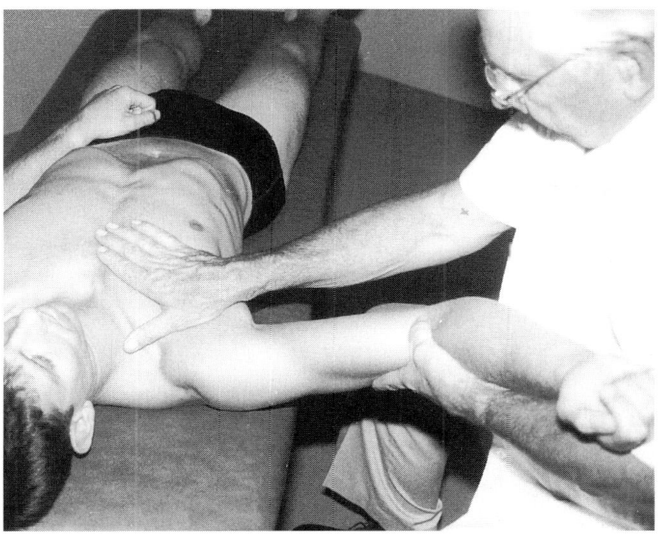

Abb. 10.77

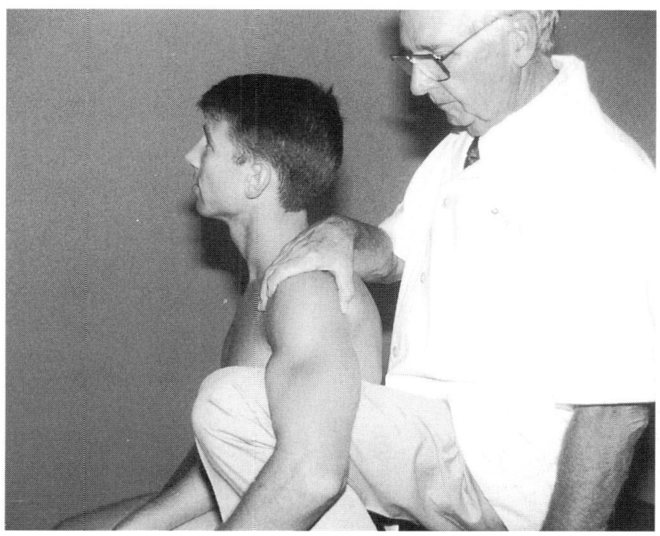

Abb. 10.78

Funktionelle Technik

Radiusköpfchen

Sitzend

1. Patient sitzt.
2. Der Therapeut steht vor ihm. Die palpierende Hand ruht auf dem dysfunktionellen Ellenbogen. Dabei liegt der Daumen über der Vorderseite und der Zeigefinger über der Rückseite des Radiusköpfchens (Abb. 10.80).
3. Die Bewegungshand des Therapeuten umgreift den distalen Unterarm des Patienten und induziert eine Flexion/Extension, Innen-/Außenrotation, Adduktion/Abduktion sowie eine Kompression/Dekompression bis zum Punkt maximaler Bewegungsfreiheit und minimaler Gewebespannung (Abb. 10.81).
4. Bei der Balance- und Haltetechnik wird dieser Punkt gehalten und die Atemarbeit hinzugenommen, bis die Gewebespannung nachgibt und die Beweglichkeit wiederhergestellt ist.
5. Bei der dynamischen indirekten Technik wird eine Bewegung in Richtung des Punktes maximaler Bewegungsfreiheit und minimaler Gewebespannung durchgeführt und dann der inhärenten Gewebebewegung gefolgt, bis die Spannung nachläßt und die volle Beweglichkeit wiederhergestellt ist.

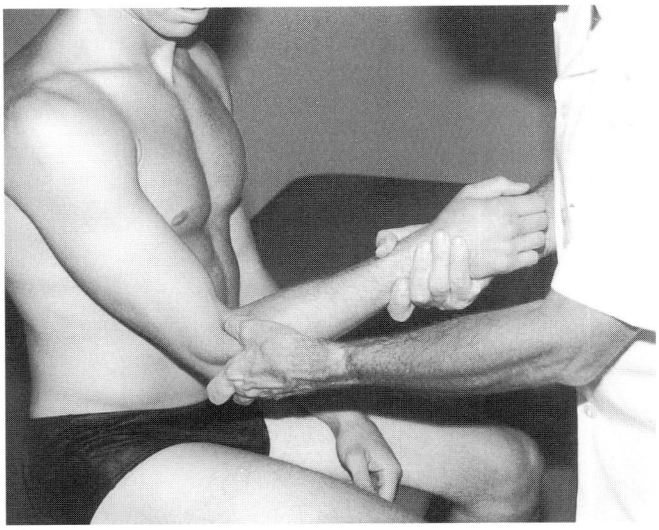

Abb. 10.80

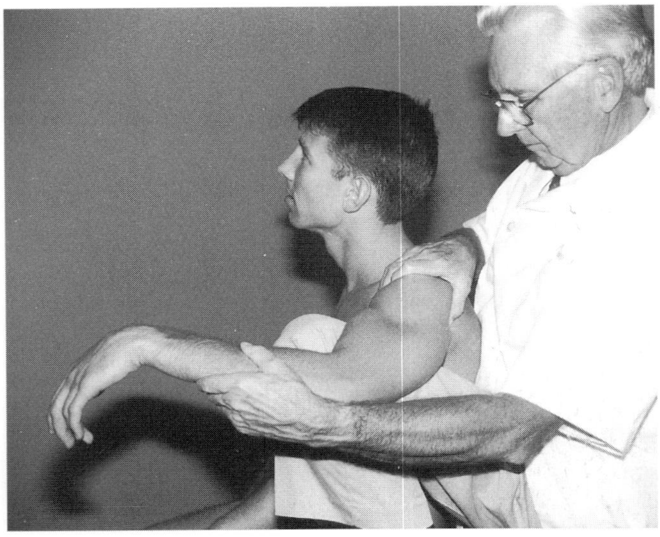

Abb. 10.79

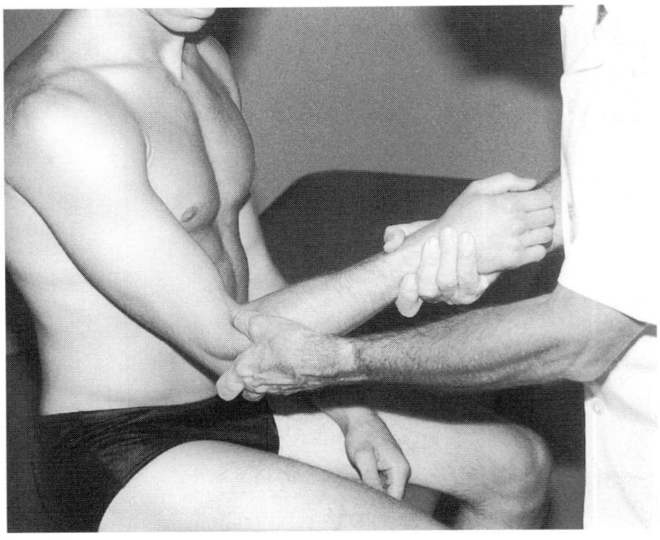

Abb. 10.81

Funktionelle Technik

Handgelenk und Hand

Sitzend

1. Der Patient sitzt auf dem Untersuchungstisch.
2. Der Therapeut steht vor dem Patienten und umfaßt das dysfunktionelle Handgelenk mit der proximalen Hand über dem distalen Unterarm (Abb. 10.82).
3. Die distale Hand des Therapeuten umgreift die Hand des Patienten, wobei er entweder die Hand ganz umgreift oder seine Finger in die Interdigitalräume legt (Abb. 10.83, 10.84).
4. Die distale Hand des Therapeuten induziert eine Flexions-/Extensionsbewegung, eine Innen-/Außenrotation, eine Adduktion/Abduktion und eine Kompression/Dekompression, bis der Punkt maximaler Bewegungsfreiheit und minimaler Gewebespannung erreicht ist (10.85).
5. Bei der Balance- und Haltetechnik wird dieser Punkt gehalten und die Atemarbeit dazugenommen, bis die Spannung im Gewebe abnimmt und die Beweglichkeit wiederhergestellt ist.
6. Bei der dynamischen indirekten Technik wird eine Bewegung in Richtung des *point of ease* durchgeführt und anschließend der inhärenten Gewebebewegung gefolgt, bis die Spannung nachläßt und die volle Beweglichkeit wiederhergestellt ist.

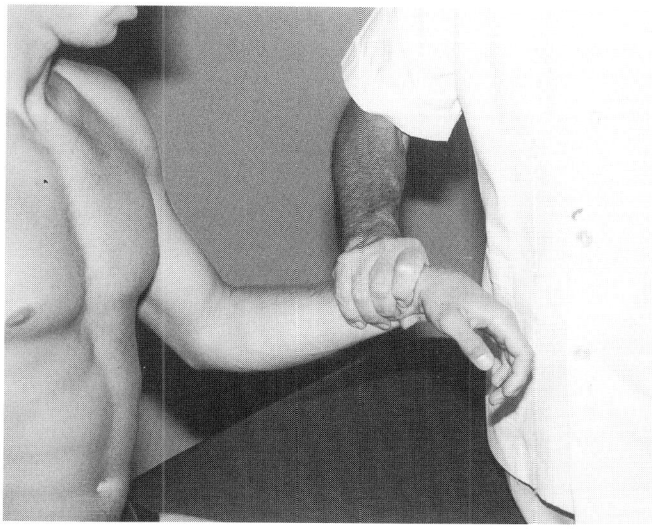

Abb. 10.82

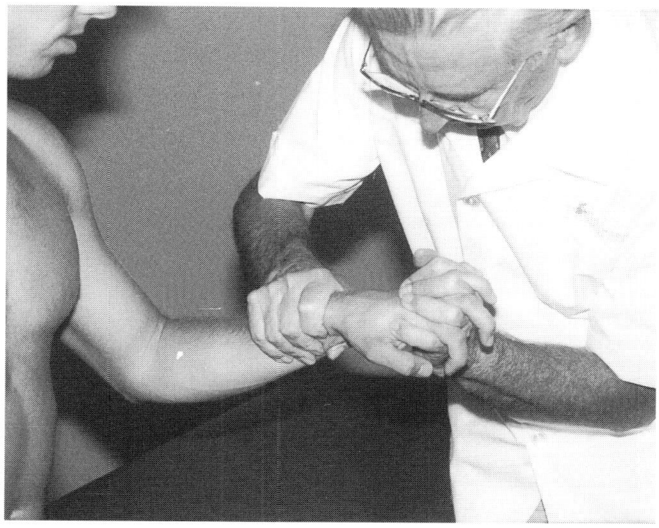

Abb. 10.84

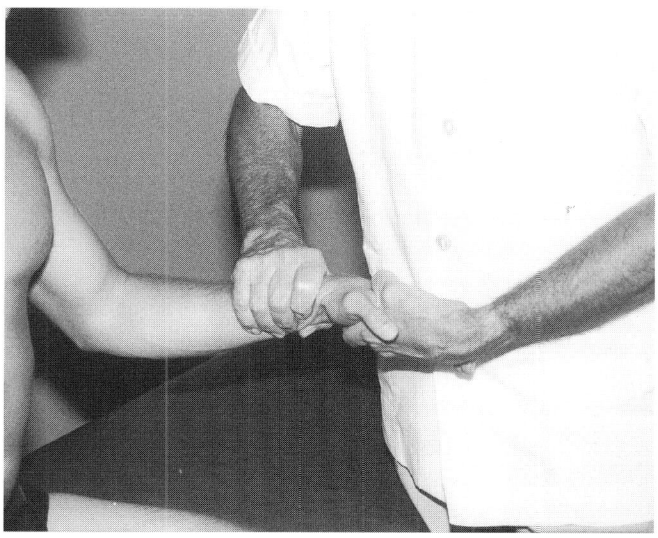

Abb. 10.83

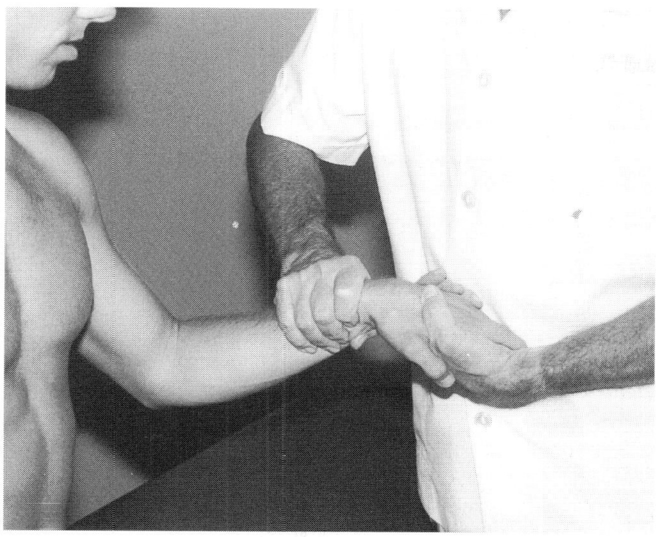

Abb. 10.85

Funktionelle Technik

Hüfte und Bein

Rückenlage

1. Der Patient liegt auf dem Tisch.
2. Der Therapeut steht neben dem Tisch auf der Seite des dysfunktionellen Beines und stellt einen Fuß auf dem Tisch auf.
3. Der Therapeut beugt die Hüfte um ca. 90°. Das Knie ist dabei ebenfalls gebeugt, das Bein hängt über dem Oberschenkel des Therapeuten.
4. Die proximale Hand des Therapeuten liegt auf dem Knie, die distale Hand hält den Fuß des Patienten (Abb. 10.86).
5. Der Therapeut induziert eine Kompression-Dekompression über den Oberschenkel und/oder das Bein, bis ein maximaler Bewegungsspielraum erreicht wird. Dann erfolgt die Feineinstellung durch eine Rotation in medialer-lateraler Richtung, durch Adduktion/Abduktion und eine Beugung/Streckung von Hüfte und Knie (Abb. 10.87).
6. Bei der Balance- und Haltetechnik wird der Punkt maximaler Bewegungsfreiheit und minimaler Gewebespannung gehalten. Nun wird die Atmung hinzugenommen, bis die Gewebespannung nachläßt und die volle Beweglichkeit wiederhergestellt ist.
7. Bei der dynamischen indirekten Technik wird eine Bewegung in Richtung der maximalen Bewegungsfreiheit (*ease*) induziert und anschließend der inhärenten Gewebebewegung gefolgt, bis die Gewebespannung nachläßt und die volle Beweglichkeit wiederhergestellt ist.

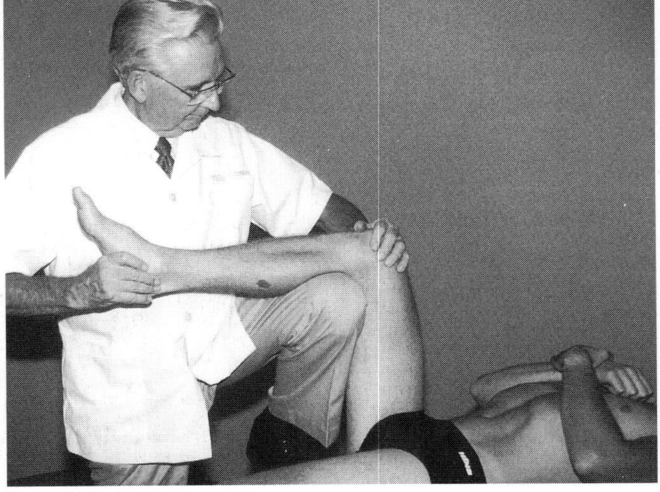

Abb. 10.86

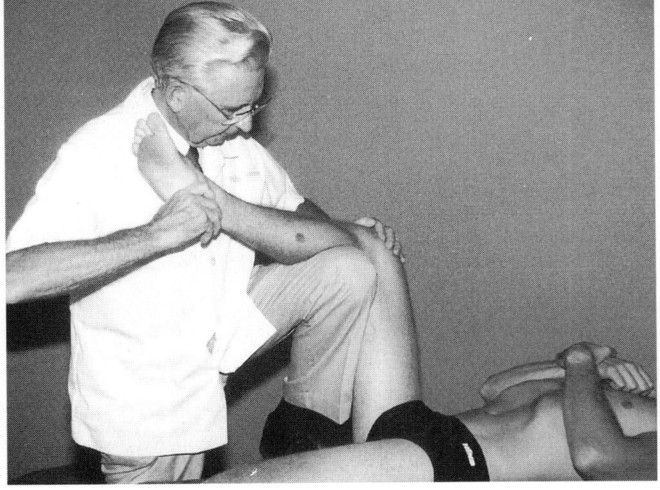

Abb. 10.87

Funktionelle Technik

Knie und Fibulaköpfchen

Sitzend

1. Der Patient sitzt auf dem Untersuchungstisch. Die Beine hängen lose herab.
2. Der Therapeut sitzt vor dem Patienten.
3. Die palpierende Hand des Therapeuten umfaßt das Knie, der Daumen liegt dabei über dem medialen Meniskus, die Finger liegen über dem Fibulaköpfchen (Abb. 10.88).
4. Die Bewegungshand hält Fuß und Knöchel. Sie führt eine Kompression/Dekompression in der Längsachse durch, um die Tibia vom Oberschenkel zu „lösen".
5. Die Feineinstellung erfolgt mit der palpierenden Hand durch Induktion einer Abduktion/Adduktion, Innen-/Außenrotation sowie Flexion/Extension (Abb. 10.89).
6. Bei der Balance- und Haltetechnik wird der Punkt maximaler Bewegungsfreiheit und minimaler Gewebespannung gehalten und dann die Atmung hinzugenommen, bis die Gewebespannung nachläßt und die Beweglichkeit wiederhergestellt ist.
7. Bei der dynamischen indirekten Technik wird eine Bewegung in Richtung des maximalen Bewegungsspielraums durchgeführt und anschließend der inhärenten Gewebebewegung gefolgt, bis die Gewebespannung nachläßt und die Beweglichkeit wiederhergestellt ist.

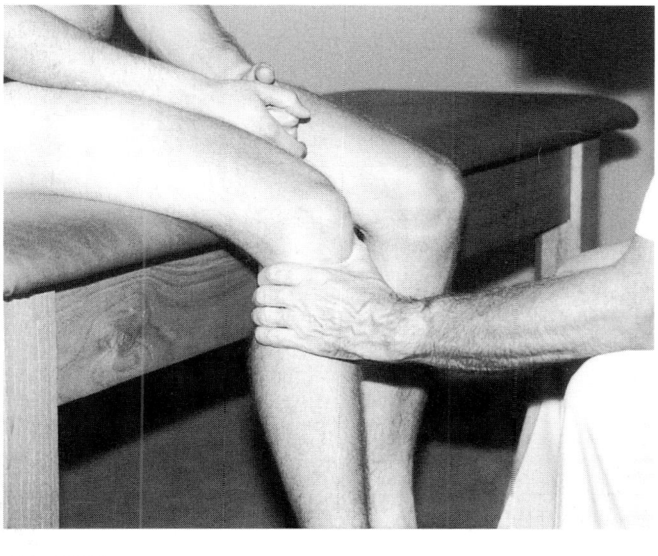

Abb. 10.88

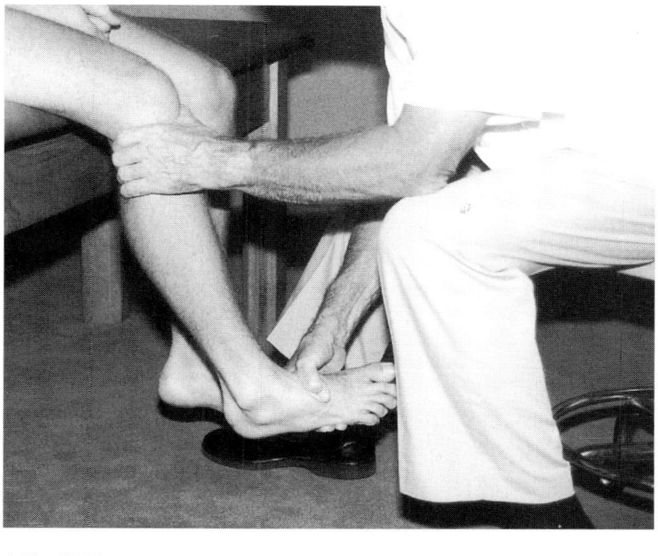

Abb. 10.89

Funktionelle Technik

Fuß und Sprunggelenk

1. Der Patient sitzt oder liegt auf dem Untersuchungstisch.
2. Die palpierende Hand des Therapeuten umgreift die Ferse des Patienten (Abb. 10.90).
3. Die Bewegungshand des Therapeuten umgreift den Vorfuß und induziert eine Kompression (Abb. 10.91).
4. Der Therapeut führt eine Feineinstellung durch, indem eine Dorsal- und Plantarflexion, eine Inversion/Eversion und eine Adduktion/Abduktion eingestellt wird (Abb. 10.92).
5. Bei der Balance- und Haltetechnik wird dieser Punkt gehalten und dann die Atemarbeit hinzugenommen, bis die Gewebespannung nachläßt und die Beweglichkeit wiederhergestellt wird.
6. Bei der dynamischen indirekten Technik wird die Bewegung primär über eine Kompression/Distraktion induziert und anschließend der inhärenten Gewebebewegung gefolgt, bis ein Nachlassen der Gewebespannung stattfindet und die volle Beweglichkeit wiederhergestellt ist.

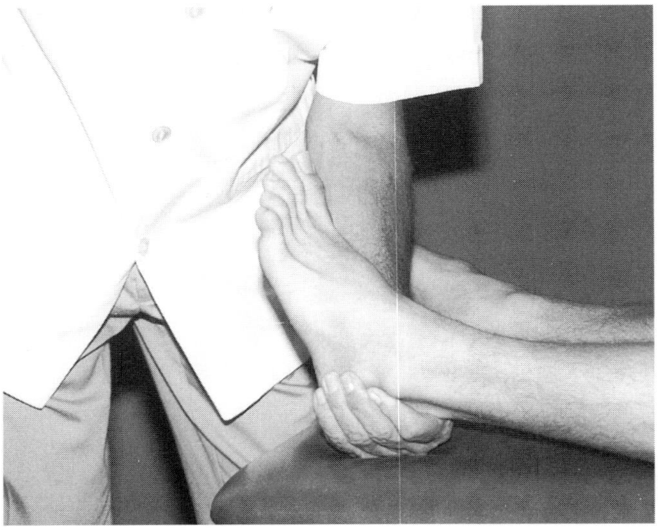

Abb. 10.90

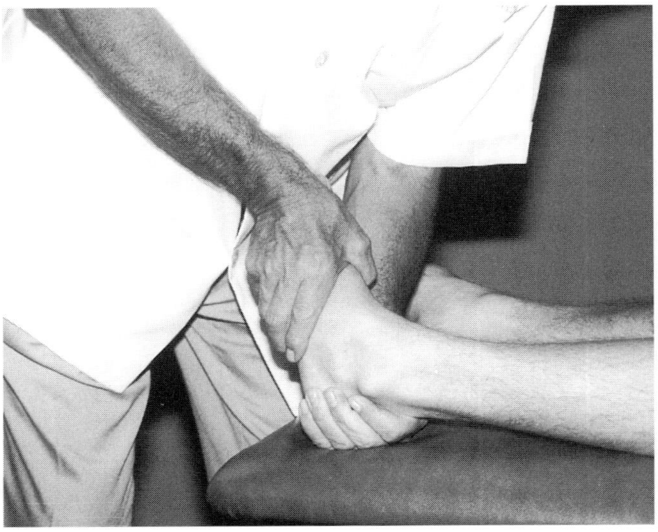

Abb. 10.92

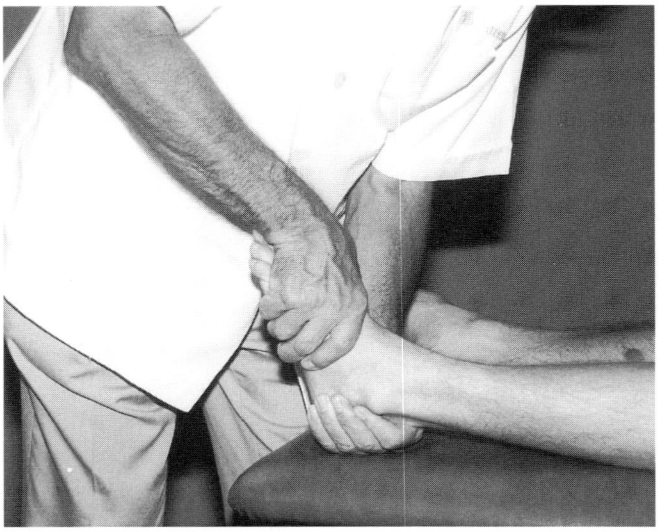

Abb. 10.91

10.11 Zusammenfassung

Die Wirkung der indirekten funktionellen Technik basiert auf einem allgemeinen neurologischen Modell. Durch Reduktion von pathologischen afferenten Impulsen an das Zentralnervensystem wird der „zentrale Computer" zu normaler Funktion reprogrammiert. Bei diesen Techniken steht die Qualität der Bewegung, vor allem die Qualität beim Ingangsetzen einer Bewegung, vor der Verbesserung des Bewegungsumfangs und des Endgefühls. Die Techniken sind atraumatisch und können bei einer Vielzahl von Beschwerdebildern eingesetzt werden. Sie erfordern einen erheblichen Aufwand an Übung zur Schulung der Sinnesorgane, um das Phänomen „locker-fest" (*ease-bind*) und den Punkt minimalster schmerzfreier Gewebespannung (*point of maximum ease*) in allen Geweben des muskuloskelettalen Systems tasten zu können. Der große Aufwand an Zeit und die Mühen beim Erlernen der notwendigen Fertigkeiten werden durch den Wert dieser Techniken für die Behandlung des Patienten gerechtfertigt.

11 Myofasziale Releasetechnik

Die myofasziale Releasetechnik (Entspannungstechnik) gehört in der manuellen Medizin zu den relativ neuen Therapieformen. Robert Ward hat sie als integrierende Technik beschrieben, die zahlreiche manualtherapeutische Wirkmechanismen miteinander verbindet. Die myofasziale Releasetechnik ist eine Kombination aus Weichteiltechniken, Muskelenergietechnik, funktioneller indirekter Technik und kraniosakraler Technik. Die zahlreichen, zum Teil sehr unterschiedlichen Ansätze in dieser Behandlungsform haben jedoch auch gewisse Gemeinsamkeiten.

Die Bedeutung der Faszie als Struktur wurde von vielen Untersuchern erkannt, so etwa von dem osteopathischen Arzt Neidner, der verwindende Kräfte an den Extremitäten einsetzte, um das Spannungsgleichgewicht der Faszien wiederherzustellen. Ida Rolf ist durch die Behandlung der Faszien über Druck und Dehnung bekannt geworden, die sie am ganzen Körper, vom Kopf bis zu den Zehenspitzen, praktizierte. Die Rolfing-Therapie ist zeitaufwendig und anstrengend, sowohl für den Patienten als auch für den Therapeuten, und wird vom Patienten meist nicht als angenehm empfunden.

Die hier vorgestellten myofaszialen Releasetechniken können direkt, indirekt oder auch kombiniert angewandt werden. Eine Stimulation der Mechanorezeptoren in den Faszien führt zu biomechanischen Veränderungen in den Weichteilen und zu einer Modifikation der neuralen Reflexmechanismen. Die restriktive Barriere kann direkt durch Dehnung des Gewebes angegangen werden. Die Behandlung kann aber auch von der Barriere weg in Gegenrichtung erfolgen. Die beiden Barrieren werden als direkte und indirekte Barriere bezeichnet. Sie werden häufig kombiniert behandelt, wobei sowohl in die freie Richtung (indirekt) als auch in die gesperrte Richtung (direkt) gearbeitet wird.

Die inhärente Gewebebewegung (*inherent tissue motion*) ist ein Schlüsselbegriff in der myofaszialen Releasetechnik. Das Gewebe ist ständig in dieser inhärenten Bewegung, wobei sowohl Bewegungsausmaß wie auch Amplitude differieren. Diese Bewegung im muskuloskelettalen System stellt eine Kombination aus rhythmischen Veränderungen des Muskeltonus, der Pulsation des arteriellen, venösen und lymphatischen Systems, der Ein- und Ausatmung sowie des kranialen rhythmischen Impulses dar.

Die aktivierenden Kräfte können sowohl von innen wie auch von außen einwirken. Zu den intrinsischen Kräften gehören die Eigenbewegung des Gewebes, der Körperrhythmus, die Atmung, die Muskelkontraktion sowie die Augenbewegung. Extrinsische, vom Therapeuten applizierte Kräfte können als Druck, Traktion und Verwindung (*twisting*) appliziert werden. Dadurch kommen die Weichteile unter Spannung, woraus Veränderungen der Biomechanik und der neuroreflektorischen Reflexmechanismen resultieren. Die myofasziale Releasetechnik kann bei regionalen und lokalen Dysfunktionen eingesetzt werden. Ihr Ziel ist, wie bei allen manualtherapeutischen Techniken, eine schmerzfreie symmetrische Funktion des muskuloskelettalen Systems in posturaler Balance.

11.1 Die Faszie

Um die myofasziale Releasetechnik adäquat anwenden zu können, sind exakte Kenntnisse über Aufbau und Funktion der Faszien erforderlich. Die Faszien des Körpers bilden eine kontinuierliche Verbindung innerhalb bestimmter Körperregionen und des gesamten menschlichen Körpers. Ihre verschiedenen Teile tragen verschiedene Namen, in ihrer Gesamtheit jedoch bilden die Faszien einen kontinuierlichen Zusammenhang und eine innere und äußere Hülle für die Körperstrukturen und die inneren Organe.

Das Fasziensystem besteht aus drei Schichten. Die oberflächliche Faszie ist am Unterhautgewebe befestigt und besteht aus lockerem, netzförmig geknüpftem, fibroelastischem Gewebe. In der oberflächlichen Faszie befinden sich Fettgewebe, vaskuläre Strukturen (einschließlich des kapillaren Netzwerkes und der Lymphkanälchen) und Nervenendigungen, insbesondere die als Hautrezeptoren fungierenden Vater-Pacinischen Körperchen. Die Haut ist aufgrund der lockeren Verbindung der oberflächlichen Faszie über den verschiedenen tieferen Schichten in mehrere Richtungen verschieblich. Innerhalb dieser Faszie besteht eine Reservekapazität für die Ansammlung von Flüssigkeit und Stoffwechselmetaboliten. Zahlreiche palpatorische Veränderungen im Bindegewebe resultieren aus Veränderungen der Struktur der oberflächlichen Faszie.

Die tiefe Faszie ist fester, straffer und kompakter. Durch sie wird der Körper in verschiedene Kompartimente unterteilt. Sie umhüllt und trennt Muskeln und Eingeweide und trägt in hohem Maße zur Kontur und Funktion des Körpers bei. Spezialisierte Teilstrukturen der tiefen Faszie sind das Peritoneum, das Perikard und die Pleura. Die tiefe Faszie ist fest und unnachgiebig und kann, wie z. B. beim „Kompartment-Syndrom", als limitierender Faktor bei Traumen auftreten. Ein akutes Trauma mit Hämatombildung im vorderen Kompartiment des Unterschenkels kann aufgrund des durch die Faszien bedingten Engpasses zu erheblichen Nerven- und Gewebeschädigungen führen. Häufig ist daher beim „Kompartment-Syndrom" die operative Faszienspaltung erforderlich, um eine Kompression der Nerven und eine weitere Gewebeschädigung zu verhindern.

Die subseröse Faszie bedeckt als lockeres areoläres Gewebe die Eingeweide. Die zahlreichen Gefäßkanälchen innerhalb der Faszie ermöglichen eine Lubrifizierung und gewährleisten so die Gleitfähigkeit der Eingeweide.

11.1.1 Die Funktion der Faszien

Die Faszie hat eine bedeutende Stützfunktion. Sie ermöglicht das Gleiten der Gewebe gegeneinander und gibt gleichzeitig Stabilität und Kontur vor. Sie liefert die Gleitflüssigkeit zwischen den anatomischen Strukturen und gewährleistet somit deren Versorgung mit Nährstoffen sowie ihre Gleitfähigkeit. Die Vater-Pacinischen Körperchen innerhalb der oberflächlichen Faszie vermitteln afferente Informationen an das ZNS und haben damit einen bedeutenden Einfluß auf die neuromuskulären Reflexmechanismen. Ligamente und Sehnen stellen spezialisierte Teilstrukturen innerhalb der Faszien dar. Sie haben besondere Eigenschaften, ihr Aufbau ist jedoch mit dem übrigen Fasziensystem verwandt, sie enthalten Kollagenfasern, elastische Fasern sowie zelluläre Elemente und die Grundsubstanz. Ligamente und Sehnen verfügen über spezialisierte Mechanorezeptoren und Propriorezeptoren, deren Aufgabe es ist, Informationen über Körperstellung und Bewegung an das Rückenmark und an das Gehirn zu liefern. In der Grundsubstanz des Fasziengewebes wurden Transmitterstoffe nachgewiesen, die für das Immunsystem von Bedeutung sind.

11.1.2 Die Biomechanik der Faszien

Durch die enge Verbindung von Faszie und Muskel findet auch in den Faszien eine Kontraktion und eine Relaxation statt. Die Elastizität der Faszien ist verantwortlich für die Formkonstanz der verschiedenen Körperkomponenten. Faszien können auf Deformation reagieren. Als elastische Deformation bezeichnen wir die Kapazität der Faszie, ihre ursprüngliche Form wieder anzunehmen, wenn die auf sie einwirkende Spannung nachläßt. Übersteigt die Spannung ein gewisses Maß über einen längeren Zeitraum hinweg, verändert die Faszie ihre Form und Funktion. Daraus entsteht eine plastische Deformation. Wird die Faszie einer konstanten Spannung ausgesetzt, so hat sie die Fähigkeit, zu „kriechen" (*creep*). Die Entspannung der Gewebe, die mit dem „Kriechen" oder „Verwinden" einhergeht, bewirkt eine verminderte Widerstandskraft bei erneuter Faszienbelastung. Dieses Phänomen ist von klinischer Bedeutung. Der Arzt kann es als Folge akuter und repetitiver Traumen sowie nach einer Langzeitbelastung des Bindegewebes beobachten. Die Faszie kann ihre Form ändern und an Energie verlieren, wenn sie einer großen Belastung ausgesetzt wird. Dieses Phänomen wird „Hysteresis" genannt und findet in der myofaszialen Releasetechnik therapeutisch Verwendung.

11.1.3 Verletzungen der Faszie

Die Faszien reagieren auf akute Verletzungen oder chronische repetitive Mikrotraumen, wie sie z. B. bei einer Fehlstatik aufgrund anatomischer Beinverkürzung auftreten, mit bestimmten Veränderungen. Primär entsteht ein entzündliches Ödem, das später zur Fibrose führen kann. In der oberflächlichen Faszie ist aufgrund des Reserveraumes die Möglichkeit zur Ansammlung und Resorption eines entzündlichen Exsudates gegeben. Entsteht ein solches Exsudat allerdings in den festen Kompartimenten der tiefen Faszien, so kann dies einen erheblichen Gewebeschaden verursachen. Der geübte Therapeut ist in der Lage, Faszienveränderungen zu tasten. Diese Faszienveränderungen bilden einen Teil der Gewebeveränderungen, die charakteristisch für eine somatische Dysfunktion sind und diagnostisch verwendet werden.

Wird eine Faszie einer Belastung ausgesetzt, kommt es zu biomechanischen Veränderungen. Abhängig von Höhe und Art dieser Belastung kann die Deformation temporär oder permanent sein. Entscheidend für die bei biomechanischer Belastung auftretenden Faszienveränderungen sind Anzahl und Verteilungsmuster von kollagenen und elastischen Fasern im Bindegewebe. Durch eine Faszienverletzung werden die Rezeptoren des Bindegewebes aktiviert. Sie senden afferente Informationen an das zentrale Nervensystem. Die Adaptationsfähigkeit dieser Rezeptoren und die Reaktionslage des zentralen Nervensystems sind entscheidend für die Langzeit- oder Kurzzeitwirkung der neuralen Reaktion und Integration.

In der Grundsubstanz der Faszie kann eine Veränderung der biochemischen und immunologischen Prozesse stattfinden. Dies führt zu systemischen Effekten, die häufig weit entfernt von der Schädigungsstelle zu Störungen führen. So wirkt sich die Narbenbildung während des Heilungsprozesses einer Wunde häufig auf die Stützfunktion, die Bewegung und die Gleitfunktion der Faszie aus. Zahlreiche, häufig schwer objektivierbare Symptome können durch diese Narben entstehen. Weichteilveränderungen führen zu persistierenden Symptomen, die lange nach der akuten Gewebeverletzung fortbestehen. Nach Schleudertraumen der Halswirbelsäule im Gefolge von Auffahrunfällen oder anderen traumatischen Ereignissen berichten die Patienten häufig über eine persistierende Symptomatik, die schwer objektivierbar ist. Durch neue bildgebende Verfahren konnte gezeigt werden, daß bei manchen dieser Patienten eine Fettgewebedegeneration innerhalb der tiefen Halsmuskulatur stattgefunden hat. Dies mag als Bestätigung für die im Gefolge eines Traumas auftretenden Weichteilveränderungen dienen und die Persistenz der Funktionsstörungen erklären (siehe Kapitel 21).

11.2 Muskulatur

Die Muskulatur ist in der myofaszialen Releasetechnik von großer Bedeutung. Es wird zwischen phasischen und tonischen Muskeln unterschieden, wobei die phasischen Muskeln für die Bewegung und die tonischen (posturalen) Muskeln für die Statik verantwortlich sind. Die meisten Muskeln können beide Funktionen ausüben, wobei allerdings gewöhnlich eine überwiegt. Posturale Muskeln neigen zur Verkürzung, zu einer Verspannung mit muskulärem Hypertonus und zu Hyperreaktion. Zu den posturalen Muskeln zählen in der unteren Körperhälfte: M. iliopsoas, M. rectus femoris, M. tensor fasciae latae, M. quadratus lumborum, die Adduktoren, M. piriformis, die Ischiokruralmuskulatur sowie der M. erector spinae im Lumbalbereich. In der oberen Körperhälfte zählen dazu: M. levator scapulae, der obere Anteil des M. trapezius, der M. sternocleidomastoideus, der M. pectoralis, die Mm. scaleni, der M. latissimus dorsi, der M. subscapularis sowie die Flexoren der oberen Extremität. Die phasischen Muskeln neigen zu Inhibition, Hypotonus und Abschwächung. Zu ihnen zählt in der unteren Körperhälfte der M. glutaeus maximus, medius und minimus, M. rectus abdominis, M. obliquus abdominis internus und externus, M. peronaeus, M. vastus medialis und lateralis sowie M. tibialis anterior. An der oberen Körperhälfte zählen dazu der mittlere und untere Anteil des M. trapezius, der M. serratus anterior, die Mm. rhomboidei, der M. supra- und infraspinatus, der M. deltoideus, die tiefen Nackenflexoren sowie die Extensoren der oberen Extremität.

Jede Muskelaktion setzt sich aus einer gleichläufigen und einer gegenläufigen Bewegung zusammen. Dies ist das Prinzip von Agonisten und Antagonisten. Das Gesetz der reziproken Innervation und Inhibition von Sherrington gleicht den Tonus und die Funktion der ipsi- und kontralateralen Agonisten und Antagonisten aus. Komplizierte neuromuskuläre Reflexe gewährleisten die konstante Aufrechterhaltung der Körperstellung im Raum. Sie bahnen, initiieren und garantieren die Bewegungsabläufe.

Die Funktion der Muskulatur im muskuloskelettalen System ist höchst komplex: Die motorische Kontrolle unterliegt dem zentralen Nervensystem, ausgehend vom prämotorischen Kortex über Hirnstamm, Kleinhirn, Rükkenmark und, als letzter gemeinsamer Endstrecke, dem *alpha*-Motoneuron. Dieses Kontrollsystem für die Muskelfunktion besteht aus willkürlichen und unwillkürlichen Komponenten. Afferente Impulse aus den Mechanorezeptoren dysfunktioneller Gelenke und Faszien können diese komplexen neuromuskulären Reflexmechanismen verändern. Ist das zentrale Kontrollsystem intakt, so ist eine effiziente Steuerung der Bewegung in bezug auf Symmetrie und Koordination gewährleistet. Treten Veränderungen im zentralen Kontrollsystem auf, können daraus ineffiziente und unkoordinierte Bewegungen entstehen. Man muß sich nur vor Augen führen, wie sehr sich die Bewegungen eines Olympialäufers und eines Patienten mit fortgeschrittenem Morbus Parkinson voneinander unterscheiden. Zwischen diesen beiden Extremen bestehen zahlreiche Abstufungen im Muskeltonus, der integrativen Funktion und der Bewegungskoordination. Solche Veränderungen können z. B. bei der minimalen Hirndysfunktion (*minimal brain dysfunction*) beobachtet werden.

Die Verletzung eines Muskels beeinträchtigt seine anatomische Integrität und seine Funktion. Bei akuten Traumen entstehen Einrisse und Überdehnungen an der muskulo-tendinösen Verbindung sowie an der Knocheninsertion. Bei diesen Verletzungen verläuft der Heilungsprozeß mit Fibrosebildung und ist somit mit dem Heilungsprozeß bei anderen Verletzungen der Weichteile identisch. Es bleibt ein Funktionverlust zurück (functio laesa). Traumen führen nicht nur zu Veränderungen in der Anatomie der Muskeln, sie beeinflussen auch die neuroreflektorische Antwort im Rahmen der motorischen Kontrollmechanismen und können zur Persistenz der Symptomatik beitragen.

11.3 Grundsätze und Wirkprinzipien der myofaszialen Releasetechnik

Das Konzept von **locker-fest** (*tight-loose*) bildet das erste Grundprinzip dieser Technik. Es besagt, daß Asymmetrien im Gewebe sowohl durch Straffheit und Verspannung wie auch durch Lockerung und Schwäche erzeugt werden. Das Konzept von locker-fest enthält biomechanische und neuroreflektorische Komponenten. Durch eine verstärkte Stimulation wird ein Agonist stramm, und je strammer er wird, desto lockerer wird durch reziproke Inhibition sein Antagonist. Die den hypertonen kontrakten Muskel umgebende Faszie verkürzt sich, was zur Folge hat, daß die Faszie des Antagonisten in der Adaptationsreaktion locker und schlaff wird. Der Mast eines Bootes kann nicht aufgerichtet werden, wenn man das vordere Seil anspannt, das Halteseil am Heck jedoch nicht ausreichend locker ist, um diese Anspannung zu ermöglichen. Bei akuten Erkrankungen entsteht ein *circulus vitiosus* aus Schmerz – Spasmus – Schmerz. Das Ergebnis ist eine „Strammung", die sich von einem akuten Hartspann der Muskulatur zu einer chronischen Kontraktur entwickelt. Bei chronischen Situationen entsteht ein Zyklus aus Schmerz – Lockerung – Schmerz. Allen Manualtherapeuten sind die schmerzhaften, im Gefolge von Hypermobilität auftretenden Symptome bekannt. Die Anwendung des Konzeptes von locker-fest (*tight-loose*) ist die therapeutische Grundlage für die myofasziale Releasetechnik.

Der zweite wesentliche Baustein dieser Technik ist die **Palpation**. Es gibt zahlreiche diagnostische und therapeutische Verfahren, die über eine periphere Stimulation arbeiten. Dazu gehören Akupunktur, Akupressur, die Chapmanschen Reflexe, die Triggerpunkte von Travell und die Tenderpoints von Jones. Durch Palpation myofaszialer Elemente kann der Ausgangspunkt des myofaszialen Schmerzes identifiziert und anschließend manualtherapeutisch behandelt werden. Interessant ist die Beobachtung, daß der myofasziale Schmerz häufig im Bereich eines lockeren Gewebebezirkes gefunden wird. Das Ertasten der myofaszialen Strukturen bei chronischen Schmerzzuständen ruft nicht selten einen brennenden Schmerz hervor. Das muskuloskelettale System wird über den sympathischen Anteil des autonomen Nervensystems innerviert. Zahlreiche Symptome des myofaszialen Schmerzsyndroms sind das Ergebnis sympathischer Reflexmechanismen.

Der dritte Baustein ist die **neuroreflektorische Reaktion**, die bei der Anwendung manueller Kräfte auf das muskuloskelettale System eintritt. Durch die therapeutische Arbeit mit den Händen wird über die Mechanorezeptoren ein afferenter Stimulus erzeugt. Dadurch kann eine zentrale Neuprogrammierung über Rückenmark, Hirnstamm und Kortex induziert werden. Eine afferente Stimulation führt häufig zur efferenten Inhibition. Dieses Grundprinzip wird in der myofaszialen Releasetechnik angewandt. Der Behandler löst durch eine Dehnung eine afferente Stimulation aus und wartet auf die efferente Inhibition des verspannten Gewebes, die in eine Relaxation mündet. Diese neuroreflektorische Antwort ist sehr variabel und wird durch die Stärke des Schmerzes, das Schmerzverhalten des Patienten, den allgemeinen Gesundheitszustand, Ernährung, Streßantwort und Lebensstil beeinflußt. Dazu gehören auch der Konsum von Drogen, wie Alkohol und Nikotin, und Medikamenten.

Das vierte Konzept ist das sog. **Release-Phänomen**. Wir kennen dieses Phänomen aus anderen manualtherapeutischen Techniken, insbesondere aus der kraniosakralen Therapie und der funktionellen indirekten Technik. Beim myofaszialen Konzept ist das „Lösen des Gewebes", das mit einer Muskel- und Faszienentspannung einhergeht, das Ergebnis einer auf den Körper einwirkenden äußeren Kraft. Durch das Lösen verspannter Gewebe wird versucht, die Symmetrie in Form und Funktion wiederherzustellen. Wird mit myofaszialer Releasetechnik gearbeitet, so ist das Ziel immer der Release. Dieser kann in verschiedenen Richtungen ablaufen und unterschiedliche Gewebestrukturen mit einbeziehen. Durch das Release-Phänomen wird der Therapeut durch den Behandlungsprozeß geführt.

11.4 Die myofasziale Untersuchung

Ward hat sein Mnemotechnikum „M A I (N) 4" auf „B E M A I (N) 4" erweitert. Dabei steht „*B*" für *behavior* und bezieht sich auf die Streßantwort des Patienten. Die Reaktion auf eine Streßbelastung ist multifaktoriell bedingt. Es gehören dazu u. a. Rasse, soziokultureller Hintergrund, Erziehung, Familie, ökonomischer Status, berufliche Tätigkeit und Religion. Die Patienten reagieren ebenso unterschiedlich auf Verletzungen wie auf manuelle therapeutische Interventionen im Rahmen der Interaktion von Patient und Therapeut. Das Verhalten ist, insbesondere bei chronischen Schmerzpatienten, für das therapeutische Ergebnis jeder Therapieform von entscheidender Bedeutung.

„*E*" steht für die endokrine Situation. Das endokrine System beeinflußt alle anderen Systeme des menschlichen Organismus. Es hat großen Einfluß auf das muskuloskelettale System und ist an dessen Streßantwort beteiligt. Die Veränderung in der Schilddrüsenfunktion und im Kohlenhydratmetabolismus bei der Zuckerkrankheit beeinflußt die Antwort des muskuloskelettalen Systems auf Streß und Verletzung sowie die Reaktion auf eine Therapie. Durch die Palpation der muskuloskelettalen

Strukturen können Gewebeveränderungen festgestellt werden, die mit endokrinen Störungen assoziiert sind. Eine Therapie über myofasziale Releasetechniken kann die Stimulation des endokrinen Systems verändern und damit aufgrund der engen neuralen Verbindungen auch die Reizantwort des Organismus beeinflussen.

„*M*“ steht für die mechanische Analyse des muskuloskelettalen Systems. Dazu gehört die Untersuchung in bezug auf Symmetrie und Asymmetrie, Festigkeit und Lokkerheit des Gewebes sowie die Reaktion des muskuloskelettalen Systems auf eine Haltungsasymmetrie. Mechanische Faktoren sind sowohl im Verletzungs- als auch im Heilungsprozeß von Bedeutung.

„*A*“ steht für Anatomie und die Fähigkeit zur Wiederherstellung der funktionellen Kapazität des Körpers im Rahmen der anatomischen Grundbedingungen. Dabei ist das Erfassen der dreidimensionalen anatomischen Strukturen und Beziehungen zueinander erforderlich. Muskelfunktion, Gelenkmechanik und die zentralnervösen Reflexmechanismen müssen gemeinsam beurteilt werden. Der Therapeut sollte gute Kenntnisse über das Zusammenspiel aller Teile des muskuloskelettalen Systems besitzen, insbesondere über die integrative Funktion der Faszien und die motorische Kontrolle des muskuloskelettalen Systems. Form und Funktion des Körpers werden in bezug auf Symmetrie und Asymmetrie untersucht, wobei Asymmetrie der Funktion die Indikation zur Therapie und Symmetrie ihr Ziel darstellt.

„*I*“ steht für das Immunsystem und die Streßreaktion des Patienten. Das menschliche Immunsystem ist höchst komplex und wird durch zahlreiche Faktoren beeinflußt, beginnend beim Allgemeinzustand des Patienten und seiner Reaktion auf Signale aus seinem Körper und der Außenwelt. Störungen des Immunsystems, wie sie z. B. bei rheumatischen Erkrankungen vorliegen, beeinflussen das muskuloskelettale System und seine Reaktion auf Streß und therapeutische Interventionen.

„*N*“ steht für die neurologische Reflexantwort. Auch das zentrale Nervensystem ist höchst komplex und sowohl funktionellen als auch pathologischen Veränderungen unterworfen. Mit Hilfe der klassischen neurologischen Untersuchung können funktionelle Störungen von organischen Störungen unterschieden werden. Die Funktion des autonomen Nervensystems kann durch zahlreiche Testmethoden beurteilt werden. Ergibt die Palpation pathologische Befunde, die für Störungen des autonomen Nervensystems charakteristisch sind? Lebensstil und psychische Faktoren beeinflussen die Reizantwort des Organismus. Zur neurologischen Untersuchung gehört auch die Beurteilung des Schmerzverhaltens. Der Umgang mit Schmerz spielt neben Lebensstil und individueller Schmerzreaktion eine bedeutende Rolle in der Gesamtbeurteilung der Auswirkungen akuter und chronischer Schmerzen. Ernährung und Nervensystem hängen eng zusammen. So kann z. B. ein Mangel an B-Vitaminen die Funktion des Nervensystems stören. Neben der Ernährung sind Alkoholkonsum, Nikotinmißbrauch, Drogenkonsum und Medikamentenmißbrauch wesentlich an der Funktion des Nervensystems beteiligt.

Die myofasziale Releasetechnik betrachtet den Patienten von einem ganzheitlichen Standpunkt aus und integriert anatomische und physiologische Befunde mit psychologischen und soziologischen Aspekten.

11.5 Behandlungsprinzipien der myofaszialen Releasetechnik

Von Robert Ward stammt ein weiteres Mnemotechnikum, das die Prinzipien der myofaszialen Behandlung beschreiben soll: P O E $(T)^2$. P O E bedeutet *point of entry* oder Eintrittspunkt in das muskuloskelettale System. Dieser Eintrittspunkt kann an allen Stellen des Körpers erfolgen: an der unteren Extremität, an den Armen, am Brustkorb, am Abdomen, an der Wirbelsäule, am okzipito-zervikalen Übergang oder am Becken. $(T)^2$ steht für Traktion und Twist (Verwringung). Diese Techniken sind diagnostisch und therapeutisch einsetzbar. Mit Hilfe einer Traktion erfolgt ein Zug entlang der Längsachse verkürzter und verspannter myofaszialer Strukturen.

Diese Dehnung (*stretch*) sollte nach Möglichkeit in der Längsachse und nicht in der Querachse der myofaszialen Strukturen erfolgen. Durch verdrehende, verwindende Kräfte (*twist*) kann die Traktion lokalisiert werden, sie wirken jedoch nicht nur auf den Eintrittspunkt in das System, sondern auch auf weiter vom Eintrittspunkt entfernte Regionen. Komprimierende und verwindende Kräfte können in der oberflächlichen wie auch in der tiefen Ebene des myofaszialen Systems eingesetzt werden. Sie sind in Applikation und Wirkung äußerst variabel. Der Behandler sollte seine palpatorischen Fähigkeiten schulen, um Veränderungen sowohl am Eintrittspunkt wie auch in weiter entfernten Regionen spüren zu können. Wenn z. B. der Untersucher das linke Bein am Knöchel umfaßt und in verschiedene Richtungen bewegt, sollte er versuchen, sich durch die Extremität in Knie, Oberschenkel, Hüfte, Sakroiliakalgelenk bis in die Wirbelsäule hinein zu „tasten“ und dabei auf jeder Ebene die auftretenden Veränderungen fühlen. Am Knöchel sollten Veränderungen in all diesen einzelnen Körperregionen gefühlt werden können. Dies erfordert Konzentration,

Übung und ein Gespür für die dreidimensionalen Aspekte des muskuloskelettalen Systems.

Bei der Therapie werden straffe und lockere Strukturen im ganzen Körper aufgesucht und gegen die direkte oder indirekte Barriere bis zum Release behandelt. Strammung und Lockerung können zwischen oberflächlichen und tiefen Schichten des muskuloskelettalen Systems differieren. Häufig finden wir in den oberflächlichen Faszienstrukturen eine Strammung und in den tieferen, gelenknahen Schichten gleichzeitig einen lockeren Gewebebefund. Dies stellt möglicherweise eine kompensatorische Reaktion dar, aber derlei pathologische Befunde müssen behandelt werden, um eine symmetrische Funktion des ganzen Systems zu gewährleisten.

Die aktive Mitarbeit des Patienten kann zur Erreichung des therapeutischen Ziels beitragen. Das geschieht durch Muskelkontraktionen, Bewegung von Gelenken der oberen und unteren Extremität, Atmung und Augenbewegungen. Einer oder mehrere dieser „Verstärker" können bei jeder Behandlung eingesetzt werden. Jegliche Aktivität, welche Verarbeitungsprozesse im Zentralnervensystem steigert, scheint die Wirksamkeit der vom Behandler eingesetzten Kräfte zu verbessern.

Im Anschluß an diese Therapie wird den Patienten ein spezifisches, auf ihre Problematik ausgerichtetes Übungsprogramm vermittelt. Dehnübungen sind hilfreich, um die durch die Behandlung erzielte Längenzunahme verkürzter Gewebe aufrechtzuerhalten. Kräftigungsübungen sind für die Wiederherstellung der funktionellen Kapazität abgeschwächter inhibierter Muskeln unerläßlich. Für die Behandlung der muskulären Dysbalance werden zuerst die verkürzten, verspannten Muskelgruppen gedehnt und danach die abgeschwächten, eher schlaffen Muskelgruppen gekräftigt. Ziel der Übungsprogramme sollte auch sein, die neurointegrative Funktion und das muskuläre Gleichgewicht zu verbessern. Zu den entsprechenden Übungsformen gehören Trampolinspringen, Schwimmen, Tanzen und der sog. *pep walk*, bei dem große Schritte mit gegenläufigen, weit ausladenden Armbewegungen kombiniert werden. Ziel aller Übungen ist es, die Beweglichkeit und Muskelkraft zu verbessern und die muskuläre Koordination zu optimieren.

Die myofaszialen Techniken gehen in ihrer Wirkung weit über rein biomechanische und neuroreflektorische Veränderungen hinaus. Sie richten sich an den Patienten als Ganzes. Grundlegende Aspekte der Gesundheit wie Lebensstil, Lebenstüchtigkeit, Konsum von Genußmitteln wie Alkohol und Tabak, Medikamenteneinnahme, vollwertige Ernährung sowie Gewichtskontrolle sind Faktoren, die bei dieser Behandlungsmethode Berücksichtigung finden müssen.

11.6 Palpationsübungen

Die myofasziale Releasetechnik erfordert Palpationsfertigkeiten, die über das Tasten einer Bewegung zwischen zwei Knochen hinausgehen. Ziel ist es, das „Gewebe lesen zu lernen", und zwar hinsichtlich seiner Lockerheit und Festigkeit und der inhärenten Gewebebewegung. Dies kommt zum Erfassen von Weichteileigenschaften wie fest-weich, kalt-warm, weich-rauh (vgl. Kapitel 2) hinzu. Der Behandler muß eine hohe Sensibilität für das Gewebe des Patienten entwickeln, nicht nur am Eintrittspunkt in das System, sondern auch in weiter entfernten Bereichen. Es gibt zahlreiche Palpationsübungen zum Erlernen dieser Fertigkeiten, im folgenden sollen nur einige vorgestellt werden.

Man lege die Fingerspitzen aller fünf Finger aneinander, ohne daß sich die Handflächen berühren. Üben Sie mit einer Hand Druck auf die andere aus und umgekehrt. Fühlen Sie, was mit der Hand passiert, welche die Kraft ausübt, und was mit der anderen Hand passiert, auf die diese Kraft wirkt. Existieren Seitendifferenzen? Nun nehmen Sie eine Hand und streichen Sie mit den Fingerspitzen entlang der volaren Fläche von Fingern und Handfläche der anderen Hand, zuerst mit leichten Strichen und dann mit stärkerem Druck. Wiederholen Sie die Übung und benutzen Sie die andere Hand als Bewegungshand. Erfühlen Sie den Unterschied in der Sensibilität der Hand, die berührt wird, wie auch das Tastgefühl an den Fingerspitzen der Bewegungshand. Um genau tasten zu können, was im Patienten vorgeht, müssen Sie Ihre eigenen palpatorischen Fähigkeiten sowie Ihr Körpergefühl schulen.

Falten Sie Ihre Hände, wobei die Finger ineinander gleiten. Sie werden feststellen, daß entweder das rechte oder das linke zweite Metakarpophalangealgelenk oben zu liegen kommt. Nun kehren Sie die Stellung um. Beobachten Sie den Unterschied und stellen Sie fest, welche Hand sich angenehmer anfühlt und welche weniger angenehm und fester erscheint.

Strecken Sie Ihre Arme vor sich aus, überkreuzen Sie die Handgelenke und führen Sie eine Pronationsbewegung durch, so daß die Handflächen aufeinander liegen. Verschränken Sie Ihre Finger und heben Sie die gestreckten Arme über Ihren Kopf. Wenn die Arme zur Decke zeigen, achten Sie auf den Unterschied in der Spannung zwischen der rechten und linken Körperseite. Gehen Sie zum Ausgangspunkt zurück und kreuzen Sie Ihre Handgelenke anders herum. Wiederholen Sie dann den Vorgang. Stellen Sie erneut den Unterschied in der Spannung im Seitenvergleich fest und den Unterschied, der durch das veränderte Kreuzen der Handgelenke entstanden ist.

Wenn Sie mit einem Patienten arbeiten, gehen Sie zum Unterarm zurück, wie in Kapitel 2 beschrieben.

Legen Sie Ihre palpierende Hand in einem gewissen Abstand über den Unterarm und bewegen Sie sich langsam auf den Unterarm zu, bis Sie die vom Patienten abstrahlende Energie fühlen. Dies wird normalerweise als Wärmegefühl empfunden. Wiederholen Sie die Übung mehrere Male mit geschlossenen Augen und achten Sie darauf, ob Sie mehrmals an der Stelle stoppen können, wo Sie zum ersten Mal das Wärmegefühl empfinden und ob der Abstand Ihrer palpierenden Hand zum Unterarm gleichbleibend ist. Nähern Sie sich dem Unterarm weiter an, bis Sie die oberflächlichen Haare tasten. Fühlen Sie nun den Unterarm entlang nach oben und unten und versuchen Sie zu spüren, was sich unter Ihrer Hand abspielt. Achten Sie darauf, ob Sie Unterschiede im proximalen Unterarm im Vergleich zum distalen Unterarm, zum Handgelenk und zur Hand verspüren können. Berühren Sie die Haut und konzentrieren Sie sich auf sie, ohne selbst eine Bewegung durchzuführen. Versuchen Sie, die inhärente Gewebebewegung des Patienten zu ertasten. Man benötigt normalerweise einige Sekunden oder Minuten, bis eine inhärente oszillierende Bewegung im Unterarm zu tasten ist.

Wenn Sie die Fähigkeit erworben haben, Druck ohne Bewegung auszuüben und die inhärente Gewebebewegung an Ihrem Patienten zu tasten, legen Sie die Palmarfläche der Hand auf das knöcherne Sakrum. Dies sollte sowohl in Rücken- wie auch in Bauchlage geschehen. Die Kontur des Sakrums paßt gut in Ihre Handfläche. Bei der Übung in Rückenlage ist es manchmal nötig, eine leichte komprimierende Kraft auszuüben, um die inhärente Bewegung des Sakrums zu tasten. In Rückenlage genügt das Gewicht des Patienten, das auf Ihrer Hand liegt, um die inhärente Bewegung des Sakrums zu initiieren. Versuchen Sie, dem Sakrum in die Bewegungsrichtungen zu folgen, in die es sich bewegen möchte. Versuchen Sie nicht, das Sakrum zu beeinflussen. Wie ist der Rhythmus, die Amplitude und die Bewegungsrichtung? Wenn Sie die inhärente Gewebebewegung wie auch die knöcherne Bewegung tasten können, sind Sie auf dem besten Weg, die myofaszialen Releasetechniken mit Erfolg anwenden zu können.

11.7 Beispiele für myofasziale Releasetechniken

Es gibt eine große Vielfalt an myofaszialen Releasetechniken, die von manualtherapeutisch tätigen Ärzten und Therapeuten eingesetzt werden. Sie sind in hohem Maße auf die Fähigkeiten des Therapeuten und auf die Bedürfnisse des Patienten abgestimmt. Die folgenden Beispiele stammen von Robert Ward. Sie haben sich auch in meiner Praxis als ausgesprochen wirkungsvoll erwiesen. Der Leser erhält damit jedoch nur einen kleinen Ausschnitt aus dem Gesamtspektrum myofaszialer Behandlungsmöglichkeiten.

Myofasziale Releasetechnik

Lumbosakraler Übergang

Bauchlage mit Längstraktion

1. Der Patient liegt auf dem Bauch, die Arme hängen seitlich am Tisch herab, die Füße ragen über das Tischende hinaus, der Kopf ist zur Seite gewandt.
2. Der Therapeut steht neben dem Patienten mit Blick zum Fußende, bei Rechtshändern auf der linken Seite, bei Linkshändern auf der rechten Seite des Patienten.
3. Der Therapeut legt seine distale Hand über das Sakrum mit der Handwurzel am lumbosakralen Übergang. Die proximale Hand des Therapeuten liegt auf der Mittellinie über dem thorakolumbalen Übergang, die Finger zeigen nach kaudal (Abb. 11.1).
4. Der Therapeut induziert eine Kompression und bewegt beide Hände in longitudinaler Richtung auseinander, wobei Symmetrien oder Asymmetrien im Gewebe ertastet werden (Abb. 11.2).
5. Der Therapeut folgt der inhärenten Gewebebewegung und tastet nach direkten und indirekten Barrieren, dabei achtet er auf Balance des Gewebes in bezug auf Festigkeit und Lockerheit.
6. Nun werden verdrehende und verwindende Kräfte eingesetzt, um eine Balance wiederherzustellen. Der Patient kann fazilitierende Übungen durchführen (z. B. Atmung, Blickwendebewegungen, Armbewegungen).
7. Ist der Release eingetreten, ist eine erneute Untersuchung in bezug auf eine Verbesserung von Bewegung und Balance erforderlich.

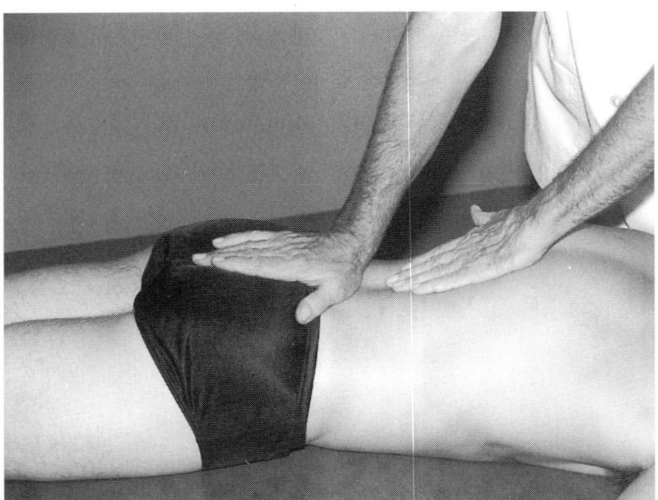

Abb. 11.1

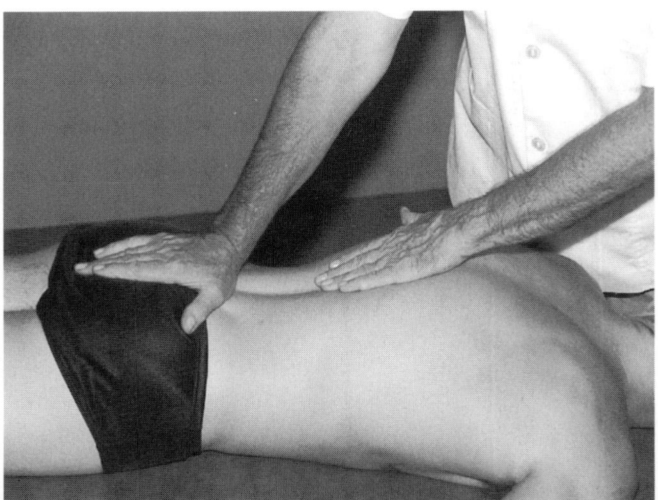

Abb. 11.2

Myofasziale Releasetechnik

Lumbosakraler Übergang

Bauchlage mit Traktion transversal

1. Der Patient liegt auf dem Bauch, die Arme hängen seitlich am Tisch herab und die Füße ragen über das Tischende hinaus. Der Kopf wird auf die bequeme Seite gedreht.
2. Der Therapeut steht neben dem Tisch und hat seine kraniale Hand quer über dem thorakolumbalen Übergang aufgelegt. Die kaudale Hand liegt quer über dem lumbosakralen Übergang und der Sakrumbasis (Abb. 11.3).
3. Der Therapeut induziert eine Kompression und verschiebt die Hände in kontralateraler Richtung, wobei nach Festigkeit und Lockerheit getastet wird (Abb. 11.4).
4. Der Therapeut kann zusätzlich eine drehende Kraft ausüben, wenn er an den Barrieren ist (Abb. 11.5).
5. Nun folgt der Therapeut der inhärenten Gewebebewegung und tastet nach Festigkeit und Lockerheit, während der Patient Fazilitierungstechniken anwendet.
6. Ist der Release eingetreten, so erfolgt eine neue Untersuchung bezüglich einer verbesserten Beweglichkeit und Balance.

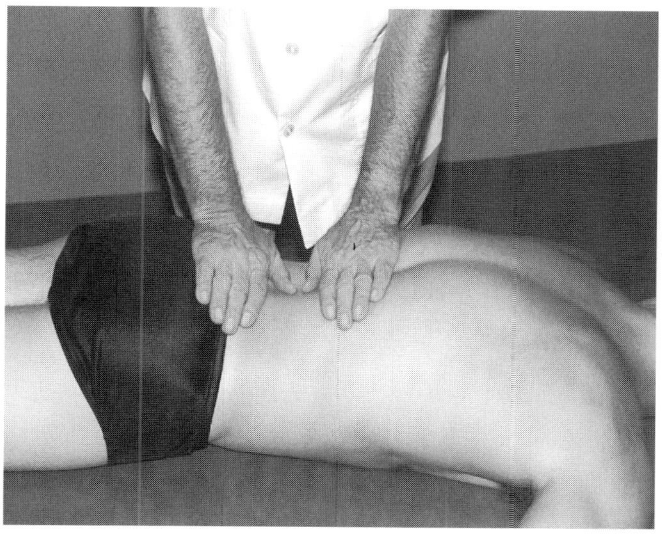

Abb. 11.3

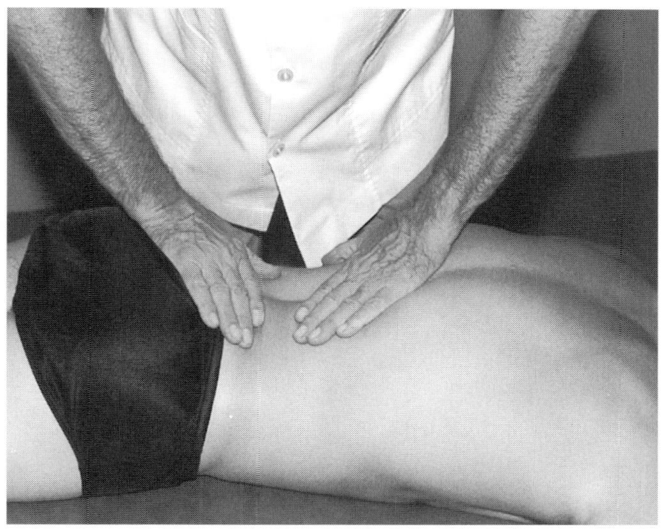

Abb. 11.5

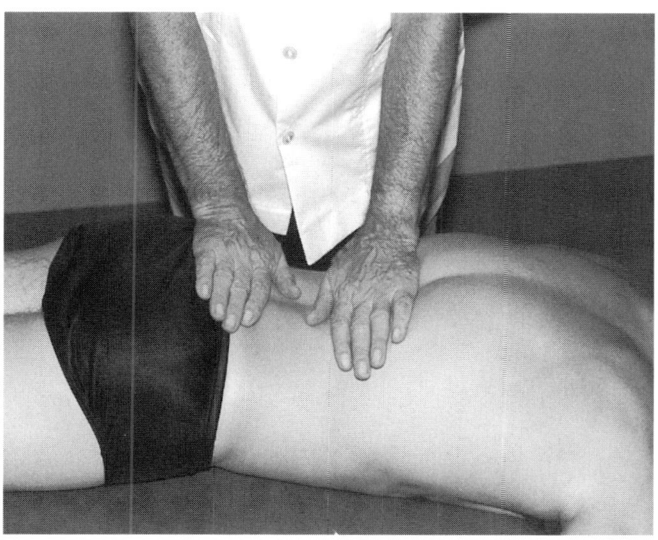

Abb. 11.4

Myofasziale Releasetechnik

Thorakolumbaler Übergang und hinteres Diaphragma

Bauchlage

1. Der Patient liegt in Bauchlage, die Arme hängen seitlich am Tisch herab und die Füße ragen über das Ende des Tisches hinaus, der Kopf ist auf die bequeme Seite gewandt.
2. Der Therapeut steht neben dem Patienten mit Blick zum Kopfende.
3. Die Hände des Therapeuten liegen beidseits über den thorakolumbalen Übergang, wobei die Daumen vertikal neben den Proc. spinosi zu liegen kommen, und der Rest der Hand über den unteren Rippen und dem posterioren Diaphragma liegt (Abb. 11.6).
4. Der Therapeut induziert mit der ganzen Hand eine komprimierende Kraft und die linke Hand bewegt sich im Uhrzeigersinn, während die rechte gegen den Uhrzeigersinn arbeitet. Die Richtung geht nach lateral und kranial (Abb. 11.7).
5. Der Therapeut sucht nach direkten und indirekten Barrieren und geht dabei von der Oberfläche in die Tiefe. Er ertastet die Balance im Gewebe, während der Patient fazilitierende Maßnahmen durchführt.
6. Häufig ist nach dieser Technik eine Rötung der Haut zu beobachten, die als *blushing*-Phänomen beschrieben wird.
7. Nach dem Release erfolgt eine erneute Untersuchung bezüglich Beweglichkeit und Balance.

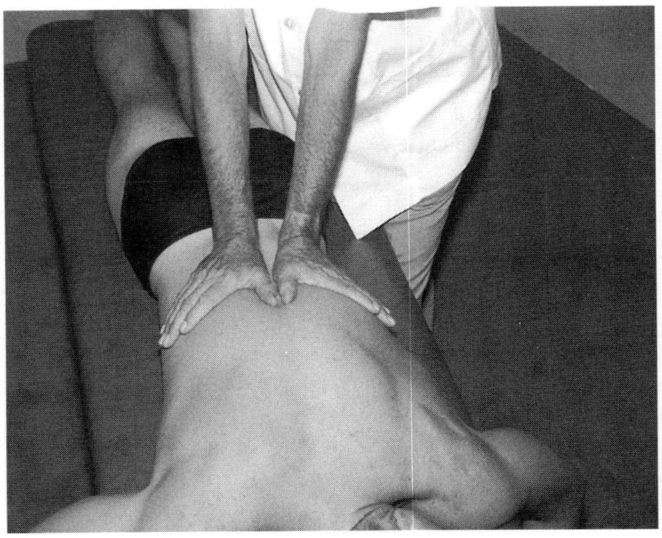

Abb. 11.6

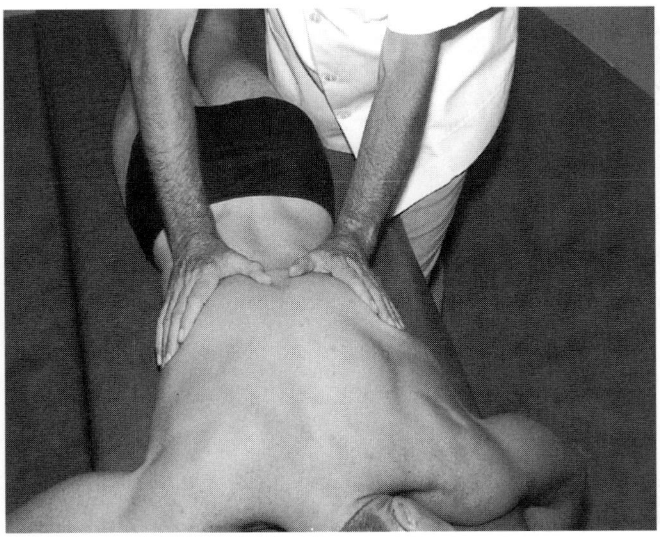

Abb. 11.7

Myofasziale Releasetechnik

Bauchlage

Sakrum-Release

1. Der Patient liegt auf dem Bauch, die Hände hängen seitlich am Tisch herab. Die Füße ragen über das Tischende hinaus. Der Kopf ist zur bequemen Seite gewandt.
2. Der Therapeut legt eine Hand über das Sakrum, die Handwurzel liegt über der Basis, die Finger befinden sich über dem Apex, die Daumen berühren sich (Abb. 11.8).
3. Die zweite Hand des Therapeuten wird auf die erste gelegt (Abb. 11.9).
4. Der Druck geht nach anterior und inferior mit einer leichten Schaukelbewegung von Seite zu Seite, nach vorne und nach hinten und über die schrägen Achsen.
5. Der Therapeut folgt der inhärenten Sakrumbewegung und tastet nach indirekten (Lockerheit) und direkten Barrieren (Festigkeit), bis einer oder mehrere Release hintereinander auftreten.
6. Der Patient führt fazilitierende Maßnahmen durch.
7. Behandlungsziel ist eine Balance des Sakrums zwischen den beiden Ilia.

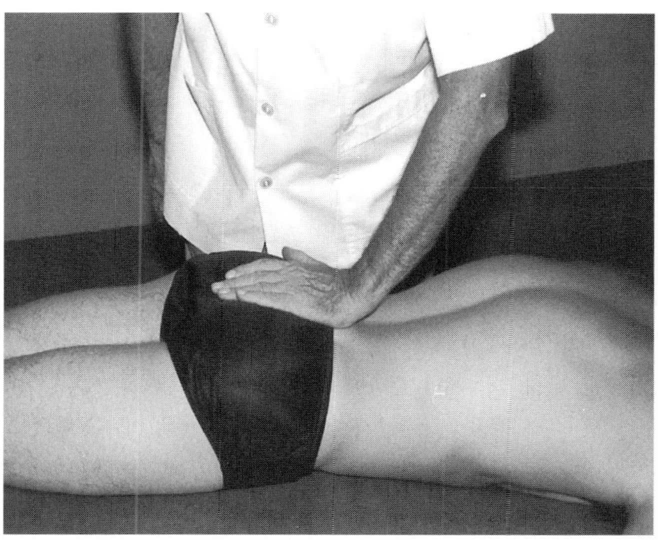

Abb. 11.8

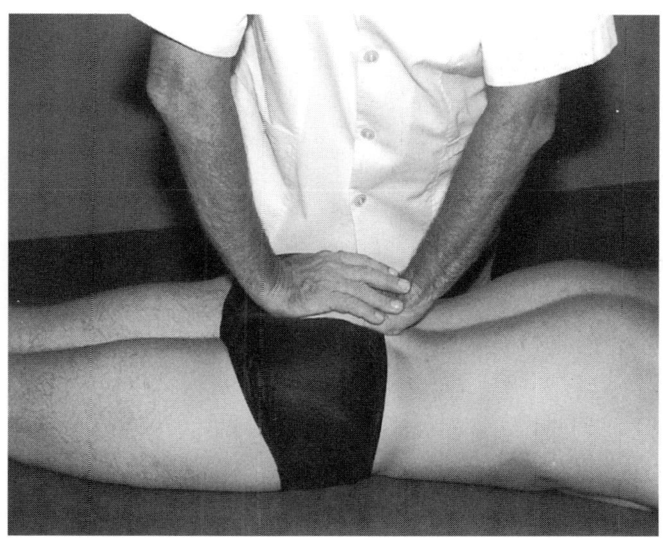

Abb. 11.9

Myofasziale Releasetechnik

Bauchlage

Release des Ligamentum sacrotuberale und des Diaphragma urogenitale

1. Der Patient liegt in Bauchlage, die Arme über die Tischseiten hängend und die Füße über das Tischende hinausragend. Der Kopf ist auf die bequeme Seite gewendet.
2. Der Therapeut steht neben dem Tisch mit Blick auf das Kopfende. Er legt beide Hände über das Gesäß, die Daumen haben Kontakt mit den Ansätzen des Ligamentum sacrotuberale am Angulus lateralis inferior des Sakrums (Abb. 11.10).
3. Die Spannung im Ligamentum sacrotuberale wird auf Balance und Symmetrie hin untersucht.
4. Der Therapeut dreht seine Hände im und gegen den Uhrzeigersinn und tastet nach Lockerheit und Festigkeit (Abb. 11.11).
5. Der Therapeut übt Druck auf das Ligamentum sacrotuberale aus, während der Patient Fazilitierungstechniken durchführt.
6. Behandlungsziel ist eine Balance der sakrotuberalen Bänder sowie des Diaphragma urogenitale.

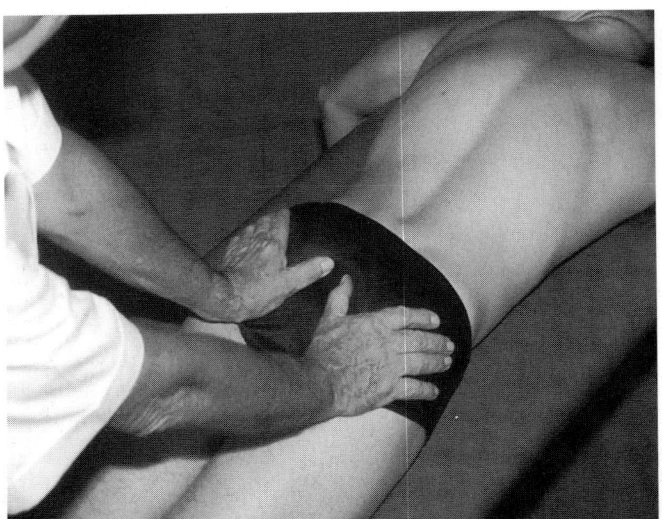

Abb. 11.10

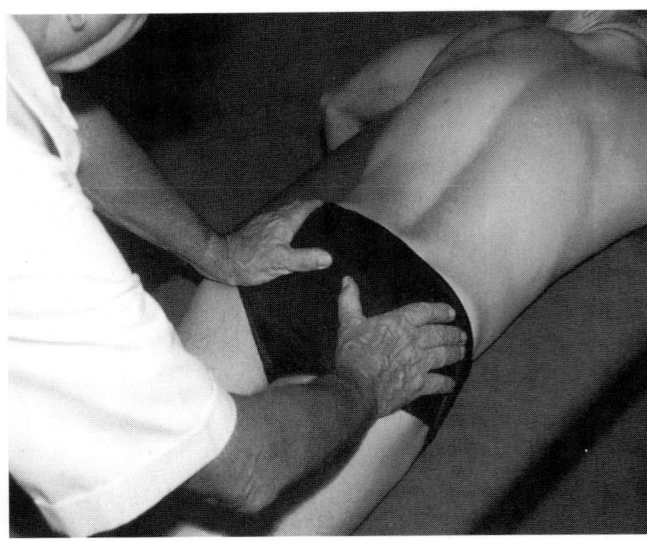

Abb. 11.11

Myofasziale Releasetechnik

Rückenlage oder sitzend

Technik an der oberen Thoraxapertur (*necklace*-Technik)

1. Der Patient sitzt auf dem Untersuchungstisch, der Therapeut steht hinter ihm und umgreift mit beiden Händen die obere Thoraxapertur (Abb. 11.12). Die Daumen liegen beidseits lateral des Proc. spinosus von Th1 (Abb. 11.13).
2. Patient liegt auf dem Rücken, der Behandler sitzt am Ende des Tisches und legt seine Hände wie oben beschrieben auf die obere Thoraxapertur (Abb. 11.14).
3. Die Hand des Therapeuten nimmt Kontakt zur oberen Thoraxapertur auf. Die Handflächen liegen über dem M. trapezius, die Finger über dem medialen Klavikularende und dem oberen Sternum. Dann wird eine Kompression induziert, gefolgt von einer Verwindung und einer Dehnung. Wir suchen dabei nach direkten und indirekten Barrieren (Abb. 11.15 und 11.16).
4. Der Therapeut rotiert nun beide Hände – wie bei einem Steuerrad – über der oberen Thoraxapertur und sucht nach der Balance in anterior-posteriorer Richtung wie auch in der Rotation.
5. Verschiedene Armpositionen zur Erleichterung dieser Technik sind möglich. Ergänzend führt der Patient fazilitierende Techniken zur Verbesserung des Releases durch.

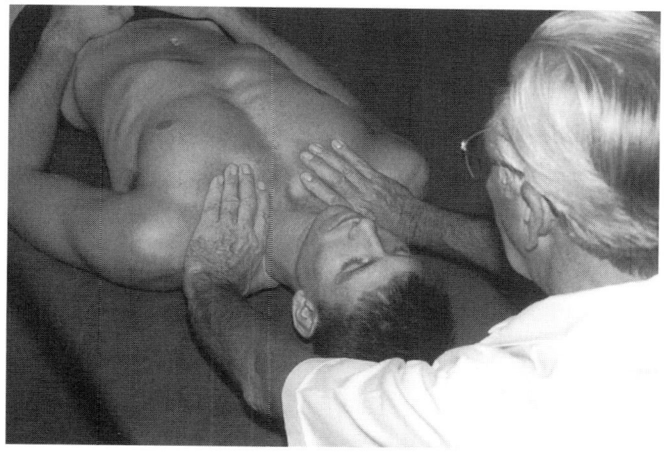

Abb. 11.14

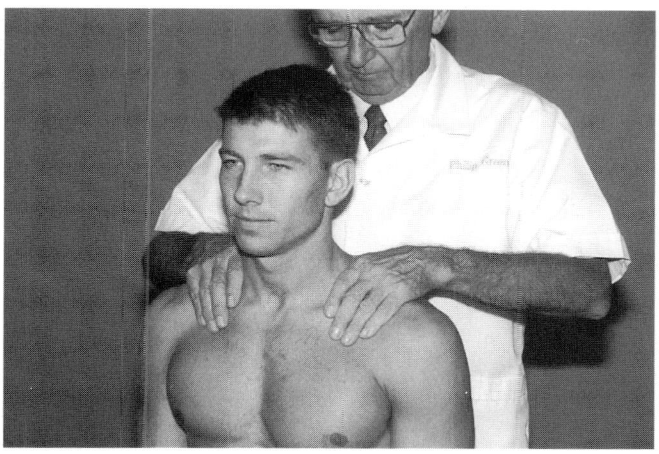

Abb. 11.12

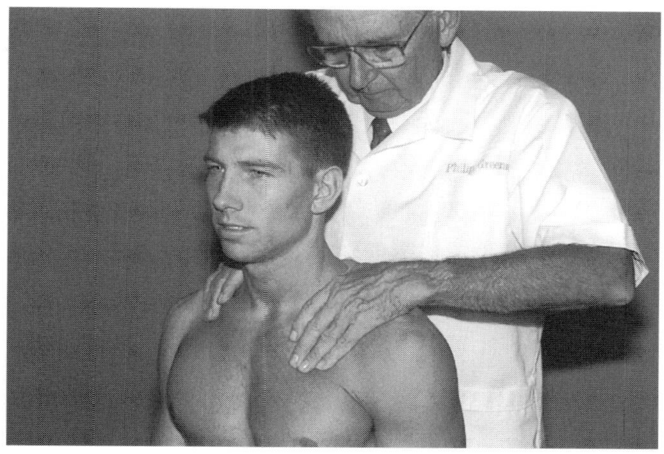

Abb. 11.15

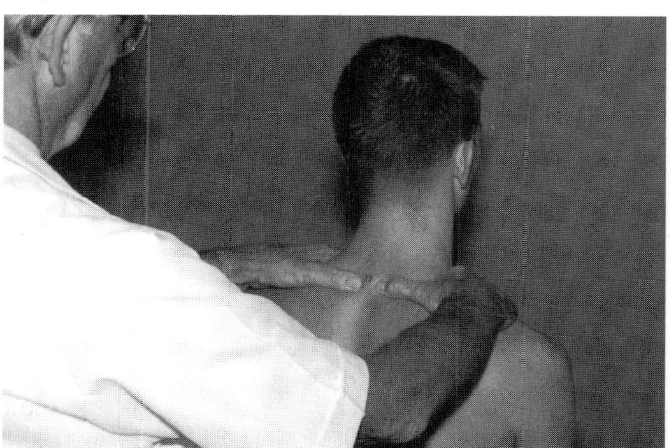

Abb. 11.13

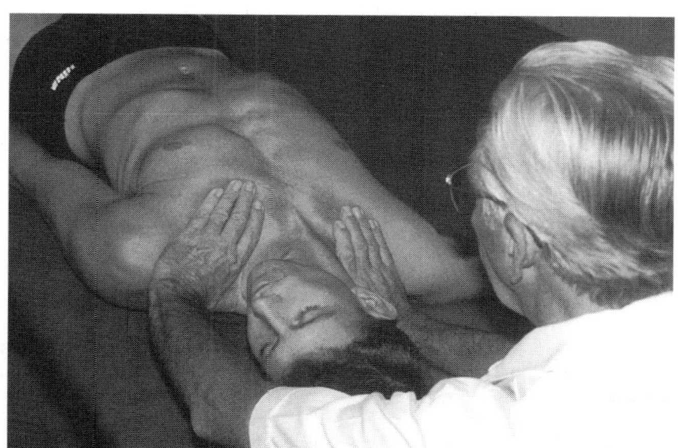

Abb. 11.16

Myofasziale Releasetechnik

Sitzend

Brustwirbelsäule

1. Der Patient sitzt auf dem Untersuchungstisch. Der Therapeut sitzt seitlich des Patienten und lehnt mit seinem Oberkörper an dessen Rumpf, um diesen zu stabilisieren.
2. Die vordere Hand des Therapeuten liegt vertikal über dem Sternum, die Fingerspitzen befinden sich über dem manubriosternalen Übergang (Synchondrosis sternalis) (Abb. 11.17).
3. Die hintere Hand des Therapeuten liegt vertikal über den Proc. spinosi der mittleren und unteren BWS (Abb. 11.18).
4. Für die Behandlung der oberen BWS wird die linke Hand des Therapeuten quer über Sternum, obere Rippen und mediales Klavikularende gelegt (11.19).
5. Die hintere Hand des Therapeuten liegt quer über der oberen BWS (Abb. 11.20).
6. Der Therapeut führt mit seinen Händen eine Kompression sowie eine verwindende Bewegung von kranial nach kaudal und quer durch. Dazu kommt eine Verdrehung im Uhrzeigersinn und gegen den Uhrzeigersinn, wobei direkte und indirekte Barrieren gesucht werden.
7. Der Patient führt fazilitierende Maßnahmen durch, um den Release zu fördern.

Dies sind nur einige wenige Beispiele aus dem großen Repertoire der myofaszialen Releasetechniken. Sie sind als primäre manualtherapeutische Intervention einsetzbar, können aber auch am Ende einer anderen manualtherapeutischen Behandlung dazu dienen, deren therapeutischen Erfolg zu beurteilen. Manche Therapeuten empfinden die myofasziale Releasetechnik als anstrengend und zeitraubend, während andere keine Probleme damit haben.

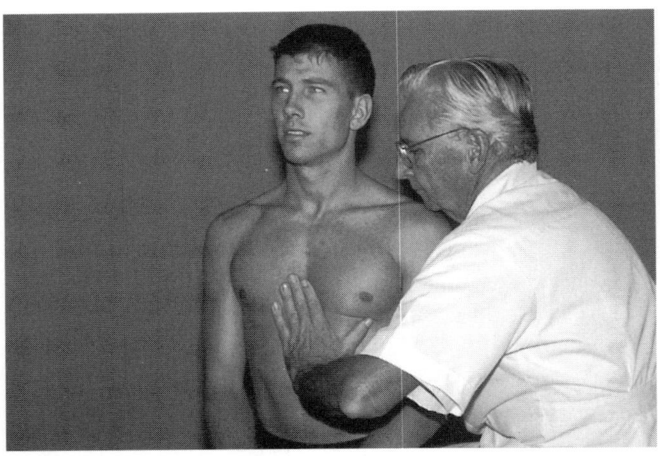

Abb. 11.17

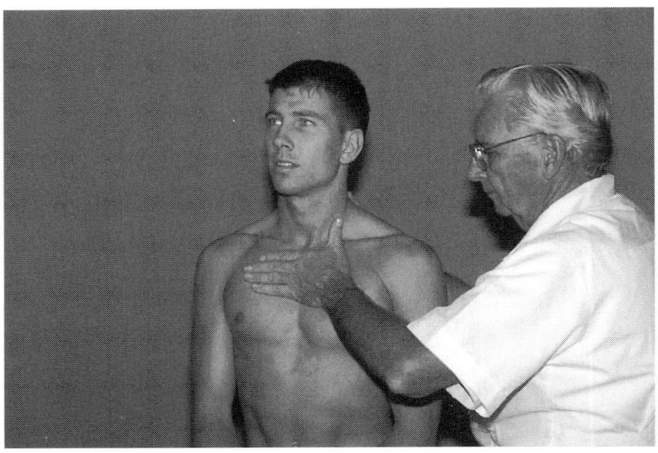

Abb. 11.19

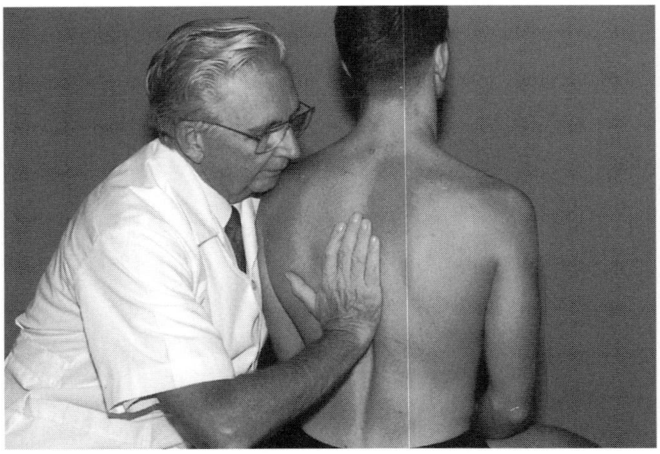

Abb. 11.18

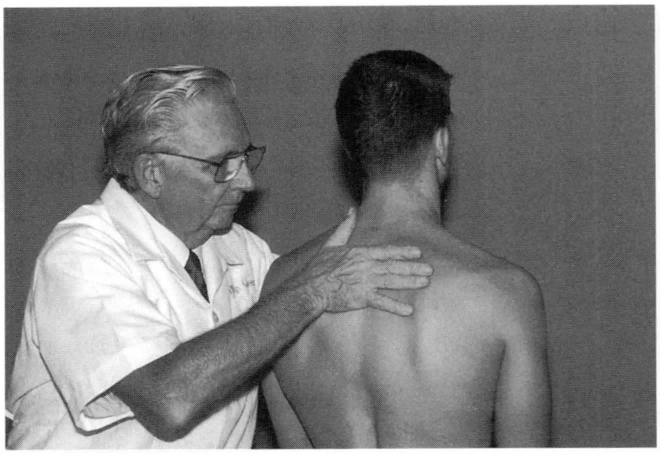

Abb. 11.20

11.8 Zusammenfassung

Die myofasziale Releasetechnik kann direkt oder indirekt angewandt werden, wobei sowohl äußere als auch intrinsische aktivierende Kräfte zum Einsatz kommen. Sie wirkt auf die Biomechanik des muskuloskelettalen Systems und auf Reflexe, welche Bewegungen steuern, integrieren und modifizieren. Das Ziel ist die Wiederherstellung eines funktionellen Gleichgewichts in allen Geweben, die in das muskuloskelettale System integriert sind. Die Techniken eignen sich für akute, subakute und chronische Erkrankungen, für einfache und komplexe Probleme. Die Techniken können in verschiedenen Körperhaltungen durchgeführt werden. Meist werden die Hände symmetrisch angelegt. Über eine drehende Bewegung (*twisting*) wird Kontakt mit dem Gewebe aufgenommen, dann folgen die Hände direkt oder indirekt den Faszienschichten, um stramme oder lockere Areale zu ertasten. Auf stramme Areale wird ein Zug ausgeübt und gewartet, bis eine Entspannung (Release) eintritt. Hypothetisch wird der Release zum einen als eine Inhibition efferenter neuraler Reflexe und zum anderen als biomechanische Hysterese innerhalb der Gewebe gedeutet. Die myofaszialen Techniken können individuell an die Bedürfnisse des Patienten, sowie an die Erfahrung und den Ausbildungsstand des Behandlers angepaßt werden.

12 Kraniosakrale Techniken

William G. Sutherland, D.O., entwickelte die osteopathische Behandlung des Schädels. Nach vielen Jahren des Studiums, der Forschung und der Selbstbehandlung begann er in den 40er Jahren dieses Jahrhunderts, die Prinzipien der kraniosakralen Therapie zu unterrichten. Die kraniosakralen Techniken wurden innerhalb der Ärzteschaft nur zögernd akzeptiert, gewannen jedoch durch die Arbeit Sutherlands und seiner zahlreichen Studenten zunehmend an Popularität.

Sutherland griff das osteopathische Konzept von Andrew Taylor Still auf und wandte es auf die Schädelnähte an. Er entdeckte, daß sich Schädelsuturen wie gelenkige Verbindungen verhalten und so geformt sind, daß eine Beweglichkeit des Schädels erhalten bleibt. Die Schädelsuturen bleiben das ganze Leben hindurch erhalten. Die Exartikulation an den Schädelsuturen konnte experimentell nachgewiesen werden, indem man Bohnen durch das Foramen magnum in einen Schädel füllte und diesen dann in Wasser legte. Die Schädelnähte weichen auseinander und die Knochen lösen sich voneinander, ohne eine Fraktur der Knochen. Sutherland kam zu dem Ergebnis, daß der Schädel beim gesunden Menschen eine physiologische Beweglichkeit besitzt, die als Reaktion auf ein Trauma oder eine Systemerkrankung eingeschränkt sein kann. Die klinischen Beobachtungen bestätigten seine Hypothese und wurden durch zahlreiche Studien und Therapieerfolge untermauert. Die kraniosakrale Technik bedarf eines intensiven Studiums des knöchernen Schädels, seiner Suturen und der Hirnhäute. Der Behandler muß seine Palpationsfertigkeiten schulen, um die inhärente Beweglichkeit des kraniosakralen Systems ertasten zu können. Die Anwendung kraniosakraler Techniken am Schädel und am Sakrum erfordert ein hohes Maß an Präzision und Geschick.

12.1 Anatomie

Der Schädel besteht aus drei Teilen: (a) dem Hirnschädel, bestehend aus Teilen des Os frontale, den beiden Ossa parietalia, der Squama occipitalis und der Pars squamosa des aus einer Membran hervorgegangenen Os temporale; (b) der Schädelbasis mit Corpus ossis sphenoidalis, Pars petrosa und Pars mastoidea ossis temporalis und den basilären und kondylären Anteilen der aus Knorpel hervorgegangenen Anteile des Okziputs; und (c) den Gesichtsknochen. Die Knochen des Schädels können weiter in paarige und unpaarige unterteilt werden. Die unpaarigen Knochen in der Mittellinie umfassen das Okziput, das Sphenoid, das Ethmoid und den Vomer. Zu den paarigen Knochen gehören die Ossa parietalia, die Ossa temporalia, die Maxillen, die Ossa zygomatica, die Ossa palatina, Os nasale und Os frontale. Das Os frontale wird aufgrund seines Bewegungsverhaltens und der Persistenz der Sutura metopica während des gesamten Lebens als paariger Knochen behandelt. Die Mandibula vereint in sich die Eigenschaften von paarigen wie von unpaarigen Knochen. Es besteht eine enge Beziehung zu den Ossa temporalia. Die Zähne bilden eine lange „Sutur“ zwischen Mandibula und den beiden Maxillen.

12.2 Bewegung

Die Knochen in der Mittellinie führen eine Flexion und Extension durch, wobei der Angelpunkt der Bewegung eine transversale x-Achse ist. Die Flexions-/Extensionsbewegung vollzieht sich an der Synchondrosis sphenooccipitalis. In dieser Bewegung rotieren Sphenoid und Okziput in gegenläufige Richtungen. Bei der sphenobasilären Flexion rotiert das Sphenoid nach vorne, wobei seine Basis nach oben geht und der Proc. pterygoideus nach unten wandert. Gleichzeitig rotiert das Okziput nach hinten, dabei wird die Basis angehoben und die Squama gleitet gemeinsam mit den Kondylen nach kaudal. Während der sphenobasilären Flexion rotiert das Os ethmoidale in umgekehrter Richtung wie das Os sphenoidale und in gleicher Richtung wie das Okziput. Während der sphenobasilären Flexion wird der Vomer nach kaudal gezogen, da sich der vordere Anteil des Os sphenoidale ebenfalls nach kaudal bewegt. Während der sphenobasilären Extension kehren sich all diese Bewegungen um. Die paarigen Knochen gehen begleitend mit der sphenobasilären Flexion und Extension in eine Innen- und Außenrotation. Während der sphenobasilären Flexion kommt es zu einer Außenrotation und während der Extension zu einer Innenrotation der paarigen Knochen.

Die Kombination aus Flexion und Extension der unpaarigen Knochen in der Mittellinie sowie die Innen- und Außenrotation der paarigen Knochen lateral führen zu einer deutlichen Veränderung der Schädelform. Während der sphenobasilären Flexion nimmt der Querdurchmesser des Schädels zu, der Längsdurchmesser nimmt ab und der Scheitel flacht ab. Bei der sphenobasilären Extension nimmt der Querdurchmesser ab, der Längsdurchmesser nimmt zu und der Scheitel wird prominent. Die Gesichtsknochen sind am Os frontale aufgehängt.

Zu den paarigen Knochen gehören das Os parietale, das Os temporale, das Os frontale, das Os zygomaticum, die Maxilla, das Os palatinum und das Os nasale. Ihre Bewegung wird als Innen- und Außenrotation bezeichnet und verläuft normalerweise synchron mit der sphenobasilären Flexion und Extension. Während der sphenobasilären Flexion kommt es zu einer Außenrotation der paarigen Knochen, während der Extension findet eine Innenrotation statt. Das Os sphenoidale bestimmt die Bewegung der paarigen Gesichtsknochen. Eine Dysfunktion in der vorderen Hälfte des Kopfes, insbesondere an den Gesichtsknochen, steht immer im Zusammenhang mit einer gestörten Funktion des Os sphenoidale. Eine Dysfunktion der hinteren Kopfhälfte steht im engen Zusammenhang mit einer Dysfunktion des Os occipitale.

12.3 Die Meningen

Die Dura ist am Foramen magnum fixiert, kleidet den Spinalkanal aus und ist an den oberen zwei bis drei Zervikalsegmenten angeheftet. Sie flottiert dann frei bis zum zweiten Sakrumsegment. Dort ist sie fixiert, wobei diese membranöse Verbindung für die Mitbewegung des Sakrums im kraniosakralen System verantwortlich ist. Als eine von vielen Bewegungen hat das Sakrum eine Nutations-/Gegennutationsbewegung, die sich synchron mit der Flexions-/Extensionsbewegung an der sphenobasilären Verbindung vollzieht und nicht wesentlich beeinflußbar ist. Während der sphenobasilären Flexion wird das Foramen magnum angehoben und der Zug an der Dura bewirkt, daß sich die Basis des Sakrums nach posterior und die Spitze nach anterior bewegt. Diese Gegennutationsbewegung wird als kraniosakrale Flexion bezeichnet. Während der sphenobasilären Extension wandert das Foramen magnum nach unten, wodurch der Zug an der Dura nachläßt und die Sakrumbasis nach anterior und die Spitze nach posterior gehen kann. Diese Nutationsbewegung nennen wir kraniosakrale Extension. Die Begriffe von Flexion und Extension werden bei der Beschreibung der Sakrummechanik umgekehrt verwendet wie beim posturalen strukturellen Modell. Trotz der Konfusion in der Terminologie ist das Verständnis der Bewegung zwischen Okziput und Sakrum von Bedeutung. Beide Bewegungen verlaufen normalerweise in synchroner Richtung.

12.4 Die Schädelnähte

Die Schädelnähte kann man sich als gelenkige Verbindungen zwischen den Knochen des Schädels vorstellen. Es gibt verschiedene Formen von Suturen, die bestimmte Bewegungsmöglichkeiten der Schädelknochen erlauben und bestimmen. In diesen Suturen befinden sich Ausstülpungen der Dura und anderer bindegewebiger Strukturen, primär Sharpeysche Fasern. Anatomische und histologische Studien der Suturen haben ergeben, daß die Faserrichtung an jeder Sutur sehr spezifisch verläuft. Die Suturen enthalten neben Blutgefäßen mit begleitender motorischer Innervation auch freie Nervenendigungen unmyelinisierter C-Fasern, die die Wahrscheinlichkeit einer Schmerzrezeption und Schmerzleitung nahelegen. Eine detaillierte Beschreibung der Schädelsuturen würde den Rahmen dieses Buches sprengen. Daher ist es zu empfehlen, neben dem Studium der klassischen anatomischen Lehrbücher auch die Suturen der einzelnen Knochen am exartikulierten Schädel zu betrachten.

12.5 Palpationsübungen für die Schädelsuturen

Bei der folgenden Palpationsübung können wir palpable Suturen bei einer lebenden Person identifizieren und die anatomischen Markierungspunkte, die wir in der Diagnostik und Behandlung kranialer Dysfunktionen verwenden, lokalisieren.

1. Tasten Sie die Vertiefung an der Nasenwurzel und zwischen den beiden Orbitae (Abb. 12.1). Dies ist die Verbindung der beiden Nasenknochen und des Os frontale und wird „Nasion“ genannt.
2. Gehen Sie lateral über den oberen Orbitarand und folgen Sie ihm nach lateral und inferior zum oberen äußeren Anteil und tasten Sie die Sutura frontozygomatica.
3. Gehen Sie nach unten entlang dem lateralen Anteil der Orbita und weiter nach medial, so können Sie die Sutura zygomaticomaxillaris tasten.
4. Nun geht es weiter medial entlang dem Unterrand der Orbita und zu deren medialem Rand, bis zur Sutura nasomaxillaris und zur Sutura frontomaxillaris.
5. Kehren Sie zum Nasion zurück, gehen Sie nach oben zwischen die beiden supraorbitalen Ränder des Os frontale. In der Mittellinie finden Sie einen Punkt, den wir Glabella nennen. Wenn Sie von der Glabella entlang der Mittellinie nach oben tasten, können Sie als Vertiefung oder Erhebung die Überreste der Sutura metopica tasten.
6. Bewegen Sie sich nun in der Mittellinie auf den Vertex zu, so kommen Sie ungefähr nach einem Drittel der Strecke in Richtung Scheitel zu einer Vertiefung.

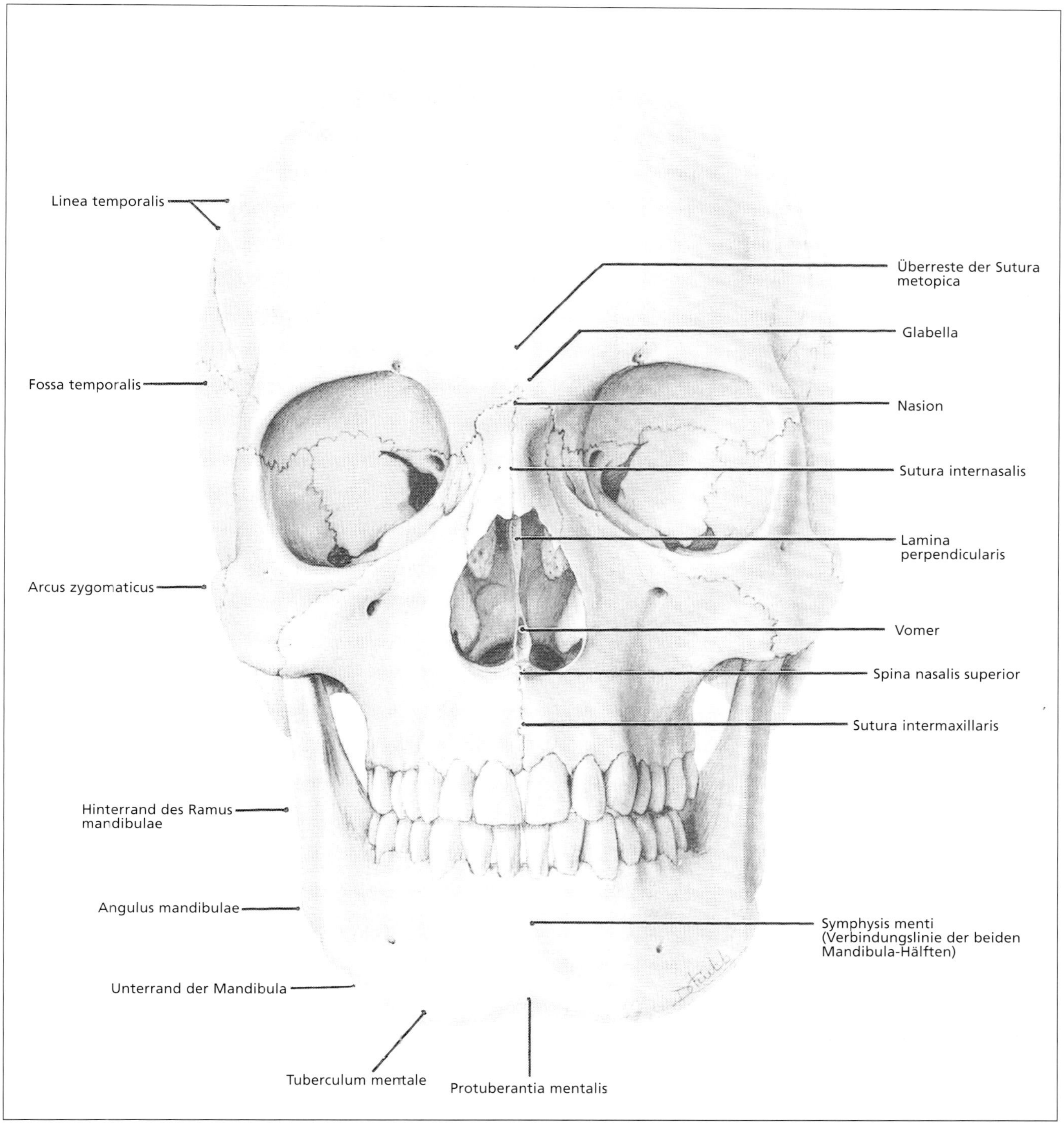

Abb. 12.1: Schädel, Frontalansicht

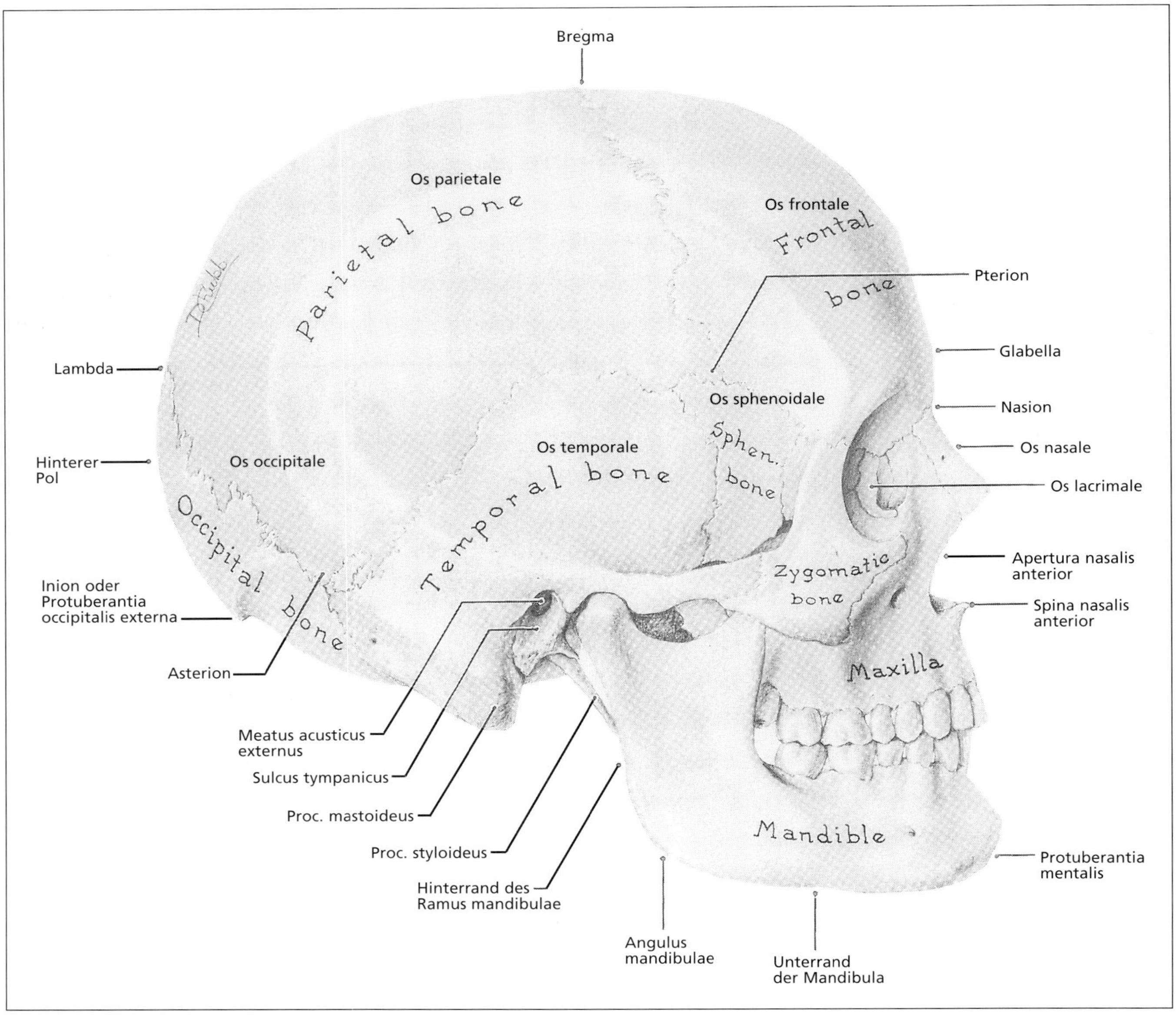

Abb. 12.2: Schädel, Seitenansicht

Diese Vertiefung bildet die Verbindung zwischen Sutura sagittalis und Sutura coronaria und stellt den Überrest der vorderen Fontanelle dar. Wir nennen sie Bregma.

7. Gehen Sie entlang der Mittellinie vom Bregma nach hinten, so tasten Sie die Sutura sagittalis, und wenn Sie die Fingerspitzen von Seite zu Seite bewegen, kann man die gezackte Kontur der Sutur tasten.
8. Ausgehend vom Bregma folgen Sie nun beidseits der Sutura coronaria bis zur Verbindung zwischen Os frontale und Os parietale beidseits (Abb. 12.2). Am unteren Teil der Sutura coronaria wandert der palpierende Finger etwas nach kaudal und ertastet die Verbindungsstelle von Os sphenoidale mit Os frontale, Os parietale und Os temporale. Diese Verbindungsstelle wird Pterion genannt und in der kraniosakralen Diagnostik und Therapie sehr häufig verwendet.
9. Vom Pterion aus folgen Sie der Sutura squamosa nach dorsal. Diese verläuft bogenförmig über die Ohrspitze und endet direkt retroaurikulär.
10. Gehen Sie vom posterioren inferioren Teil dieser Sutur direkt nach dorsal. Dort liegt eine kurze Sutur zwischen Os parietale und Proc. mastoideus des Os temporale. Am hinteren Teil dieser Sutur liegt eine kleine Vertiefung, die Asterion genannt wird. Hier verbinden sich Os parietale, Proc. mastoideus, Os temporale und Okziput.
11. Gehen Sie vom Asterion nach unten entlang dem hinteren Anteil des Proc. mastoideus und folgen Sie der Sutura occipito-mastoidea. Der untere Anteil dieser

Sutur verliert sich in den Weichteilen der Muskelansätze der Halsmuskulatur.

12. Gehen Sie vom Asterion beidseits nach medial und superior entlang der Sutura lambdoidea, die das Os parietale von der Squama occipitalis trennt. Wo sich die beiden Suturen mit der Sutura sagittalis verbinden, finden wir einen Punkt, der Lambda genannt wird (Abb. 12.3). Die Sutura lambdoidea ist häufig asymmetrisch angelegt und kann kleine Knochen, Ossa suturarum genannt, beinhalten.

Diese Palpationsübung sollte an zahlreichen Patienten wiederholt werden, bis der Untersucher die Suturen des Schädels palpieren und wichtige, bei der Untersuchung und Behandlung des Schädels häufig verwandte Markierungspunkte identifizieren kann. Pterion und Asterion sind die beiden am häufigsten verwendeten Leitstrukturen in der kraniosakralen Technik.

12.6 Die Hirnhäute des Schädels

Die Hirnhäute bestehen aus drei Schichten, der Pia mater, der Arachnoidea mater und der Dura mater (Abb. 12.4). Die Dura ist eng mit dem Periost und dem knöchernen Schädel verbunden. Die innere Schicht besitzt zahlreiche Ausstülpungen, welche Teile des Gehirnes voneinander trennen und das venöse Sinussystem umschließen.

Die Dura besitzt drei Ausstülpungen mit jeweils kompliziertem Faserverlauf, genannt Falx cerebri, Tentorium

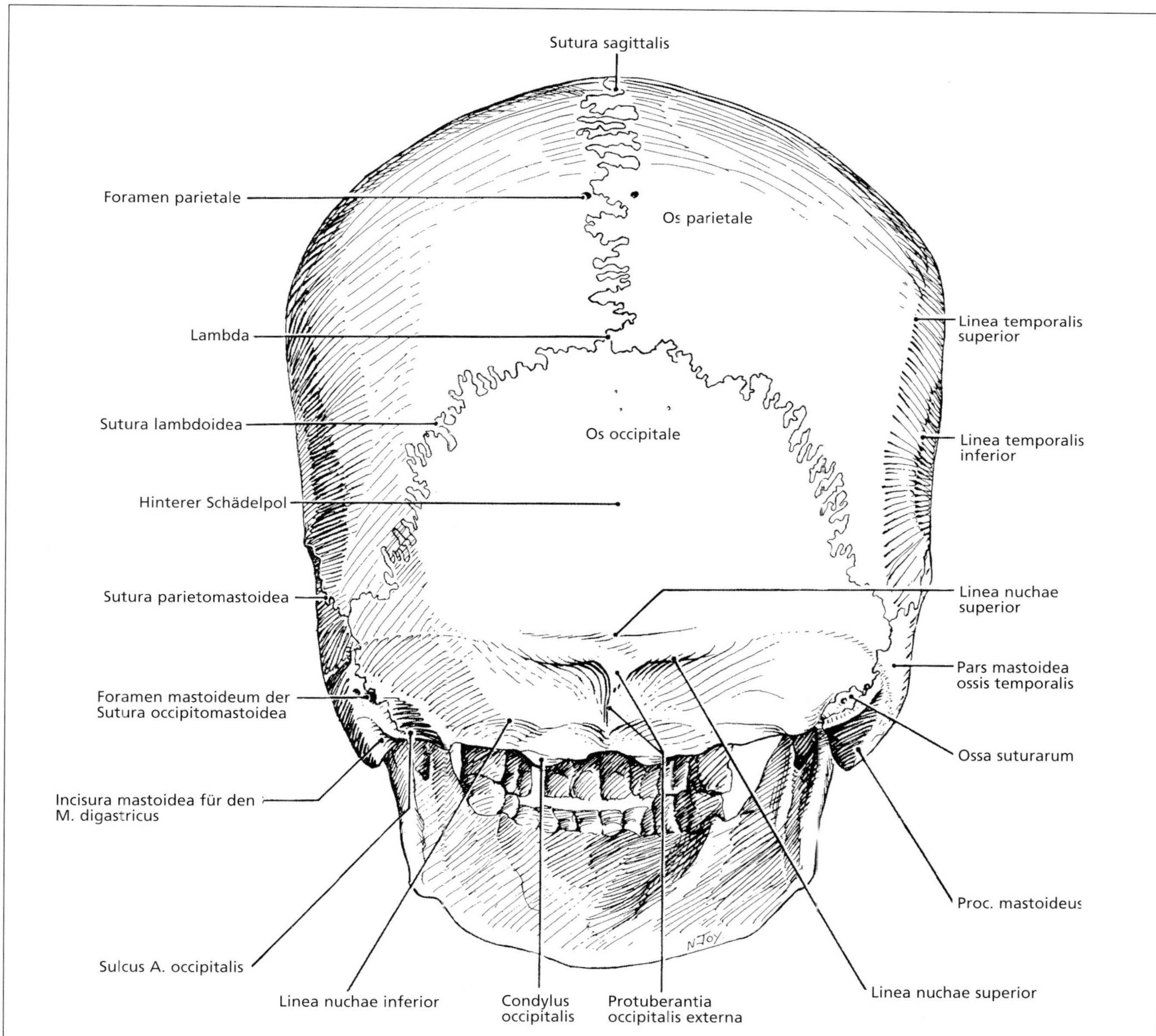

Abb. 12.3: Schädel, Dorsalansicht

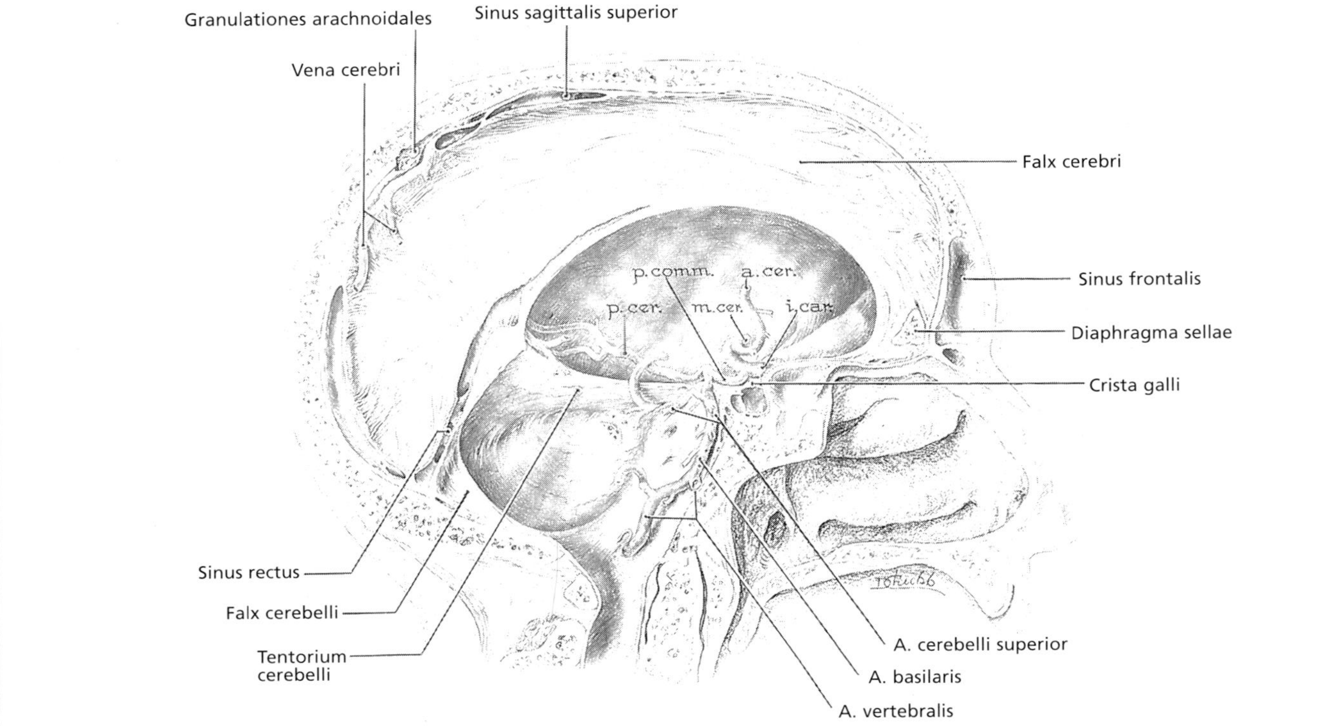

Abb. 12.4: Die kranialen Meningen

cerebelli und Falx cerebelli. Die Falx cerebri inseriert vorne an der Crista galli des Os ethmoidale, am Os frontale, an den Ossa parietalia und der Squama occipitalis. Sie umschließt den Sinus sagittalis superior an dessen knöcherner Anhaftungsstelle. An ihrem freien Ende finden wir den Sinus sagittalis inferior. Die Falx cerebri trennt beide Hirnhälften. Das Tentorium cerebelli befindet sich zwischen Großhirn und Kleinhirn und setzt am Os sphenoidale, am Os occipitale, an den Ossa parietalia und am Os temporale an. Es inseriert weiterhin an der Pars petrosa ossis temporalis und an der Squama occipitalis, wo es den Sinus transversus umschließt. Das Tentorium cerebelli ist am unteren hinteren Rand der beiden Ossa parietalia, am Übergang von Sinus transversus in den Sinus sigmoideus fixiert. Zwischen Falx cerebri und Tentorium cerebelli liegt der Sinus rectus. Diese membranöse Struktur ist beim Aufbau reziproker Spannungen im Schädel eine Leitstruktur und wird „Sutherland Fulcrum" genannt. Die Falx cerebelli trennt die beiden Kleinhirnhälften voneinander. Das Diaphragma sellae bedeckt die Sella turcica des Os sphenoidale und wird vom Hypophysenstiel durchdrungen. Zwischen diesen Duramembranen besteht eine ständige dynamische Spannung. Dies bedingt, daß eine Spannungserhöhung in einem Teil der Membran eine Spannungsverminderung in einem anderen Anteil erfordert und umgekehrt. Während der sphenobasilären Flexion kommt es zu einer Verkürzung der Falx cerebri in anterior-posteriorer Richtung, da sich Os sphenoidale und Os occipitale in entgegengesetzte Richtungen drehen. Begleitend kommt es aufgrund einer Außenrotation der Ossa temporalia zur Abflachung des Tentorium cerebelli. Während der sphenobasilären Extension geschieht das Gegenteil. Der anterior-posteriore Durchmesser des Schädels nimmt aufgrund der Innenrotation der Ossa temporalia zu, das Tentorium cerebelli wird angehoben.

Die kraniosakrale Bewegung besteht aus einer Kombination von gelenkiger Bewegung und Spannungsveränderungen innerhalb der Membranen des Schädels. Durch die membranöse Fixierung der Dura am Foramen magnum und am Sakrum kommt es zur synchronen Bewegung von Schädel und Sakrum. Über diese Durainsertionen kann der Untersucher den Schädel über das Sakrum und das Sakrum über den Schädel beeinflussen.

12.7 Die Atmung und die drei Diaphragmen

Die sphenobasiläre Flexion und Extension ist durch die willkürliche Atmung beeinflußbar. Die Einatmung fördert die sphenobasiläre Flexion, die Ausatmung fördert die sphenobasiläre Extension. Das Tentorium cerebelli wirkt als Diaphragma im kraniosakralen System. Es senkt sich während der Einatmung und flacht ab, analog der Bewegung des Diaphragma thoraco-abdominalis. Das Diaphragma pelvis ist eng mit dem Sakrum verbunden und senkt sich während der Einatmung ebenfalls. Der Körper kann somit aus dem Blickwinkel der drei Diaphragmen betrachtet werden: Tentorium cerebelli, Diaphragma thoraco-abdominalis und Diaphragma pelvis. Bei einem gesunden Menschen sollte die Tätigkeit dieser drei Diaphragmen synchron erfolgen. Ist nun eines der drei Diaphragmen durch eine Dysfunktion gestört, so darf man annehmen, daß auch die beiden anderen Diaphragmen mitbetroffen sind. Diese Zusammenhänge sind im klinischen Alltag beobachtet worden.

12.8 Der primäre respiratorische Mechanismus

Legt man beide Hände über den oberen und seitlichen Anteil des Schädels und wartet eine gewisse Zeit, kann die Schädelbewegung getastet werden. Sie findet normalerweise zehn bis vierzehn mal pro Minute statt und hat eine relativ kleine Amplitude. Dieser sog. kraniale rhythmische Impuls (CRI) wird als Ergebnis des primären respiratorischen Mechanismus verstanden. Nach Sutherland besteht der primär respiratorische Mechanismus aus fünf Komponenten:

1. Die inhärente Bewegung von Gehirn und Rückenmark. Bei Operationen am offenen Schädel konnte eine Eigenbewegung des Gehirns beobachtet werden. Sie wird als ein Ein- und Ausrollen beider Hirnhälften beschrieben. Während der Ausrollbewegung scheinen die beiden Hirnhälften nach oben zu schwingen, gleichzeitig gehen die unpaarigen Knochen in die Flexion und die paarigen Knochen in die Außenrotation. Während der Einrollbewegung senken sich beide Hemisphären und die unpaarigen Knochen gehen in der Mittellinie in die Extension und die paarigen Knochen in die Innenrotation. Die Ursache dieser inhärenten Knochenbewegung ist noch unbekannt. Wir wissen, daß sie zu den biologischen Rhythmen im Körper zählt, die nach Verlust nicht wiederhergestellt werden können.
2. Die Fluktuation der Liquorflüssigkeit. Die Liquorflüssigkeit entsteht in den Vesikeln der Seitenventrikel und fließt durch den dritten und vierten Ventrikel in die Schädelzisternen und weiter in den Spinalkanal. Eine Behinderung des Liquorflusses führt zu Störungen, wie sie z. B. mit einem Hydrozephalus einhergehen. Die Austrittsstelle der Liquorflüssigkeit aus dem System ist nicht genau bekannt. Sie fließt jedoch entlang der Durainsertion zu den Spinalnerven. Es scheint, als ob sich das Volumen der Ventrikel durch die Einrollbewegung des Gehirns vergrößert und durch die Ausrollbewegung verkleinert. Dieses biomechanische Modell könnte zur Erklärung der Zirkulationsmechanismen der Liquorflüssigkeit beitragen.
3. Die Beweglichkeit der intrakraniellen und intraspinalen Membranen. Falx cerebri, Falx cerebelli und Tentorium cerebelli stellen Ausstülpungen der intrakraniellen Dura dar. Diese Membranen haben eine eigene und komplizierte Struktur, die auf Spannungsbelastungen hinweist. Die intrakraniellen Membranen stehen unter ständiger dynamischer Spannung, weshalb Veränderungen in einer Membran die Adaptation in einer anderen notwendig machen. Während der sphenobasilären Flexion senkt sich das Tentorium cerebelli und flacht ab. Gleichzeitig verkürzt sich die Falx cerebri in anterior-posteriorer Richtung. Bei der sphenobasilären Extension geschieht das Gegenteil. Die intrakraniellen und intraspinalen Membranen sind durch ihre Fixierung am Foramen magnum sowie an den zwei bis drei oberen Zervikalsegmenten und am zweiten Sakralsegment ständig miteinander verbunden. Die Bewegung des Foramen magnum führt zu einer Spannungsänderung der spinalen Dura und induziert eine Bewegung des Sakrums zwischen den beiden Ossa ilia.
4. Die gelenkähnliche Bewegung der Schädelknochen. Die Schädelsuturen erlauben und gewährleisten bestimmte Bewegungen zwischen den Schädelknochen. Die Knochen des Schädels und die Suturen haben eine enge Verbindung mit der Dura und enthalten vaskuläre und neurale Strukturen. Die Sharpeyschen Fasern zwischen den Suturen geben bestimmte Bewegungsrichtungen vor. Die Schädelnähte verknöchern normalerweise ein Leben lang nicht. Sie sind bis ins neunte Lebensjahrzehnt nachweisbar. Die einzelnen Suturen haben jeweils einen geringen Bewegungsumfang. Die Gesamtbewegung der zahlreichen Schädelknochen und Suturen jedoch ist der klinischen Palpation zugänglich.
5. Die unwillkürliche Bewegung des Sakrums zwischen den Ossa ilia. Das Sakrum hängt über die Bänder der sakroiliakalen Gelenke zwischen den Ossa ilia. Die dorsalen Ligamente sind kräftig und dick, ihre Fasern verlaufen in eine Vielzahl von Richtungen. Man kann sie mit den Seilen einer Schaukel vergleichen. Die vorderen iliosakralen Bänder liegen inferior und anterior und stützen das Sakrum von unten, vergleichbar dem Sitz einer Kinderschaukel. Das Sakrum kann in Rücken- oder Bauchlage getastet werden. Es wird da-

bei wie eine Schale umfaßt. Bei leichter palpatorischer Kompression spürt der Untersuchende normalerweise eine oszillierende Bewegung in anterior-posteriorer Richtung, die sowohl an der Basis als auch an der Sakrumspitze tastbar ist. Diese Bewegung verläuft synchron mit der Flexion und Extension des Schädels.

Der primäre respiratorische Mechanismus und der kraniale rhythmische Impuls (CRI) reagieren auf Traumen, akute und chronische Erkrankungen, psychische Belastungen, sportliche Aktivitäten und auf die Atmung. Er ist durch kraniosakrale Techniken beeinflußbar. Die normale Frequenz des CRI liegt bei zehn- bis vierzehnmal pro Minute und ist damit der Atemfrequenz vergleichbar. Ein Patient kann seine Zwerchfellbewegung willkürlich beeinflussen, aber nicht direkt den kraniosakralen Rhythmus. Eine forcierte Ein- und Ausatmung verändert den kranialen, rhythmischen Impuls wie auch die Eigenbewegung der knöchernen und membranösen Strukturen des Schädels.

12.9 Die kraniosakrale Diagnostik

Die Diagnostik beginnt mit einer allgemeinen Inspektion und Palpation. Der Untersucher betrachtet den Schädel in bezug auf Symmetrie von allen Seiten. Dabei wird auf die Symmetrie der Stirnhöcker, Orbita, Nase, des Os zygomaticum, der Ober- und Unterkiefer, des Ohransatzes und der gesamten Schädelkontur geachtet. Danach werden die Schädelkonturen und die Suturen getastet. Bei den Suturen gilt es, auf Erweiterung, Verengung, erhöhte Spannung und Schmerzhaftigkeit zu achten. Bei der Palpation des Schädels wird insbesondere die vermehrte oder verminderte Nachgiebigkeit im Vergleich zum Normalbefund beurteilt. Der gesunde Knochen besitzt eine Nachgiebigkeit, die bei einer Bewegungseinschränkung der Schädelnähte verlorengeht. Die beidhändige Palpation über der Parietotemporalregion ermöglicht die Beurteilung von Rhythmus, Amplitude und Frequenz des kranialen rhythmischen Impulses (CRI).

Eine weitere Möglichkeit, eine Asymmetrie in der Bewegung des Schädels festzustellen, ist die Untersuchung mittels *temporal lift* (Abb. 12.5). Dabei werden die Mittelfinger beidseits in den Meatus acusticus externus gelegt, Daumen und Zeigefinger liegen auf dem oberen und unteren Anteil des Proc. zygomaticus, der Proc. mastoideus befindet sich zwischen Ringfinger und kleinem Finger. Der Patient ist in Rückenlage. Nun zieht der Untersucher beide Ossa temporalia in Richtung Scheitel. Danach wird der Zug gelöst und die Knochen können wieder

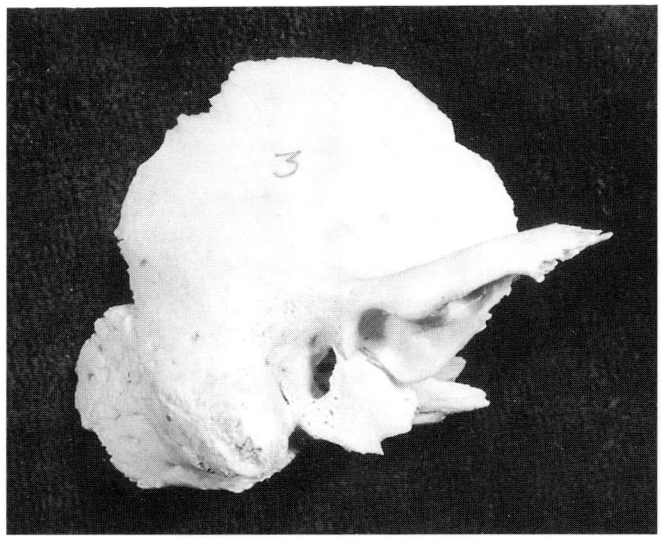

Abb. 12.5: Os temporale, Seitansicht

ihre normale Ausgangsposition einnehmen. Der Untersucher beurteilt das hier vorhandene minimale Gelenkspiel in bezug auf Symmetrie und Asymmetrie. Der horizontale Anteil der Sutura spheno-squamosa und der horizontale Anteil der Sutura occipito-mastoidea sind abgeschrägt, das Os temporale liegt hier auf dem Sphenoid und Okziput. Mit Hilfe des *temporal lift* (Anheben des Os temporale) kann die Beweglichkeit oder Nichtbeweglichkeit beider Ossa temporalia beurteilt werden (Abb. 12.5).

Am Sakrum wird orientierend die anteriore und posteriore Nutation zwischen den Ilia untersucht. Der Patient kann dabei auf dem Bauch oder dem Rücken liegen. Das Sakrum liegt in der Handfläche des Untersuchers. Er beurteilt die Eigenbewegung des Sakrums und ihre Beziehung zum kranialen rhythmischen Impuls des Schädels. Werden – anstelle der anterioren und posterioren normalen Nickbewegungen – vermehrte, verminderte oder irreguläre Bewegungen gefunden, so ist eine weitergehende Diagnostik erforderlich. Es müssen weitere, in die Details und in das Segment gehende Untersuchungen durchgeführt werden.

12.10 Die Untersuchung der sphenobasilären Bewegung

Die Biomechanik an der sphenobasilären Synchondrose kann über das Schädeldach untersucht werden (Abb. 12.6). Hände und Finger werden auf das Schädeldach gelegt. Für den Griffansatz gibt es zahlreiche Variationsmöglichkeiten. Die Ala major des Os sphenoidale wird immer über das Pterion, das Okziput über das Asterion erfaßt. Bei der klassischen Griffanlage kommt der Zeigefinger auf das Pterion, der kleine Finger auf das Asterion, das Ohr liegt zwischen Mittel- und Ringfinger. Durch diesen Vierpunktekontakt kann der Untersucher die sphenobasiläre Mechanik beurteilen. Als zweite Griffvariante können die Daumen am Pterion auf das Sphenoid aufgelegt werden, die kleinen Finger befinden sich in Höhe des Asterions am Okziput, das Ohr liegt zwischen Zeigefinger und Mittelfinger. Als dritte Variante wird das Okziput mit einer Hand hinter der Sutura occipito-mastoidea umfaßt. Die andere Hand umgreift die Stirn, der Daumen kommt dabei auf die rechte Ala major, der Mittelfinger auf die linke. Mit dieser Handanlage können spezifische Dysfunktionen diagnostiziert werden. Der Anfänger sollte mit dem zuerst beschriebenen Schädeldachgriff beginnen.

Bei der sphenobasilären Flexion gehen Zeigefinger und kleiner Finger auseinander und bewegen sich beide nach kaudal. Bei der sphenobasilären Extension kommen die Finger zusammen und bewegen sich nach kranial. Bei einer sphenobasilären Seitneigung und Rotation nach rechts gehen die Finger der rechten Hand auseinander und bewegen sich nach kaudal, während sich die Fingerspitzen der linken Seite annähern und nach kranial gehen. Somit erscheint die rechte Seite des Schädels eine größere Konvexität zu bekommen. Bei einer sphenobasilären Linksseitneigung und Rotation finden wir auf der kontralateralen Seite gleichartige Befunde. Eine sphenobasiliäre Torsion wird eingeleitet, indem der Vierpunktekontakt beibehalten und alternierend eine Hand nach vorne und die andere nach hinten gedreht wird. Die Hand, die nach vorne geht, bringt das Sphenoid nach kaudal und hebt das Okziput auf dieser Seite an. Die Hand, die nach hinten rotiert, bewegt das Sphenoid nach kranial und das ipsilaterale Okziput nach kaudal. Diese Torsionsbewegung sollte auf beiden Seiten symmetrisch sein. Liegt eine Einschränkung vor, so wird die Dysfunktion nach der Seite benannt, in der das Sphenoid in einer kranialen Stellung steht.

Die sphenobasiläre Flexions-/Extensionsbewegung, Seitneigung/Rotationsbewegung und Torsionsbewegung stellen physiologische Bewegungen dar. Zu den sphenobasilären Dysfunktionen, die gewöhnlich als Folge eines Traumas auftreten, gehören die Lateralverschiebung, die Vertikalverschiebung und die sphenobasiläre Kompression. Zu den Traumen, die kraniosakrale Dysfunktionen hervorrufen können, gehören komplizierte Geburten,

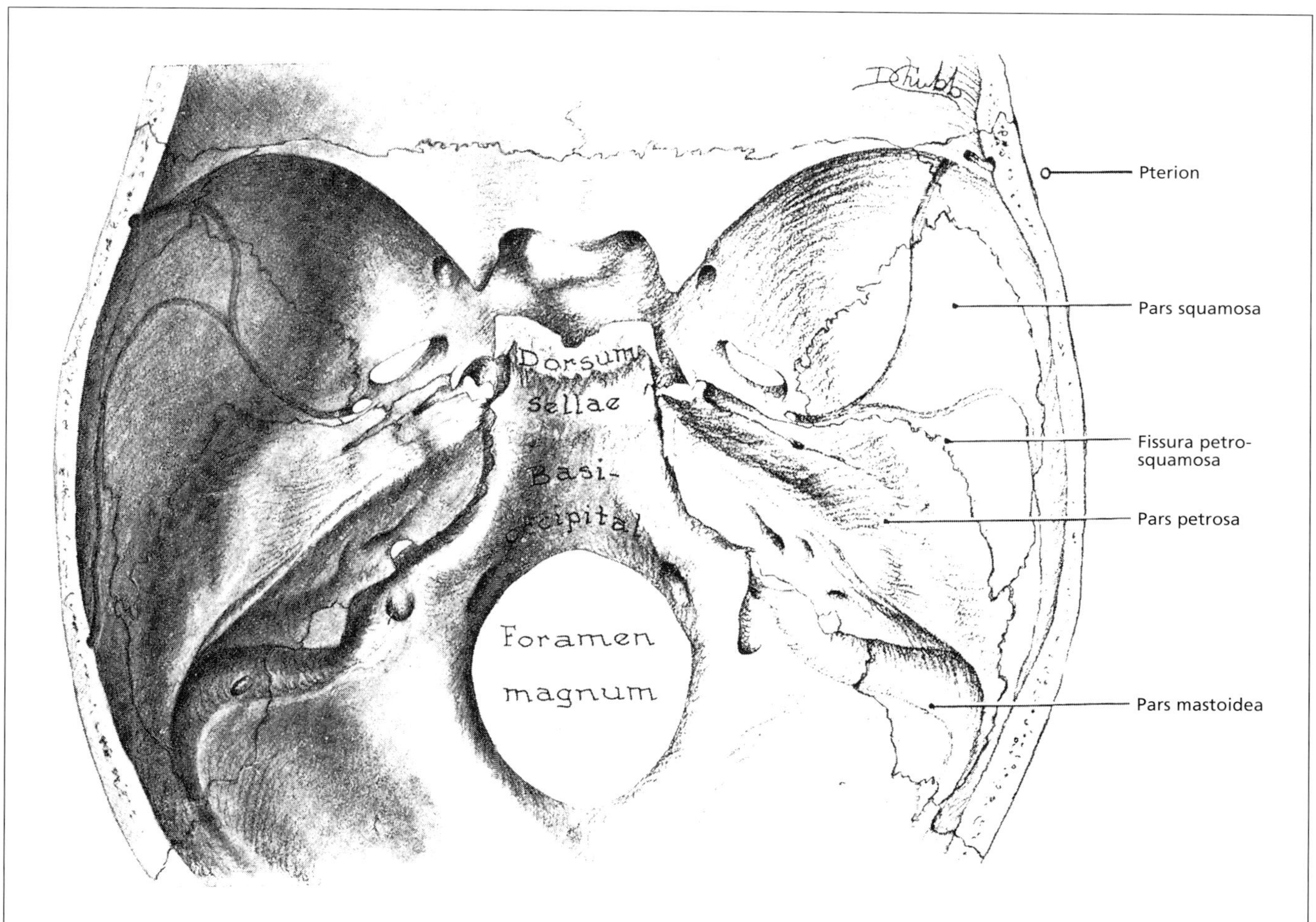

Abb. 12.6: Sphenobasiläre Synchondrose, Ansicht von oben

Stürze in der Kindheit, Sportverletzungen, Verkehrsunfälle, Berufsunfälle, eine muskuläre Dysbalance aufgrund chronischer statischer Probleme, wie sie z. B. bei Beinlängendifferenz vorliegen, Kauanomalien bei schlechter Zahnversorgung und viele andere mehr. Ein Schädeltrauma aus anteriorer oder posteriorer Richtung kann eine sphenobasiläre Kompression nach sich ziehen und die Bewegung der Synchondrosis sphenooccipitalis behindern.

Mit Hilfe des kraniosakralen Mechanismus ist der Schädel in der Lage, diese Einschränkung durch eine verstärkte Innen- und Außenrotation der paarigen Knochen zu kompensieren. Eine laterale Kompression tritt bei seitlichen Traumen von rechts oder links auf und führt zu einer Blockierung des gleichseitigen Os temporale. Ein seitlich einwirkendes Trauma vor oder hinter der Synchondrosis sphenooccipitalis führt immer zu einer Veränderung der Stellung zwischen Sphenoid und Okziput in der Horizontalebene. Ein von oben nach unten oder von unten nach oben einwirkendes Trauma auf Sphenoid oder Okziput kann die Stellung zwischen Spehnoid und Okziput in der Sagittalebene verändern. Beide Mechanismen führen zu Verschiebungen zwischen Os sphenoidale und Os occipitale und verändern die zentrale Bewegungsachse der sphenobasilären Verbindung. Traumatische laterale und vertikale Verschiebungen wie auch Kompressionen können den kraniosakralen Mechanismus erheblich beeinträchtigen.

Die Diagnostik einer Lateralverschiebung erfolgt am liegenden Patienten mit Hilfe des Schädeldachgriffes. Dabei ziehen die Finger einer Hand eine Seite des Kopfes (Okziput und Sphenoid) nach oben, die Finger der anderen Hand ziehen die andere Kopfhälfte nach unten. Es entsteht eine translatorische Bewegung. Ist dieser Bewegungstest asymmetrisch, so liegt eine Lateralverschiebung nach der Seite vor, auf der sich das Sphenoid frei bewegen kann. Auch zur Diagnostik der Vertikalverschiebung an der Synchondrosis sphenooccipitalis wird der Schädeldachgriff eingesetzt. Es erfolgt eine gleichläufige Rotation nach anterior und nach posterior, wodurch eine Translationsbewegung in kraniokaudaler Richtung induziert wird. Ist die Bewegung auf einer Seite des Kopfes asymmetrisch, so wird die Vertikalverschiebung nach der Richtung benannt, in der sich der basiläre Teil des Os sphenoidale freier bewegen kann (Vertikalverschiebung nach superior oder inferior). Eine sphenobasiläre Kompression liegt vor, wenn die ganze Schädelbeweglichkeit, besonders in der sphenobasilären Synchondrose, verlorengegangen ist. Beim Vierpunktekontakt über den Schädeldachgriff ist keine Bewegung in anterior-posteriorer Richtung induzierbar.

Nach Beendigung der Diagnostik der Dysfunktionen an der Synchondrosis sphenooccipitalis können spezifische Bewegungstests für die Schädelsuturen durchgeführt werden. Die genaue Darstellung dieser spezifischen Bewegungstests würde den Rahmen dieses Buches sprengen. Daher wird auf Standardwerke zur kraniosakralen Diagnostik und Therapie verwiesen. Die Knochen des Schädeldachs und des Gesichtsschädels können mit spezifischen Bewegungstests untersucht werden.

12.11 Behandlungsprinzipien

Das Behandlungsziel der kraniosakralen Technik ist, eingeschränkte artikuläre Bewegungen zu lösen, Verspannungen aus Membranen zu nehmen, den Kreislauf vor allem des venösen Systems zu verbessern, mögliche Beeinträchtigungen der Hirnnerven bei ihrem Austritt aus der Schädelbasis zu beheben und die Vitalität des kranialen Rhythmus zu steigern.

Die Techniken haben eine lokale Wirkung in der Kopf- und Nackenregion, wirken aber auch auf den gesamten Körper und steigern das Wohlbefinden des Patienten. Dieses Ziel ist durch die Wiederherstellung einer ausgeglichenen Membranspannung zu erreichen. Liegt eine Bewegungseinschränkung zwischen den Schädelknochen an ihren Suturen vor, so ist die dynamische reziproke Spannung zwischen Falx cerebri und Tentorium cerebelli aufgehoben. Veränderungen im membranösen Spannungsgleichgewicht haben Auswirkungen auf das venöse System des Schädels und führen zu einer Reduktion des venösen Abflusses aus dem Kopf. Daraus resultiert eine intrakranielle Blutfülle. Die Dura ist an der Innenfläche des Schädels eng mit dem Periost verknüpft. Sie umkleidet alle knöchernen Durchtrittsstellen der Hirnnerven. Pathologische Duraspannungen können zu Engpaßsyndromen der Hirnnerven führen und deren Funktion beeinträchtigen. Durch Wiederherstellung der maximalen Beweglichkeit des knöchernen Schädels wird das Spannungsgleichgewicht im Membransystem wiederhergestellt, der venöse Rückfluß aus dem Schädelinneren und aus der Kalotte verbessert, die neuralen Engpässe, die durch eine Verkleinerung der Foramina entstehen, werden beseitigt, Rhythmus, Amplitude und Frequenz des CRI kehren zur Normalität zurück.

Die Behandlung des kraniosakralen Systems kann entweder am Sakrum, am Schädel oder an beiden Strukturen gleichzeitig erfolgen. Als klinisch besonders wirksam hat sich die folgende Behandlungssequenz erwiesen: Begonnen wird mit der Untersuchung des Schädels und der Beurteilung seiner Nachgiebigkeit. Finden wir einen harten

Schädel, so sollte als erstes der venöse Flüssigkeitsabfluß aus dem Schädel angeregt werden. Dies geschieht durch Sinusdrainagetechniken und eine Verbesserung des CRI mit Hilfe des „CV 4-Griffes". Ist nun der knöcherne Schädel nachgiebiger geworden, lenken wir unsere Aufmerksamkeit auf die Biomechanik der sphenobasilären Verbindung und behandeln deren Störungen. Liegt eine sphenobasiläre Kompression vor, sollte diese behoben werden, um die weiteren Bewegungen der sphenobasilären Synchondrose zu verbessern. Liegen Verschiebungen im Sinne einer Lateral- oder Vertikalverschiebung vor, so kann der therapeutische Einstieg über den Kopf oder auch das Sakrum erfolgen. Nun wird die Rotationsfähigkeit des Os temporale untersucht. Bei einer Asymmetrie werden die Suturen getastet und behandelt. Ziel ist die Wiederherstellung einer symmetrischen Innen- und Außenrotation des Os temporale beidseits. Anschließend wenden wir uns dem Gesichtsschädel zu und behandeln die diagnostizierten Störungen. Eine erfolgreiche kraniosakrale Behandlung trägt zur Wiederherstellung des funktionellen Gleichgewichts zwischen Sakrum und Schädel bei, verbessert die Beweglichkeit der Schädelknochen, wirkt ausgleichend auf ein gestörtes Spannungsgleichgewicht der Hirnhäute und Schädelmembranen und verbessert die Qualität des kranialen rhythmischen Impulses.

12.12 Prinzipien der kraniosakralen Techniken

Auch in der kraniosakralen Technik wird über Barrieren behandelt. Zu den bereits bekannten Methoden direkte, indirekte und Exaggerationsmethode treten noch zwei weitere Techniken hinzu, die wir als „Lösen" und „Formen" bezeichnen. Bei der direkten Methode wird an der Barriere behandelt und eine aktivierende Kraft in Richtung Bewegungshemmung angewandt. Bei der Exaggerationsmethode gehen wir in die dem Bewegungsdefizit entgegengesetzte Richtung an die physiologische Barriere und applizieren wiederum eine aktivierende Kraft. Bei der indirekten Methode wird der Neutralpunkt zwischen normaler Bewegung in einer Richtung und eingeschränkter Bewegung in der anderen Richtung gesucht. Diese Stellung wird gehalten und durch aktivierende Kräfte (z. B. tiefes Einatmen) unterstützt. Beim „Lösen" wird eine aktivierende Kraft angewandt, um Suturen zu trennen, wobei dies besonders an Schlüsselregionen von Bedeutung ist (z. B. Bregma, Asterion). Beim sog. „Formen" werden Nachgiebigkeit und Kontur des Knochens verändert. Dabei wird von außen eine Kraft gegeben und die Wirkung intrinsisch aktivierender Kräfte abgewartet.

Die am häufigsten verwandten Techniken in der kraniosakralen Therapie sind die indirekte Technik und die Exaggerationsmethode. Bei Kleinkindern und Kindern mit unvollständig ausgebildeten Schädelsuturen werden häufig direkte Techniken angewandt.

12.13 Aktivierende Kräfte

Die bedeutsamste aktivierende Kraft im kraniosakralen System ist der inhärente primäre respiratorische Mechanismus. Eine bedeutende intrinsische aktivierende Kraft, die über den Schädel von außen beeinflußt werden kann, stellt die Fluktuation der Liquorflüssigkeit dar. Der Liquor fließt normalerweise in der Mittellinie von anterior nach posterior. Diese Flußrichtung ist als intrinsisch aktivierende Kraft wirksam und kann verändert werden, indem durch einen Fingerkontakt exakt gegenüber der Bewegungseinschränkung eine Veränderung der Flußrichtung induziert wird. Dieses Prinzip wird häufig bei der *V-spread*-Technik verwendet. Liegt z. B. eine Bewegungseinschränkung der linken Sutura occipito-mastoidea vor, so legt der Therapeut Zeige- und Mittelfinger beidseits neben die blockierte Sutur. Der Zeigefinger der rechten Hand liegt auf dem rechten Os frontale, und zwar an die Stelle, wo die Diagonale von der linken Sutura occipito-mastoidea zum Os frontale am längsten ist. Nachdem nun mit den beiden Fingern der linken Hand eine Separation der Sutur durchgeführt wurde, versucht man, den Liquor von der rechten Frontalregion zur linken Okzipitomastoid-Region zu lenken. Eine minimale Kompression am rechten Os frontale induziert eine Welle, die an der eingeschränkten Sutur (in der längsten Diagonale) ankommt und einen Release bewirkt. Einige Verformungstechniken bedienen sich derselben Veränderung der Flußrichtung des Liquors als aktivierender Kraft.

Die Atmung kann, wie bei anderen Techniken, als wichtige aktivierende Kraft therapeutisch genutzt werden. Durch die forcierte Einatmung wird die Flexion an der sphenobasilären Synchondrose begünstigt, die forcierte Ausatmung begünstigt die Extension. Forciertes Ein- und Ausatmen mit Anhalten des Atems in Extremstellung dienen als aktivierende Kräfte zur Verbesserung der Bewegung. Die dritte aktivierende Kraft gilt dem Ausgleich von Spannungen innerhalb der Dura. Dabei erfolgt die Therapie über das Sakrum und die Füße. Der Therapeut kann mit seiner Hand am Sakrum die Flexion bzw. Extension in jeder gewünschten Richtung verstärken. Dorsalextension und Plantarflexion der Füße, sowohl passiv durch den Therapeuten induziert als auch aktiv durch den Patienten selbst, verbessert die Wirkung der intrinsischen aktivierenden Kräfte. Durch die Dorsalextension der Füße wird die Flexion an der sphenobasilären Verbindung, durch die Plantarflexion die Extension gefördert. Das Prinzip der längsten diagonalen Achse kann zur Behandlung von Dysfunktionen des Schädels verwendet werden. Eine Dorsal- oder Plantarflexion des rechten Fußes beeinflußt die linke Seite des Schädels, und die des linken Fußes die rechte Seite.

Das CV 4–Manöver stellt die vierte aktivierende Kraft dar. Dabei hält der Therapeut den Schädel in beiden Händen, der Daumenballen liegt am Okziput medial der Sutura occipito-mastoidea. In einer normalen kraniosakralen Flexion scheint sich dieser Teil des Okzipitalknochens auszudehnen und an Volumen zuzunehmen, bei der Extension geschieht das Gegenteil. Wenn wir uns in den kranialen rhythmischen Impuls einfühlen, können wir dem Okziput während der Flexionsphase einen Widerstand entgegensetzen, bis der sog. *still point* erreicht ist. Wir fühlen nun, daß keine Bewegung stattfindet. Der Therapeut hält das Okziput in dieser Stellung über mehrere Zyklen und wartet, bis die Flüssigkeitsfluktuation wieder eintritt und als inhärente Kraft die Hände vom Okziput wegzudrücken scheint. Dann wird die normale Flexions- und Extensionsbewegung des Okziput wieder zugelassen. Dieser Griff hat folgende Wirkungen:

1. Verbesserung der Liquorbewegung;
2. Veränderung des Kontraktionsrhythmus der Diaphragmen.
3. Zunahme der Haut- und Gewebetemperatur in der Subokzipitalregion.

Wie am Okziput kann auch an anderen Stellen des Schädels durch Kompression ein *still point* induziert werden. Die Folge ist eine vorübergehende Minderung der Bewegung im kranialen Rhythmus.

12.14 Kraniosakrale Techniken

Im folgenden Abschnitt werden Techniken beschrieben, welche die bei der kraniosakralen Therapie eingesetzten Kräfte verstärken. Die wichtigste aktivierende Kraft bleibt die inhärente Bewegung von Gehirn, Hirnhäuten und Liquor. Sie kann als „Technik über inhärente Kräfte“ beschrieben werden und ist rein intrinsisch. Die Wirkung von verstärkenden Techniken, wie die Förderung des Liquorflusses, Atemtechniken, Induktion von Bewegungen am Sakrum und Extremitäten oder der CV 4–Technik, hängt letztendlich von der dem Körper innewohnenden inhärenten Kraft ab, eine normale Beweglichkeit wiederherzustellen.

12.14.1 Venöse Sinustechniken

Ziel der venösen Sinustechniken ist eine Verbesserung des venösen Blutrückflusses aus dem Schädel durch das Foramen jugulare. Diese Technik hat sich als besonders sinnvoll erwiesen, wenn bei der Palpation ein harter fester Schädel mit Verlust der Nachgiebigkeit vorliegt. Es wird angenommen, daß eine Fülle im venösen System zu diesem Gefühl des harten unnachgiebigen Schädels beiträgt. Daher versucht der Therapeut, den venösen Rückstrom aus dem Schädel in das zentrale venöse System zu verbessern.

Dabei werden die Fingerspitzen der Mittelfinger über die Protuberantia occipitalis externa gelegt. Das Gewicht des Kopfes liegt auf den Fingerspitzen, der Therapeut wartet auf ein weiches Nachgeben der Knochen und auf das Eintreten des Gefühls einer besseren Beweglichkeit. Nun werden die Finger entlang der Mittellinie des Okziput auf das Foramen magnum zu bewegt und gewartet, bis das Gewebe auch hier nachgibt und weich wird. Anschließend geht der Behandler zurück zur Protuberantia occipitalis externa und übt einen festen Druck mit den Fingerspitzen seiner vier Finger auf die Linea nuchae superior aus. Der Druck wird von medial nach lateral gesteigert, bis ein Nachlassen der Gewebespannung gefühlt wird. Dieser Griff reduziert die Blutfülle im Sinus transversus. Dann gehen wir zur Protuberantia occipitalis externa zurück. Die Daumen liegen beidseits am Okziput. Der Griff wirkt auf den Sinus sagittalis superior. Mit den Palmarflächen der Daumen wird ein separierender Druck ausgeübt. Der Therapeut arbeitet weiter entlang des Sinus sagittalis superior in posterior-anteriorer Richtung. Er geht jeweils um eine Daumenbreite voran, bis er am Bregma angekommen ist. Von dort ausgehend werden jeweils vier Finger beidseits der Mittellinie des Os frontale aufgelegt. Es wird eine Kompression und laterale Distraktion durchgeführt, bis das Gefühl eines Nachlassens der Gewebespannung und ein Release eintritt. Die venöse Sinustechnik wird häufig vor der Behandlung spezifischer Dysfunktionen angewandt.

12.14.2 Kondyläre Dekompression

Der Patient liegt auf dem Rücken. Der Behandler sitzt am Kopfende des Tisches, der Kopf des Patienten liegt in seinen Händen. Die Mittelfingerkuppen liegen über dem inferioren Teil des Okziputs und gleiten vom Inion ausgehend so weit wie möglich nach vorn. Durch Flexion der distalen Interphalangealgelenke der Mittelfinger wird auf das Okziput eine Traktion nach kranial und posterior ausgeübt. Die Ellenbogen des Therapeuten werden zusammengeführt, woraus eine Supination beider Hände und damit eine Separation der Mittelfinger resultiert. Die so entstehende Kraft richtet sich nach kranial und posterolateral beidseits am Okziput. Der Druck wird nun so lange gehalten, bis die Spannung nachläßt und das Gefühl eines seitengleichen Nachgebens an den Okzipitalknochen eintritt.

12.14.3 CV 4: Bulbuskompression

Diese Technik wurde bereits im Abschnitt aktivierende Kräfte beschrieben (CV 4–Technik). Sie kann unabhängig oder in Kombination mit anderen Techniken angewandt werden, um die Amplitude des kranialen rhythmischen Impulses zu vergrößern.

12.14.4 Die sphenobasiläre Synchondrose

Dysfunktionen an der sphenobasilären Synchondrose können unabhängig von der Ätiologie über einen der Schädeldachgriffe behandelt werden. Der Therapeut nimmt über das Pterion Kontakt zur Ala major des Os sphenoidale und über das Asterion Kontakt zum Okziput auf und stellt den Typ der Dysfunktion fest. Es wird zuerst diejenige Dysfunktion behandelt, bei der die Bewegungseinschränkung am größten ist. Der Therapeut wendet dabei eine direkte, indirekte oder auch die Exaggerationsmethode an. Die am häufigsten angewandte indirekte Technik ist das Ausbalancieren der membranösen Spannung. Er sucht den Punkt der maximalen Bewegungsfreiheit und hält diesen Punkt, bis es zu einem Release kommt. Fazilitierend wirkt die Atmung. Das membranöse Spannungsgleichgewicht kann auch über das Sakrum und die unteren Extremitäten wiederhergestellt werden. Eine Dekompression der sphenobasilären Synchondrose wird erreicht, indem der Balancepunkt des jeweiligen Störungsmusters gesucht wird und anschließend eine Distraktion der Knochen stattfindet. Dabei bewegen sich die Finger am Okziput und die auf dem Sphenoid liegenden Finger in anterior-posteriorer Richtung auseinander und bewirken damit eine Separation von Okziput und Sphenoid an der sphenobasilären Synchondrose.

12.14.5 Rotationsmobilisation des Os temporale

Der Patient liegt auf dem Rücken, der Therapeut sitzt am Kopfende des Tisches. Der Kopf ruht in beiden Händen. Die Daumen liegen hinter dem Ohr vor dem Proc. mastoideus. Über die Daumen kann das Os temporale beidseits mobilisiert werden. Durch den Druck der Daumenspitze nach postero-medial auf die Spitze des Proc. mastoideus entsteht eine Außenrotation. Eine Kompression mit der Daumenbasis auf den oberen Anteil des Proc. mastoideus nach postero-medial bewirkt eine Innenrotation. Diese Innen- bzw. Außenrotationsmobilisation der Ossa temporalia kann synchron oder asynchron durchgeführt werden. Die synchrone Bewegung führt beide Ossa temporalia in die Innen- oder Außenrotation, die asynchrone Bewegung der Daumen führt ein Os temporale in die Innenrotation, während das andere in die Außenrotation bewegt wird. Erfolgt nun eine asynchrone Mobilisation über mehrere Zyklen, so kann sich die Flußrichtung des Liquor cerebrospinalis von anterior-posterior nach latero-lateral verändern. Wurde durch die asynchrone Mobilisation, (das sog. *Rocking*) eine symmetrische Bewegung beider Ossa temporalia erzielt, so erfolgt zum Schluß eine synchrone Mobilisation, um die physiologische Flußrichtung des Liquors von anterior nach posterior wiederherzustellen. Eine Behandlung sollte nie mit einer asynchronen Mobilisation der Ossa temporalia beendet werden, da Schwindel und Übelkeit auftreten können. Durch eine Synchronizität der Bewegung beider Ossa temporalia können Spannungsdifferenzen in den membranösen Strukturen des Schädels ausgeglichen werden. Aufgrund des engen Zusammenhanges zwischen Os temporale und Kiefergelenk kann eine asymmetrische Bewegung beider Ossa temporalia die Funktion der Kiefergelenke beeinträchtigen.

12.14.6 Das Lösen der Suturen (V Spread)

Dieser Griff eignet sich zur Lösung aller in ihrer Beweglichkeit gestörten und impaktierten Suturen. Dabei werden jeweils zwei Finger auf jede Seite der betroffenen Sutur gelegt. Eine Distraktion beider Finger führt zu einer Separation dieser Sutur. Als aktivierende Kraft kann die Liquorfluktuation zur Hilfe genommen werden. Dabei wird mit der anderen Hand mit dem Punkt, der sich in der längsten Diagonale gegenüber der gestörten Sutur befindet, Kontakt aufgenommen, ein Druck ausgeübt und die Liquorfluktuation auf die gestörte Sutur hin gelenkt. Die

Sutura occipitomastoidea eignet sich ganz besonders für diese Lösetechnik. Alle Suturen des Gesichts- wie auch des Hirnschädels können mit dieser Technik behandelt werden.

12.14.7 Die Lifttechniken (Anhebetechniken)

Die Lifttechniken für das Os frontale und das Os parietale werden zum Ausgleich asymmetrischer Spannungen der Schädelmembranen verwandt. Für das „Lösen" des Os frontale befindet sich der Patient in Rückenlage auf dem Untersuchungstisch, der Therapeut sitzt am Kopfende. Er umfaßt nun das untere laterale Ende des Os frontale beidseits. Dabei kann er die Finger verschränken und Kontakt mit dem Os pisiforme aufnehmen oder auch mit einer Hand das gesamte Os frontale umspannen. Über eine mediale Kompression wird nun das Os frontale gelöst. Anschließend erfolgt ein Zug nach kranial, bis der Release eintritt. Dieses „Liften" des Os frontale übt auf die Falx cerebri eine longitudinale Traktion aus. Das Os frontale wird vom Os sphenoidale abgehoben. Nach dem Release wird der Zug nach kranial beendet, so daß das Os frontale an seinen ursprünglichen Platz zurückgleiten kann. Manchmal tritt bei diesem Griff das Gefühl auf, als ob das Os frontale bei der Distraktion von einer Seite zur anderen flottieren würde.

Das „Lösen" des Os parietale geschieht auf ähnliche Weise: An beiden vorderen und hinteren unteren Rändern des Os parietale wird der Vierfingerkontakt aufgenommen. Nun erfolgt über die Fingerspitzen eine leichte Kompression des Knochens, anschließend wird das Os parietale in Richtung Scheitel angehoben. Durch die Kompression an den vier Kontaktpunkten wird das Os parietale gelöst und kann anschließend nach kranial angehoben werden. Dieses „Lösen" wird von einer Außenrotation der Scheitelbeine begleitet. Durch den „Lift" wird das Tentorium cerebelli transversal gedehnt und seine Spannung in ein Gleichgewicht gebracht. Wie beim frontalen „Lift" reduziert der Behandler seinen Zug, sobald er das Eintreten der Balance fühlt, und läßt die Parietalia an ihren ursprünglichen Platz zurückgleiten. Lifttechniken distrahieren die Schädelknochen voneinander, üben einen Zug auf die Meningen aus und führen zu einem Spannungsausgleich in den Membranen.

12.15 Reihenfolge der Behandlung

Die Reihenfolge der Behandlung ist von Therapeut zu Therapeut, von Patient zu Patient und von Behandlung zu Behandlung verschieden. Es gibt jedoch einige allgemeine, nützliche Grundsätze, die den individuellen Bedürfnissen des Patienten angepaßt werden können. Zuallererst muß der kraniosakrale Mechanismus im Zusammenhang mit dem gesamten muskuloskelettalen System gesehen werden. Die kraniosakrale Dysfunktion kann im Rahmen einer Erkrankung von primärer, sekundärer oder geringfügiger Bedeutung sein. Eine sekundäre kraniale Dysfunktion, als Folge einer anderweitigen Funktionsstörung im Haltungs- und Bewegungsapparat, wird erst dann auf eine Behandlung ansprechen, wenn die primäre Ursache erkannt und erfolgreich behandelt worden ist. Andererseits wird die fortwährende Behandlung einer Funktionsstörung im muskuloskelettalen System zu wenig befriedigenden Ergebnissen führen, wenn nicht die kraniale Dysfunktion behoben wurde.

Die Behandlung der kraniosakralen Dysfunktion erfolgt nach den in den vorhergehenden Abschnitten beschriebenen Richtlinien. Ihr Ziel ist die Verminderung der venösen Blutfülle, die Mobilisierung artikulärer Restriktionen, die Normalisierung der Funktion der sphenobasilären Synchondrose sowie die Vergrößerung der Amplitude und der Frequenz des kranialen Rhythmus.

Wie alle manualtherapeutischen Techniken sollte auch die kraniosakrale Behandlung den individuellen Bedürfnissen des Patienten angepaßt werden. Die Techniken mögen zwar wenig aggressiv und sehr sanft erscheinen, aber sie sind ausgesprochen wirksam und können bei fehlerhafter Anwendung zu einem unbefriedigenden Therapieergebnis führen.

12.16 Komplikationen und Kontraindikationen

Komplikationen sind bei den kraniosakralen Techniken glücklicherweise äußerst selten, aber sie kommen vor. Der Hirnstamm mit seinen multiplen Kontrollsystemen auf Funktionen des gesamten Organismus steht in enger Verbindung zur sphenobasilären Synchondrose. Die kraniosakrale Therapie kann bei Dysfunktionen im sphenobasilären Bereich Veränderungen der neuralen Steuerung im gesamten Organismus bewirken, was eine Symptomverschlimmerung nach sich ziehen kann. Dabei können Veränderungen in Herzfrequenz, Blutdruck, Atmung, gastrointestinaler Motilität mit Übelkeit, Erbrechen und Diarrhoe auftreten. Diese Symptome sind als Reaktionen auf eine Veränderung der zentralen Steuerung des autonomen Nervensystems erklärbar. Auch zervikokraniale Syndrome mit Kopfschmerzen, Benommenheit und Tinnitus können zunehmen. Das Os temporale ist eng mit dem vestibulären System verbunden. Erfolgt die synchrone oder asynchrone Rotationsmobilisation des Os temporale zu aggressiv und heftig, können Symptome wie Benommenheit, Schwindel, Übelkeit und Erbrechen auftreten. Patienten mit psychologischen und psychiatrischen Krankheitsbildern müssen vor der kraniosakralen Therapie über mögliche Veränderungen ihres Gefühlsempfindens aufgeklärt werden. Kraniosakrale Techniken können deutliche emotionale Reaktionen hervorrufen, die die Beziehung des Patienten zu seiner Umwelt beeinflussen. Bei Epilepsie und Dystonie des zentralen Nervensystems können neurologische Komplikationen und eine Exazerbation der Symptomatik auftreten. Posttraumatische zerebrale Funktionsstörungen werden häufig fehldiagnostiziert. Bei Hirnverletzten sollten kraniosakrale Techniken mit größter Vorsicht angewandt werden, da das Behandlungsergebnis schwer vorauszusehen ist. Der Therapeut muß mit einer Verschlimmerung vorhandener und dem Auftreten neuer Symptome rechnen.

Absolute Kontraindikationen existieren kaum. Eine akute intrakranielle Blutung sowie eine Zunahme des intrakraniellen Drucks müssen vor Beginn der Behandlung ausgeschlossen werden. Auch nach Schädeltraumen ist eine exakte Diagnostik erforderlich, um Frakturen der Schädelbasis, Impressionsfrakturen des Schädeldaches und eine subarachnoidale Blutung auszuschließen. Epileptische Anfälle bilden keine absolute Kontraindikation, dabei sollte jedoch die Epilepsieform wie auch die bestehende medikamentöse Therapie bekannt sein.

Trotz geringer Komplikationen und Kontraindikationen gilt bei der Anwendung kraniosakraler Techniken der Grundsatz des „primum non nocere“. Das bedeutet, der Therapeut darf durch seine Behandlung keinen Schaden anrichten.

12.17 Zusammenfassung

Die kraniosakrale Therapie bildet eine wertvolle Ergänzung im Repertoire manualtherapeutischer Techniken. Sie erfordert ein intensives Studium sowie ausreichende Übung. Der Patient sollte als Ganzes erfaßt werden, da durch kraniosakrale Techniken massive systemische Effekte auftreten können. Das gesamte muskuloskelettale System wird wechselseitig beeinflußt. In diesem Kapitel wurden die Grundlagen der kraniosakralen Therapie erläutert. Der Student wird auf weiterführende Literatur sowie auf spezielle Unterrichtsveranstaltungen zum Erlernen kraniosakraler Techniken verwiesen.

Teil II

Techniken und Methoden

13 Halswirbelsäule

Die Halswirbelsäule stellt für die manuelle Therapie eine Schlüsselregion dar. Sie trägt den Schädel und ermöglicht aufgrund ihrer biomechanischen Eigenschaften zahlreiche Aktivitäten des täglichen Lebens. Bei Dysfunktionen der Halswirbelsäule treten vielfältige Symptome im Bereich des Kopfes, des Nackens und der oberen Extremitäten auf, die man als „Zervikokephales Syndrom", „Zervikalsyndrom" und „Zervikobrachialsyndrom" bezeichnet. Das zervikokephale Syndrom beinhaltet Schmerz sowie Bewegungseinschränkung der oberen Halswirbelsäule in Verbindung mit oberflächlichem und tiefsitzendem Kopfschmerz. Häufig treten dabei funktionelle Sehstörungen, Schwindel, Benommenheit und Nystagmus auf. Das Zervikalsyndrom beinhaltet eine schmerzhafte Bewegungseinschränkung des Nackens unterschiedlicher Schweregrade, bis zum akuten spastischen Tortikollis. Beim Zervikobrachialsyndrom verbinden sich schmerzhafte Steifigkeit der Halswirbelsäule mit Symptomen des Schultergürtels und der oberen Extremität. Die Symptome der oberen Extremität sind die Folge von Beeinträchtigungen der Funktion des Plexus brachialis oder auch veränderter Gefäßfunktionen im arteriellen, venösen und lymphatischen System. Häufig finden wir beim Zervikobrachialsyndrom Dysfunktionen der oberen Thoraxapertur, insbesondere der 1. und 2. Rippe.

Die Halswirbelsäule ist Ort akuter Verletzungen, wie sie z. B. beim „Schleudertrauma" (Flexions-/Extensionstrauma) vorkommen. Auch chronische Mikrotraumen durch Haltungsfehler und abnorme Kopf- und Nackenstellungen verursachen Störungen an der Halswirbelsäule. Selten ist ein Schleudertrauma eine reine Flexions-/Extensionsverletzung. Häufiger spielt dabei die rotatorische Komponente eine Rolle, woraus zahlreiche Formen der Bewegungseinschränkung sowie Weichteilverletzungen entstehen können. In unserer Gesellschaft finden wir häufig die Kopfvorhalte als Fehlhaltung. Dadurch nimmt die Lordose an der oberen HWS zu, und es kommt zu einer Abflachung der unteren Halswirbelsäule. Das funktionelle Gleichgewicht zwischen Kopf und Nacken ist verändert und resultiert in Muskelungleichgewicht, Verkürzung der Nackenextensoren und Abschwächung der tiefen Halsbeuger.

Die Halswirbelsäule ist der Bereich des muskuloskelettalen Systems, in dem die meisten Komplikationen bei manualtherapeutischen Handgriffen auftreten. Die Verletzung des vertebro-basilären arteriellen Systems ist eine zwar seltene, jedoch äußerst schwerwiegende Komplikation. Angeborene, entzündliche und traumatische Strukturveränderungen der oberen Halswirbelsäule erhöhen das Risiko einer falschen Diagnostik und manualtherapeutischen Behandlung in diesem Bereich. Dazu gehören Fehlbildungen beim Down-Syndrom, rheumatoide Arthritis und eine Aplasie des Dens axis sowie eine Fraktur der Dens-Basis, um nur einige zu nennen. Der Manualtherapeut muß Anatomie, Physiologie und Biomechanik der Halswirbelsäule beherrschen, um die therapeutischen Möglichkeiten der manuellen Medizin verstehen und mögliche Komplikationen vermeiden zu können.

13.1 Funktionelle Anatomie und Biomechanik

Die Halswirbelsäule kann in zwei Abschnitte unterteilt werden: die obere Halswirbelsäule mit sog. „atypischen Segmenten" (C0, C1 und C2) einerseits und die mittlere und untere Halswirbelsäule mit typischen Halswirbeln (C3–C7) andererseits. Die obere Halswirbelsäule besteht aus dem Atlanto-Okzipital-Gelenk (C0/C1), dem Atlanto-Axial-Gelenk (C1/C2) und dem oberen Anteil des zweiten Halswirbels. Sie kann als funktionelle Einheit angesehen werden. Die Biomechanik der oberen Halswirbelsäule ist komplex und Gegenstand klinischer Forschung und experimenteller Studien. Auch wenn die obere Halswirbelsäule von C0 bis C2 als funktionelle Einheit angesehen werden kann, ist es sinnvoll, die einzelnen Segmente separat zu untersuchen und ihre Rolle im Gesamtkomplex zu evaluieren.

13.1.1 Das Atlanto-Okzipital-Gelenk

Dieses Gelenk (C0/C1) besteht aus zwei Gelenken, die durch die Okziputkondylen und die oberen Gelenkflächen des Atlas gebildet werden. Die Okziputkondylen sind in anterior-posteriorer Richtung sowie in latero-lateraler Richtung konvex geformt. Die oberen Gelenkflächen des Atlas sind in anterior-posteriorer und latero-lateraler Richtung konkav. Beide Gelenke divergieren in anterior-posteriorer Richtung. Die Hauptbewegung ist die Vor- und Rückbeuge. Ein geringes Maß an gekoppelter Seitneigung und Rotation zur Gegenseite ist vorhanden. Ihr Fehlen ist von wesentlicher klinischer Relevanz. Während der Seitneigung gleitet ein Okziputkondylus auf der einen Gelenkfläche des Atlas nach oben und auf der anderen nach unten. Dieses „Seitgleiten" beträgt ca. 5° in jede

Richtung. Die gekoppelte Rotation findet zur Gegenseite statt und beträgt ebenfalls ca. 5°. Die gekoppelte Rotation zur entgegengesetzten Seite ist eine Folge der ligamentösen Verbindungen zwischen Okziput, Atlas und Axis. Weiterhin spielen bei dieser Bewegung der Neigungsgrad der oberen Gelenkflächen des Atlas und deren Divergenz nach posterior eine Rolle.

13.1.2 Das Atlanto-Axial-Gelenk

Das Atlanto-Axial-Gelenk verfügt über vier gelenkige Verbindungen (C1/C2). Die unteren Gelenkflächen des Atlas artikulieren mit den konvexen oberen Gelenkflächen des Axis und bilden das rechte und linke Wirbelbogengelenk. Die untere Gelenkfläche des Atlas ist von Gelenkknorpel überzogen. Die Form dieses Knorpels ist in anterior-posteriorer und in latero-lateraler Richtung konvex. Dadurch entsteht ein einzigartiges Gelenk, bei dem beide Partner konvex geformt sind. Die oberen Gelenkflächen des Axis sind in anterior-posteriorer und latero-lateraler Richtung konvex geformt und zeigen nach oben und lateral, wobei sie in ihrer Form der Schulterpartie ähneln. Die beiden anderen Gelenke des atlanto-axialen Komplexes werden mit dem Dens axis gebildet. Die Vorderfläche des Dens axis bildet mit einer kleinen Fläche auf der Rückseite des vorderen Atlasbogens ein Gelenk. Auf der Rückseite des Dens axis findet sich eine gelenkige Verbindung mit dem Ligamentum cruciforme atlantis. Diese vier gelenkigen Verbindungen sind von Ligamenten und Muskelansätzen umgeben. Ihre Bewegungsmöglichkeiten bestehen in einer geringfügigen Vor- und Rückbeuge sowie Seitneigung, die Hauptbewegung ist die Rotation nach links und rechts. Die Rotation wird von einer geringen Translationsbewegung von kranial nach kaudal begleitet. Dies ist nur durch die einmalige Auflagerung der Wirbelbogengelenke mit beidseitiger Konvexität möglich. Wenn der Atlas gegenüber dem Axis nach rechts rotiert, so gleitet die rechte Gelenkfacette des Atlas auf dem hinteren Anteil der rechten Gelenkfacette des Axis nach unten und die linke untere Gelenkfacette des Atlas gleitet auf dem vorderen Anteil der linken Gelenkfläche des Axis nach unten, woraus eine Translation nach kaudal resultiert. Kehren die Gelenkflächen zur Neutralstellung zurück, so gleiten die unteren Gelenkflächen des Atlas auf den schulterförmigen Facetten des Axis nach oben und bewirken eine Translationsbewegung nach kranial.

Der zweite Halswirbel fungiert als Übergangswirbel. Seine obere Gelenkfläche artikuliert mit dem Atlas und über Bänder und Muskeln auch mit dem Okziput. Die untere Fläche verhält sich wie die nachfolgend beschriebenen typischen Halswirbel.

13.1.3 Die typischen Halswirbelgelenke

Von C3 bis C7 sind die Zervikalsegmente durch eine Bandscheibe miteinander verbunden. Die kranialen Oberflächen der Wirbelkörper sind in anterior-posteriorer Richtung konvex und in latero-lateraler Richtung konkav geformt. Die kaudalen Oberflächen sind in latero-lateraler Richtung konvex und in anterior-posteriorer Richtung konkav geformt. Durch diese Gelenkform ist eine Bewegung in allen Richtungen möglich. Am postero-lateralen Rand der Wirbelkörper finden wir beidseits das Unkovertebralgelenk. Es spielt bei den Gleitbewegungen während der Vor- und Rückbeuge eine Rolle. Das Unkovertebralgelenk scheint eine Schutzfunktion für die Bandscheibe in bezug auf eine posterolaterale Hernienbildung auszuüben. Die Unkovertebralgelenke sind häufig Ort degenerativer Veränderungen, die das Foramen intervertebrale ventral einengen können. Die Wirbelbogengelenke zeigen in einem Winkel von ca. 45° nach hinten und oben. Aufgrund der Gelenkflächen der Wirbelbogengelenke sowie der Form der Wirbelkörper und der Bandscheiben sind folgende Bewegungen möglich: Vorbeuge, Rückbeuge und gekoppelte Seitneigung und Rotation zur gleichen Seite. Daher finden wir bei den typischen Zervikalsegmenten nur „non-neutrale" Dysfunktionen. An der Halswirbelsäule existieren keine Gruppendysfunktionen, auch wenn mehrere einzelne Segmente übereinander in ihrer Funktion gestört sind.

13.1.4 Die Arteria vertebralis

Für den Manualtherapeuten hat der Verlauf der Arteria vertebralis große Bedeutung. In Höhe von C6/C7 tritt sie zwischen den Querfortsätzen in die Halswirbelsäule ein, wendet sich anschließend in kranialer Richtung und verläuft durch die Foramina transversaria. Auf der Oberseite des Proc. transversus von C1 wendet sie sich nach hinten, geht über den hinteren Atlasbogen und durchdringt die Membrana atlanto-occipitalis-posterior, bevor sie in das Foramen magnum eintritt. Dort verbindet sie sich mit der Arteria vertebralis der Gegenseite zur Arteria basilaris. Eine Knickbildung (sog. *kinking*) der Arteria vertebralis kann bei C6/C7 auftreten, weiterhin kann sie durch degenerative Veränderungen der Foramina transversaria von C6 bis C1 und am atlanto-okzipitalen Übergang beengt werden. Bei einer Rotation des Kopfes zur Gegenseite kann sich das Gefäßvolumen einer normal ausgebildeten Arteria vertebralis um 90 % verringern. Diese physiologische Einengung wird durch eine Rückbeuge des Kopfes verstärkt. Kongenitale Asymmetrien, ja selbst Aplasien der Arteria vertebralis kommen nicht selten vor. Auch an der Arteria vertebralis treten degenerative Gefäßveränderungen auf. Der sog. „Hängetest nach De Kleyn“ wird häufig als Provokationstest zur Prüfung der Vertebralarterie verwandt. Dabei liegt der Patient auf dem Untersuchungstisch, der Kopf hängt über das Ende des Tisches hinaus und wird vom Therapeuten in eine Rückbeuge und Rotation nach rechts und links gebracht. Der Kopf wird nun in der rotierten Stellung gehalten, wobei auf einen Nystagmus gewartet wird. Ich selbst kann diesem Test wenig Sympathien entgegenbringen, da er ein unnötiges Risiko für normale Vertebralarterien darstellt. Weiterhin ist er häufig falsch positiv. Ein weniger aggressiver Test, dessen Ergebnis ebenso aussagekräftig ist, geht wie folgt: Der Patient sitzt auf dem Untersuchungstisch und schaut zur Decke. Er dreht anschließend den Kopf nach rechts und nach links. Der Therapeut achtet nun darauf, ob sich ein Nystagmus entwickelt und registriert weitere Symptome wie z. B. Benommenheit oder Schwindel. Dieser Test geht ohne aktive Mitwirkung des Therapeuten vor sich, da der Patient lediglich gebeten wird, normale Bewegungen auszuführen. Der sicherste Hinweis auf eine zerebrale Sauerstoffminderversorgung ist das Auftreten akuter Angst und Panik. Kommt dies während einer strukturellen Diagnostik oder bei einer manuellen Behandlung an der Halswirbelsäule vor, sollte der Therapeut die Behandlung sofort abbrechen und sich unmittelbar auf die Behandlung möglicher Gefäßkomplikationen einstellen.

13.1.5 Mechanorezeptoren und Nozizeptoren

Die gelenkigen und periartikulären Strukturen der Halswirbelsäule, insbesondere im Bereich der Kopfgelenke, weisen eine hohe Dichte an Mechanorezeptoren und Nozizeptoren auf. Durch eine Dysfunktion der Halswirbelsäule können Veränderungen in den afferenten Reflexmechanismen der Mechanorezeptoren und Nozizeptoren stattfinden, die wiederum die Gesamtfunktion des muskuloskelettalen Systems beeinflussen können und bei der Persistenz von lokalen und regionalen Symptomen mitwirken. In den subokzipitalen Halsmuskeln finden wir im Verhältnis zur Muskelmasse eine große Dichte an Muskelspindeln. Daher müssen diese Muskeln für die Propriozeption eine wesentliche Bedeutung haben. In neuen Kernspin-Untersuchungen konnte bei Patienten mit posttraumatischem zerviko-kranialem Syndrom eine fettige Degeneration innerhalb des M. rectus capitis posterior major und minor nachgewiesen werden (siehe Kap. 21).

13.1.6 Beziehungen zum autonomen Nervensystem

Das Ganglion cervicale superius kontrolliert als Teil des sympathischen Nervensystems den intrakraniellen Blutfluß. Dieses Ganglion hat eine enge Beziehung zum M. longus colli sowie zur Vorderfläche von C2, mit der es durch eine tiefe bindegewebige Faszie verbunden ist. Bei einem zervikokephalen Syndrom und bei Patienten mit einer inneren Erkrankung besteht häufig eine Dysfunktion von C2. Ein kleiner Ast des zweiten Zervikalnervs verbindet sich mit dem Nervus vagus und verläuft mit diesem in den Thorakoabdominalbereich. Möglicherweise ist das der Grund, weshalb wir bei einer inneren Erkrankung häufig Dysfunktionen von C2 vorfinden.

13.2 Die strukturelle Diagnostik

An der Halswirbelsäule werden aufgrund der anatomischen und biomechanischen Gegebenheiten fünf Arten von Dysfunktionen unterschieden. An den „typischen“ Zervikalsegmenten (C3–C7) treten non-neutrale Dysfunktionen auf. Dabei besteht eine Einschränkung der Vorbeuge oder der Rückbeuge mit gekoppelter Einschränkung von Seitneigung und Rotation zur selben Seite. Am Atlanto-Axial-Gelenk finden wir bei einer somatischen Dysfunktion eine Rotationseinschränkung nach jeweils einer Seite. Auch wenn in diesem Gelenk geringe Bewegungsausschläge in Richtung Vorbeuge, Rückbeuge und Seitneigung möglich sind, so genügt die Behandlung der Rotationseinschränkung, um auch die o.g. Bewegungen wiederherzustellen. Am Atlanto-Okzipital-Gelenk (C0/C1) sind zwei Arten von Dysfunktionen möglich. Erstens eine Einschränkung der Vorbeuge oder Rückbeuge; zweitens Einschränkung der Seitneigung zur einen Seite und der gekoppelten gegenläufigen Rotation.

Bei der strukturellen Diagnostik konzentrieren wir uns zuerst auf die Palpation der tiefen Halsmuskeln und suchen nach hypertonen Regionen. Dadurch können wir die Segmente herausfinden, die eine Bewegungsprüfung erfordern. Bei der Untersuchung und Therapie werden die besten Erfolge erzielt, wenn wir an der unteren HWS beginnen und uns nach oben vortasten.

Der wichtigste knöcherne Orientierungspunkt der typischen zervikalen Segmente ist die Reihe der Gelenkfortsätze. Wir finden sie in einer tiefen Faszienrinne, die medial vom M. semispinalis und lateral vom zervikalen Anteil des M. longissimus begrenzt wird. Der Therapeut kann mit seinen Fingern die Gelenkfortsätze jedes Zervikalsegmentes tasten und eine Bewegungsprüfung ausführen. Der Gelenkfortsatz bei einem typischen Zervikalgelenk hat die Größe einer Fingerspitze. Bei der Untersuchung beginnen wir mit der Palpation der Dornfortsätze von C2 bis C7. Der Proc. spinosus von C2 ist nach der Protuberantia occipitalis in kaudaler Richtung der erste Knochenvorsprung in der Mittellinie. Der Proc. spinosus von C7 (Vertebra prominens) bleibt auch bei einer Rückbeuge der Halswirbelsäule palpabel. Die Gelenkfortsätze von C2 und C7 liegen in gleicher Höhe wie die Dornfortsätze. Legt der Untersucher seine Finger zwischen die Gelenkfortsätze von C2 und C7, so nehmen die Fingerspitzen mit C3, C4, C5 und C6 Kontakt auf. Dadurch kann jedes Zervikalgelenk exakt lokalisiert werden. Die strukturelle Diagnostik kann sowohl am sitzenden wie auch am liegenden Patienten durchgeführt werden.

Diagnostik an der Halswirbelsäule

Untersuchung der typischen Halswirbel im Sitzen

1. Der Patient sitzt auf dem Untersuchungstisch oder auf einem Stuhl.
2. Der Therapeut steht hinter dem Patienten und legt Daumen und Zeigefinger der rechten Hand beidseits auf die Wirbelbogengelenke. Die linke Hand liegt am Scheitel des Kopfes, um eine Bewegung induzieren zu können (Abb. 13.1).
3. Die linke Hand des Therapeuten induziert eine Vorbeuge, Rechtsseitneigung und Rechtsrotation und beurteilt das linke Wirbelbogengelenk in bezug auf das Öffnen des Gelenkes (Abb. 13.2).
4. Der Therapeut induziert eine Vorbeuge, Linksseitneigung und Linksrotation und palpiert mit dem rechten Zeigefinger am rechten Wirbelbogengelenk, wobei wieder die Öffnungsbewegung registriert wird (Abb. 13.3).
5. Der Therapeut induziert mit seiner linken Hand eine Rückbeuge, Rechtsseitneigung und Rechtsrotation. Der rechte Zeigefinger palpiert das rechte Wirbelbogengelenk und prüft, ob es sich schließt (Abb. 13.4).
6. Es wird eine Rückbeuge, Linksseitneigung und Linksrotation mit der linken Hand durchgeführt, der rechte Daumen palpiert die Wirbelbogengelenke auf der linken Seite und beurteilt, ob sie sich schließen können (Abb. 13.5).

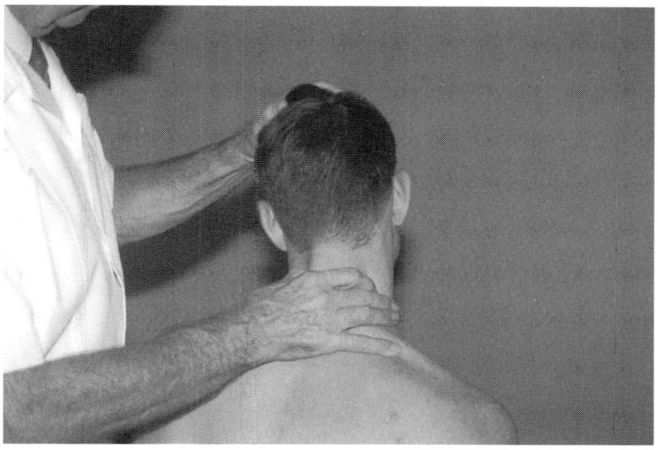

Abb. 13.3

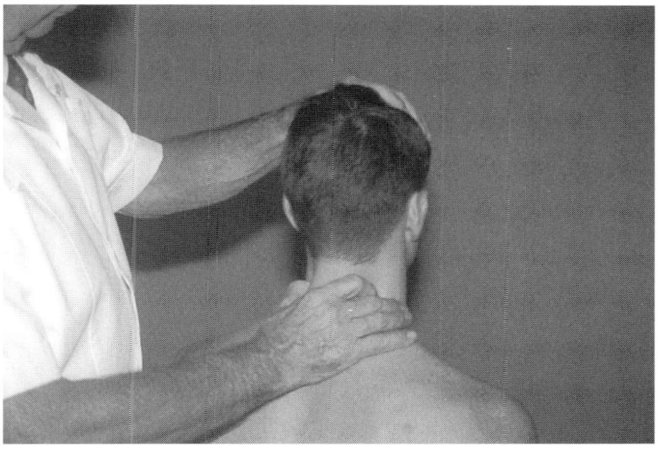

Abb. 13.1

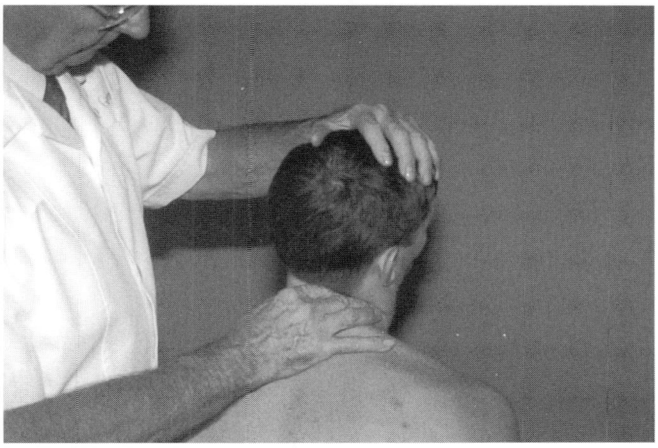

Abb. 13.4

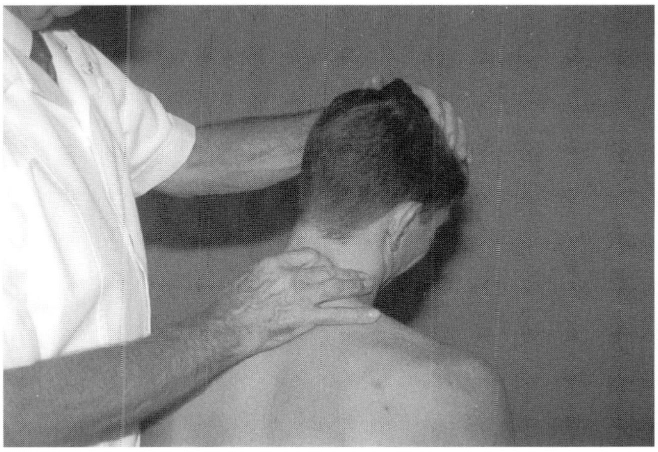

Abb. 13.2

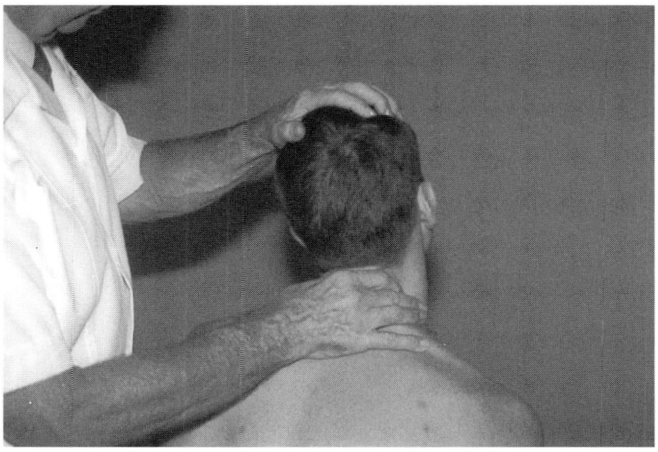

Abb. 13.5

Diagnostik an der Halswirbelsäule

Die Untersuchung des Atlanto-Axial-Gelenks im Sitzen

1. Der Patient sitzt auf dem Untersuchungstisch, der Therapeut steht hinter ihm.
2. Der Therapeut umgreift mit beiden Händen den Kopf des Patienten und induziert eine Vorbeuge (Abb. 13.6). Dadurch wird die Rotationsfähigkeit der unteren Halswirbel eingeschränkt.
3. Es wird eine Rechtsrotation durchgeführt und auf eine Bewegungseinschränkung geachtet (Abb. 13.7).
4. Es wird eine Linksrotation induziert und wieder auf eine Bewegungseinschränkung geachtet (Abb. 13.8).

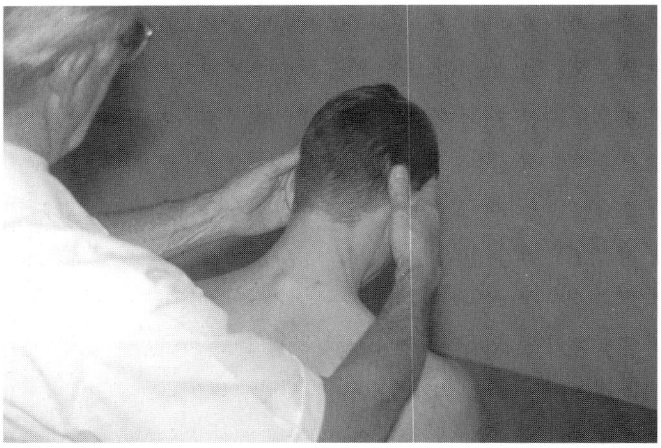

Abb. 13.6

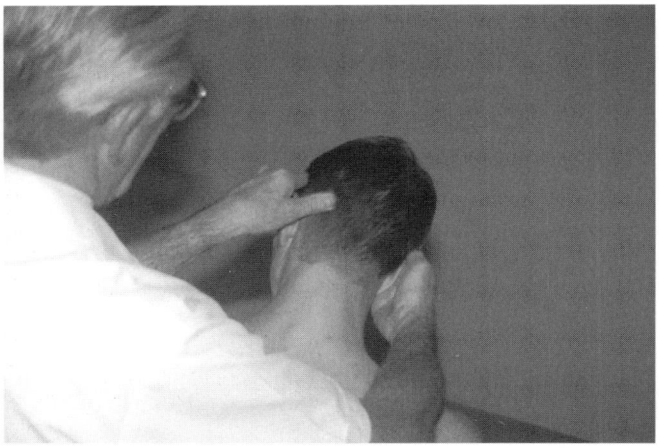

Abb. 13.8

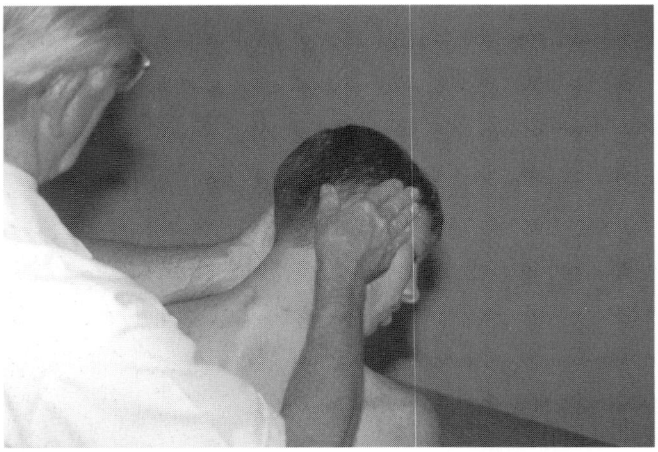

Abb. 13.7

Diagnostik an der Halswirbelsäule

Die Untersuchung des Atlanto-Okzipital-Gelenkes (C0–C1) im Sitzen

1. Der Patient sitzt auf dem Untersuchungstisch.
2. Der Therapeut steht hinter dem Patienten und umgreift mit Daumen und Zeigefinger der rechten Hand den hinteren Atlasbogen. Die linke Hand liegt auf dem Kopf des Patienten.
3. Der Therapeut induziert mit seiner linken Hand eine Rückbeuge, Linksseitneigung und Rechtsrotation des Kopfes und tastet nach einer Gewebefülle unter dem rechten Daumen, die eine posteriore Rotation des Atlas auf der linken Seite anzeigt (Abb. 13.9).
4. Der Therapeut induziert mit seiner linken Hand eine Rückbeuge, Rechtsseitneigung und Linksrotation des Kopfes. Mit dem rechten Zeigefinger wird nach einer Prominenz des rechten Atlasbogens getastet, welche eine Rechtsrotation des Atlas anzeigt (Abb. 13.10).
5. Der Therapeut induziert eine Vorbeuge, Rechtsseitneigung und Linksrotation mit der linken Hand und tastet mit dem rechten Zeigefinger die Prominenz des rechten Atlasbogens, die die Rechtsrotation des Atlas anzeigt (Abb. 13.11).
6. Der Therapeut induziert eine Vorbeuge, Linksseitneigung und Rechtsrotation des Kopfes und tastet mit dem rechten Daumen den linken hinteren Atlasbogen, der bei einer Linksrotation des Atlas prominent wird (Abb. 13.12).

Anmerkung: Rechter Daumen und rechter Zeigefinger prüfen die Rotation des Atlas in bezug zur induzierten Rotation des Okziput und nicht in bezug zur Frontalebene.

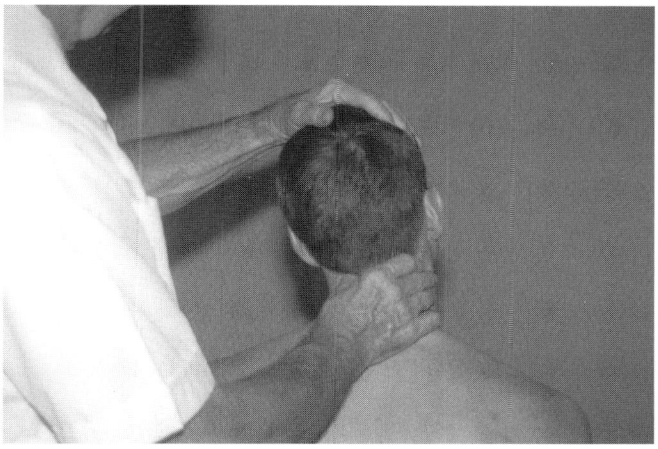

Abb. 13.9

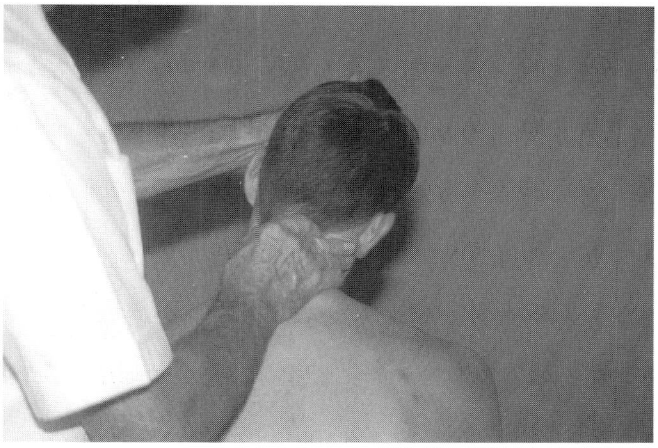

Abb. 13.11

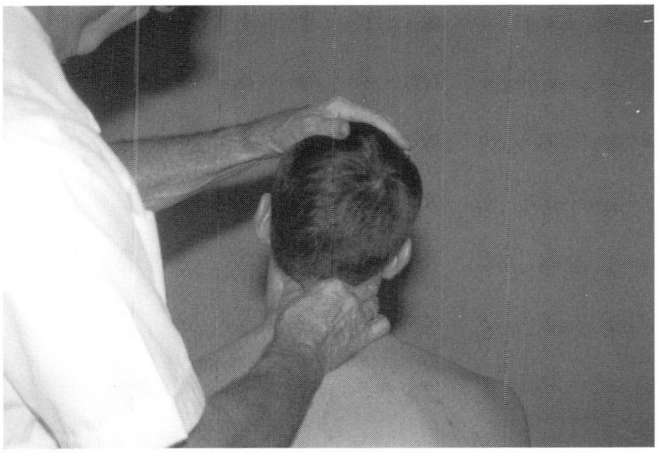

Abb. 13.10

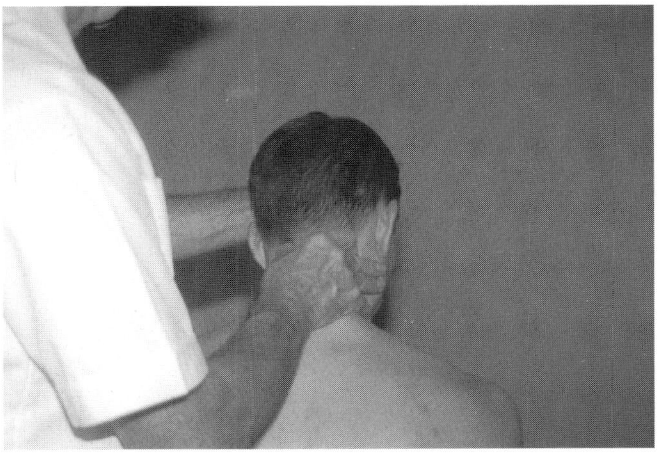

Abb. 13.12

Diagnostik an der Halswirbelsäule

Typische Segmente (C3–C7)

Rückenlage
Untersuchung auf eine Dysfunktion in Flexions-, Rotations- und Seitneigungsfehlstellung (FRS)

1. Der Patient befindet sich in Rückenlage auf dem Untersuchungstisch, der Therapeut sitzt am Kopfende.
2. Der Therapeut nimmt mit Zeige- und Mittelfinger jeder Hand Kontakt am Gelenkfortsatz des zu testenden Wirbels auf (Abb. 13.13).
3. Der Therapeut kontrolliert mit seinen Handflächen und den Daumenballen den Kopf und die obere HWS (Abb. 13.14).
4. Der Therapeut führt mit seinen Fingern eine Translation des Wirbels nach anterior durch, bis er an der Barriere der Rückbeuge angekommen ist (heben Sie die Finger in Richtung Decke) (Abb. 13.15).
5. Es wird eine Translation von rechts nach links durchgeführt und nach einer Bewegungseinschränkung getastet (Abb. 13.16). Wird ein Widerstand angetroffen, so wird die Bewegungseinschränkung wie folgt definiert: Rückbeuge, Rechtsseitneigung und Rechtsrotation sind eingeschränkt, der Wirbel steht in Flexion, Linksrotation, Linksseitneigung (FRS_{links}). Etwas hindert die rechte Facette, sich zu schließen.
6. Es wird eine Translationsbewegung von links nach rechts durchgeführt und auf eine Bewegungseinschränkung geachtet (Abb. 13.17). Treffen Sie auf einen Widerstand, besteht eine Bewegungseinschränkung in Rückbeuge, Linksseitneigung und Linksrotation. Der Wirbel steht in Flexion, Rechtsseitneigung, Rechtsrotation (FRS_{rechts}). Die linke Facette kann sich nicht schließen.

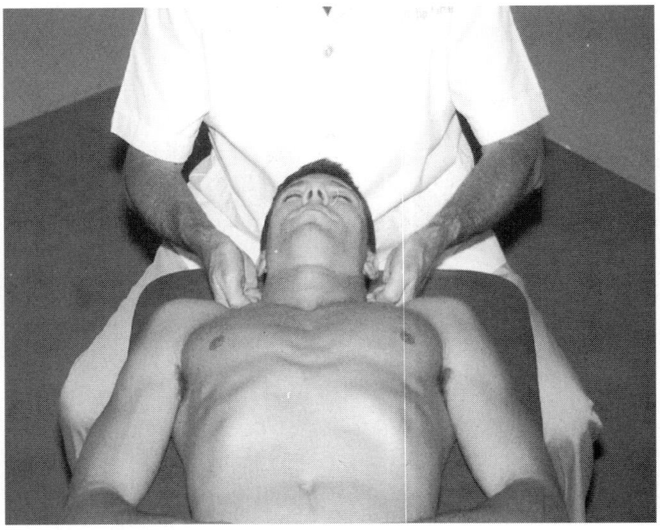

Abb. 13.13

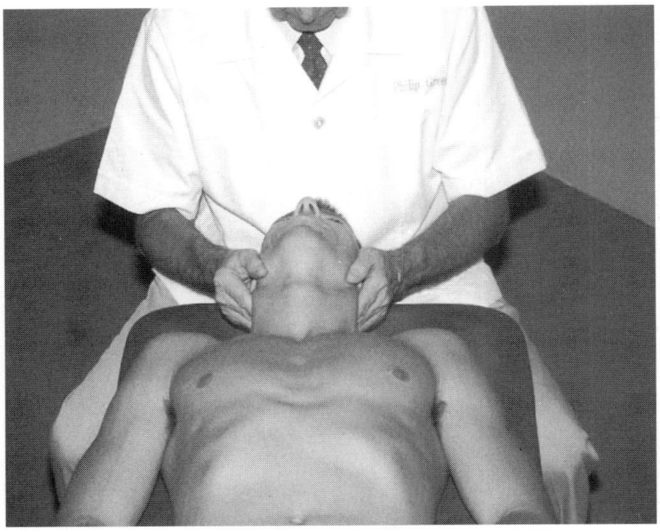

Abb. 13.15

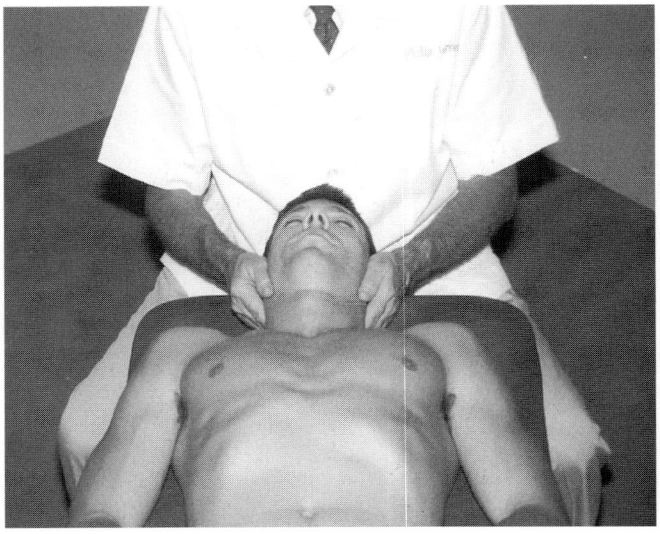

Abb. 13.14

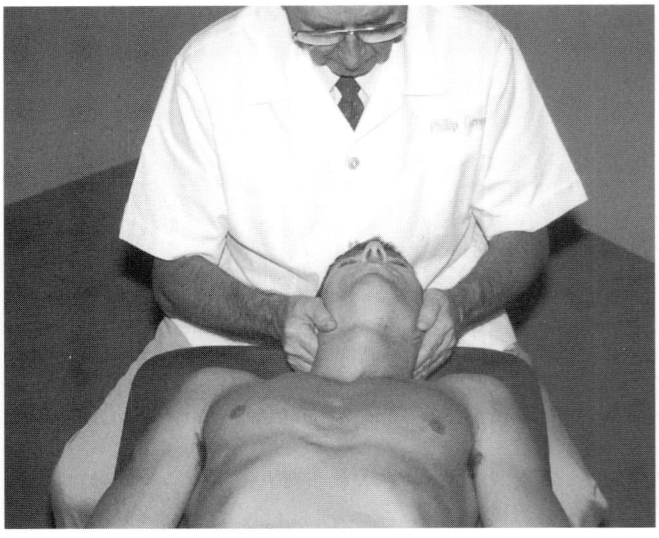

Abb. 13.16

Diagnostik an der Halswirbelsäule

Typische Zervikalsegmente (C3–C7)

Rückenlage
Untersuchung in bezug auf eine Dysfunktion mit Stellung in Extension, Rotation und Seitneigung (ERS)

1. Der Patient liegt in Rückenlage auf dem Untersuchungstisch, der Therapeut sitzt am Kopfende.
2. Der Therapeut nimmt mit Zeigefinger und Mittelfinger jeder Hand am Gelenkfortsatz des dysfunktionellen Wirbels Kontakt auf (Abb. 13.13).
3. Der Therapeut hält mit Handflächen und Daumenballen den Kopf des Patienten und die obere Halswirbelsäule (Abb. 13.14).
4. Kopf und Nacken werden bis zu dem zu untersuchenden Segment gebeugt (Abb. 13.18).
5. Der Therapeut induziert eine Translation von rechts nach links und tastet nach einem Widerstand (Abb. 13.19). Wird ein Widerstand angetroffen, so besteht die Bewegungseinschränkung in der Vorbeuge, Rechtsseitneigung und Rechtsrotation. Der Wirbel steht in Extension, Linksseitneigung und Linksrotation (ERS_{links}). Die linke Facette kann sich nicht öffnen.
6. Es wird eine Translation von links nach rechts induziert und erneut auf einen Widerstand geachtet (Abb. 13.20). Wird ein Widerstand angetroffen, so ist die Bewegung in Richtung Vorbeuge, Linksseitneigung und Linksrotation eingeschränkt. Der Wirbel steht in Extension, Rechtsseitneigung, Rechtsrotation (ERS_{rechts}). Die rechte Facette kann sich nicht öffnen.

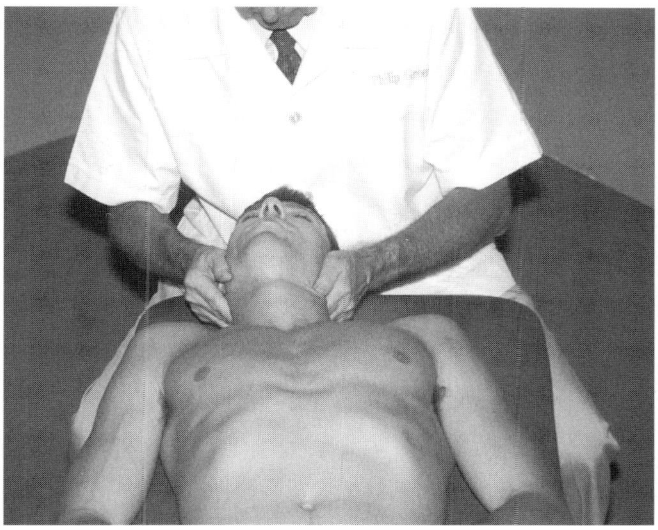

Abb. 13.17

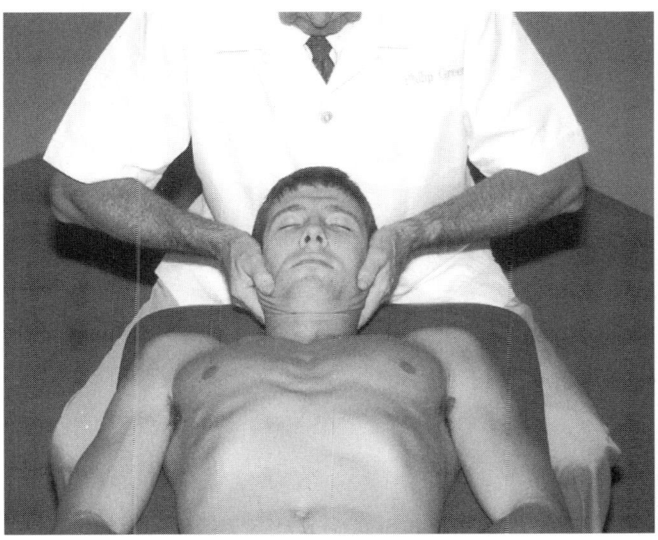

Abb. 13.18

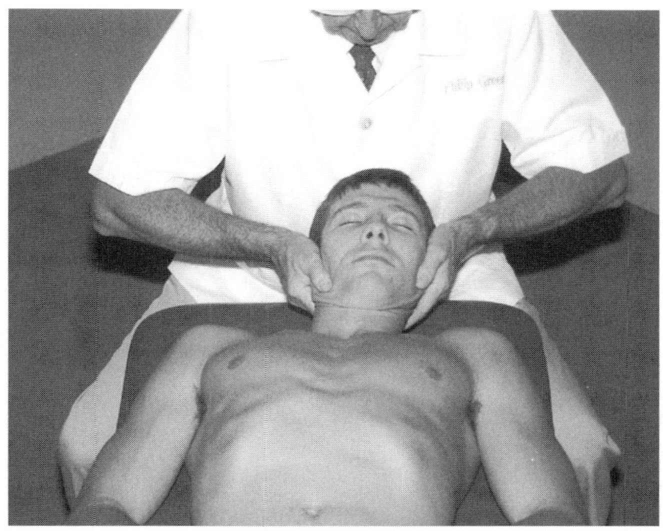

Abb. 13.19

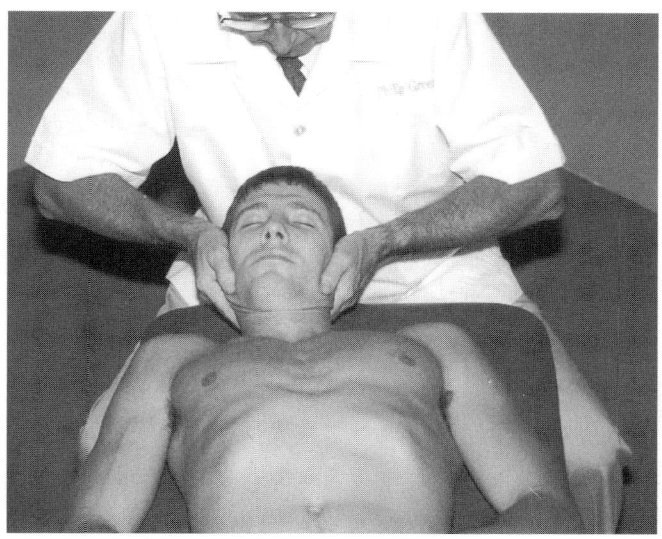

Abb. 13.20

Diagnostik an der Halswirbelsäule

Untersuchung des Atlanto-Axial-Gelenkes in Rückenlage (C1 – C2)

1. Der Patient befindet sich in Rückenlage auf dem Untersuchungstisch, der Therapeut steht oder sitzt am Kopfende des Tisches.
2. Der Therapeut hält mit beiden Händen den Kopf des Patienten, die Zeigefinger befinden sich am hinteren Atlasbogen. Der Therapeut beugt Kopf und Hals des Patienten nach vorn. Durch eine Anspannung der Ligamente wird verhindert, daß die Segmente der Halswirbelsäule unterhalb C3 mitrotieren (Abb. 13.21).
3. Der Therapeut induziert eine Rechtsrotation und tastet nach einer Bewegungseinschränkung (Abb. 13.22). Ist ein Widerstand tastbar, so besteht die Einschränkung in der Rechtsrotation (der Atlas steht links rotiert).
4. Der Kopf wird nach links rotiert, und es wird wiederum auf eine Bewegungseinschränkung geachtet (Abb. 13.23). Treffen wir auf einen Widerstand, so besteht die Bewegungseinschränkung in der Linksrotation (der Atlas steht rechts rotiert).

Anmerkung: Die Beugung von Kopf und Nacken muß während der gesamten Untersuchung gehalten werden. Achten Sie darauf, daß Kopf und Nacken während der Rotation nicht in die Rückbeuge kommen.

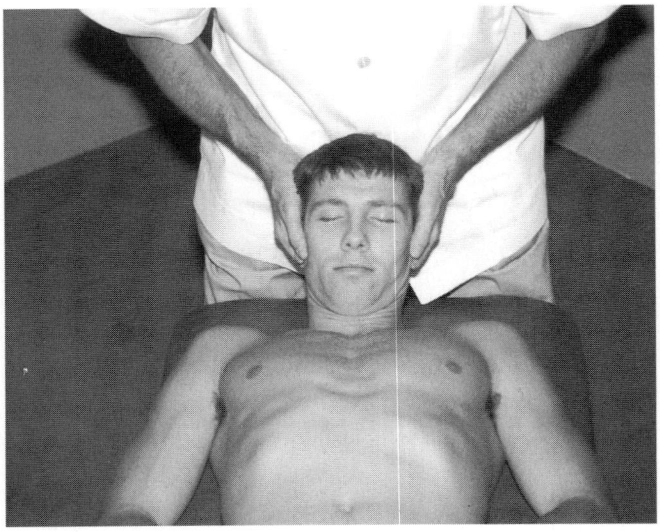

Abb. 13.21

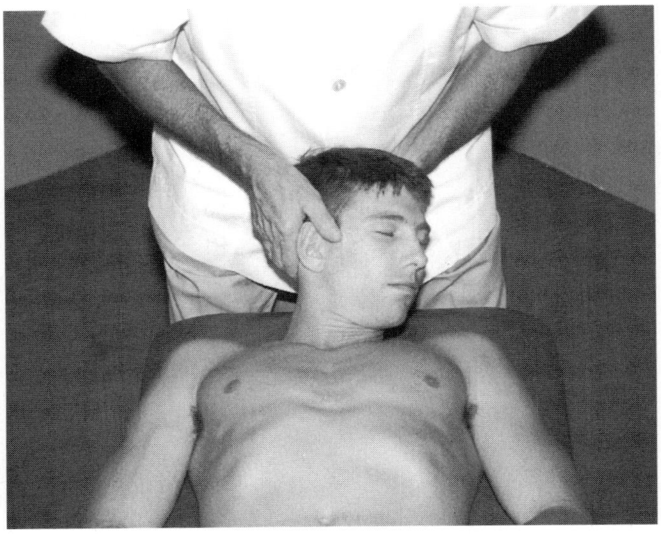

Abb. 13.23

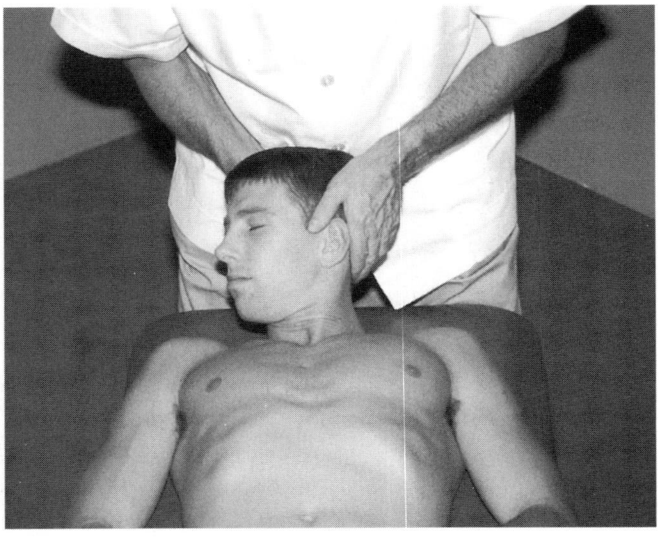

Abb. 13.22

Diagnostik an der Halswirbelsäule

Diagnostik einer Extensionseinschränkung im Atlanto-Okzipital-Gelenk in Rückenlage (C0–C1)

1. Der Patient befindet sich in Rückenlage auf dem Untersuchungstisch, der Therapeut sitzt am Kopfende des Tisches.
2. Der Therapeut umgreift mit beiden Händen den Kopf des Patienten, die Zeigefinger liegen auf dem hinteren Atlasbogen.
3. Es wird eine Rückbeuge bis zur ersten Barriere induziert, der Kopf wird dabei um eine Rotationsachse rotiert, die wir uns durch den äußeren Gehörgang verlaufend vorstellen (Abb. 13.24).
4. Der Therapeut induziert eine Translation des Kopfes von rechts nach links, die Augen des Patienten liegen parallel zur oberen Tischkante. Der Therapeut tastet nach einem Widerstand (Abb. 13.25). Treffen wir auf einen Widerstand, so ist die Bewegung in der Rückbeuge, Rechtsseitneigung und Linksrotation eingeschränkt. Das Okziput steht in Flexion, Linksseitneigung, Rechtsrotation (FS_LR_R). Der rechte Okziputkondylus kann nicht nach vorne gleiten.
5. Der Therapeut induziert eine Translation von links nach rechts und tastet nach einem Widerstand (Abb. 13.26). Wird ein Widerstand angetroffen, so ist die Bewegung in Rückbeuge, Linksseitneigung und Rechtsrotation eingeschränkt. Der Atlas steht in Flexion, Rechtsseitneigung, Linksrotation (FS_RR_L). Der linke Okziputkondylus kann nicht nach vorne gleiten.

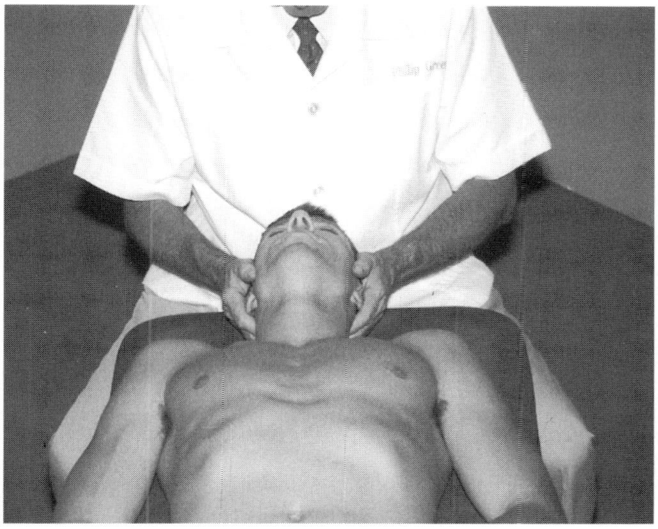
Abb. 13.24

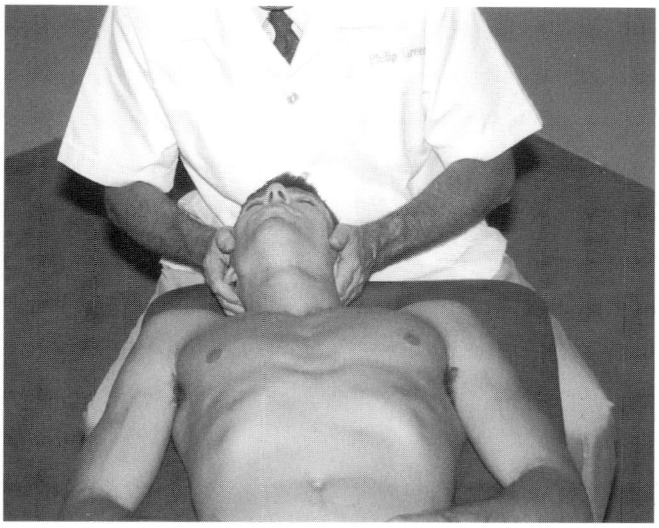
Abb. 13.26

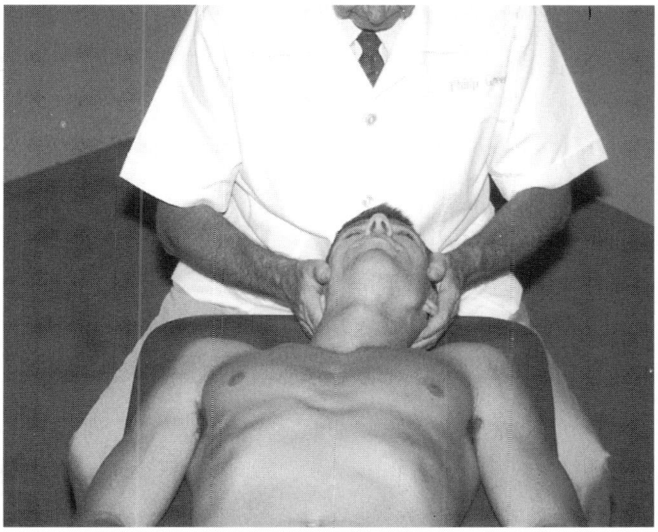
Abb. 13.25

Diagnostik an der Halswirbelsäule

Untersuchung einer Flexionseinschränkung am Atlanto-Okzipital-Gelenk in Rückenlage (C0–C1)

1. Der Patient befindet sich in Rückenlage auf dem Untersuchungstisch, der Therapeut sitzt am Kopfende.
2. Der Therapeut umfaßt mit seinen Händen den Kopf des Patienten, die Zeigefinger liegen am hinteren Atlasbogen.
3. Der Therapeut induziert eine Kopfvorbeuge, indem er den Kopf um eine Achse rotiert, die durch den äußeren Gehörgang verläuft. Achten Sie darauf, wann sich der Atlas mitzubewegen beginnt (Abb. 13.27).
4. Es wird eine Translation von rechts nach links durchgeführt und auf einen Widerstand geachtet (Abb. 13.28). Wird ein Widerstand gefühlt, so ist die Bewegung in Vorbeuge, Rechtsseitneigung und Linksrotation eingeschränkt. Das Segment steht in Extension, Seitneigung nach links und Rotation nach rechts (ES_LR_R). Der linke Okziputkondylus kann nicht nach hinten gleiten.
5. Es wird eine Translation von links nach rechts durchgeführt und erneut ein Widerstand gesucht (Abb. 13.29). Wird ein Widerstand angetroffen, so ist die Bewegung in Vorbeuge, Linksseitneigung und Rechtsrotation eingeschränkt. Das Segment steht in Extension, Seitneigung nach rechts und Rotation nach links (ES_RR_L). Der rechte Okziputkondylus kann nicht nach hinten gleiten.

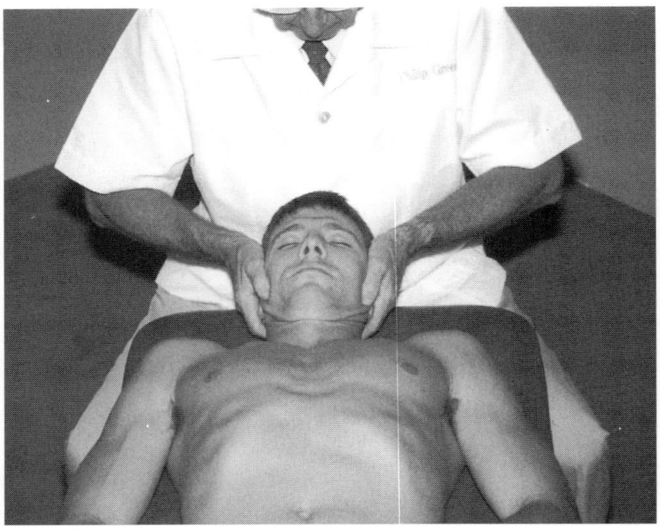

Abb. 13.27

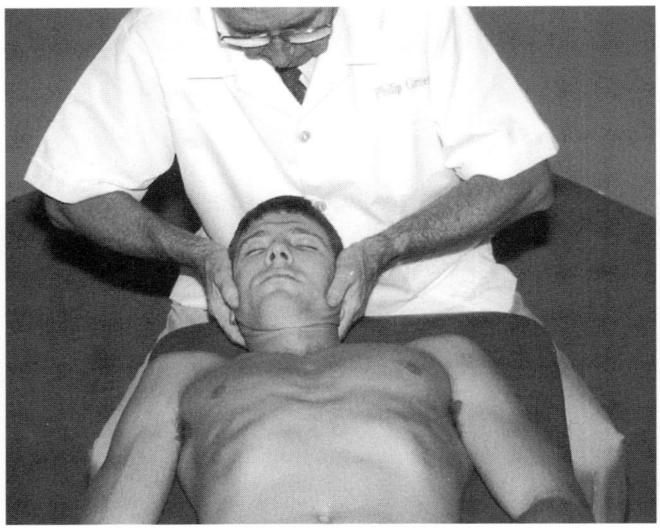

Abb. 13.29

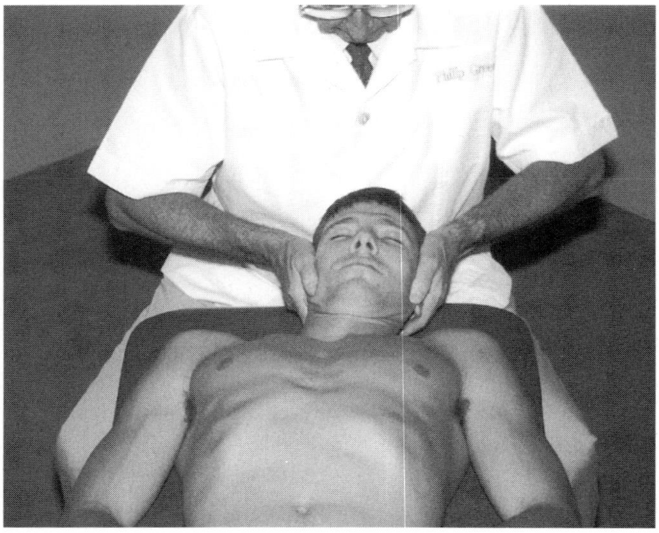

Abb. 13.28

Diagnostik an der Halswirbelsäule

Untersuchung des Kondylengleitens am Atlanto-Okzipital-Gelenk in Rückenlage (C0–C1)

1. Der Patient liegt auf dem Untersuchungstisch, der Therapeut sitzt am Kopfende des Tisches.
2. Der Therapeut umfaßt den Kopf auf beiden Seiten und rotiert ihn um 30° nach rechts (Abb. 13.30).
3. Es wird eine Translation nach vorne induziert, wobei der rechte Kondylus nach vorne gleitet. Der Therapeut tastet nach einem Widerstand (13.31).
4. Es wird eine Translation nach hinten durchgeführt, welche erfordert, daß der rechte Kondylus nach posterior gleitet (Abb. 13.32).
5. Der Therapeut rotiert den Kopf um 30° nach links (Abb. 13.33).

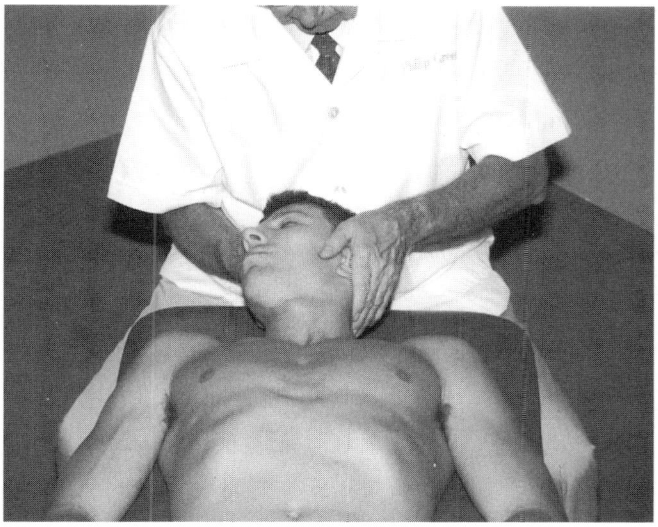

Abb. 13.30

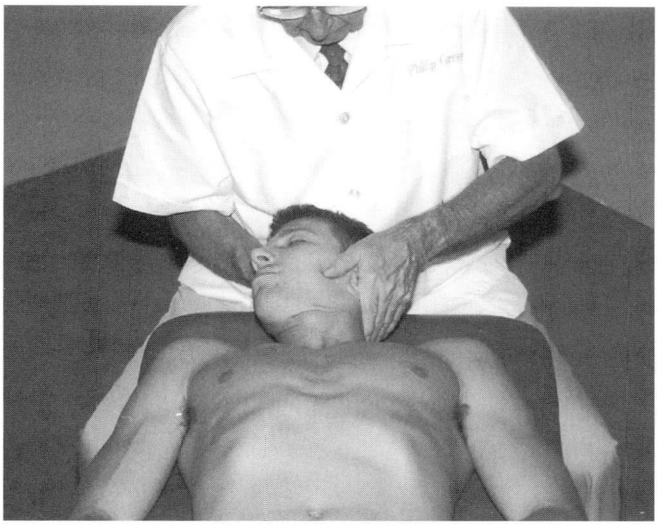

Abb. 13.32

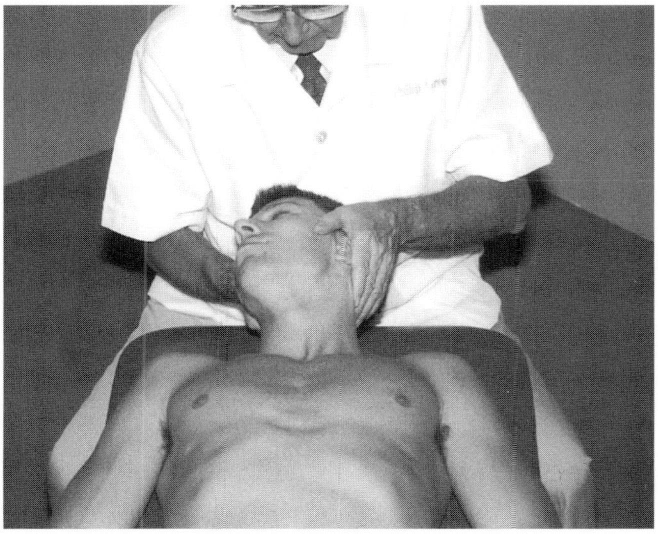

Abb. 13.31

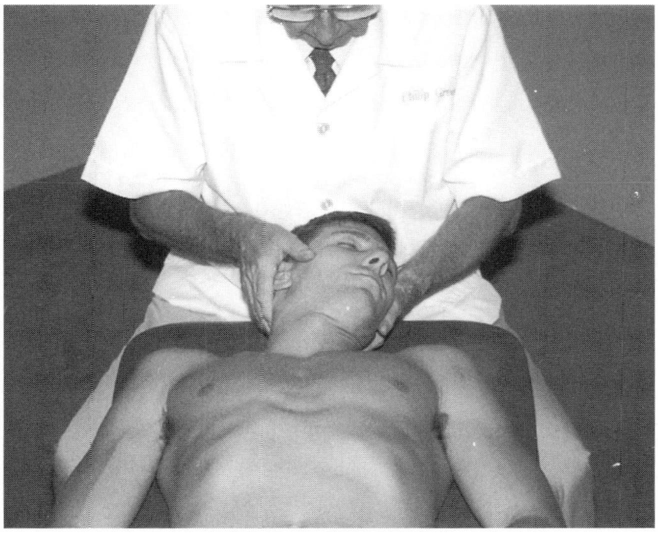

Abb. 13.33

6. Der Therapeut induziert eine Translationsbewegung des Kopfes nach vorne, wobei der linke Kondylus nach vorne gleiten muß (Abb. 13.34).
7. Es folgt eine Translation nach hinten, wobei der linke Kondylus nach hinten gleiten muß. Achten Sie auf einen Widerstand (Abb. 13.35).

Anmerkung: Bei diesem Test wird jeder Okziputkondylus in bezug auf Vorbeuge und Rückbeuge untersucht. Wenn wir dabei auf einen Widerstand stoßen, wird auch die Seitneigung und Rotation, die in entgegengesetzte Richtungen erfolgt, eingeschränkt sein (dies sind die kleinen Bewegungsausschläge).

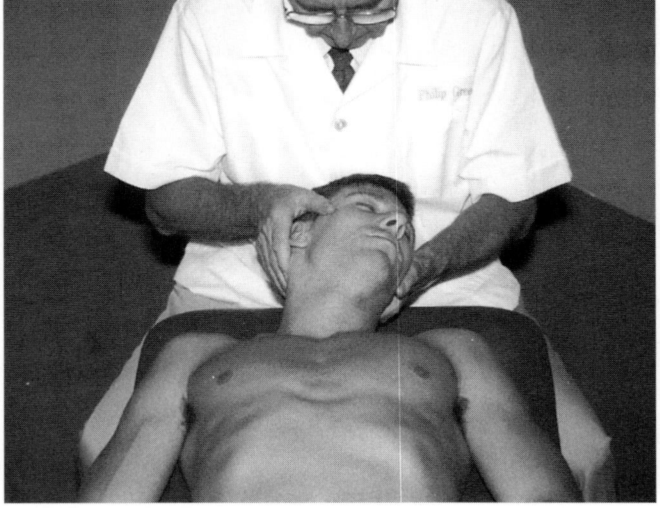

Abb. 13.34

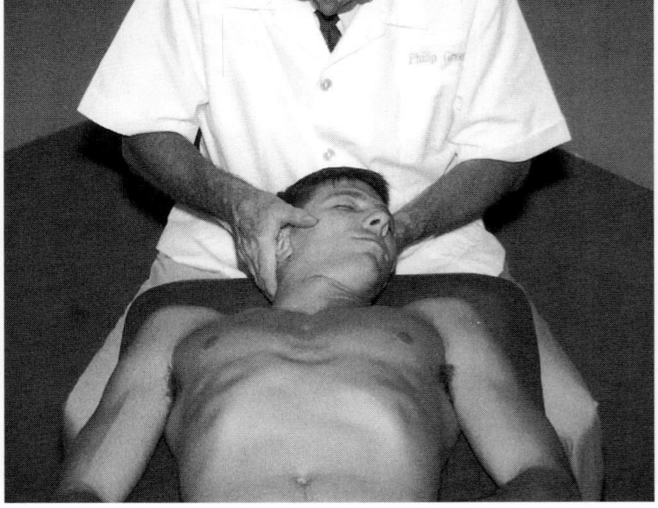

Abb. 13.35

13.3 Diagnostik an der Halswirbelsäule

13.3.1 Die Streßtests für die obere Halswirbelsäule

An der oberen Halswirbelsäule können Frakturen, Dislokationen und Bandverletzungen nach Traumen auftreten. In der manuellen Medizin haben wir es selten mit Frakturen und Dislokationen zu tun. Bandschäden kommen jedoch häufiger vor. Mit folgenden diagnostischen Tests kann eine Hypomobilität als Zeichen einer somatischen Dysfunktion diagnostiziert werden. Deutlich schwieriger ist es, frühe Stadien der Hypermobilität festzustellen. Eine Streßtestung des okzipito-zervikalen Überganges ist schwer zu interpretieren. Wenn die folgenden diagnostischen Tests für das Atlanto-Okzipital- und das Atlanto-Axial-Gelenk keine Einschränkung im Bewegungsumfang, jedoch ein asymmetrisches lockeres Endgefühl ergeben, so besteht der Verdacht auf eine Hypermobilität, verursacht durch Bandüberdehnung.

Wir haben unter den zahlreichen Untersuchungsmöglichkeiten zwei Tests ausgewählt. Der erste Test beurteilt die anterior-posteriore Bewegung der oberen Halswirbelsäule. Der Therapeut hält das Okziput in Rückenlage und führt eine Translation nach anterior von Atlas und Axis durch, dabei wird die Beweglichkeit getestet. Die Daumen kommen nun auf den vorderen Anteil des Proc. transversus von Atlas und Axis zu liegen und führen eine Translation nach posterior durch. Ist diese anterior-posteriore Translationsbewegung im Vergleich zum Normalbefund verändert, so kann dies ein Hinweis auf eine Lokkerung des transaxialen Ligamentes sein. Beim zweiten Test wird der Proc. spinosus von C2 palpiert, anschließend wird eine Seitneigung des Kopfes induziert. Die Rechtsseitneigung des Okziput sollte eine unmittelbare Rechtsrotation von C2 bewirken. Sollte diese Rechtsrotation asymmetrisch oder erst verspätet eintreten, so liegt der Verdacht einer Lockerung der Ligamenta alaria nahe.

Ein Hauptproblem der Untersuchung auf Hypermobilität in dieser Region ist: Die Hypermobilität kann Ausdruck einer Kompensation von Hypomobilitäten in anderen Segmenten der oberen Halswirbelsäule sein. Es stellt sich dann die Frage, ob es sich um eine kompensatorische Hypermobilität oder eine echte Bandlockerung handelt.

Besteht auch nur der geringste Verdacht auf eine klinisch relevante Bandschädigung, muß die radiologische Diagnostik herangezogen werden. Belastungsaufnahmen der oberen HWS in passiver Rotation können entweder mittels Computer- oder Kernspintomographie angefertigt werden. Axiale Aufnahmen in Linksrotation und Rechtsrotation ermöglichen die Beurteilung der segmentalen Mobilität wie auch der Symmetrie. Bei der Beurteilung der einzelnen Bänder hat die Kernspintomographie eine etwas höhere Aussagekraft.

13.4 Therapeutische Techniken

Die im folgenden beschriebenen Techniken werden als direkte Techniken bezeichnet, da sie direkt an die restriktive Barriere herangehen. Die beiden aktivierenden Kräfte sind die Muskelenergietechnik als intrinsische aktivierende und die Mobilisation mit Impuls als extrinsische aktivierende Kraft. Wir empfehlen, mit der Muskelenergietechnik zu beginnen, da die meisten Dysfunktionen an der HWS gut darauf ansprechen. Wenn bei einem Patienten die Muskelenergietechnik keine Wirkung zeigt, kann eine Mobilisation mit Impuls angewandt werden. Zeigt sich in der Diagnostik eine schwere Einschränkung der Gelenkbeweglichkeit oder der periartikulären Strukturen, ist die Mobilisation mit Impuls effektiver.

Wir empfehlen, die Behandlung in der unteren Halswirbelsäule zu beginnen und sich dann nach oben bis zum okzipito-zervikalen Übergang vorzuarbeiten. Dadurch ist eine einfachere und exaktere Diagnostik der einzelnen Segmente möglich. Häufig finden wir an mehreren typischen Zervikalsegmenten (C3–C7) non-neutrale Dysfunktionen, die einzeln behandelt werden müssen. Ziel jeder manualtherapeutischen Behandlung ist, das Okziput auf der Halswirbelsäule in ein Gleichgewicht zu bringen. Diese Anwendung des biomechanischen Modells würde nahelegen, daß das Atlanto-Okzipital-Gelenk zuletzt behandelt wird. Für diese Regel gibt es jedoch eine Ausnahme: Es hat sich als sinnvoll erwiesen, zuerst das Segment mit der größten Bewegungseinschränkung zu behandeln, um einen maximalen Einfluß auf das Gesamtsystem ausüben zu können. Ist die akute Symptomatik im eingeschränkten Segment am ausgeprägtesten, so empfiehlt es sich, zuerst alle anderen Restriktoren in der Umgebung und die entzündliche Gewebekongestion zu behandeln. Bei akuten Nackensymptomen sind Neutralpunkttechniken (indirekte Techniken) die Behandlung der Wahl (siehe Kap. 10).

Muskelenergietechnik an der Halswirbelsäule

Beispiel für die typischen Halswirbel C5-C6

Diagnose
Stellung: Flektiert, linksrotiert, linksseitgeneigt (FRS_{links})
Bewegungseinschränkung: Extension, Rechtsrotation, Rechtsseitneigung

1. Der Patient befindet sich in Rückenlage auf dem Untersuchungstisch, der Therapeut sitzt am Kopfende des Tisches.
2. Der Therapeut legt die Fingerspitzen des rechten Zeige- und Mittelfingers auf den rechten Gelenkfortsatz von C5 und hält das Segment, so daß C6 darüber bewegt werden kann (Abb. 13.36).
3. Die linke Hand des Therapeuten kontrolliert Kopf und Nacken des Patienten links (Abb. 13.37).
4. Es wird eine Translation nach anterior durchgeführt, bis die Barriere in der Extension eingestellt ist (Abb. 13.38).
5. Der Therapeut induziert mit seiner linken Hand eine Seitneigung und Rotation von Kopf und Nacken nach rechts bis zur Barriere (Abb. 13.39).
6. Der Patient führt eine kleine isometrische Muskelanspannung gegen die linke Hand des Therapeuten durch. Die Bewegungsrichtung geht in die Flexion, Linksseitneigung oder Linksrotation.
7. Der Patient hält die Spannung für 3-5 Sekunden und entspannt anschließend. Nun vergrößert der Therapeut die Translationsbewegung nach vorne und nach links und geht an die nächste Barriere heran

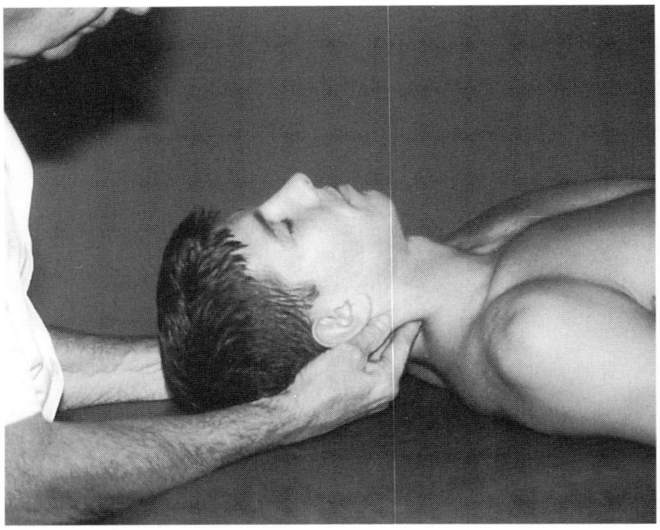

Abb. 13.36

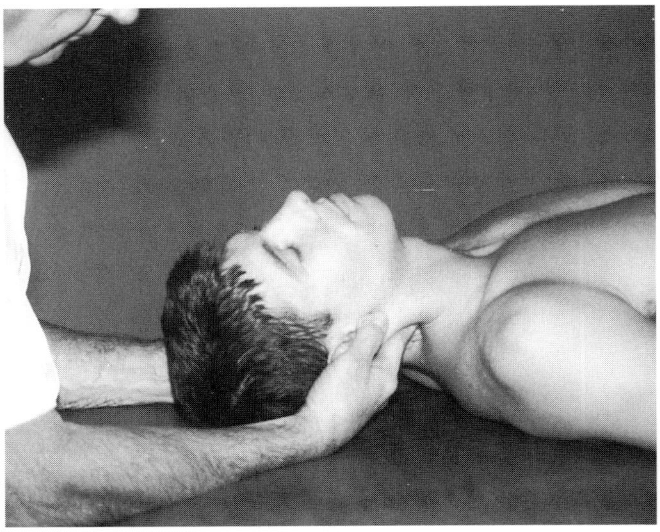

Abb. 13.38

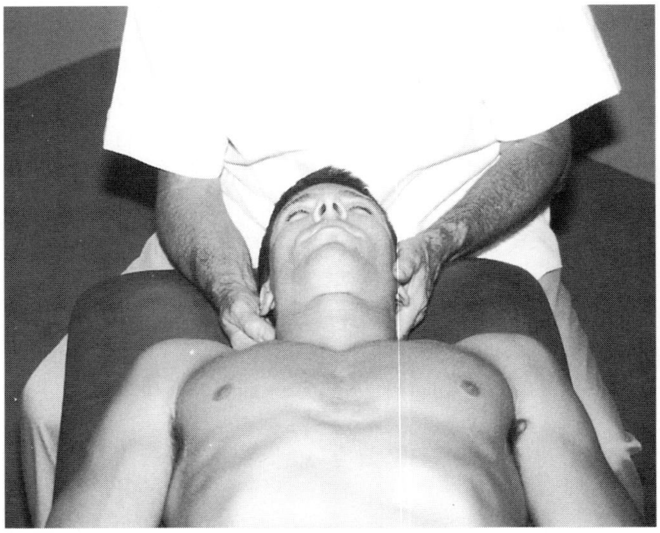

Abb. 13.37

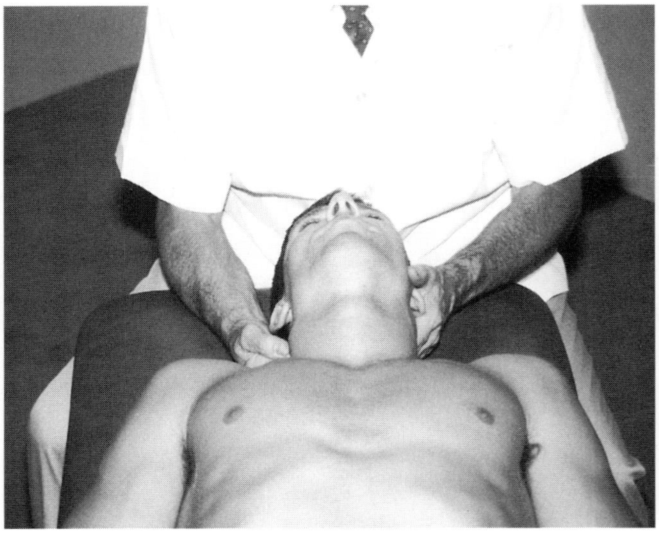

Abb. 13.39

(Abb. 13.40). Die Barriere entsteht in der Extension, Rechtsseitneigung und Rechtsrotation. Dies wird drei- bis fünfmal wiederholt.

8. Anschließend wird erneut untersucht.

Anmerkung: Als alternative aktivierende Kraft kann die Augenbewegung verwandt werden. In diesem Beispiel sind Rückbeuge, Rechtsseitneigung und Rechtsrotation eingeschränkt. Als aktivierende Kraft des Patienten erfolgt eine Blickwendung nach links unten, wobei der Therapeut am Kopf Widerstand gibt. Während der Relaxationsphase wird die neue Barriere eingestellt und die Blickwendetechnik wiederholt.

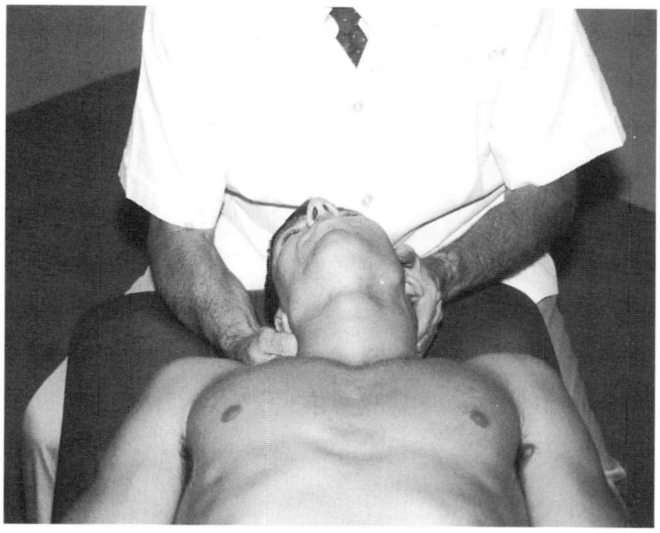

Abb. 13.40

Muskelenergietechnik an der Halswirbelsäule

Beispiel für C2-C3

Diagnose
Stellung: Extendiert, linksseitgeneigt und linksrotiert (ERS_{links})
Bewegungseinschränkung: Flexion, Rechtsseitneigung, Rechtsrotation

1. Der Patient liegt auf dem Rücken, der Therapeut sitzt am Kopfende des Tisches.
2. Der Therapeut hält mit seiner linken Hand das Okziput, der Daumen befindet sich über dem Wirbelbogengelenk von C2-C3. Der linke Zeigefinger fixiert das rechte Wirbelbogengelenk C2-C3 (Abb. 13.41).
3. Die rechte Hand des Therapeuten wird über der rechten Frontoparietalregion angelegt, um die Kopfbewegung überwachen zu können (Abb. 13.42).
4. Der Therapeut führt eine Vorbeuge des Kopfes und oberen Nackens durch, bis er den interspinösen Raum zwischen C2-C3 erreicht (Abb. 13.43).
5. Der Therapeut induziert eine Rechtsseitneigung und Rechtsrotation, indem er mit dem linken Zeigefinger eine Translation von rechts nach links ausführt. Dieser Finger ist in Kontakt mit dem rechten Wirbelbogengelenk von C2-C3. Die Barriere in bezug auf Flexion, Rechtsseitneigung und Rechtsrotation wird eingestellt (Abb. 13.44).
6. Der Patient führt eine 3-5 Sekunden dauernde isometrische Anspannung in Richtung Extension, Linksseitneigung oder Linksrotation durch. Nach der Relaxationsphase wird die neue Barriere eingestellt und die isometrische Kontraktion drei- bis fünfmal wiederholt.
7. Nachuntersuchen.

Anmerkung: Die Blickwendetechnik kann auch hier verwendet werden, dabei soll der Patient entweder in Richtung Augenbrauen oder nach links schauen.

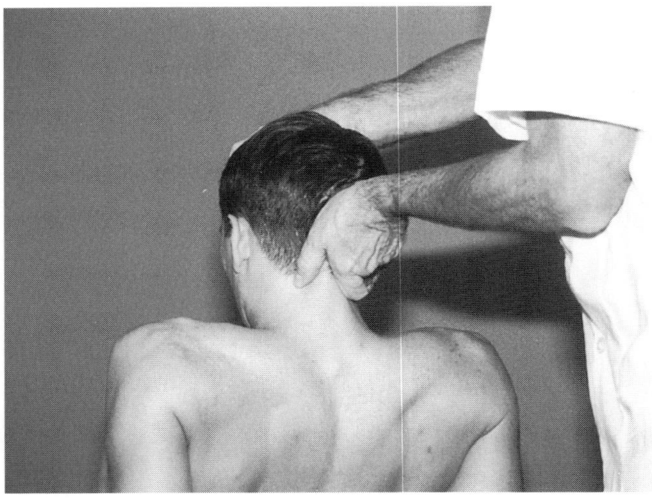

Abb. 13.41

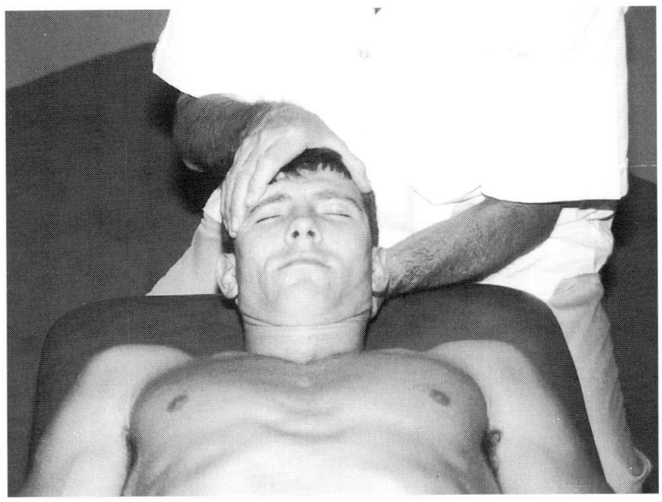

Abb. 13.43

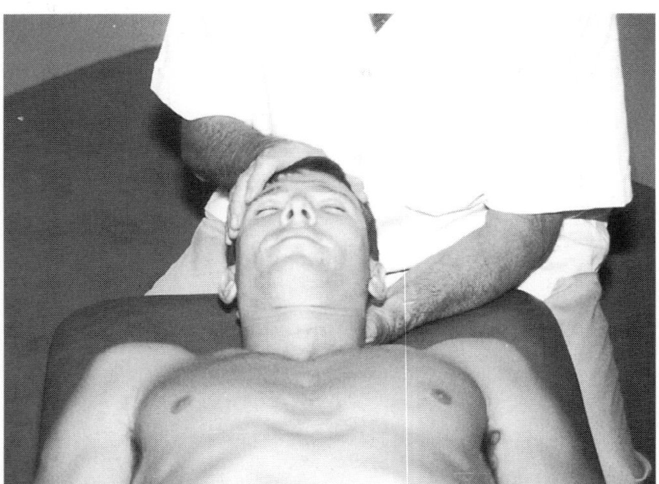

Abb. 13.42

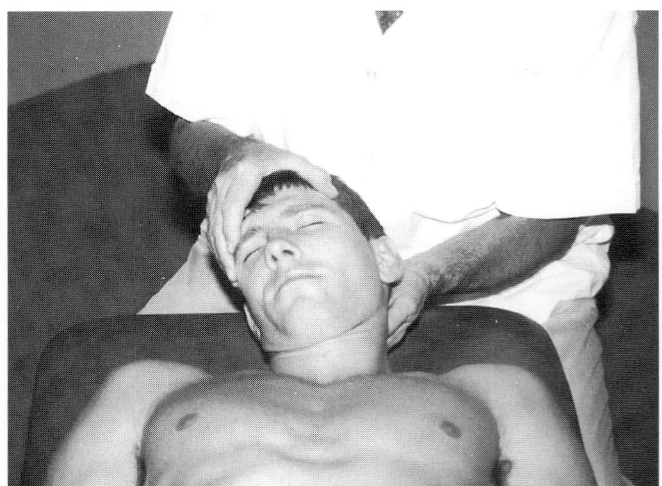

Abb. 13.44

Muskelenergietechnik an der Halswirbelsäule

Atlanto-Axial-Gelenk (C1–C2)

Diagnose
Stellung: Der Atlas ist rechts rotiert.
Bewegungseinschränkung: Der Atlas kann nicht auf dem Axis nach links rotieren

1. Der Patient befindet sich in Rückenlage auf dem Untersuchungstisch, der Therapeut sitzt oder steht am Kopfende des Tisches.
2. Der Therapeut hält den Kopf mit beiden Handflächen und beugt ihn um ca. 30° (Abb. 13.45).
3. Der Therapeut induziert eine Linksrotation bis zur Barriere (Abb. 13.46).
4. Der Patient wird gebeten, den Kopf nach rechts zu drehen (isometrische Anspannung), der Therapeut gibt Widerstand mit seiner rechten Hand.
5. Nach 3-5 Sekunden Anspannung läßt der Patient lokker, der Therapeut verstärkt anschließend die Linksrotation bis zur nächsten Barriere.
6. Der Patient wiederholt die Rechtsrotation gegen Widerstand drei- bis fünfmal.
7. Nachuntersuchen.

Anmerkung: Verwenden wir die Blickwendetechnik, so schaut der Patient nach rechts.

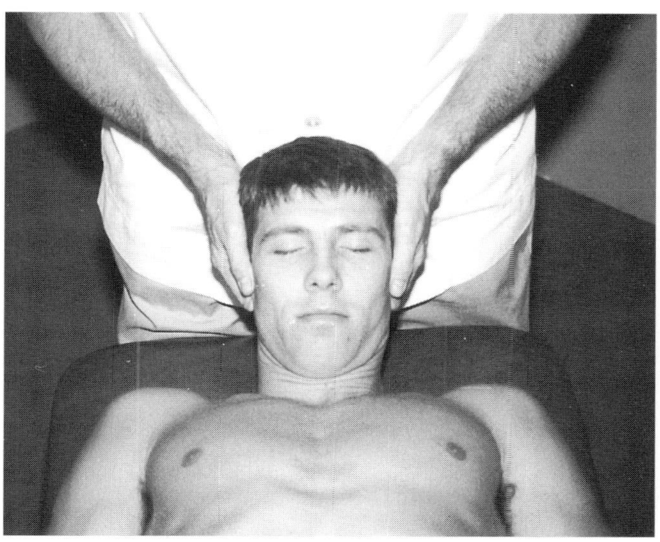

Abb. 13.45

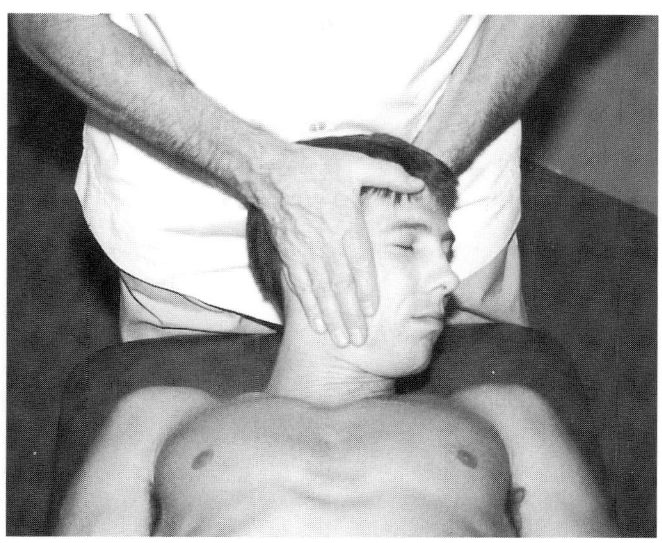

Abb. 13.46

Muskelenergietechnik an der Halswirbelsäule

Atlanto-Okzipital-Gelenk (C0 – C1)

Diagnose
Stellung: Flektiert, rechtsseitgeneigt, linksrotiert (FS_RR_L)
Bewegungseinschränkung: Extension, Linksseitneigung, Rechtsrotation

1. Der Patient befindet sich in Rückenlage auf dem Untersuchungstisch, der Therapeut sitzt oder steht am Kopfende des Tisches.
2. Der Therapeut hält mit seiner linken Hand das Okziput, dabei liegen Daumen und Zeigefinger über den Weichteilen des okzipito-zervikalen Überganges (Abb. 13.47).
3. Der Therapeut hält mit seiner rechten Hand das Kinn, dabei liegt der Zeigefinger über dem Ramus mandibulae und der Mittelfinger darunter. Der rechte Unterarm liegt am Kopf des Patienten (Abb. 13.48).
4. Der Therapeut geht an die Barriere, indem er eine Extension des Kopfes um eine gedachte Querachse durch den äußeren Gehörgang durchführt (Abb. 13.49).
5. Der Therapeut induziert mit seinem rechten Unterarm eine Translation von links nach rechts und damit eine Linksseitneigung (Abb. 13.50). Anmerkung: Es wird keine Rotation aktiv induziert.
6. Der Patient wird gebeten, zu den Füßen zu schauen oder das Kinn gegen Widerstand an die Brust zu drükken. Der Therapeut gibt dabei mit seiner rechten Hand Widerstand. Die isometrische Muskelkontraktion dauert 3-5 Sekunden.

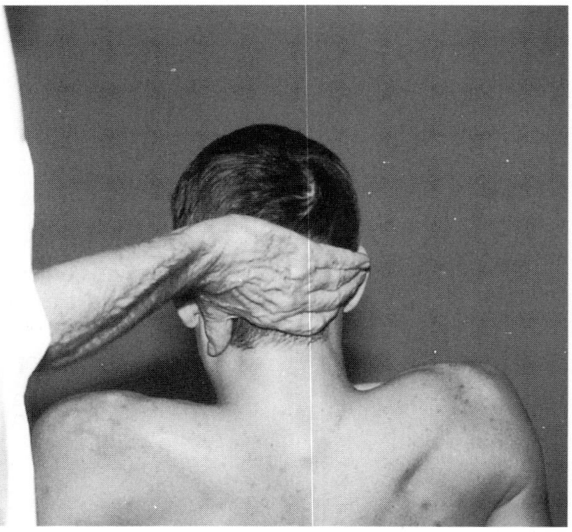

Abb. 13.47

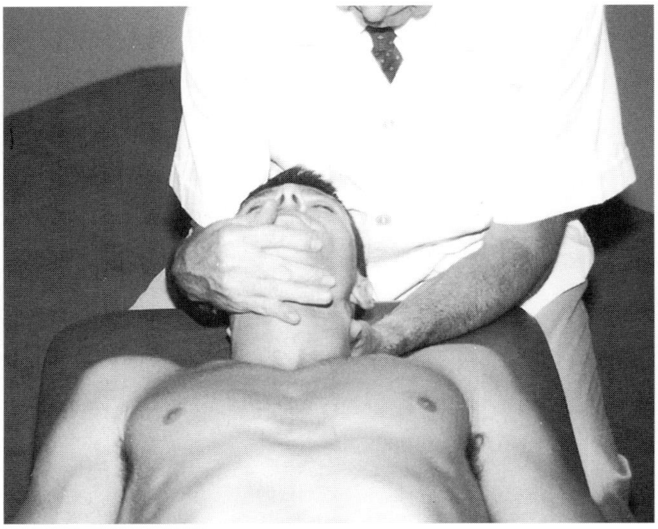

Abb. 13.49

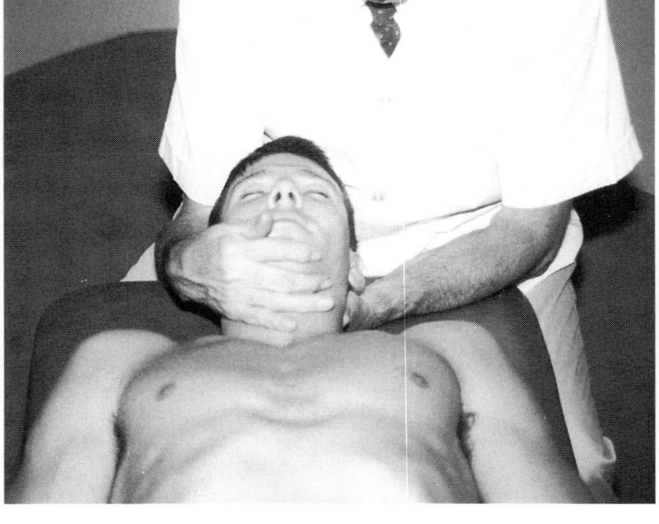

Abb. 13.48

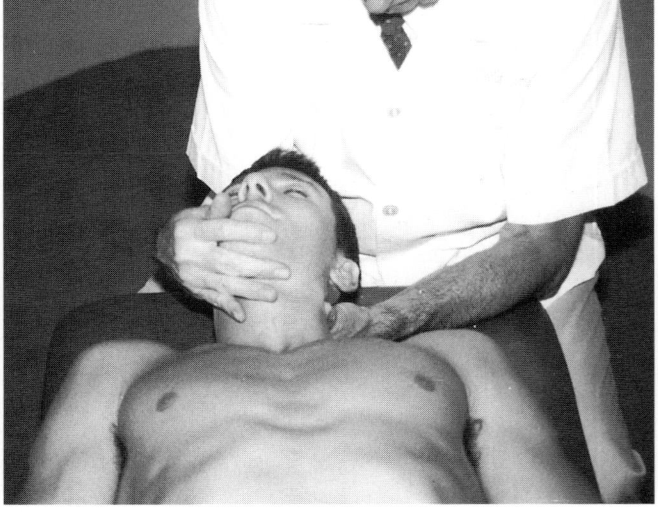

Abb. 13.50

7. Nach der Relaxationsphase geht der Therapeut zur nächsten neuen Barriere, die bei Extension, Linksseitneigung und Rechtsrotation entsteht.
8. Der Patient wiederholt die isometrische Muskelkontraktion drei- bis fünfmal. Der Therapeut stellt nach jeder Anspannung die neue Barriere ein.
9. Nachuntersuchen.

Anmerkung: Bei der Blickwendetechnik schaut der Patient zu den Füßen. Häufig genügt diese Kraft zur Korrektur der Dysfunktion.

Muskelenergietechnik an der Halswirbelsäule

Atlanto-Okzipital-Gelenk (C0-C1)

Diagnose
Stellung: Extendiert, rechtsseitgeneigt, linksrotiert (ES_RR_L)
Bewegungseinschränkung: Flexion, Linksseitneigung, Rechtsrotation

1. Der Patient befindet sich in Rückenlage auf dem Untersuchungstisch, der Therapeut sitzt oder steht am Kopfende des Tisches.
2. Der Therapeut hält mit seiner linken Hand das Okziput, die Schwimmhaut zwischen Daumen und Zeigefinger liegt über den subokzipitalen Weichteilen (Abb. 13.47).
3. Der Therapeut umfaßt mit seiner rechten Hand das Kinn, der Zeigefinger liegt vorne, der Mittelfinger hinten auf dem Ramus mandibulae. Der rechte Unterarm des Therapeuten liegt an der rechten Kopfseite des Patienten an (Abb. 13.51).
4. Es wird eine Vorbeuge induziert, wobei der Therapeut den Kopf um eine gedachte Querachse durch den äußeren Gehörgang rotiert (Abb. 13.52).
5. Der Therapeut führt mit seinem rechten Unterarm eine Linksseitneigung und Rechtsrotation durch – begleitet von einer leichten Translation von links nach rechts – und stellt die restriktive Barriere ein (Abb. 13.53). Anmerkung: Die Rechtsrotation wird nicht aktiv induziert.
6. Der Patient wird gebeten, den Kopf nach hinten in Richtung Untersuchungstisch zu drücken. Dabei gibt die Hand des Therapeuten am Hinterkopf Widerstand. Die isometrische Muskelkontraktion dauert 3-5 Sekunden.
7. Nach der Relaxationsphase geht der Therapeut zur neuen Barriere in Flexion, Linksseitneigung und Rechtsrotation.
8. Der Patient wiederholt die isometrischen Muskelanspannungen drei- bis fünfmal.
9. Nachuntersuchen.

Anmerkung: Bei der Blickwendetechnik muß der Patient zum Untersucher hinauf oder in Richtung Augenbrauen schauen.

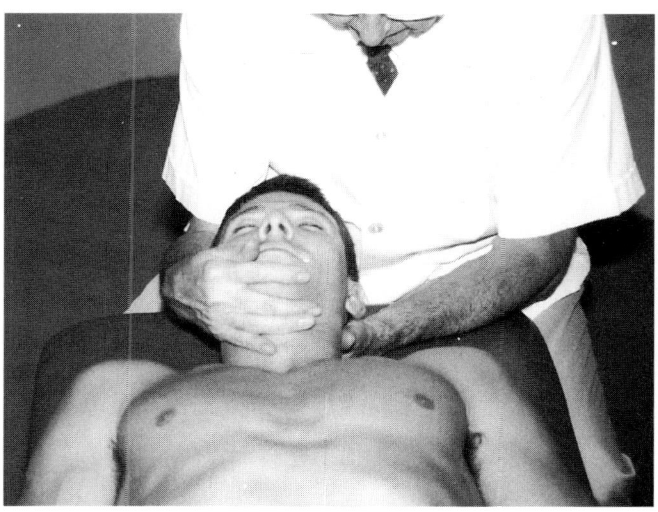

Abb. 13.51

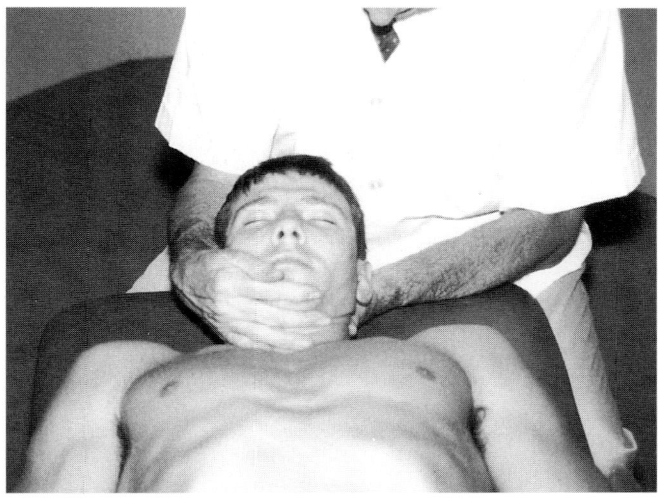

Abb. 13.52

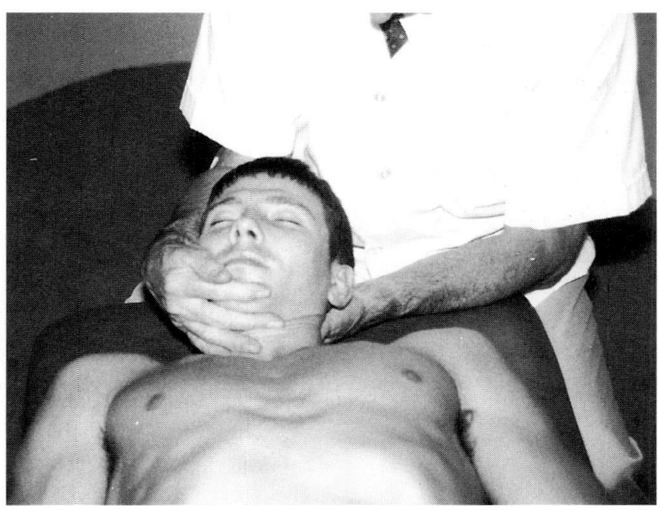

Abb. 13.53

Muskelenergietechnik an der Halswirbelsäule

Atlanto-Okzipital-Gelenk (C0-C1)

1. Der Patient befindet sich in Rückenlage, der Therapeut sitzt am Kopfende des Tisches.
2. Der Therapeut umgreift mit Daumen und Zeigefinger den hinteren Atlasbogen, das Okziput liegt in seiner Handfläche (Abb. 13.54).
3. Die rechte Hand hält mit der Daumen-Zeigefinger-Gabel die Stirn des Patienten.
4. Ist bei der bestehenden Dysfunktion die Flexion, Linksseitneigung und Rechtsrotation eingeschränkt (ES_RR_L), so induziert der Therapeut eine Vorbeuge bis zur Barriere, anschließend eine Linksseitneigung und Rechtsrotation, wieder bis zur Barriere, welche durch den Atlas gebildet wird (Abb. 13.55).
5. Der Patient führt eine isometrische Kontraktion über 3-5 Sekunden durch, wobei er den Kopf nach hinten drückt oder in die Rechtsseitneigung anspannt. Der Therapeut gibt dabei Widerstand.
6. Nach der Relaxationsphase wird die neue Barriere eingestellt und der Patient wiederholt die isometrische Muskelanspannung drei- bis fünfmal.
7. Nachuntersuchen.
8. Findet der Therapeut eine Dysfunktion, bei der Rückbeuge, Rechtsseitneigung und Linksrotation eingeschränkt sind (FS_LR_R), so induziert er eine Rückbeuge wieder im Sinne einer Rotation um eine gedachte Achse durch den äußeren Gehörgang, anschließend eine Seitneigung nach rechts und eine Rotation nach links. Er induziert diese Bewegungen mit der rechten Hand (Abb. 13.56).
9. Der Patient führt eine leichte isometrische Muskelanspannung durch, die Richtung geht dabei in Flexion oder Linksseitneigung. Der Therapeut gibt mit seiner rechten Hand Widerstand und stabilisiert dabei den Atlas mit seiner linken Hand.
10. Nach der Relaxationsphase wird die neue Barriere in Extension, Rechtsseitneigung und Linksrotation eingestellt. Der Patient wiederholt die isometrische Muskelanspannung drei- bis fünfmal.
11. Nachuntersuchen.

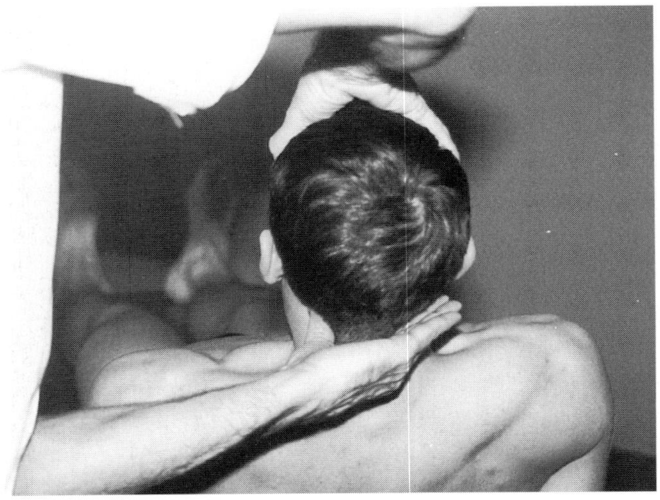

Abb. 13.54

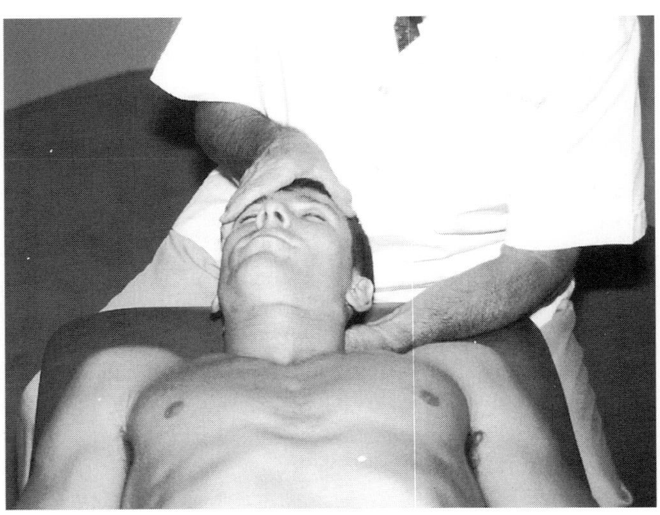

Abb. 13.55

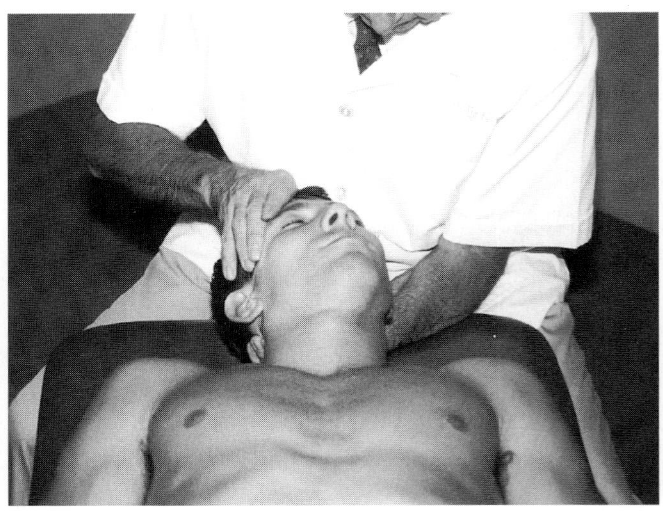

Abb. 13.56

Mobilisation mit Impuls an der Halswirbelsäule

Beispiel C5 – C6

Diagnose
Stellung: Gebeugt, linksrotiert, linksseitgeneigt (FRS_{links})
Bewegungseinschränkung: Extension, Rechtsrotation, Rechtsseitneigung

1. Der Patient befindet sich in Rückenlage auf dem Untersuchungstisch, der Therapeut sitzt oder steht am Kopfende des Tisches.
2. Die linke Hand des Therapeuten hält Kopf und Nacken des Patienten auf der linken Seite.
3. Der Therapeut nimmt mit dem Grundgelenk des rechten Zeigefingers Kontakt mit dem Gelenkfortsatz von C5 auf (dies ist der obere Wirbel des zu manipulierenden Segments) (Abb. 13.57).
4. Es wird eine Extension und Rechtsseitneigung bis zur Barriere durchgeführt (Abb. 13.58). Anmerkung: Auch wenn durch die Gelenkfunktion der oberen Halswirbelsäule der Kopf in Rechtsseitneigung und Linksrotation steht, so rotiert C5 nach rechts mit der gekoppelten Rechtsseitneigung von C5 über C6.
5. Mit der rechten Hand wird ein schneller Impuls in Richtung des Proc. spinosus von Th1 gegeben (Abb. 13.59).
6. Nachuntersuchen.

Anmerkung: Unabhängig davon, welches Halswirbelsegment blockiert ist, geht die Impulsrichtung immer auf den Proc. spinosus von Th1 zu.

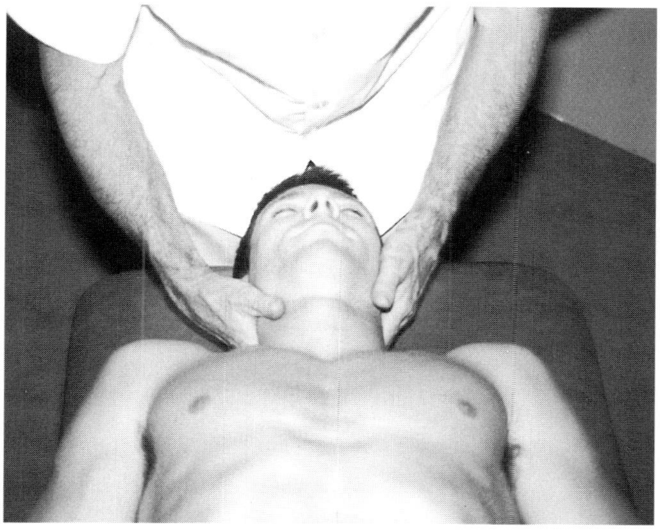

Abb. 13.57

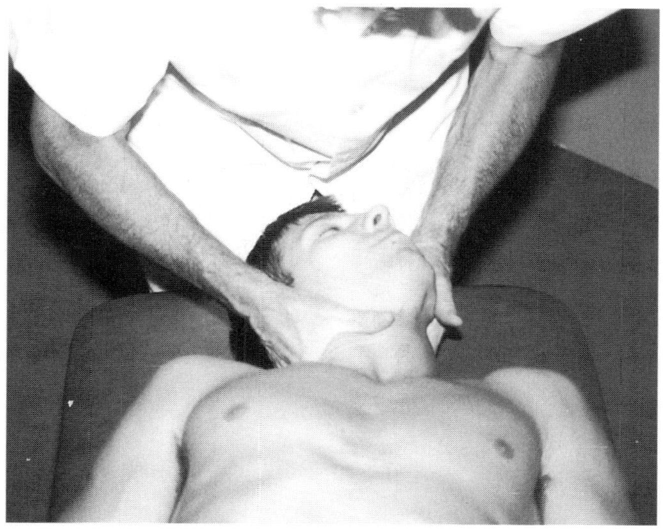

Abb. 13.59

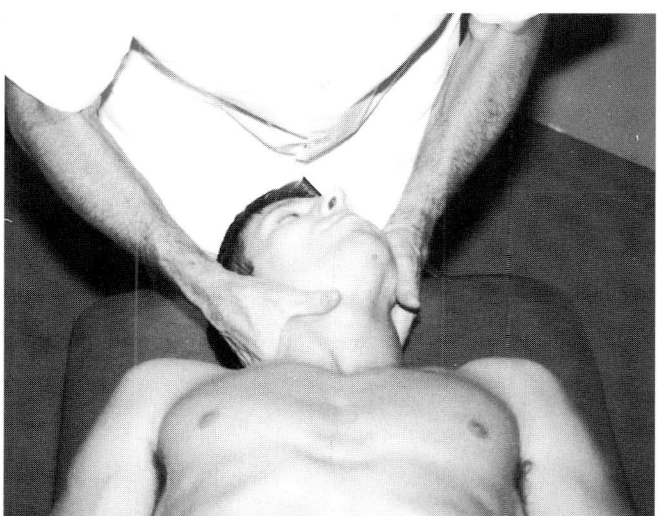

Abb. 13.58

Mobilisation mit Impuls an der HWS

Beispiel C2 – C3

Diagnose
Stellung: Extendiert, linksseitgeneigt, linksrotiert, (ERS_{links})
Bewegungseinschränkung: Flexion, Rechtsrotation, Rechtsseitneigung
Manipulationsvariante 1 zur Öffnung eines Gelenkes

1. Der Patient befindet sich in Rückenlage auf dem Untersuchungstisch, der Therapeut steht am Kopfende des Tisches.
2. Der Therapeut nimmt mit dem Grundgelenk des rechten Zeigefingers am rechten Wirbelbogengelenk von C2-C3 Kontakt auf. Er hält mit der linken Hand den Kopf und Nacken des Patienten (Abb. 13.60).
3. Der Kopf wird gebeugt und in eine Rechtsseitneigung gebracht, bis die Bewegung bei C2-C3 angekommen ist (Abb. 13.61).
4. In horizontaler Richtung wird ein Manipulationsstoß durchgeführt, woraus ein sog. „Klaffen" des linken Wirbelbogengelenkes resultiert (Abb. 13.62).
5. Nachuntersuchen.

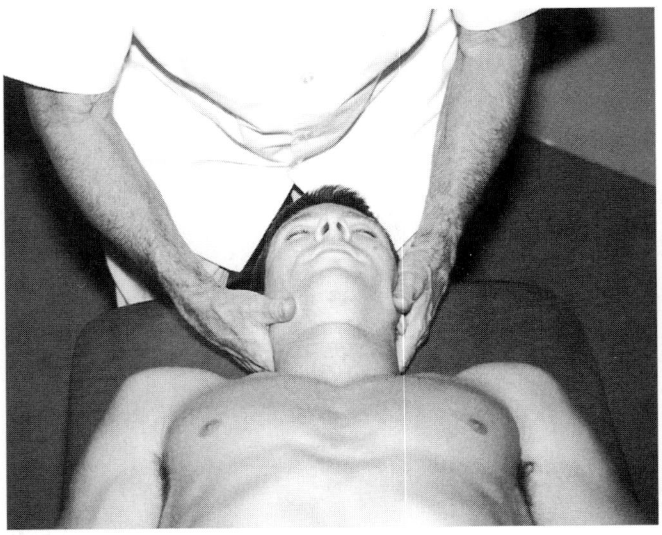

Abb. 13.60

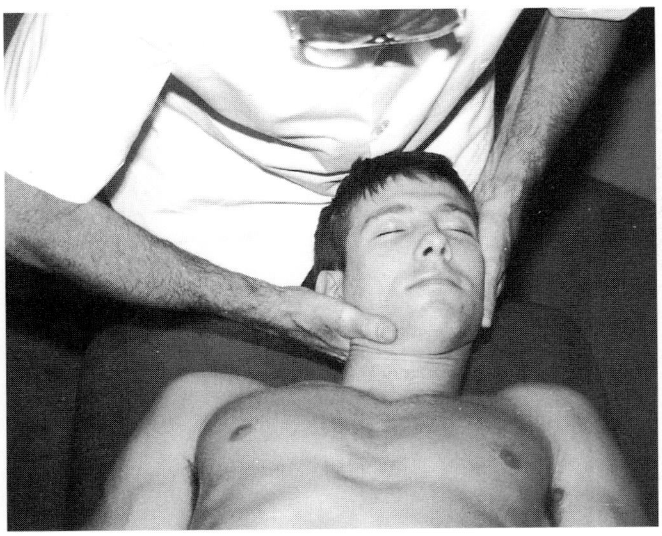

Abb. 13.62

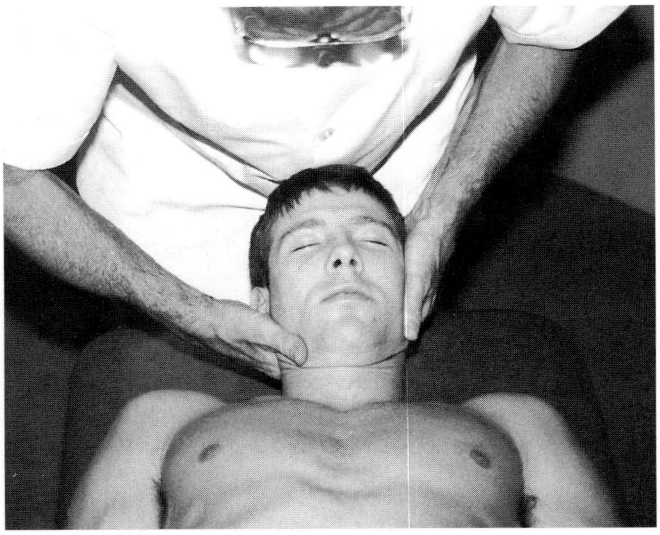

Abb. 13.61

Mobilisation mit Impuls an der Halswirbelsäule

Beispiel C2-C3

Diagnose
Stellung: Extendiert, linksrotiert, linksseitgeneigt (ERS_{links})
Bewegungseinschränkung: Vorbeuge, Rechtsrotation, Rechtsseitneigung
Manipulationsvariante 2 zur Öffnung eines Gelenkes

1. Der Patient befindet sich in Rückenlage auf dem Untersuchungstisch, der Therapeut sitzt oder steht am Kopfende des Tisches.
2. Der Therapeut hält den Kopf mit beiden Händen, dabei liegt das Grundgelenk des linken Zeigefingers über dem linken Gelenkfortsatz von C2 (Abb. 13.63). Zeige- und Mittelfinger der rechten Hand liegen auf dem rechten Wirbelbogengelenk von C2 und C3 und dienen als Hypomochlion (Abb. 13.64).
3. Der Therapeut führt mit beiden Händen eine Flexion des Kopfes bis zur Barriere bei C2-C3 durch (Abb. 13.65).
4. Sodann wird eine Rechtsrotation und Rechtsseitneigung des Kopfes über das Hypomochlion des Zeige- und Mittelfingers bis zur Barriere eingestellt (Abb. 13.66).

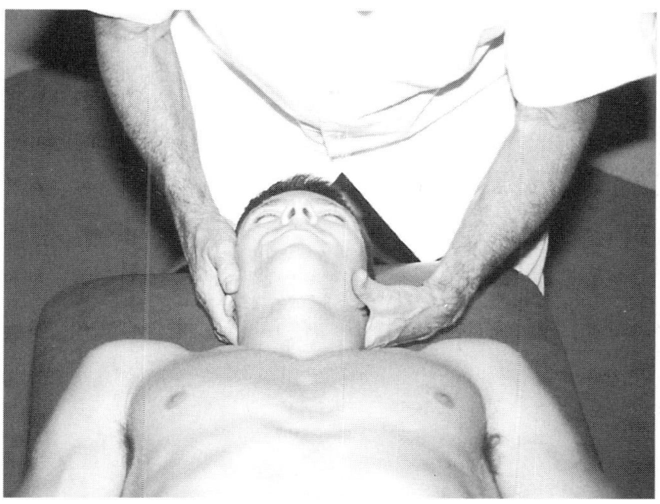

Abb. 13.63

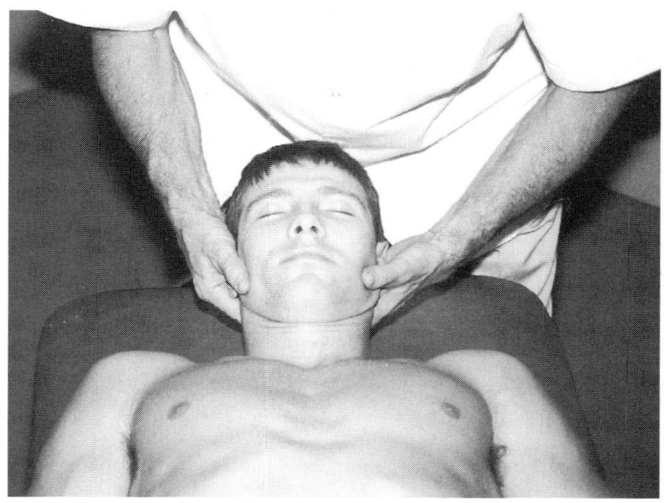

Abb. 13.65

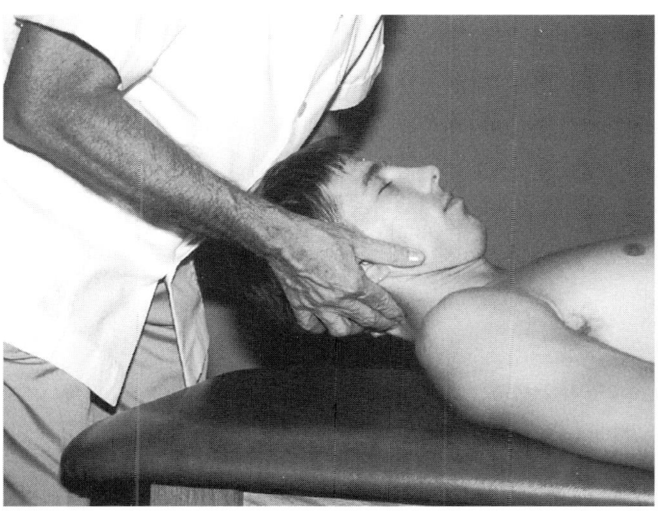

Abb. 13.64

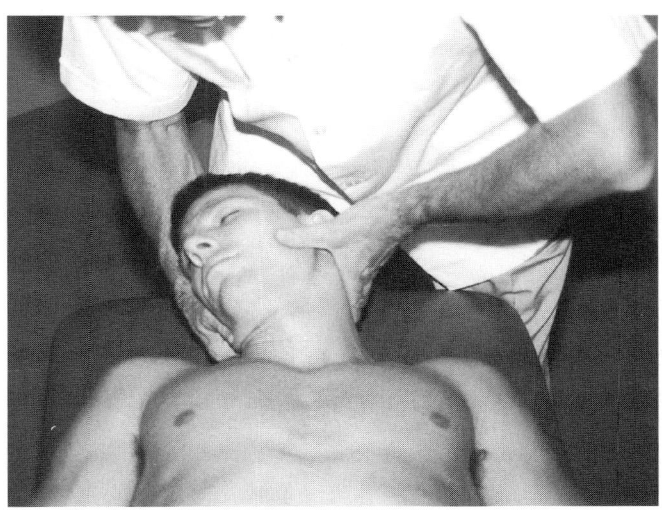

Abb. 13.66

Anmerkung: Achten Sie darauf, daß die Rechtsseitneigung gehalten wird, wenn die linke Hand eine Rechtsrotation induziert (Abb. 13.67).

5. Der Therapeut führt mit seiner linken Hand eine Rotationsmanipulation durch, indem er den linken Ellenbogen in Richtung Zimmerdecke hebt (Abb. 13.68).
6. Nachuntersuchen.

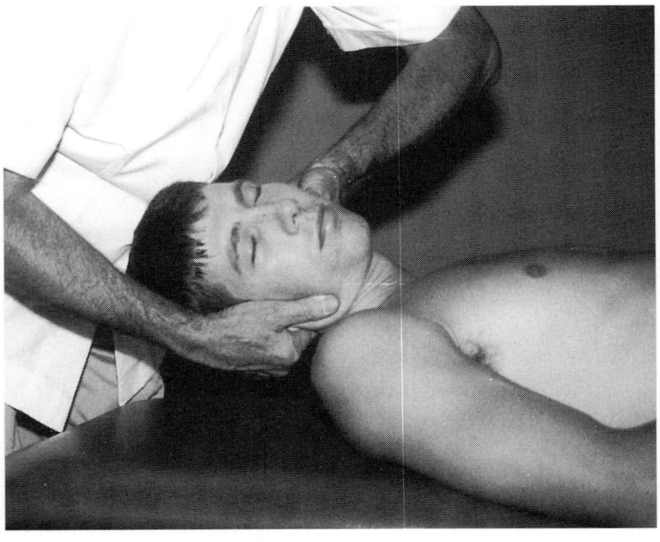

Abb. 13.67

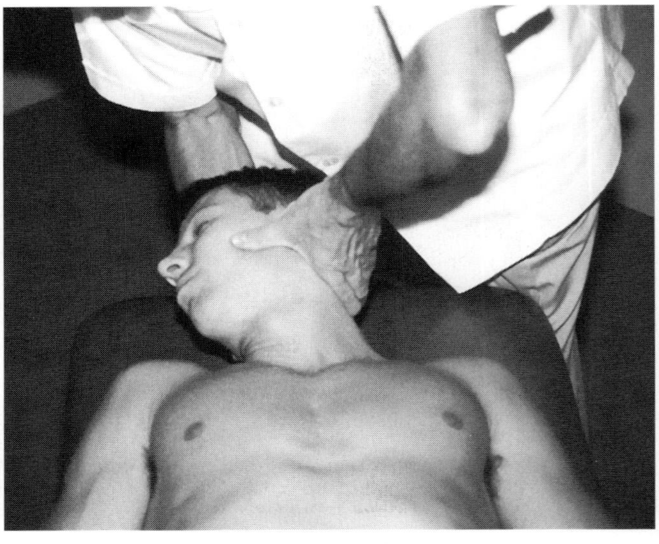

Abb. 13.68

Mobilisation mit Impuls der Halswirbelsäule

Atlanto-Axial-Gelenk (C1-C2)

Diagnose
Stellung: Der Atlas steht rechts rotiert.
Bewegungseinschränkung: Der Atlas kann nicht auf dem Axis nach links rotieren.

1. Patient in Rückenlage, der Therapeut sitzt oder steht am Kopfende des Untersuchungstisches.
2. Der Therapeut legt das Grundgelenk des rechten Zeigefingers auf den rechten hinteren Atlasbogen. Die linke Hand hält den Kopf und den Nacken auf der linken Seite.
3. Der Kopf wird um ungefähr 30° bis 35° gebeugt, um die Segmente von C3 nach unten hin zu verriegeln (Abb. 13.69).
4. Der Therapeut rotiert mit beiden Händen den Atlas nach links bis zur Barriere und führt dann eine Feineinstellung am Punkt maximaler Gewebespannung in bezug auf Vor- und Rückbeuge sowie Rechts- und Linksseitneigung durch (Abb. 13.70).
5. Mit beiden Händen wird ein Manipulationsstoß in die Linksrotation gegeben (Abb. 13.71).
6. Nachuntersuchen.

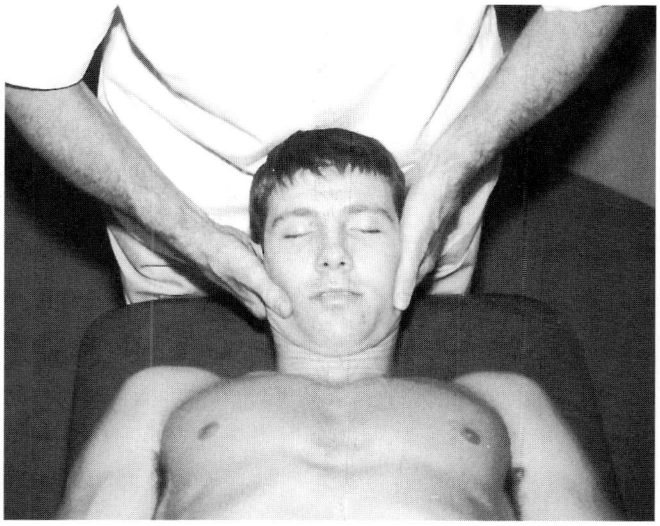

Abb. 13.69

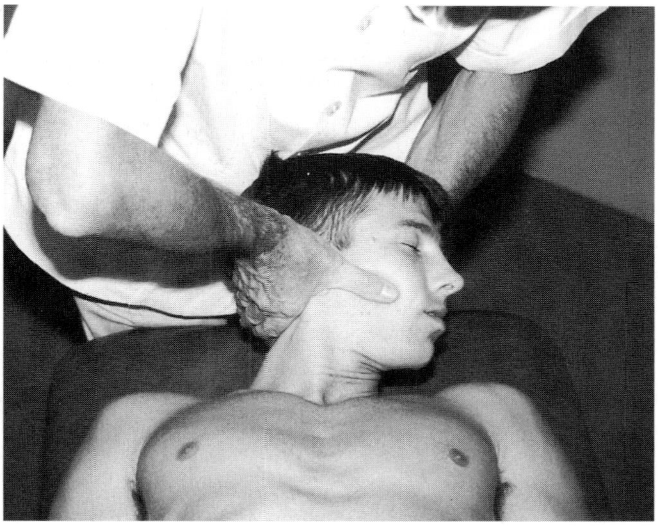

Abb. 13.71

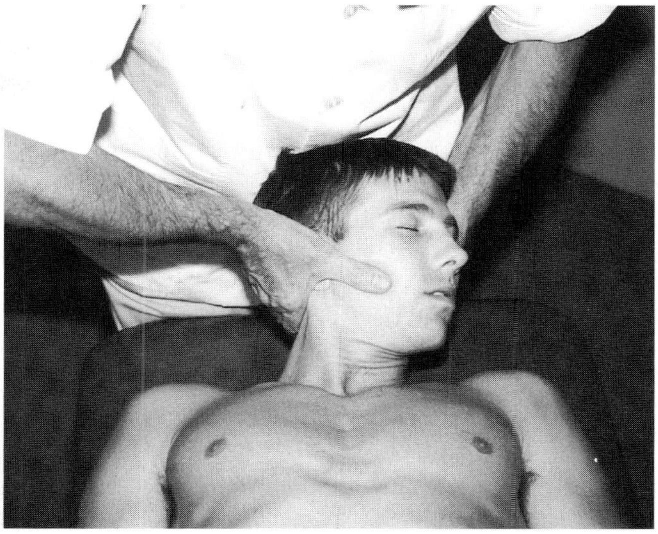

Abb. 13.70

Mobilisation mit Impuls an der Halswirbelsäule

Atlanto-Okzipital-Gelenk (C0–C1)

Diagnose
Stellung: Gebeugt, rechtsseitgeneigt, linksrotiert (FS_RR_L)
Bewegungseinschränkung: Rückbeuge, Linksseitneigung, Rechtsrotation

1. Patient in Rückenlage, der Therapeut sitzt am Kopfende des Tisches.
2. Der Therapeut nimmt mit seiner linken Hand das Okziput des Patienten in die Daumen-Zeigefinger-Gabel, er hat dabei knöchernen Kontakt mit der Subokzipitalregion. Eine Kompression der Membrana atlanto-occipitalis posterior ist zu vermeiden (Abb. 13.72).
3. Die rechte Hand des Therapeuten umgreift das Kinn des Patienten, der rechte Unterarm kommt an der rechten Kopfseite des Patienten im Bereich von Mandibula und Os temporale zur Anlage (Abb. 13.73). Durch eine Rotation nach hinten um eine gedachte Querachse durch den äußeren Gehörgang wird eine Extension durchgeführt. Anschließend führt der Therapeut mit seinem rechten Unterarm eine Linksseitneigung und Rechtsrotation und eine geringfügige Translation von links nach rechts durch (Abb. 13.74). Anmerkung: Die Rotation wird nicht aktiv induziert, folgt jedoch der Seitbeuge.
4. Sind alle drei Barrieren eingestellt, gibt der Therapeut mit beiden Händen einen Manipulationsstoß nach kranial (Abb. 13.75).

Anmerkung: Der linke Unterarm liegt kaudal der linken Hand, damit der Impulsstoß besser in kraniale Richtung gelenkt werden kann.

5. Nachuntersuchen.

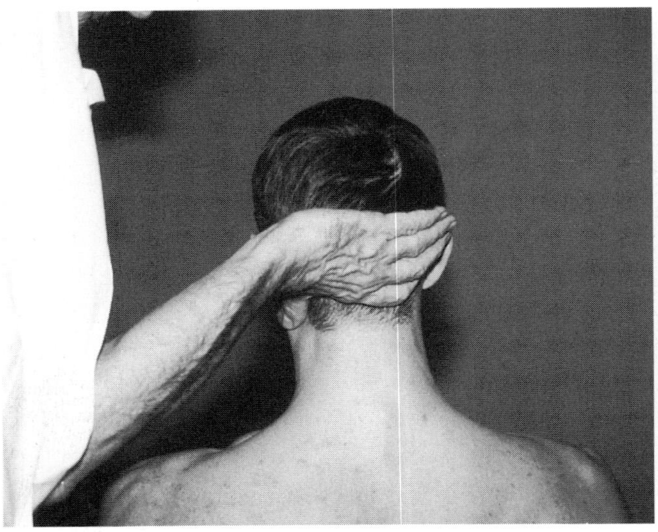
Abb. 13.72

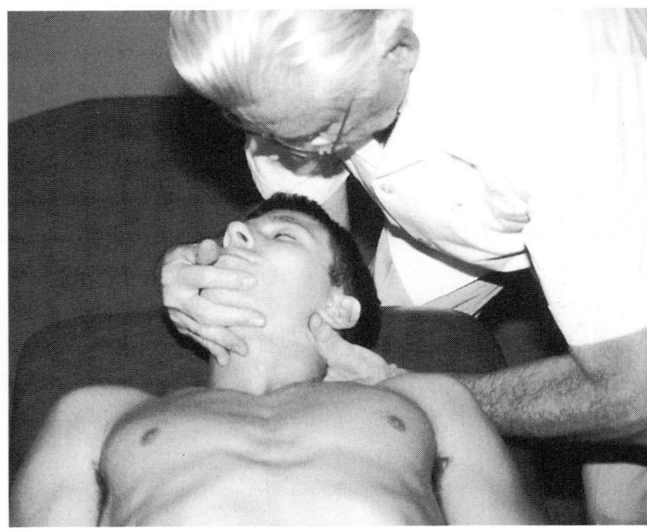
Abb. 13.74

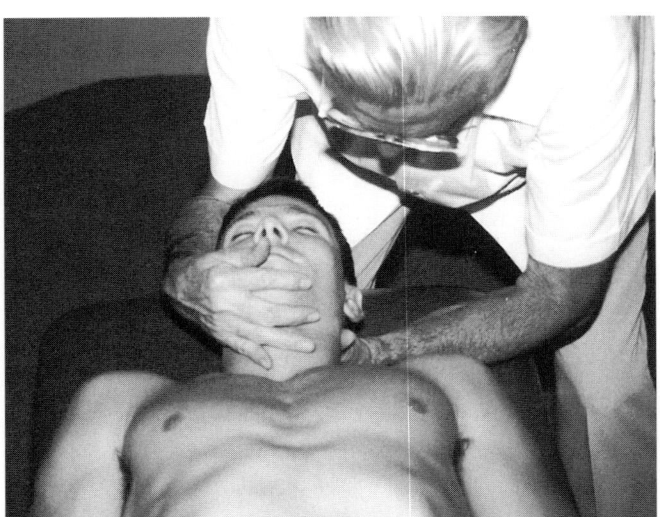
Abb. 13.73

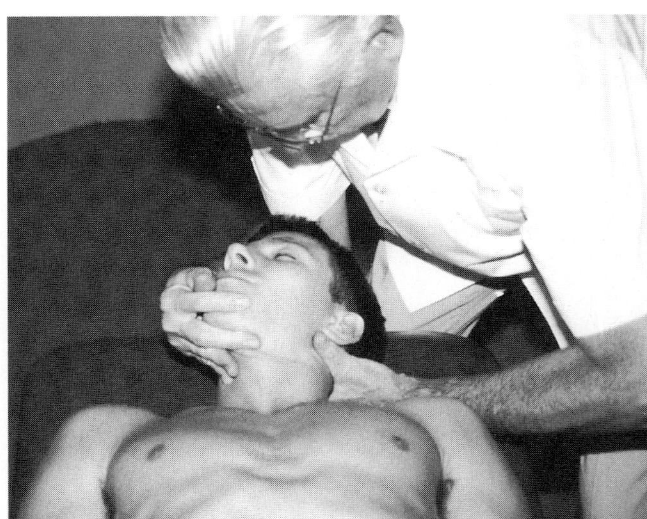
Abb. 13.75

Mobilisation mit Impuls an der Halswirbelsäule

Atlanto-Okzipital-Gelenk (C0 – C1)

Diagnose
Stellung: Extendiert, rechtsseitgeneigt, linksrotiert (ES_RR_L)
Bewegungseinschränkung: Flexion, Linksseitneigung, Rechtsrotation

1. Der Patient befindet sich in Rückenlage, der Therapeut steht oder sitzt am Kopfende des Untersuchungstisches.
2. Die linke Hand des Therapeuten umgreift das Okziput mit der Daumen-Zeigefinger-Gabel und tastet die Spannung in der Subokzipitalmuskulatur. Vermeiden Sie eine Kompression der Membrana atlanto-occipitalis posterior (Abb. 13.72).
3. Der Therapeut umfaßt mit der rechten Hand das Kinn des Patienten, der rechte Unterarm liegt dabei seitlich am Gesicht und Kopf des Patienten an (Abb. 13.76).
4. Es wird eine Vorbeuge induziert, indem der Kopf um eine gedachte Achse quer durch den äußeren Gehörgang rotiert wird.
5. Anschließend stellt der Therapeut mit seinem rechten Unterarm eine Linksseitneigung und Rechtsrotation sowie eine leichte Translation von links nach rechts ein (Abb. 13.77). Anmerkung: Die Rechtsrotation wird nicht aktiv induziert.
6. Wenn die drei Barrieren in bezug auf Flexion, Linksseitneigung und Rechtsrotation eingestellt sind, wird ein Manipulationsstoß in kranialer Richtung gegeben. Dabei verwendet der Therapeut wieder beide Hände simultan (Abb. 13.78).

Anmerkung: Der linke Unterarm und Ellenbogen des Therapeuten liegen unter dem Okzipitalkontakt, dadurch kann der Stoß in kranialer Richtung besser kontrolliert werden.

7. Nachuntersuchen.

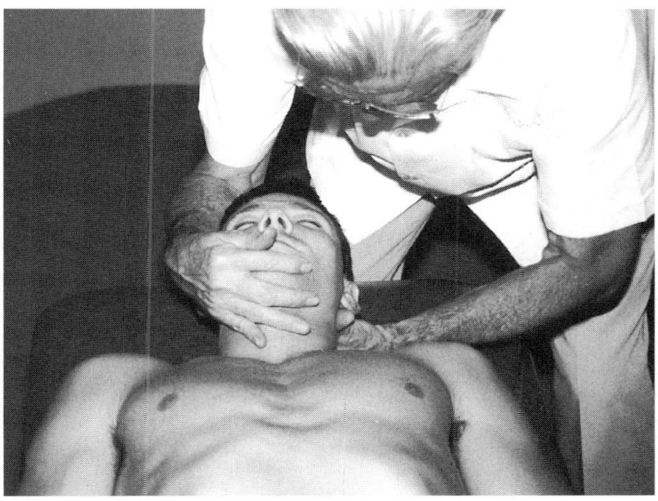

Abb. 13.76

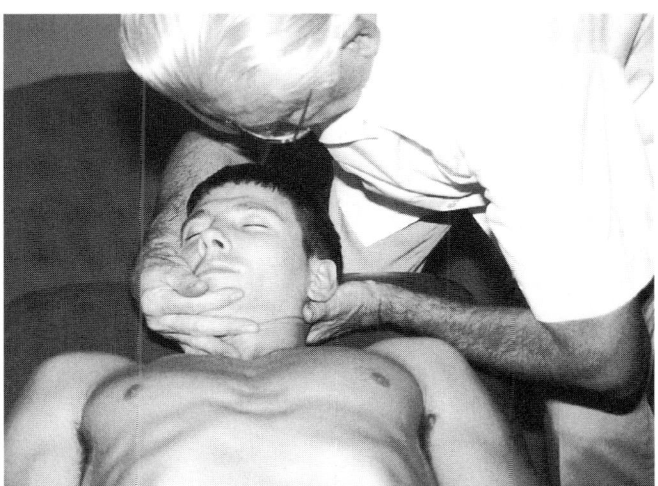

Abb. 13.77

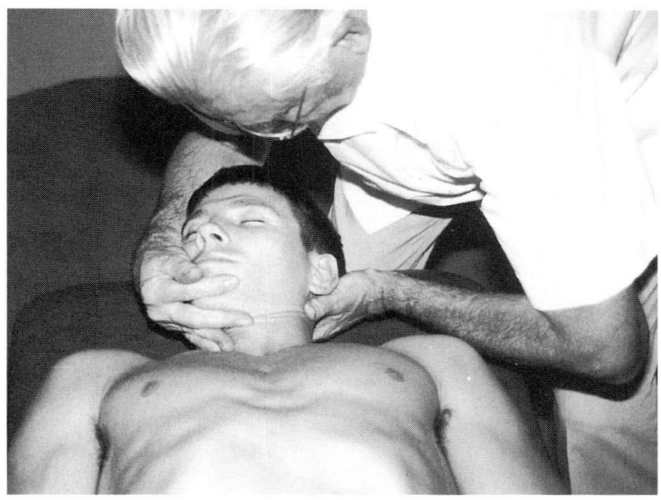

Abb. 13.78

Kombinierte weiche Muskelinhibitionstechnik und kraniosakrale kondyläre Dekompression an der Halswirbelsäule

Kranio-okzipitaler Übergang

1. Patient in Rückenlage, Therapeut sitzt am Kopfende des Tisches.
2. Der Therapeut nimmt den Kopf in beide Hände, die Fingerspitzen kommen dabei am Ansatz der Nackenextensoren am Okziput zu liegen.
3. Durch eine Flexion der distalen Interphalangealgelenke übt der Therapeut einen inhibitorischen Druck auf die Muskelinsertion am Okziput aus (Abb. 13.79).
4. Wenn der Hypertonus der Muskulatur nachläßt, legt der Therapeut beide Mittelfinger auf die Protuberantia occipitalis externa („Inion"), die Kleinfingerballen berühren sich.
5. Der Therapeut legt seine Unterarme auf den Untersuchungstisch und bewegt die Mittelfinger am Knochen entlang in anteriorer Richtung, er behält dabei Kontakt zum kondylären Anteil des Os occipitale (Abb. 13.80).
6. Der Therapeut beugt beide Mittelfingerendgelenke und übt dadurch eine Kompression auf den kondylären Anteil des Okziputs aus. Die Ellenbogen werden zusammengeführt, dadurch wird eine posterolaterale Distraktion beider Kondylen bewirkt (Abb. 13.81).
7. Der Therapeut verstärkt die Kompression auf das Okziput an der Stelle geringster Nachgiebigkeit, bis eine Entspannung eintritt.
8. Ziel der Behandlung ist eine Entspannung der Subokzipitalmuskulatur und eine symmetrische Nachgiebigkeit der Okzipitalkondylen.

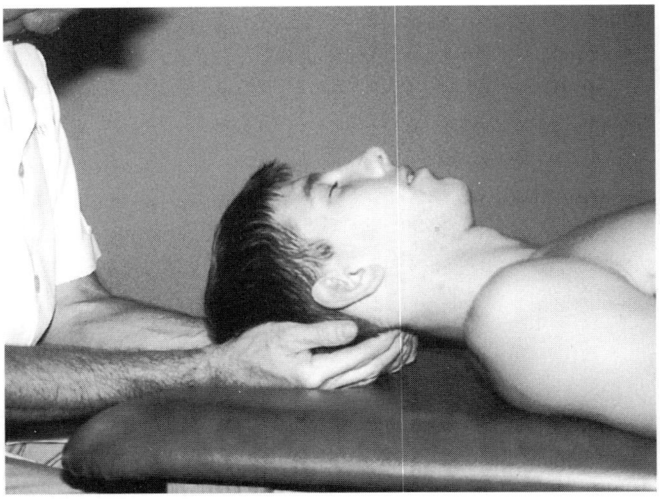

Abb. 13.79

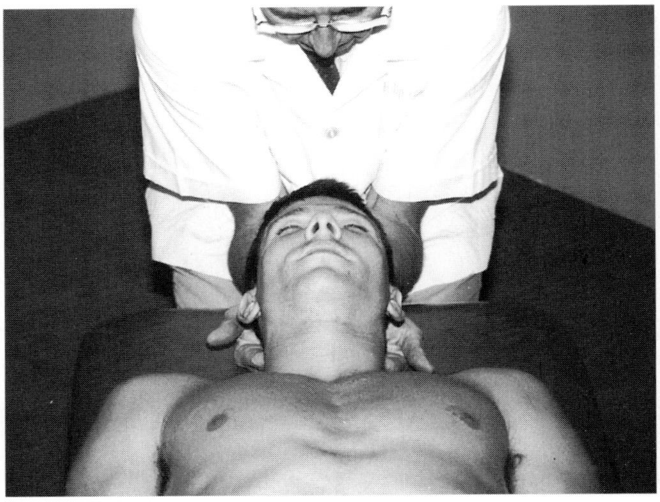

Abb. 13.81

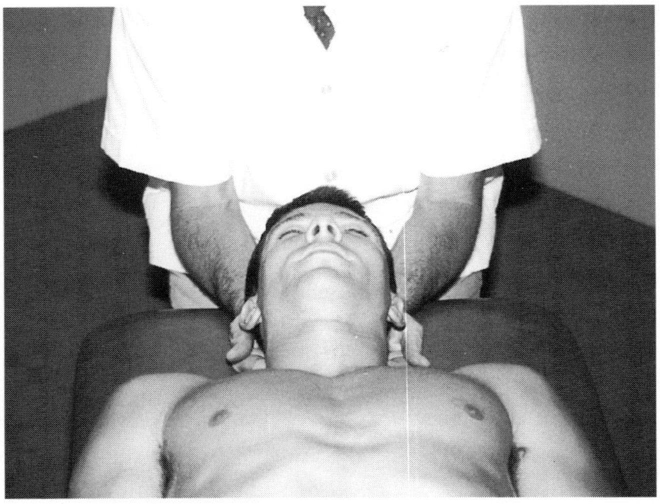

Abb. 13.80

13.5 Zusammenfassung

An der Halswirbelsäule kommen zahlreiche diagnostische und therapeutische Verfahren zur Anwendung. Fünf Arten von Dysfunktionen können vorliegen: Flexions- oder Extensionseinschränkung mit gekoppelter Seitneigung und Rotation zur gleichen Seite bei den typischen Zervikalsegmenten von C3-7, Rotationseinschränkung des Atlas auf der Axis, Flexions- oder Extensionseinschränkung mit Seitneigung und Rotationseinschränkung zur entgegengesetzten Seite am Atlanto-Okzipital-Gelenk. Diese Dysfunktionen können in diversen Kombinationen auftreten. Die obere Halswirbelsäule stellt eine funktionelle Einheit dar. Dysfunktionen am Atlanto-Okzipital-Gelenk, am Atlanto-Axial-Gelenk und im Segment C2-C3 sind sehr häufig. Die in diesem Kapitel beschriebene Muskelenergietechnik wie auch die Mobilisation mit Impuls haben sich als höchst effektiv und sicher erwiesen. Zahlreiche Symptombilder des Kopfes, Nackens und der oberen Extremität können bei exakter Diagnostik der Halswirbelsäule mit manualtherapeutischen Techniken behandelt werden. Es ist von großer Bedeutung, die funktionelle Anatomie und Biomechanik der Halswirbelsäule zu verstehen, um maximale Sicherheit bei der Anwendung manualtherapeutischer Techniken zu gewährleisten.

14 Brustwirbelsäule

Die Brustwirbelsäule umfaßt zwölf Wirbel, die eine thorakale Kyphose bilden. Enge Verbindungen bestehen zwischen Brustwirbelsäule und Rippen, die als funktionelle Einheit reagieren. Dysfunktionen an der Brustwirbelsäule beeinflussen die Rippenfunktion und umgekehrt. Die Brustwirbelsäule liefert die Stütze für den knöchernen Brustkorb. Es bestehen enge Verbindungen mit der Atem- und Kreislauffunktion. Somit kommt ihr nach dem bereits erwähnten manualmedizinischen Konzept von Atmung und Kreislauf große Bedeutung zu. Auch aus neurologischer Sicht ist die BWS eine bedeutende Region. Es bestehen enge Verbindungen mit dem sympathischen Anteil des autonomen Nervensystems. Aus den zwölf Segmenten entspringen präganglionäre sympathische Nervenfasern, die durch das von zwei aufeinanderliegenden Brustwirbeln begrenzte Foramen intervertebrale austreten. Die präganglionären sympathischen Nervenfasern bilden Synapsen in den Seitenstrangganglien oder durchqueren diese. Die Seitenstrangganglien liegen auf der Vorderseite der Rippenwirbelgelenke. Wie bereits ausgeführt, entspringen die präganglionären sympathischen Fasern für die oberhalb des Zwerchfells gelegenen Organe aus den ersten vier oder fünf Thorakalsegmenten. Die Organe unterhalb des Zwerchfells erhalten ihre präganglionäre sympathische Innervation aus dem Rückenmark von Th5 an abwärts. Zahlreiche Gewebeveränderungen, die zur Diagnose einer somatischen Dysfunktion verwendet werden, resultieren aus veränderten sekretomotorischen, pilomotorischen und vasomotorischen Funktionen der Haut. Die klinische Erfahrung hat gezeigt, daß Erkrankungen innerer Organe und somatische Dysfunktionen einander ähnliche Gewebereaktionen hervorrufen können. Innere Organe und spinales Segment sind auf Rückenmarkebene über präganglionäre Fasern miteinander verschaltet.

14.1 Funktionelle Anatomie

Querdurchmesser und Längsdurchmesser des Wirbelkörpers sind an den typischen Brustwirbeln nahezu identisch (typischer Wirbelkörper bedeutet Wirbelkörper 2 bis 9). An der Wirbelober- und -unterkante liegt je eine mit Knorpel überzogene Fovea costalis superior et inferior, die die Gelenkpfannen für die Rippenköpfchen der Rippenwirbelgelenke bilden. Die Rippenwirbelgelenke sind echte Gelenke mit Gelenkkapsel und Gelenkknorpel. Am Arcus posterior entspringen die Proc. articularis superiores et inferiores, um gelenkige Verbindungen mit den darüber- und darunterliegenden Wirbeln zu bilden. Die Gelenkflächen des Proc. articularis superior zeigen nach dorsal, lateral und kranial, und die Gelenkflächen des Proc. articularis inferior zeigen nach anterior, medial und leicht nach kaudal. Diese Form der Gelenkflächen würde theoretisch eine erhebliche Beweglichkeit insbesondere in der Rotation erlauben, sie ist jedoch aufgrund der Rippeninsertion eingeschränkt. Die Querfortsätze zeigen schräg in latero-dorsale Richtung. Ihre Fovea costalis transversalis bildet mit dem Tuberculum costae eine gelenkige Verbindung. Das Zusammenspiel der kostovertebralen und kostotransversalen Gelenke hat einen erheblichen Einfluß auf Größe und Art der Rippenbeweglichkeit. Die Querfortsätze dienen als wichtige anatomische Leitstrukturen bei der strukturellen Diagnostik von Dysfunktionen der BWS. Die Dornfortsätze projizieren sich nach dorsal und kaudal und stehen schräg dachziegelartig übereinander (vgl. Gesetz der 3 S, Kapitel 5).

14.1.1 Die atypischen Brustwirbel

Als atypische Brustwirbel bezeichnen wir die Übergangswirbel zwischen HWS und BWS und zwischen BWS und LWS. Der Querfortsatz des ersten Brustwirbelkörpers ist besonders breit. Der Wirbelkörper besitzt seitlich eine Fovea costalis, um das Rippenköpfchen der ersten Rippe aufzunehmen. Das obere Wirbelbogengelenk ähnelt in der Ausrichtung der Gelenkfläche den Wirbelbogengelenken der Halswirbelsäule. Das untere Wirbelbogengelenk des ersten Brustwirbels ist genauso geformt und ausgerichtet wie die darunterliegenden Wirbelbogengelenke. In Höhe von Th1 geht die HWS-Lordose in die BWS-Kyphose über. Dysfunktionen dieses Wirbels haben einen bedeutenden Einfluß auf die funktionelle Kapazität der oberen Thoraxapertur und angrenzender Strukturen.

Bei Th12 geht die Brustwirbelsäule in die Lendenwirbelsäule über. Form und Ausrichtung des oberen Wirbelgelenkes dieses Wirbels sind wie bei den anderen Brustwirbeln. Das untere Wirbelbogengelenk hat die gleiche Form wie die Wirbelbogengelenke der Lendenwirbelsäule. Der Wirbelkörper ist seitlich mit einer Fovea costalis zur Artikulation mit der 12. Rippe ausgestattet. Die Querfortsätze sind rudimentär angelegt, sie sind kurz und schwer zu tasten. In Höhe von Th12 geht die BWS-Kyphose in die Lendenlordose über. Bei Th12 geht ein beweglicher Teil der Wirbelsäule (die LWS) in einen eher unbeweglichen Teil der Wirbelsäule (die BWS) über. Daher ist dieses Segment häufig anfällig für Dysfunktionen.

14.1.2 Die BWS-Kyphose

Die Brustwirbelsäule ist nach dorsal konvex gekrümmt. Die Krümmung ist kontinuierlich und kann bei Formvarianten oder WS-Dysfunktionen abgeschwächt oder verstärkt sein. Als wichtiger diagnostischer Hinweis gelten sogenannte *flat spots* innerhalb der BWS-Kyphose. Bei diesen lokalisierten Abflachungen bestehen häufig non-neutrale Typ II-Dysfunktionen. Im oberen Anteil geht die BWS-Kyphose in die Halslordose über. Im unteren Anteil wird sie zur Lendenlordose. Die oberen BWS-Segmente gehören funktionell zur Halswirbelsäule, die unteren BWS-Segmente gehören funktionell zur Lendenwirbelsäule. Zahlreiche Techniken zur Behandlung von Dysfunktionen der HWS eignen sich hervorragend für die obere Brustwirbelsäule. Das gleiche gilt für die Techniken an der LWS, die zu Behandlungen von Dysfunktionen der unteren BWS eingesetzt werden können.

14.2 Die Bewegung der Brustwirbelsäule

Durch den Rippenansatz am Kostovertebral- und Kostotransversalgelenk ist die Gesamtbeweglichkeit der Brustwirbelsäule reduziert. In den thorakalen Segmenten sind Flexion und Extension sowie eine gekoppelte Seitneigung und Rotation zur gleichen wie auch zur Gegenseite möglich. Die Koppelung von Seitneigung und Rotation an der BWS ist komplex. Dabei spielen zahlreiche Faktoren eine Rolle, z. B. ob sich die Segmente über oder unter dem Scheitel der BWS-Kyphose befinden und ob primär eine Seitneigung oder primär eine Rotation induziert wurde. Als Regel gilt: Wird bei neutraler Kyphose eine Seitneigung induziert, so vollzieht sich die Rotation in die Gegenrichtung (neutrale Typ I-Mechanik). Wird in Neutralstellung primär eine Rotation induziert, so vollzieht sich die Seitneigung zur gleichen Seite (non-neutrale Typ II-Mechanik). Da Th1 bis Th3 funktionell zur Halswirbelsäule gehören, erfolgt in diesen Segmenten die Seitneigung und die Rotation immer zur selben Seite.

Trotz der Komplexität der Bewegung an der BWS können wir durch eine exakte Diagnostik Dysfunktionen an einem Segment (non-neutral Typ II) und sog. Gruppendysfunktionen über mehrere Segmente hinweg (neutral Typ I) feststellen. Durch die Übersichtsdiagnose und die detaillierte Untersuchung ist eine spezifische segmentale Diagnostik an der BWS möglich. Primär palpieren wir die Weichteile in der vierten Schicht des M. erector spinae in der medialen Rinne zwischen Proc. spinosus und M. longissimus. Bei Dysfunktionen eines Segmentes treffen wir in dieser tiefen Muskelschicht auf hypertone Stellen. Die betroffenen Muskeln sind der M. multifidus und der M. levator costalis (Abb. 14.1).

14.3 Bewegungsprüfung

In Kapitel 6 wurden die Bewegungstests für die Wirbelbewegung beschrieben. Wir folgen dabei den Querfortsätzen beidseits durch eine Flexions- und Extensionsbewegung und achten auf ihr Verhalten während der Bewegung. An der oberen BWS von Th1 bis Th5 wird die Bewegung über eine Vorbeuge und Rückbeuge des Kopfes erzeugt. Dabei palpiert der Untersucher die Querfortsätze beidseits. Steht der dysfunktionelle Wirbel in Extension, Rotation und Seitneigung (ERS), so wird während der Kopfvorbeuge der Proc. transversus der betroffenen Seite prominenter. Während der Rückbeuge werden beide Querfortsätze wieder symmetrisch. Steht der dysfunktionelle Wirbel in Flexion, Rotation und Seitneigung, so wird ein Querfortsatz während der Rückbeuge prominenter als der andere und beide Proc. transversi werden während der Vorbeuge wieder symmetrisch. Finden wir eine neutrale Gruppendysfunktion, die drei oder mehrere Wirbel umfaßt, so sind die Querfortsätze auf einer Seite prominenter. Im Verlauf der Vor- und Rückbeuge können die Querfortsätze prominenter oder weniger prominent werden, sie werden aber nie symmetrisch.

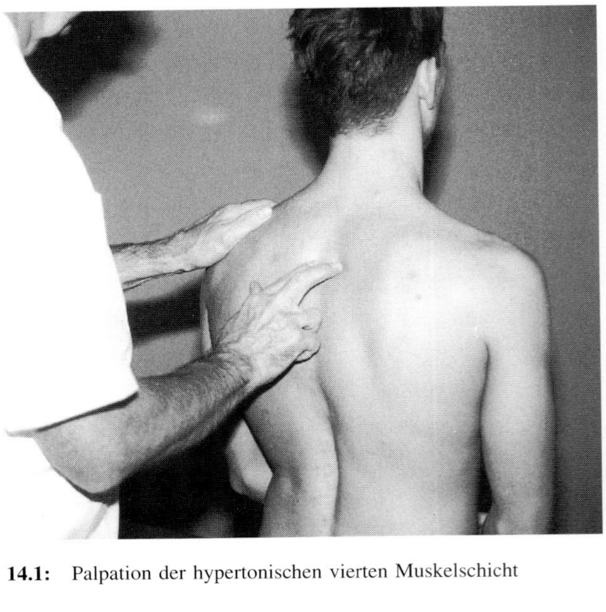

Abb. 14.1: Palpation der hypertonischen vierten Muskelschicht

Die mittlere und untere Brustwirbelsäule wird dynamisch oder statisch untersucht. Bei der dynamischen Untersuchung im Sitzen geht der Patient in Vorwärtsbeugung, in Neutralstellung und in Rückwärtsbeugung. In den drei statischen Positionen sitzt er vollständig nach vorn gebeugt, oder er liegt in Neutralstellung oder Rückbeuge (Abb. 14.9) auf dem Bauch.

Bei einer Skoliose wird die strukturelle Diagnostik an der BWS äußerst schwierig. Die betroffenen Segmente verhalten sich dann wie bei Gruppendysfunktionen. Patienten mit einer sogenannten primären Skoliose (zur Differenzierung gegenüber einer sogenannten skoliotischen Fehlhaltung, A.d.Ü.) haben häufig kaum Rückenschmerzen. Kommt es jedoch zu einem auch nur geringfügigen Trauma, können erhebliche Schmerzen und eine deutliche Bewegungseinschränkung auftreten. Wir finden dann häufig eine non-neutrale Typ II-Dysfunktion am Scheitel der Skoliose. Die Diagnose dieser Dysfunktion ist schwierig, sie kann aber gestellt werden, wenn der Untersucher sorgfältig Segment um Segment durchsucht. Man findet im allgemeinen ein einzelnes dysfunktionelles Segment, das in der Konkavität rotiert ist. Der Hypertonus der Muskulatur eines einzelnen Segmentes in der vierten Muskelschicht ist ein wichtiger diagnostischer Hinweis auf eine non-neutrale Dysfunktion am Scheitel der Skoliose.

Brustwirbelsäule

Obere BWS (Th1–Th5)

Diagnostik

1. Der Patient sitzt auf dem Untersuchungstisch, der Therapeut steht hinter ihm.
2. Der Therapeut legt seine Daumen auf die Querfortsätze des zu diagnostizierenden Segmentes (Abb. 14.2).
3. Der Patient wird gebeten, zur Decke zu schauen, während dieser Bewegung folgt der Therapeut beidseits den Querfortsätzen (Abb. 14.3).
4. Der Patient wird gebeten, zum Boden zu sehen (Abb. 14.4), während der Therapeut den Kontakt auf den Querfortsätzen beibehält und der Bewegung folgt.

Anmerkung: In der Rückbeuge ist es einfacher, dem Querfortsatz zu folgen, als in der Vorbeuge.

5. Abhängig vom Verhalten der Querfortsätze während der Vorbeuge, in der Neutralstellung und während der Rückbeuge wird die Diagnose des gestörten Segments gestellt.

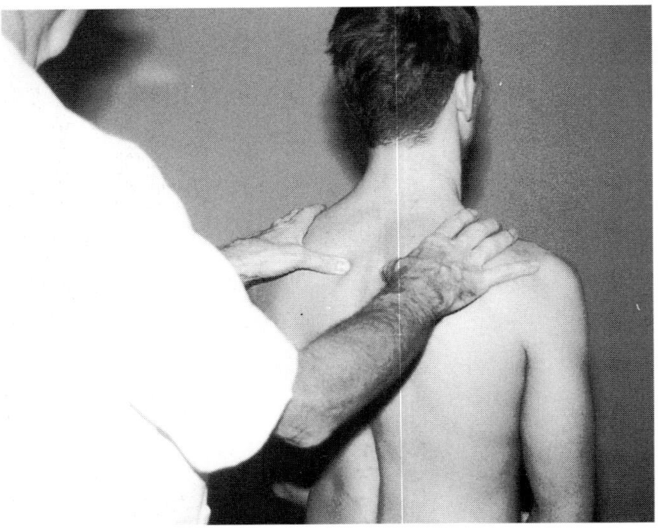

Abb. 14.2

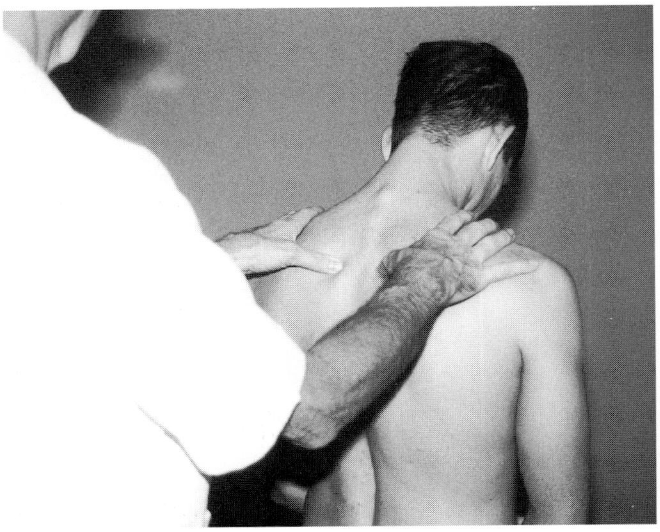

Abb. 14.4

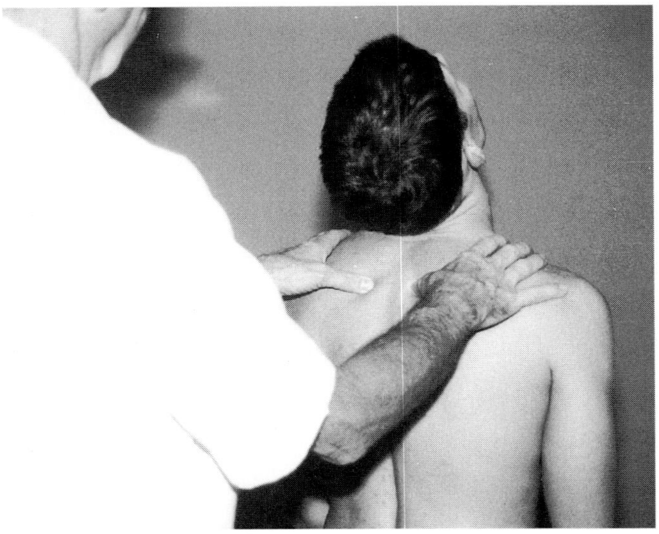

Abb. 14.3

Diagnostik an der BWS

Mittlere bis untere BWS

Dynamische Untersuchung

1. Der Patient sitzt auf dem Untersuchungstisch, der Therapeut steht hinter ihm.
2. Der Therapeut palpiert die Querfortsätze des zu diagnostizierenden Segmentes (Abb. 14.5).
3. Der Patient wird gebeten, zur Decke zu schauen und eine Extension des Rückens durchzuführen, indem er das Abdomen nach vorne schiebt. Dabei behält der Therapeut den Kontakt zu den Querfortsätzen (Abb. 14.6).
4. Der Patienten wird gebeten, „in sich hineinzufallen" und sich nach vorne zu beugen. Der Therapeut folgt während dieser Flexionsbewegung den Querfortsätzen (Abb. 14.7).
5. Der Therapeut beurteilt das Verhalten der Querfortsätze in Vorbeuge und Rückbeuge und stellt je nach Befund die Diagnose einer somatischen Dysfunktion, d. h. einer ERS- oder FRS-Dysfunktion.

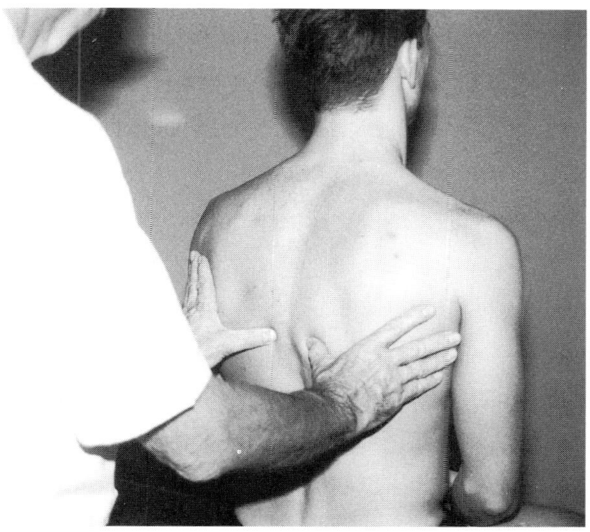

Abb. 14.5

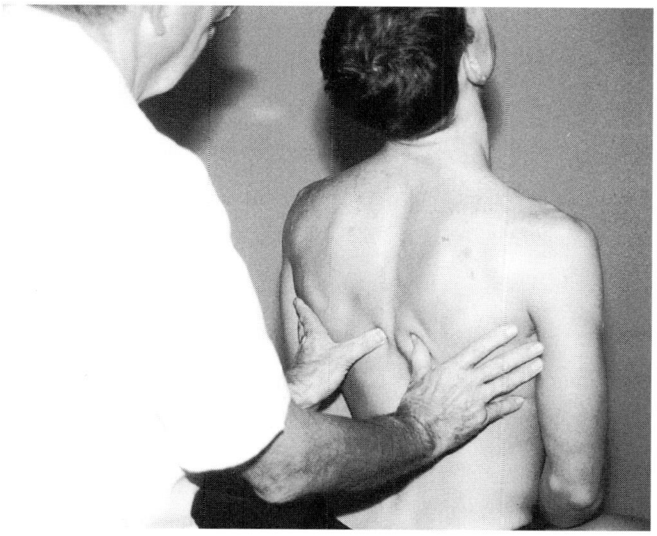

Abb. 14.6

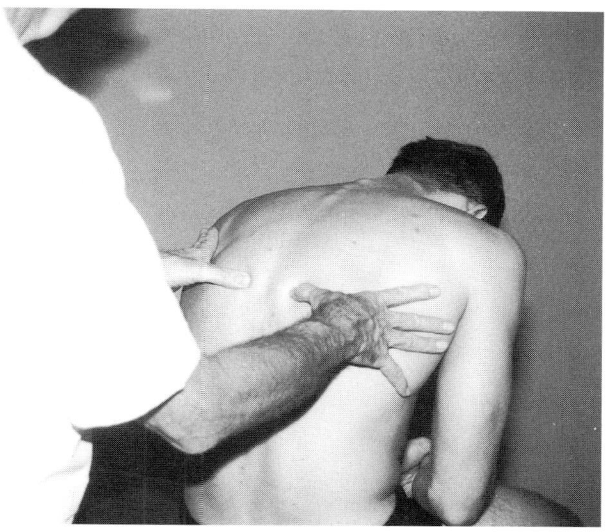

Abb. 14.7

Diagnostik an der BWS

Statische Untersuchung der mittleren und unteren BWS in drei Stellungen

1. Der Patient befindet sich in Bauchlage auf dem Untersuchungstisch, der Therapeut steht neben ihm, die Daumen palpieren die Querfortsätze paarweise (Abb. 14.8).
2. Der Therapeut beurteilt das Verhalten der Querfortsätze in der Rückbeuge (Abb. 14.9).
3. Danach beurteilt der Therapeut das Verhalten der Querfortsätze in der Vorbeuge (Abb. 14.7).
4. Die non-neutrale Wirbeldysfunktion wird durch den Vergleich des Verhaltens der paarigen Querfortsätze jedes einzelnen Segmentes in den drei Körperpositionen Neutralstellung, Rückwärts- und Vorwärtsbeuge diagnsotiziert.

14.4 Manualtherapeutische Techniken für Dysfunktionen der BWS

Liegen Dysfunktionen von Rippen und BWS vor, so werden zuerst die BWS und anschließend die Rippen behandelt. Diese Grundregel gilt nur dann nicht, wenn die Behandlung der BWS durch die Rippendysfunktion behindert wird. Die meisten Muskelenergietechniken für die BWS werden am sitzenden Patienten ausgeführt, sie können jedoch auch entsprechend modifiziert in Rücken-, Bauch- oder Seitenlage angewendet werden. Wie bei der Halswirbelsäule beginnen wir die Behandlung meist mit Muskelenergietechnik. Erweist sich diese als wirkungslos und finden wir bei der Diagnostik eine schwere Einschränkung der gelenkigen und periartikulären Strukturen, so ist eine Mobilisation mit Impuls indiziert.

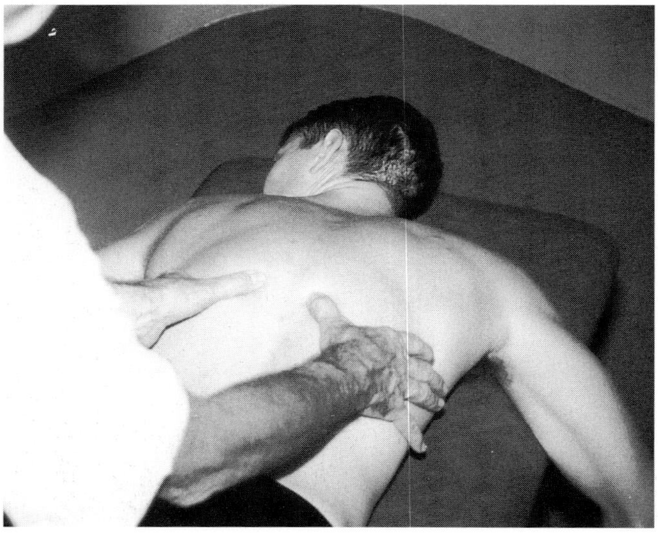

Abb. 14.8

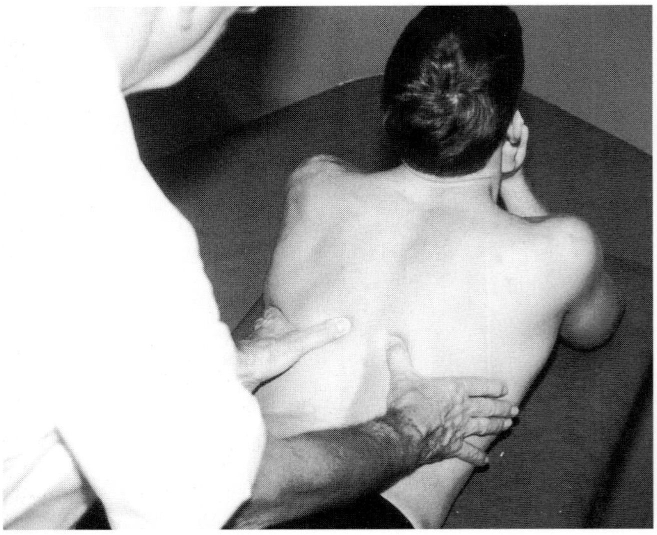

Abb. 14.9

Brustwirbelsäule

Muskelenergietechnik

Th1 – Th5
Sitzend (Beispiel Th4-Th5)
Diagnose
Stellung: Extendiert, linksrotiert, linksseitgeneigt (ERS_L)
Bewegungseinschränkung: Vorbeuge, Rechtsrotation, Rechtsseitneigung

1. Der Patient sitzt auf dem Untersuchungstisch, der Therapeut steht hinter ihm.
2. Der Therapeut monitoriert mit seiner linken Hand das Segment Th4-Th5, der linke Zeigefinger liegt im interspinösen Raum und der linke Mittelfinger über dem linken Querfortsatz von Th4 (Abb. 14.10).
3. Die rechte Hand des Therapeuten liegt auf dem Kopf des Patienten, der Rumpf ist an den Rücken des Patienten gelehnt.
4. Der Therapeut induziert eine Vorbeuge bis Th4-Th5 durch anterior-posteriore Translation des Patienten (Abb. 14.11).
5. Der Behandler stellt den Patienten an der Barriere der Rechtsseitneigung und Rechtsrotation in Höhe von Th4-Th5 ein, indem er eine Translation des Rumpfes von rechts nach links induziert (Abb. 14.12).
6. Der Patient wird aufgefordert, Kopf und Hals nach hinten oder zur linken Seite zu bewegen oder nach links zu rotieren. Dabei gibt der Behandler mit der rechten Hand einen nicht nachgebenden Widerstand, der für 3-5 Sekunden gehalten wird. Hierdurch wird eine isometrische Kontraktion der Muskulatur des Patienten herbeigeführt (Abb. 14.13).

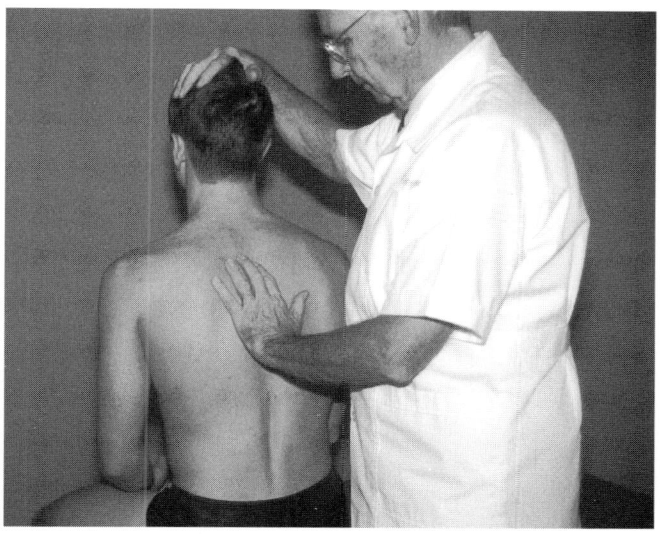

Abb. 14.10

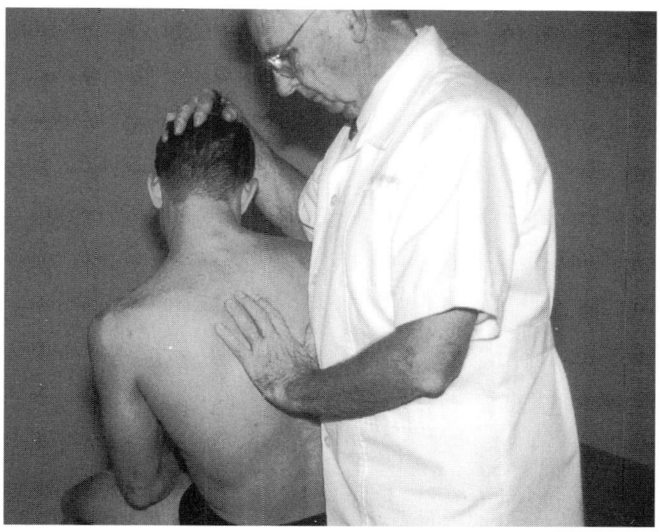

Abb. 14.12

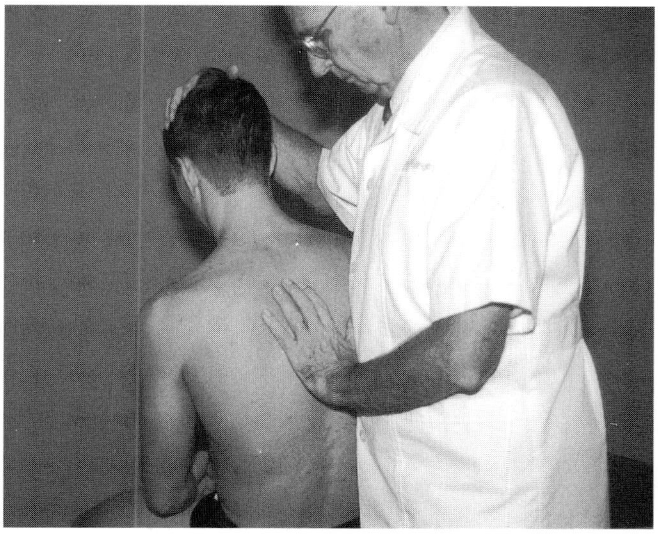

Abb. 14.11

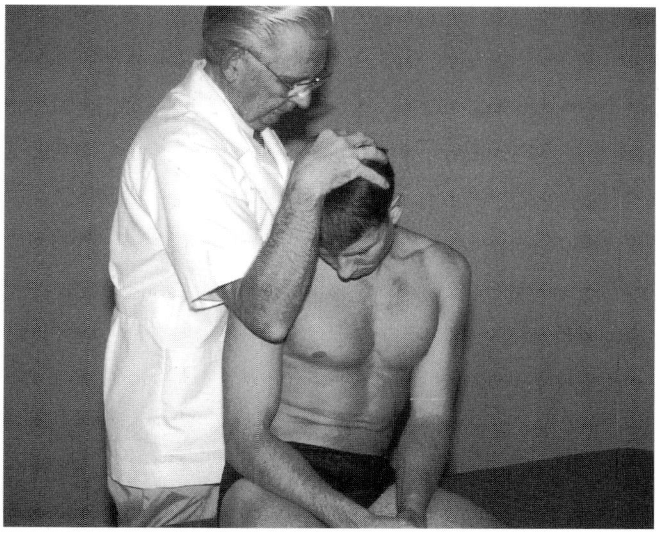

Abb. 14.13

7. Nach der Entspannung geht der Therapeut an die neue Barriere (Vorbeuge, Rechtsseitneigung, Rechtsrotation). Der Patient führt erneut eine isometrische Muskelanspannung gegen Widerstand durch (Abb. 14.14). Der Vorgang wird drei- bis fünfmal wiederholt.
8. Nachuntersuchen.

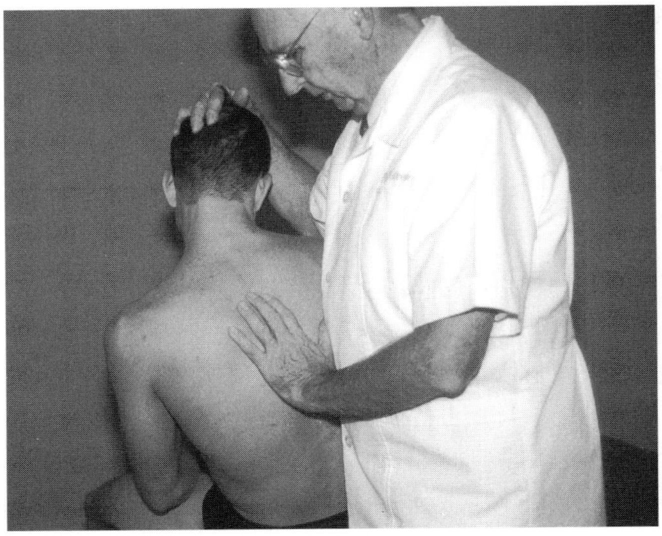

Abb. 14.14

Brustwirbelsäule

Muskelenergietechnik Th1-Th5

Sitzend (Beispiel: Th2-3)
Diagnose
Stellung: Gebeugt, linksseitgeneigt, linksrotiert (FRS_L)
Bewegungseinschränkung: Extension, Rechtsseitneigung und Rechtsrotation

1. Der Patient sitzt auf dem Untersuchungstisch, der Therapeut steht hinter ihm.
2. Der Therapeut palpiert mit seinem rechten Zeigefinger den interspinösen Raum zwischen Th2 und Th3, der rechte Mittelfinger liegt über dem rechten Querfortsatz von Th2 (Abb. 14.15).
3. Der Therapeut kontrolliert mit linker Hand und linkem Unterarm den Kopf des Patienten, sein Rumpf hat Kontakt zum Rücken des Patienten (Abb. 14.16). Der Therapeut rotiert mit seiner linken Hand den Kopf ein wenig nach rechts, bis sich das rechte Wirbelbogengelenk ein wenig öffnet.
4. Der Therapeut führt eine Translation des Rumpfes nach vorne durch. Sein Daumen liegt über der mittleren Skapularregion. Der Patient wird gebeten, das Kinn anzuziehen und den Kopf nach hinten zu drükken, bis die Extension bei Th2-3 angekommen ist (Abb. 14.17). Eine Translation von rechts nach links ermöglicht die Einstellung der Barriere in Rechtsseitneigung und Rechtsrotation (Abb. 14.17).
5. Der Patient wird gebeten, den Kopf nach vorne zu beugen, nach links zu neigen oder nach links zu rotieren. Der Therapeut gibt mit der linken Hand über 3-5 Sekunden Widerstand.
6. Nach der Entspannung wird die neue Barriere in Extension, Rechtsseitneigung und Rechtsrotation eingestellt. Der Patient wird aufgefordert, die isometrische Muskelkontraktion gegen Widerstand drei- bis fünfmal zu wiederholen (Abb. 14.18).
7. Nachuntersuchen.

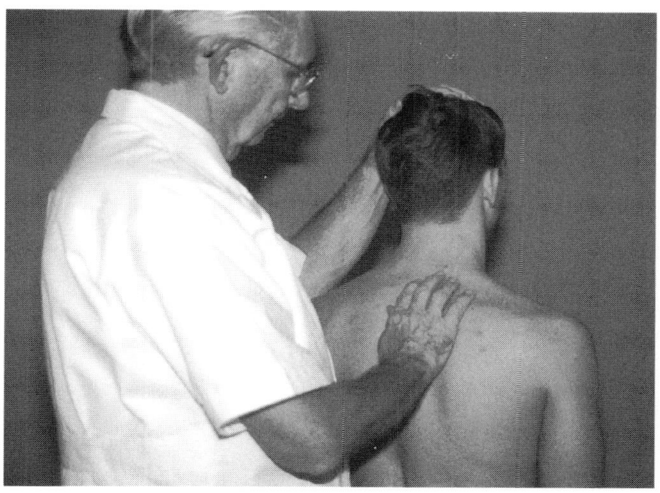

Abb. 14.15

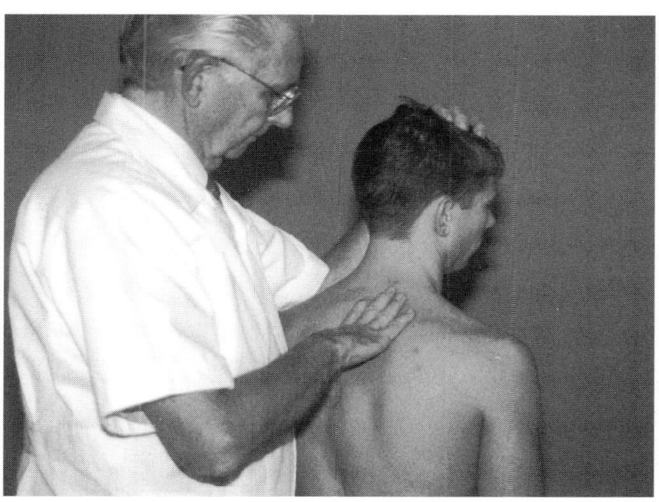

Abb. 14.16

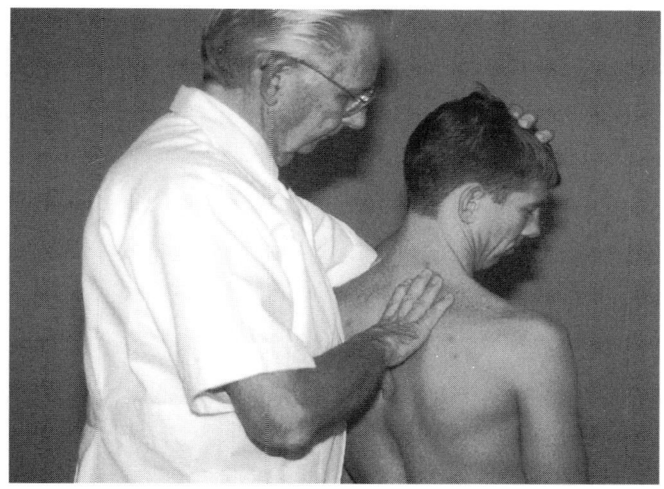

Abb. 14.17

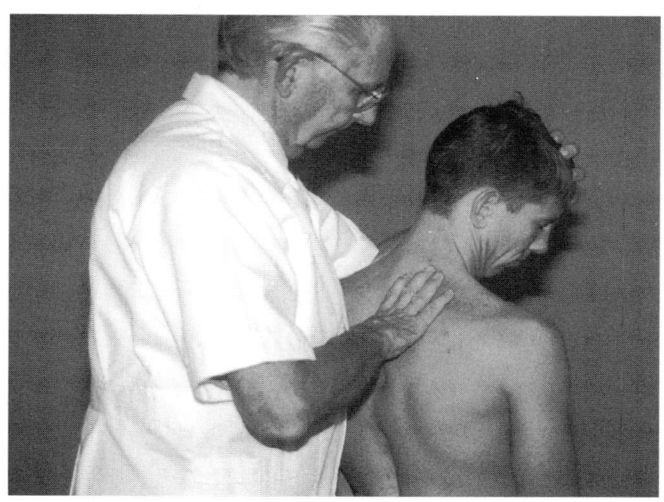

Abb. 14.18

Brustwirbelsäule

Muskelenergietechnik

Th1-Th5
Sitzend
Diagnose
Dysfunktion: Neutral, rechtsseitgeneigt, linksrotiert (NS_RR_L) oder (EN_L)
Bewegungseinschränkung: Linksseitneigung, Rechtsrotation

1. Der Patient sitzt aufrecht, der Therapeut steht hinter ihm.
2. Der Therapeut legt seinen linken Daumen auf den Scheitel der linken Konvexität (Abb. 14.19).
3. Der Therapeut hält mit seiner Hand den Kopf des Patienten und stabilisiert die Halswirbelsäule (Abb. 14.20).
4. Durch Translation des Daumens von links nach rechts wird eine Linksseitneigung und Rechtsrotation induziert (Abb.14.21).
5. Der Patient wird gebeten, den Kopf nach rechts zu beugen. Der Therapeut gibt dabei mit seiner rechten Hand und seinem rechten Unterarm einen Widerstand (Abb. 14.22).
6. Nach der Entspannung wird die Barriere in Richtung Linksseitneigung und Rechtsrotation neu eingestellt. Der Patient wiederholt die isometrische Muskelanspannung in Richtung Rechtsseitneigung.
7. Dieser Vorgang wird drei- bis fünfmal wiederholt, wobei die isometrische Anspannung jeweils 3-5 Sekunden gehalten wird.
8. Nachuntersuchen.

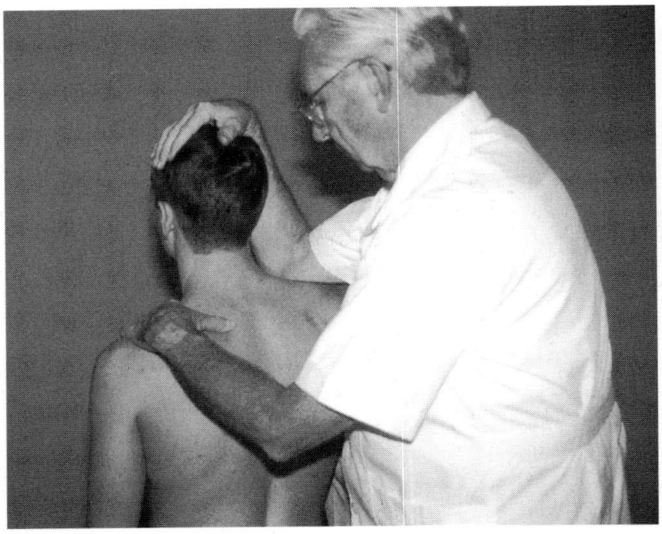

Abb. 14.19

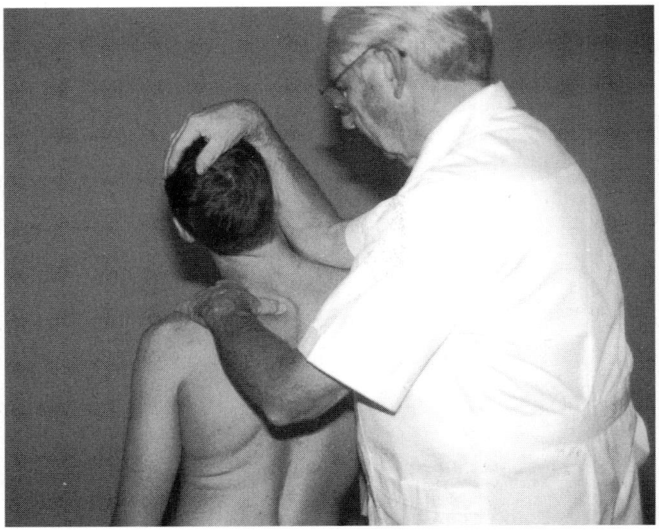

Abb. 14.21

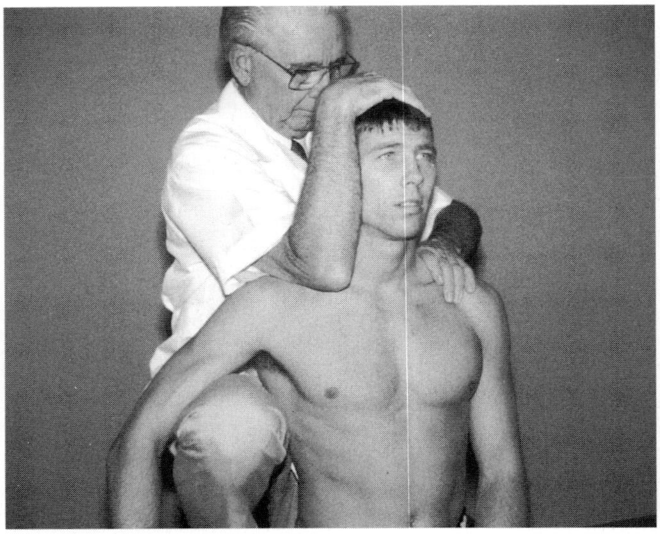

Abb. 14.20

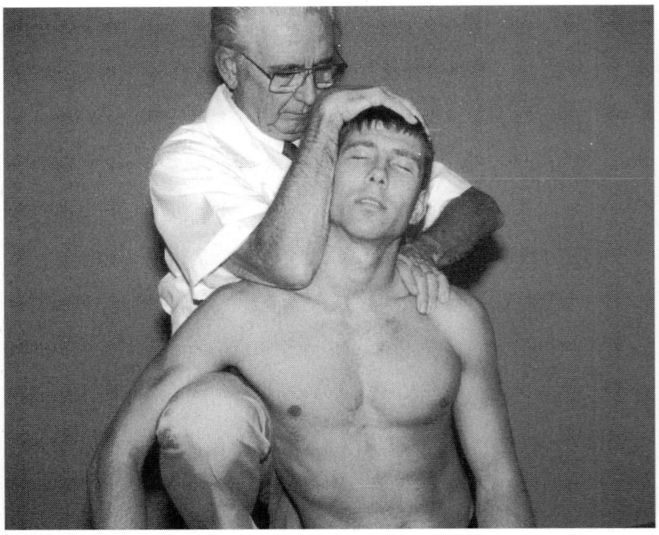

Abb. 14.22

Brustwirbelsäule

Muskelenergietechnik

Th5 -Th12
Sitzend (Beispiel: Th8-Th9)
Diagnose
Stellung: Extendiert (rückgebeugt), rechtsrotiert, rechtsseitgeneigt (ERS_R)
Bewegungseinschränkung: Flexion (Vorbeuge), Linksseitneigung, Linksrotation

1. Der Patient sitzt, der Therapeut steht hinter ihm.
2. Der Patient umgreift mit seiner linken Hand die rechte Schulter. Der Therapeut kontrolliert mit seinem linken Arm den Rumpf des Patienten und umgreift dessen rechte Schulter. Dabei liegt die linke Schulter des Patienten in der linken Achselhöhle des Therapeuten (Abb. 14.23).
3. Der Therapeut palpiert mit seinem rechten Zeigefinger den interspinösen Raum in Höhe von Th8-Th9. Der rechte Mittelfinger liegt auf dem rechten Querfortsatz von Th8 (Abb. 14.24).
4. Es wird eine Translation des Rumpfes in anterior-posteriorer Richtung durchgeführt (Abb. 14.25). Dabei wird die Barriere der Vorbeuge (Flexion) eingestellt.
5. Durch eine Translation des Rumpfes von links nach rechts in Höhe von Th8-Th9 wird an die Barriere in Linksseitneigung und Linksrotation herangegangen (Abb. 14.26).

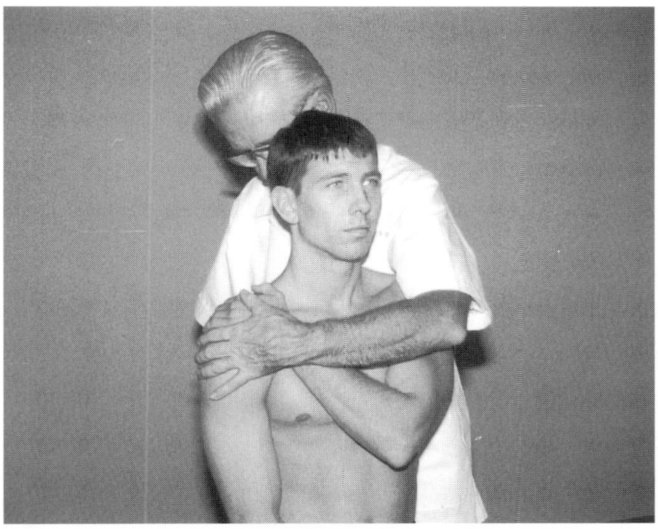

Abb. 14.23

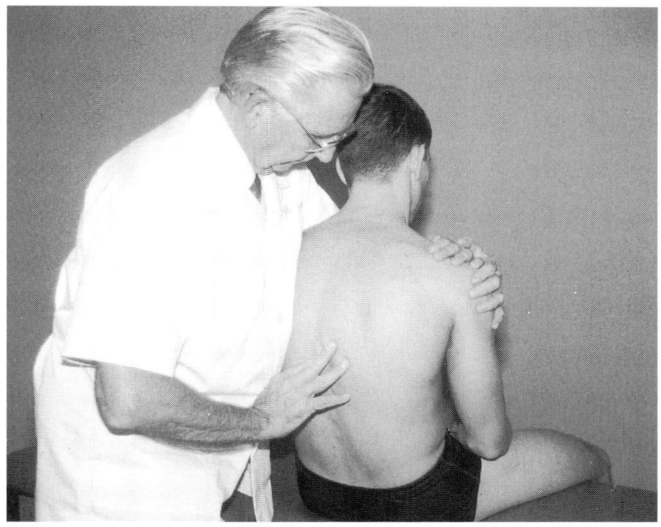

Abb. 14.25

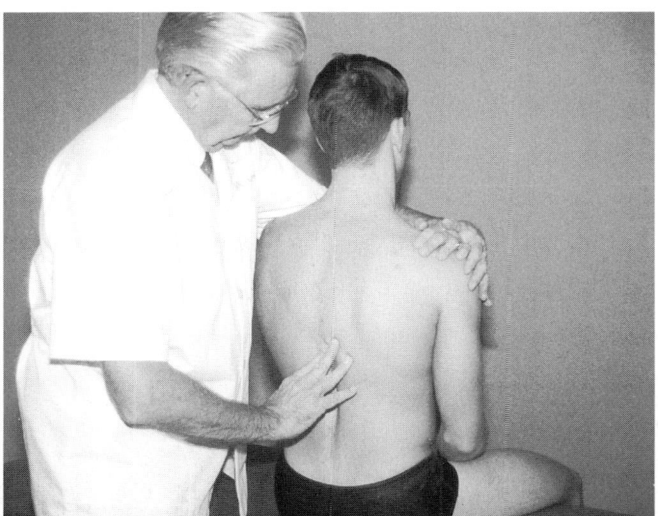

Abb. 14.24

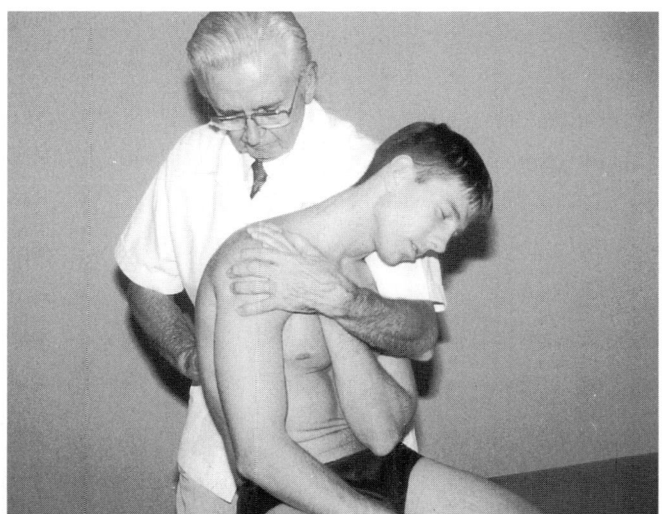

Abb. 14.26

6. Der Patient wird gebeten, eine isometrische Kontraktion gegen Widerstand nach rechts durchzuführen. Der Therapeut gibt mit seiner linken Hand Widerstand (Abb. 14.27).
7. Nach der Entspannung wird an die neue Barriere gegangen, und der Patient wiederholt die isometrische Anspannung über 3-5 Sekunden drei- bis fünfmal.
8. Nachuntersuchen.

Anmerkung: Diese Technik kann auch an der oberen LWS eingesetzt werden.

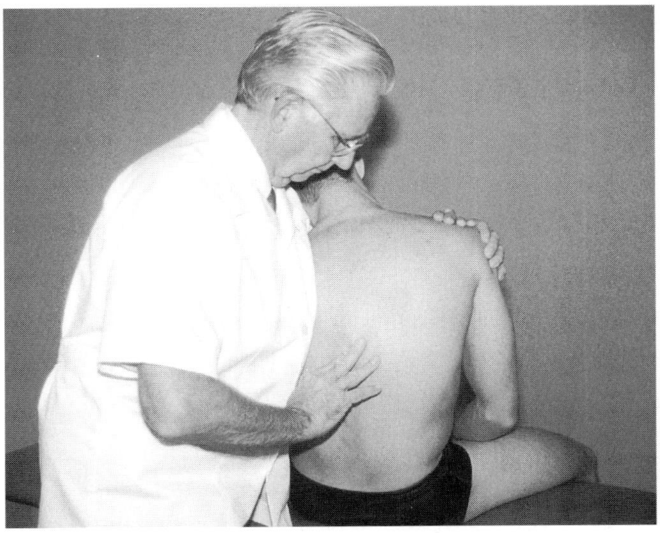

Abb. 14.27

Brustwirbelsäule

Muskelenergietechnik

Th5-Th12 (Beispiel: Th8-Th9)
Diagnose
Stellung: Flexion (Vorbeuge), Rechtsrotation, Rechtsseitneigung (FRS_R)
Bewegungseinschränkung: Extension (Rückbeuge), Linksseitneigung, Linksrotation

1. Der Patient sitzt auf dem Untersuchungstisch, der Therapeut hinter ihm.
2. Die linke Hand des Therapeuten liegt auf der linken Schulter und kontrolliert den Rumpf des Patienten. Der rechte Zeigefinger liegt im interspinösen Raum von Th8-Th9, der Mittelfinger palpiert den rechten Querfortsatz von Th8 (Abb. 14.28).
3. Bei aufrechter Wirbelsäule wird eine Linksrotation von Th8 induziert, indem der Patient die rechte Schulter fallen läßt und dadurch eine Translation von rechts nach links stattfindet. Der Patient verlagert sein Gewicht auf das linke Gesäß (Abb. 14.29).
4. Er wird gebeten, eine Linksseitneigung gegen Widerstand durchzuführen. Dieser Vorgang wird zwei- bis dreimal wiederholt, um die Linksrotation von Th8 zu verbessern.
5. Der Therapeut drückt die linke Schulter des Patienten nach unten, der Patient verlagert das Körpergewicht auf das rechte Gesäß und schiebt das Abdomen in Richtung rechtes Knie (Abb. 14.30). Dadurch wird die neue Barriere in der Linksseitneigung und Extension erreicht.

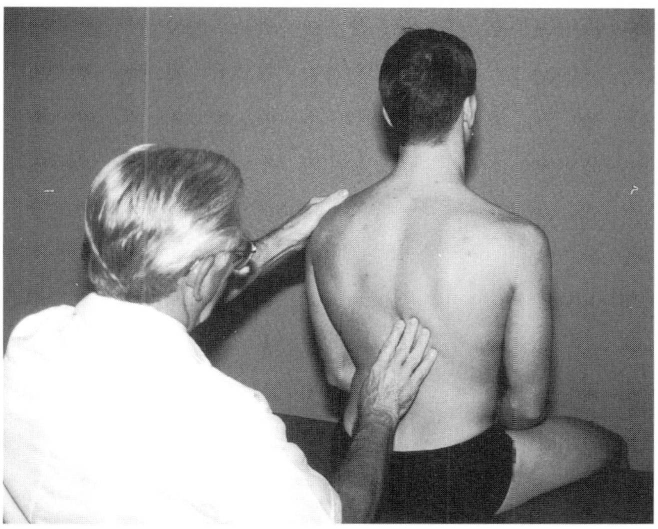

Abb. 14.28

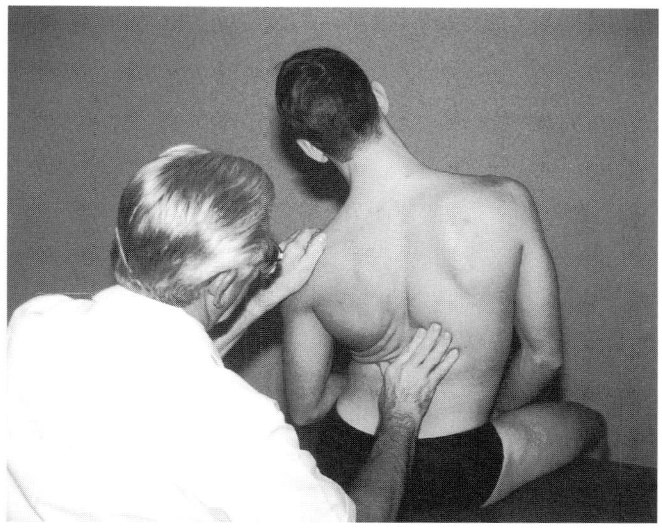

Abb. 14.30

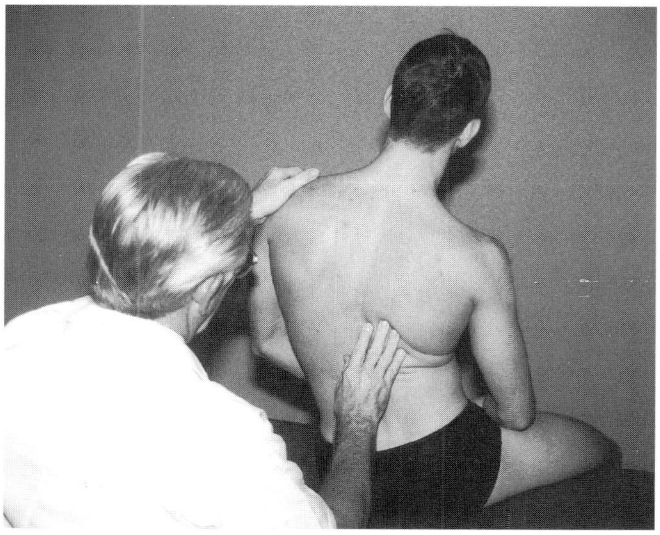

Abb. 14.29

6. Der Patient wird gebeten, die linke Schulter anzuheben (Rechtsseitneigung) oder die linke Schulter nach vorne zu schieben (Rechtsrotation). Diese isometrische Muskelanspannung soll 3-5 Sekunden gehalten werden und drei- bis fünfmal wiederholt werden.
7. Nach jeder Muskelanspannung und nachfolgender Relaxation wird erneut an die Barriere in bezug auf Extension, Linksseitneigung und Linksrotation gegangen. Das Abdomen wird in Richtung des rechten Knies gebracht. Der Rumpf kommt in eine Translation von links nach rechts, bis das Segment Th8-Th9 erreicht ist.
8. Der Rumpf des Patienten wird in die Ausgangsstellung zurückgeführt, der Therapeut hält mit der rechten Hand das Segment Th9 fest (Abb. 14.31).
9. Der Patient wird gebeten, seine Schultern nach vorne zu beugen, dabei gibt der Therapeut mit dem linken Arm Widerstand (Abb. 14.32).
10. Nachuntersuchen.

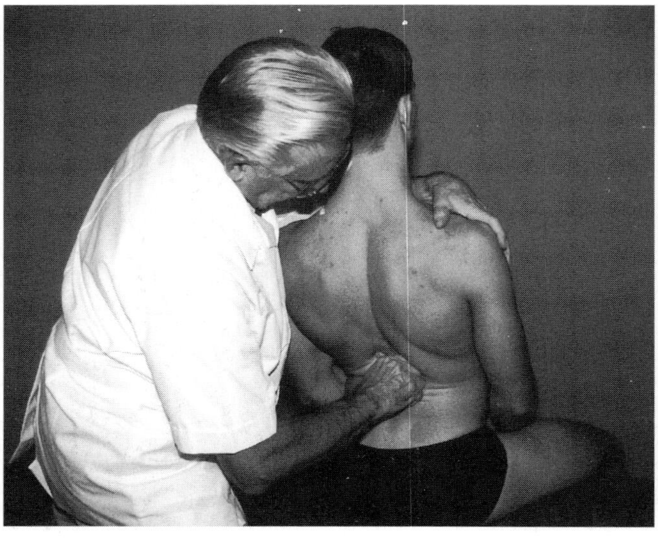

Abb. 14.31

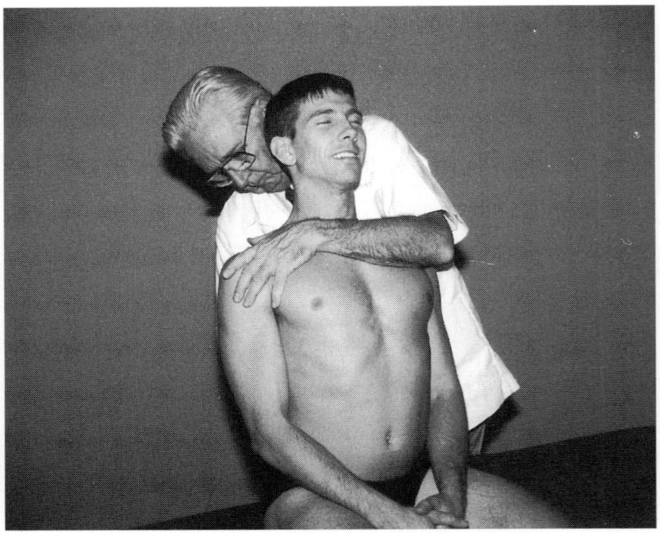

Abb. 14.32

Brustwirbelsäule

Muskelenergietechnik

Th5-Th12
Gruppendysfunktion
Diagnose
Stellung: Neutral, linksseitgeneigt, rechtsrotiert (NS_LR_R) oder (EN_R)
Bewegungseinschränkung: Rechtsseitneigung, Linksrotation

1. Der Patient sitzt, der Therapeut steht hinter ihm.
2. Der Therapeut legt seinen rechten Daumen auf den Scheitel der rechten Konvexität. Der Kraftvektor geht dabei in antero-mediale Richtung (Abb. 14.33).
3. Der Patient legt die linke Hand auf die rechte Schulter. Der Therapeut untergreift mit dem linken Arm die linke Axilla und hält die rechte Schulter (Abb. 14.34).
4. Bei aufrechter Wirbelsäule wird eine Translation von rechts nach links am Scheitel der Konvexität durchgeführt (Abb. 14.35). Dabei wird die Barriere der Rechtsseitneigung und Linksrotation eingestellt.
5. Der Patient führt eine Linksseitneigung gegen den Widerstand des Therapeuten durch (Abb. 14.36) (Er zieht die rechte Schulter nach oben, A.d.Ü.).
6. Nach dieser isometrischen Kontraktion über 3-5 Sekunden wird die Barriere neu in Rechtsseitneigung und Linksrotation eingestellt. Der Patient wiederholt die isometrische Kontraktion gegen Widerstand drei- bis fünfmal.
7. Nachuntersuchen.

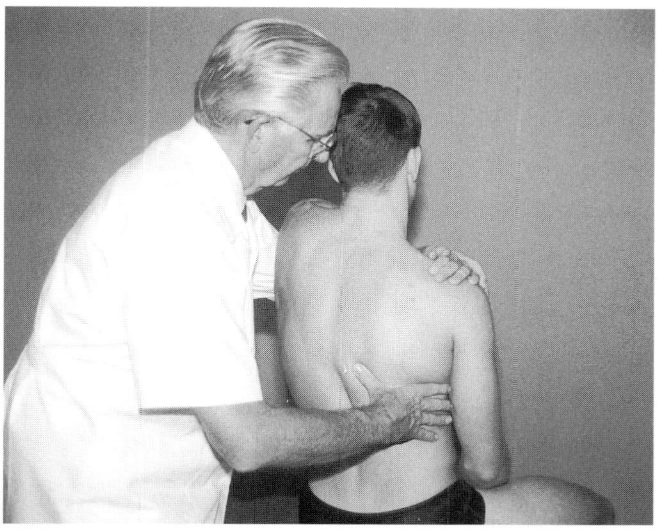

Abb. 14.33

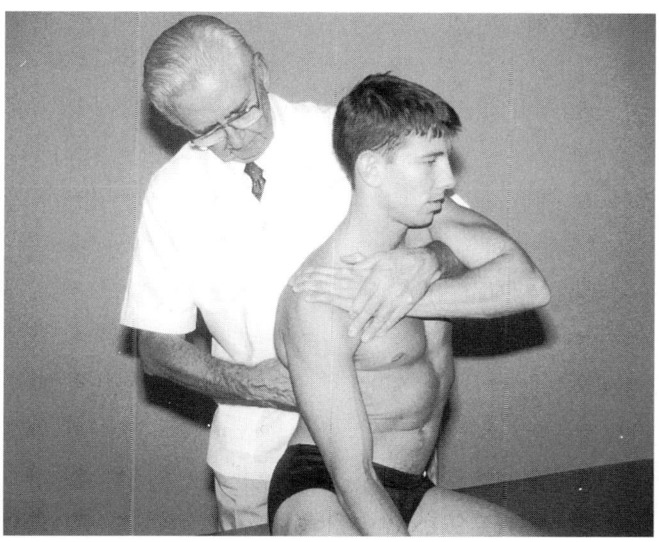

Abb. 14.34

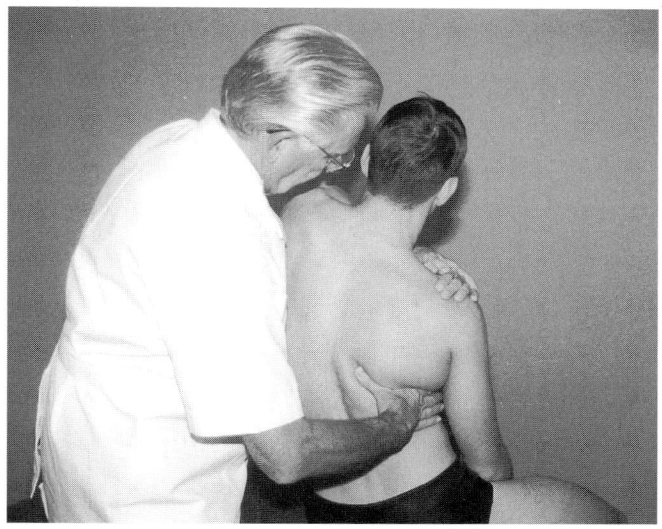

Abb. 14.35

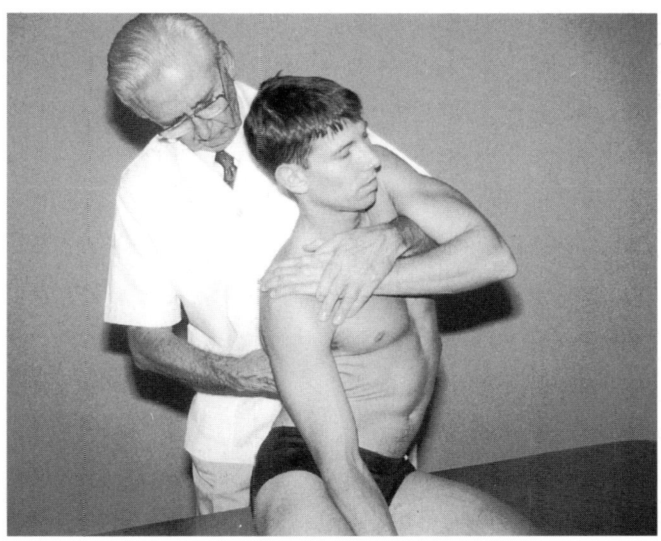

Abb. 14.36

Brustwirbelsäule

Mobilisation mit Impuls

Th1-Th5
Sitzend (Beispiel: Th3-Th4)
Diagnose
Stellung: Extension (Rückbeuge), Linksrotation, Linksseitneigung (ERS_L)
Bewegungseinschränkung: Flexion (Vorbeuge), Rechtsrotation, Rechtsseitneigung

1. Der Patient sitzt, der Therapeut steht hinter ihm.
2. Der Therapeut hält mit seiner linken Hand und dem linken Unterarm den Kopf sowie den linken Nacken des Patienten. Die rechte Hand liegt über der Nackenregion, der Daumen hat Kontakt mit der rechten Seite des Querfortsatzes von Th3 (oberes Segment der dysfunktionellen Bewegungseinheit) (Abb. 14.37).
3. Der Therapeut induziert eine Flexion, Rechtsseitneigung und Rechtsrotation, indem eine Translation von vorne nach hinten und von rechts nach links durchgeführt wird. Dabei stellt er das Segment Th3-Th4 ein (Abb. 14.38).
4. Sind alle Barrieren eingestellt, gibt der Therapeut mit seinem rechten Daumen einen schnellen Impulsstoß in Richtung des Dornfortsatzes im Sinne einer Translation von rechts nach links (Abb. 14.39).
5. Nachuntersuchen.

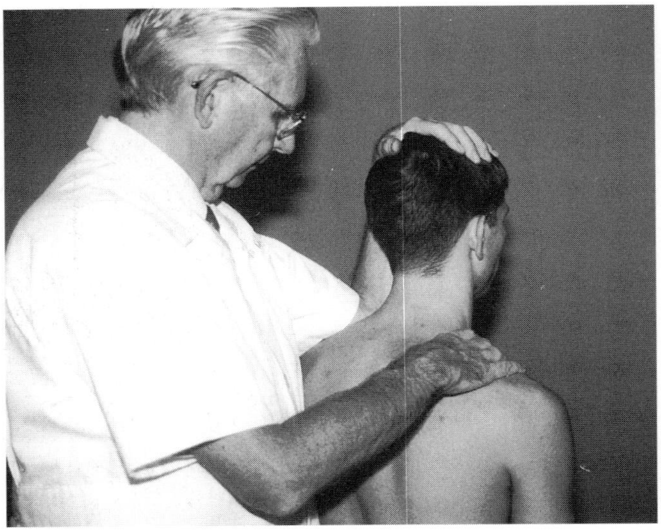
Abb. 14.37

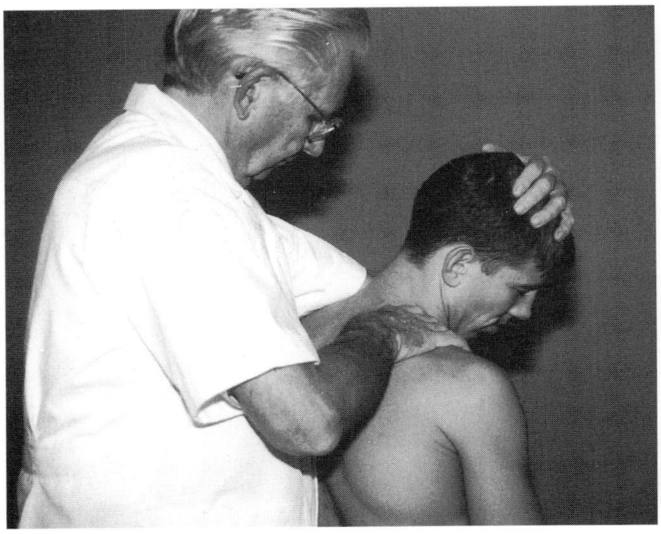
Abb. 14.39

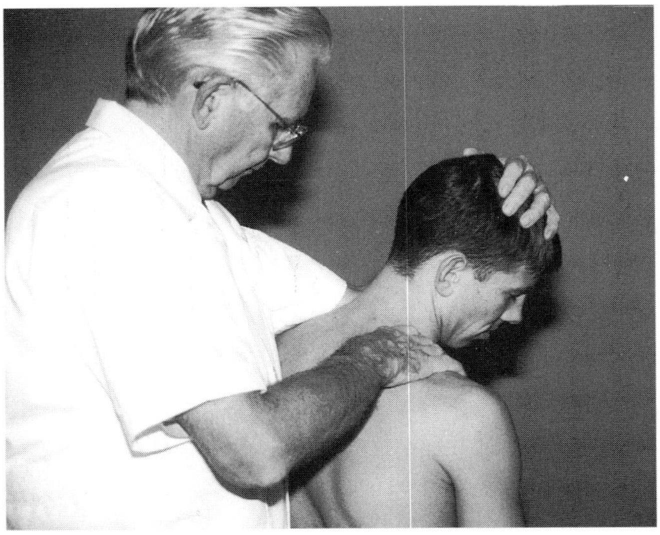
Abb. 14.38

Brustwirbelsäule

Mobilisation mit Impuls

Th1-Th5
Sitzend (Beispiel: Th3-Th4)
Diagnose
Position: Flexion (Vorbeuge), Linksseitneigung, Linksrotation (FRS_L)
Bewegungseinschränkung: Extension (Rückbeuge), Rechtsseitneigung, Rechtsrotation

1. Der Patient sitzt auf dem Untersuchungstisch, der Therapeut steht hinter ihm. Der Therapeut kann den linken Fuß auf den Tisch aufstellen, der linke Arm des Patienten hängt darüber.
2. Der Therapeut kontrolliert mit seiner linken Hand und dem linken Unterarm Kopf und linke Halsseite des Patienten. Die rechte Hand liegt über der Nackenregion, der Daumen hat Kontakt zur rechten Seite des Dornquerfortsatzes von Th3 (das oben liegende Segment) (Abb. 14.40).
3. Der Therapeut induziert mit seinem linken Unterarm und seiner linken Hand eine Extension (Rückbeuge), Rechtsseitneigung und Rechtsrotation bis Th3-Th4. Dabei wird eine Translation von hinten nach vorne und von rechts nach links durchgeführt (Abb. 14.41).
4. Sind die Barrieren in bezug auf Extension, Rechtsseitneigung und Rechtsrotation eingestellt, wird ein schneller Impulsstoß von rechts nach links am Proc. spinosus von Th3 durchgeführt (Abb. 14.42).
5. Nachuntersuchen.

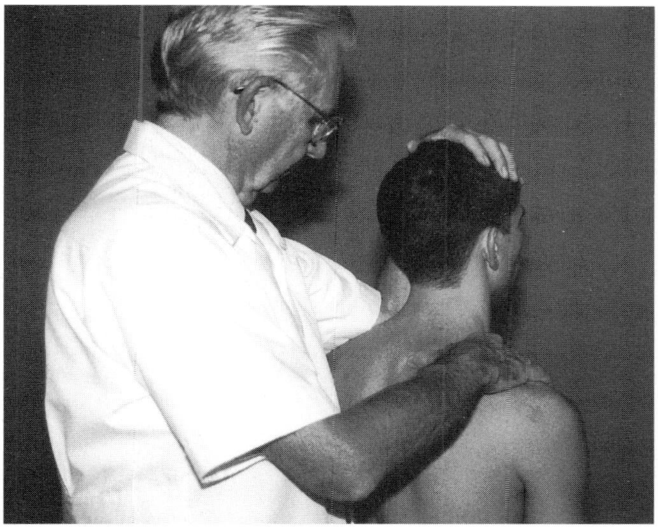

Abb. 14.40

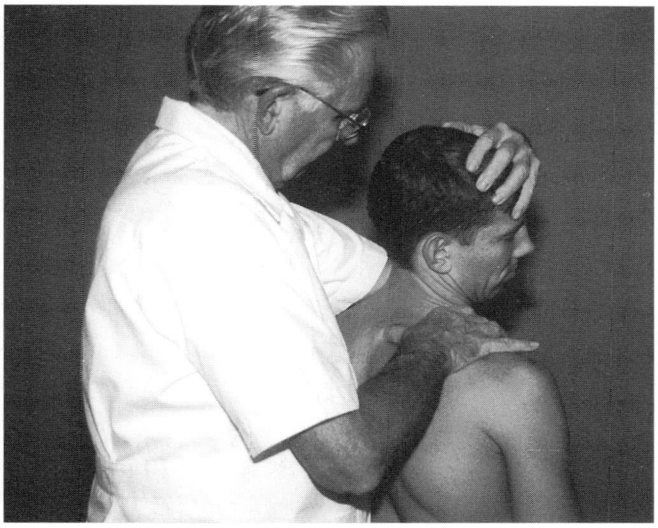

Abb. 14.42

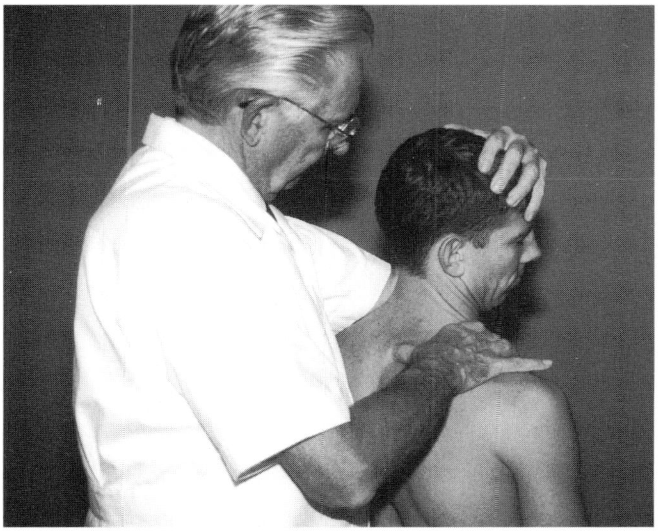

Abb. 14.41

Brustwirbelsäule

Mobilisation mit Impuls

Th1-Th5
Sitzend (Beispiel: Th1-Th4)
Diagnose: Gruppendysfunktion (Typ I)
Stellung: neutral, rechtsseitgeneigt, linksrotiert (NS_RR_L) oder (En_L)
Bewegungseinschränkung: Linksseitneigung, Rechtsrotation

1. Der Patient sitzt, der Therapeut steht hinter ihm. Der Patient läßt seinen rechten Arm über das rechte Bein des Therapeuten hängen, das auf dem Tisch aufgestützt ist.
2. Der Therapeut kontrolliert mit seinem rechten Unterarm Kopf und rechte Halsseite. Die linke Hand liegt über der linken Thoraxapertur, der linke Daumen liegt im interspinösen Raum von Th2 und Th3 (Abb. 14.43).
3. Der Therapeut induziert mit seiner rechten Hand und mit seinem rechten Unterarm Linksseitneigung und Rechtsrotation und stellt den Scheitel der linken Konvexität ein. Der linke Daumen übt einen Druck nach antero-medial aus (Abb. 14.44).
4. Durch eine Translationsbewegung von links nach rechts, die der Therapeut mit seinem linken Unterarm und mit seiner linken Hand durchführt, wird die Barriere in bezug auf Linksseitneigung und Rechtsrotation eingestellt (Abb. 14.45).
5. Dann kommt der Impuls, den der Therapeut mit dem linken Daumen in antero-medialer Richtung von links nach rechts gibt (Abb. 14.46).
6. Nachuntersuchen.

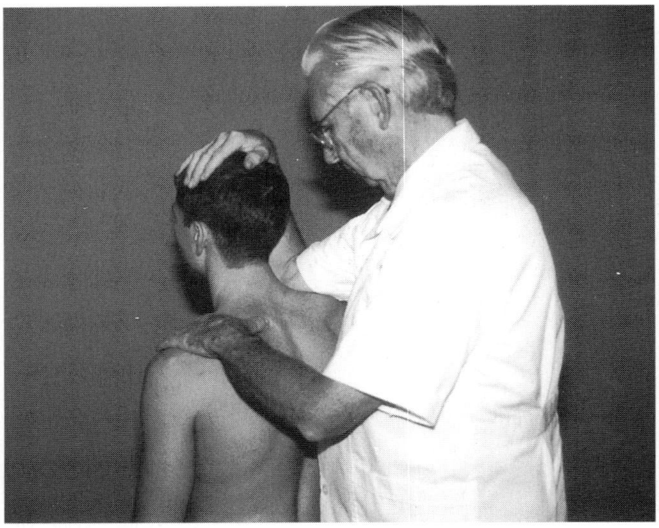

Abb. 14.43

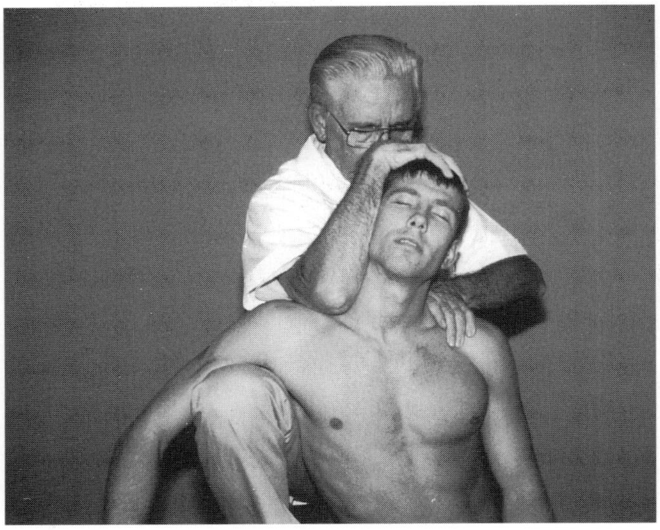

Abb. 14.45

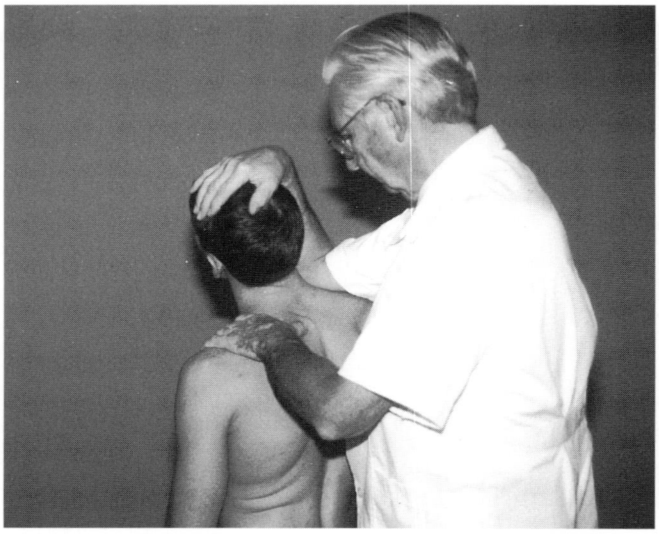

Abb. 14.44

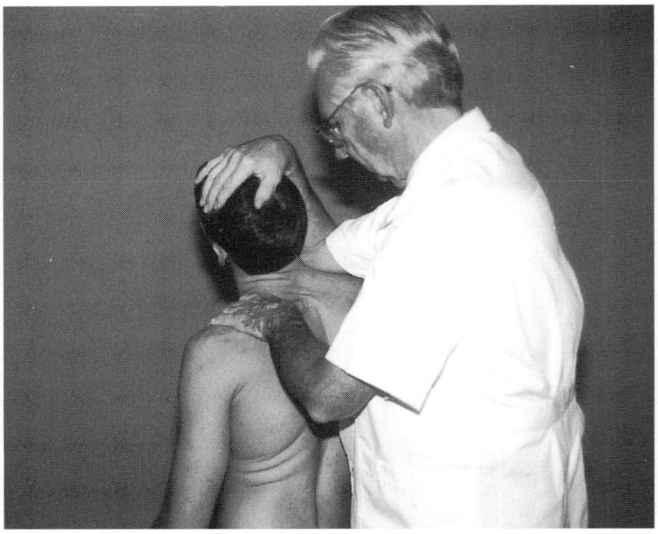

Abb. 14.46

Brustwirbelsäule

Mobilisation mit Impuls

Th1-Th5
Bauchlage (Beispiel: Th3-Th4)
Diagnose
Stellung: Flexion (Vorbeuge), Linksrotation, Linksseitneigung (FRS_L)
Bewegungseinschränkung: Extension (Rückbeuge), Rechtsrotation, Rechtsseitneigung

1. Der Patient liegt auf dem Bauch, der Therapeut steht am Tischende (Abb. 14.47).
2. Die Hände des Behandlers legen das Kinn nach rechts (wodurch eine Seitneigung induziert wird) und rotieren das Gesicht nach rechts (Abb. 14.48).
3. Der Therapeut legt sein rechtes Os pisiforme auf den Proc. transversus von Th4 rechts (unteres Segment) (Abb. 14.49).
4. Der Therapeut führt mit dem Os pisiforme der rechten Hand einen Impuls nach ventral durch. Er rotiert damit Th4 nach links in die Extension, woraus ein Schließen des rechten Wirbelbogengelenkes in Höhe von Th3-Th4 resultiert. Mit der linken Hand stabilisiert er Kopf und Nacken in der Rechtsseitneigung und Rechtsrotation.
5. Nachuntersuchen.

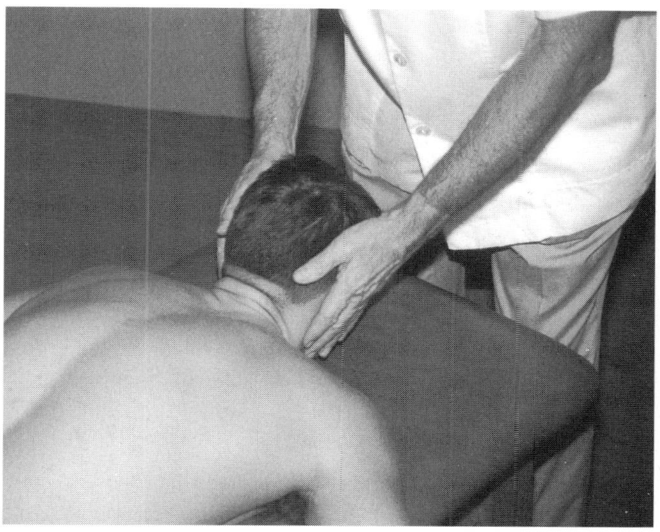

Abb. 14.47

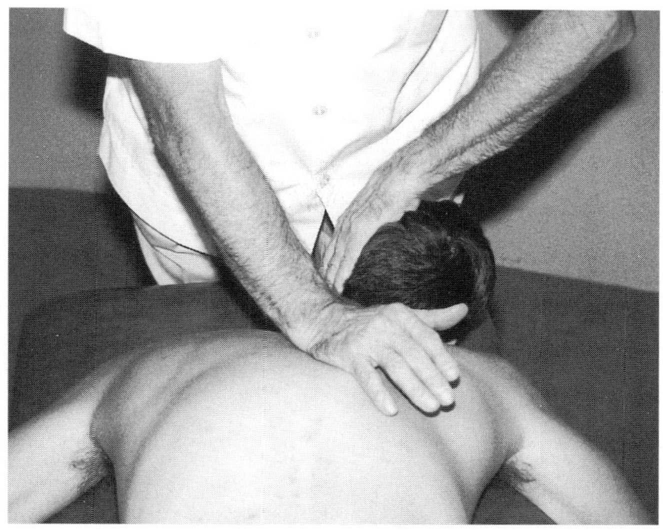

Abb. 14.49

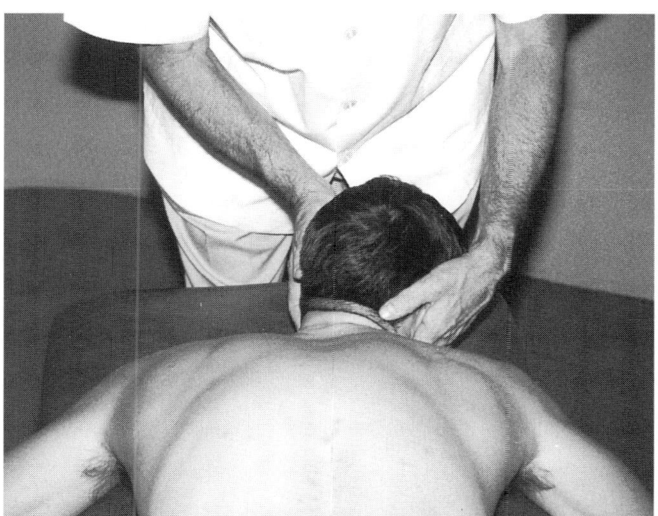

Abb. 14.48

Brustwirbelsäule

Mobilisation mit Impuls

Th1 – Th5

Bauchlage (Beispiel: Gruppendysfunktion Th1-Th4)

Diagnose

Stellung: neutral, rechtsseitgeneigt, linksrotiert (NS_RR_L) oder (En_L)

Bewegungseinschränkung: Linksseitneigung, Rechtsrotation

1. Der Patient befindet sich in Bauchlage, der Therapeut steht am Tischende und hält den Kopf des Patienten mit beiden Händen (Abb. 14.50).
2. Der Therapeut induziert mit der linken Hand eine Linksseitneigung und Rechtsrotation bis zum Scheitel der Gruppendysfunktion (Abb. 14.51). Das Kinn bleibt dabei in der Mittellinie.
3. Der Daumen liegt zwischen den Querfortsätzen von Th2 und Th3. Nun wird ein Impuls nach antero-medial gegeben, die linke Hand stabilisiert dabei Kopf und Nacken des Patienten. Als zweite Möglichkeit kann der Therapeut die Linksseitneigung und Rechtsrotation des Kopfes und Nackens mit seiner linken Hand verstärken und mit dem rechten Daumen einen stabilen Gegenhalt bilden.
4. Eine weitere Alternative wird wie folgt durchgeführt: Der Therapeut legt das rechte Os pisiforme zwischen die Proc. transversi von Th2 – Th3 links. Mit der rechten Hand gibt er einen antero-medialen Impuls. Er kann auch die Linksseitneigung und Rechtsrotation von Kopf und Nacken gegen den Widerstand des rechten Os pisiforme verstärken (Abb. 14.52).
5. Nachuntersuchen.

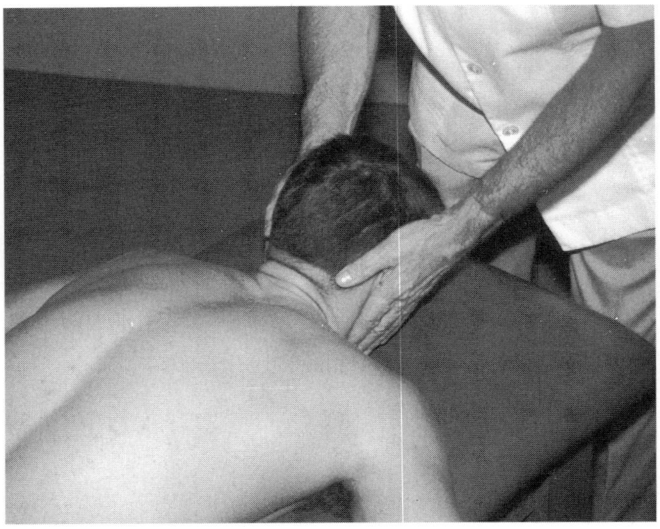

Abb. 14.50

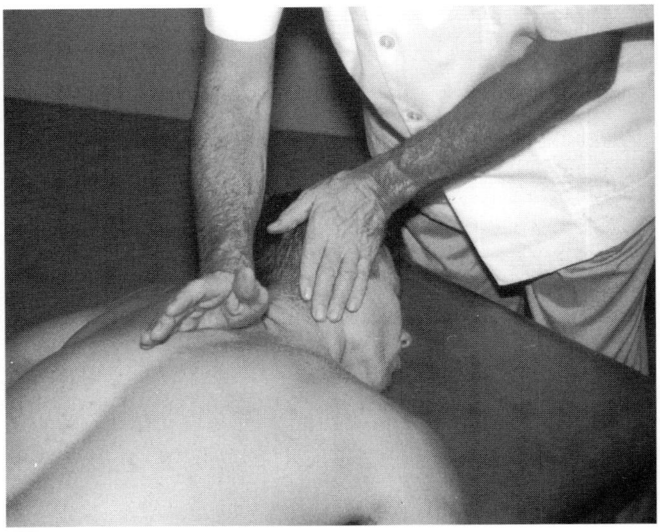

Abb. 14.52

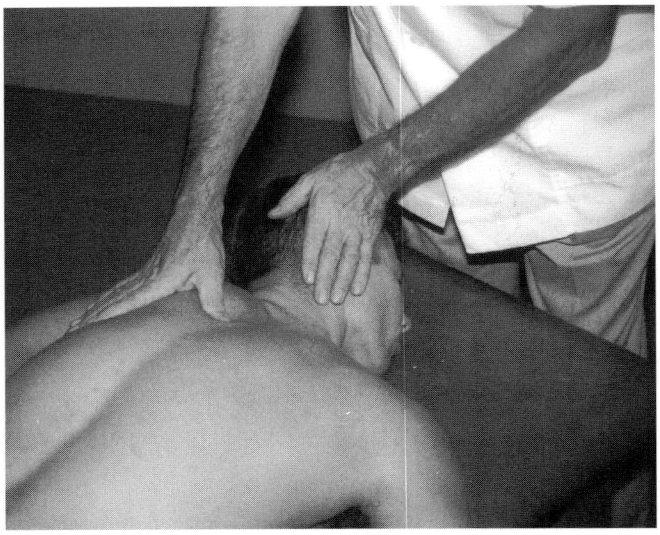

Abb. 14.51

Brustwirbelsäule

Mobilisation mit Impuls

Th5-Th10
Bauchlage (Beispiel: Th6-Th7)
Diagnose
Stellung: Flexion (Vorbeuge), Rechtsrotation, Rechtsseitneigung (FRS_R)
Bewegungseinschränkung: Extension (Rückbeuge), Linksrotation, Linksseitneigung

1. Der Patient befindet sich in Bauchlage, der Therapeut steht auf der linken Seite.
2. Der Therapeut nimmt mit seinem Os pisiforme Kontakt am Oberrand des linken Querfortsatzes von Th6 auf. Die Richtung geht nach kaudal (Abb. 14.53).
3. Das rechte Os pisiforme nimmt Kontakt mit dem rechten Querfortsatz von Th6 auf. Dabei wird eine Kompression nach anterior gegeben, die eine Linksrotation von Th6 induziert (Abb. 15.54).
4. Durch eine Bewegung nach kaudal mit dem linken Os pisiforme und durch eine Bewegung nach anterior des rechten Os pisiforme stellt der Therapeut die restriktive Barriere ein.
5. Mit beiden Händen wird ein Impuls nach ventral gegeben, wodurch eine Extension, Linksseitneigung und Linksrotation von Th6 induziert wird (Abb. 14.55).
6. Nachuntersuchen.

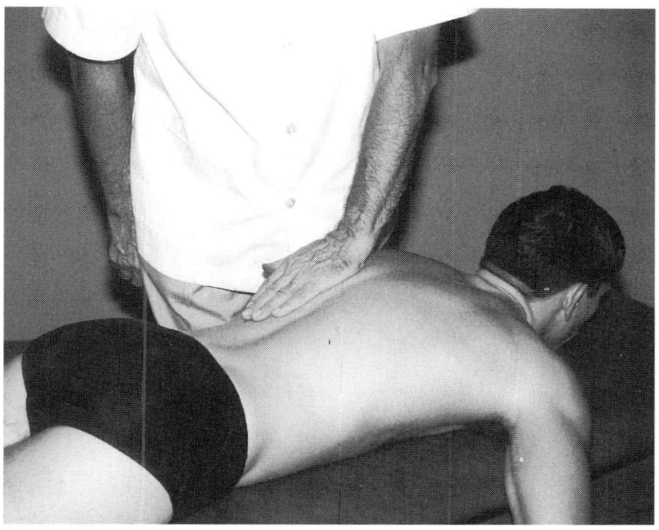

Abb. 14.53

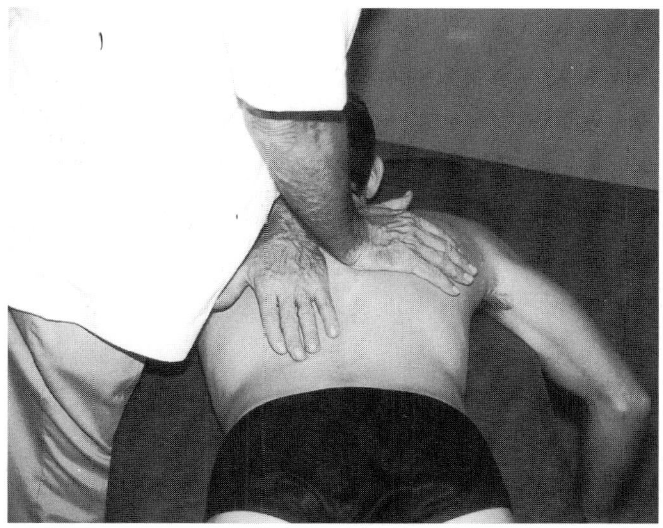

Abb. 14.55

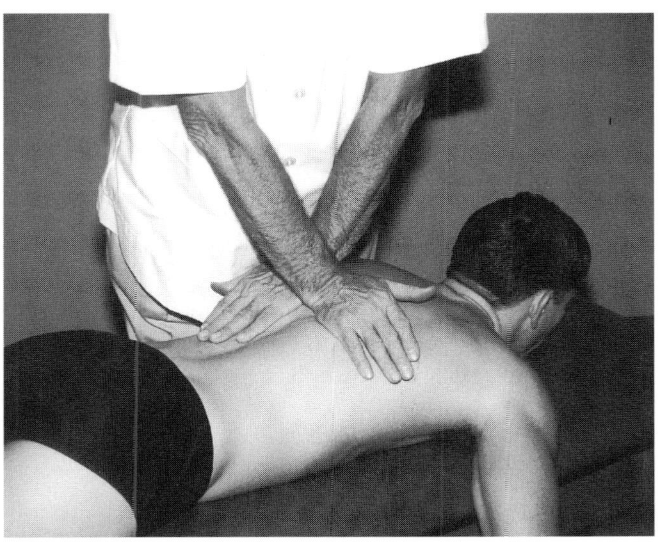

Abb. 14.54

Brustwirbelsäule

Mobilisation mit Impuls

Th3-Th12
Rückenlage
Die Prinzipien der Impulstechnik

1. Prinzip: Bildung eines Hebelarmes

1. Der Patient befindet sich in Rückenlage auf dem Untersuchungstisch, der Therapeut steht neben ihm.
2. Der Patient überkreuzt seine Arme vor der Brust und hält mit den Händen die gegenüberliegenden Schultern. Steht der Therapeut rechts, so hat der Patient den linken Arm über den rechten verschränkt, so daß der linke oben liegt (Abb. 14.56).
3. Eine alternative Armhaltung sieht folgendermaßen aus: der Patient verschränkt die Hände im Nacken (nicht am Kopf). Diese Armhaltung ist besonders geeignet für Manipulationen der unteren BWS (Abb. 14.57).
4. Bei einer dritten Alternative wird nur der dem Therapeuten gegenüberliegende Arm verwendet. Der Therapeut umgreift in diesem Fall die rechte Schulter des Patienten (Abb. 14.58).
5. Als vierte Alternative kann der Patient mit der linken Hand seine rechte Schulter umgreifen und mit der rechten Hand den linken Ellenbogen fassen (Abb. 14.59).

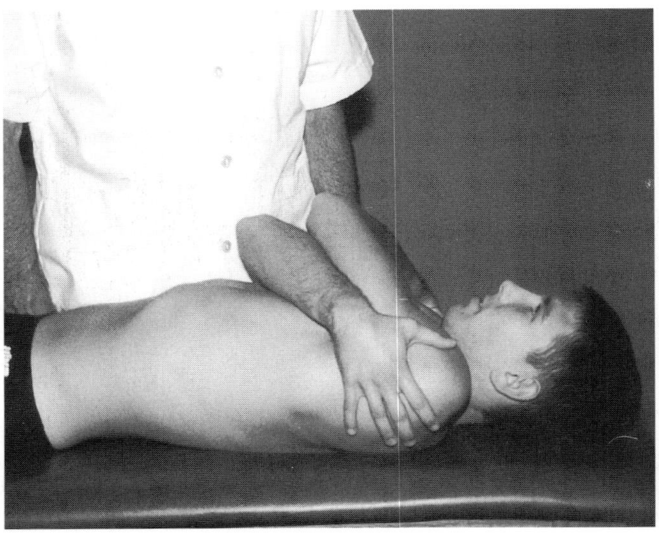

Abb. 14.56

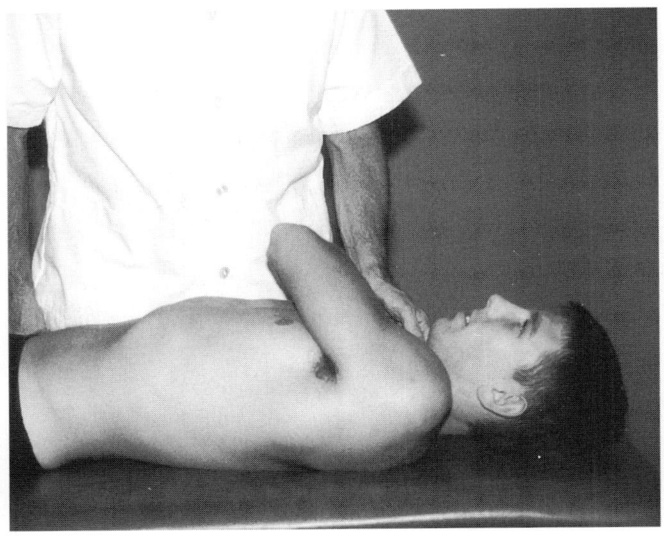

Abb. 14.58

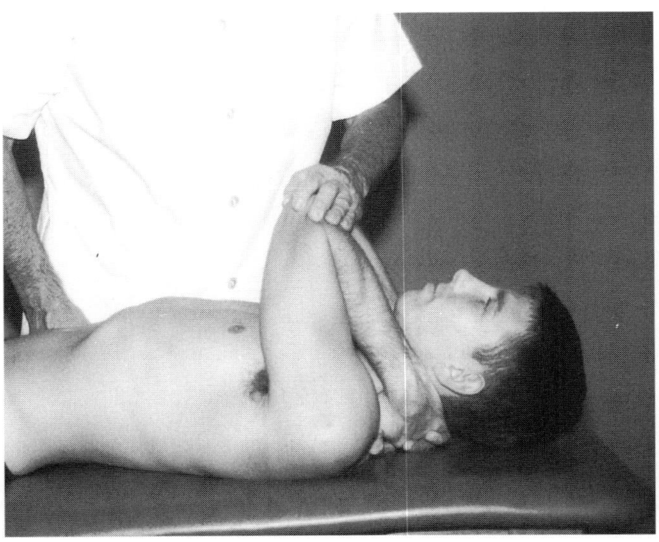

Abb. 14.57

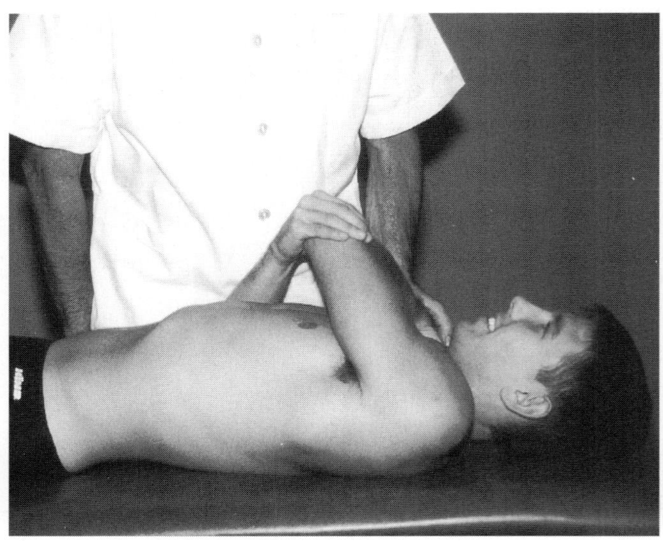

Abb. 14.59

2. Prinzip: Bildung eines Hypomochlions

1. Die Hand liegt auf dem unteren Segment der beiden dysfunktionellen Wirbel. Die Handfläche liegt über dem Proc. spinosus, der Daumen neben dem Proc. spinosus (Abb. 14.60).
2. Als Alternative werden die gebeugten vier Finger mit Ausnahme des Daumens auf eine Seite des Dornfortsatzes angelegt, Daumen und Daumenballen kommen auf die andere Seite (Abb. 14.61). Diese Handstellung kann sowohl für den Patient wie auch für den Therapeut unangenehm sein.
3. Als dritte Alternative beugt der Therapeut das Fingerend- und Fingermittelgelenk des Zeigefingers und legt dies auf den Querfortsatz des unteren Segments. Das Grundgelenk des Daumens kommt auf den gegenüberliegenden Querfortsatz (Abb. 14.62). Diese Handanlage wird bevorzugt. Sie ermöglicht einen Kontakt von Daumenballen und Rippenschaft. Dadurch kann auch eine dysfunktionelle Rippe, die häufig im Gefolge von ERS-Dysfunktionen auftritt, mit behandelt werden.

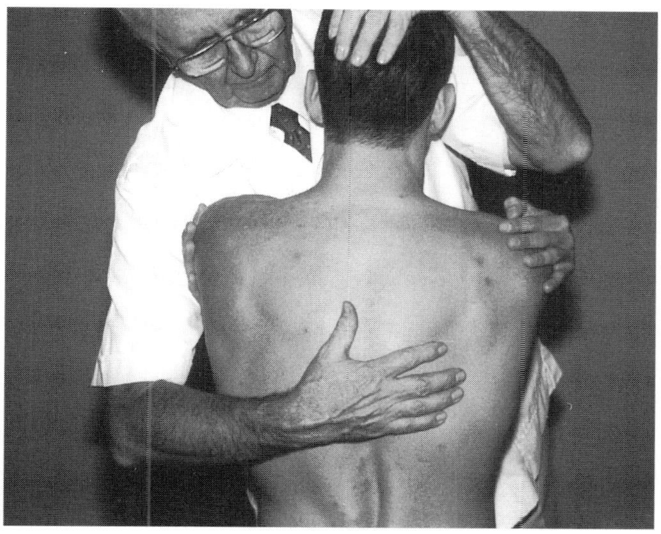

Abb. 14.60

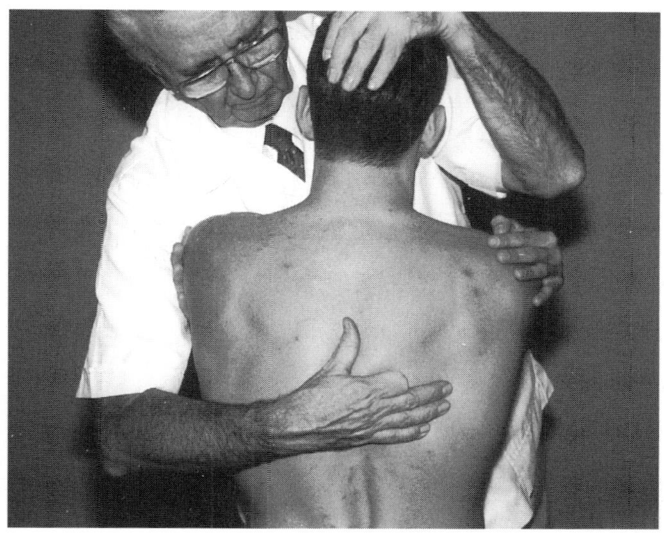

Abb. 14.62

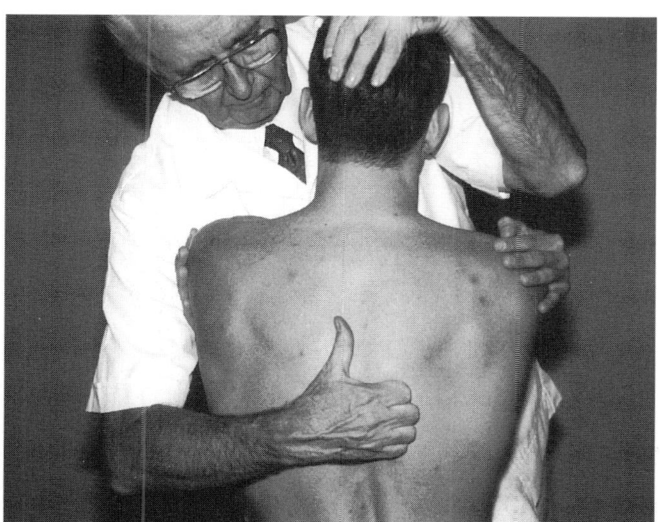

Abb. 14.61

3. Prinzip: Einstellung des Hebels am Hypomochlion

1. Der Therapeut rollt den Patienten auf sich zu und legt seine Hand als Hypomochlion auf den unteren Wirbel des dysfunktionellen Segmentes.
2. Der Patient rollt auf den Rücken zurück. Mit den überkreuzten Armen, die als Hebelarm dienen, wird Körperkontakt aufgenommen. Dies geschieht normalerweise über dem Epigastrium. Achten Sie darauf, daß keine komprimierende Kraft auf den Brustkorb des Therapeuten oder, bei weiblichen Therapeuten, auf die Mammae ausgeübt wird. Die Ellenbogen des Patienten können mit einem zusammengefalteten Handtuch oder Kissen abgepolstert werden (Abb. 14.63).

4. Prinzip: Lokalisation des Impulses

1. Die untere Hand dient als Hypomochlion. Sie fixiert das untere Segment, während das ober Segment in den erforderlichen Richtungen an die Barriere geführt wird.
2. Die Impulsrichtung geht auf den oberen Anteil des Hypomochlions zu.

Brustwirbelsäule

Mobilisation mit Impuls

Th3-Th12
Rückenlage
Diagnose
Stellung: Bilateral in Extension (beide Facetten sind geschlossen)
Bewegungseinschränkung: Flexion in der Sagittalebene

1. Der Patient befindet sich in Rückenlage, der Therapeut steht neben ihm.
2. Als Hebel werden beide Arme des Patienten über der Brust gekreuzt oder eine der anderen oben beschriebenen Armstellungen verwendet.
3. Der Therapeut legt die Hand, die als Hypomochlion dient, unter den Rumpf des Patienten auf das untere Segment der beiden dysfunktionellen Wirbel.
4. Der Patient wird in die Mittellinie zurückgebracht. Der Hebelarm lokalisiert das Hypomochlion. Die kraniale Hand des Therapeuten kontrolliert Kopf und Nacken des Patienten und induziert eine Flexion (Abb. 14.64).
5. Der Therapeut beugt die Brustwirbelsäule bis zum oberen Wirbel des dysfunktionellen Segmentes (Abb. 14.65, s. S. 255).
6. Es wird ein Impuls gegeben, indem der Therapeut mit seinem Körpergewicht über den Hebelarm gegen das Hypomochlion drückt und dabei die Flexion des Patienten leicht verstärkt.
7. Nachuntersuchen.

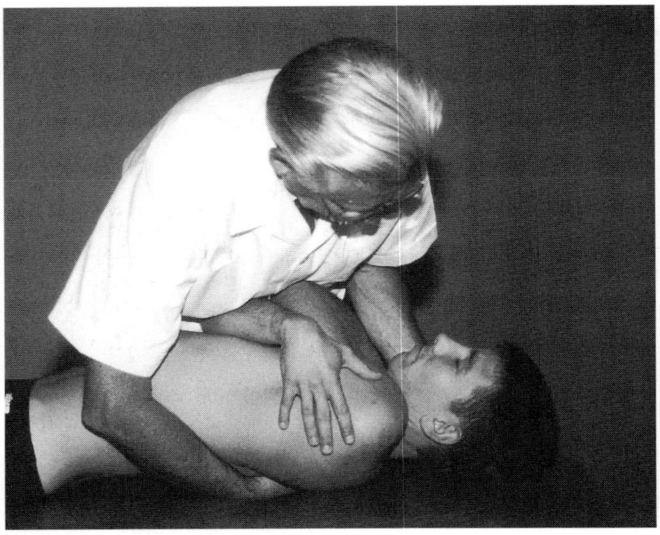

Abb. 14.63

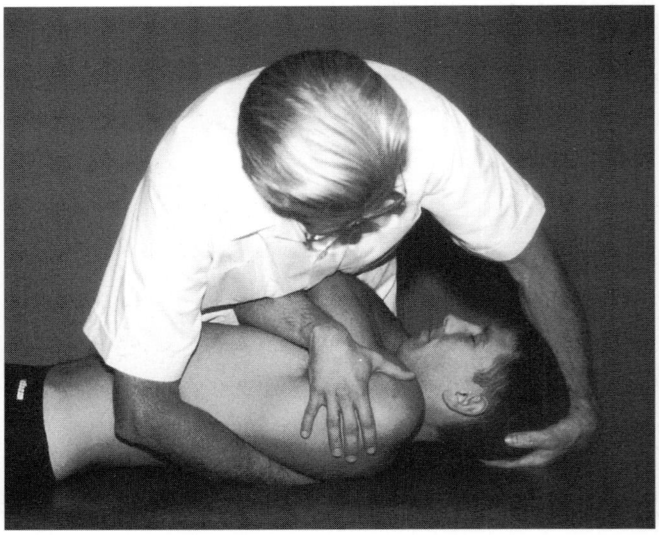

Abb. 14.64

Brustwirbelsäule

Mobilisation mit Impuls

Th3-Th12
Rückenlage
Diagnose
Stellung: Bilaterale Flexion (beide Facetten sind geöffnet)
Bewegungseinschränkung: Extension in der Sagittalebene

1. Der Patient befindet sich in Rückenlage, der Therapeut steht neben ihm.
2. Der Hebelarm wird gebildet, indem der Patient seine Arme vor der Brust verschränkt und die Schultern umgreift.
3. Der Therapeut legt seine Hand als Hypomochlion auf das untere Segment der beiden dysfunktionellen Wirbel.
4. Der Patient wird in die Mittellinie zurückgebracht, der Therapeut kontrolliert Rumpf, Nacken und Kopf.
5. Der Patient beugt den Oberkörper bis zum Hypomochlion (Abb. 14.66).
6. Der Therapeut drückt Kopf, Nacken und Oberkörper des Patienten über das Hypomochlion in die Extension.
7. Ein Impulsstoß, der vom Rumpf des Therapeuten gegen den Hebelarm ausgeübt wird, bringt das obere Segment in die Extension (Abb. 14.67).
8. Nachuntersuchen.

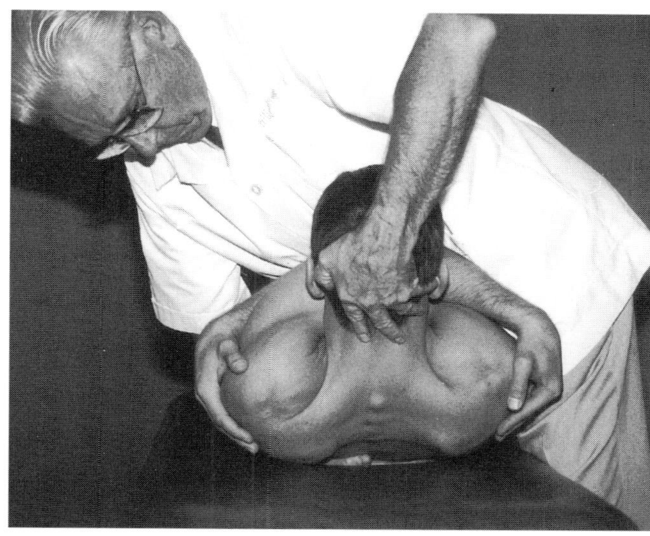

Abb. 14.66

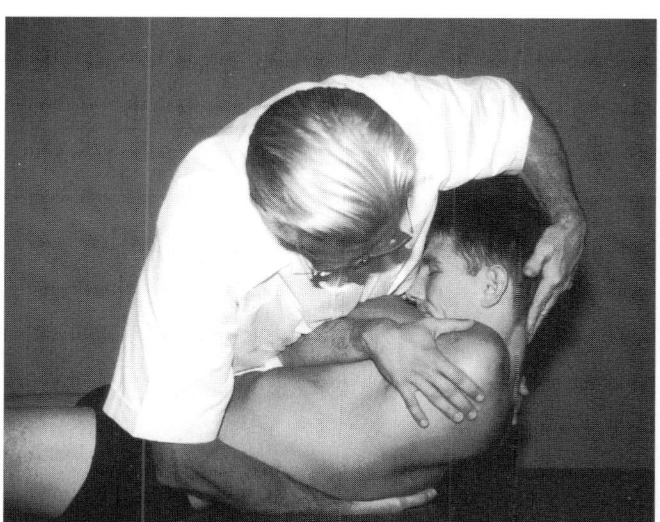

Abb. 14.65

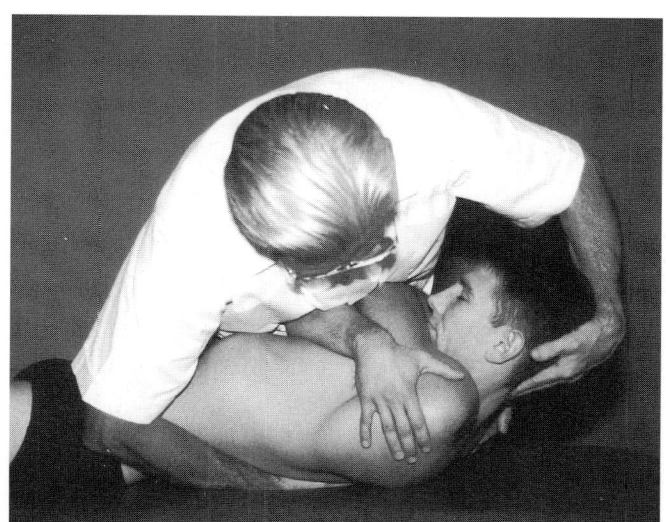

Abb. 14.67

Brustwirbelsäule

Mobilisation mit Impuls

Th3-Th12
Rückenlage
Diagnose (Beispiel: Th4-Th5)
Stellung: extendiert (rückgebeugt), linksrotiert, linksseitgeneigt (ERS_L)
Bewegungseinschränkung: Flexion (Vorbeuge), Rechtsrotation, Rechtsseitneigung

1. Patient in Rückenlage, der Therapeut steht auf der rechten Seite.
2. Der Patient überkreuzt als Hebelarm beide Hände über der Brust.
3. Der Therapeut bildet mit seiner rechten Hand ein Hypomochlion über beiden Proc. transversi von Th5.
4. Der Patient wird in die neutrale Position zurückgebracht und der Hebel wird am Hypomochlion lokalisiert.
5. Die linke Hand des Therapeuten induziert eine Flexion, Rechtsseitneigung und Rechtsrotation von Nakken und oberer BWS bis Th4 (Abb. 14.68).
6. Der Therapeut gibt mit seinem Körpergewicht einen Impulsstoß über den Hebelarm auf das Hypomochlion, woraus eine Flexion, Rechtsseitneigung und Rechtsrotation von Th4 und eine Öffnung des linken Wirbelbogengelenkes resultiert (Abb. 14.69).
7. Nachuntersuchen.

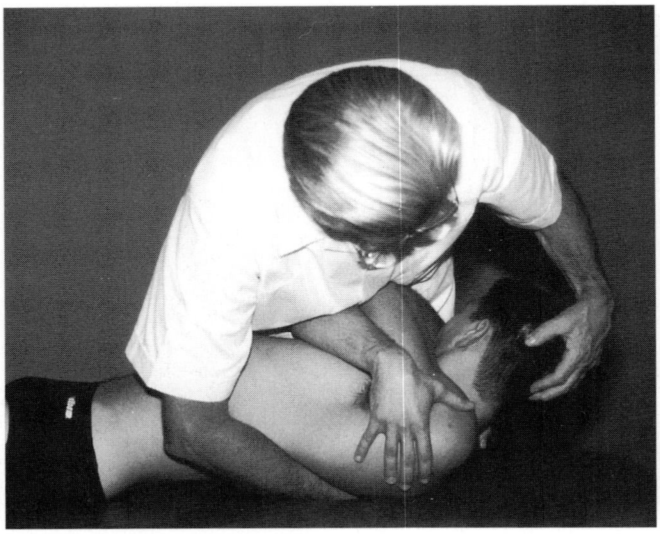

Abb. 14.68

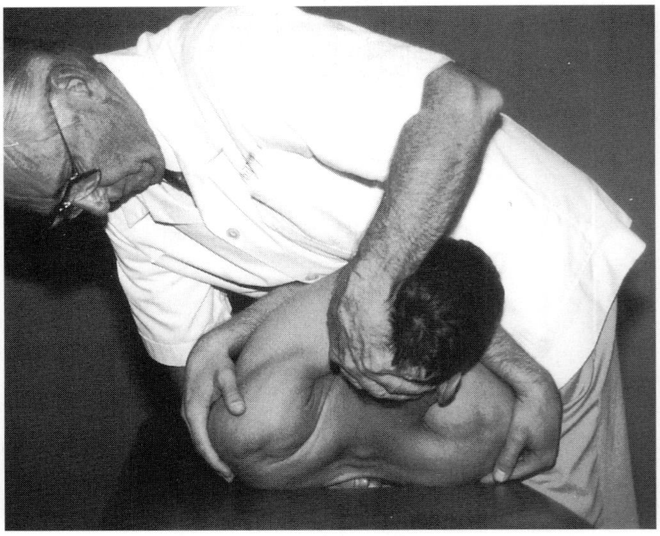

Abb. 14.69

Brustwirbelsäule

Mobilisation mit Impuls

Th3-Th12
Rückenlage
Diagnose (Beispiel: Gruppendysfunktion Th3-Th6)
Stellung: neutral, rechtsseitgeneigt, linksrotiert (NS_RR_L) oder (En_L)
Bewegungseinschränkung: Linksseitneigung, Rechtsrotation

1. Der Patient befindet sich in Rückenlage auf dem Behandlungstisch, der Therapeut steht auf der rechten Seite.
2. Der Patient bildet den Hebel, indem er die Arme über der Brust verschränkt.
3. Der Therapeut bildet mit seiner rechten Hand das Hypomochlion, das Daumengrundgelenk liegt auf dem Zwischenraum zwischen den linken Querfortsätzen von Th4 und Th5. Die Handanlage erfolgt wie in Abb. 14.60.
4. Der Therapeut lokalisiert den Hebel am Hypomochlion. Er führt mit der linken Hand eine Flexion und Extension des Kopfes und oberen Rumpfes durch, um eine neutrale Mechanik einzustellen (Abb. 14.70).
5. Mit der linken Hand wird eine Linksseitneigung und Rechtsrotation bis zu den dysfunktionellen Segmenten eingestellt (Abb. 14.71).
6. Der Therapeut gibt mit seinem Rumpf einen Impulsstoß auf das Hypomochlion, wodurch eine Linksseitneigung und Rechtsrotation der dysfunktionellen Segmente herbeigeführt wird.
7. Nachuntersuchen.

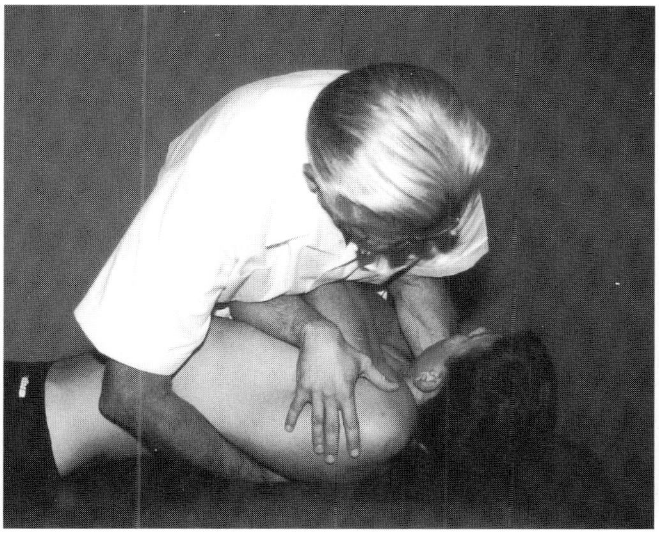

Abb. 14.70

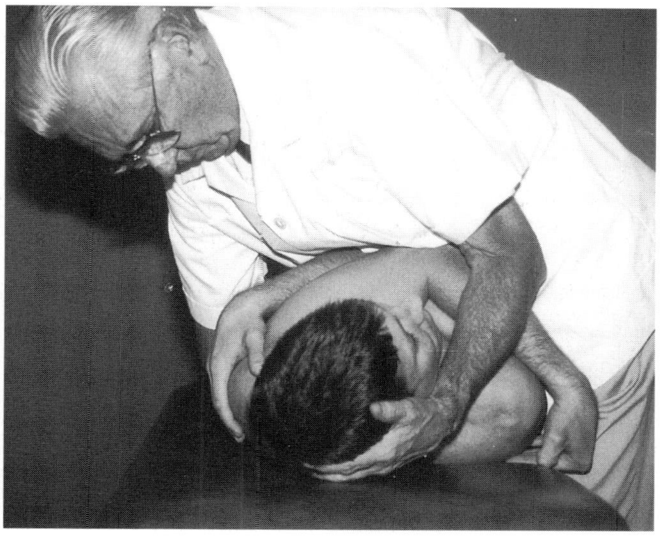

Abb. 14.71

Brustwirbelsäule

Mobilisation mit Impuls

Th5-Th12
Technik im Sitzen

1. Prinzip: Bildung eines Hebelarmes

1. Hier wird ein Hocker mit Sprossen verwendet. Der Patient sitzt auf diesem Hocker und verschränkt beide Hände hinter dem Nacken (nicht am Okziput) (Abb. 14.72).
2. Der Therapeut untergreift mit beiden Armen die Axillen des Patienten, umfaßt beide Unterarme und kann dadurch den Rumpf kontrollieren (Abb. 14.73).

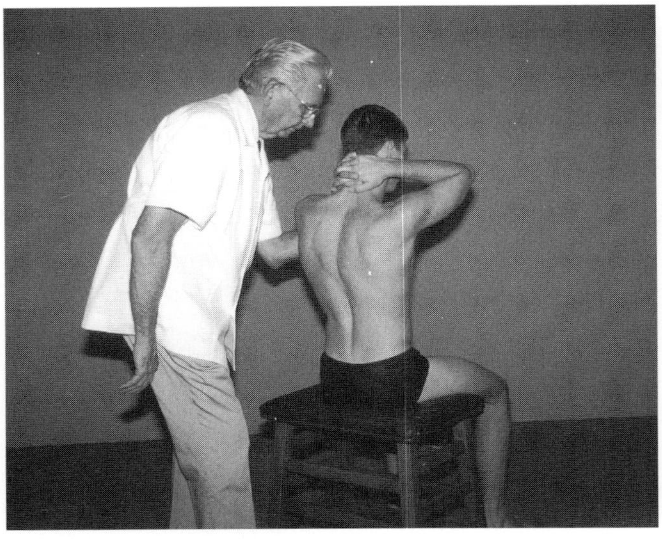

Abb. 14.72

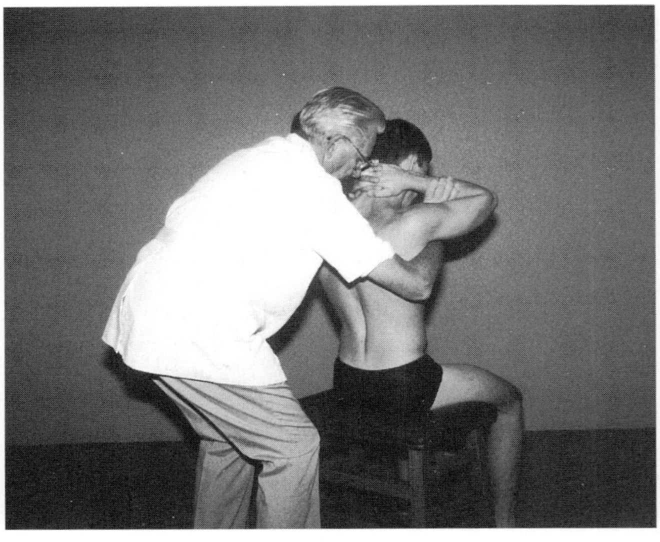

Abb. 14.73

2. Prinzip: Bildung eines Hypomochlions

1. Der Therapeut stellt sein Knie gegen den unteren Wirbel des dysfunktionellen Segments, entweder gegen den Dornfortsatz oder den Querfortsatz (Abb. 14.74).
2. Der Therapeut stellt seinen Fuß auf eine Sprosse und lokalisiert mit seinem Knie das dysfunktionelle Segment.
3. Als Alternative kann ein zusammengerolltes Handtuch als Hypomochlion verwendet werden. Dabei liegt der Rand des Handtuchs auf dem unteren Wirbel (Abb. 14.75).
4. Der Therapeut nimmt mit seinem Rumpf Kontakt am Handtuch auf und kontrolliert den unteren Wirbel (Abb. 14.76).

3. Prinzip: Impulsstoß über den Hebelarm gegen das Hypomochlion

1. Der Therapeut zieht mit beiden Armen den Rumpf des Patienten auf das Hypomochlion zu oder hebt ihn an, je nachdem, ob ein Impuls in die Flexion oder Extension ausgeübt werden soll.
2. Er kontrolliert mit beiden Armen den Rumpf des Patienten, indem er mit beiden Händen dessen Unterarme umgreift.

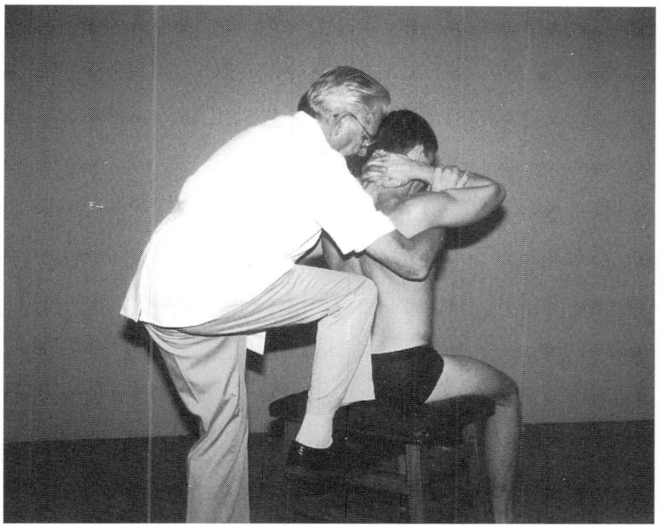

Abb. 14.74

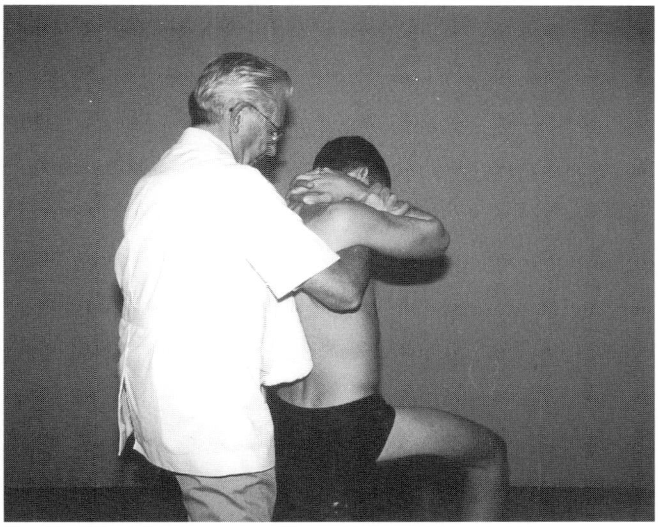

Abb. 14.76

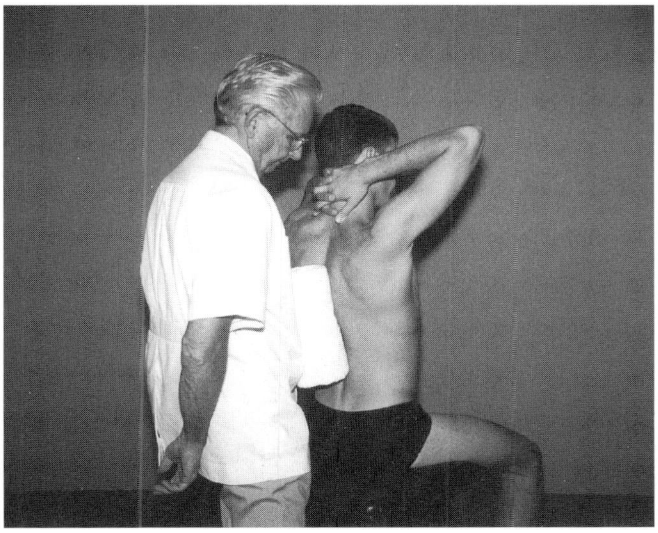

Abb. 14.75

Brustwirbelsäule

Mobilisation mit Impuls

Th4-Th12
Sitzend
Diagnose
Stellung: Beidseitige Extension
Bewegungseinschränkung: Beidseitige Flexion

1. Der Patient sitzt auf dem Untersuchungsstuhl, er hat die Hände hinter dem Nacken verschränkt.
2. Der Therapeut stützt sein Knie als Hypomochlion gegen den Dornfortsatz des unteren Wirbels im dysfunktionellen Segment. Er kann als Hypomochlion auch ein Handtuch verwenden.
3. Der Therapeut untergreift mit beiden Händen die Achseln des Patienten und umfaßt dessen Unterarme.
4. Eine Flexion wird induziert, bis das dysfunktionelle Segment erreicht ist (Abb. 14.77).
5. Es erfolgt der Impuls, der Therapeut zieht direkt nach hinten in Richtung des Hypomochlions und verstärkt die Flexion von oben gegen den fixierten unteren Wirbel.
6. Nachuntersuchen.

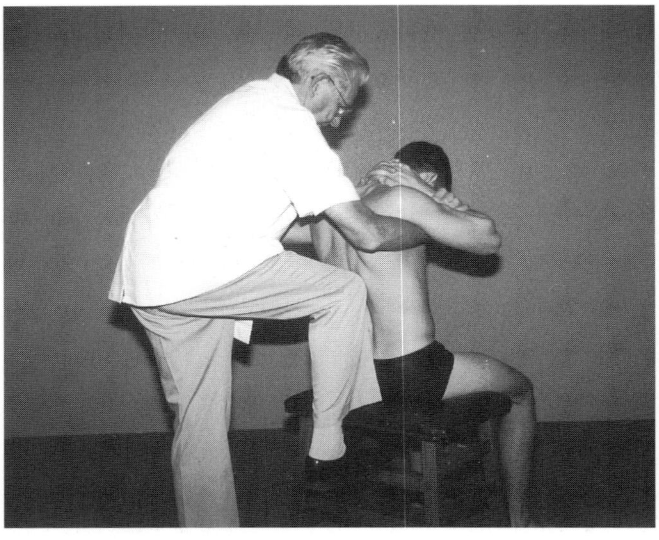

Abb. 14.77

Brustwirbelsäule

Mobilisation mit Impuls

Th5-Th12
Sitzend
Diagnose
Stellung: Beidseitige Flexion
Bewegungseinschränkung: Beidseitige Extension

1. Der Patient sitzt aufrecht, die Hände sind hinter dem Nacken verschränkt.
2. Der Therapeut steht hinter dem Patienten. Er stützt sein Knie oder als Alternative ein zusammengerolltes Handtuch als Hypomochlion gegen den Dornfortsatz des unteren Wirbels im dysfunktionellen Segment.
3. Er untergreift mit beiden Händen die Axillen des Patienten und legt seine Hände um dessen Unterarme.
4. Durch Extension des Rumpfes bis zum Hypomochlion wird das dysfunktionelle Segment eingestellt (Abb. 14.78).
5. Nun erfolgt der Impuls. Der Therapeut hebt den Patienten leicht an, dabei geschieht eine Extension des Rumpfes über das Hypomochlion.
6. Nachuntersuchen.

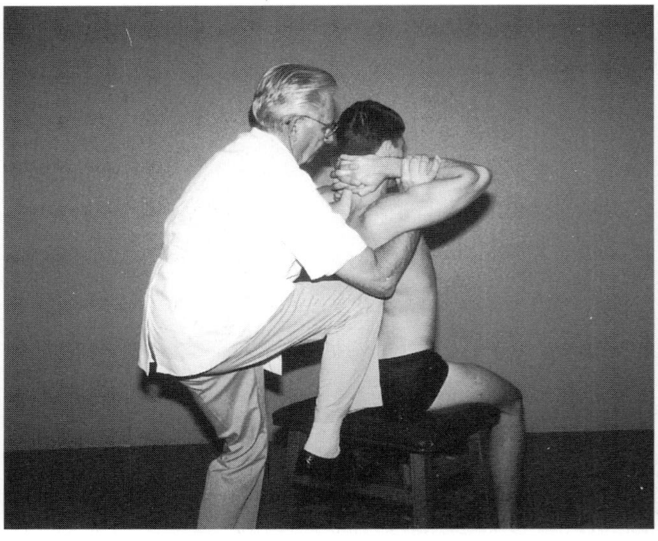

Abb. 14.78

Brustwirbelsäule

Mobilisation mit Impuls

Th5-Th12
Sitzend
Diagnose (Beispiel Th8-Th9)
Stellung: Extension (Rückbeuge), Linksseitneigung, Linksrotation (ERS_L)
Bewegungseinschränkung: Flexion (Vorbeuge), Rechtsseitneigung, Rechtsrotation

1. Der Patient sitzt aufrecht, die Hände sind im Nacken verschränkt.
2. Der Therapeut steht hinter dem Patienten und stellt das Hypomochlion am rechten Querfortsatz von Th9 ein (der untere Wirbel).
3. Der Therapeut untergreift mit beiden Armen die Axillen des Patienten und hält beide Unterarme.
4. Der Rumpf des Patienten wird an die Barriere gebracht, in Richtung Flexion, Rechtsseitneigung und Rechtsrotation (Abb. 14.79).
5. Nun erfolgt der Impuls, indem der Therapeut den oberen Rumpf des Patienten nach hinten gegen das Hypomochlion zieht.
6. Nachuntersuchen.

Brustwirbelsäule

Mobilisation mit Impuls

Th5-Th12
Sitzend
Diagnose (Beispiel: Th8-Th9)
Stellung: Flexion (Vorbeuge), Linksrotation, Linksseitneigung (FRS_L)
Bewegungseinschränkung: Extension (Rückbeuge), Rechtsrotation, Rechtseitneigung

1. Der Patient sitzt, die Hände sind hinter dem Nacken verschränkt.
2. Der Therapeut bildet ein Hypomochlion am Querfortsatz von Th9 rechts (unteres Segment).
3. Er untergreift mit beiden Armen die Axillen des Patienten und umfaßt dessen Unterarme.
4. Der Therapeut stellt nun Extension, Rechtsseitneigung und Rechtsrotation bis zur Barriere ein (Abb. 14.80).
5. Nun erfolgt der Impuls, wobei der Rumpf des Patienten angehoben wird und eine Translation über das Hypomochlion nach dorsal erfolgt.
6. Nachuntersuchen.

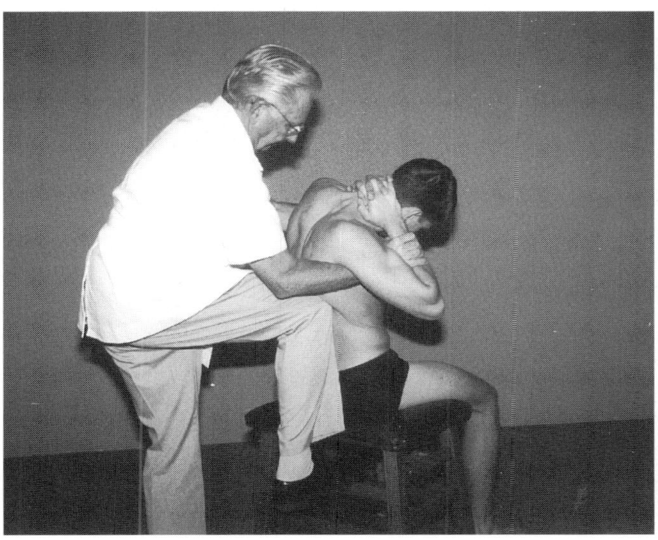

Abb. 14.79

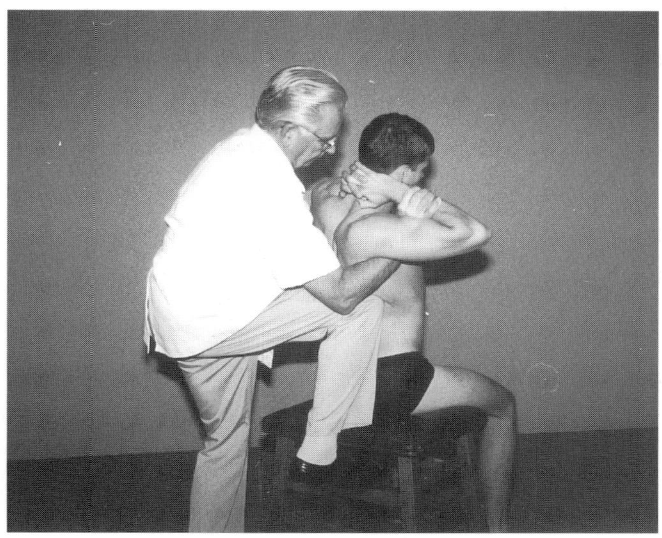

Abb. 14.80

Brustwirbelsäule

Mobilisation mit Impuls

Th5-Th12
Sitzend
Diagnose (Beispiel: Gruppendysfunktion Th7-Th10)
Stellung: Neutral, linksseitgeneigt, rechtsrotiert (NS_LR_R) oder (EN_R).
Bewegungseinschränkung: Rechtsseitneigung, Linksrotation.

1. Der Patient sitzt, die Hände sind im Nacken verschränkt.
2. Der Therapeut stellt das Hypomochlion ein. Dies befindet sich zwischen den rechten Querfortsätzen von Th8 und Th9.
3. Der Therapeut schiebt beide Arme unter den Achseln des Patienten hindurch und umgreift dessen Unterarme.
4. Durch eine kleine Flexion und Extension wird die Neutralstellung eingestellt und anschließend eine Rechtsseitneigung und Linksrotation induziert, um den Scheitel des dysfunktionellen Segmentes zu lokalisieren (Abb. 14.81).
5. Der Impuls erfolgt über den Oberkörper des Patienten und das Hypomochlion. Er wirkt an den dysfunktionellen Wirbeln in Richtung Rechtsseitneigung und Linksrotation.
6. Nachuntersuchen.

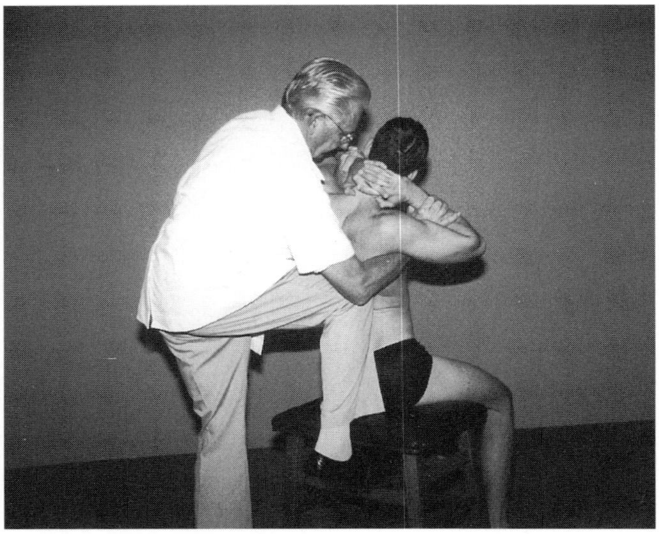

Abb. 14.81

14.5 Zusammenfassung

Bei Dysfunktionen des Thorax und der Rippen ist primär immer die Brustwirbelsäule zu untersuchen und zu behandeln. Erst dann kommen die Rippen. Gelegentlich ist auch die umgekehrte Reihenfolge sinnvoll, vor allem dann, wenn eine Rippendysfunktion so ausgeprägt ist, daß sie eine Untersuchung und Behandlung der Brustwirbelsäule erschwert.

Bei der Manipulationstechnik im Sitzen empfehle ich als Hypomochlion auf dem dysfunktionellen unteren Segment das Knie oder ein zusammengerolltes Handtuch. Andere Kollegen stellen als Hypomochlion den Querfortsatz des oberen Wirbels eines dysfunktionellen Segmentes ein. Sie geben dann mit Knie oder Rumpf über ein zusammengerolltes Handtuch einen Impuls, um eine Derotation des dysfunktionellen Wirbels zu erreichen. In beiden Fällen muß der Impuls exakt gegen das Hypomochlion gerichtet sein.

Zu beachten ist, daß die Manipulation in Bauchlage an den Segmenten Th5 bis Th12 nur bei FRS-Dysfunktionen verwendet wird. Diese Technik gilt bei ERS-Dysfunktionen als kontraindiziert. Auch wenn die Manipulation in Rückenlage für Dysfunktionen der Wirbel Th5 bis Th12 anwendbar ist, so ist ihre Ausführung doch recht schwierig. Ich empfehle daher bei FRS-Dysfunktionen in diesem Gebiet die Technik in Bauchlage. Bei der Manipulation in Bauchlage und im Sitzen muß der Querfortsatz exakt lokalisiert werden. Der Impuls darf nicht auf den Rippenschaft gehen, da dadurch eine Hypermobilität der kostovertebralen und kostotransversalen Gelenke entstehen kann, die wiederum zu einer iatrogenen chronischen strukturellen Rippendysfunktion führen könnte.

15 Der knöcherne Thorax und die Rippen

Der knöcherne Thorax besteht aus 12 Brustwirbeln, 12 paarigen Rippen, dem Sternum sowie den dazugehörigen Muskeln und Bändern. Die Rippen sind für die zylinderähnliche Form des Brustkorbs verantwortlich. Der knöcherne Thorax beherbergt die Brustorgane mit Herz, großen Gefäßen, Lunge, Trachea und Ösophagus. Der Brustkorb wirkt als Zylinder, das Zwerchfell (Abb. 15.1) als Kolben, dessen Bewegungen bei der Atmung den negativen intrathorakalen Druck modifizieren. Das Zwerchfell ist der wichtigste Atemmuskel und hat eine bedeutende Pumpfunktion für die Niederdrucksysteme des Körpers (venöses und lymphatisches System).

15.1 Funktionelle Anatomie

15.1.1 Obere Thoraxapertur

Am kranialen Ende des Brustkorbes befindet sich die obere Brustkorböffnung (Abb. 15.2), die vom Wirbelkörper von Th1, dem medialen Rand der ersten Rippe beidseits, der Rückseite des Manubrium sterni sowie dem medialen Ende beider Schlüsselbeine begrenzt wird. Ösophagus, Trachea sowie die großen Gefäße des Nackens und der oberen Extremität ziehen durch die obere Thoraxapertur.

15.1.2 Lymphabfluß

Die obere Thoraxapertur ist für den Lymphabfluß des gesamten Körpers von Bedeutung. Die Lymphflüssigkeit ergießt sich unmittelbar dorsal der medialen Enden von Klavikula und 1. Rippe in das venöse System (Abb. 15.3). Dysfunktionen am knöchernen Thorax beeinflussen Atmung, Kreislauf (arteriell, venös und lymphatisch) und die Funktion von Nerven (besonders die Interkostalnerven und den oberhalb der ersten Rippe verlaufenden Plexus brachialis).

15.1.3 Sympathische Seitenstrangganglien

Die thorakalen Seitenstrangganglien des sympathischen Nervensystems liegen vor den Gelenkkapseln der Rip-

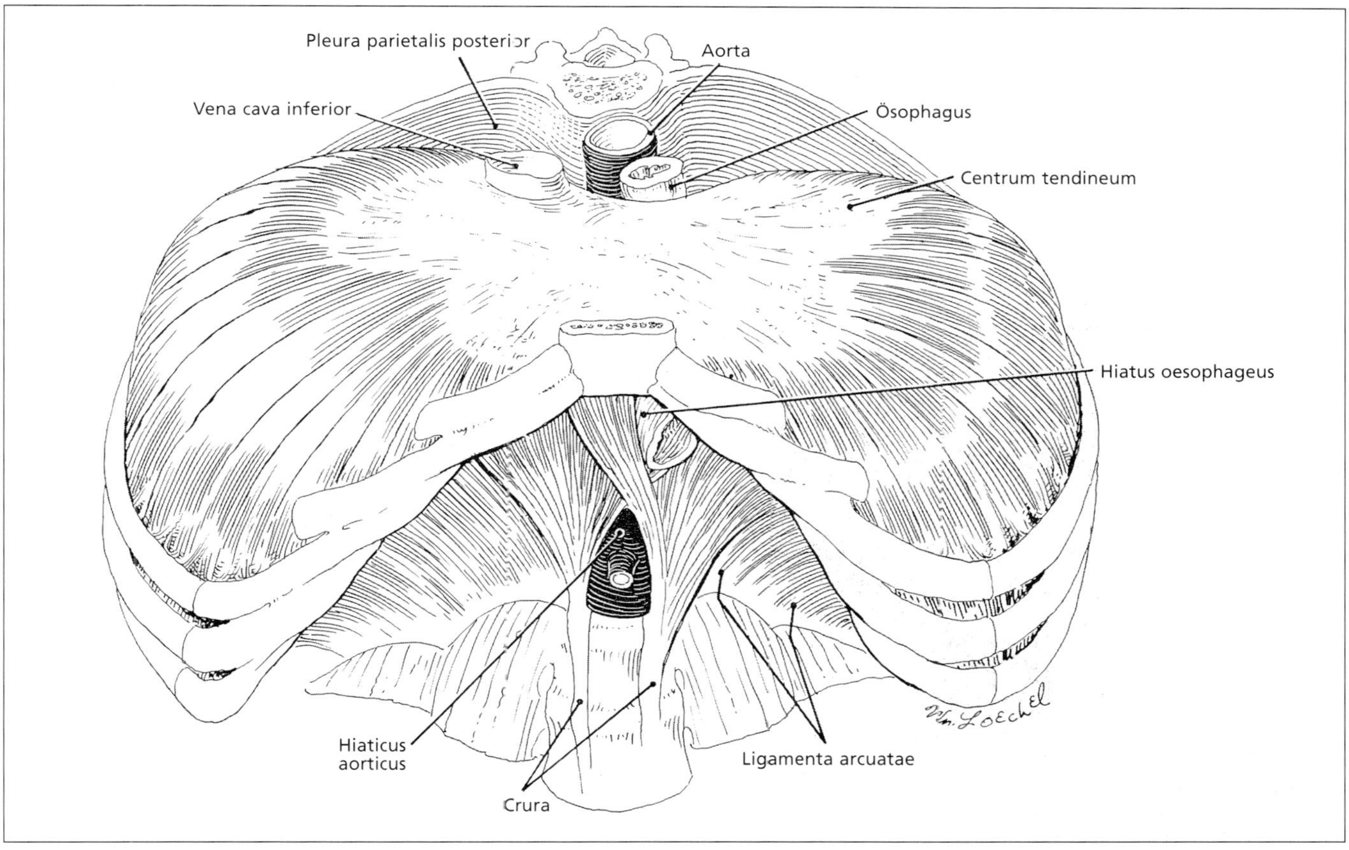

Abb. 15.1: Das Zwerchfell

penwirbelgelenke. Sie sind durch eine kräftige Faszie an der hinteren Thoraxwand fixiert.

Rippendysfunktionen sind ein wesentlicher Bestandteil von Funktionsstörungen am Haltungs- und Bewegungsapparat und meist schmerzfrei. Diese Dysfunktionen führen häufig zu einer Beeinträchtigung der Atmung. Sie bedingen Persistenz und Rezidive von Dysfunktionen der Brustwirbelsäule. Sie können als lange Restriktoren zu Dysfunktionen des muskuloskelettalen Systems andernorts beitragen.

15.2 Interkostalneuralgie

Weitere Rippendysfunktionen werden bei Schmerzen im Interkostalraum gefunden, sie werden im allgemeinen als Interkostalneuralgie bezeichnet. Diese Rippendysfunktionen werden als strukturelle Rippendysfunktionen beschrieben. Sie behindern die Atembewegung des Thorax, treten aber primär bei Funktionsstörungen auf, die mit einem Brustwandschmerz einhergehen. Liegt eine Interkostalneuralgie ohne eine strukturelle Rippendysfunktion vor, so besteht immer der dringende Verdacht auf eine organische Ursache, wobei eine Zosterinfektion, ein Rükkenmarktumor oder eine primäre oder sekundäre entzündliche oder neoplastische Erkrankung der Thoraxorgane ausgeschlossen werden müssen.

15.3 Die Anatomie der Rippen

Die Rippen werden in sog. typische und atypische Rippen unterteilt. Zu den atypischen Rippen gehören die erste und zweite Rippe sowie die elfte und zwölfte Rippe. Die erste Rippe ist breit, flach und artikuliert nur mit Th1. Sie bildet die laterale Begrenzung der oberen Thoraxapertur. Zahlreiche Dysfunktionen können an der ersten Rippe auftreten. Die zweite Rippe artikuliert über die beiden Gelenkflächen des Rippenköpfchens mit dem ersten und zweiten Brustwirbelkörper. Sie bildet eine gelenkige Verbindung mit dem Brustbein, genannt Synchondrosis sternalis, die durch kräftige Ligamente stabilisiert wird. Störungen in der Funktion der zweiten Rippe haben einen tiefgreifenden Einfluß auf die Funktion des Sternums und sind häufig an Schmerzsyndromen der oberen Extremität beteiligt (Abb. 15.4). (Der an der Synchondrosis sternalis entstehende Winkel zwischen Manubrium sterni und Corpus sterni wird in der amerikanischen Nomenklatur als „Louisscher Winkel" bezeichnet, A.d.Ü.) Die Rippen 11 und 12 bilden eine gelenkige Verbindung mit dem 11. und 12. Wirbel. Sie besitzen nur eine Gelenkfläche und unterscheiden sich dadurch von den Rippen 3 bis 10. Die beiden letzten Rippen sind eng mit den Muskeln der hinteren Bauchwand verbunden. Der M. quadratus lumborum setzt am Unterrand der 12. Rippe an. Diese Rippe ist häufig ungleich lang. Die 11. und 12. Rippe sind nicht an der Bildung des Rippenbogens beteiligt.

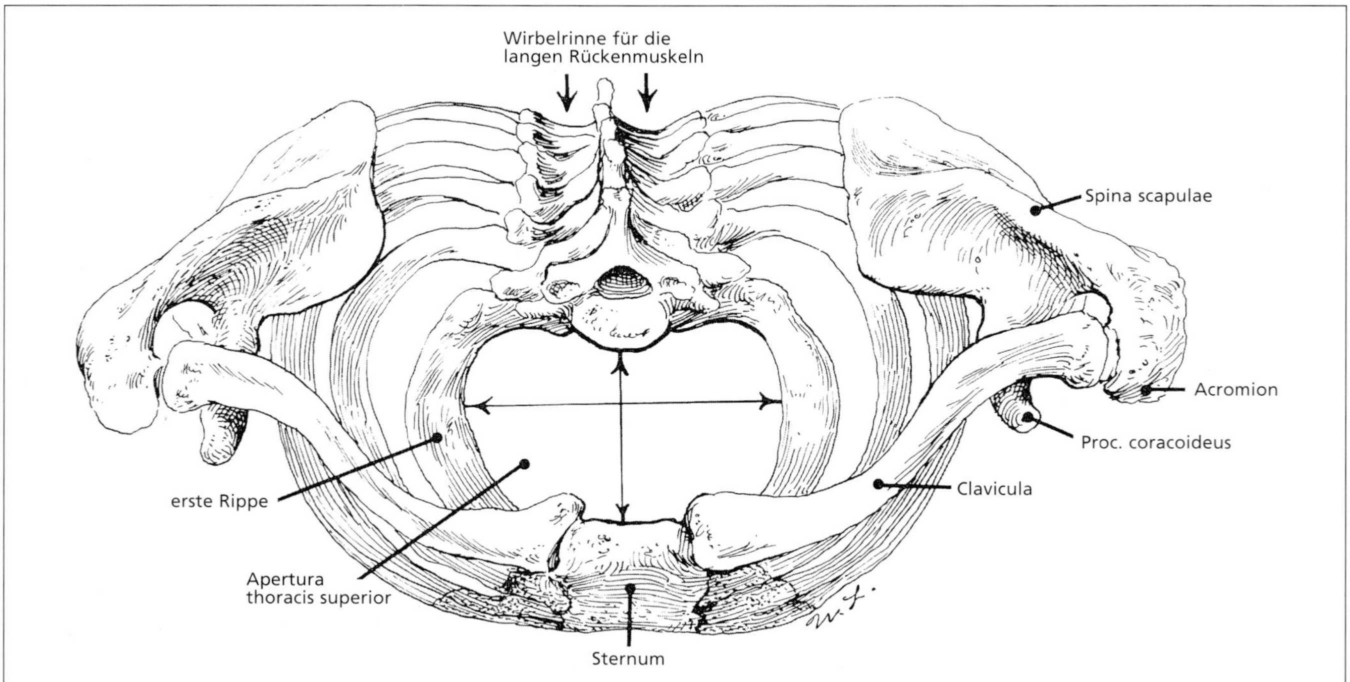

Abb. 15.2: Oberer Thoraxeingang

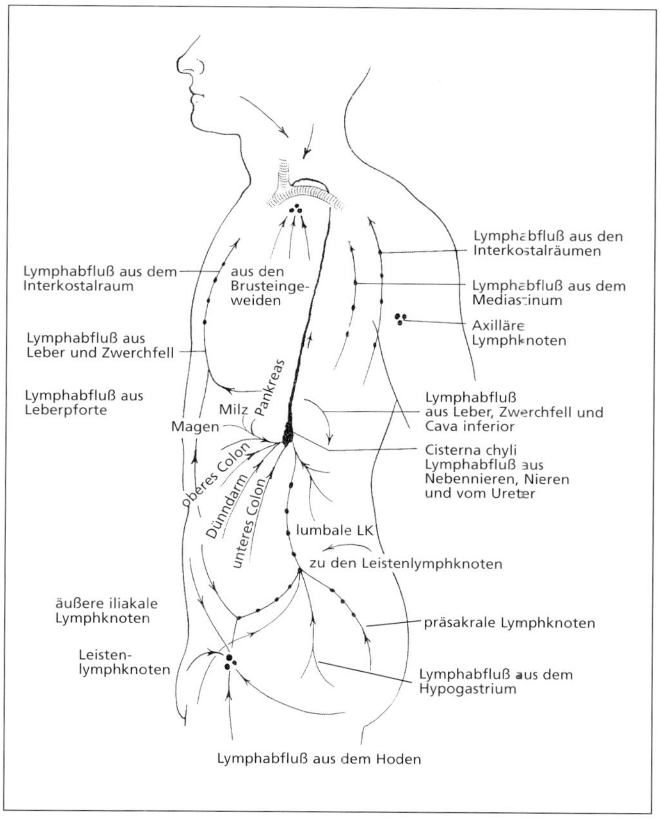

Abb. 15.3: Lymphabfluß

Die sog. typischen Rippen, d. h. die Rippen 3–10, haben drei Gelenke. Dorsal ist die Gelenkfläche des Rippenköpfchens in zwei Flächen unterteilt, die jeweils mit zwei benachbarten Wirbeln artikulieren. Dazu besteht noch eine feste Bandverbindung mit dem Anulus fibrosus der Bandscheibe. Die Rippe bildet am Tuberculum costae ein Gelenk mit dem Brustwirbelquerfortsatz. Dieses Synovialgelenk wird von der Vorderfläche des Querfortsatzes und der Gelenkfläche am Hinterrand der dazugehörigen Rippe gebildet. Ein Beispiel möge dies erläutern: Die 4. Rippe hat eine gelenkige Verbindung mit der Fovea costalis superior von Th4 und der Fovea costalis inferior von Th3. Das Kostotransversalgelenk wird mit dem 4. Brustwirbel gebildet. Auf der Vorderseite des Brustkorbes finden wir die kostochondralen Gelenke, wobei die Rippen entweder direkt oder über den Arcus costalis am Sternum ansetzen. Eine ungestörte Rippenbewegung setzt sowohl die freie Beweglichkeit der Brustwirbel wie auch die freie Beweglichkeit der kostovertebralen, kostotransversalen und kostochondralen Gelenke voraus. Im Gesamtverlauf einer Rippe bildet der Angulus costae den am weitesten dorsal gelegenen Teil des Rippenschaftes. Dort setzt der M. iliocostalis an.

15.4 Zwerchfell

Das Diaphragma (Abb. 15.1) ist der wichtigste Atemmuskel. Bei der Kontraktion senkt es sich, dadurch nimmt der negative intrathorakale Druck zu und ermöglicht so die Einatmung. Ist das Zwerchfell entspannt, zieht sich der Brustkorb wieder zusammen und es kommt zur Ausatmung. Zu den inspiratorisch wirkenden Muskeln gehören neben dem Zwerchfell die Mm. intercostales externi, der M. sternocostalis und die Atemhilfsmuskeln. Diese umschließen den M. sternocleidomastoideus, den M. scalenus, den M. pectoralis major und minor und in bestimmten Situationen auch den M. serratus anterior, den M. latissimus dorsi, den M. serratus posterior superior und den oberen Anteil des M. iliocostalis. Die primär exspiratorisch wirkenden Muskeln sind die Mm. intercostales interni. Die exspiratorische Hilfsmuskulatur besteht aus den Bauchmuskeln, dem unteren Anteil des M. iliocostalis, dem M. serratus posterior inferior und dem M. quadratus lumborum. Die Mm. intercostales externae und internae werden häufig zu den Atemmuskeln gerechnet, ihre Hauptfunktion besteht jedoch in der Aufrechterhaltung der Thoraxkontur. Sie verhindern Einstülpungen bei zunehmendem intrathorakalem Druck.

15.5 Rippenbewegung

Die Hauptbewegung der Rippen ist die Atembewegung. Die Ein- und Ausatmung kann auch als Eimerhenkel- und Pumpenschwengelbewegung beschrieben werden (Abb. 15.5). Bei der Einatmung hebt sich der vordere Teil der Rippen wie ein Pumpenschwengel und der seitliche Teil wie ein Eimerhenkel nach kranial. Bei der Ausatmung kehren sich beide Bewegungen um. Die Rippe bewegt sich nach kaudal. Wir finden bei allen Rippen sowohl eine Eimerhenkel- als auch eine Pumpenschwengelbewegung. Dabei überwiegt bei den oberen Rippen die Pumpenschwengel- und bei den unteren Rippen die Eimerhenkelbewegung. Determiniert werden diese beiden Bewegungsformen durch eine Achse, die zwischen dem Kostovertebral- und dem Kostotransversalgelenk liegt. Bei den oberen Rippen verläuft diese Achse mehr transversal, wodurch die Pumpenschwengelbewegung entsteht. Bei den unteren Rippen geht die Achse mehr in anterior-posteriorer Richtung und bedingt dadurch die Eimerhenkelbewegung. Bei einer echten Eimerhenkelbewegung müßten vorderes und hinteres Ende der Rippe fixiert sein. Dies ist bei normalen anatomischen Verhältnissen nicht der Fall, da sich ja der vordere Anteil der Rippe bei der Einatmung nach lateral und

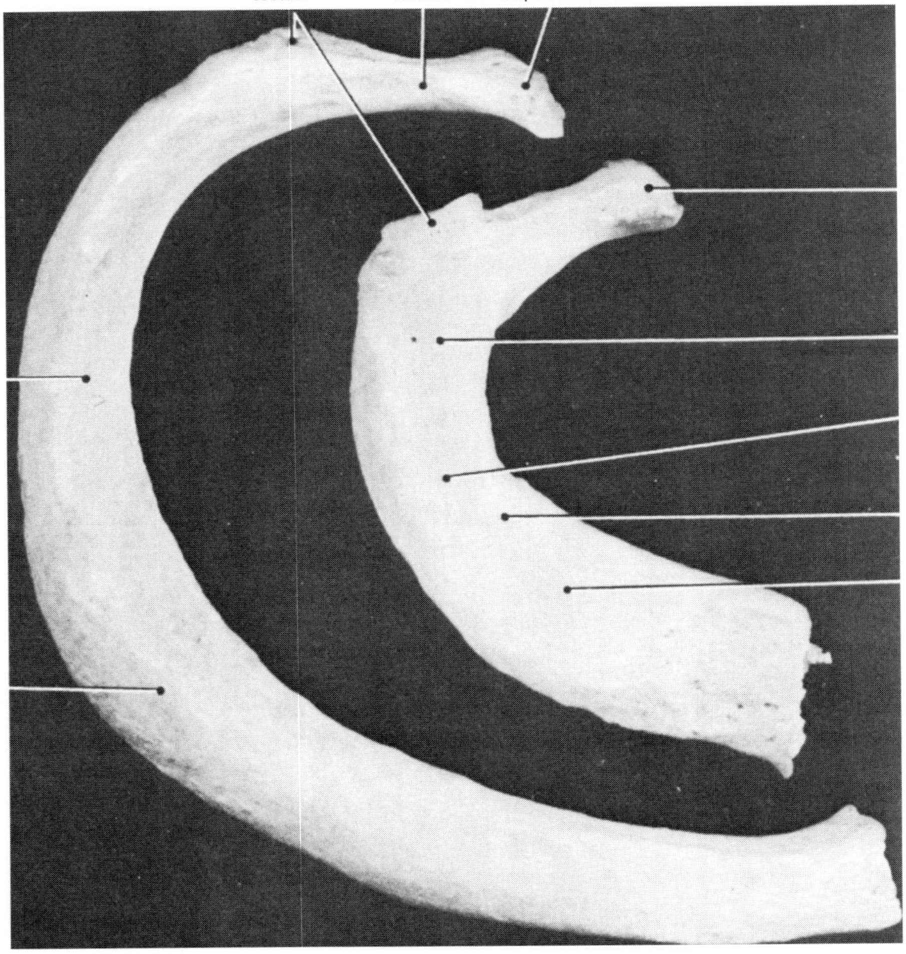

Abb. 15.4: Erste und zweite Rippe

superior und bei der Ausatmung nach medial und inferior bewegt. Dennoch sind die Begriffe Eimerhenkel- und Pumpenschwengelbewegung zur Beschreibung der Thoraxexkursion sehr anschaulich.

Bei der 11. und 12. Rippe liegt eine neue Form der Bewegung vor. Da diese Rippen an der vorderen Brustwand nicht fixiert sind und auch kein Kostotransversalgelenk besitzen, erfolgt ihre Bewegung während der Einatmung primär nach dorsal und lateral, während der Ausatmung primär nach ventral und medial. Als Bewegungsbild kann man sich die Funktion einer Zange vorstellen.

Die vierte Bewegung der Rippen ist die Torsion, die bei einer Rotation der Brustwirbelsäule auftritt. Durch die gelenkige Verbindung der sog. typischen Rippen mit den Brustwirbeln entsteht bei einer Rotation der Wirbel eine Begleittorsion der Rippen. Ein Beispiel: Rotiert Th5 gegenüber Th6 nach rechts, so rotiert der hintere Anteil der rechten 6. Rippe nach außen und der hintere Anteil der linken 6. Rippe nach innen. Die Rippe scheint sich in ihrer Längsachse zu verdrehen. Diese Torsionsbewegung setzt sich im Brustkorb bis zum Sternum fort. Dabei wird bei der o.g. Bewegung der vordere Ansatz der rechten 6. Rippe flacher und ihr Unterrand prominenter, der vordere Ansatz der linken 6. Rippe wird durch die Torsion am Oberrand prominenter. Rotiert nun Th5 wieder zurück in die Ausgangsstellung, sollte die Rippentorsion zu beidseitiger Symmetrie zurückkehren.

Bei Verletzungen des knöchernen Thorax können Störungen der Rippenbewegung auftreten. So kann es z. B. nach einem singulären Trauma oder repetitiven Mikrotraumen zu einer Subluxation einer oder mehrerer Rippen nach vorne oder hinten kommen. Diese sog. Subluxationen werden durch abnormale hypermobile Rippen bedingt, wobei die Rippe entweder nach vorne oder nach hinten verschoben ist. Die Achse, durch die diese Verschiebung stattfindet, liegt zwischen den Achsen des Kostovertebral- und des Kostotransversalgelenkes. Eine dritte Form der sog. Subluxation ist die hochstehende 1. Rippe, wobei das Rippenköpfchen lateral von Th1 nach oben gezogen wird und der Rippenschaft auf dem Proc. transversus von Th1 aufliegt.

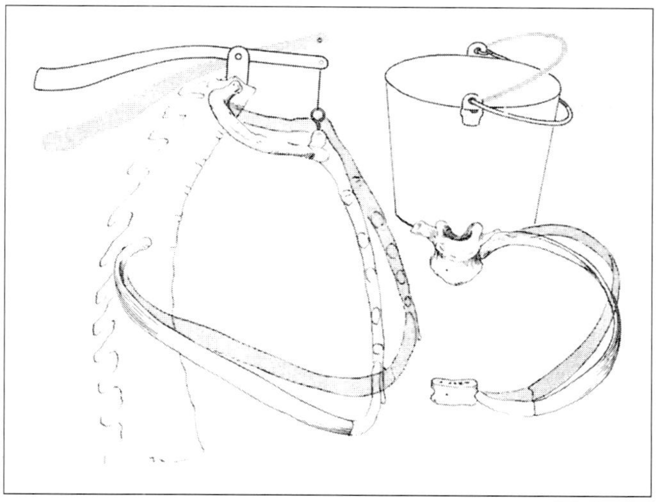

Abb. 15.5: Pumpenschwengel- und Eimerhenkelbewegung

Der Rippenschaft ist elastisch und kann Kompressionsbelastungen in anterior-posteriorer und latero-lateraler Richtung abfedern. Bei schweren Traumen in einer dieser beiden Richtungen kann die elastische Verformbarkeit einer oder mehrerer Rippen überfordert werden, sie blokkieren in ihrer Verformung.

15.6 Strukturelle Diagnostik am knöchernen Thorax

Am knöchernen Thorax gelten bei der strukturellen Diagnose die gleichen Grundregeln wie am übrigen Bewegungsapparat. Die diagnostische Trias, bestehend aus Asymmetrie, veränderter Bewegung und abnormem Gewebebefund, gilt auch hier. Der Untersucher beurteilt die Thoraxform mittels Inspektion und Palpation in bezug auf Symmetrie oder Asymmetrie. Gleichzeitig werden Gewebeveränderungen registriert, wobei ein Hypertonus des M. iliocostalis am Rippenwinkel und ein Hypertonus der Interkostalmuskulatur besondere Beachtung verdienen. Die Bewegung des Thorax wird durch die symmetrische Palpation der Rippen während der Ein- und Ausatmung beurteilt. Die Untersuchung der Rippen kann einzeln oder in Gruppen erfolgen.

Untersuchung der Rippen

Diagnose
Sitzend
Palpation dorsal

1. Der Patient sitzt auf dem Untersuchungstisch, der Therapeut steht hinter ihm.
2. Der Therapeut legt seine Finger auf die dorsale Konvexität des oberen, mittleren und unteren Thorax (Abb. 15.6, 15.7, 15.8).
3. Der Therapeut palpiert die Rippenwinkel und achtet darauf, ob ein Rippenwinkel mehr oder weniger prominent ist als der andere.
4. Anschließend palpiert er den M. iliocostalis am Rippenwinkel in bezug auf Hypertonus und Schmerzhaftigkeit.
5. Nun wird die dorsale Kontur des Rippenschaftes palpiert. Dabei ist bei normaler Konvexität der untere Rippenrand leichter palpabel als der obere.
6. Es werden die Weite der Interkostalräume sowie die Interkostalmuskulatur in bezug auf Schmerzen und Hypertonus beurteilt. Dabei sollten die Interkostalräume im Seitenvergleich sowie im Vergleich mit kranial und kaudal symmetrisch weit sein.

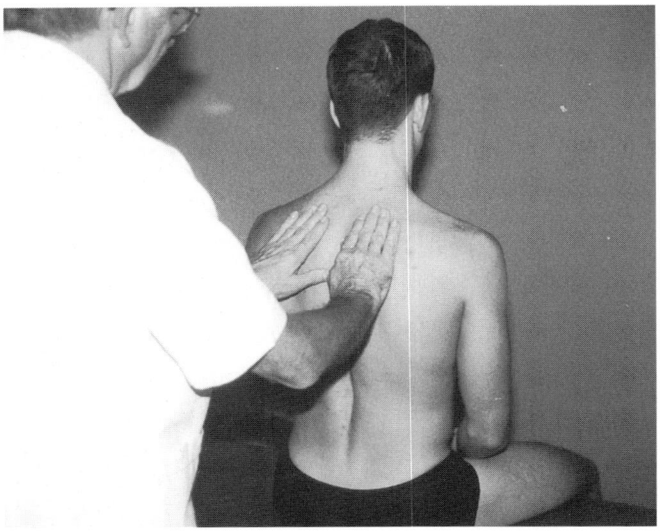
Abb. 15.6

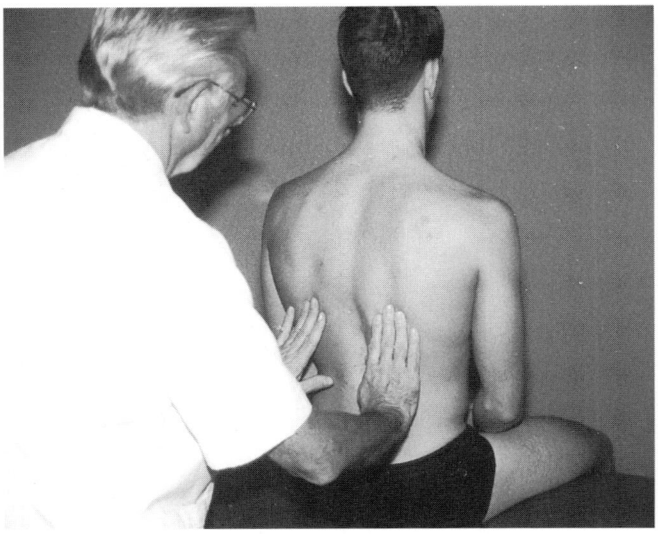
Abb. 15.8

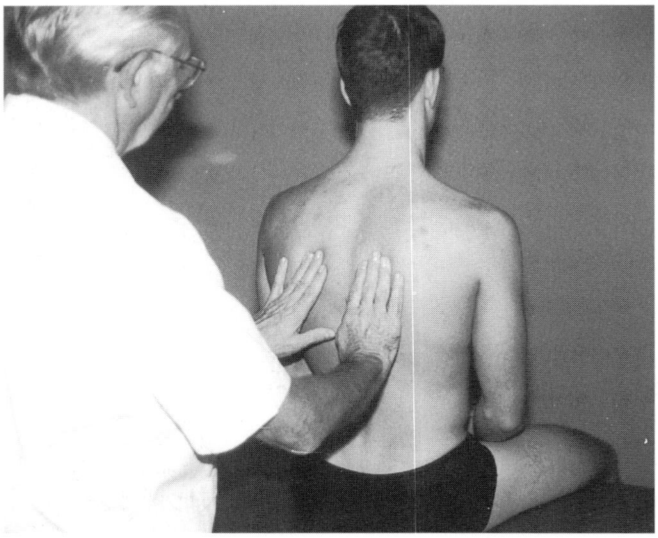
Abb. 15.7

Untersuchung der Rippen

Diagnose
Sitzend
Palpation ventral

1. Der Patient sitzt auf dem Untersuchungstisch, der Therapeut steht vor ihm.
2. Der Therapeut palpiert die vordere Brustwand mit ihrer Konvexität. Er geht dabei von oben nach unten vor (Abb. 15.9). Der Mittelfinger palpiert den knorpeligen Ansatz der 1. Rippe unter dem medialen Klavikulaende. Anschließend werden die mittleren und unteren Rippen palpiert (Abb. 15.10, 15.11).
3. Es wird beurteilt, ob alle Rippen an der vorderen Konvexität beteiligt sind.
4. Anschließend werden die Interkostalräume sowie die Gewebespannung und Schmerzhaftigkeit der interkostalen Muskulatur beurteilt.
5. Schließlich werden die sternokostalen Verbindungen untersucht und auf Prominenz, Vertiefung, Gewebereaktion und Schmerzhaftigkeit geachtet (Abb. 15.12).

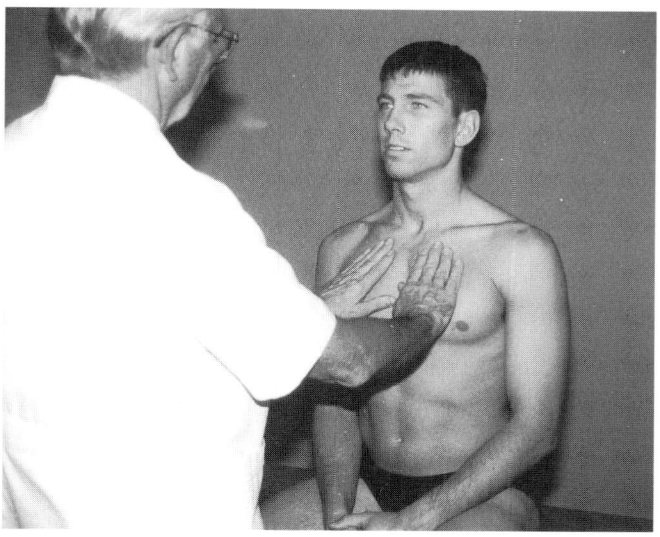

Abb. 15.9

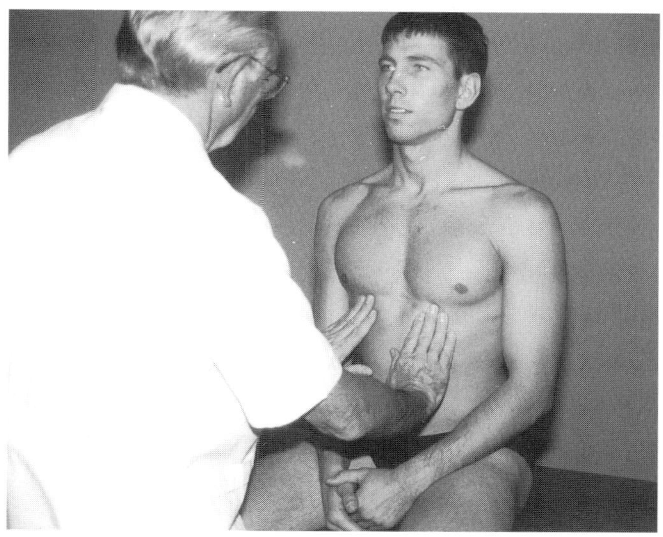

Abb. 15.11

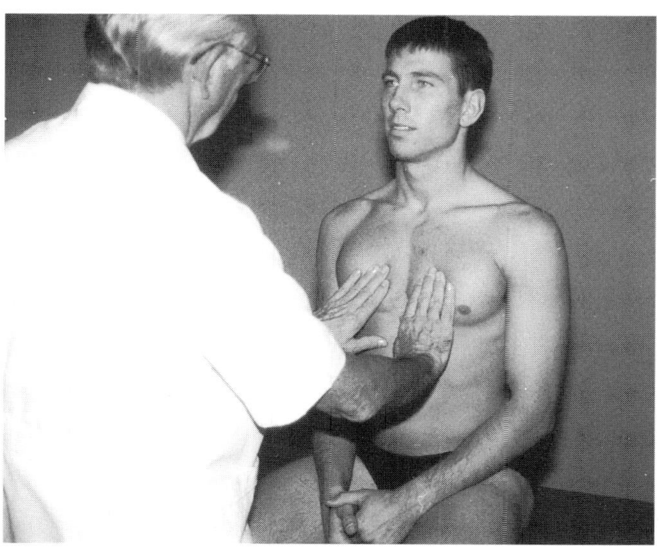

Abb. 15.10

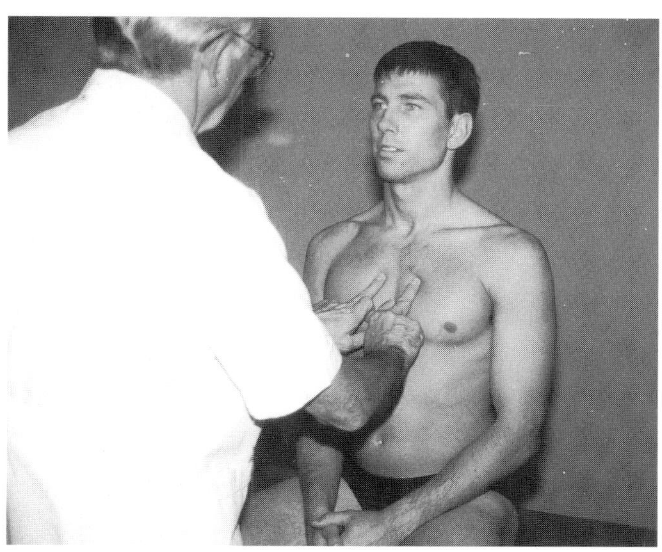

Abb. 15.12

Untersuchung der Rippen

Diagnose
Sitzend
Hochstehende erste Rippe (Subluxation nach superior)

1. Der Patient sitzt auf dem Untersuchungstisch, der Therapeut steht hinter ihm.
2. Der Therapeut umgreift den vorderen Rand des M. trapezius und schiebt diesen nach hinten (Abb. 15.13).
3. Anschließend gehen die Mittelfinger nach kaudal auf den hinteren Schaft der ersten Rippe.
4. Besteht eine Höhendifferenz im Seitvergleich um ca. 5 mm, so ist dieser Befund als positiv zu werten (Abb. 15.14).
5. Die dysfunktionelle Rippe ist an ihrer Oberseite erheblich druckschmerzhaft.
6. Die dysfunktionelle Rippe geht bei der Ausatmung nicht mit.
7. Auf der ipsilateralen Seite besteht meist ein Hypertonus der Skalenusmuskulatur.

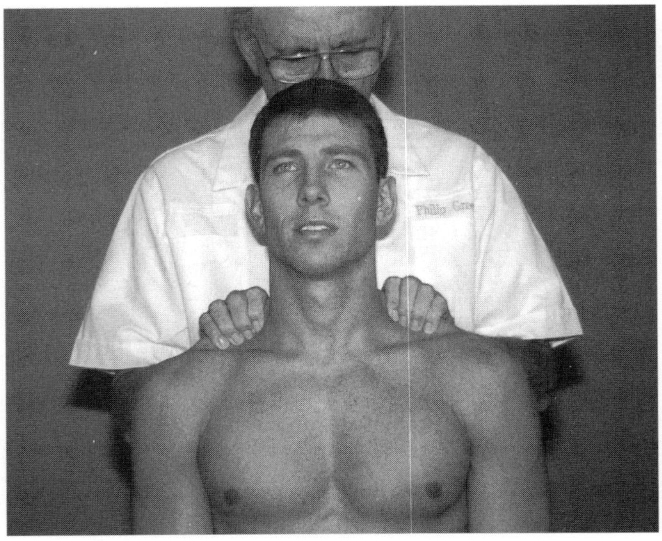

Abb. 15.13

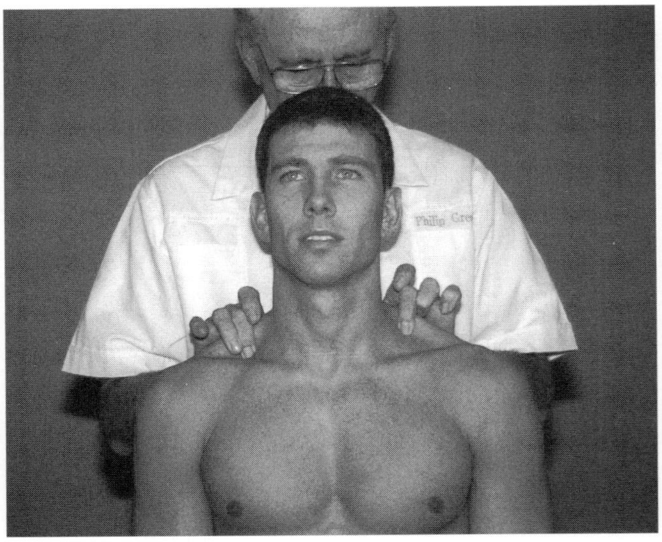

Abb. 15.14

Untersuchung der Rippen

Diagnose
Rückenlage
Einschränkung der Atemexkursion

1. Der Patient befindet sich in Rückenlage auf dem Untersuchungstisch, der Therapeut steht neben ihm, das dominante Auge in Höhe der Mittellinie
2. Der Therapeut legt seine Hände symmetrisch auf den seitlichen unteren Brustkorb, die Finger liegen über den Zwischenrippenräumen (Abb. 15.15).
3. Der Therapeut folgt mit seinen Händen der Ein- und Ausatmung und achtet dabei auf Symmetrie während der gesamten Atembewegung.
4. Er palpiert den Vorderrand der unteren Rippen (Abb. 15.16) und versucht, die Pumpenschwengelbewegung zu tasten.
5. An den mittleren Rippen wird sowohl die Pumpenschwengelbewegung (Abb. 15.17) als auch die Eimerhenkelbewegung (Abb. 15.18) geprüft.

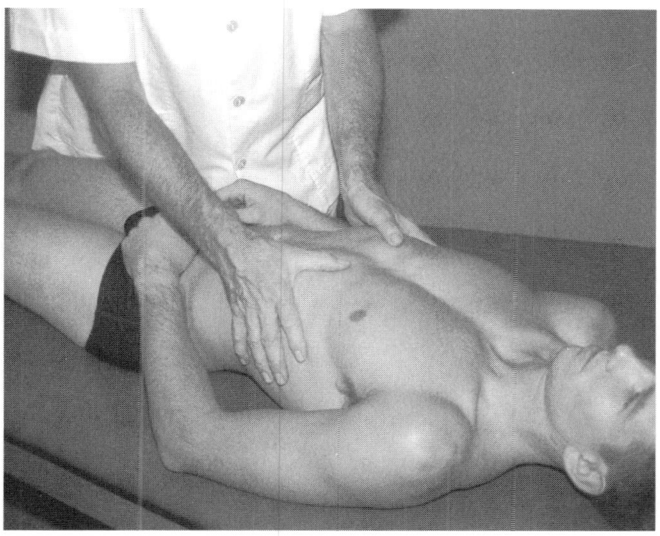

Abb. 15.15

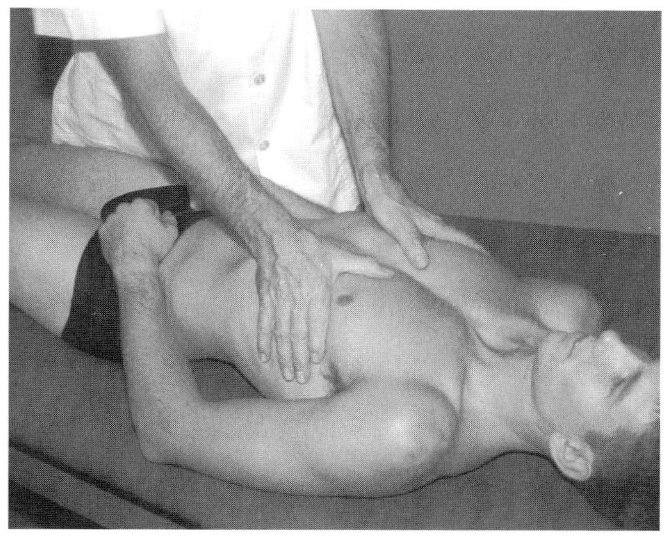

Abb. 15.17

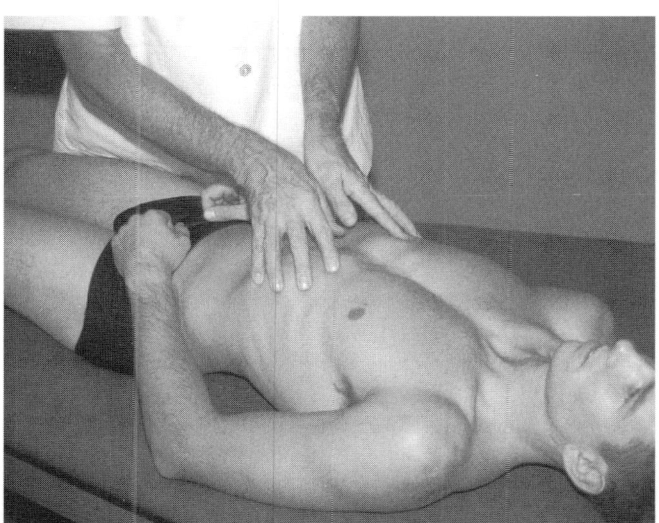

Abb. 15.16

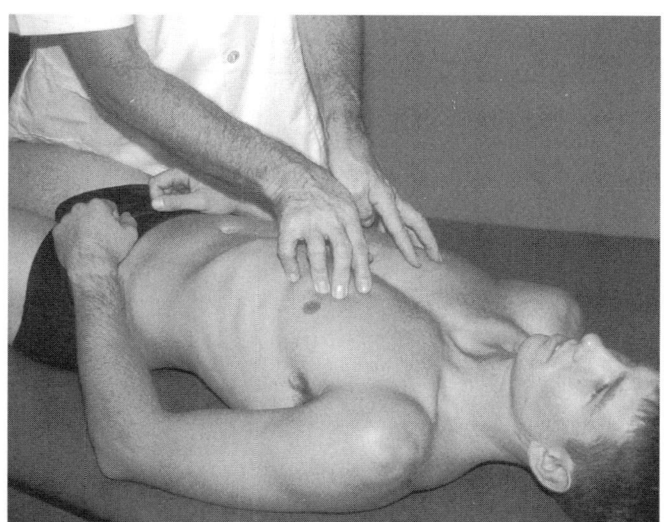

Abb. 15.18

6. Der gleiche Untersuchungsgang wird an den oberen Rippen (Abb. 15.19, 15.20) durchgeführt. Der Mittelfinger liegt dabei auf dem vorderen Ende der 1. Rippe.

Untersuchung der Rippen

Diagnose
Rückenlage
Untersuchung der sog. „Schlüsselrippe"

1. Der Patient befindet sich in Rückenlage, der Therapeut steht neben ihm, das dominante Auge über der Mittellinie.
2. Der Therapeut legt symmetrisch einen Finger jeder Hand auf den oberen Rand der jeweiligen Rippe und folgt dabei der Einatmung wie auch der Ausatmung (Abb. 15.21).
3. Wenn eine Rippe bei der Einatmung aufhört, sich zu bewegen, so besteht eine Einatmungsblockierung.
4. Geht eine Rippe bei der Ausatmung nicht mit, so besteht eine Ausatmungsblockierung.

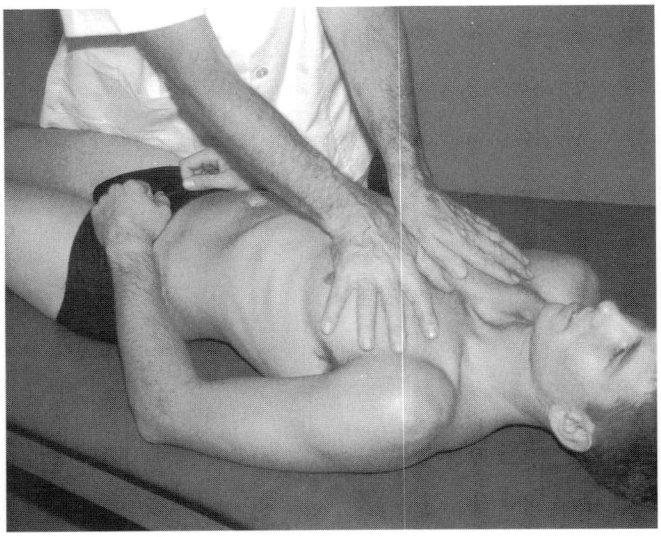

Abb. 15.19

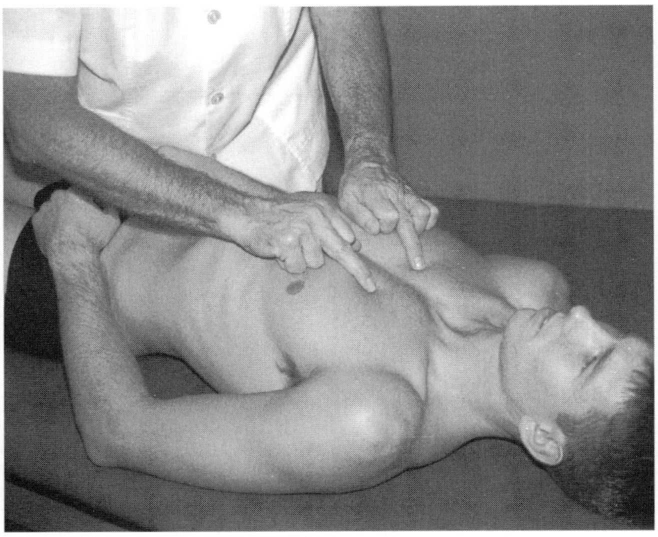

Abb. 15.21

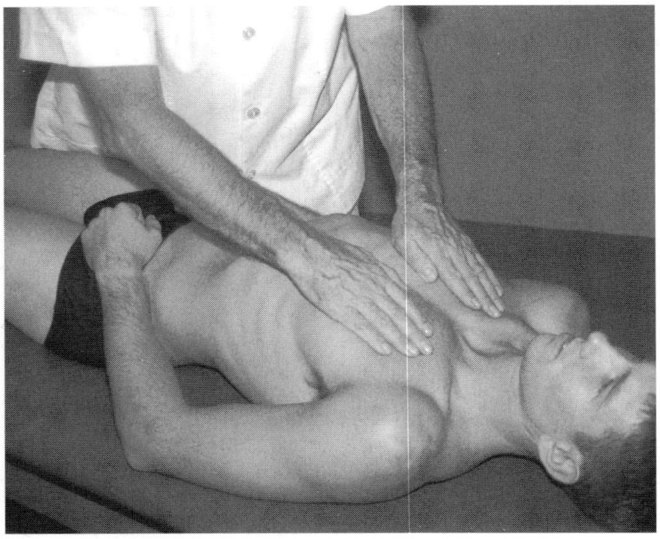

Abb. 15.20

Untersuchung der Rippen

Diagnose
Bauchlage
Atembewegung der 11. und 12. Rippe

1. Der Patient liegt bäuchlings auf dem Untersuchungstisch, der Therapeut steht neben ihm, das dominante Auge über der Mittellinie.
2. Der Therapeut palpiert das Ende der 11. Rippe, das meist in der mittleren Axillarlinie direkt oberhalb der Crista iliaca zu finden ist.
3. Der Therapeut folgt der 11. Rippe nach medial und legt Daumen und Daumenballen über den hinteren Schaft der 11. und 12. Rippe (Abb. 15.22).
4. Der Therapeut prüft Ein- und Ausatmung.
5. Wandert die 11. und 12. Rippe während der Einatmung nicht nach dorsal, so besteht eine Einatmungsblockierung.
6. Wandert die 11. und 12. Rippe während der Ausatmung nicht nach ventral, so besteht eine Ausatmungsblockierung.
7. Die 12. Rippe ist immer asymmetrisch, folgt jedoch in ihrer Bewegung der 11. Rippe.

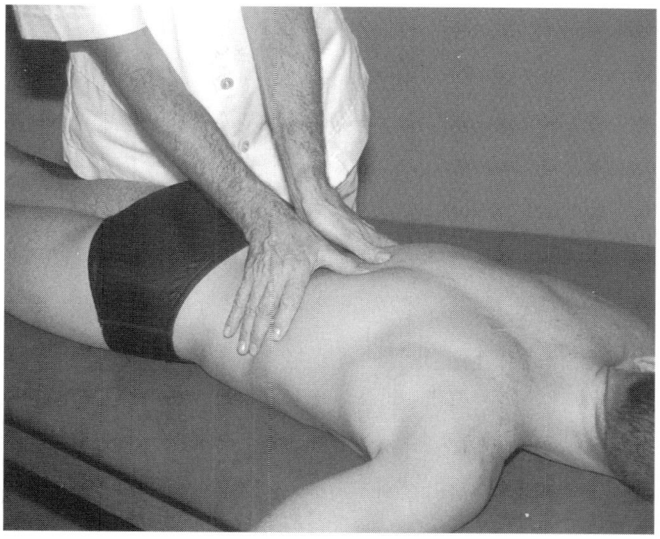

Abb. 15.22

15.7 Die Rippendysfunktion

Bei den Rippendysfunktionen unterscheiden wir strukturelle und respiratorische Dysfunktionen. Zu den strukturellen Dysfunktionen zählen die anteriore und posteriore Subluxation und bei der 1. Rippe eine Subluxation nach superior. Eine weitere strukturelle Rippendysfunktion ist die Rippentorsion, die häufig mit einer non-neutralen Dysfunktion der Brustwirbelsäule vergesellschaftet ist (überwiegend ERS). Wird eine non-neutrale Dysfunktion an der BWS adäquat behandelt, so lösen sich die Torsionsdysfunktionen häufig von selbst. Geschieht dies nicht und kommt es zu einer Persistenz der Torsionsdysfunktion, so ist eine adäquate Behandlung erforderlich, um Dysfunktionen an der Brustwirbelsäule zu verhindern. Eine weitere strukturelle Dysfunktion ist die Rippenkompression. Dabei besteht entweder eine anterior-posteriore Kompression oder eine latero-laterale Kompression. Rippenkompressionen treten häufig nach Traumen auf. Glücklicherweise sind sie selten. Wir finden sie häufig bei Verkehrsunfällen und Sportverletzungen. Die Symptomatologie ist wie bei einer Rippenfraktur, röntgenologisch ist jedoch nichts nachweisbar. Eine weitere strukturelle Dysfunktion, die häufig bei der 2. Rippe auftritt, wird als „lateral flektiert" bezeichnet. Bei dieser Dysfunktion verhält sich die Rippe, als ob vorderes und hinteres Ende in einer Eimerhenkelbewegung fixiert wären, das Trauma hat zu einer Lateralflexion geführt. Häufig geht die Lateralflexion nach oben. Diese Dysfunktion wird von manchen Kollegen auch als eimerhenkelartige Ausatmungseinschränkung bezeichnet, sie ist jedoch mit Atemtechniken nicht zu therapieren. Meist entsteht sie bei einem Seitneigungstrauma am zervikothorakalen Übergang. Häufig ist als Begleitbefund ein Hypertonus und eine Verkürzung des M. scalenus posterior anzutreffen.

Als diagnostische Kriterien für eine strukturelle Rippendysfunktion gelten:

1. Anteriore Subluxation (Verschiebung nach vorne) (Die Rippe steht nach ventral verschoben und kann nicht nach dorsal gleiten, A.d.Ü.)
   a) An der hinteren Rippenkontur ist der Rippenwinkel weniger prominent.
   b) Der Rippenwinkel ist schmerzhaft, der M. iliocostalis verspannt.
   c) Die Rippe ist ventral prominent.
   d) Ein- und Ausatmung sind eingeschränkt.
   e) Der Patient klagt häufig über Interkostalschmerzen im darüber- und darunterliegenden Zwischenrippenraum.
2. Posteriore Subluxation (Die Rippe steht nach dorsal verschoben und kann nicht nach ventral gleiten, A.d.Ü.)
   a) Der Rippenwinkel ist an der hinteren Thoraxkontur stärker prominent.
   b) Der Rippenwinkel ist schmerzhaft, der M. iliocostalis verspannt.
   c) Das ventrale Ende der Rippe ist weniger prominent.
   d) Es besteht eine Einschränkung bei Einatmung und Ausatmung.
   e) Der Patient klagt über Interkostalschmerzen.
3. Subluxation der 1. Rippe nach oben (Blockierung des Kaudalgleitens, A.d.Ü.)
   a) Bei der Palpation des oberen Rippenrandes vor dem M. trapezius stellen wir eine Kranialverschiebung der dysfunktionellen Rippe um 5-6 mm im Vergleich zur Gegenseite fest.
   b) Der obere Rand der 1. Rippe ist schmerzhaft.
   c) Die 1. Rippe geht bei der Ausatmung nicht nach kaudal.
   d) Die M. scaleni sind ipsilateral hyperton.
4. Die Rippe steht in Außenrotation (*external torsion*).
   a) Der kraniale Rand der dysfunktionellen Rippe ist prominent.
   b) Der kaudale Rippenrand ist weniger prominent.
   c) Am Rippenwinkel bestehen Schmerzen und Verspannungen des M. iliocostalis.
   d) Der obere Zwischenrippenraum ist verbreitert und der untere Zwischenrippenraum ist verschmälert, im unteren Zwischenrippenraum ist die Spannung der Interkostalmuskulatur erhöht.
   e) Die Bewegungseinschränkung besteht primär bei der Ausatmung (Ausatmungshemmung).
   f) Bei Gruppendysfunktionen mit Ausatmungshemmung stellt die Rippe mit einer Torsionsdysfunktion in der Außenrotation häufig die Schlüsselrippe dar.

Anmerkung: Eine Außenrotationsdysfunktion ist gewöhnlich mit einer ERS-Dysfunktion auf der gleichen Seite vergesellschaftet. Bei Innenrotationsdysfunktionen finden wir den entgegengesetzten Befund häufig auf der Gegenseite. Rippentorsionen kommen selten im Gefolge von FRS-Dysfunktionen vor.

5. Anterior-posteriore Rippenkompression
   a) Der Rippenschaft ist ventral und dorsal weniger prominent.
   b) Der Rippenschaft ist in der Axillarlinie prominent.

   c) Im Zwischenrippenraum über und unter der dysfunktionellen Rippe bestehen Schmerzen und erhöhte Muskelspannung.
   d) Als Symptom bestehen Interkostalschmerzen.
   e) Es besteht eine Einatmungs- oder Ausatmungshemmung.
6. Seitliche Rippenkompression
   a) Der Rippenschaft ist in der ventralen Konvexität wie auch in der dorsalen Konvexität des Brustkorbs prominent.
   b) In der Axillarlinie ist der Rippenschaft weniger prominent.
   c) Die Zwischenrippenräume über und unter der dysfunktionellen Rippe sind schmerzhaft. Die Gewebespannung ist erhöht.
   d) Der Patient klagt über Schmerzen an der Brustwand wie bei einer sog. Interkostalneuralgie.
   e) Es besteht eine Bewegungshemmung bei der Ein- oder Ausatmung.

Anmerkung: Die Symptomatik bei einer anterior-posterioren und einer lateralen Rippenkompression ähnelt der einer Rippenfraktur.

7. Die nach lateral oben flektierte Rippe
   a) Der Rippenschaft ist in der Axillarlinie vermehrt prominent.
   b) Es besteht eine ausgeprägte Atmungshemmung, insbesondere während der Ausatmung.
   c) Der Zwischenrippenraum über und unter der dysfunktionellen Rippe ist unterschiedlich weit, meistens ist der obere Zwischenrippenraum verschmälert und der untere Zwischenrippenraum verbreitert.
   d) Im Zwischenrippenraum finden wir vermehrte Schmerzempfindlichkeit (meist im darüberliegenden Zwischenrippenraum).
   e) Diese Dysfunktion finden wir überwiegend an der 2. Rippe, die in einer etwas elevierten Stellung steht (*lateral flexed superior*).
   f) Der seitliche Rand des darüberliegenden Interkostalraumes unter dem lateralen Klavikulaende ist schmerzempfindlich.
   g) Die Symptomatik ist häufig verbunden mit Schulter-Armschmerzen ipsilateral.

15.8 Respiratorische Rippendysfunktion (sog. Einatmungs- und Ausatmungshemmungen)

Eine einzelne Rippe oder eine Gruppe von Rippen können entweder in ihrer Einatmungs- oder in ihrer Ausatmungsbewegung eingeschränkt sein. Finden wir bei mehreren übereinanderliegenden Rippen eine solche Einschränkung, so suchen wir nach der sog. „Schlüsselrippe“. Die Schlüsselrippe ist für die Persistenz der Dysfunktion mehrerer benachbarter Rippen verantwortlich. Sie verhindert deren Mitbewegung bei der Ein- und Ausatmung. Wir finden die Schlüsselrippe immer am oberen oder am unteren Rand einer Gruppe von dysfunktionellen Rippen. Bei einer Gruppendysfunktion in der Einatmung befindet sich die Schlüsselrippe am oberen Rand. Dabei liegt häufig eine strukturelle Rippendysfunktion vor (z. B. anteriore oder posteriore Subluxation). Finden wir eine strukturelle Rippendysfunktion, so wird diese zuerst behandelt. Erst danach wenden wir uns den Atmungsblockierungen zu. Auch bei der Behandlung einer Gruppendysfunktion mehrerer benachbarter Rippen mit Ausatmungs- oder auch Einatmungshemmung wird primär die Schlüsselrippe behandelt. Der Anfänger muß aufgrund der komplizierten Nomenklatur und Behandlungsfolge bei Atemdysfunktionen der Rippen besonders sorgfältig vorgehen. Die Nomenklatur bezeichnet die Gruppe von Rippen, die bei der Einatmung oder Ausatmung diesen Vorgang zuerst beendet (nicht mehr weiter mitgeht). Es findet hier eine Funktions-, keine Stellungsdiagnose statt. Ein Beispiel: Nehmen wir an, eine Gruppe von Rippen mit einer Bewegungshemmung in der Ausatmung beendet als erste die Ausatmung. Da die Rippen ja bereits in einer sog. „Einatmungsstellung“ festgehalten sind, können sie natürlich auch nicht die gesamte Inspiration vollführen. Häufig werden diese Rippendysfunktionen als Einatmungsbeschränkungen fehldiagnostiziert, da der Bewegungsumfang in dieser Bewegung eingeschränkt ist. In Wirklichkeit sind diese Dysfunktionen jedoch Ausatmungshemmungen, da sich bei der Ausatmung im Vergleich zur Gegenseite die dysfunktionellen Rippen weniger weit nach kaudal bewegen. Bei der Einatmungsbehinderung gilt das Gegenteil. Da die Rippen bereits in einer Ausatmungsstellung festgehalten werden, haben sie einen eingeschränkten Bewegungsumfang auch in der Ausatmung, ihre Hauptbewegungseinschränkung besteht jedoch in der Einatmung.

Die diagnostischen Kriterien für eine respiratorische Rippendysfunktion sind wie folgt:

1. Ausatmungshemmung
   a) Eine Rippe oder eine Gruppe von Rippen beendet als erstes die Bewegung während der Ausatmung.
   b) Bei Gruppenblockierungen ist die unterste Rippe die „Schlüsselrippe".
   c) Es wird untersucht, ob eher die Pumpenschwengel- oder die Eimerhenkel-Komponente beeinträchtigt ist.
2. Einatmungshemmung
   a) Eine Rippe oder eine Gruppe von Rippen beendet als erstes die Einatmung.
   b) Bei Gruppenblockierungen ist die oberste Rippe die „Schlüsselrippe".
   c) Es wird untersucht, ob die Pumpenschwengel- oder die Eimerhenkel-Komponente der Bewegung am stärksten beeinträchtigt ist.

Bei Gruppendysfunktionen können auch mehrere Rippen als sog. „Schlüsselrippen" fungieren. Daher muß jede Rippe einzeln in bezug auf ihre Beteiligung an der Ein- und Ausatmung untersucht werden.

15.9 Behandlung der Rippendysfunktionen

Für die Behandlung hat sich folgendes Vorgehen besonders bewährt: Primär sollte immer zuerst die Brustwirbelsäule behandelt werden und danach die Rippen. Eine Torsionsdysfunktion löst sich häufig im Gefolge einer Behandlung der non-neutralen BWS-Dysfunktion. Aufgrund der besonderen anatomischen Verhältnisse an der oberen Thoraxapertur ist der 1. Brustwirbel in seiner Funktion exakt zu untersuchen und zu behandeln, bevor wir uns den Rippen 1 und 2 zuwenden. Da die 1. Rippe nur mit einem Rippenwirbelgelenk an Th1 fixiert ist, ist ihr Bewegungsumfang im Vergleich zu den anderen Rippen vergrößert.

In der Behandlungssequenz sind immer zuerst die strukturellen Rippendysfunktionen (z. B. anteriore oder posteriore Subluxation) vor den respiratorischen Rippendysfunktionen zu behandeln. Einer Gruppendysfunktion, sei es in bezug auf Inspiration oder auf Exspiration, liegt meist eine sog. „Schlüsselrippe" mit struktureller Dysfunktion zugrunde. Diese sog. Schlüsselrippe liegt entweder am oberen Rand einer Gruppe oder am unteren Rand einer Gruppe. Eine gezielte Behandlung der strukturellen Rippendysfunktion führt häufig bereits zu einer normalen Atembewegung der benachbarten Rippen. Nach der Behandlung einer strukturellen Rippendysfunktion wenden wir uns den respiratorischen Rippendysfunktionen zu. Ziel ist dabei die Wiederherstellung einer optimalen symmetrischen Beweglichkeit des Thorax während der Ein- und Ausatmung.

Die Techniken, die wir bei der Behandlung von Rippendysfunktionen verwenden, sind gewöhnlich direkte Techniken. Als aktivierende Kräfte benutzen wir die Muskelenergie, die Atmung und die Führung der Bewegung durch den Therapeuten.

Behandlung der Rippen

Strukturelle Rippendysfunktion

Diagnose
Superiore Subluxation der ersten Rippe (z. B. links)

1. Der Patient sitzt auf dem Untersuchungstisch, der Therapeut steht hinter ihm.
2. Der rechte Arm des Patienten hängt über dem rechten Oberschenkel des Behandlers, der seinen Fuß auf dem Untersuchungstisch abstützt.
3. Der Therapeut umfaßt mit seiner rechten Hand und dem rechten Unterarm Kopf und Nacken des Patienten, die Finger der linken Hand liegen über dem oberen Trapeziusanteil und schieben diesen nach hinten (Abb. 15.23).
4. Der Therapeut nimmt mit seinem linken Daumen am Hinterrand der 1. Rippe Kontakt auf (Abb. 15.24).
5. Mit der rechten Hand wird eine Linksseitneigung und Linksrotation des Kopfes durchgeführt, um die Skalenusmuskulatur links zu entspannen. Die Fingerspitzen der linken Hand fixieren den M. trapezius dorsal und üben auf den Schaft der 1. Rippe einen Druck nach kaudal aus (Abb. 15.25).
6. Gleichzeitig gibt der Therapeut mit seinem linken Daumen einen Druck nach vorne, damit der hintere Schaft der 1. Rippe über dem Proc. transversus von Th1 nach vorne gleiten kann (Abb. 15.26).
7. Der Patient führt eine Rechtsseitneigung von Kopf und Nacken gegen den Widerstand des Therapeuten durch und spannt dadurch die rechte Skalenusmuskulatur an, was die linken Mm. scaleni inhibiert.
8. Meist sind zwei bis drei Wiederholungen nötig, bevor ein Nachgeben getastet werden kann und die Symmetrie mit der Gegenseite wiederhergestellt ist.
9. Nachuntersuchen.

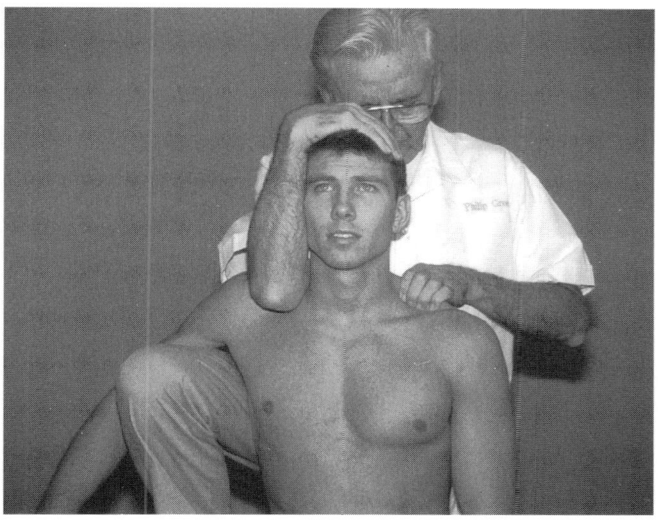

Abb. 15.23

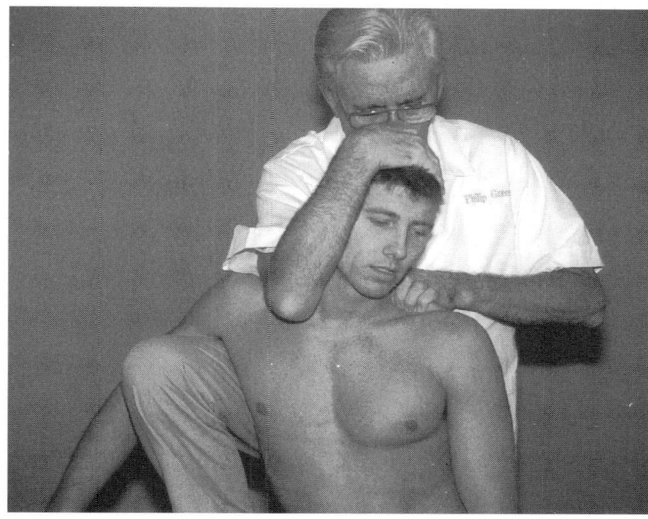

Abb. 15.25

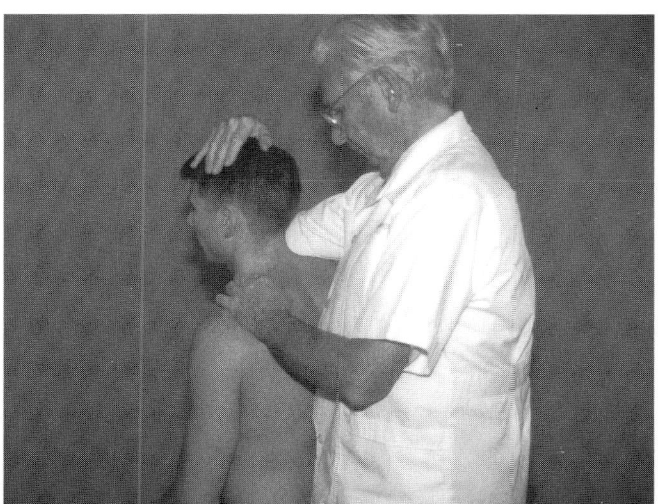

Abb. 15.24

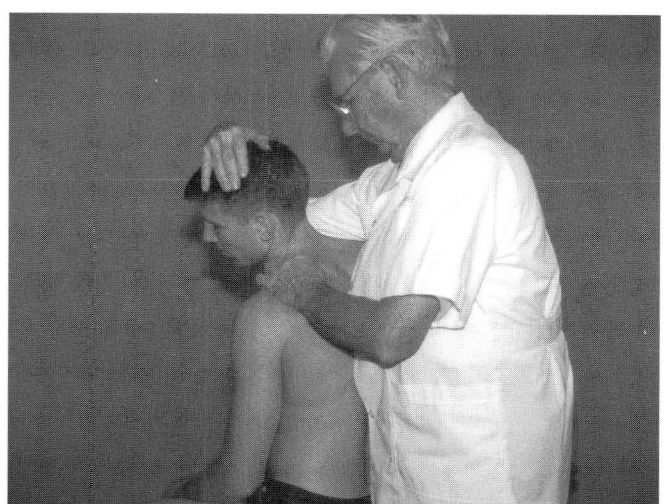

Abb. 15.26

Behandlung der Rippen

Strukturelle Rippendysfunktion

Diagnose
Anteriore Subluxation (Beispiel: rechte fünfte Rippe)

1. Der Patient sitzt auf dem Untersuchungstisch, er umgreift mit der rechten Hand seine linke Schulter.
2. Der Therapeut steht hinter dem Patienten und legt den rechten Daumen auf den Schaft der fünften Rippe medial vom Rippenwinkel (Abb. 15.27). Mit der linken Hand umgreift er den Ellenbogen des Patienten (Abb. 15.28).
3. Der Behandler gibt einen Druck in postero-lateraler Richtung auf den Rippenschaft (Abb. 15.29).
4. Der Patient wird gebeten, den rechten Ellenbogen nach lateral oder kaudal zu drücken (Abb. 15.30). Drei bis fünf Wiederholungen sind nötig, wobei die Anspannung 3-5 Sekunden gehalten wird. Der Behandler prüft die Rippenbewegung.

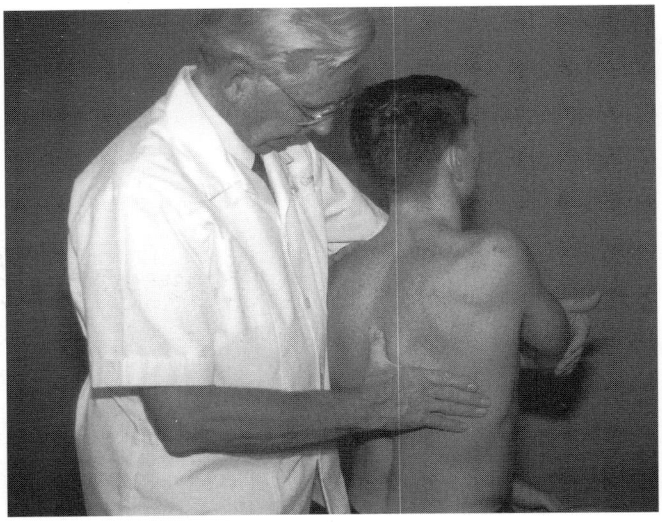

Abb. 15.27

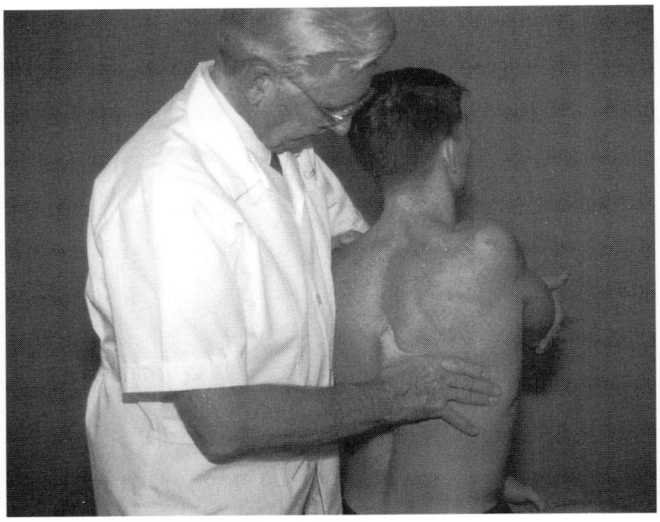

Abb. 15.29

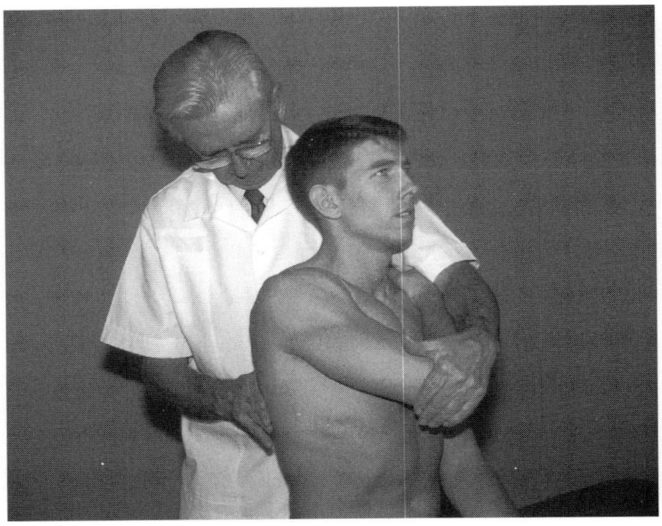

Abb. 15.28

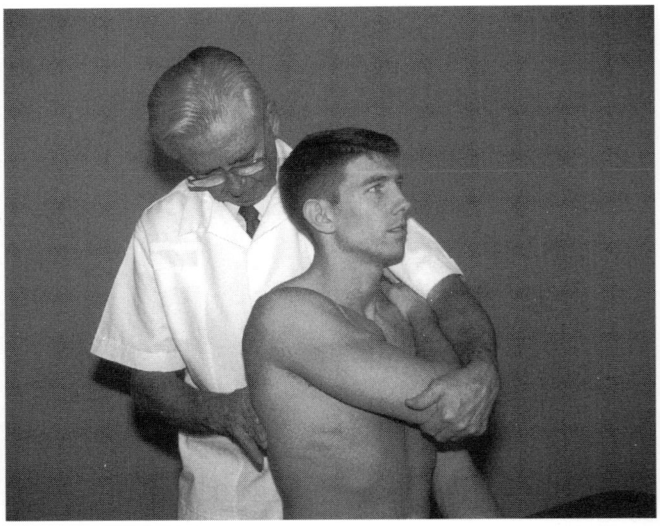

Abb. 15.30

5. Der Patient kann seine linke Faust auch vorne auf die dysfunktionelle Rippe legen. Dadurch entsteht bei der Anspannung des Ellenbogens nach kaudal eine nach anterior-posterior gerichtete Kraft, die auf die dysfunktionelle Rippe einwirkt (Abb. 15.31).
6. Nachuntersuchen.

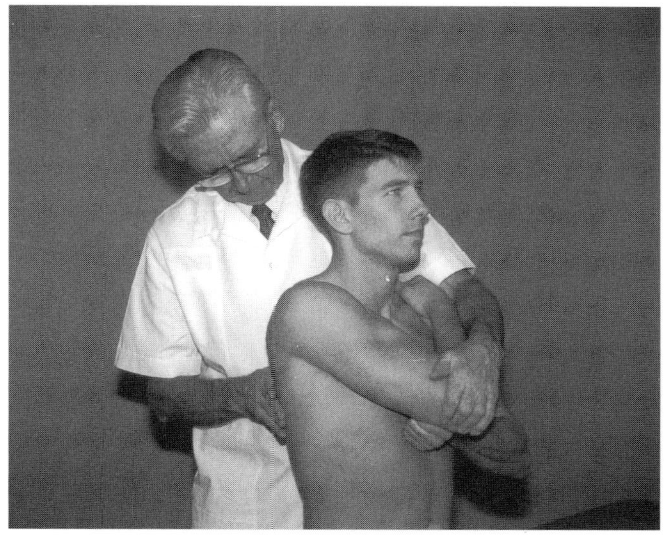

Abb. 15.31

Behandlung der Rippen

Strukturelle Rippendysfunktion

Diagnose
Posteriore Subluxation (Beispiel: rechte fünfte Rippe)

1. Der Patient sitzt auf dem Untersuchungstisch, die rechte Hand umgreift die linke Schulter.
2. Der Therapeut steht hinter dem Patienten. Der Daumen liegt auf dem Schaft der rechten fünften Rippe, lateral vom Rippenwinkel (Abb. 15.32). Mit der linken Hand hält der Therapeut den rechten Ellenbogen des Patienten (Abb. 15.33).
3. Der Therapeut übt einen leichten Druck nach anteromedial auf den Rippenschaft aus und leistet Widerstand, wenn der Patient aufgefordert wird, den Ellenbogen nach links (Abb. 15.34) oder nach oben in Richtung Decke zu drücken (Abb. 15.35).
4. Diese Muskelanspannung wird drei- bis fünfmal für die Dauer von 3-5 Sekunden wiederholt. Dies ist meist notwendig, um die Symmetrie wiederherzustellen.
5. Nachuntersuchen.

Anmerkung: Rippendysfunktionen oder „Subluxationen“ sind häufig hypermobil, weshalb nach der Behandlung eine Stabilisierung des Brustkorbes mit Hilfe einer Binde oder eines Rippengurtes sinnvoll ist.

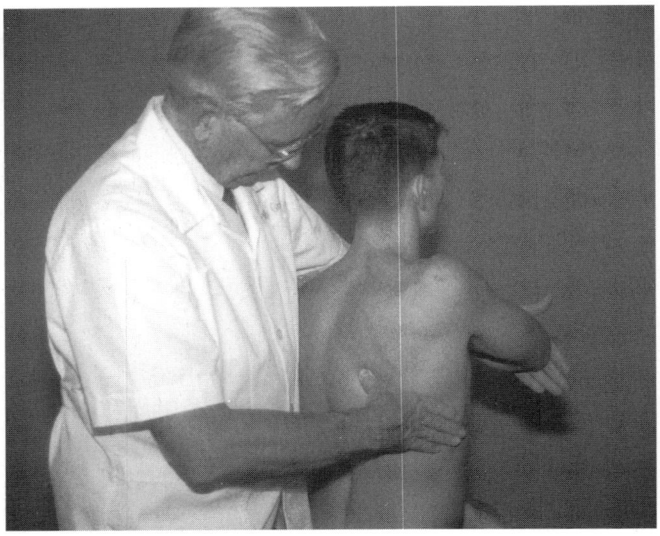

Abb. 15.32

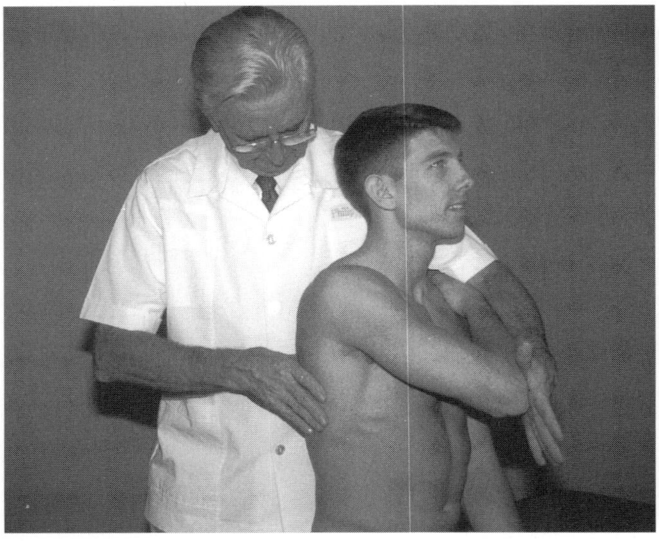

Abb. 15.33

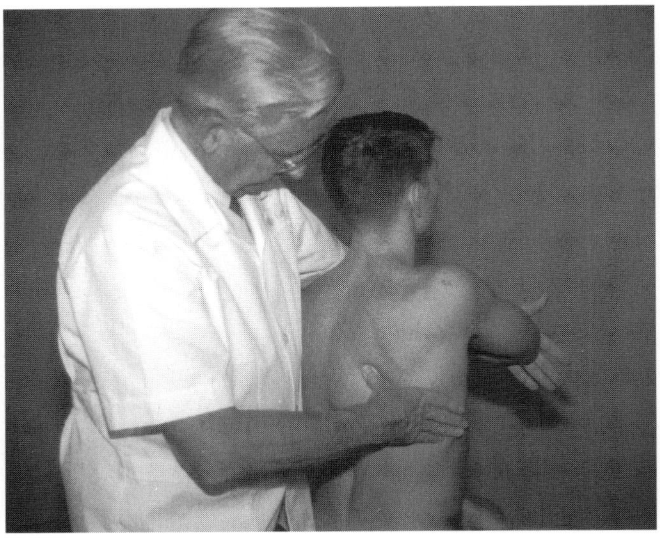

Abb. 15.34

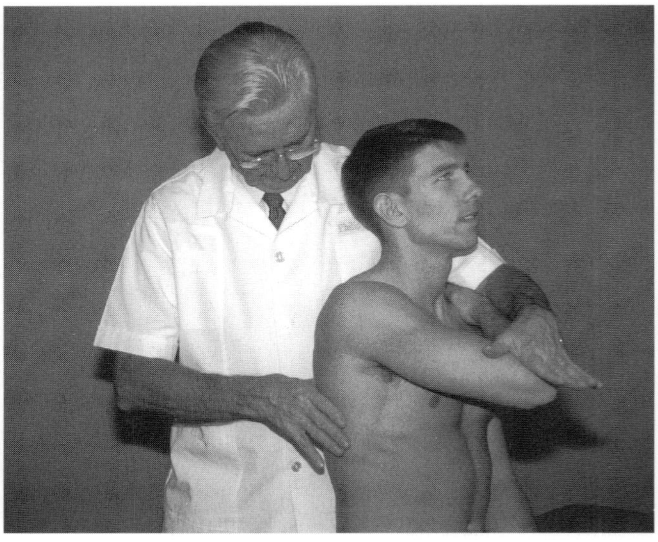

Abb. 15.35

Behandlung der Rippen

Strukturelle Rippendysfunktion

Diagnose
Rippentorsion (Beispiel: rechte fünfte Rippe)

1. Der Patient sitzt auf dem Untersuchungstisch, er umgreift mit der rechten Hand die linke Schulter.
2. Der Therapeut steht hinter ihm, sein Daumen liegt vertikal auf dem Rippenwinkel der rechten fünften Rippe (Abb. 15.36).
3. Bei einer Einschränkung der Außenrotation oder auch Torsion nach außen gibt der Therapeut mit dem Daumen einen Druck nach vorne auf den Oberrand der dysfunktionellen Rippe.
4. Bei einer Einschränkung der Innentorsion gibt der Therapeut einen Druck nach vorne auf den unteren Rand der dysfunktionellen Rippe.
5. Der Patient wird angehalten, den Ellenbogen alternierend in Richtung Oberschenkel und zur Decke hin zu drücken (Abb. 15.37, 15.38). Der Therapeut drückt dabei weiterhin auf den oberen oder unteren Rand des Rippenschaftes.
6. Der Druck Richtung Oberschenkel induziert eine Außenrotationsbewegung, der Druck Richtung Decke eine Innenrotationsbewegung. Der Therapeut gibt während der Anspannung einen Widerstand. In der Entspannungsphase geht er an die neue Barriere.
7. Die Muskelanspannung wird drei- bis fünfmal über jeweils 3-5 Sekunden wiederholt.
8. Nachuntersuchen.

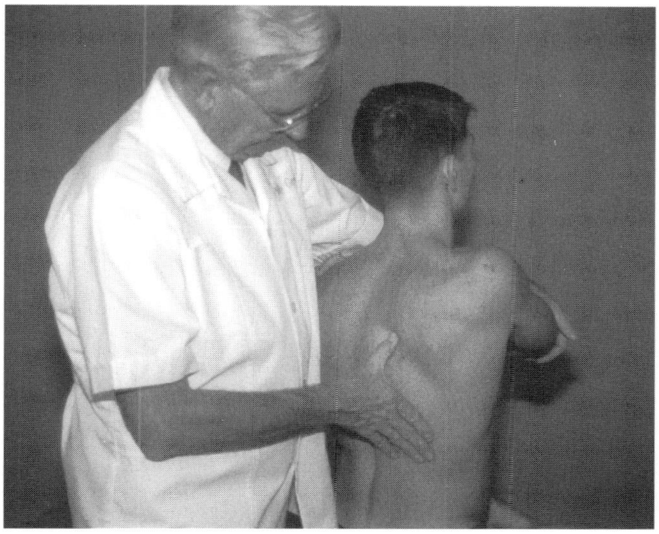

Abb. 15.36

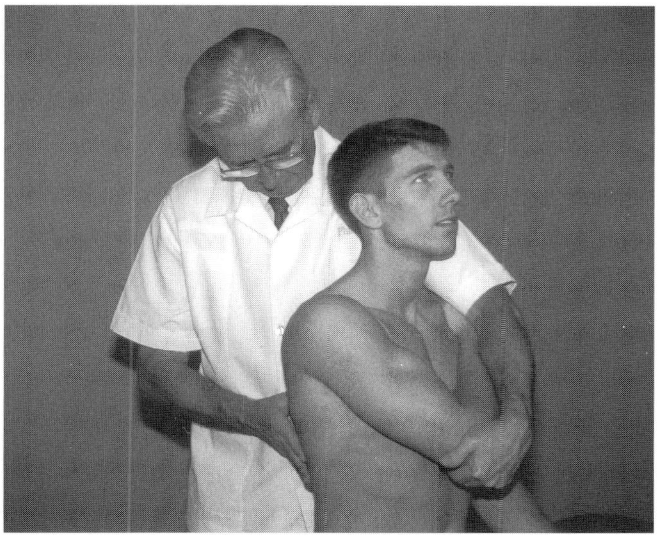

Abb. 15.37

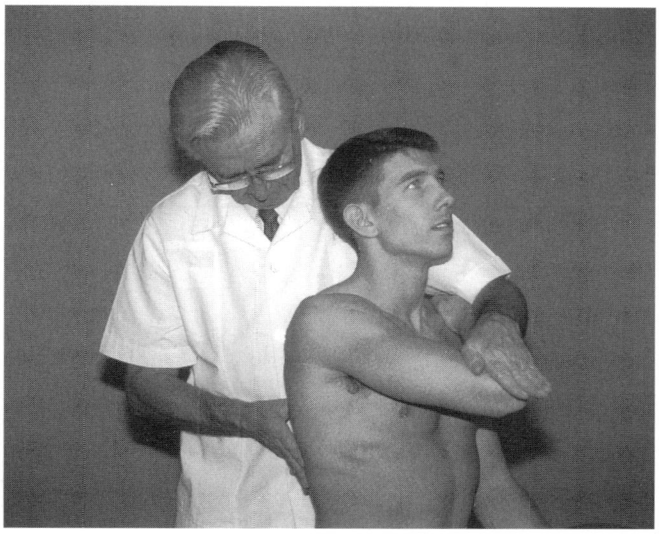

Abb. 15.38

Behandlung der Rippen

Strukturelle Rippendysfunktion

Diagnose
Externe Torsion (Beispiel: rechte fünfte Rippe)

1. Der Patient sitzt auf dem Untersuchungstisch, die rechte Hand umgreift die linke Schulter.
2. Der Therapeut steht hinter ihm, sein linker Arm führt den Rumpf des Patienten, wobei die linke Axilla über der linken Schulter des Patienten liegt und die linke Hand die rechte Schulter umfaßt. Mit der rechten Hand palpiert der Therapeut die dysfunktionelle Rippe am Rippenwinkel und am Rippenschaft (Abb. 15.39).
3. Der Therapeut induziert eine leichte Flexion, Linksseitneigung und Linksrotation des Rumpfes und folgt der rechten Rippe nach vorne (Abb. 15.40).
4. Daumen und Daumenballen des Therapeuten liegen über dem vorderen Schaft der rechten fünften Rippe und üben eine in die Innenrotation wirkende Kraft am prominenten unteren Rippenrand aus (Abb. 15.41).
5. Der Therapeut verstärkt Vorbeuge, Linksseitneigung und Linksrotation des Rumpfes (Abb. 15.42).

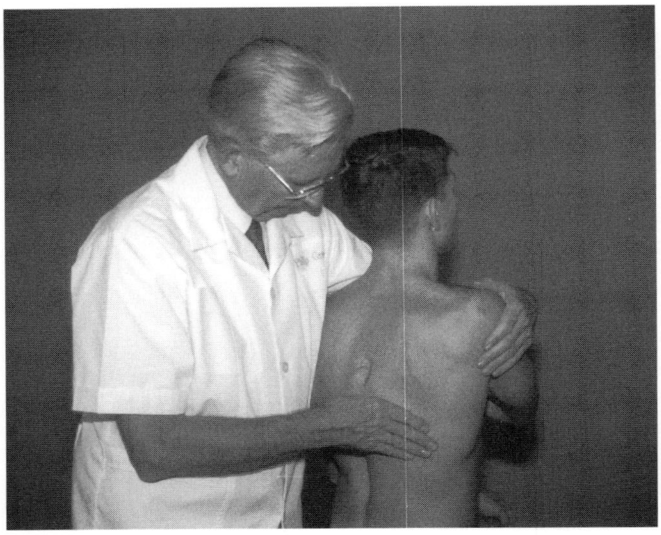

Abb. 15.39

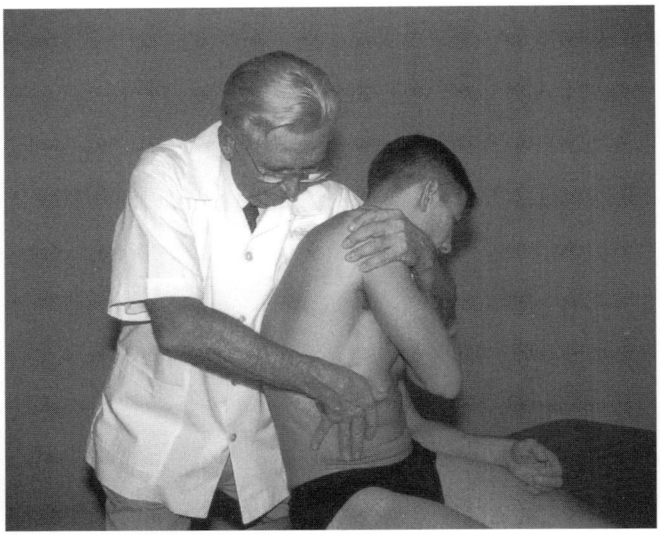

Abb. 15.41

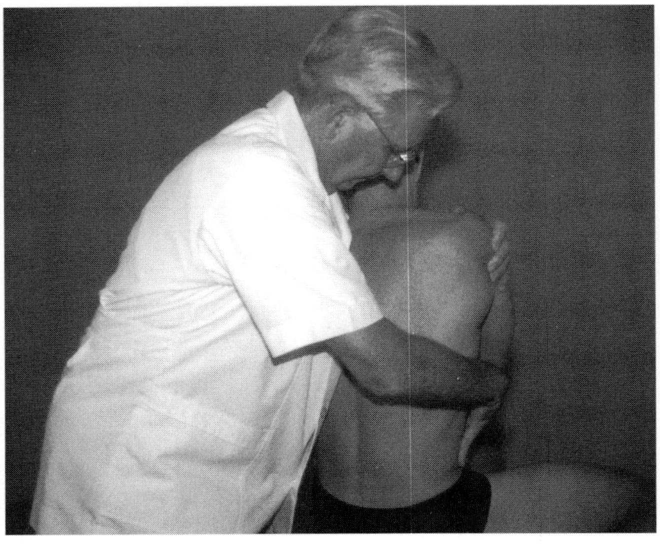

Abb. 15.40

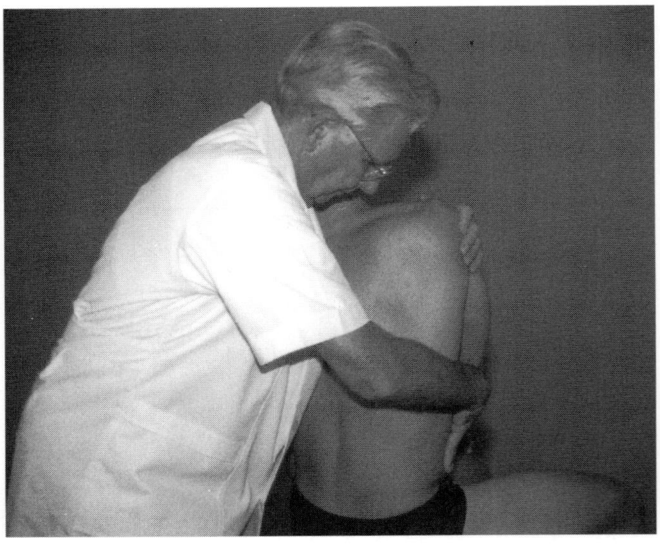

Abb. 15.42

6. Der Patient führt eine Bewegung in Richtung Rechtsrotation, Rechtsseitneigung und Extension durch, wobei der Therapeut Widerstand gibt. Der Therapeut übt eine komprimierende Kraft auf den unteren Rand des vorderen Schaftes der fünften Rippe aus (Abb. 15.43).
7. Die isometrische Anspannung wird drei- bis fünfmal wiederholt, der Therapeut geht nach jeder Entspannung wieder an die neue Barriere.
8. Nachuntersuchen.

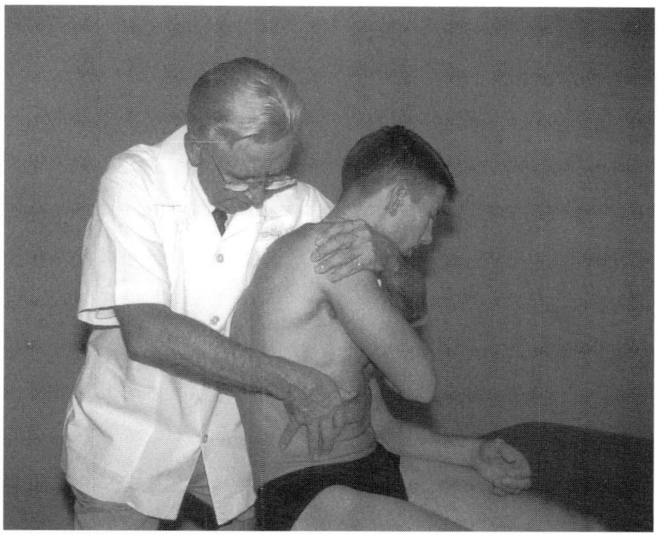

Abb. 15.43

Behandlung der Rippen

Strukturelle Rippendysfunktion

Diagnose
Anterior-posteriore Kompression
(Beispiel: rechte sechste Rippe)

1. Der Patient sitzt auf dem Untersuchungstisch, der Therapeut steht auf der Gegenseite der Dysfunktion, der Patient legt seinen Arm um die Schulter des Therapeuten (Abb. 15.44).
2. Der Therapeut nimmt mit beiden Mittelfingern Kontakt an dem prominenten Rippenschaft in der Axillarlinie auf (Abb. 15.45).
3. Der Therapeut führt eine Seitneigung des Patienten nach rechts durch und übt eine nach medial komprimierende Kraft auf den Schaft der dysfunktionellen Rippe aus (Abb. 15.46).
4. Der Patient wird gebeten, tief einzuatmen, den Atem anzuhalten und eine Linksseitneigung des Rumpfes gegen den Widerstand des Therapeuten durchzuführen. Dabei wird die Kompression nach medial auf der dysfunktionellen Rippe beibehalten (Abb. 15.47).
5. Die Behandlung wird drei- bis fünfmal wiederholt.
6. Nachuntersuchen.

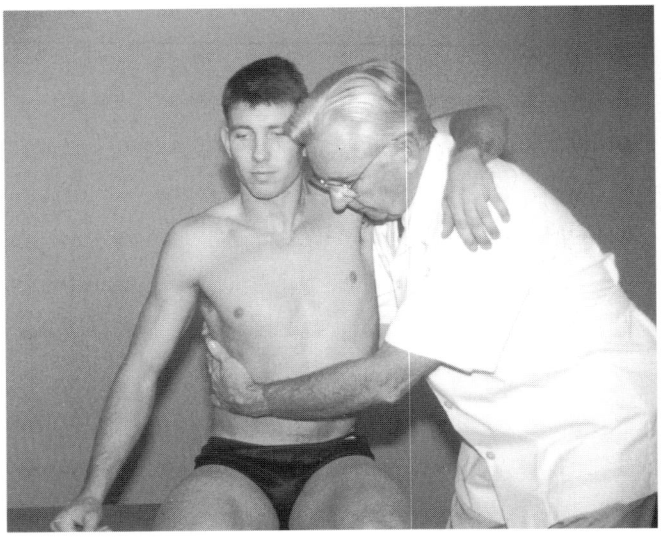

Abb. 15.44

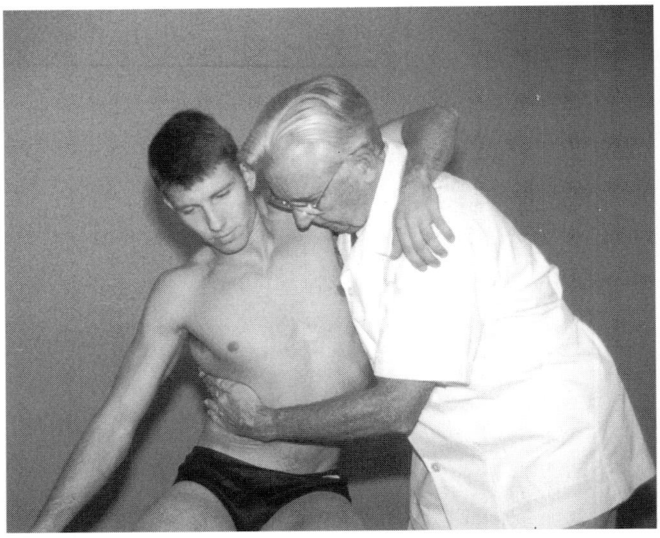

Abb. 15.46

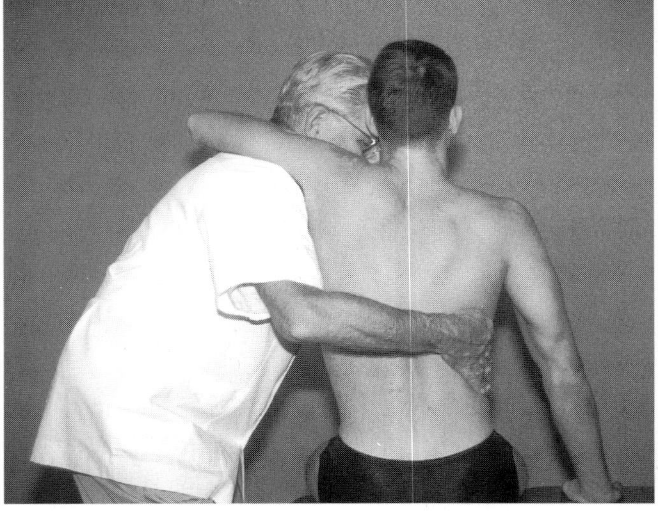

Abb. 15.45

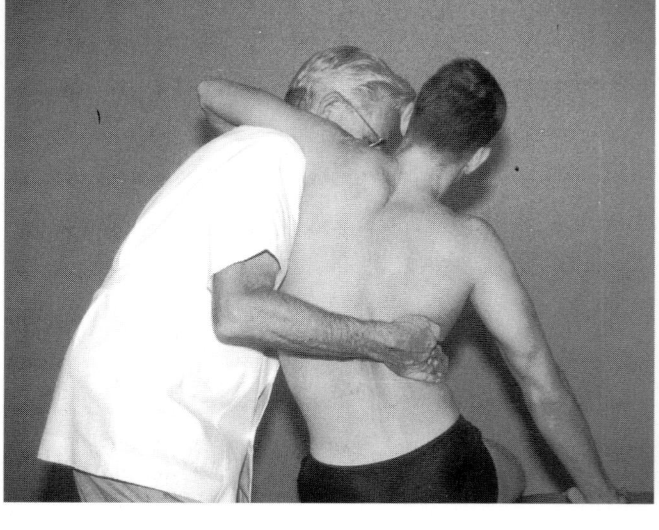

Abb. 15.47

Behandlung der Rippen

Strukturelle Rippendysfunktion

Diagnose
Laterale Kompression (Beispiel: linke fünfte Rippe)

1. Der Patient sitzt am Ende des Untersuchungstisches, der Therapeut steht auf der Seite der Dysfunktion, der linke Arm des Patienten hängt über die rechte Schulter des Therapeuten (Abb. 15.48).
2. Der Therapeut legt beide Daumenballen über die anteriore und posteriore Prominenz am Rippenschaft der dysfunktionellen Rippe (Abb. 15.49).
3. Der Therapeut führt eine Seitneigung nach rechts durch und komprimiert die dysfunktionelle Rippe in anterior-posteriorer Richtung (Abb. 15.50).
4. Der Patient atmet tief ein, er hält den Atem an und führt eine Linksseitneigung gegen den Widerstand der Schulter des Therapeuten durch (Abb. 15.51).
5. Diese isometrische Muskelanspannung wird 3-5 Sekunden gehalten und dann drei- bis fünfmal wiederholt. Der Therapeut geht nach jeder Anspannung an die neue Barriere.
6. Nachuntersuchen.

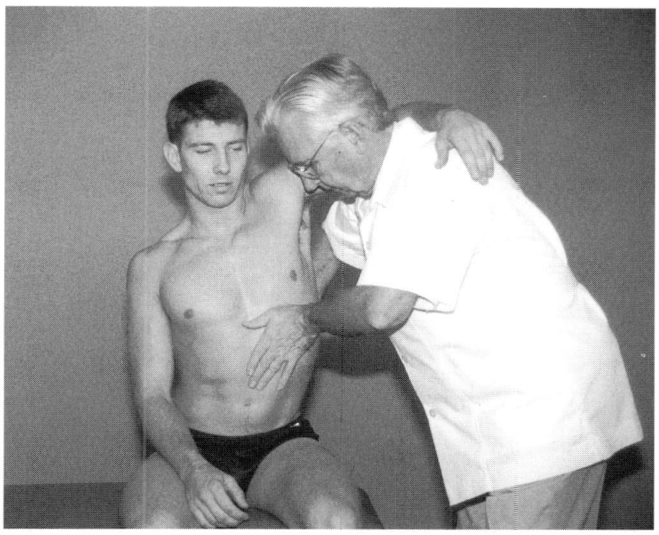

Abb. 15.48

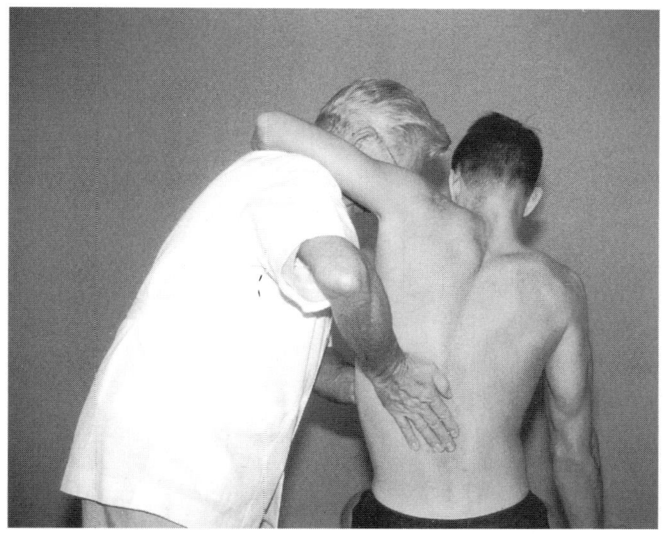

Abb. 15.50

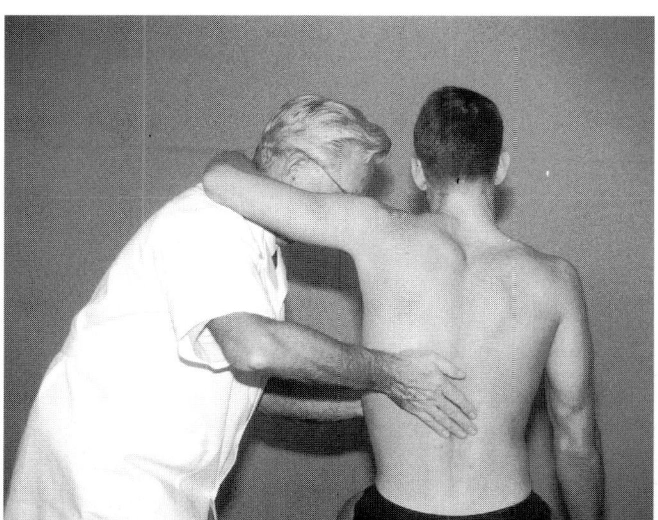

Abb. 15.49

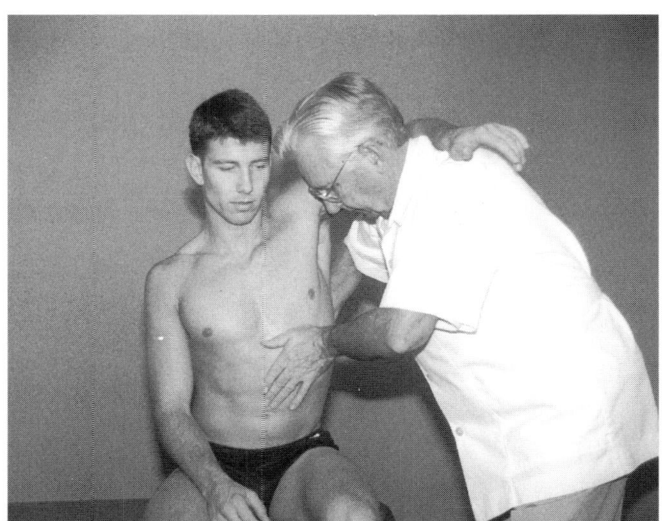

Abb. 15.51

Behandlung der Rippen

Strukturelle Rippendysfunktion

Diagnose

Lateral nach oben flektiert (Beispiel: linke zweite Rippe)

1. Der Patient befindet sich in Rückenlage auf dem Untersuchungstisch, der Therapeut steht auf der Seite der Dysfunktion mit Blick zum Kopf des Patienten. Er legt die rechte Hand auf die mediale Axillarlinie des Patienten (Abb. 15.52).
2. Der Therapeut schiebt seine rechte Hand nach oben den lateralen Rippenschaft entlang und fixiert mit der linken Hand den linken Arm (Abb. 15.53).
3. Er induziert eine Linksseitneigung von Kopf und Nacken und bittet den Patienten, vollständig auszuatmen und die linke Hand zum linken Knie zu führen, um die Linksseitneigung zu verstärken (Abb. 15.54).
4. Nachdem der Patient wiederholt ausgeatmet und die Linksseitneigung verstärkt hat, umgreift der Therapeut mit seiner rechten Hand die Oberseite des Schaftes der zweiten Rippe. Die linke Hand umfaßt den Kopf des Patienten auf der Gegenseite (Abb. 15.55).

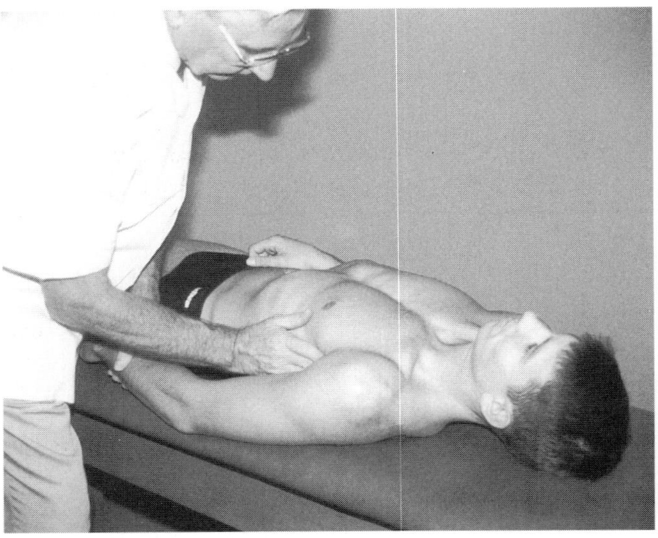

Abb. 15.52

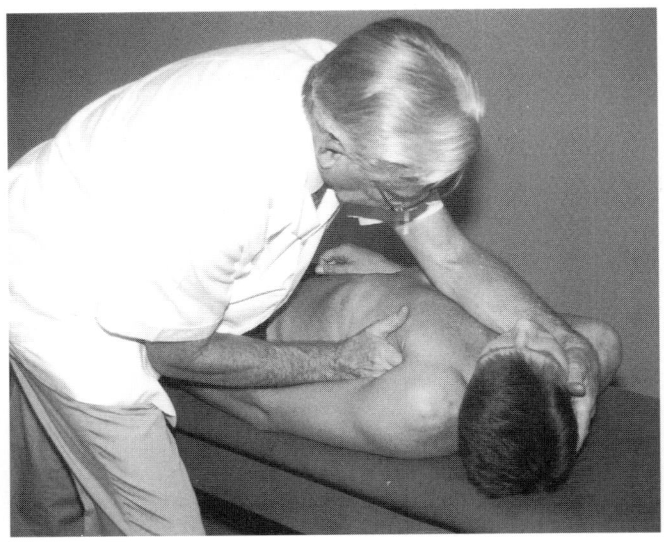

Abb. 15.54

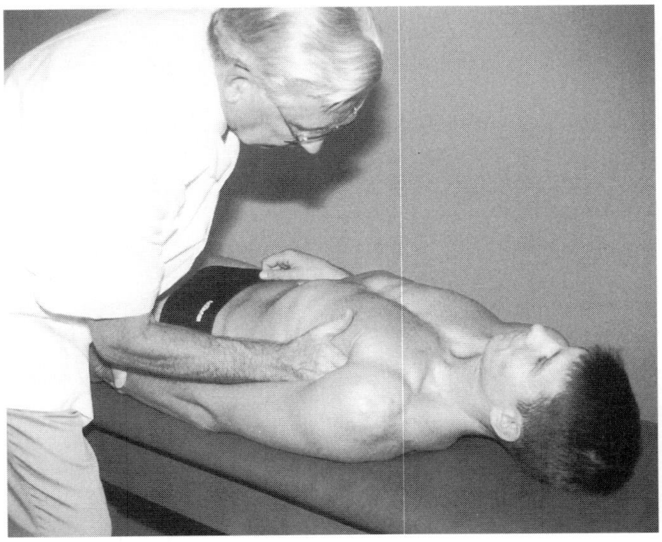

Abb. 15.53

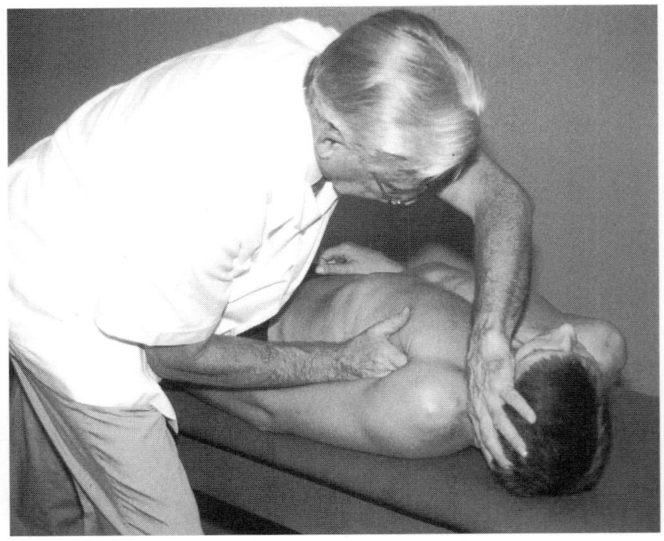

Abb. 15.55

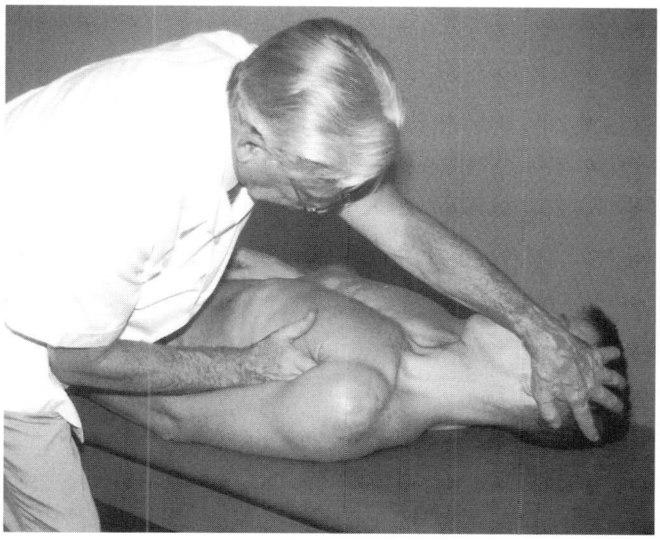

Abb. 15.56

5. Während die rechte Hand den Oberrand der dysfunktionellen Rippe fixiert, induziert der Therapeut mit seiner linken Hand eine Rechtsseitneigung von Kopf und Nacken und dehnt dadurch die linke Skalenusmuskulatur (Abb. 15.56).
6. Nachuntersuchen.

Anmerkung: Diese Dysfunktion ist für den Patienten ausgesprochen schmerzhaft, auch die Behandlung tut weh. Darüber muß der Patient vor Therapiebeginn informiert werden.

15.10 Respiratorische Rippendysfunktionen

Im Anschluß an die Behandlung der strukturellen Dysfunktionen wenden wir uns den respiratorischen Dysfunktionen zu. Der Therapeut muß dabei sowohl Einatmungs- als auch Ausatmungshemmungen behandeln können.

15.11 Behandlungsprinzipien für die Behandlung der Einatmungshemmung

1. Der Therapeut schiebt den Rippenwinkel nach lateral und kaudal, um Raum für das Rippenköpfchen am Kostovertebralgelenk zu schaffen.
2. Der Patient atmet tief ein.
3. Folgende Muskelgruppen werden angespannt: Bei den Rippen 1 und 2 die Skalenusmuskulatur; bei den Rippen 3-5 der M. pectoralis minor; bei den Rippen 3-9 der M. serratus anterior.

15.12 Behandlungsprinzipien für die Behandlung der Ausatmungshemmung

1. Die Behandlungsposition des Patienten ist eine kombinierte Seitneigung und Flexion nach der Seite der Dysfunktion.
2. Der Patient atmet tief aus.
3. Der Therapeut nimmt Kontakt mit dem Oberrand und der kostochondralen Verbindung der dysfunktionellen Rippe auf und hält diese während der Ausatmung fest.
4. Der Rumpf des Patienten wird in die neutrale Position zurückgebracht, während die Rippe in der Ausatmungsstellung fixiert wird.

Behandlung der Rippen

Respiratorische Dysfunktion

Rippen 1 und 2
Diagnose
Einatmungshemmung (Beispiel: rechts)

1. Der Patient befindet sich in Rückenlage, der Therapeut steht auf der linken Seite des Untersuchungstisches.
2. Der Therapeut nimmt mit seinen Fingern am medialen Ende der ersten und zweiten Rippe Kontakt auf. Dabei bleibt er so nah wie möglich am Proc. transversus (Abb. 15.57).
3. Der Therapeut rollt den Patienten zurück auf den Rükken. Sein Ellenbogen liegt dabei auf dem Untersuchungstisch und er übt einen Zug nach lateral und inferior auf die erste und zweite Rippe aus.
4. Der Therapeut induziert mit seiner rechten Hand eine Linksseitneigung und eine Rotation von Kopf und Nacken und bringt damit die Skalenusmuskulatur rechts unter Spannung (Abb. 15.58).
5. Der Patient wird gebeten, tief einzuatmen und den Kopf zu heben (bei Einschränkung der Pumpenschwengelbewegung). Bei Einschränkung der Eimerhenkelbewegung soll der Patient den Kopf nach rechts neigen, wobei der Therapeut mit der rechten Hand Widerstand gibt (Abb. 15.59).
6. Dieser Vorgang wird drei- bis fünfmal wiederholt, wobei die Spannung 3-5 Sekunden gehalten wird.
7. Bei Schmerzen in der rechten Schulter kann dieser Griff wie beschrieben durchgeführt werden. Besteht eine freie Beweglichkeit in der rechten Schulter, kann wie folgt modifiziert werden: Der Patient legt seinen Unterarm gegen seinen Kopf (Abb. 15.60) und reduziert dadurch den Zug nach kaudal, der auf die erste Rippe und zweite Rippe durch die Faszien des rechten Armes wirkt.
8. Nachuntersuchen.

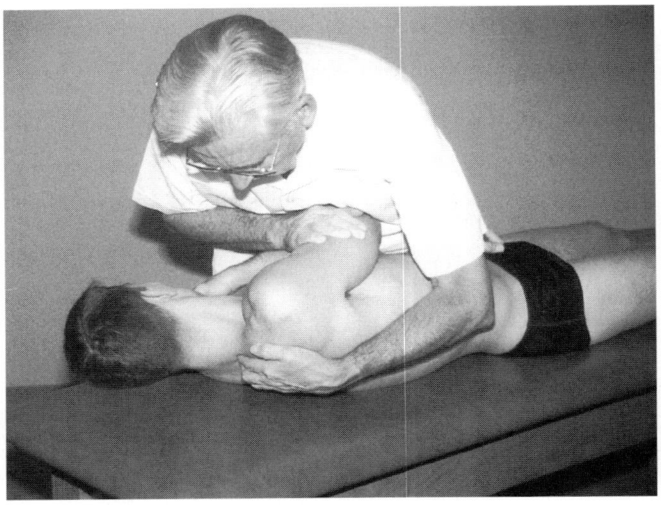

Abb. 15.57

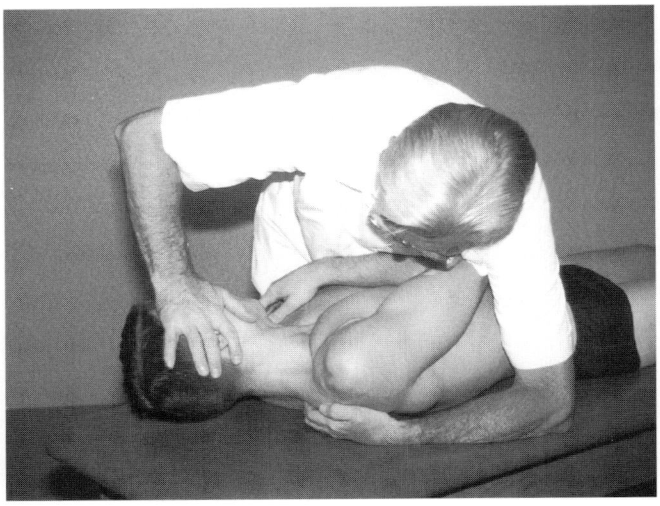

Abb. 15.59

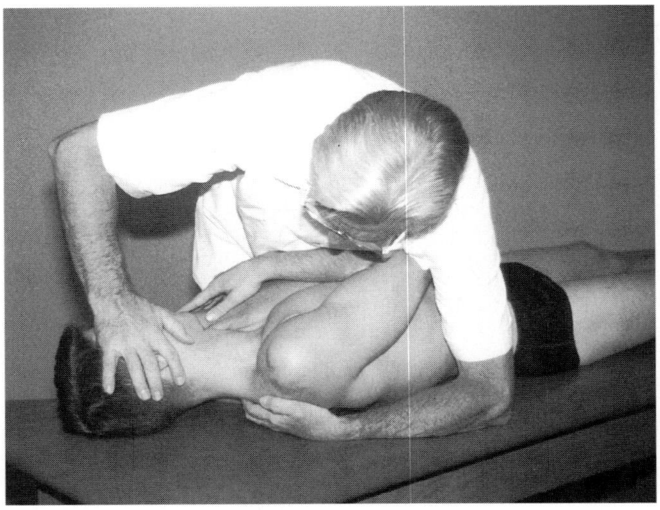

Abb. 15.58

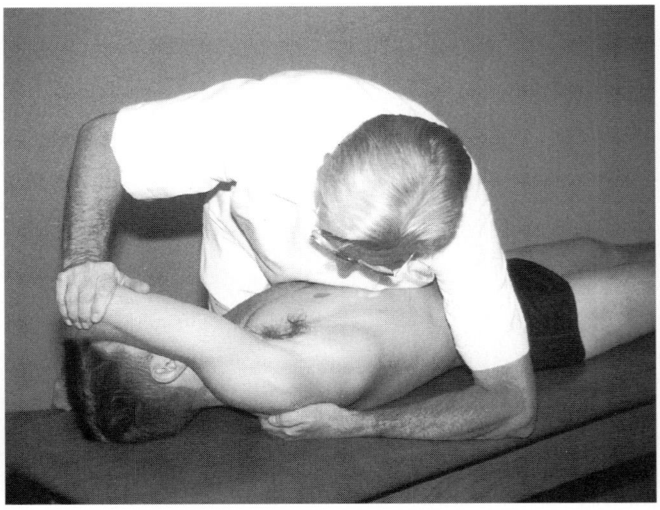

Abb. 15.60

Behandlung der Rippen

Respiratorische Dysfunktion

Rippen 3-5
Diagnose
Einatmungshemmung (Beispiel: rechts)

1. Der Patient liegt auf dem Untersuchungstisch, der Therapeut steht auf der linken Seite und umfaßt mit der linken Hand die Rippen 3, 4 und 5 medial vom Rippenwinkel (Abb. 15.61). Dabei wird der Rumpf leicht angehoben.
2. Der Therapeut dreht den Rumpf des Patienten zurück. Der linke Unterarm des Therapeuten liegt auf dem Untersuchungstisch und übt einen Zug nach lateral und kaudal auf die dysfunktionelle Rippe aus.
3. Der rechte Arm des Patienten wird angehoben und abduziert, wobei der M. pectoralis minor gedehnt wird.
4. Der Patient wird gebeten, tief einzuatmen und den Atem anzuhalten.
5. Der Patient führt eine Adduktion gegen Widerstand durch, wenn die Eimerhenkelkomponente der Einatmung betroffen ist (Abb. 15.62). Der Patient führt eine Flexion gegen Widerstand durch (Abb. 15.63), wenn die Pumpenschwengelkomponente der Einatmung eingeschränkt ist.
6. Die Muskelanspannung wird 3-5 Sekunden gehalten und drei- bis fünfmal wiederholt.
7. Ist die rechte Schulter dysfunktionell oder schmerzhaft, so kann der Therapeut seinen Daumen medial am rechten Proc. coracoideus anlegen. Der Patient wird aufgefordert, die rechte Schulter gegen Widerstand nach vorne zu schieben (Abb. 15.64).
8. Nachuntersuchen.

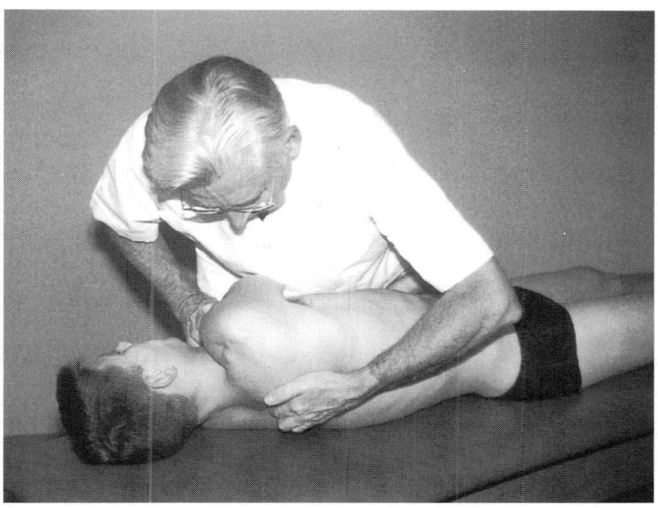

Abb. 15.61

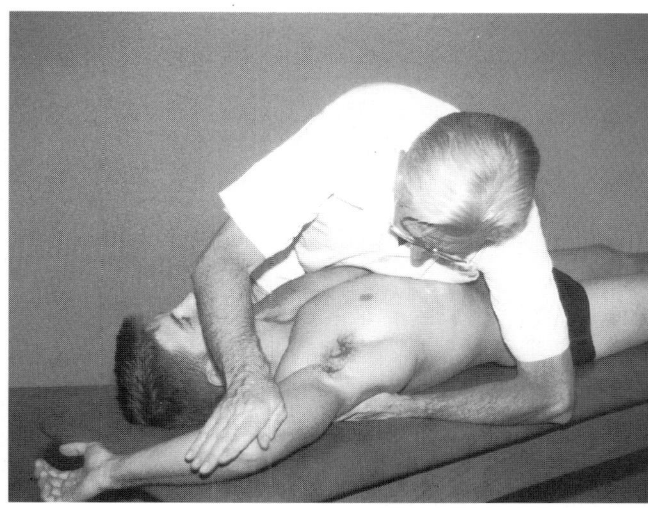

Abb. 15.63

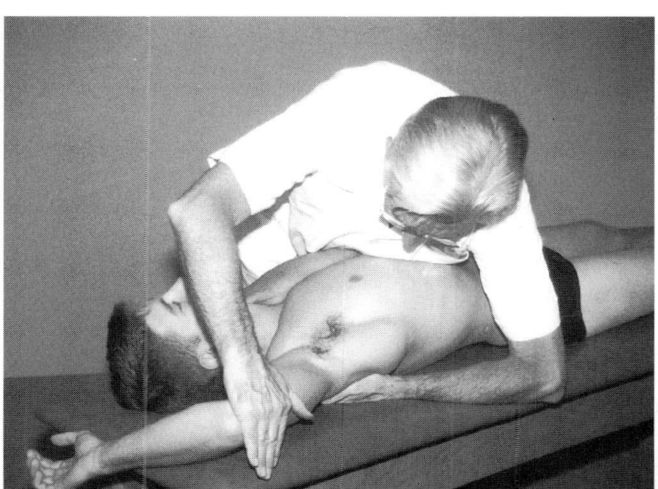

Abb. 15.62

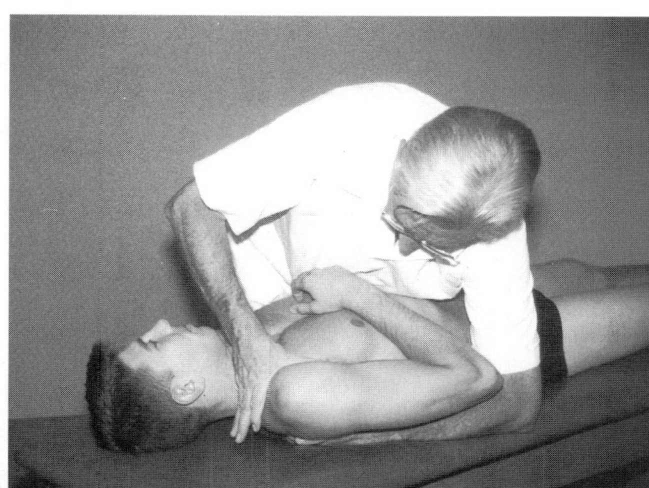

Abb. 15.64

Behandlung der Rippen

Respiratorische Dysfunktion

Rippen 6-9
Diagnose
Einatmungshemmung (Beispiel: rechts)

1. Der Patient befindet sich in Rückenlage, der Therapeut steht neben ihm auf der linken Seite.
2. Der Therapeut legt die Finger seiner linken Hand auf die sechste, siebte, achte und neunte Rippe medial vom Rippenwinkel (Abb. 15.65). Dabei wird der Rumpf leicht angehoben.
3. Der Patient liegt wieder ganz auf dem Rücken, der Therapeut legt seinen linken Arm auf den Untersuchungstisch und zieht nach lateral und kaudal. Dadurch wird eine distrahierende Kraft auf die Rippen 6-9 ausgeübt.
4. Der Therapeut hält mit seiner rechten Hand den Oberarm des Patienten.
5. Der Patient wird gebeten, tief einzuatmen. Überwiegt die Pumpenschwengelkomponente der Rippendysfunktion, so soll der Patient den Arm gegen den Widerstand des Therapeuten beugen (Abb. 15.66). Überwiegt die Eimerhenkelkomponente der Rippendysfunktion, soll der Patient den Arm gegen den Widerstand des Therapeuten nach lateral drücken (Abb. 15.67).
6. Diese Übung wird drei- bis fünfmal jeweils über 3-5 Sekunden wiederholt.
7. Bei Schulterdysfunktionen versucht der Patient die rechte Skapula zu protrahieren. Der Therapeut gibt dabei am unteren Skapulawinkel Widerstand (Abb. 15.68).
8. Nachuntersuchen.

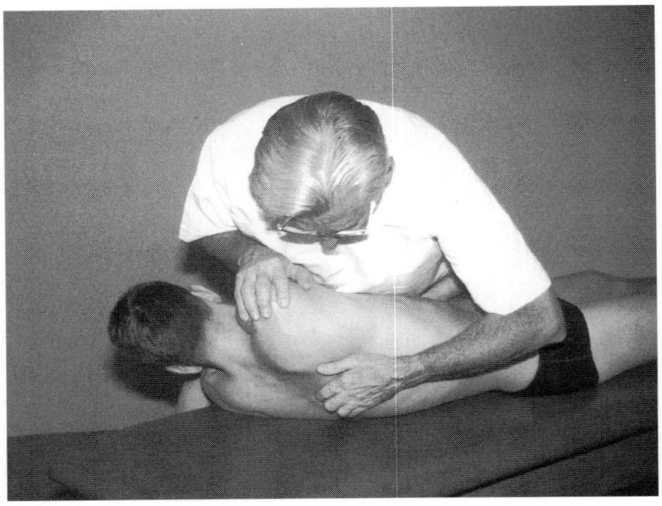

Abb. 15.65

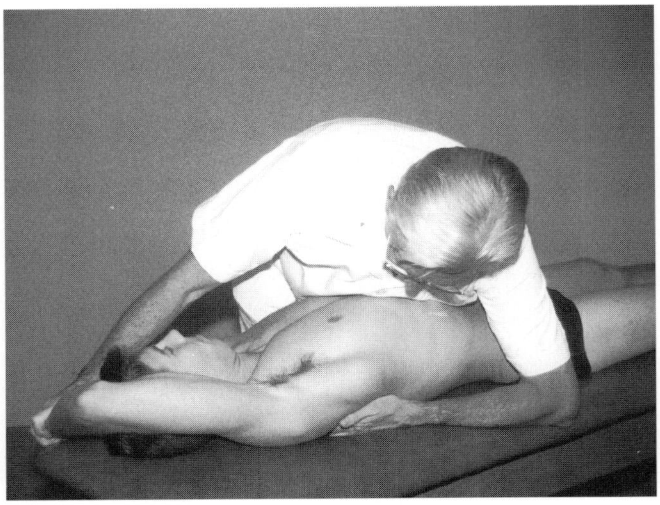

Abb. 15.67

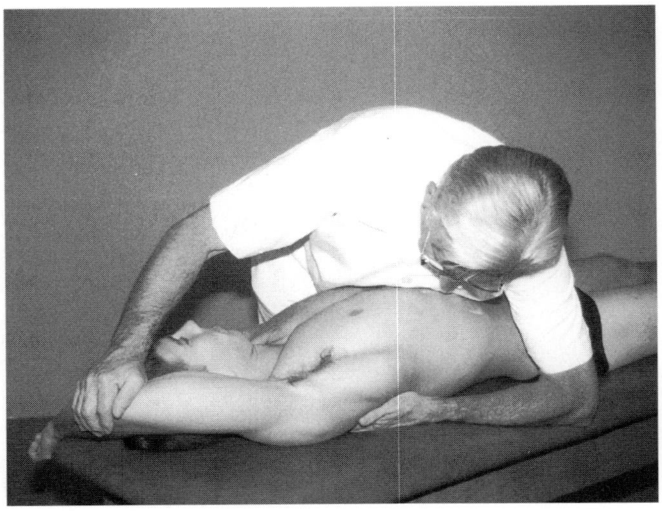

Abb. 15.66

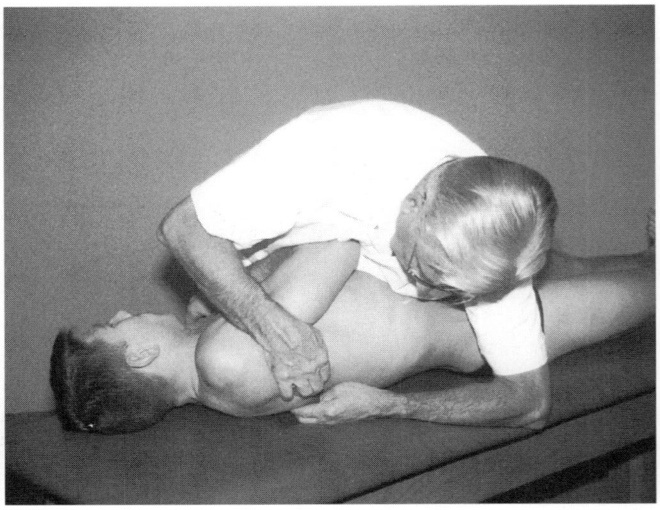

Abb. 15.68

Die Behandlung der Rippen

Respiratorische Dysfunktion

Untere Rippen
Diagnose
Ausatmungshemmung (Beispiel: links)

1. Der Patient befindet sich in Rückenlage auf dem Untersuchungstisch, der Therapeut steht auf der linken Seite am Tischende.
2. Der Therapeut nimmt mit seinem linken Daumen und Daumenballen Kontakt mit dem Oberrand der dysfunktionellen Schlüsselrippe auf (Abb. 15.69).
3. Die rechte Hand des Therapeuten unterstützt Kopf, Nacken und oberen Thorax, um die Körperposition des Patienten zu kontrollieren (Abb. 15.70).
4. Der Therapeut induziert eine Linksseitneigung und Flexion des Rumpfes bis hinunter zur Schlüsselrippe (Abb. 15.71).
5. Der Patient wird gebeten, tief einzuatmen und vollständig auszuatmen.
6. Der Therapeut folgt der Ausatmungsbewegung der Rippe und hält sie in dieser Position fest.
7. Wenn der Patient wieder einatmet, gibt der Therapeut einen Widerstand. Während der Ausatmung wird an die neue Barriere herangegangen, indem die Rumpfbeugung und Seitneigung verstärkt wird (Abb. 15.72).
8. Nach drei bis fünf Wiederholungen mit maximaler Ausatmung führt der Therapeut den Kopf, Nacken und oberen Rumpf des Patienten zurück zur Ausgangsstellung, wobei er die Schlüsselrippe in der Ausatmungsposition festhält.
9. Der Therapeut nimmt langsam seinen Daumen von der Schlüsselrippe.
10. Nachuntersuchen.

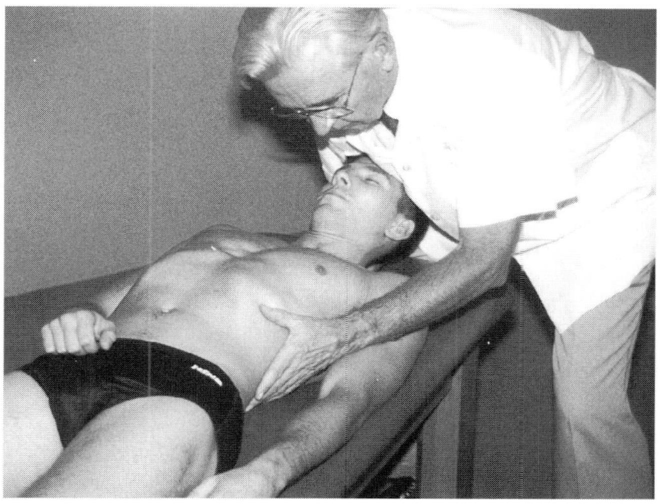

Abb. 15.69

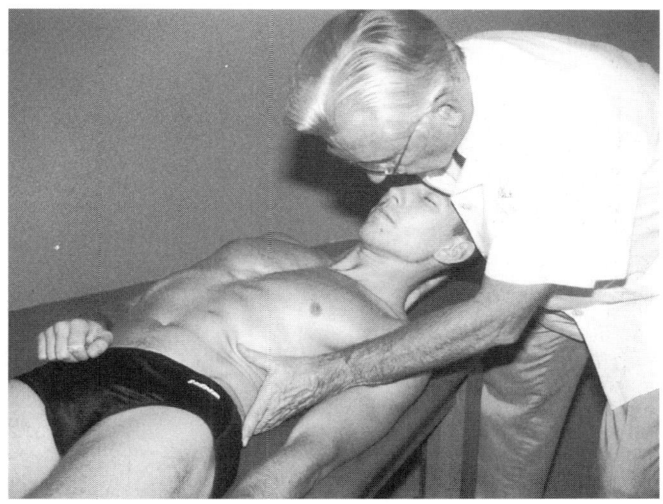

Abb. 15.71

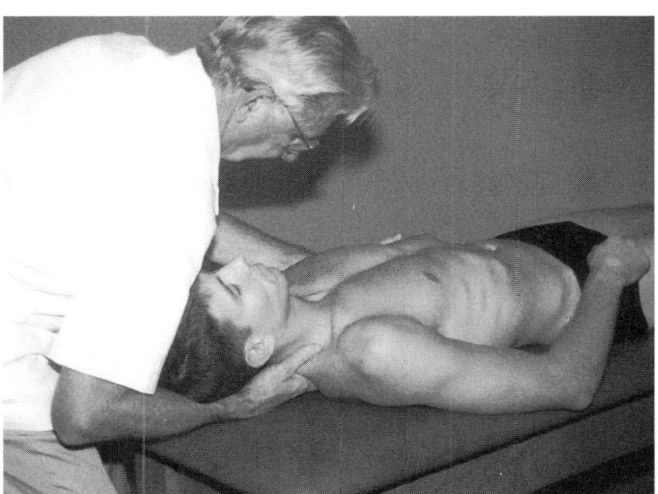

Abb. 15.70

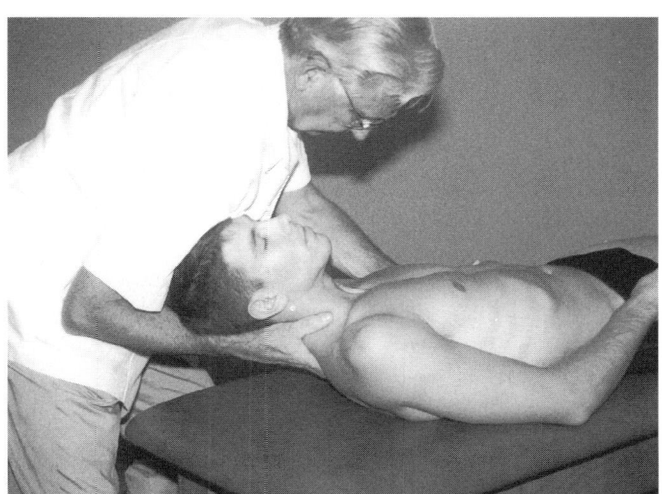

Abb. 15.72

Behandlung der Rippen

Respiratorische Dysfunktion

Obere Rippen
Diagnose
Ausatmungshemmung (Beispiel: links)

1. Der Patient befindet sich in Rückenlage auf dem Untersuchungstisch, der Therapeut steht links am Kopfende des Untersuchungstisches.
2. Der Therapeut nimmt mit linkem Daumen und Daumenballen Kontakt mit dem oberen Rand der dysfunktionellen Rippe auf. Der Daumen liegt dabei über der sternokostalen Verbindung (Abb. 15.73). Je höher die Rippe, desto weiter medial liegt die sternokostale Verbindung (Synchondrosis sternocostalis).
3. Der Therapeut hält mit seiner rechten Hand Kopf, Nacken und oberen Thorax des Patienten und induziert eine Flexion und Seitneigung zur Seite der Dysfunktion (Abb. 15.74).
4. Der Therapeut induziert eine verstärkte Flexion für die Pumpenschwengelkomponente und eine vermehrte Seitneigung für die Eimerhenkelkomponente (Abb. 15.75).
5. Der Patient wird gebeten, tief einzuatmen und vollständig auszuatmen, während der Therapeut der Rippe in die Ausatmung hinein folgt und dabei Flexion und Seitneigung verstärkt (Abb. 15.76).

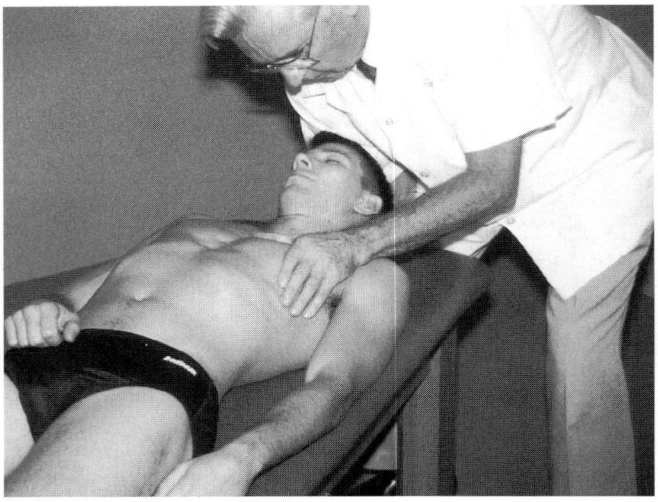

Abb. 15.73

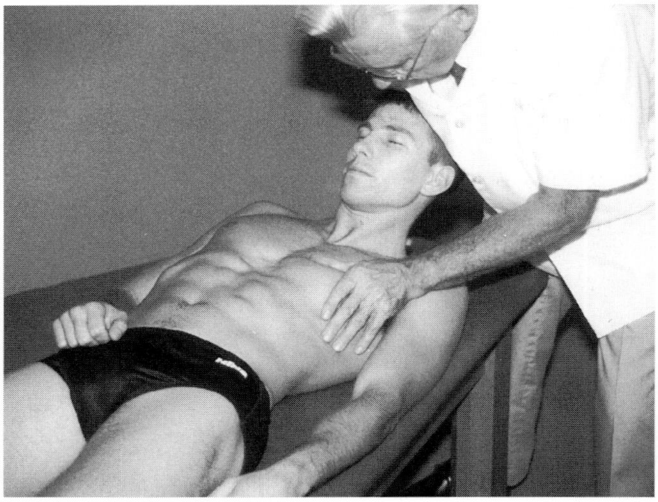

Abb. 15.75

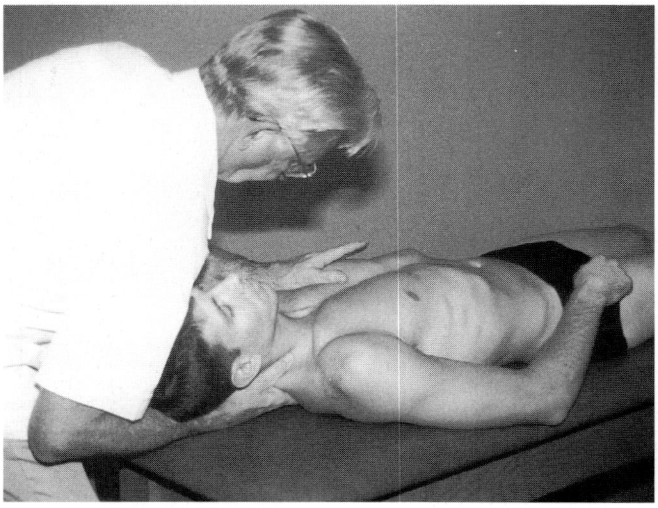

Abb. 15.74

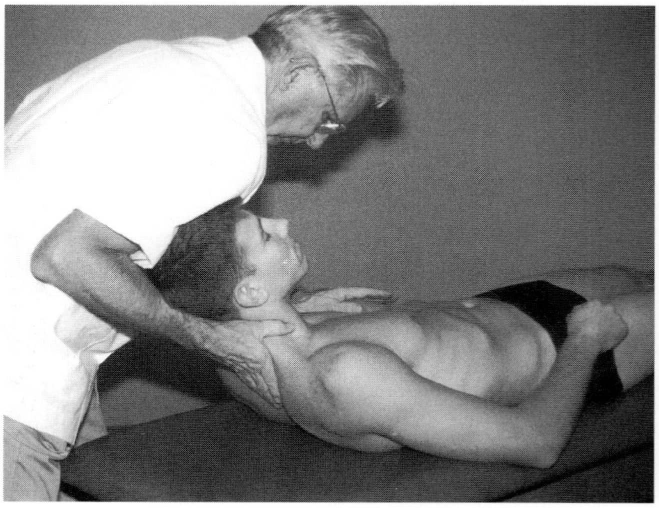

Abb. 15.76

6. Einatmung, vollständige Ausatmung und Verstärkung der Rippenbewegung nach kaudal mit vermehrter Flexion und Seitneigung werden drei- bis fünfmal wiederholt. Ist die Rippe vollständig in die Ausatmung gekommen, so werden Kopf und Nacken in die Ausgangsstellung zurückgebracht, während der Therapeut die dysfunktionelle Rippe in der Ausatmungsstellung festhält (Abb. 15.77).
7. Der Therapeut reduziert langsam die komprimierende Kraft, die er mit seinen linken Daumen ausübt.
8. Nachuntersuchen.

Behandlung der Rippen

Respiratorische Dysfunktion

Obere Rippen
Diagnose
Ausatmungshemmung (Beispiel: links)

1. Der Patient befindet sich in Rückenlage auf dem Untersuchungstisch, der Therapeut steht am Kopfende des Untersuchungstisches.
2. Der Therapeut umfaßt mit seiner linken Hand Kopf und Nacken des Patienten, während rechter Daumen und Daumenballen den Schaft und die sternokostale Verbindung der dysfunktionellen Rippe palpieren (Abb. 15.78).
3. Der Therapeut induziert eine Flexion und Seitneigung zur dysfunktionellen Seite hin.
4. Der Patient wird gebeten, kurz einzuatmen und dann tief auszuatmen. Der Therapeut folgt der dysfunktionellen Rippe in die Ausatmungsstellung und hält sie dort fest (Abb. 15.79).
5. Nach mehreren Atemzügen mit zunehmender Flexion und Seitneigung führt der Therapeut den Kopf in die Ausgangsstellung zurück und reduziert langsam die Kompression auf der dysfunktionellen Rippe.
6. Nachuntersuchen.

Anmerkung: Durch diese alternative Handanlage wird eine Kompression der Brust, besonders bei Patientinnen, vermieden. Dieser Griff eignet sich besonders für die Pumpenschwengelkomponente bei Bewegungseinschränkungen der oberen Rippen.

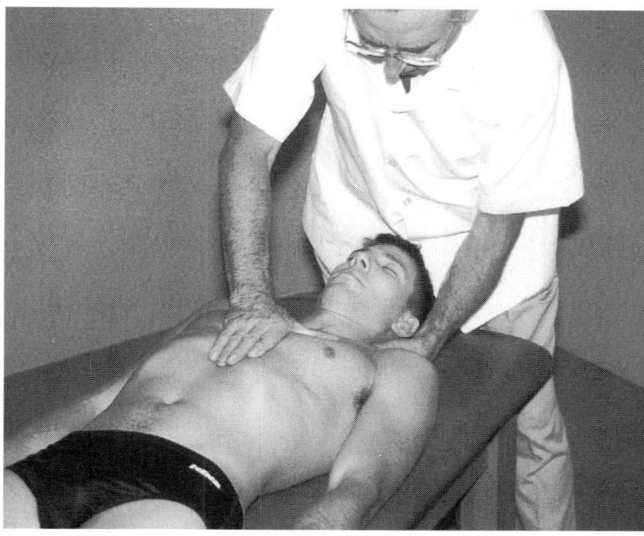

Abb. 15.78

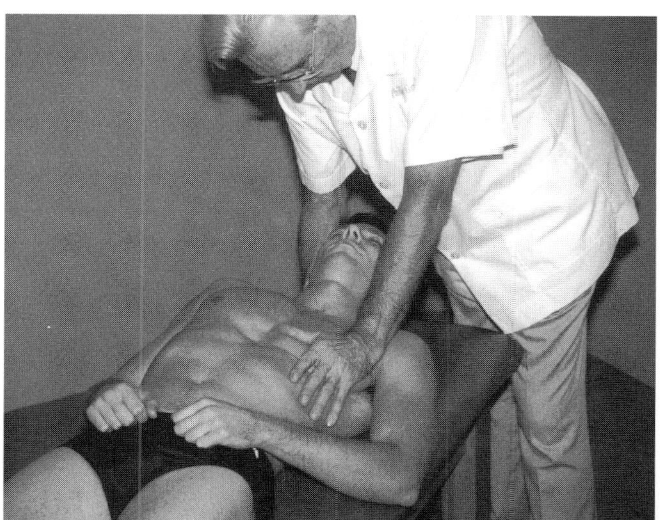

Abb. 15.77

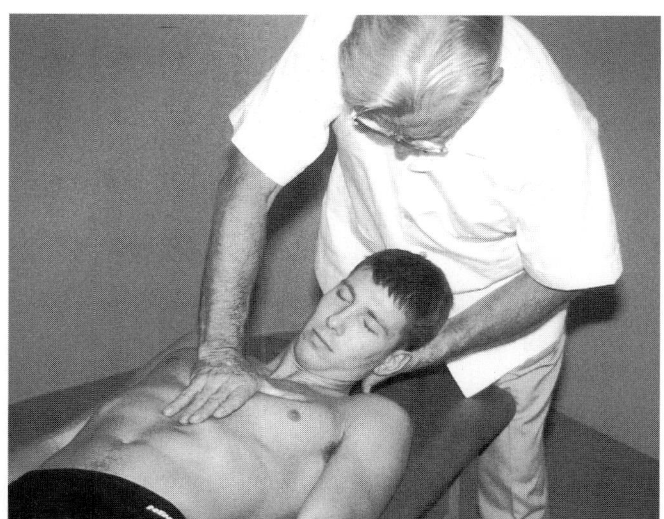

Abb. 15.79

Behandlung der Rippen

Respiratorische Dysfunktion

Erste Rippe
Diagnose
Ausatmungshemmung: Pumpenschwengelkomponente (Beispiel: links)

1. Der Patient befindet sich in Rückenlage auf dem Untersuchungstisch, der Therapeut sitzt am Kopfende.
2. Der Therapeut kontrolliert mit seiner rechten Hand den Kopf des Patienten, während der linke Daumen lateral auf dem oberen vorderen Rand der ersten Rippe oder zwischen den beiden Muskelansätzen des M. sternocleidomastoideus liegt (Abb. 15.80).
3. Der Therapeut induziert eine Flexion mit Linksseitneigung (Abb. 15.81).
4. Der Patient wird gebeten, kräftig auszuatmen, während der Therapeut Flexion und Linksseitneigung verstärkt und der ersten Rippe in die Ausatmung folgt (Abb. 15.82).
5. Der Therapeut gibt einen Widerstand bei der Einatmung und folgt mit seinen Daumen der ersten Rippe in die Ausatmung.
6. Dies wird drei- bis fünfmal wiederholt. Befindet sich die Rippe in der maximalen Ausatmungsstellung, führt der Therapeut den Kopf des Patienten in die Neutralstellung zurück und nimmt langsam seinen Daumen von der ersten Rippe.
7. Nachuntersuchen.

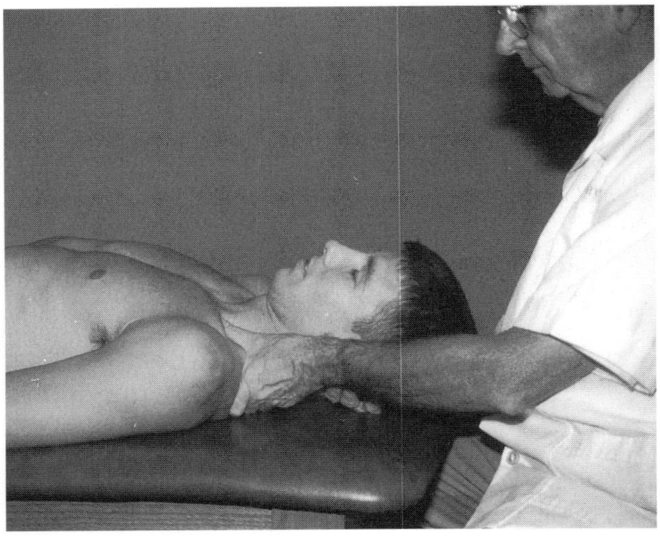

Abb. 15.80

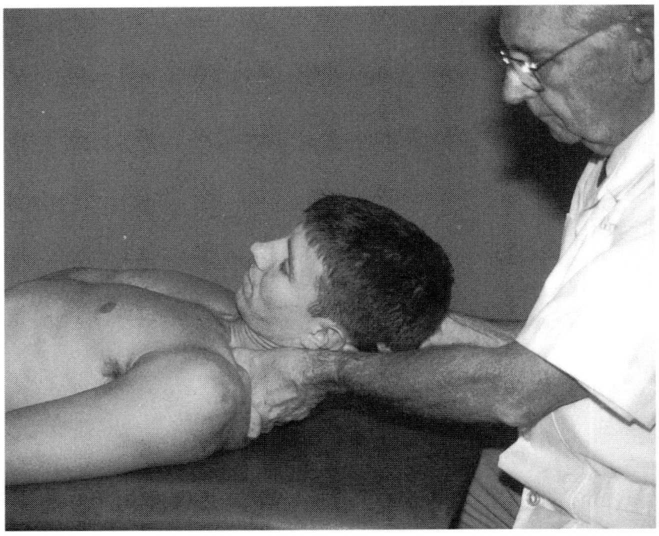

Abb. 15.82

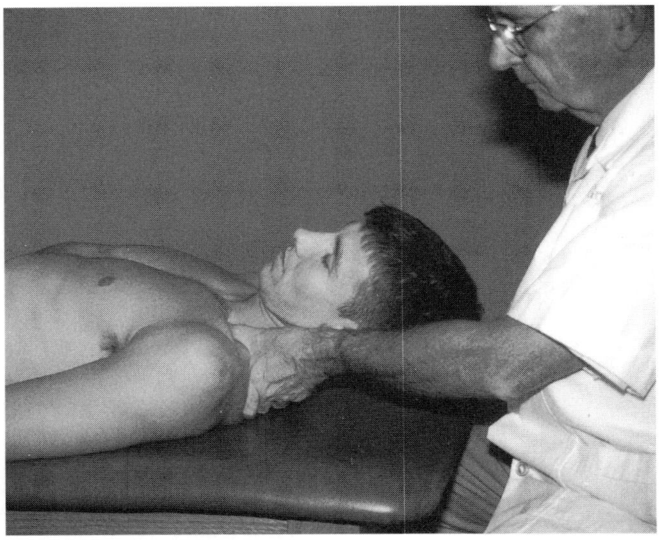

Abb. 15.81

Behandlung der Rippen

Respiratorische Dysfunktion

Erste Rippe
Diagnose
Ausatmungshemmung: Eimerhenkelkomponente
(Beispiel: links)

1. Der Patient befindet sich in Rückenlage auf dem Untersuchungstisch, der Therapeut sitzt hinter ihm.
2. Der Therapeut umfaßt mit seiner rechten Hand Kopf und Nacken des Patienten. Der linke Daumen liegt am Oberrand des lateralen Endes der ersten Rippe, direkt vor dem M. trapezius und hinter der Klavikula (Abb. 15.83).
3. Der Patient wird gebeten, kurz einzuatmen und anschließend tief auszuatmen, während der Therapeut den Kopf nach links neigt und eine leichte Flexion induziert. Der Therapeut folgt mit seinen Daumen dem lateralen Rippenschaft in die Ausatmung (Abb. 15.84).
4. Der Therapeut hält die erste Rippe in der Ausatmungsposition und der Patient wiederholt eine minimale Einatmung und eine maximale Ausatmung. Er verstärkt dabei mit der rechten Hand die Linksseitneigung von Kopf und Nacken (Abb. 15.85).
5. In der maximalen Ausatmung wird die erste Rippe in dieser Stellung fixiert und der Kopf in die Ausgangsposition zurückgeführt.
6. Der Therapeut löst langsam den Daumenkontakt.
7. Nachuntersuchen.

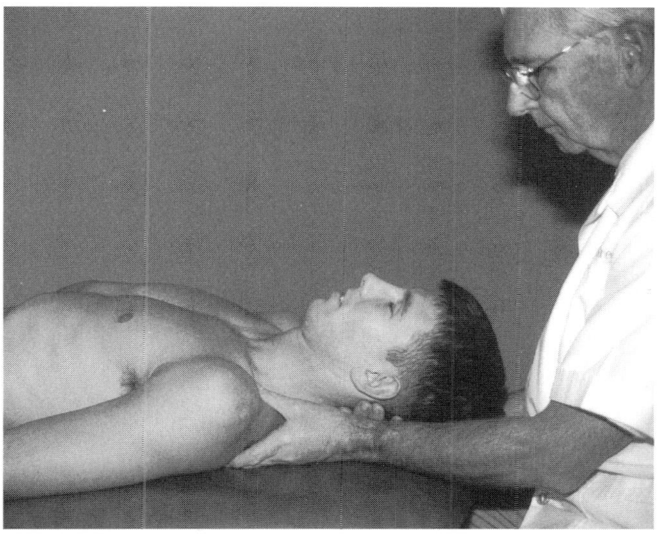

Abb. 15.83

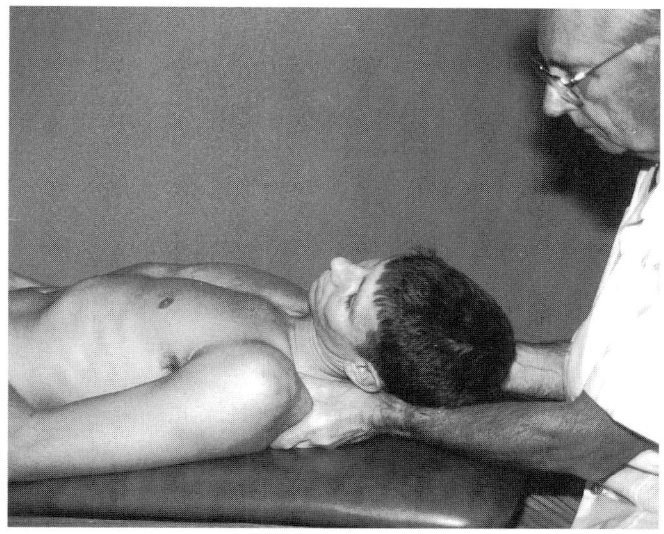

Abb. 15.85

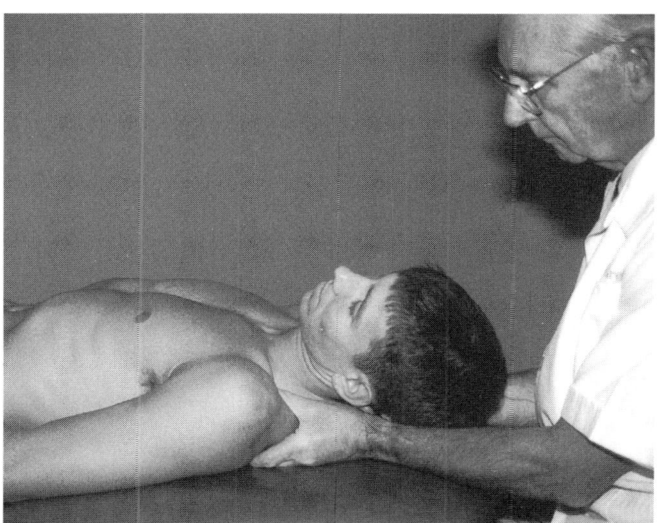

Abb. 15.84

Behandlung der Rippen

Respiratorische Dysfunktion

Rippen 11 und 12
Diagnose
Ausatmungshemmung (Beispiel: rechts)

1. Der Patient befindet sich in Bauchlage auf dem Untersuchungstisch, der Therapeut steht links vom Patienten.
2. Der Therapeut kontaktiert mit seiner Handwurzel den medialen Rand der Rippen 11 und 12 (Abb. 15.86).
3. Der Patient legt seinen rechten Arm auf den Untersuchungstisch und schiebt den Arm in Richtung Füße. Dabei geschieht eine Rumpfseitneigung nach rechts.
4. Der Therapeut umgreift mit seiner rechten Hand die rechte Spina iliaca anterior superior (Abb. 15.87).
5. Der Patient wird gebeten, leicht einzuatmen und maximal auszuatmen.
6. Die linke Hand des Therapeuten schiebt die elfte und zwölfte Rippe nach lateral und kaudal.
7. Am Ende der tiefen Ausatmung drückt der Patient die rechte Spina iliaca anterior superior für 3-5 Sekunden in Richtung Untersuchungstisch (Abb. 15.88).
8. Nach dieser Muskelanspannung geht der Therapeut an die neue Barriere. Drei bis fünf Wiederholungen sind nötig.
9. Nachuntersuchen.

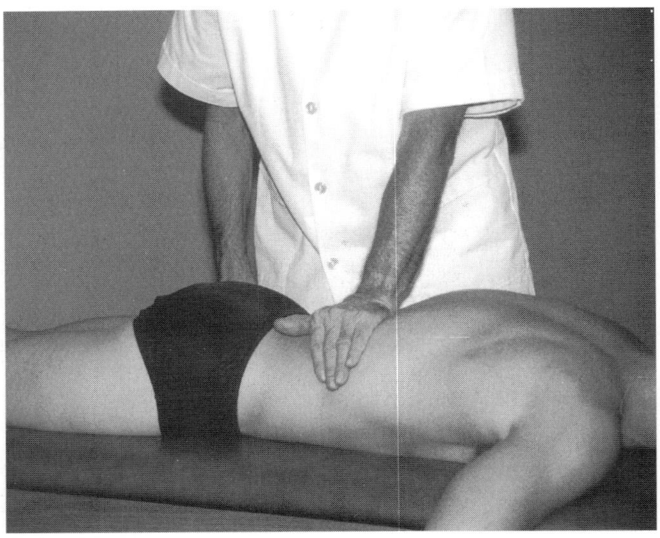

Abb. 15.86

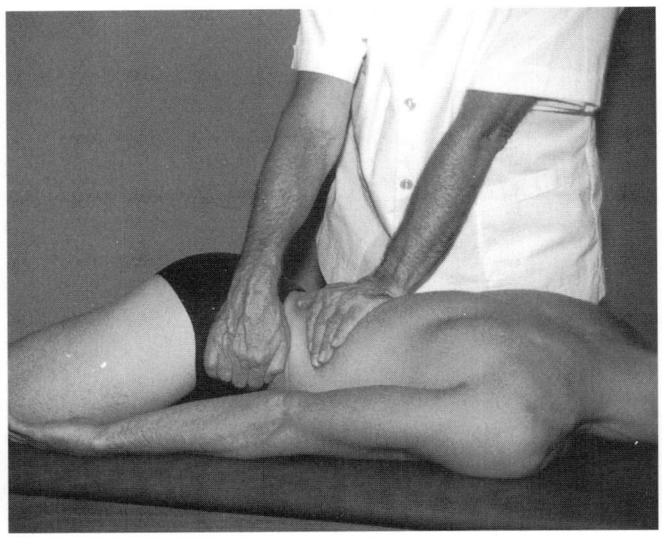

Abb. 15.88

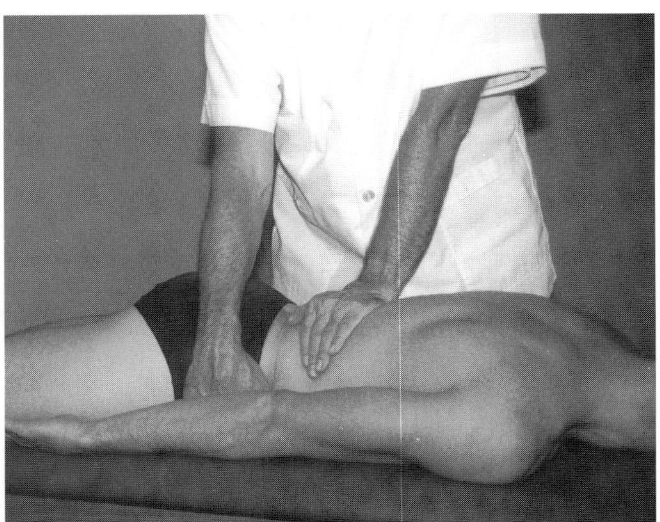

Abb. 15.87

Behandlung der Rippen

Respiratorische Dysfunktion

Rippe 11 und 12
Diagnose
Einatmungshemmung (Beispiel: rechts)

1. Der Patient befindet sich in Bauchlage auf dem Untersuchungstisch, der Therapeut steht auf der linken Seite.
2. Der Therapeut nimmt mit seiner linken Handwurzel Kontakt zum medialen Anteil der 11. und 12. Rippe auf (Abb. 15.89).
3. Der Therapeut führt mit seiner linken Hand einen Zug nach lateral und kranial durch. Die rechte Hand des Patienten kommt über den Kopf, die Beine werden nach links geneigt, dadurch entsteht eine Linksseitneigung (Abb. 15.90).
4. Der Therapeut umgreift mit seiner rechten Hand die rechte Spina iliaca anterior superior.
5. Der Patient wird gebeten, maximal tief einzuatmen und den Atem anzuhalten.
6. Der Therapeut hebt die rechte Beckenhälfte vom Untersuchungstisch ab und leistet Widerstand, wenn der Patient die rechte Spina iliaca anterior superior in Richtung Tisch drückt (Abb. 15.91).
7. Dieser Griff wird drei- bis fünfmal wiederholt, wobei der Therapeut jeweils an die neue Barriere geht.
8. Nachuntersuchen.

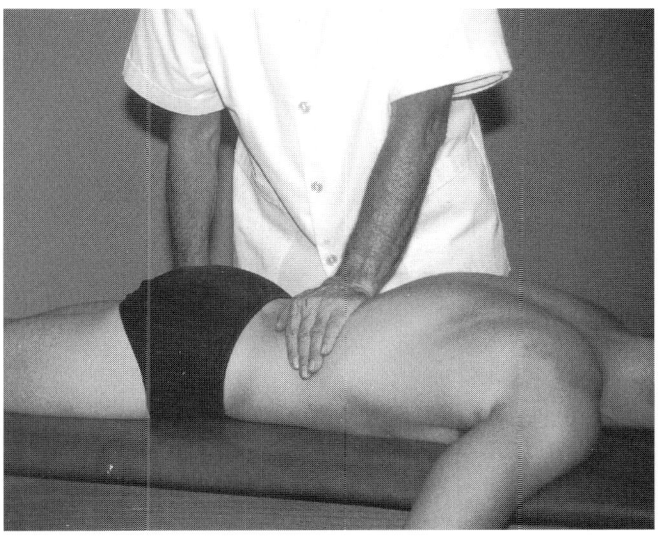

Abb. 15.89

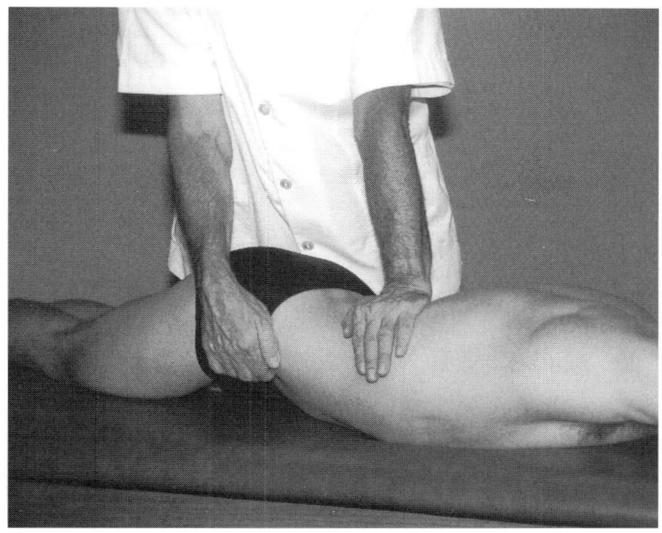

Abb. 15.91

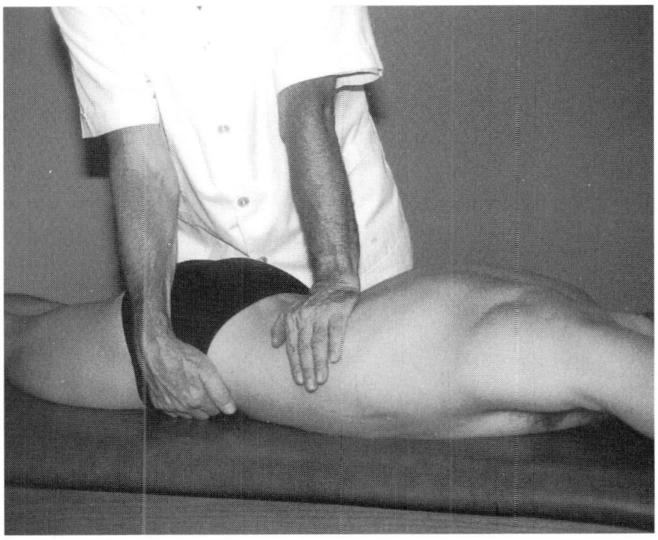

Abb. 15.90

15.13 Mobilisation mit Impuls bei Rippendysfunktionen

Bei Rippendysfunktionen finden wir die einschränkenden Faktoren überwiegend im myofaszialen Bereich. Gelegentlich sind Gewebeveränderungen in den tiefen Strukturen und periartikulär palpabel. Dann wäre eine Manipulationstherapie indiziert. Wir können einzelne Rippen wie auch mehrere Rippen manipulieren. Sowohl strukturelle wie auch respiratorische Dysfunktionen sind behandelbar. Bei Subluxationen sind Manipulationstechniken kontraindiziert. Die Behandlungsfolge ist wie bei der Muskelenergietechnik.

Die strukturelle Rippendysfunktion, die wir am häufigsten mit einer Manipulation behandeln, ist eine Torsionsdysfunktion in die Außenrotation mit einer begleitenden ERS-Dysfunktion an der Brustwirbelsäule.

Behandlung der Rippen

Respiratorische Dysfunktion

Mobilisation mit Impuls
Rückenlage
Diagnose
Außenrotation (Torsion nach außen)
(Beispiel: linke fünfte Rippe)

1. Die Behandlungsstellung ist wie bei der Manipulation einer ERS links in Höhe von Th4-5 (Abb. 14.68, 14.69).
2. Der Therapeut legt den Hebelarm an.
3. Mit der rechten Hand wird ein Hypomochlion gebildet mit dem Ziel, die Querfortsätze von Th5 beidseits zu fixieren. Der Daumenballen liegt am unteren Rand der linken fünften Rippe.
4. Der Patient wird in die Ausgangsposition zurückgebracht und der Hebelarm an das Hypomochlion angelegt. Der Therapeut induziert mit der linken Hand Flexion, Rechtsseitneigung und Rechtsrotation von Nakken und oberer Brustwirbelsäule bis zur linken fünften Rippe.
5. Die Kraft, die über den Hebelarm am Hypomochlion ausgeübt wird, ist etwas mehr nach links gerichtet als bei der Behandlung einer BWS-Dysfunktion. Es wird ein schneller Impuls gegeben, indem das Körpergewicht des Therapeuten über den Hebelarm auf das Hypomochlion drückt, woraus eine Flexion, Rechtsseitneigung und Rechtsrotation von Th4 auf Th5 geschieht. Das linke Wirbelbogengelenk öffnet sich und die linke fünfte Rippe wird mobilisiert. Der Daumenballen der rechten Hand des Therapeuten gibt während des Impulses einen Druck nach kranial auf den unteren Rand der fünften Rippe.
6. Während des Impulses können zwei schnell aufeinanderfolgende Knackgeräusche auftreten.
7. Nachuntersuchen.

Behandlung der Rippen

Respiratorische Dysfunktion

Mobilisation mit Impuls
Erste Rippe
Diagnose
Einatmungs- oder Ausatmungshemmung
(Beispiel: linke erste Rippe)

1. Der Patient befindet sich in Rückenlage auf dem Untersuchungstisch. Der Therapeut steht auf der rechten Seite und der rechte Arm gleitet unter den Rücken des Patienten. Er umfaßt mit der rechten Hand den Oberrand der ersten Rippe links (Abb. 15.92).
2. Bei einer Ausatmungshemmung drückt der Therapeut den vorderen Teil des Rippenschaftes nach unten. Bei einer Einatmungshemmung drückt der Therapeut den hinteren Teil der ersten Rippe nach unten.
3. Der Therapeut führt mit der linken Hand eine Seitneigung des Kopfes und Nackens nach links durch und rotiert nach rechts, bis Th1 eingestellt ist (Abb. 15.93).
4. Es erfolgt ein Manipulationsstoß. Dabei kann der Therapeut entweder die Stellung von Kopf und Nacken in Linksseitneigung mit der linken Hand verstärken oder einen akuten, nach kaudal gerichteten Impuls mit der rechten Hand in der Achse des rechten Unterarmes geben.
5. Nachuntersuchen.

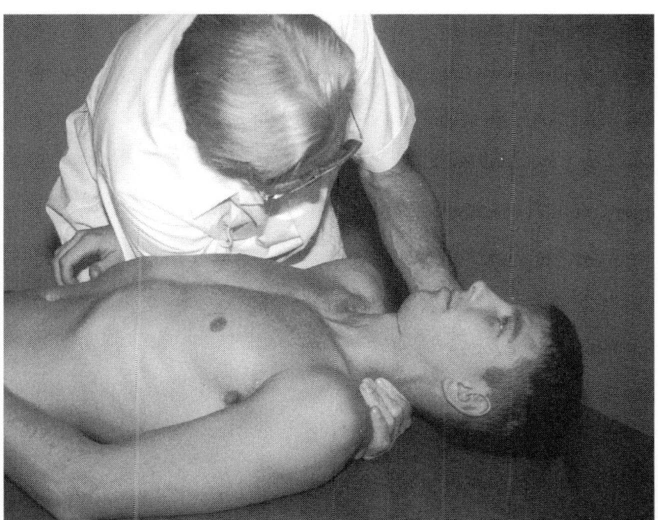

Abb. 15.92

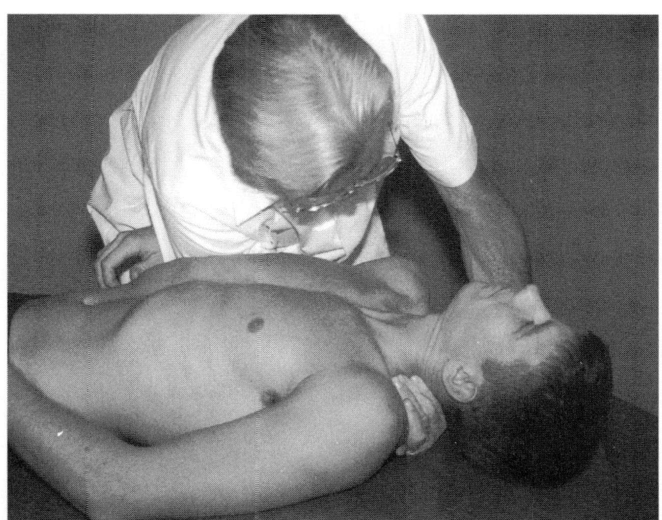

Abb. 15.93

Behandlung der Rippen

Respiratorische Dysfunktion

Mobilisation mit Impuls
Erste Rippe
Diagnose
Ausatmungshemmung (Beispiel: linke erste Rippe)

1. Der Patient sitzt auf dem Untersuchungstisch, der Therapeut steht hinter ihm.
2. Der Therapeut stellt sein rechtes Bein auf den Untersuchungstisch, der rechte Arm des Patienten wird über den rechten Oberschenkel des Behandlers gelegt.
3. Der Therapeut nimmt mit der rechten Hand Kontakt mit der rechten Seite von Kopf und Hals auf, während die linke Hand die linke erste Rippe an ihrem Vorder- und Hinterrand umfaßt (Abb. 15.94).
4. Der Therapeut hebt seinen linken Ellenbogen an. Somit bildet der linke Unterarm mit der ersten Rippe einen nach oben offenen Winkel (Abb. 15.95).
5. Der Therapeut induziert eine Linksseitneigung und Rechtsrotation von Kopf und Nacken, bis Th1 eingestellt ist (Abb. 15.96).
6. Der Therapeut gibt mit seinem linken Unterarm einen Manipulationsstoß nach kaudal und medial (Abb. 15.97).
7. Nachuntersuchen.

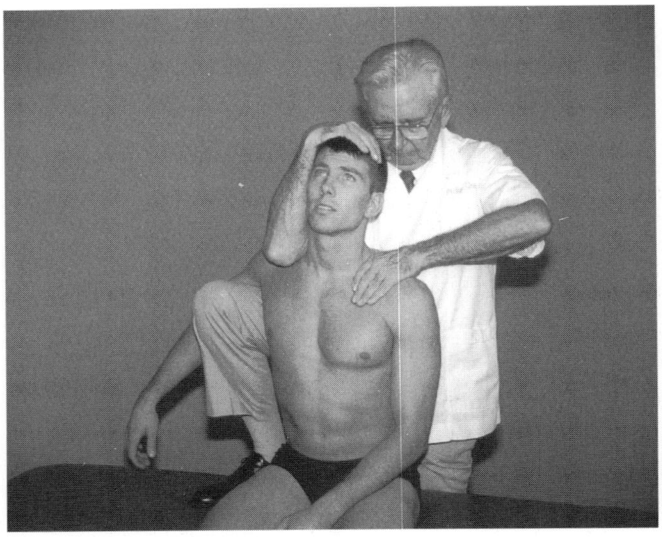

Abb. 15.94

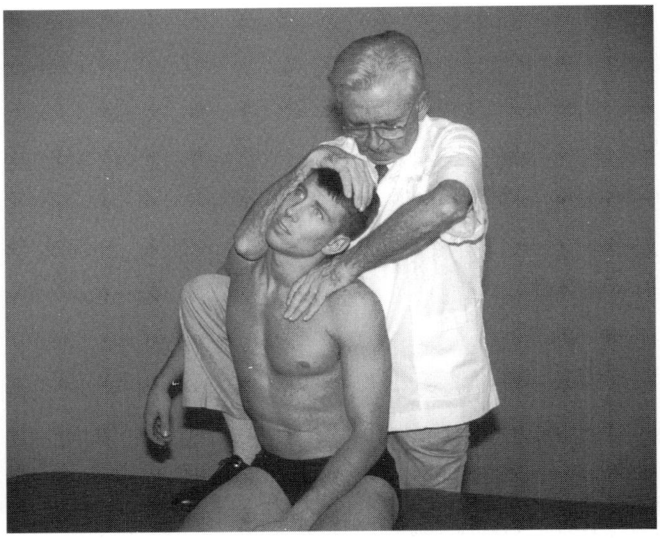

Abb. 15.96

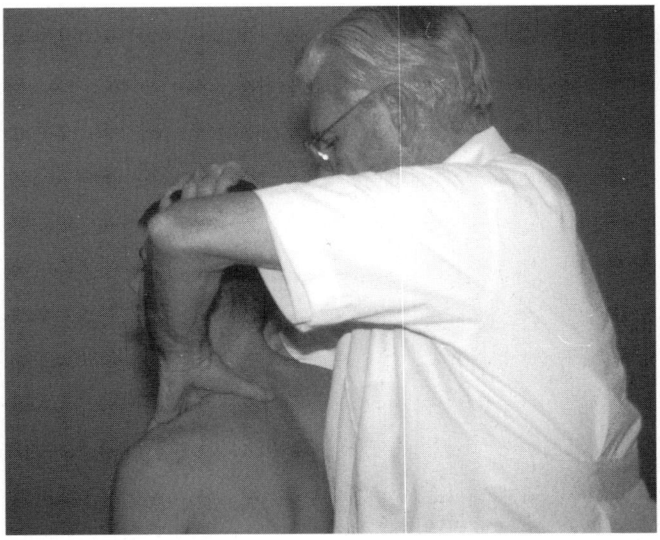

Abb. 15.95

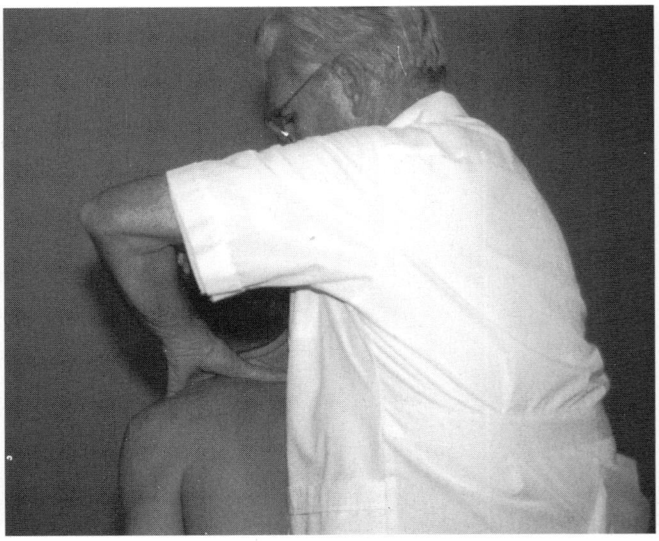

Abb. 15.97

Behandlung der Rippen

Respiratorische Dysfunktion

Mobilisation mit Impuls
Zweite Rippe
Diagnose
Ausatmungshemmung (Beispiel: zweite Rippe links)

1. Der Patient sitzt auf dem Untersuchungstisch, der Therapeut steht hinter ihm, sein rechter Fuß ist auf den Tisch gestützt, der rechte Arm des Patienten hängt über dem rechten Oberschenkel des Behandlers.
2. Der Therapeut umfaßt mit seiner rechten Hand die rechte Seite von Kopf und Hals des Patienten, die linke Hand liegt über der linken Schulter (Abb. 15.98).
3. Der linke Daumen des Behandlers liegt auf dem hinteren Schaft der zweiten Rippe (Abb. 15.99).
4. Der Therapeut induziert eine Linksseitneigung und Rechtsrotation von Kopf und Nacken und lokalisiert mit Hilfe einer Translation des Rumpfes von links nach rechts Th1-2 und die linke zweite Rippe (Abb. 15.100).
5. Nun wird an die Barriere herangegangen. Anschließend erfolgt eine Manipulation mit dem linken Unterarm. Die Impulsrichtung geht nach anterior und medial gegen den stabilisierenden rechten Arm (Abb. 15.101).
6. Nachuntersuchen.

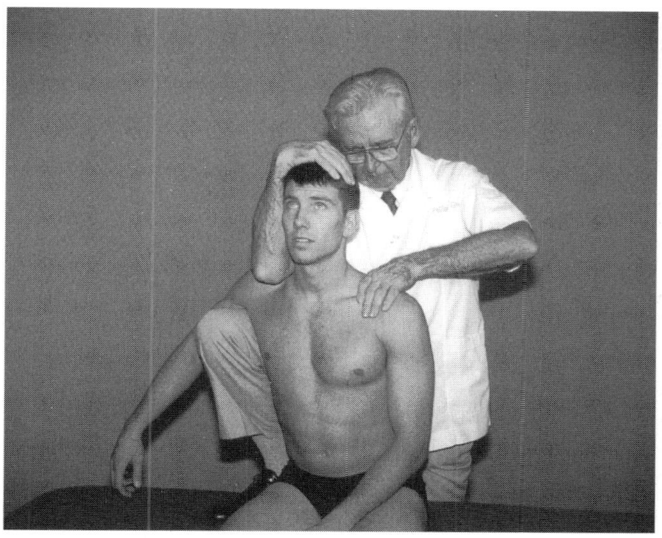

Abb. 15.98

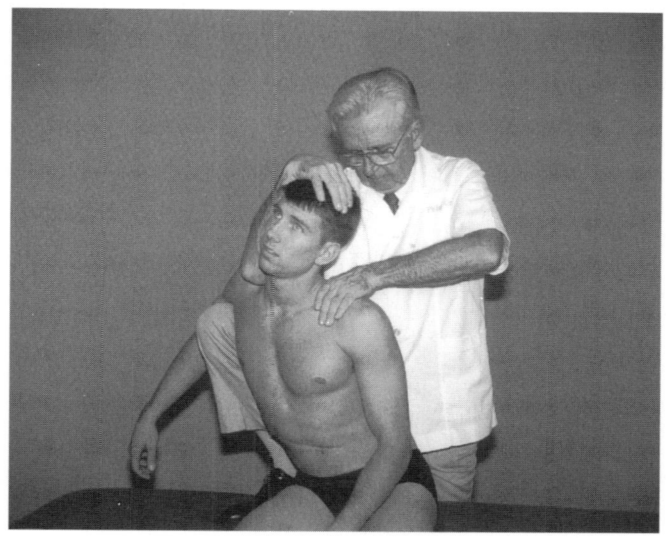

Abb. 15.100

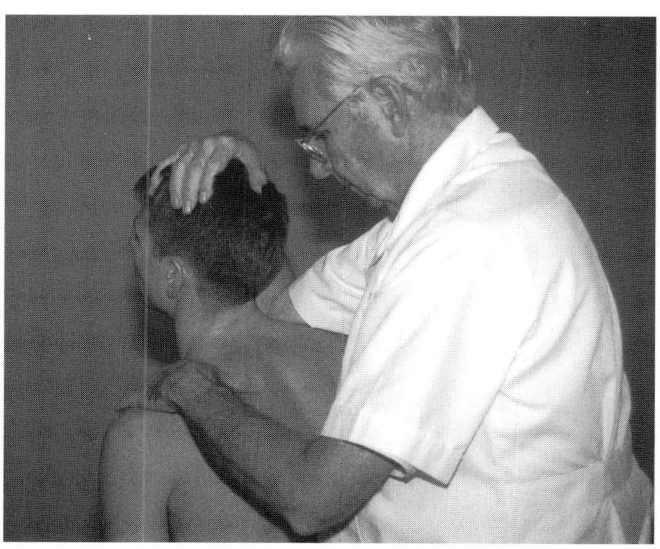

Abb. 15.99

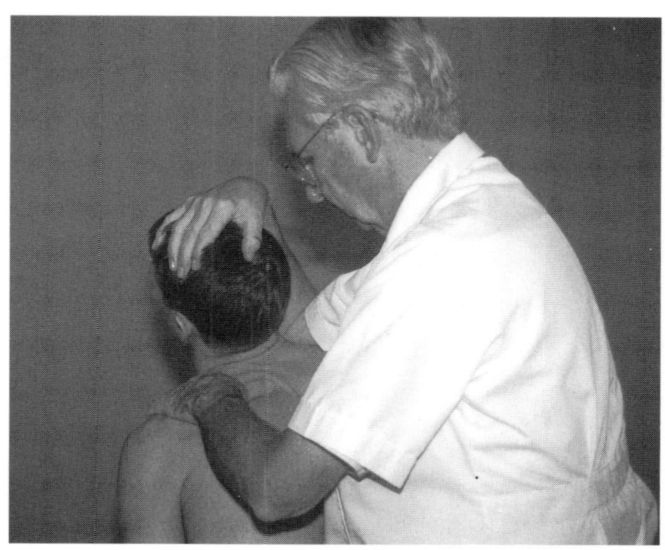

Abb. 15.101

Behandlung der Rippen

Respiratorische Dysfunktion

Mobilisation mit Impuls
Typische Rippen (3-10)
Diagnose
Einatmungs- oder Ausatmungshemmung
(Beispiel: linke Rippen)

1. Daumen und Daumenballen des Therapeuten fungieren als Hypomochlion. Der Daumen nimmt Kontakt mit dem oberen oder unteren Rand der dysfunktionellen Rippe auf (Abb. 15.102).
2. Bei einer Ausatmungsbehinderung wird der Daumen unter den Rippenschaft gelegt und die Kraft geht nach oben (Abb. 15.103).
3. Bei einer Einatmungsbehinderung liegen Daumen und Daumenballen am Oberrand des Rippenschaftes, die Rippe wird dabei nach kaudal gedrückt (Abb. 15.104).
4. Der Patient umgreift mit seiner linken Hand die rechte Schulter und bildet damit den Hebelarm (Abb. 15.105).

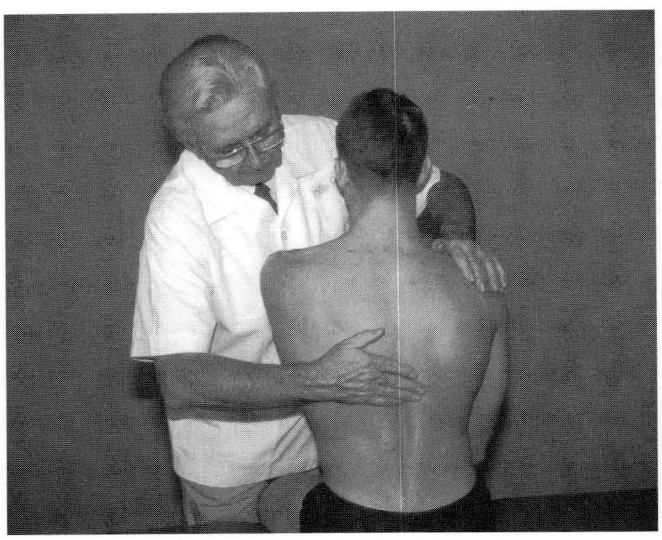

Abb. 15.102

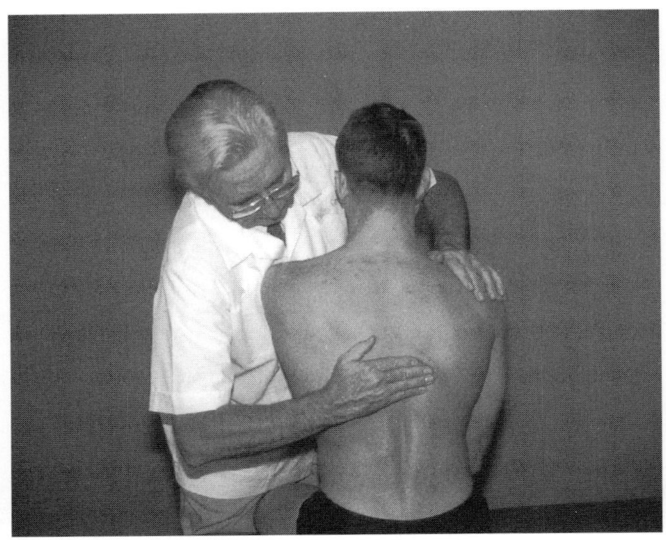

Abb. 15.104

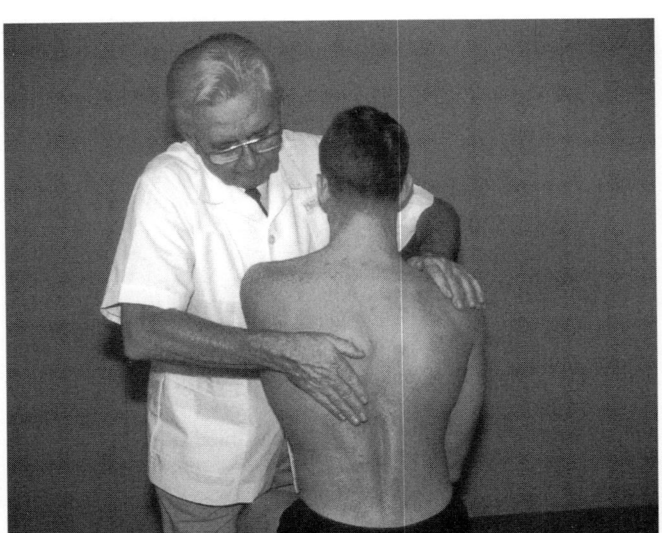

Abb. 15.103

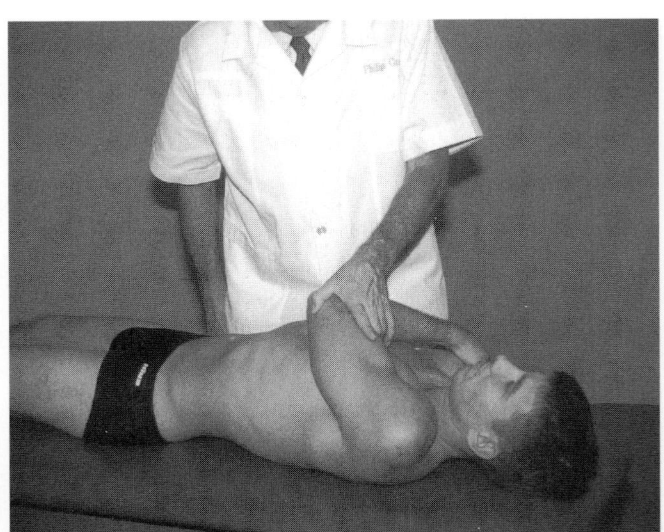

Abb. 15.105

5. Der Therapeut legt sein Hypomochlion auf die dysfunktionelle Rippe (Abb. 15.106).
6. Der Rumpf des Patienten wird in die Mittellinie zurückgebracht, der Therapeut lokalisiert mit seinem Körper (entweder Brust oder Abdomen) das Hypomochlion über dem Hebelarm (Abb. 15.107).
7. Der Therapeut gibt mit seinem Körper einen Impulsstoß über den Hebelarm auf das Hypomochlion zu. Dabei üben rechter Daumen und Daumenballen eine Kraft nach kranial aus, wenn eine Ausatmungshemmung vorliegt, und nach kaudal, wenn eine Einatmungshemmung vorliegt.
8. Zur Unterstützung kann die Ein- oder Ausatmungsbewegung eingesetzt werden. Meist ist die Ausatmung besser geeignet, da der Patient dann leichter entspannen kann.
9. Nachuntersuchen.

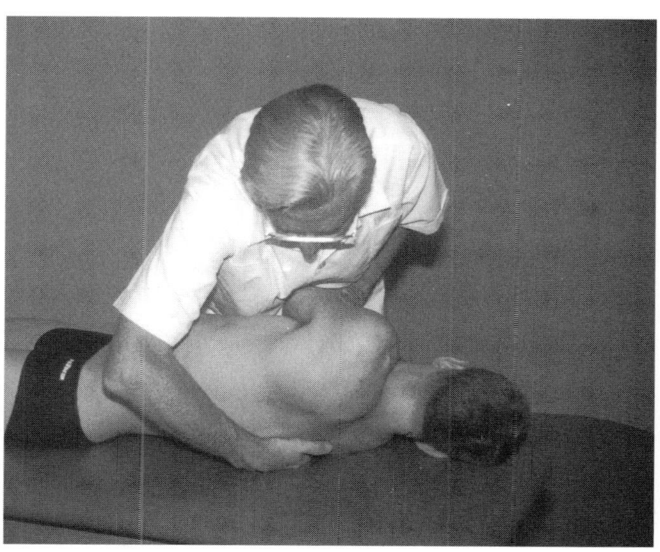

Abb. 15.106

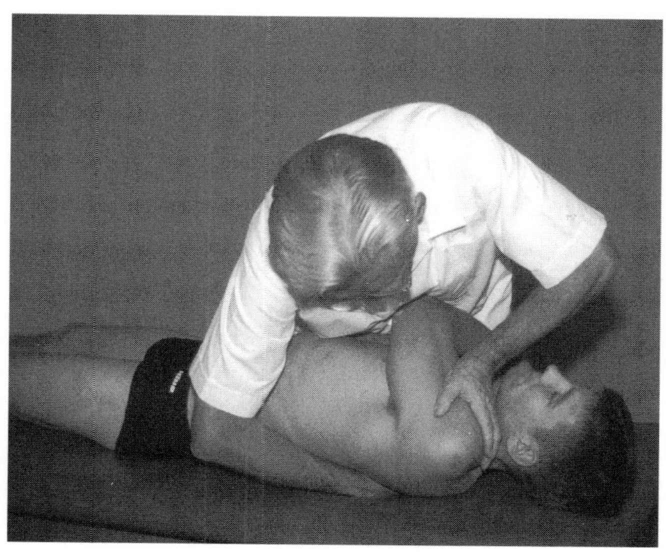

Abb. 15.107

Behandlung der Rippen

Respiratorische Dysfunktion

Mobilisation mit Impuls
Untere typische Rippen sowie Rippen 11 und 12
Diagnose
Einatmungs- oder Ausatmungshemmung
(Beispiel: linke Seite)

1. Der Patient befindet sich in Seitenlage, die dysfunktionelle Seite ist oben.
2. Der Therapeut steht vor dem Patienten, das Os pisiforme der rechten Hand ist in Kontakt mit dem hinteren Teil der dysfunktionellen Rippe (Abb. 15.108).
3. Der Therapeut nimmt mit seiner linken Hand Kontakt am Vorderrand der linken Schulter auf.
4. Bei einer Ausatmungshemmung hat das Os pisiforme Kontakt auf dem Unterrand der Rippe, und der Therapeut schiebt mit seinem rechten Unterarm die Rippe nach anterior und superior (Abb. 15.109).
5. Bei einer Einatmungshemmung liegt das Os pisiforme am Oberrand der Rippe, der Therapeut schiebt die Rippe mit seinem rechten Arm nach kaudal (Abb. 15.110).
6. Der Impulsstoß erfolgt, indem der Behandler seinen Körper auf die rechte Hand verlagert und die Kraft über den rechten Unterarm, je nach Einatmungs- oder Ausatmungshemmung, in die passende Richtung lenkt.
7. Nachuntersuchen.

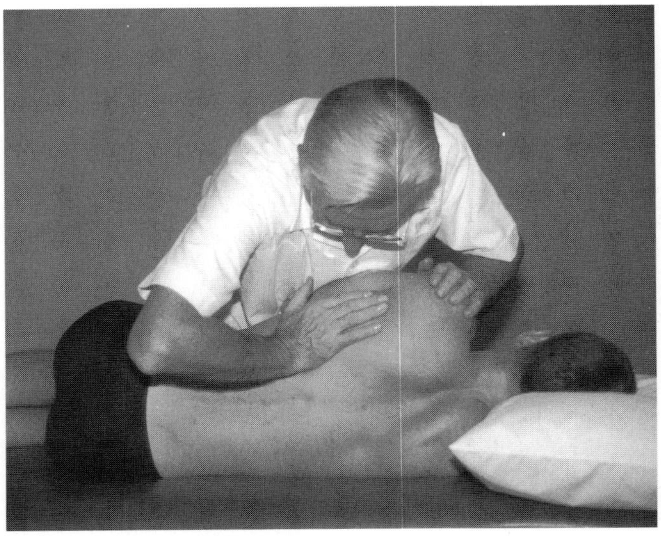

Abb. 15.108

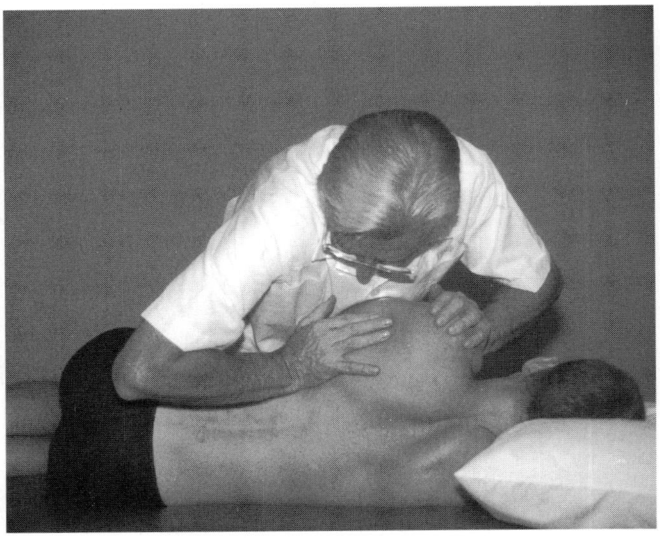

Abb. 15.110

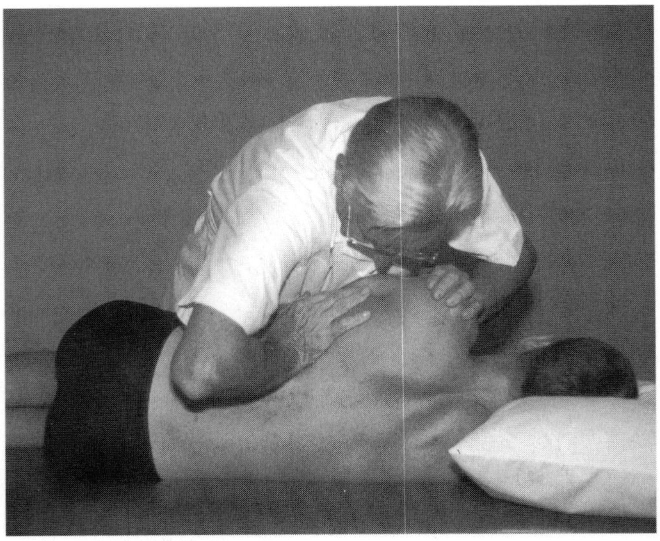

Abb. 15.109

Behandlung der Rippen

Respiratorische Dysfunktion

Mobilisation mit Impuls
Diagnose
Rippen 11 und 12 (Beispiel: rechte Seite)

1. Der Patient befindet sich in Bauchlage auf dem Untersuchungstisch, der Therapeut steht auf der linken Seite, die linke Hand liegt medial am Rippenschaft der Rippen 11 und 12, die rechte Hand umgreift die Spina iliaca anterior superior rechts.
2. Bei einer Ausatmungshemmung erfolgt eine Seitneigung nach rechts, dabei geht der rechte Arm zum rechten Knie (Abb. 15.111).
3. Bei einer Einatmungshemmung erfolgt eine Linksseitneigung, dabei kommt die rechte Hand des Patienten über den Kopf (Abb. 15.112).
4. Der Therapeut geht an die Barriere, wobei die Spina iliaca anterior superior angehoben wird.
5. Der Therapeut gibt mit seiner linken Hand einen Manipulationsstoß nach lateral und inferior bei einer Ausatmungshemmung, nach lateral und superior bei einer Einatmungshemmung.
6. Nachuntersuchen.

15.14 Zusammenfassung

Dysfunktionen des Thorax spielen bei vielen Problematiken des Bewegungsapparates eine große Rolle. Strukturelle Dysfunktionen der Rippen können die Hauptschmerzquelle darstellen. Einschränkungen der Atembewegungen der Rippen beeinträchtigen die Atmung des Patienten und die Niederdrucksysteme des venösen und lymphatischen Kreislaufs. Am Thorax setzen zahlreiche Muskeln an, die als Restriktoren auf Halswirbelsäule, obere Extremitäten, Lendenwirbelsäule, sogar auf das Becken und die unteren Extremitäten einwirken können. Die Wiederherstellung der symmetrischen Funktion des Thorax ist für Atmung und Kreislauf genauso wichtig wie die Wiederherstellung der symmetrischen Beweglichkeit von Lendenwirbelsäule, Becken und unteren Extremitäten für das Gangbild.

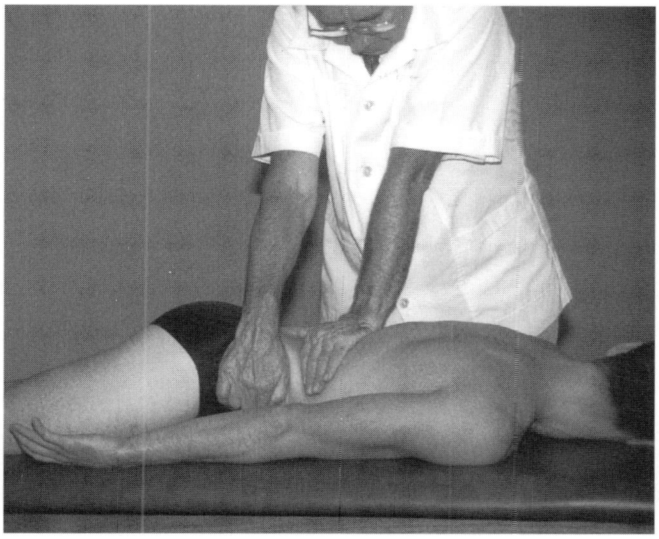

Abb. 15.111

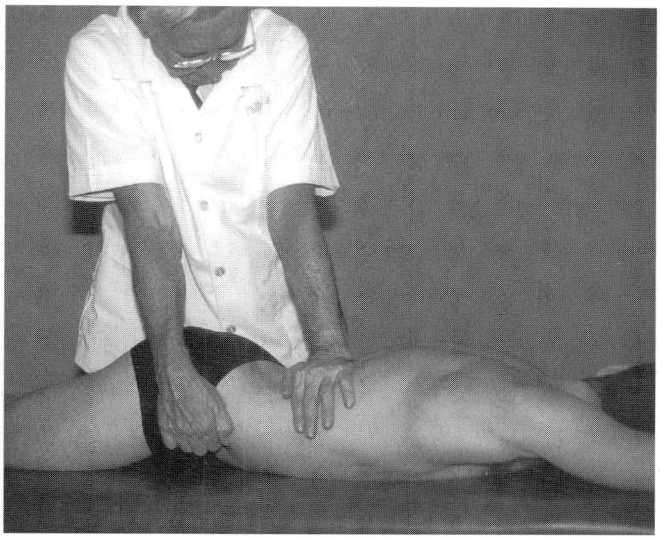

Abb. 15.112

16 Lendenwirbelsäule

Zahlreiche Strukturen der Lendenwirbelsäule und des Beckens gelten als Ursache von Rückenschmerzen. 1934 haben Mixter und Barr in ihrer berühmt gewordenen Abhandlung die lumbale Bandscheibe erstmals ins Blickfeld gerückt. Die Differentialdiagnose von Rückenschmerzen ist für den Arzt jedoch nach wie vor schwierig, 60–80 % aller Fälle werden als idiopathisch eingestuft. Sind organische Störungen durch klassische orthopädische und neurologische Untersuchungsverfahren ausgeschlossen, steht der Arzt mit dem Problem, behandelbare Ursachen der Schmerzen zu finden, allein. Gerade bei diesen Patienten ist die Erkennung und Behandlung funktioneller Störungen des muskuloskelettalen Systems von großer klinischer Bedeutung. Wir empfehlen dringend, neben der hier und in Kapitel 17 beschriebenen strukturellen Diagnostik orthopädische und neurologische Untersuchungsmethoden des unteren Rückens und der unteren Extremitäten zu nutzen. Die Zahl der als idiopathisch eingestuften Rückenschmerzen kann durch eine funktionelle Diagnostik erheblich reduziert werden. Weitere klinische Forschungen zur Schmerzursache bei Dysfunktionen an LWS und Becken sowie zur Effektivität und den Wirkmechanismen manualtherapeutischer Behandlungen sind erforderlich.

16.1 Funktionelle Anatomie

Im Vergleich zu den anderen Wirbeln sind die fünf Lendenwirbel mit ihren nierenförmigen Wirbelkörpern besonders kräftig ausgebildet. Ihr solider Aufbau ist geeignet, das Gewicht der Wirbelsäule zu tragen. Der Wirbelbogen ist kräftig entwickelt, die großen Dornfortsätze projizieren sich direkt nach hinten. Die Querforsätze sind ziemlich groß und bei L3 meist am breitesten. Die Lendenlordose ist ventral konvex, wobei L3 am weitesten ventral steht. Die Segmente L4 und L5 sind aufgrund ihrer ligamentären Verbindungen mit dem knöchernen Becken (Ligamentum iliolumbale) in ihrer Beweglichkeit eingeschränkt. Daher finden wir das erste frei bewegliche Wirbelsegment erst bei L3.

Die Gelenkflächen der oberen Wirbelbogengelenke zeigen nach dorsal und medial, die der unteren nach lateral und anterior. Die obere Gelenkfläche ist leicht konkav, die untere etwas konvex. An den Gelenkflächen der Wirbelgelenke gibt es Formvarianten und häufig Asymmetrien. Aufgrund der Form der Wirbelbogengelenke ist nur eine geringfügige Rotation möglich. Liegt die Ebene der Wirbelbogengelenke mehr sagittal, scheint dies der Lendenwirbelsäule höhere Stabilität zu verleihen. Je stärker die Gelenkfläche der lumbalen Wirbelbogengelenke nach frontal geneigt ist, desto größer sind Beweglichkeit und potentielle Hypermobilität. Bei Asymmetrien, wenn etwa ein Wirbelbogengelenk mehr sagittal, das andere mehr frontal ausgerichtet ist, scheint das Risiko für Bandscheibenschäden und -vorfälle erhöht zu sein. Dabei wird der Bandscheibenvorfall häufiger in Richtung des Wirbelbogengelenkes mit frontaler Orientierung der Gelenkebene gehen. Asymmetrische Wirbelbogengelenke beeinflussen die Bewegungseigenschaften des Segmentes. Wir finden sie häufig bei Patienten mit rezidivierenden und therapierefraktären Dysfunktionen der Lendenwirbelsäule. Zwischen dem oberen und unteren Wirbelbogengelenk liegt die Pars interarticularis. Wir bezeichnen eine Spaltbildung in der Pars interarticularis ohne Verschiebung als Spondylolyse. Gleiten Wirbelkörper, Pedikel und obere Gelenkfortsätze nach ventral, während Dornfortsatz, Laminae und die unteren Gelenkfortsätze in ihrer Position verbleiben, resultiert eine Spondylolisthese.

An der unteren Lumbalregion treten häufig Entwicklungsstörungen auf. Neben Asymmetrien der Wirbelbogengelenke können auch Fehlbildungen am Arcus posterior vorliegen, woraus sich unilaterale und bilaterale Veränderungen in Form und Größe des Proc. transversus ergeben bis hin zur Ausbildung eines lumbosakralen Übergangswirbels, der funktionell entweder mehr zur LWS oder mehr zum Sakrum gehört (früher mit Lumbalisation und Sakralisation bezeichnet). Bogenschlußanomalien am Arcus posterior stellen einen nicht seltenen Befund dar. Auch kann der Proc. spinosus von L5 fehlen. Konsekutiv sind die Insertionen von Muskeln und Bändern in diesen Bereichen verändert.

16.2 Die Bewegung der Lendenwirbelsäule

Die an der Lendenwirbelsäule möglichen Bewegungen bestehen primär in einer Flexion und Extension mit einem geringen Maß an Rechts- und Linksseitneigung sowie Links- und Rechtsrotation. Bei den gekoppelten Bewegungen sind an der Lendenwirbelsäule sowohl neutrale (Typ I) als auch non-neutrale (Typ II) Bewegungen möglich. Liegt keine Dysfunktion vor, sind in Neutralstellung und Rückbeuge Seitneigung und Rotation entgegengesetzt. Bei der Vorbeuge gehen Seitneigung und Rotation zur gleichen Seite. Aufgrund der engen ligamentösen Verbindungen (Ligamentum iliolumbale) zwischen L4 und L5 und dem knöchernen Becken sind diese beiden Segmente deutlich weniger beweglich als die drei oberen Lendenwirbel.

16.3 Die Bewegung am lumbosakralen Übergang

Bei korrekter Biomechanik und Fehlen von Dysfunktionen findet zwischen L5 und dem Sakrum eine gegenläufige Bewegung statt. Bei Rechtsseitneigung und Linksrotation des Sakrums paßt sich L5 dieser Bewegung an, indem er eine Seitneigung nach links und eine Rotation nach rechts durchführt. Geht das Sakrum in eine Nutationsbewegung nach anterior (Flexion des Sakrums zwischen beiden Ilia), so bewegt sich L5 im Verhältnis zum Sakrum nach dorsal und somit in die Extension. Führt das Sakrum eine posteriore Nutationsbewegung durch (Extension), so bewegt sich L5 in die Flexion. Liegt keine Dysfunktion vor, folgen alle Lumbalsegmente L5 bei der Vorbeuge und Rückbeuge (Flexion und Extension). Die paarigen Querfortsätze eines jeden Wirbels sollten sich immer in der gleichen Ebene befinden wie die der darunter liegenden Wirbel. Der Verlust einer normalen neutralen Beziehung von L5 zum Sakrum hat klinisch eine große Bedeutung, wir nennen sie „fehlende lumbale Adaptation an die Sakrumfunktion". Die Wiederherstellung der normalen Funktion von L5 und S1 sowie die Diagnose und Behandlung aller Dysfunktionen in der Lendenwirbelsäule muß einer Behandlung der Iliosakralgelenke vorausgehen. Viele der in Kapitel 17 beschriebenen Techniken setzen eine normale Funktion zwischen L5 und Sakrum voraus.

16.4 Die strukturelle Diagnostik der lumbalen Dysfunktionen

An der LWS finden wir non-neutrale (Typ II) Dysfunktionen. Dabei stehen die dysfunktionellen Segmente entweder in Extension, Rotation und Seitneigung (ERS) oder in Flexion, Rotation und Seitneigung (FRS). Auch Gruppendysfunktionen (neutrale Dysfunktionen) können vorliegen, wobei diese insbesondere in den oberen Lumbalsegmenten und in den unteren Thorakalsegmenten anzutreffen sind. Finden wir bei der Untersuchung eine Abflachung der Lendenlordose, so ist die Wahrscheinlichkeit einer FRS-Dysfunktion mit Einschränkung der Extension groß. Ist die Lendenlordose verstärkt, besteht häufig eine ERS-Dysfunktion mit Einschränkung der Flexion. Bei Dysfunktionen der Lendenwirbelsäule werden Gewebeveränderungen in den tiefen Muskelschichten der paravertebralen Muskulatur, insbesondere ein Hypertonus der Mm. multifidi, rotatores und intertransversarii, wie auch Veränderungen der Beweglichkeit gefunden. Die Bewegungsprüfung der LWS ist in mehreren Stellungen möglich. Aus Gründen, die bereits in Kap. 6 besprochen wurden, empfehle ich die Bewegungsprüfung des hinteren Anteils des Proc. transversus in drei Positionen. Dabei ist die Beurteilung der Bewegung des oberen Segmentes im Vergleich zum darunter liegenden erforderlich. An der Lendenwirbelsäule heißt das, daß die Bewegung von L5 im Verhältnis zum Sakrum geprüft wird. Daher beginnen wir die Untersuchung der Lendenwirbelsäule immer an der Sakrumbasis, dem dorsalen Aspekt der Proc. transversi von S1. Aufgrund der anatomischen Verhältnisse am lumbosakralen Übergang ist der Proc. transversus von L5 nicht palpabel. Dafür untersuchen wir den Arcus posterior von L5 so weit lateral wie möglich, um die Rotation von L5 im Verhältnis zu S1 beurteilen zu können.

Bei der Diagnostik werden die Proc. transversi beidseits in Neutralstellung, Vorbeuge und Rückbeuge untersucht. Für den Anfänger empfehle ich die Palpation in Bauchlage (Abb. 16.1). Begonnen wird mit der Basis sacri, anschließend untersuchen wir die Lage einzelner Lendenwirbel zueinander, bis hinauf zum thorakolumbalen Übergang. Nun wird die gleiche Untersuchung in der extendierten Stellung (Sphinxstellung) wiederholt (Abb. 16.2). Trotz der kräftigen lumbalen Muskelmasse können die Proc. transversi in dieser Position recht gut palpiert werden. Anschließend erfolgt die Untersuchung in der Vorbeuge, dabei sitzt der Patient auf dem Untersuchungstisch, die Füße stehen auf dem Boden oder auf einem

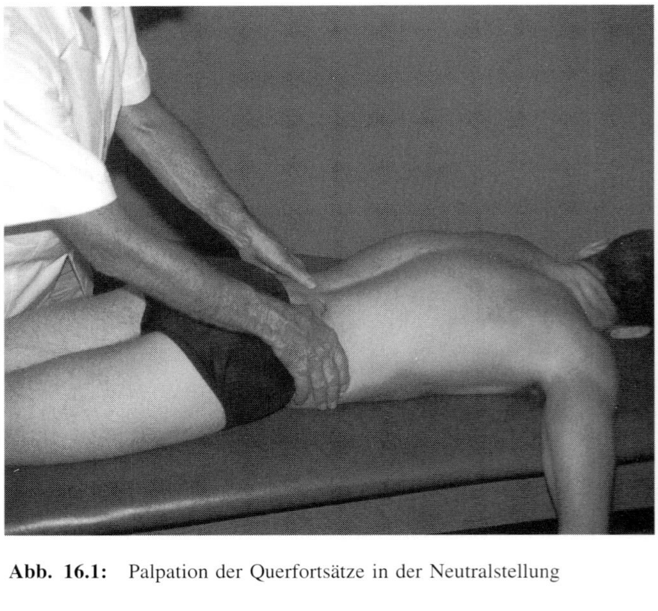

Abb. 16.1: Palpation der Querfortsätze in der Neutralstellung

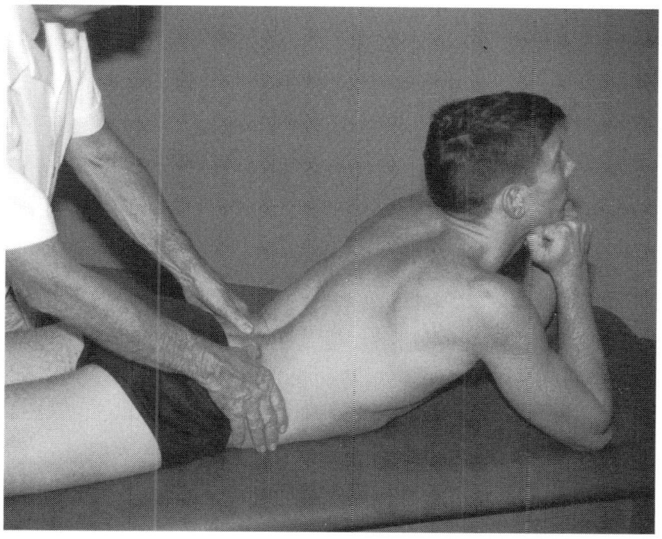

Abb. 16.2: Palpation der Querfortsätze während der Rückbeuge (Extension) aus der Bauchlage

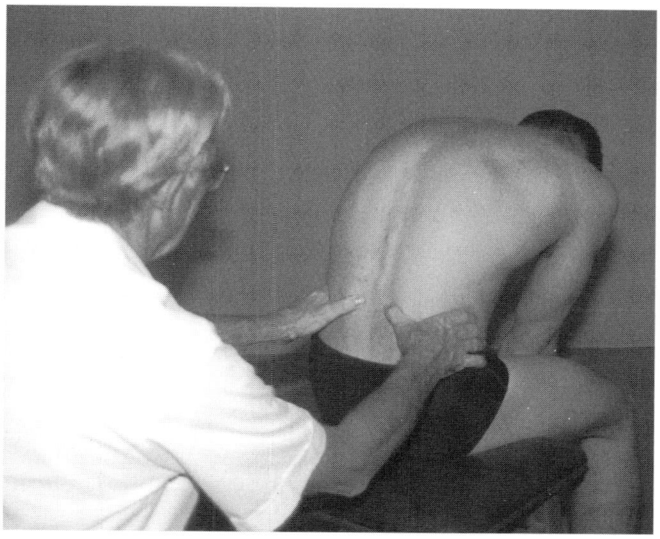

Abb. 16.3: Palpation der Querfortsätze während der Vorbeuge (Flexion)

Schemel. In gleicher Weise untersuchen wir nun von unten nach oben. In dieser Stellung ist die Palpation der Proc. transversi schwieriger, da die Lumbalmuskulatur sowie die Fascia thoraco lumbalis angespannt sind (Abb. 16.3). Befindet sich in der vollständigen Vorbeuge ein Proc. transversus mehr dorsal und wird bei der Sphinxposition im Vergleich zum Proc. transversus der Gegenseite symmetrisch, so besteht in diesem Segment eine non-neutrale (Typ II) ERS-Dysfunktion. Liegt ein Proc. transversus in der Sphinxposition mehr dorsal und wird bei der Vorbeuge im Vergleich zur Gegenseite symmetrisch, so hat dieses Segment eine non-neutrale (Typ II) FRS-Dysfunktion. Bleiben drei oder mehrere Proc. transversi in den drei Positionen prominent, so liegt eine neutrale (Typ I) Dysfunktion vor. Die funktionelle Diagnostik der oberen Lumbalsegmente ist problematisch, solange nicht die Dysfunktionen der unteren LWS behandelt wurden. Non-neutrale Dysfunktionen finden wir häufig im Segment L4 und L5 wie auch am thorakolumbalen Übergang. Non-neutrale Dysfunktionen von L4 und L5 sind häufig assoziiert mit Dysfunktionen der Iliosakralgelenke.

Liegt ein Sakrumschiefstand vor und bestehen keine Dysfunktionen an der LWS, so werden Seitneigung und Rotation der Lendenwirbel gegenläufig sein, um den Sakrumschiefstand zu kompensieren und eine aufrechte Rumpfposition zu gewährleisten. Diese Adaptation kommt nur in der Neutralstellung vor. Je länger sie besteht, desto wahrscheinlicher ist die Entwicklung einer neutralen Gruppendysfunktion.

16.5 Manualtherapeutische Techniken bei Dysfunktionen der Lendenwirbelsäule

Der Behandler sollte manualtherapeutische Techniken für die Behandlung von Gruppendysfunktionen (Typ I) und für die Behandlung von non-neutralen (Typ II) ERS- und FRS-Dysfunktionen beherrschen. In der Behandlungssequenz wird empfohlen, zuerst non-neutrale Dysfunktionen und anschließend Gruppendysfunktionen zu korrigieren. Dabei wird an den unteren Segmenten begonnen. Ausnahmen dieser Regel bestehen dann, wenn die maximale Bewegungseinschränkung in der oberen LWS liegt oder wenn das unterste Lumbalsegment eine akute Symptomatik verursacht, die eine direkte Behandlung erschwert. Der Behandler sollte in der Lage sein, den Patienten sowohl im Sitzen als auch im Liegen zu behandeln.

Lendenwirbelsäule

Muskelenergietechnik

Sitzend
Non-neutrale Dysfunktion (Beispiel: L4 ERS_L)
Stellung: Extendiert, linksseitgeneigt, linksrotiert (ERS_L)
Bewegungseinschränkung: Flexion, Rechtsseitneigung, Rechtsrotation

1. Der Patient sitzt auf dem Hocker und umfaßt mit seiner linken Hand die rechte Schulter, der rechte Arm hängt seitlich herab.
2. Der Therapeut steht auf der linken Seite des Patienten und spreizt das linke Knie des Patienten ab. Mit der linken Hand umgreift er die rechte Schulter des Patienten. Mit seiner linken Axilla kontrolliert er die linke Schulter (Abb. 16.4). Der Mittelfinger liegt im interspinösen Raum von L4-L5, der rechte Zeigefinger palpiert den linken Proc. transversus von L4.
3. Durch eine Translationsbewegung von anterior nach posterior in Höhe von L4-L5 wird die Barriere in der Vorbeuge (Flexion) eingestellt (Abb. 16.5).
4. Mit dem linken Arm des Therapeuten wird eine Rechtsseitneigung und Rechtsrotation in Höhe von L4-L5 induziert. Der Patient wird aufgefordert, die rechte Hand zum Boden zu strecken (Abb. 16.6).
5. Der Patient wird gebeten, sich nach links zu neigen, gegen einen Widerstand, den der Therapeut über 3-5 Sekunden gibt. Nach der Entspannung geht er an die neue Barriere in Richtung Flexion, Rechtsseitneigung und Rechtsrotation. Die Seitneigung nach links gegen Widerstand wird drei- bis fünfmal wiederholt.

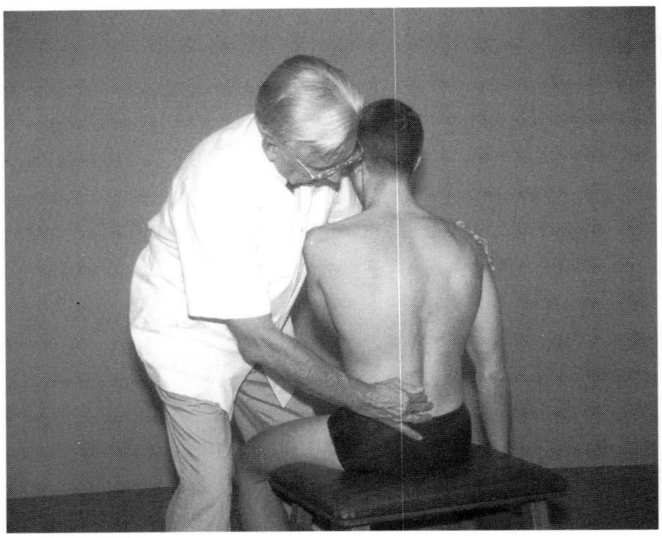

Abb. 16.4

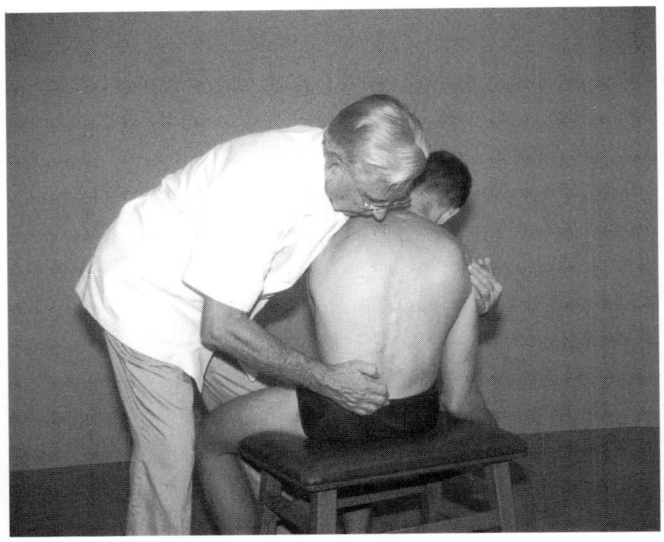

Abb. 16.6

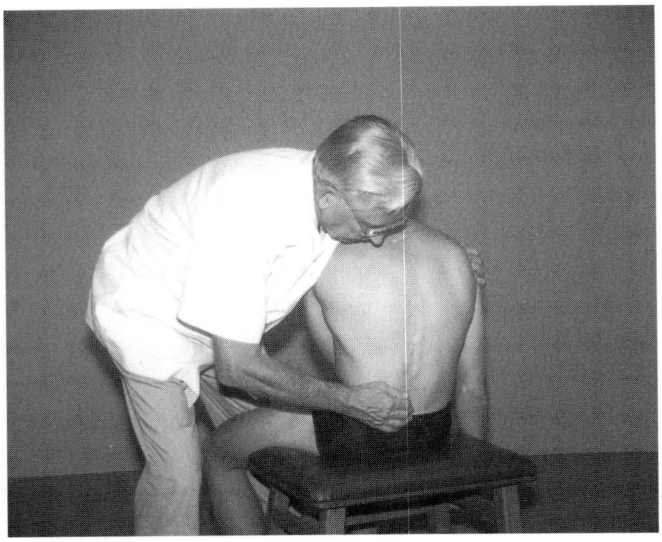

Abb. 16.5

6. Ist die Einschränkung in die Rechtsrotation und Rechtsseitneigung behoben, beugt der Therapeut den Patienten nach vorne und bleibt dabei in der Rechtsrotation (Abb. 16.7).
7. Der Therapeut gibt mit der linken Hand einen Widerstand, während der Patient den Rumpf aus der maximalen Flexion extendiert. Dies führt zu einer Öffnung der beiden Wirbelbogengelenke im Segment L4-L5 (Abb. 16.8).
8. Nachuntersuchen.

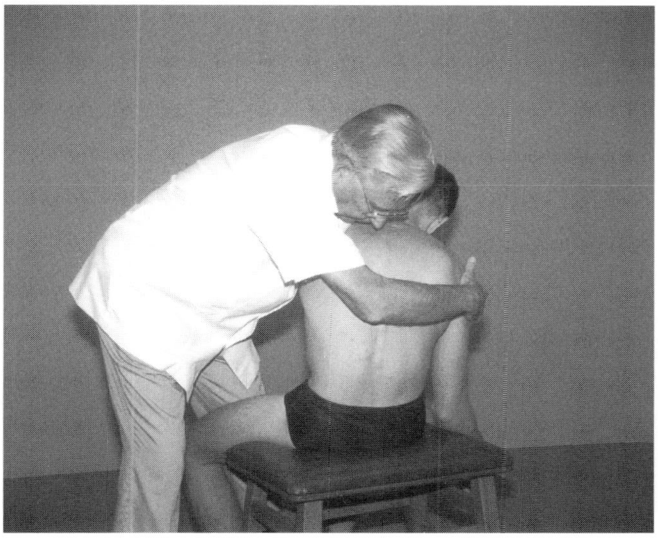

Abb. 16.7

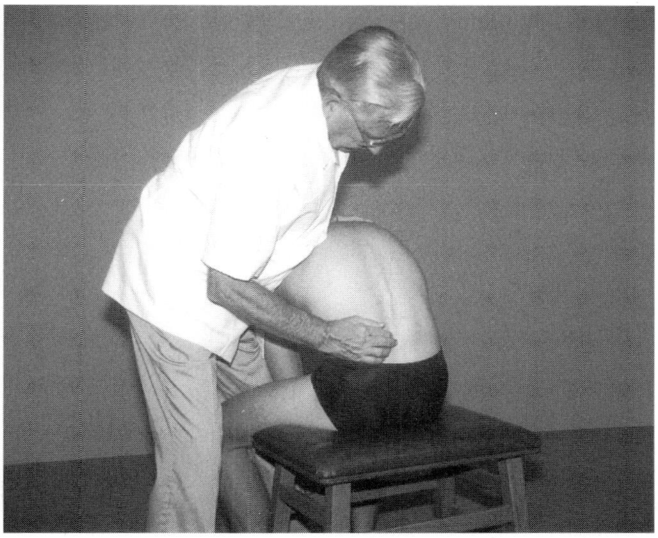

Abb. 16.8

Lendenwirbelsäule

Muskelenergietechnik

Sitzend
Non-neutrale Dysfunktion (Beispiel: L3 FRS_L)
Stellung: flektiert, linksseitgeneigt (FRS_L), linksrotiert
Bewegungseinschränkung: Extension, Rechtsseitneigung, Rechtsrotation

1. Der Patient sitzt auf dem Hocker, der Therapeut sitzt hinter ihm und kontrolliert mit der rechten Hand den Rumpf des Patienten. Der linke Zeigefinger befindet sich im interspinösen Raum zwischen L3 und L4, der linke Mittelfinger liegt auf dem linken Proc. transversus von L3.
2. Der Therapeut induziert Seitneigung nach links und Rotation nach rechts, indem der Patient die linke Schulter hängen läßt und das Gewicht auf das rechte Gesäß verlagert.
3. Der Patient drückt die rechte Schulter nach oben gegen den Widerstand des Therapeuten. Dadurch wird eine Rechtsrotation von L3 über L4 induziert (Abb. 16.9). Der Patient wiederholt diese Rechtsseitneigung drei- bis viermal.
4. Der Therapeut induziert eine Extension und eine Rechtsseitneigung, wobei die Rechtsrotation beibehalten wird, indem er die rechte Schulter nach unten drückt, während der Patient das Gewicht auf das linke Gesäß verlagert und das Abdomen in Richtung des linken Knies schiebt (Abb. 16.10).
5. Der Patient führt drei bis fünf isometrische Muskelkontraktionen über jeweils 3-5 Sekunden durch, indem er entweder die rechte Schulter nach vorne gegen Widerstand drückt oder die linke Schulter gegen Widerstand nach oben zieht (Abb. 16.11). Nach jeder Wiederholung wird die neue Barriere eingestellt.
6. Wenn die Bewegungseinschränkung in die Rechtsseitneigung und Rechtsrotation behoben ist, behält der Therapeut die Extension bei und schiebt die Schultern des Patienten nach dorsal, während er das Segment L4 bilateral mit der linken Hand fixiert (Abb. 16.12). Mit der rechten Hand gibt der Therapeut einen Widerstand gegen die Rumpfflexion. Dadurch entsteht eine vollständige Extension von L3 über L4 mit dem Schluß beider Wirbelbogengelenke.
7. Nachuntersuchen.

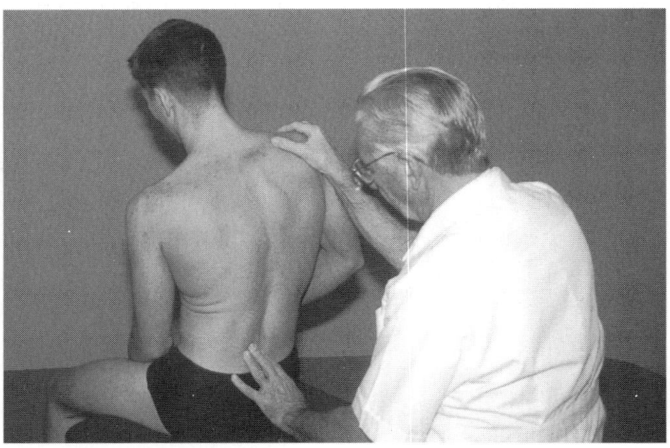

Abb. 16.9

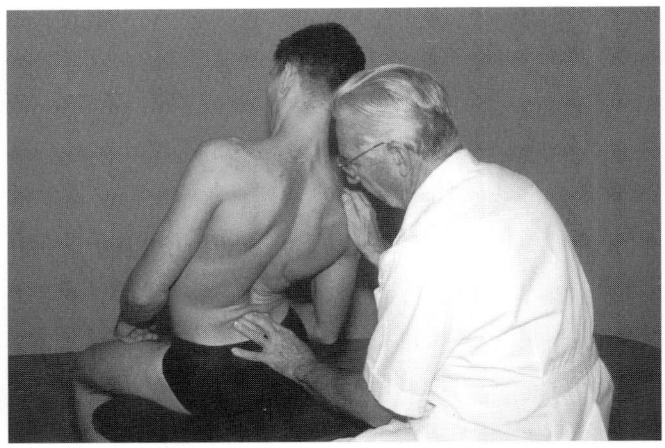

Abb. 16.11

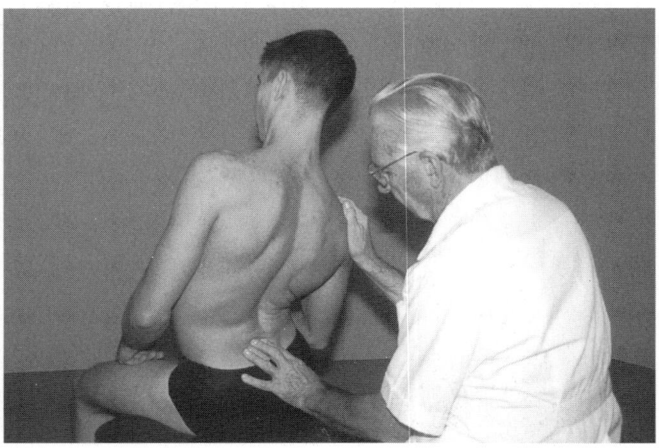

Abb. 16.10

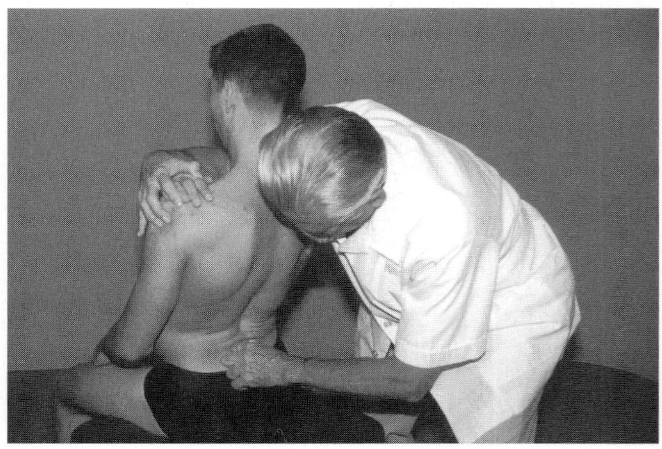

Abb. 16.12

Lendenwirbelsäule

Muskelenergietechnik

Sitzend
Neutrale Dysfunktion (Gruppendysfunktion)
Variante 1
Stellung: Neutral, rechtsseitgeneigt, linksrotiert (NS_RR_L) oder (EN_L)
Bewegungseinschränkung: Linksseitneigung, Rechtsrotation

1. Der Patient sitzt auf dem Untersuchungstisch und legt seine rechte Hand auf die linke Schulter. Der Therapeut steht hinter ihm, der rechte Arm liegt unter der rechten Axilla des Patienten. Er umgreift die linke Schulter des Patienten, um den oberen Rumpf zu stabilisieren (Abb. 16.13).
2. Der Therapeut legt seinen linken Daumen auf den Scheitel der linken lumbalen Konvexität (Abb. 16.14).
3. Der Therapeut induziert eine Linksseitneigung und Rechtsrotation am Apex der linken lumbalen Konvexität (Abb. 16.15).
4. Der Patient führt eine Rechtsseitneigung gegen den Widerstand durch, den der Therapeut mit dem rechten Arm gibt. Die Rechtsseitneigung dauert 3-5 Sekunden und wird mehrfach wiederholt (Abb. 16.16). Der Daumen, der an der linken lumbalen Konvexität liegt, gibt einen antero-medialen Druck gegen die Linkskrümmung der Wirbelsäule.
5. Nachuntersuchen.

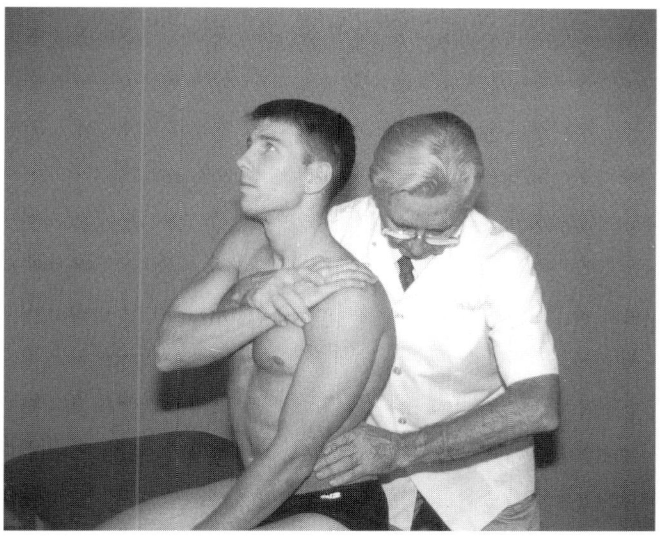

Abb. 16.13

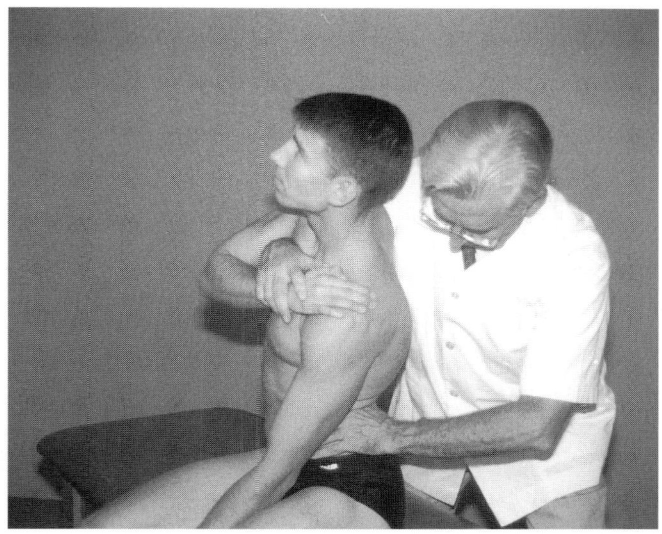

Abb. 16.15

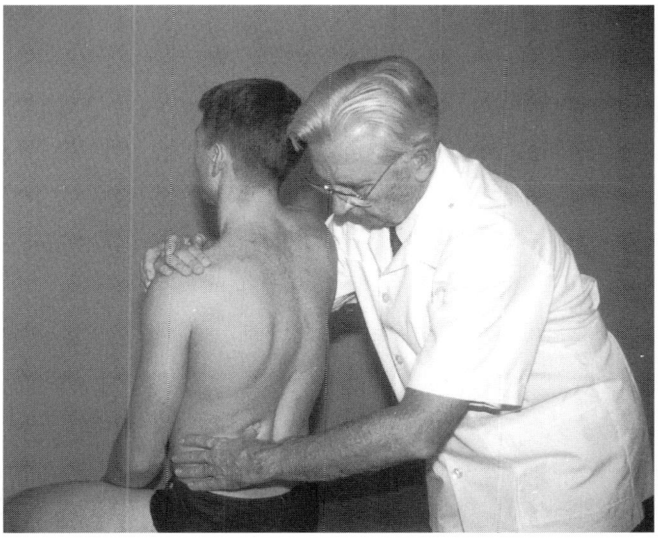

Abb. 16.14

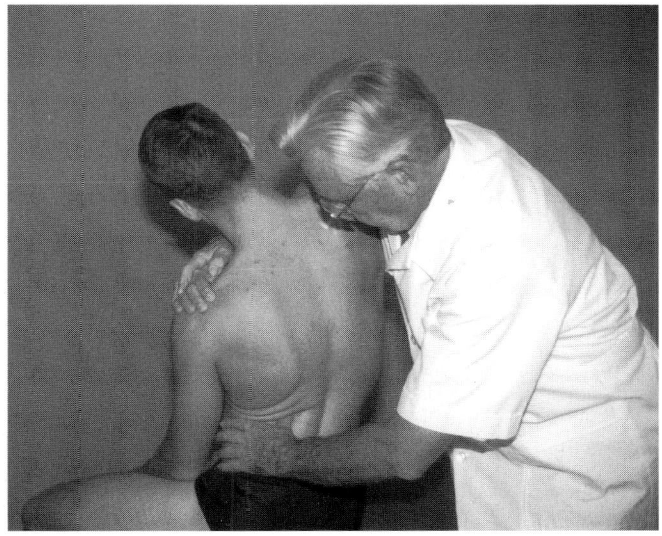

Abb. 16.16

Lendenwirbelsäule

Muskelenergietechnik

Sitzend
Neutrale (Gruppen-) Dysfunktion
Variation 2
Stellung: Neutral, rechtsseitgeneigt, linksrotiert (NS_RR_L) oder (EN_L)
Bewegungseinschränkung: Seitneigung nach links, Rotation nach rechts

1. Der Patient sitzt auf dem Tisch und umgreift mit der linken Hand die rechte Schulter. Der Therapeut steht hinter ihm und umfaßt mit seiner linken Hand dessen rechte Schulter. Die linke Axilla liegt über der linken Schulter des Patienten. Der rechte Daumen des Therapeuten liegt am Scheitel der linken lumbalen Konvexität und drückt nach antero-medial (Abb. 16.17).
2. Der Therapeut induziert eine Linksseitneigung und eine Rechtsrotation mit Hilfe seines linken Armes. Dabei findet eine Translation von links nach rechts am Scheitel der Krümmung statt. Der rechte Daumen kontrolliert die Einstellung (Abb. 16.18).
3. Der Patient führt für 3-5 Sekunden eine Seitneigung nach rechts gegen den Widerstand des Therapeuten durch. Dies wird drei- bis fünfmal wiederholt (Abb. 16.19).
4. Nach jeder Anspannung in die Rechtsseitneigung geht der Therapeut an die neue Barriere, die in Linksseitneigung und Rechtsrotation besteht. Die Translation von links nach rechts erfolgt am Scheitel der Krümmung.
5. Nachuntersuchen.

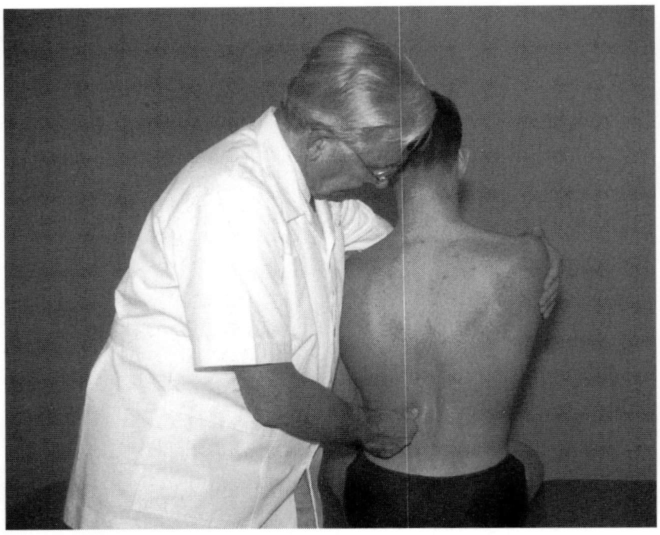

Abb. 16.17

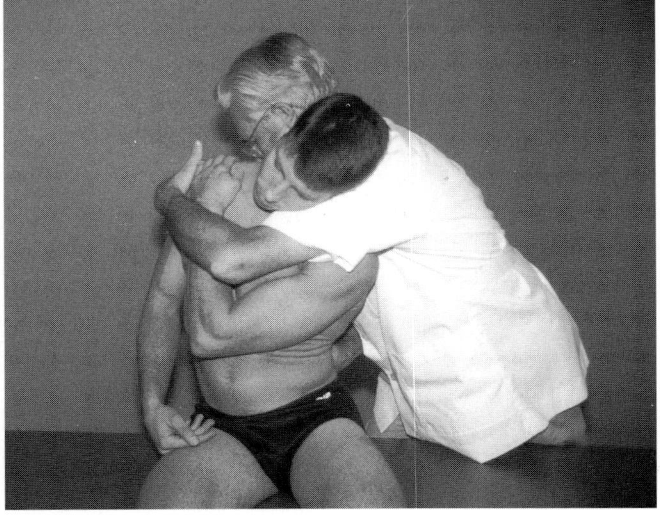

Abb. 16.18

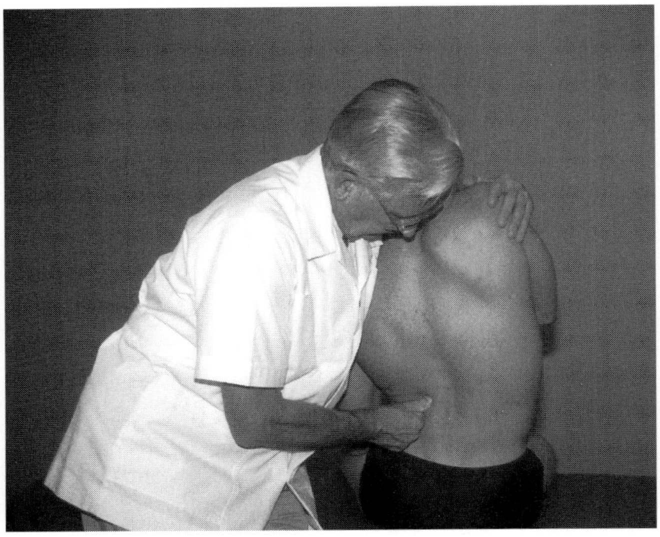

Abb. 16.19

Lendenwirbelsäule

Muskelenergietechnik

Sitzend
Beidseitige Einschränkung der Extension
(Beispiel: L1-L2)
Stellung: Beide Wirbelbogengelenke flektiert
Bewegungseinschränkung: Extension beider Wirbelbogengelenke

1. Der Patient sitzt auf dem Untersuchungstisch. Die Hände sind vor der Brust überkreuzt und liegen auf der jeweils gegenüberliegenden Schulter. Der Therapeut steht hinter dem Patienten und hält mit seiner linken Hand beide Ellenbogen, um den Rumpf einstellen zu können (Abb. 16.20).
2. Der Therapeut verriegelt mit seiner Hand das Segment L2 in der Mittellinie (Abb. 16.21).
3. Der Therapeut geht an die Barriere heran, indem der Rumpf extendiert und mit der rechten Hand eine Translation in posterior-anteriorer Richtung durchgeführt wird (Abb. 16.22). Es ist darauf zu achten, daß der rechte Ellenbogen des Therapeuten an seinem Rumpf fixiert bleibt.
4. Der Patient führt eine Rumpfvorbeuge gegen den Widerstand des Therapeuten durch und wiederholt diese 3-5 Sekunden dauernde Muskelkontraktion drei- bis fünfmal (Abb. 16.23).
5. Nach jeder Anspannung und konsekutiver Entspannung wird die neue Barriere in der Extension eingestellt.
6. Nachuntersuchen.

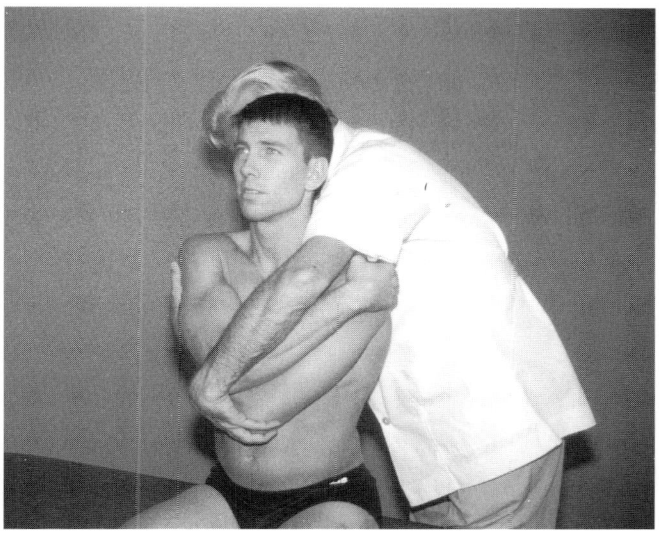

Abb. 16.20

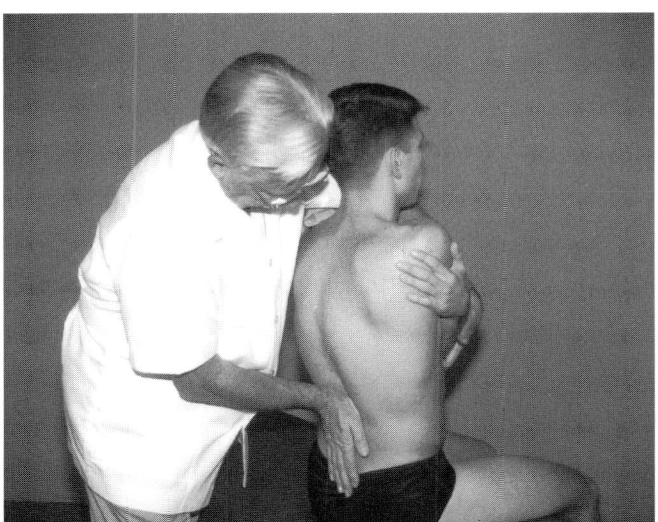

Abb. 16.21

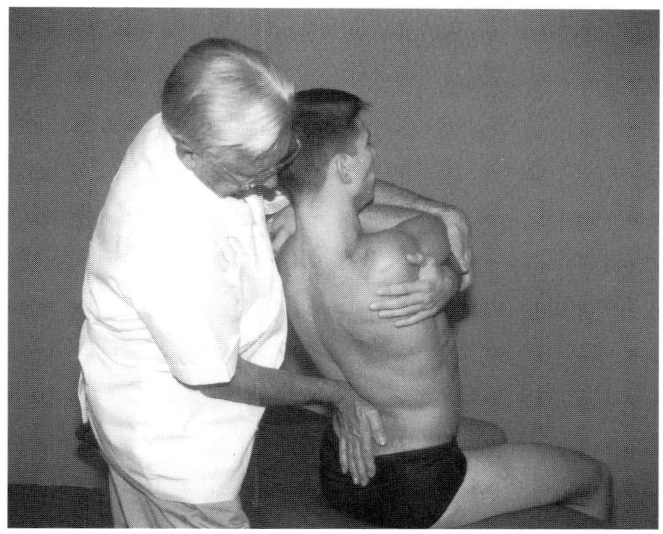

Abb. 16.22

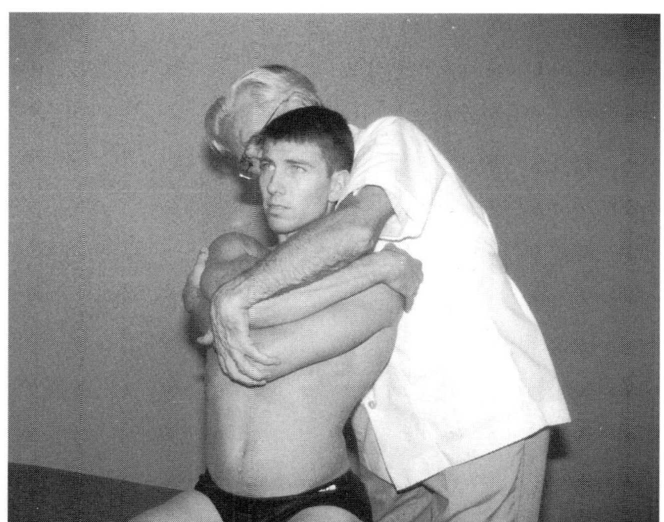

Abb. 16.23

Lendenwirbelsäule

Muskelenergietechnik

Seitlage (Sims-Position) (Beispiel: L4 ERS_R)
Stellung: Extendiert, rechtsrotiert, rechtsseitgeneigt (ERS_R)
Bewegungseinschränkung: Vorbeuge (Flexion), Linksrotation, Linksseitneigung

1. Der Patient befindet sich in Bauchlage auf dem Untersuchungstisch, der Therapeut steht auf der linken Seite. Der Therapeut beugt die Knie des Patienten und rotiert die gebeugten Beine über die linke Hüfte, so daß der Patient in der Sims-Position zu liegen kommt (Abb. 16.24).
2. Der Therapeut palpiert mit seinem linken Mittelfinger den interspinösen Raum zwischen L4 und L5, der Zeigefinger liegt über dem rechten Proc. transversus von L4. Der Therapeut induziert mit der rechten Hand eine Linksrotation des Rumpfes bis L4. Der Patient hilft, indem er mit der rechten Hand zum Boden greift (Abb. 16.25).
3. Der Therapeut wechselt die Hände und tastet mit der rechten Hand das Segment L4-L5, während linker Arm und linker Oberschenkel die Knie des Patienten beugen, bis die Barriere der Flexion bei L5 eingestellt ist (Abb. 16.26).

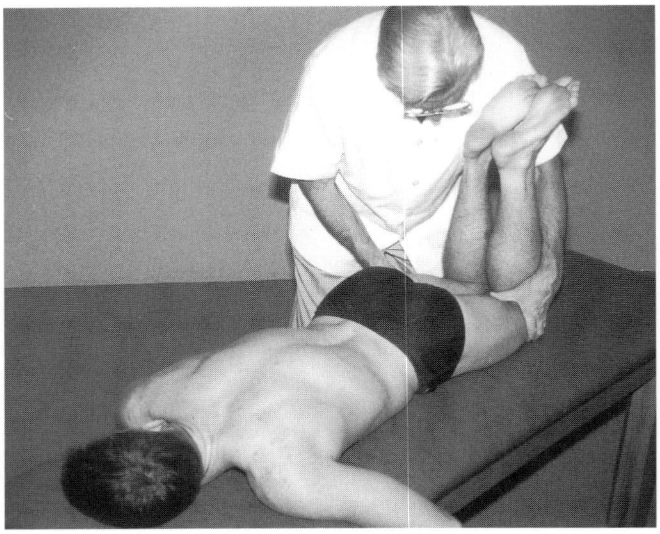

Abb. 16.24

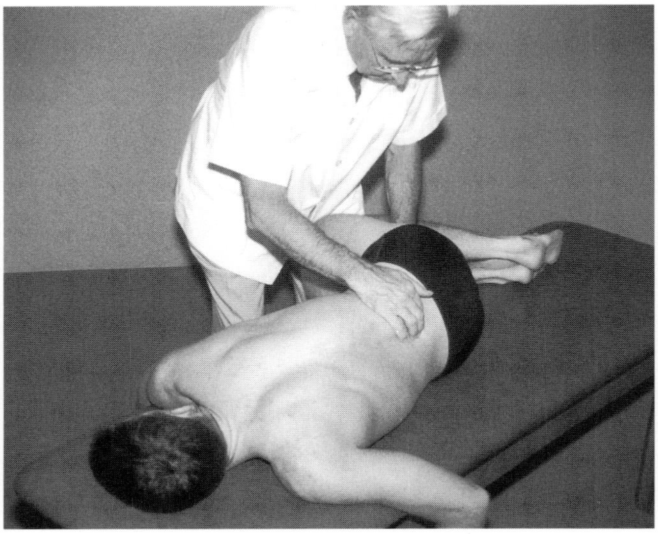

Abb. 16.26

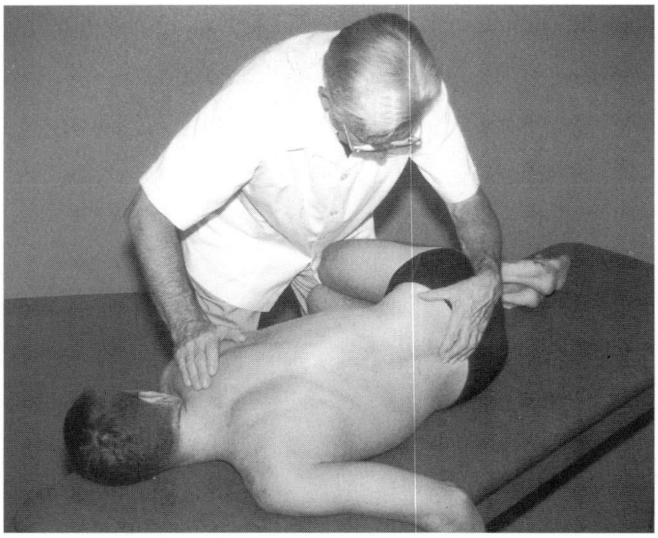

Abb. 16.25

4. Während der Therapeut das Segment L4-L5 kontrolliert, werden beide Füße in Richtung Boden geführt, wodurch eine Linksseitneigung bis zur Barriere induziert wird (Abb. 16.27). Beachten Sie, daß die Knie des Patienten auf dem linken Oberschenkel des Therapeuten liegen.
5. Der Patient wird gebeten, die Füße gegen den Widerstand des Therapeuten in Richtung Decke zu heben. Er versucht dadurch, eine Rechtsseitneigung gegen Widerstand durchzuführen (Abb. 16.28). Der Therapeut palpiert mit der rechten Hand das Segment L4-L5 und stellt sicher, daß die Muskelanspannung dort ankommt.
6. Die Muskelanspannung wird drei- bis fünfmal über jeweils 3-5 Sekunden wiederholt. Der Therapeut stellt dabei immer wieder die neue Barriere in bezug auf Flexion, Linksrotation und Linksseitneigung ein.
7. Nachuntersuchen.

Anmerkung: Bei dieser Technik muß darauf geachtet werden, daß der linke Oberschenkel des Patienten nicht gegen den Rand des Tisches gedrückt wird. Wenn der Therapeut die Beine des Patienten nicht über die linke Hüfte stabilisieren kann, sollte ein zusammengerolltes Handtuch oder ein kleines Kissen auf den Tischrand unter die Oberschenkel des Patienten gelegt werden. Als zweite Möglichkeit kann der Therapeut auf der Tischkante sitzen, mit der linken Hand das Segment L4-L5 palpieren und mit der rechten Hand die Beine halten, so daß das linke Knie des Patienten über dem linken Oberschenkel des Therapeuten zu liegen kommt.

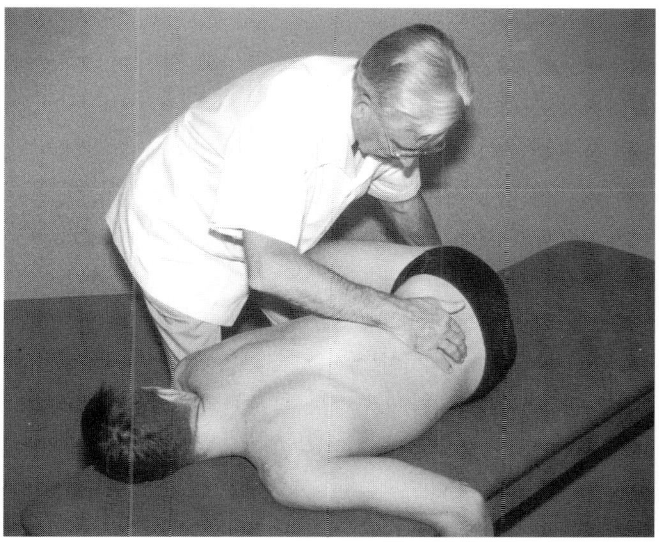

Abb. 16.27

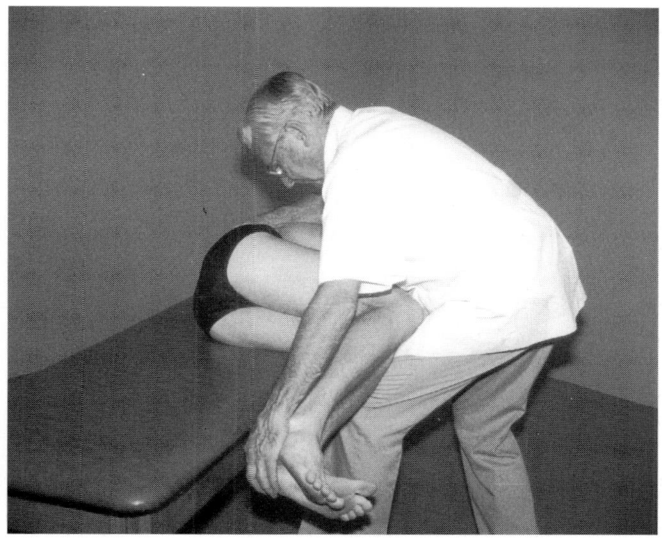

Abb. 16.28

Lendenwirbelsäule

Muskelenergietechnik

Seitlage
Non-neutrale Dysfunktion (Beispiel: L4 ERS_L)
Stellung: extendiert, linksrotiert, linksseitgeneigt (ERS_L)
Bewegungseinschränkung: Flexion, Rechtsrotation, Rechtsseitneigung

1. Der Patient befindet sich in Linksseitlage, Knie und Füße liegen beieinander, Schultern und Hüften liegen im rechten Winkel zum Untersuchungstisch. Der Therapeut steht vor dem Patienten und führt eine Flexion des Rumpfes von oben bis hinunter zu L4 durch. Dabei werden die Schultern senkrecht zum Tisch gehalten und damit eine Rechtsseitneigung induziert (Abb. 16.29).
2. Der Therapeut beugt die unteren Extremitäten, bis die Bewegung bei L5 ankommt, und palpiert mit der rechten Hand das Segment L4-L5 (Abb. 16.30).
3. Über den rechten Unterarm wird eine Rechtsrotation induziert, indem die rechte Schulter des Patienten nach dorsal rotiert wird, während die rechte Hand des Therapeuten das Segment L4-L5 palpiert (Abb. 16.31).
4. Der Therapeut induziert eine Rechtsseitneigung, indem er beide Füße des Patienten in Richtung Decke hebt und damit an die Barriere in der Rechtsrotation und Rechtsseitneigung herangeht.
5. Der Patient drückt die Füße in Richtung Tisch und führt damit eine Linksseitneigung gegen Widerstand durch. Der Therapeut kontrolliert die Kontraktion des M. erector spinae in Höhe des Segments L4-L5.
6. Diese Muskelanspannung wird über 3-5 Sekunden gehalten und drei- bis fünfmal wiederholt. Nach jeder Entspannungsphase geht der Therapeut an die neue Barriere in bezug auf Flexion, Rechtsrotation und Rechtsseitneigung heran.
7. Nachuntersuchen.

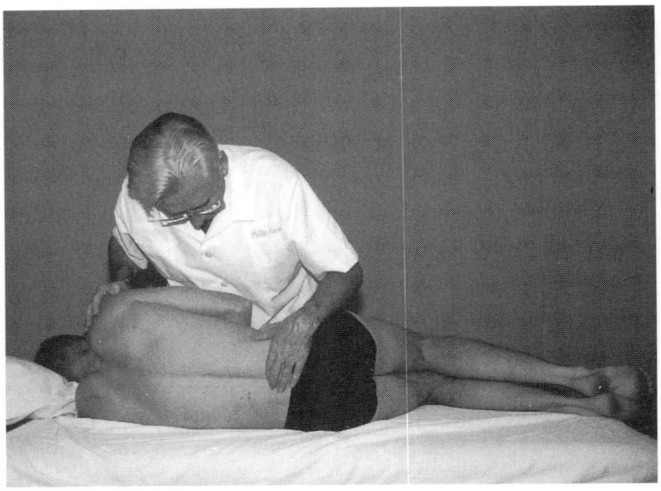

Abb. 16.29

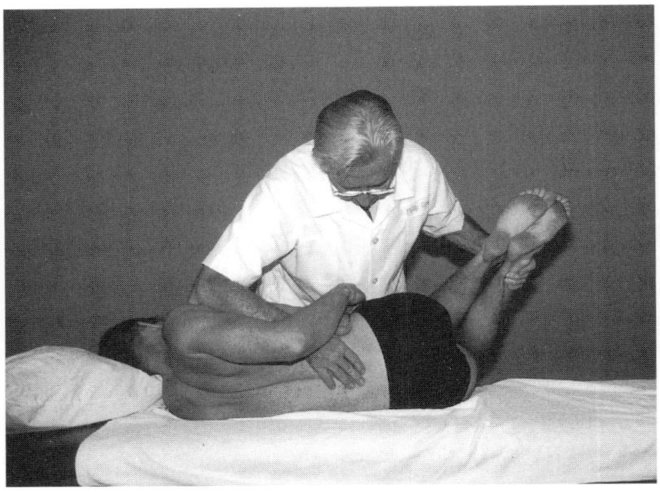

Abb. 16.31

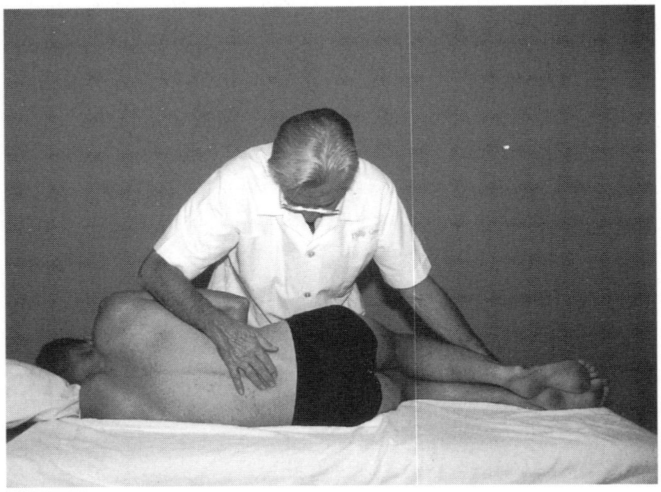

Abb. 16.30

Lendenwirbelsäule

Muskelenergietechnik

Seitlage (Beispiel: L4 FRS_L)
Stellung: flektiert, linksrotiert, linksseitgeneigt (FRS_L)
Bewegungseinschränkung: Extension, Rechtsrotation, Rechtsseitneigung

1. Der Patient befindet sich in Linksseitlage, Knie und Hüften liegen aufeinander, Schultern und Becken senkrecht zum Untersuchungstisch (damit wird bereits durch die Lagerung eine Rechtsseitneigung induziert).
2. Der Therapeut steht vor dem Patienten und nimmt mit beiden Händen Kontakt im Segment L4-L5 auf (Abb. 16.32).
3. Der Therapeut stellt zuerst die Barriere in der Extension ein, indem er in Höhe von L4-L5 eine Translation von posterior nach anterior durchführt (Abb. 16.33). Anmerkung: Der Patient liegt auf einem Tuch oder einem Handtuch, so daß er leichter auf dem Tisch gleiten kann.
4. Der Therapeut führt eine Feineinstellung der Extensionsbarriere von oben durch. Es erfolgt eine Translation der linken Schulter nach dorsal, beide Schultern bleiben senkrecht zum Untersuchungstisch. Mit der linken Hand wird die Bewegung verfolgt, bis sie bei L4 ankommt (Abb. 16.34).
5. Es erfolgt die Feineinstellung der Extensionsbarriere von unten, indem die unteren Extremitäten extendiert werden und die rechte Hand die Bewegung bis in Höhe von L5 verfolgt (Abb. 16.35).

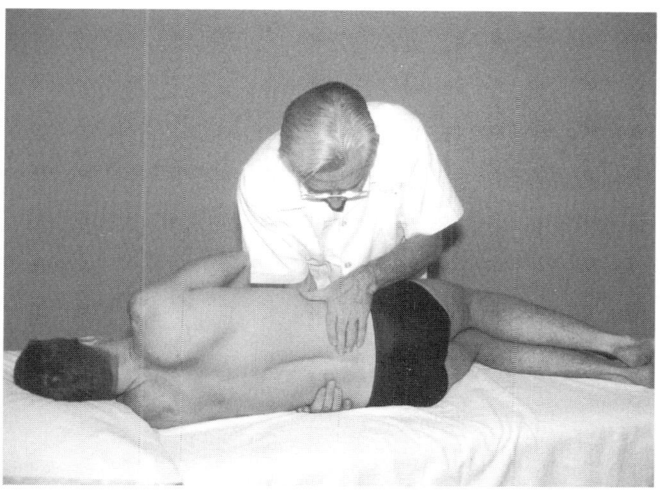

Abb. 16.32

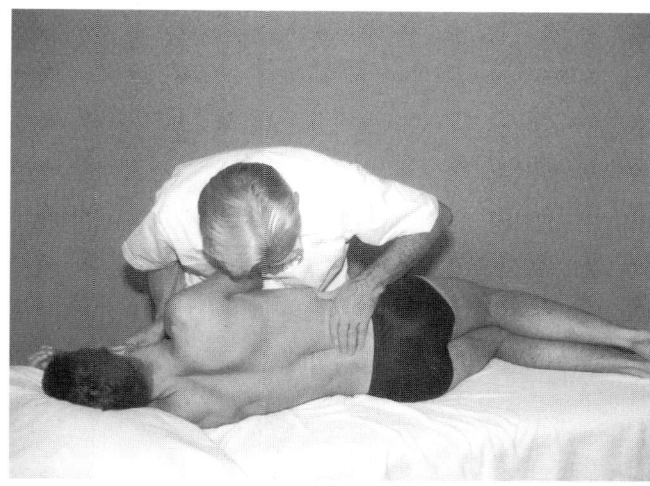

Abb. 16.34

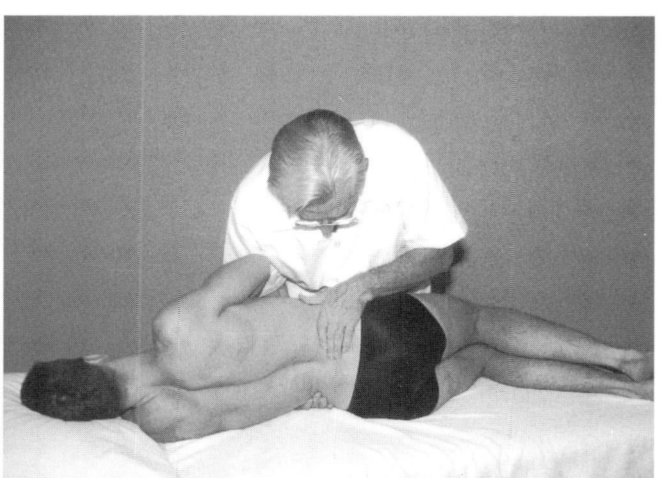

Abb. 16.33

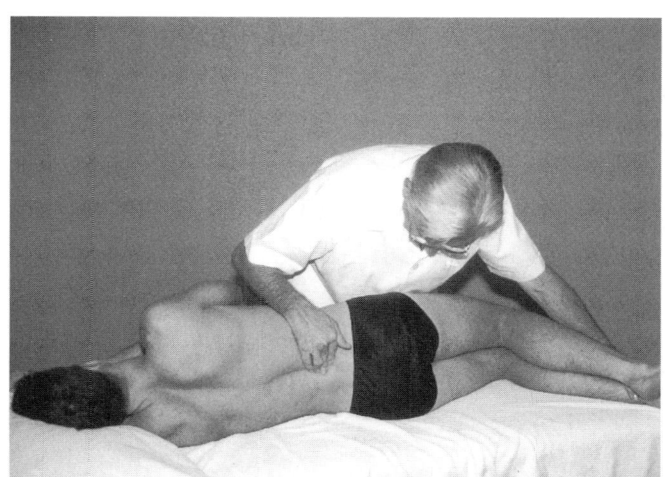

Abb. 16.35

6. Die Barriere wird in der Rechtsrotation eingestellt, indem die rechte Schulter nach hinten rotiert wird, die linke Hand palpiert die Rotation bis zu L4 (Abb. 16.36). Der Patient umgreift den Rand des Untersuchungstisches, um die Rechtsrotation beizubehalten und eine weitere Extension herbeizuführen.
7. Der Therapeut hebt mit der linken Hand das rechte Bein und geht damit an die Barriere in der Rechtsseitneigung. Mit der rechten Hand palpiert er das Segment L4-L5 (Abb. 16.37).
8. Der Patient drückt nun drei- bis fünfmal über jeweils 3 bis 5 Sekunden das rechte Knie zum linken Knie. Der Therapeut gibt mit seiner linken Hand Widerstand. Nach jeder Anspannung und konsekutiver Entspannung wird die Barriere in der Rechtsseitneigung neu eingestellt, indem der Therapeut das Knie in Richtung Decke anhebt. Die Extensionsbarriere wird durch Translation von L4-L5 nach anterior mit der rechten Hand eingestellt.
9. Der Therapeut führt das rechte Knie des Patienten zum Untersuchungstisch zurück und legt seinen rechten Unterarm an die rechte Schulter des Patienten. Dadurch wird die Rechtsrotation aufrechterhalten. Die rechte Hand palpiert das Segment L4-L5. Der Therapeut legt seine linke Hand auf das rechte Gesäß des Patienten und stellt durch eine Translation nach kranial die Rechtsseitneigung ein (Abb. 16.38). Der Patient führt eine Linksrotation des Rumpfes durch, indem er die rechte Schulter gegen den rechten Unterarm des Therapeuten drückt. Er kann auch eine Linksseitneigung durchführen, indem er das rechte Gesäß nach kaudal drückt. Dabei gibt der Therapeut jeweils Widerstand. Diese Muskelkontraktion wird wieder drei- bis fünfmal wiederholt.
10. Nachuntersuchen.

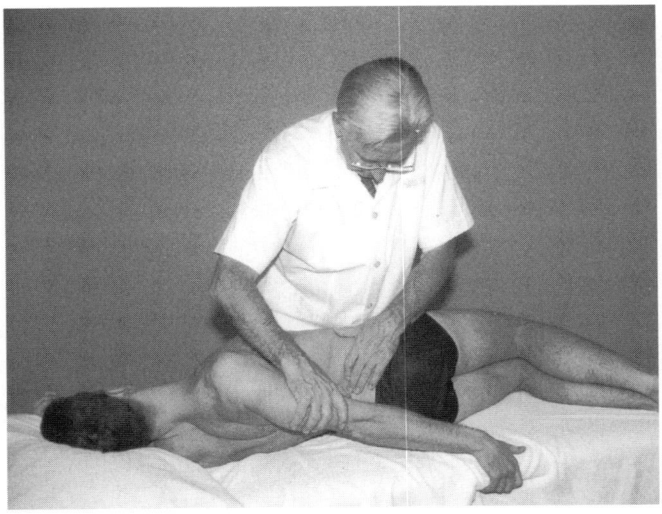

Abb. 16.36

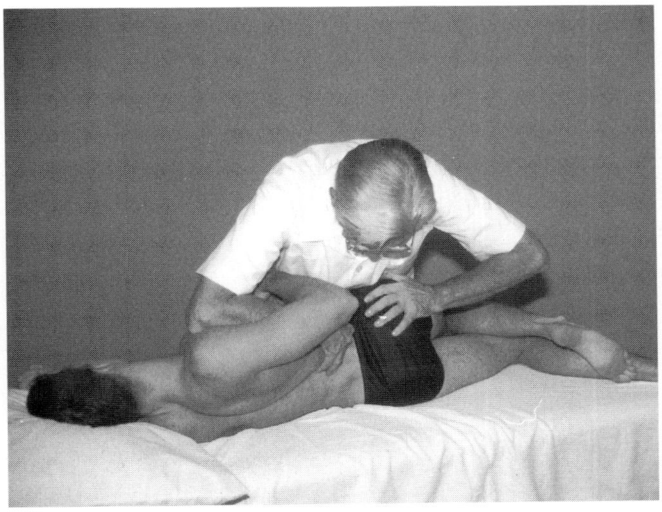

Abb. 16.38

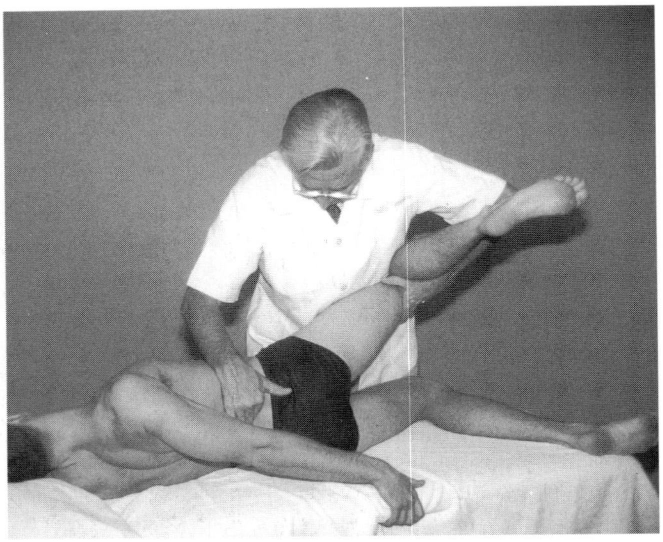

Abb. 16.37

Lendenwirbelsäule

Seitlage
Neutrale Gruppendysfunktion (Beispiel: L1 – L4, Konvexität links)
Stellung: neutral, rechtsseitgeneigt, linksrotiert (NS_RR_L) oder (EN_L)
Bewegungseinschränkung: Linksseitneigung, Rechtsrotation

1. Der Patient liegt auf der rechten Seite, Schultern und Becken senkrecht zum Tisch, Knie und Füße zusammen. Der Therapeut steht vor dem Patienten.
2. Der Therapeut beugt und streckt die unteren Extremitäten um den Punkt, an dem die Gewebespannung bei der Vor- und Rückbeuge der neutralen Krümmung von L1-L4 am geringsten ist (*point of maximum ease*). Die linke Hand des Therapeuten wird als Palpationshand verwendet (Abb. 16.39).
3. Der Therapeut hebt beide Füße des Patienten in Richtung Decke und induziert damit eine Linksseitneigung und Rechtsrotation an der Lendenwirbelsäule (Abb. 16.40).
4. Der Patient wird gebeten, die Füße gegen den Widerstand des Therapeuten in Richtung Untersuchungstisch zu drücken. Diese Muskelanspannung dauert 3-5 Sekunden und wird drei- bis fünfmal wiederholt (damit wird eine Anspannung in die Rechtsseitneigung durchgeführt).
5. Der Therapeut überwacht mit der linken Hand die Muskelkontraktion und dehnt postisometrisch die rechten paravertebralen Muskeln (in der Konkavität).
6. Nachuntersuchen.

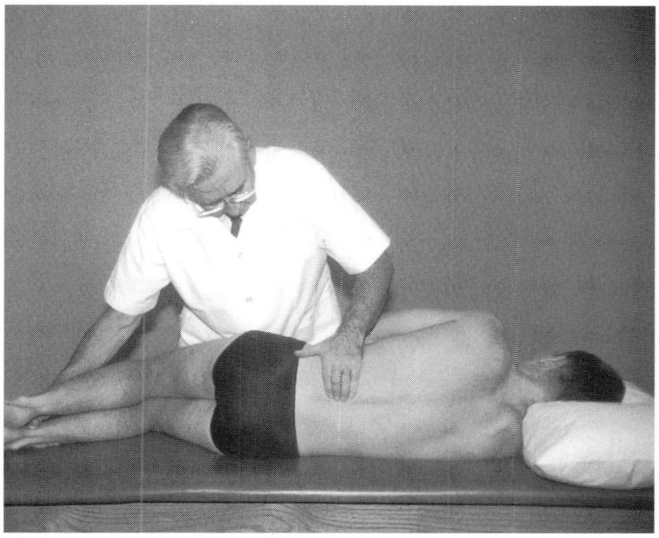

Abb. 16.39

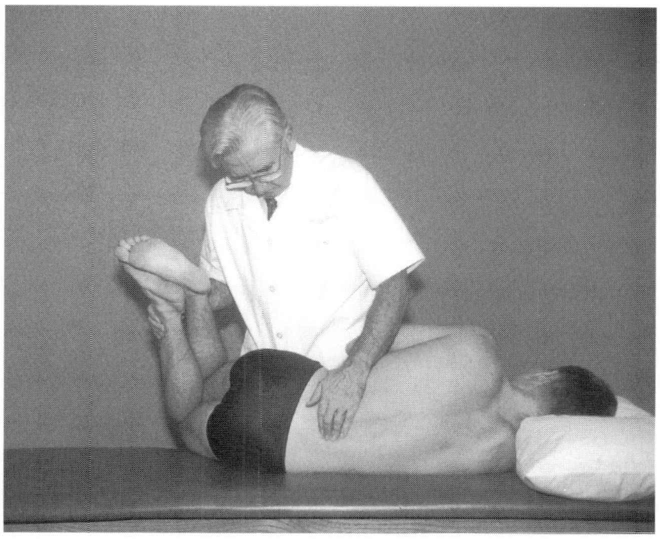

Abb. 16.40

Lendenwirbelsäule

Mobilisation mit Impuls

Seitlage
Neutrale (Gruppen-) Dysfunktion (Beispiel: L1-L4, Konvexität links)
Stellung: neutral, rechtsseitgeneigt, linksrotiert (NS_RR_L) oder (EN_L)
Bewegungseinschränkung: Linksseitneigung, Rechtsrotation

1. Der Patient liegt auf der linken Seite (die Proc. transversi, die am weitesten posterior liegen, zeigen zum Untersuchungstisch), der Therapeut steht vor dem Patienten.
2. Die Beine des Patienten werden gebeugt und gestreckt, bis der Punkt der geringsten Gewebespannung in der Lendenlordose erreicht ist.
3. Der Therapeut palpiert die dysfunktionellen lumbalen Segmente mit der linken Hand und umfaßt den linken Ellenbogen des Patienten (16.41).
4. Der Therapeut zieht den linken Ellenbogen des Patienten nach vorne und nach kaudal (Abb. 16.42) und induziert damit eine Linksseitneigung und eine Rechtsrotation von oben (Abb. 16.43).
5. Der rechte Unterarm des Therapeuten nimmt Kontakt mit der rechten Axilla und Pektoralregion auf und fixiert die Rechtsrotation von oben. Währenddessen schiebt der Therapeut mit seinem linken Unterarm das Becken in die Linksrotation (Abb. 16.44). Die Proc. transversi am Scheitel der Gruppe dysfunktioneller Wirbel zeigen senkrecht zum Tisch.

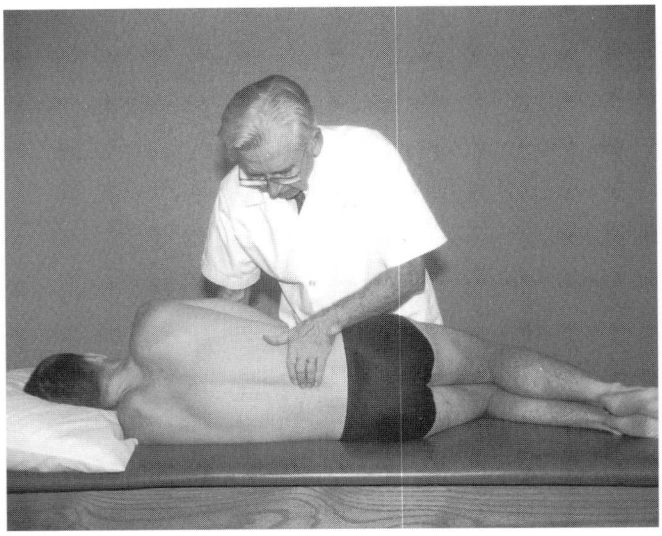

Abb. 16.41

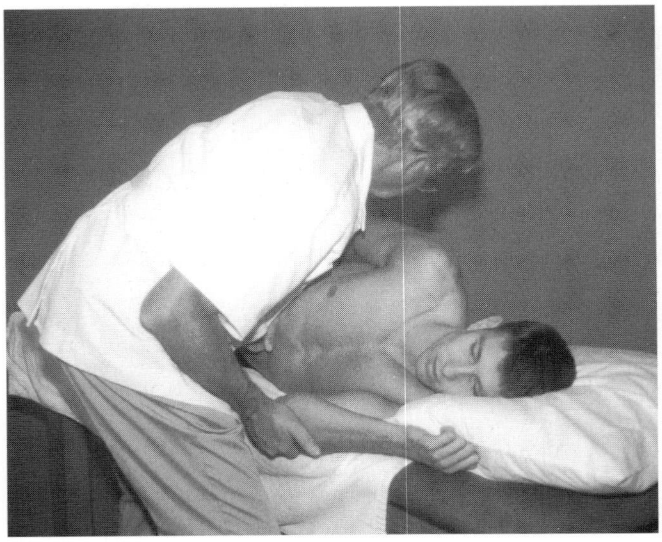

Abb. 16.42

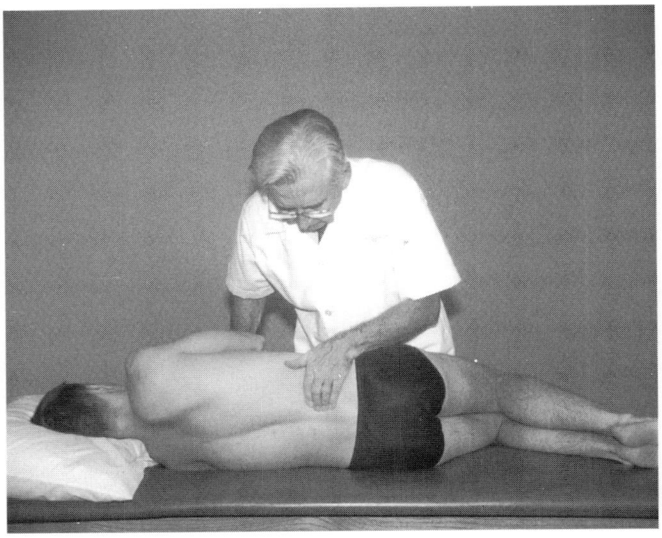

Abb. 16.43

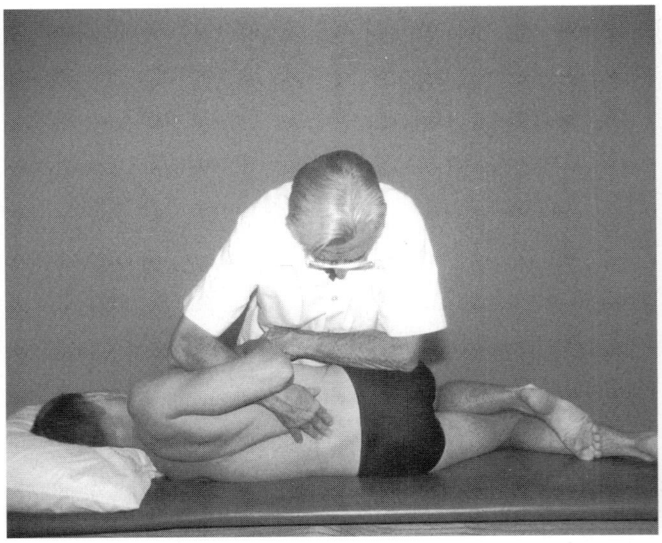

Abb. 16.44

6. Der Therapeut gibt über seinen linken Unterarm einen Impulsstoß, indem er seinen Körper nach vorne fallen läßt, er rotiert damit das Becken nach anterior und nach links.
7. Als alternative Armanlage kann der Behandler mit seinem rechten Unterarm die rechte Schulter des Patienten und die Pektoralregion stabilisieren und mit beiden Händen die dysfunktionellen lumbalen Segmente kontrollieren. Auch hier wird durch das sich Fallen lassen des Behandlers (*body drop*) über den linken Unterarm ein schneller Impuls nach anterior und in die Rotation gegeben (Abb. 16.45).
8. Als weitere Alternative für die Armanlage kann der Therapeut mit seiner rechten Hand den vorderen Teil der Pektoralregion stabilisieren und mit seinem Körper über den linken Unterarm einen rotatorischen Impuls nach anterior geben. Die linke Hand kontrolliert dabei die dysfunktionellen Segmente (Abb. 16.46).
9. Nachuntersuchen.

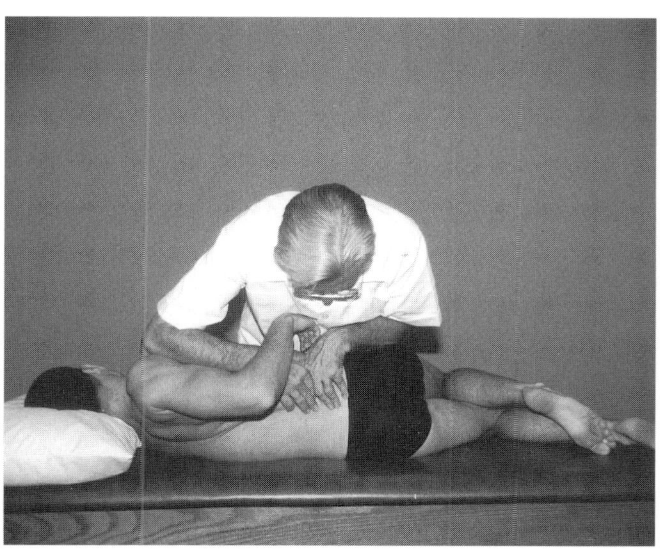

Abb. 16.45

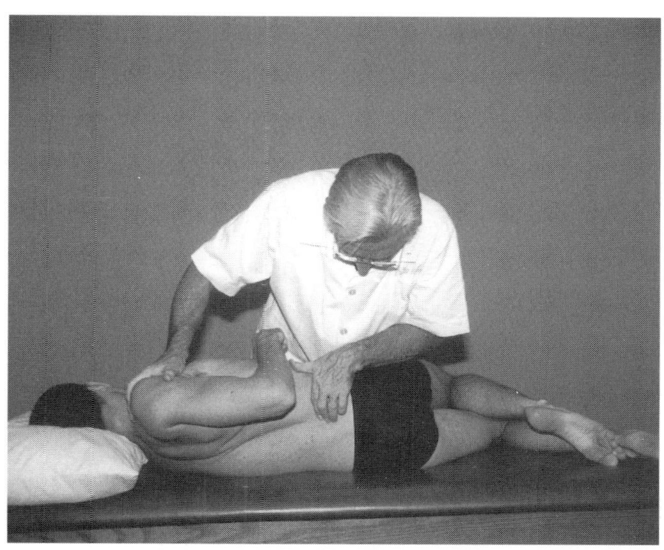

Abb. 16.46

Lendenwirbelsäule

Mobilisation mit Impuls

Seitlage
Non-neutrale Dysfunktion (Beispiel: L4 ERS_L)
Stellung: rückgebeugt (extendiert), linksrotiert, linksseitgeneigt (ERS_L)
Bewegungseinschränkung: Vorbeuge (Flexion), Rechtsrotation, Rechtsseitneigung

1. Der Patient liegt in der Linksseitlage (der Proc. transversus, der nach posterior zeigt, liegt zum Tisch hin). Die Knie und die Füße liegen beisammen, Schultern und Becken stehen senkrecht zum Tisch (dadurch wird eine Rechtsseitneigung induziert). Der Therapeut steht vor dem Patienten und palpiert das Segment L4-L5 mit der linken Hand (Abb. 16.47).
2. Während die Schultern des Patienten senkrecht zum Tisch bleiben, induziert der Therapeut eine Vorbeuge bis hinab zu L4, indem er den Rumpf des Patienten nach vorn beugt (Abb. 16.48).
3. Der Therapeut palpiert mit der rechten Hand das Segment L4-L5 und führt eine Flexion der unteren Extremitäten bis L5 durch (Abb. 16.49).
4. Der Therapeut legt mit seiner linken Hand den rechten Fuß in die linke Kniebeuge. Der rechte Unterarm induziert eine Rechtsrotation bis L4 (Abb. 16.50).

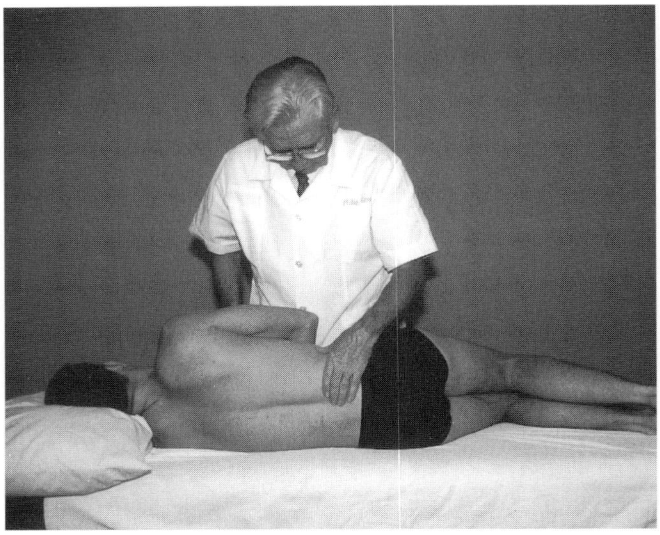

Abb. 16.47

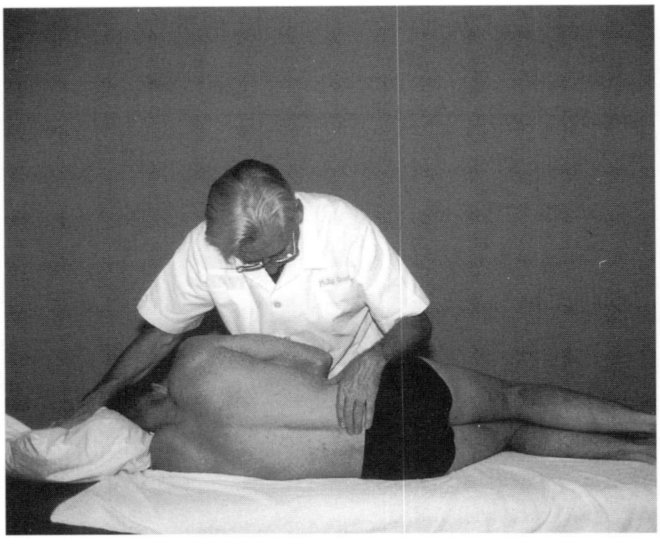

Abb. 16.48

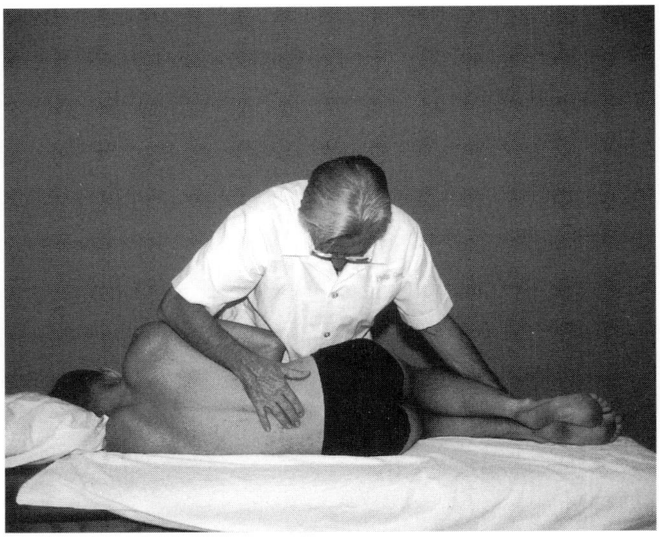

Abb. 16.49

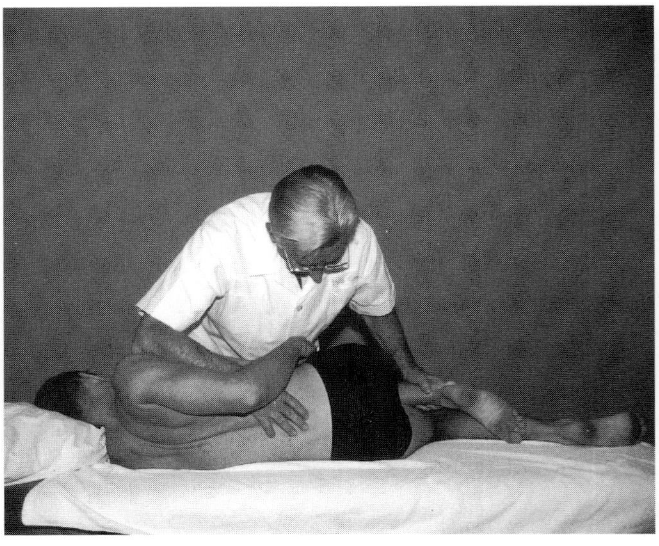

Abb. 16.50

5. Der Therapeut nimmt mit seinem linken Unterarm Kontakt mit dem rechten Gesäß des Patienten auf und rotiert das Becken nach vorne und oben (Abb. 16.51).
6. Es wird eine Feineinstellung in Vorbeuge, Rechtsrotation und Rechtsseitneigung bis zur elastischen Barriere durchgeführt. Anschließend erfolgt ein Impuls nach anterior und kranial über den linken Unterarm, indem der Therapeut seinen Körper nach vorne fallen läßt. Dabei soll der Proc. transversus von L4 senkrecht zum Untersuchungstisch bleiben.
7. Nachuntersuchen.

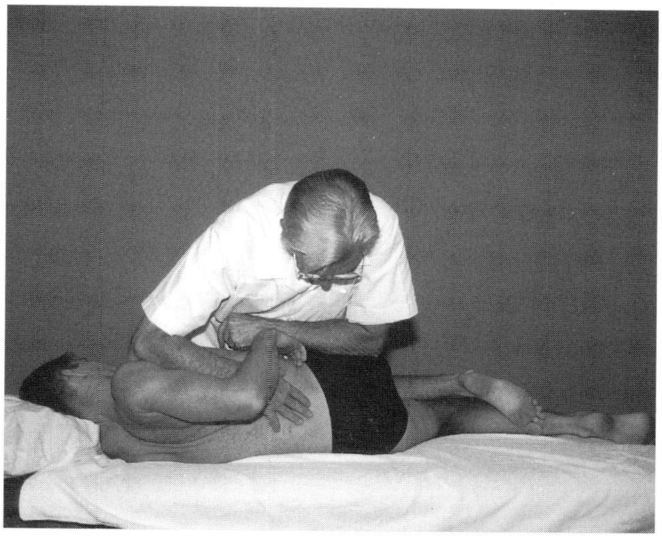

Abb. 16.51

Lendenwirbelsäule

Mobilisation mit Impuls

Seitlage
Non-neutrale Dysfunktion (Beispiel: L4 FRS_L)
Stellung: Vorbeuge (Flexion), Linksrotation, Linksseitneigung (FRS_L)
Bewegungseinschränkung: Rückbeuge (Extension), Rechtsrotation, Rechtsseitneigung

1. Der Patient liegt in Linksseitlage (der am weitesten posterior gelegene Proc. transversus zeigt zum Tisch), Knie und Füße liegen beisammen, Schultern und Bekken liegen senkrecht zum Tisch.
2. Der Therapeut steht vor dem Patienten und legt seine Hände auf das Segment L4-L5 (Abb. 16.52).
3. Durch Translation des Rumpfes von anterior nach posterior stellt der Behandler die erste Barriere der Rückbeuge ein (Abb. 16.53).
4. Mit seinem rechten Unterarm führt der Behandler, durch Translation des Patienten nach posterior, die Feineinstellung der Rückbeugebarriere durch (Abb. 16.54). Die linke Hand liegt palpierend über dem Segment L4-L5 (Abb. 16.55).
5. Die Feinabstimmung der Rückbeugebarriere bis L5 erfolgt, unter Kontrolle durch die palpierende rechte

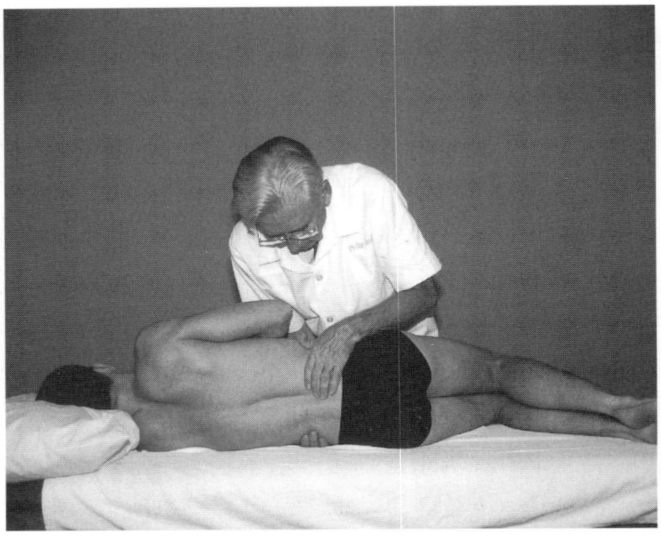

Abb. 16.52

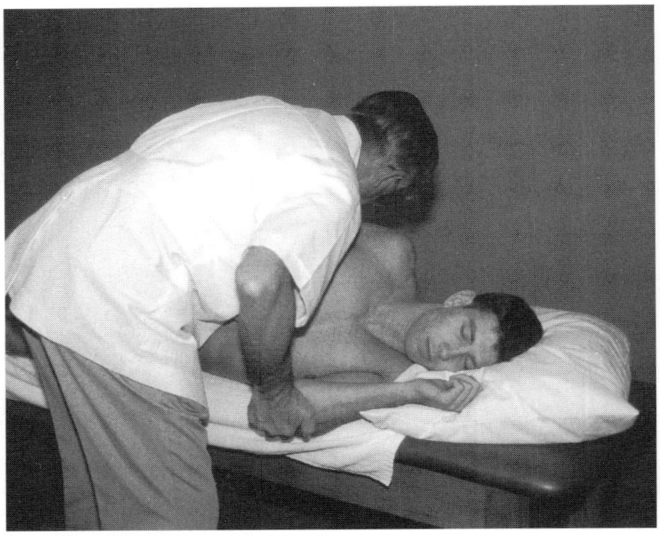

Abb. 16.54

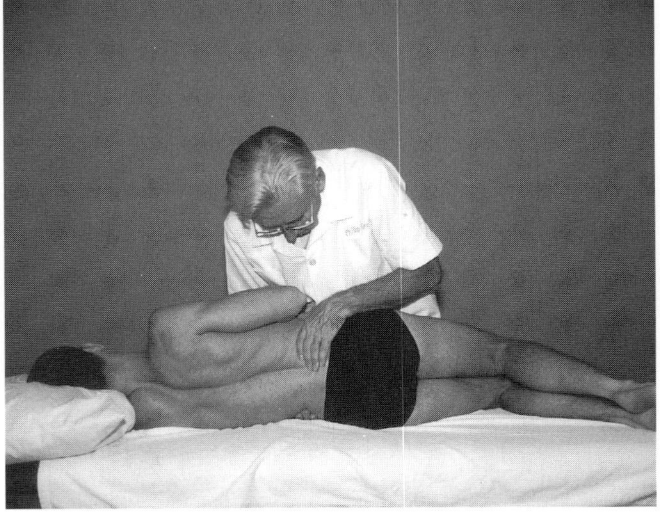

Abb. 16.53

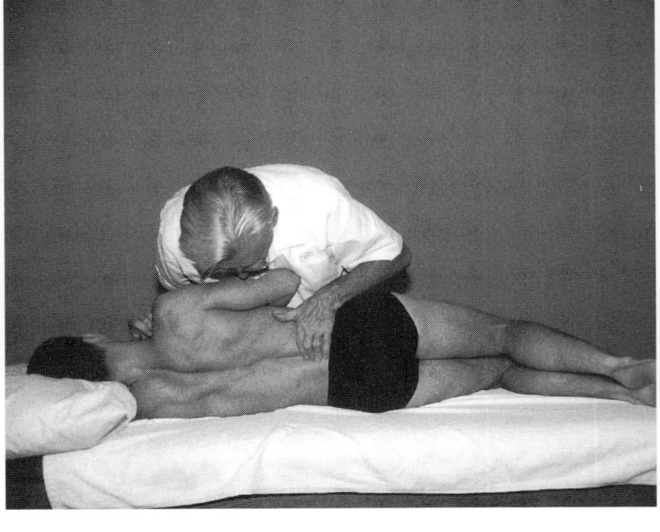

Abb. 16.55

Hand, von unten durch die Extension der unteren Extremitäten mit dem linken Arm (Abb. 16.56).

6. Der Therapeut nimmt mit seiner linken Hand den rechten Fuß des Patienten und legt ihn in die linke Kniebeuge, während der rechte Unterarm Kontakt mit der rechten Pektoralregion aufnimmt und eine Rechtsrotation von oben induziert. Die Finger der rechten Hand sind über dem Segment L4-L5 (Abb. 16.57).
7. Der Therapeut nimmt mit seinem linken Unterarm Kontakt am rechten Gesäß des Patienten auf und induziert eine anteriore und kraniale Rotation des Bekkens, wobei er die Barriere im Segment L4-L5 einstellt (Abb. 16.58).
8. Es wird ein mobilisierender Impuls über den linken Unterarm gegeben, indem der Therapeut seinen Körper nach vorne fallen läßt. Die Impulsrichtung geht nach anterior und kranial.
9. Nachuntersuchen.

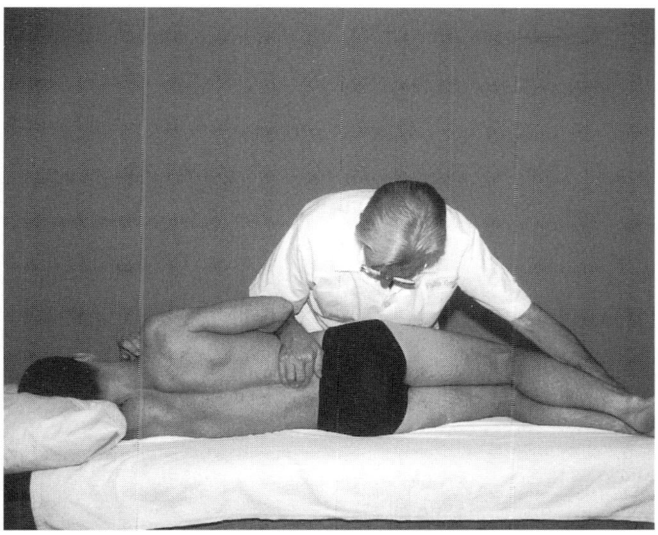

Abb. 16.56

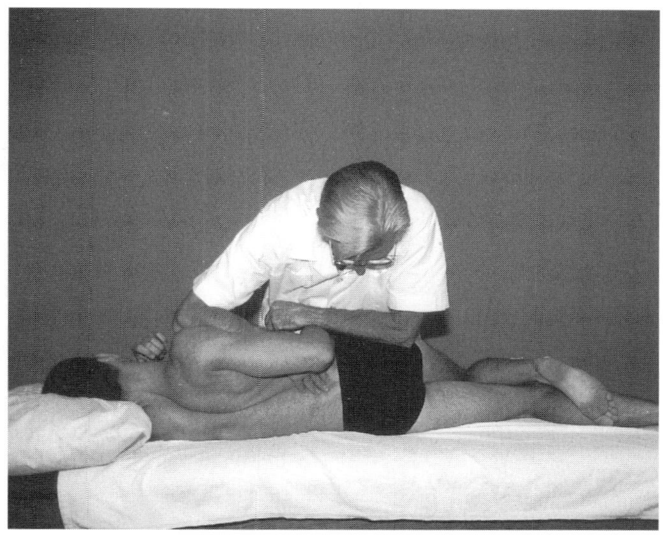

Abb. 16.58

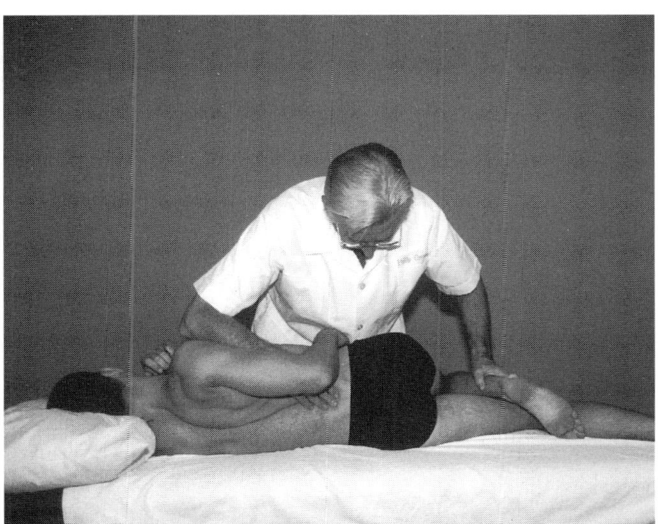

Abb. 16.57

Lendenwirbelsäule

Mobilisation mit Impuls

Sitzend
Einschränkung der Bewegung in der Sagittalebene (Beispiel: L1 bilateral flektiert)
Stellung: beidseits vorgebeugt (flektiert)
Bewegungseinschränkung: beidseitige Rückbeuge (Extension)

1. Der Patient sitzt auf dem Untersuchungstisch, die Arme sind vor der Brust verschränkt und umgreifen die jeweils gegenüberliegende Schulter. Der Therapeut steht hinter dem Patienten und umfaßt beide Ellenbogen, um den Rumpf kontrollieren zu können (Abb. 16.59).
2. Der Therapeut legt seine Handwurzel in die Mittellinie über den Proc. spinosus von L2 und lokalisiert das darunterliegende Segment (Abb. 16.60).
3. Es wird ein Impuls in die Extension gegeben, indem der Therapeut den Rumpf des Patienten über dessen Ellenbogen anhebt. Die rechte Hand bildet in Höhe von L2 das Hypomochlion (Abb. 16.61).
4. Eine Alternative ist der Impulsstoß mit dem Körper des Behandlers (*body drop*) in die anteriore Richtung. Der rechte Unterarm dient als Hebelarm gegen die rechte Hand, die Kontakt mit L2 hält (16.62).
5. Bei jeder dieser Techniken gibt der Behandler den Impulsstoß immer nur mit einer Hand, während die andere stabilisiert. Beide Varianten erfordern eine gute Koordination der Hände.
6. Nachuntersuchen.

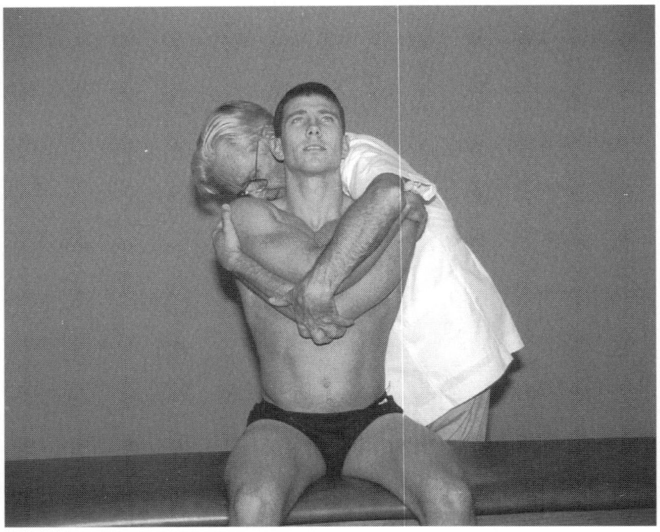

Abb. 16.59

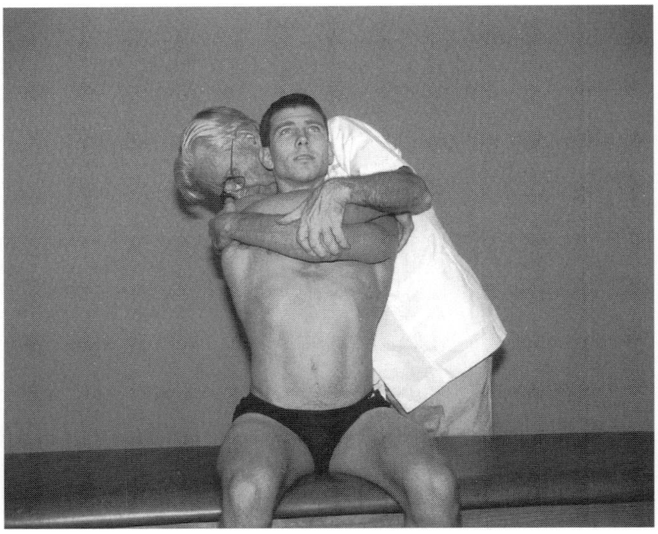

Abb. 16.61

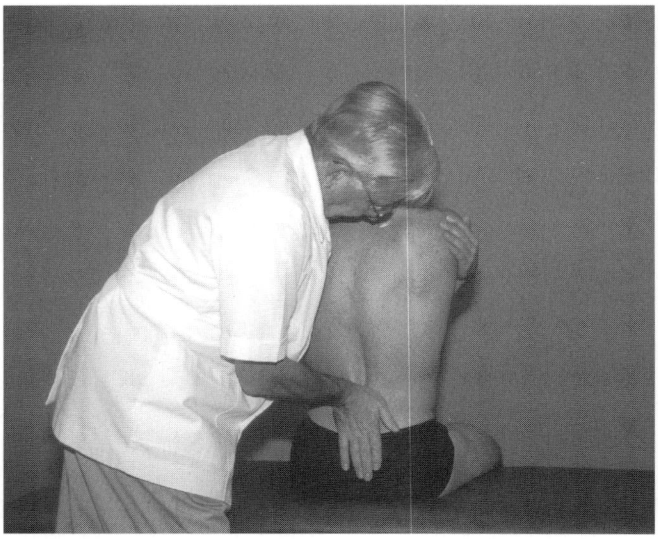

Abb. 16.60

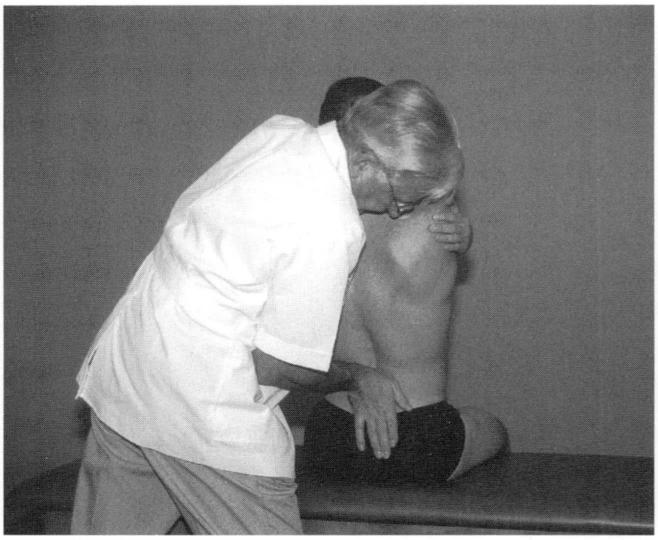

Abb. 16.62

Lendenwirbelsäule

Mobilisation mit Impuls

Sitzend
Non-neutrale Dysfunktion (Beispiel: L3 ERS_L)
Stellung: rückgebeugt (extendiert), linksrotiert, linksseitgeneigt (ERS_L)
Bewegungseinschränkung: Vorbeuge (Flexion), Rechtsrotation, Rechtsseitneigung

1. Der Patient sitzt rittlings am Tischende und hält mit seinen überkreuzten Armen die jeweils gegenüberliegende Schulter.
2. Der Therapeut steht auf der rechten Seite des Patienten und umgreift mit der rechten Hand dessen linke Schulter. Seine Axilla liegt über der rechten Schulter des Patienten. Der Daumen wird durch den Zeigefinger gestützt und liegt rechts neben dem Proc. spinosus von L3 (Abb. 16.63).
3. Der Therapeut geht an die Barriere in Flexion, Rechtseitneigung und Rechtsrotation, indem er den Rumpf des Patienten mit dem rechten Arm an die Barriere heranführt und mit dem linken Daumen gegen den Proc. spinosus von L3 drückt. Die Richtung des Drucks geht von rechts nach links (Abb. 16.64).
4. Für die Manipulation wird ein Impuls mit dem rechten Daumen gegen den Proc. spinosus von L3 von rechts nach links gegeben, indem der Therapeut sein Körpergewicht nach unten fallen läßt und die Position des Patienten in Richtung Vorbeuge, Rechtsseitneigung und Rechtsrotation verstärkt.
5. Eine alternative Handanlage ist der Ansatz des linken Os pisiforme über den Hypothenar des Behandlers auf der rechten Seite des Dornfortsatzes von L3 (Abb. 16.65). Achten Sie darauf, daß der Therapeut seinen linken Unterarm an der linken Hüfte abstützt.
6. Nachuntersuchen.

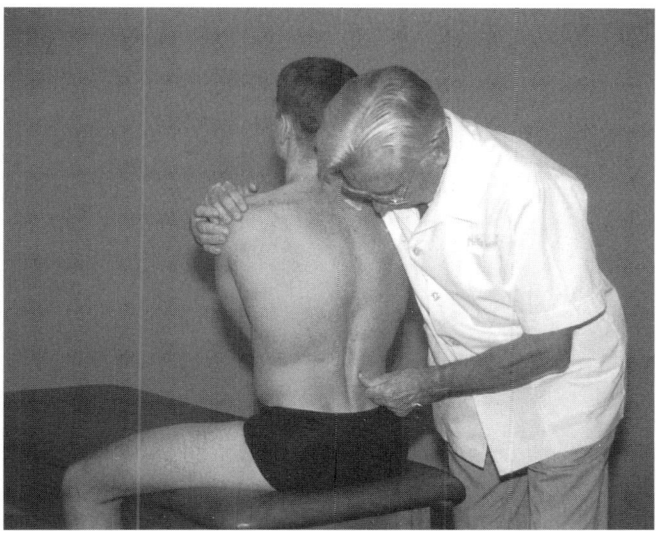

Abb. 16.63

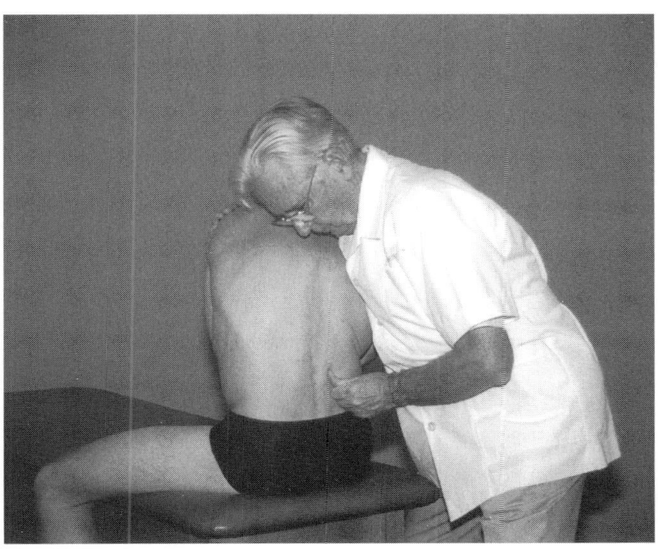

Abb. 16.64

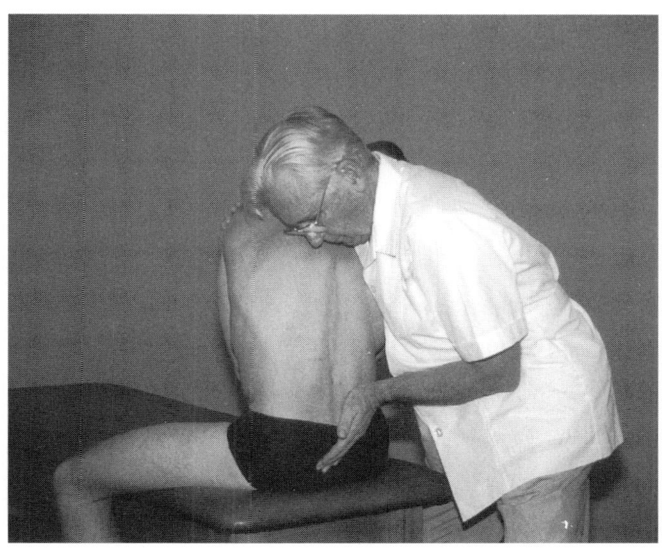

Abb. 16.65

Lendenwirbelsäule

Mobilisation mit Impuls

Sitzend
Non-neutrale Dysfunktion (Beispiel: L3 FRS_L)
Stellung: vorgebeugt (flektiert), linksrotiert, linksseitgeneigt (FRS_L)
Bewegungseinschränkung: Rückbeuge (Extension), Rechtsrotation, Rechtsseitneigung

1. Der Patient sitzt rittlings auf dem Untersuchungstisch und hält mit seiner rechten Hand die linke Schulter.
2. Der Therapeut steht auf der rechten Seite und umfaßt mit der rechten Hand die linke Schulter des Patienten. Seine rechte Axilla liegt über der rechten Schulter des Patienten. Der Therapeut legt den verstärkten Daumen auf die rechte Seite des Proc. spinosus von L3 (Abb. 16.66).
3. Mit dem rechten Arm induziert der Therapeut Rückbeuge, Rechtsseitneigung und Rechtsrotation und drückt gleichzeitig auf den Proc. spinosus von L3 von rechts nach links (Abb. 16.67).
4. Der Impuls erfolgt, indem der Therapeut sein Körpergewicht auf die rechte Schulter des Patienten fallen läßt und mit dem linken Daumen einen Stoß von rechts nach links gibt.
5. Eine alternative Handanlage ist über das Os pisiforme möglich. Dabei legt der Therapeut den linken Hypothenar rechts neben den Proc. spinosus von L3 (Abb. 16.68). Beachten Sie, daß sich der Therapeut mit dem linken Ellenbogen auf der linken Hüfte abstützt und so einen Hebelarm erzeugt.
6. Nachuntersuchen.

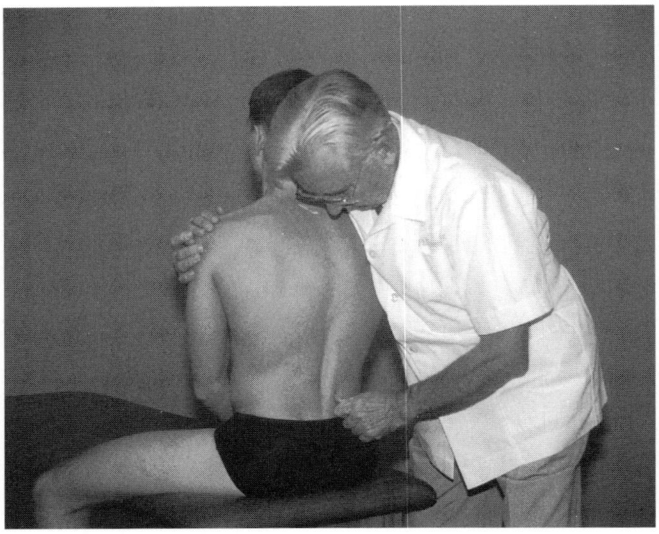

Abb. 16.66

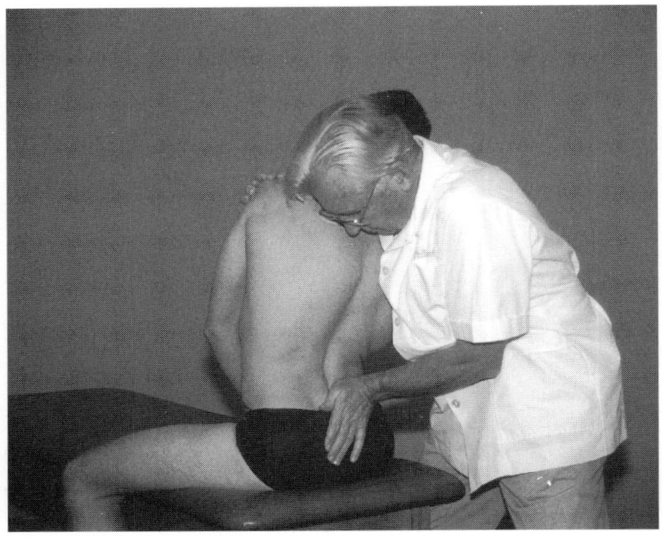

Abb. 16.68

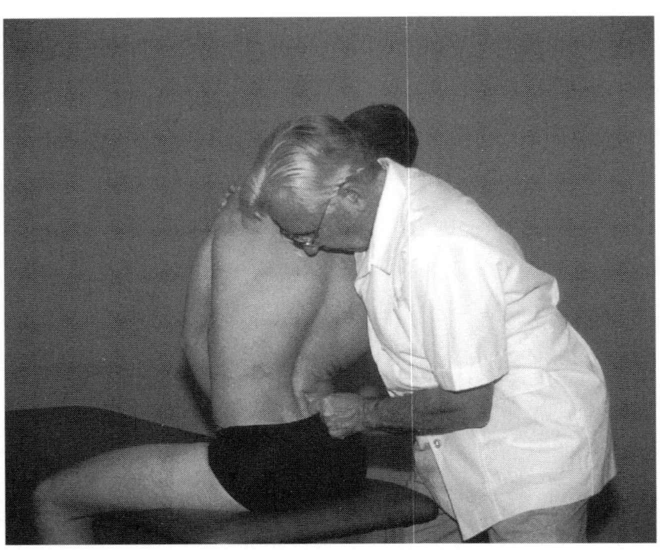

Abb. 16.67

Lendenwirbelsäule

Mobilisation mit Impuls

Sitzend
Neutrale (Gruppen-) Dysfunktion
(Beispiel: L1-4, Konvexität links)
Stellung: neutral, rechtsseitgeneigt, linksrotiert (NS_R R_L) oder (EN_L)
Bewegungseinschränkung: Linksseitneigung, Rechtsrotation

1. Der Patient sitzt rittlings auf dem Untersuchungstisch und hält mit seiner linken Hand die rechte Schulter.
2. Der Therapeut steht links vom Patienten und umfaßt mit seiner linken Hand dessen rechte Schulter. Die linke Axilla liegt über der linken Schulter des Patienten. Der verstärkte Daumen befindet sich links zwischen den Querfortsätzen von L2 und L3 (Abb. 16.69).
3. Der Therapeut stellt durch Bewegung des Rumpfes mit dem linken Arm die Barriere in Richtung Linksseitneigung und Rechtsrotation ein. Er bildet mit seinem rechten Daumen ein Hypomochlion nach anteromedial (Abb. 16.70).
4. Der Impuls erfolgt, indem der Therapeut sein Körpergewicht in Richtung Boden fallen läßt und dabei die Linksseitneigung und Rechtsrotation am Scheitel der Krümmung verstärkt.
5. Als alternative Handanlage können das rechte Os pisiforme und der rechte Hypothenar verwendet werden, die am Scheitel der lumbalen Krümmung angelegt werden (Abb 16.71).
6. Nachuntersuchen.

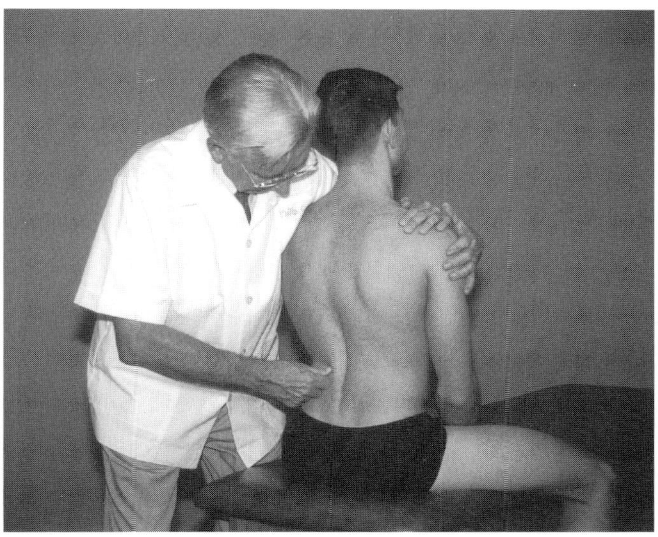

Abb. 16.69

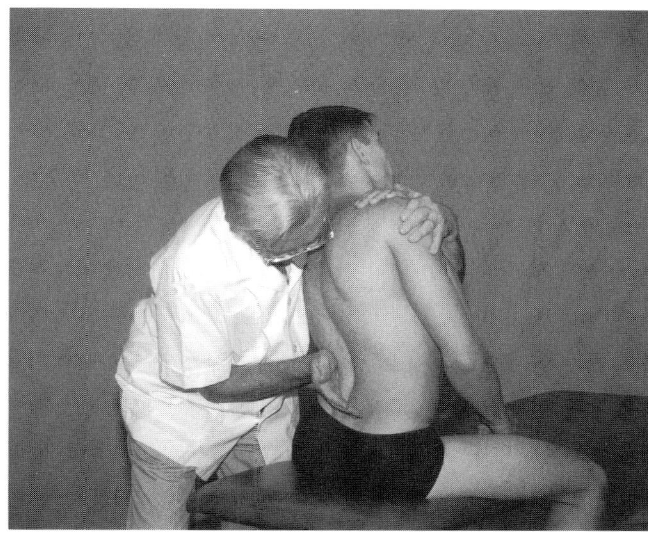

Abb. 16.71

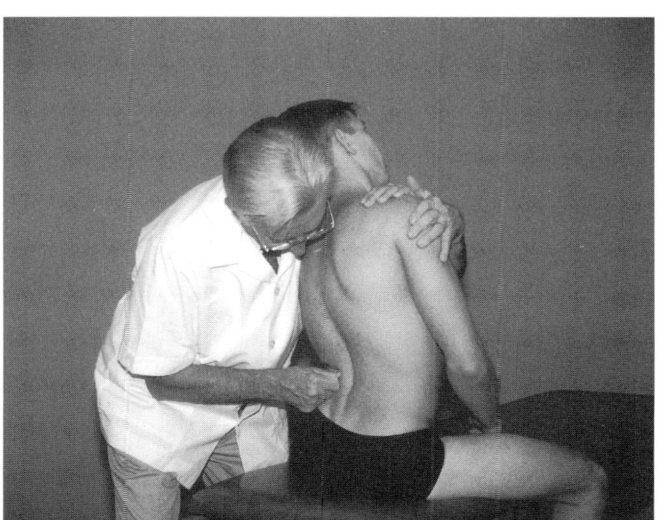

Abb. 16.70

Lendenwirbelsäule

Mobilisation ohne Impuls

Verschiedene aktivierende Kräfte

1. Alle eben beschriebenen Manipulationstechniken mit Impuls können durch mobilisierende (artikulierende) Techniken ohne Impuls ersetzt werden
2. Die Körperhaltungen von Patient und Therapeut sind die gleichen wie bei den Manipulationstechniken.
3. Gehen Sie nach den in Kapitel 7 beschriebenen Regeln vor.
4. Das Bewegungsausmaß des in seiner Beweglichkeit eingeschränkten Gelenks wird durch rhythmisch wiederholtes Angehen des Behandlers an die restriktive Barriere vergrößert.
5. Diese Technik wird häufig vor der Impulsmanipulation angewandt.
6. Nachuntersuchen.

Lendenwirbelsäule

Die Muskelenergie als aktivierende Kraft

1. Anstelle der Manipulationen mit Impuls können auch intrinsisch aktivierende Muskelkräfte eingesetzt werden.
2. Die aktivierende Kraft des Patienten wird gegen die vom Behandler eingestellte Position gerichtet.
3. Drei bis fünf isometrische Muskelkontraktionen des Patienten werden 3-5 Sekunden gehalten, in der Entspannungsphase geht der Behandler jeweils an die neue Barriere.
4. Vor einer Manipulation mit Impuls werden häufig zwei oder drei Mobilisationen mit der Muskelenergietechnik durchgeführt.
5. Nachuntersuchen.

17 Die Beckenringdysfunktion

Die Rolle der Iliosakralgelenke bei der Entstehung von muskulo-skelettalen Schmerzen wird nach wie vor kontrovers diskutiert. Bereits Mitte des 19. Jahrhunderts wird in der medizinischen Literatur eine Bewegung in den Iliosakralgelenken beschrieben. Dennoch hat die medizinische Lehrmeinung eine Bewegung der Iliosakralgelenke und deren klinische Relevanz lange Zeit negiert. Aufgrund neuerer wissenschaftlicher Untersuchungen wird die Bedeutung der Iliosakralgelenke bei Schmerzsyndromen heute anders beurteilt. Es ist inzwischen allgemein anerkannt, daß an den Iliosakralgelenken eine, wenn auch kleine Bewegung stattfindet. Nach wie vor existieren divergierende Auffassungen über die Art der Bewegung und die Bewegungsachsen. Injektionen an die Iliosakralgelenke unter arthroskopischer Kontrolle lösten bei manchen Patienten Schmerzen aus, die nach Instillation von Lokalanästhetika verschwanden. Gesunde Iliosakralgelenke scheinen auf Injektion nicht mit Schmerz zu reagieren. Strittig ist weiterhin, ob signifikante iliosakrale Dysfunktionen durch eine klinische Untersuchung diagnostiziert werden können. Hier sind offensichtlich weitere Grundlagenforschung und klinische Studien vonnöten.

Es ist im Rahmen dieses Buches nicht möglich, einen Überblick über die gesamte Literatur zur Bewegung im Iliosakralgelenk zu geben. Das hier vorgestellte diagnostische und therapeutische System der Beckendysfunktion erlaubt dem Arzt, alle physikalischen Befunde, die bei Beckendysfunktionen auftreten können, zu diagnostizieren und zu behandeln. Dieses System gründet auf dem gegenwärtigen Wissensstand über die Bewegungen des Beckens und liefert das theoretische Modell und die Terminologie zur Beschreibung der physikalischen Befunde, die bei einer Untersuchung des Beckens erhoben werden können.

17.1 Modelle der Beckenringdysfunktion

Die strukturelle Diagnostik und Behandlung des Beckens spielen im Rahmen des posturalen strukturellen Modells eine große Rolle. Durch das Becken werden die sehr beweglichen unteren Extremitäten mit dem Rumpf verbunden. Nur dadurch ist das komplexe Bewegungsmuster des aufrechten Ganges möglich. Eine manualtherapeutische Therapie am Becken kann die funktionelle Symmetrie der drei Knochen und Gelenke des Beckens in der Gehbewegung wiederherstellen. Die Oberfläche des Sakrums trägt die Wirbelsäule. Daher haben Störungen am Sakrum einen bedeutenden Einfluß auf ihre Funktion.

Aufgrund seiner engen Verbindungen zum Beckenboden (Diaphragma pelvis) spielt das Becken beim Konzept über Atmung und Kreislauf eine entscheidende Rolle. Dysfunktionen des knöchernen Beckens verändern die funktionellen Möglichkeiten der Muskeln des Beckenbodens in der gleichen Weise, wie sich Störungen von Brustwirbelsäule und Rippendysfunktionen auf die Funktion des Zwerchfells auswirken.

Das Sakrum spielt im Rahmen des kraniosakralen Systems eine bedeutende Rolle. Das Sakrum hat mit seiner inhärenten Bewegung zwischen beiden Ilia Anteil am kraniosakralen Rhythmus. Gestörte Funktionen des Beckengürtels können den kraniosakralen Mechanismus negativ beeinflussen, umgekehrt können Störungen in der kraniosakralen Mechanik negative Auswirkungen auf die biomechanischen Funktionen des knöchernen Beckens haben. Das knöcherne Becken leistet einen wichtigen Beitrag zur Funktion des muskuloskelettalen Systems und rechtfertigt eine eingehende Untersuchung und Behandlung bei allen Patienten.

17.2 Funktionelle Anatomie

Das Becken besteht aus drei Knochen und drei Gelenken (Abb. 17.1). Die fünf Sakralwirbel sind zum Kreuzbein verschmolzen. Das Sakrum artikuliert kranial mit dem letzten Lendenwirbel und kaudal mit dem Steißbein. Es sollte als Bestandteil der Wirbelsäule betrachtet werden. Häufig verhält es sich wie ein atypischer Lendenwirbel zwischen den beiden Darmbeinen, wobei die Iliosakralgelenke als atypische Zygoapophysealgelenke fungieren. Rechtes und linkes Os innominatum (Hüftbein) bestehen aus Os ilium, Os ischium und Os pubis, die miteinander verschmolzen sind. Die Symphyse bildet die gelenkige Verbindung zwischen den beiden Ossa innominata. Jedes Os innominatum artikuliert kranial über das Iliosakralgelenk mit dem Sakrum und kaudal über das Hüftgelenk mit dem Oberschenkel. Vom funktionellen Gesichtspunkt aus wäre das Os innominatum als Knochen der unteren Extremität anzusehen, die Iliosakralgelenke wären dann das Bindeglied zwischen Wirbelsäule und unterer Extremität.

Die Gelenke des Beckenrings sind die Symphyse und die beiden Iliosakralgelenke. Die Symphyse ist eine Amphiarthrose mit kräftigen oberen und unteren Ligamenten und einem dünneren hinteren Ligament. Die Gelenkflächen können in ihrer Form variieren. Dabei geht das Spektrum von beidseits symmetrischen flachen Gelenk-

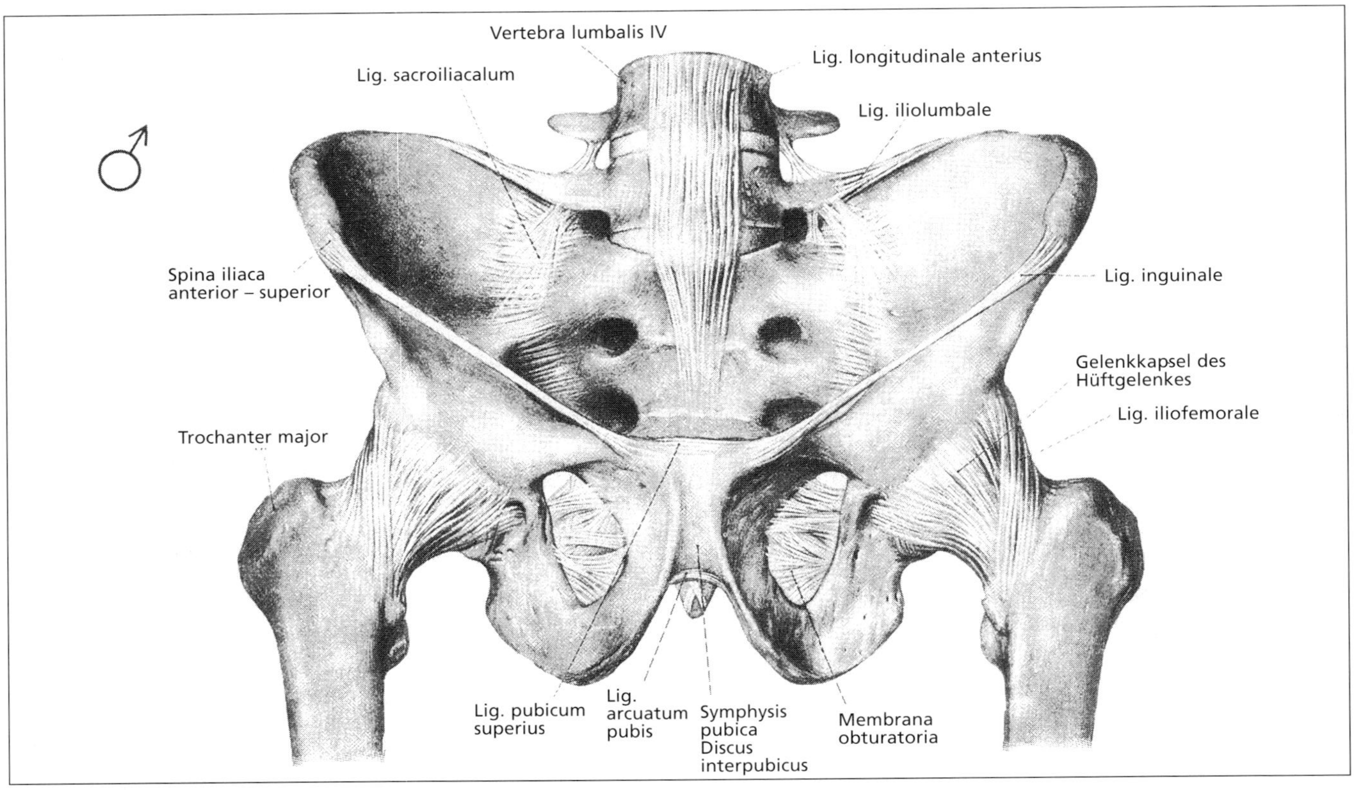

Abb. 17.1: Beckenring

flächen bis zu Asymmetrien und Verzahnungen. Die Form des Gelenkes, die ligamentöse Stabilisierung des Gelenkes (insbesondere unter hormonellen Einflüssen) wie auch die Bauchmuskeln und Adduktoren beeinflussen das Ausmaß der in diesem Gelenk verfügbaren Bewegung.

Die Iliosakralgelenke sind „echte Gelenke" mit Gelenkspalt, Gelenkkapsel und Gelenkknorpel. Eine Besonderheit besteht darin, daß der Knorpel auf der Sakrumseite hyalin und auf der Iliumseite fibrokartilaginös ist. Der Gelenkknorpel ist am Sakrum wesentlich dicker als am Ilium. Die Iliosakralgelenke sind L-förmig, mit einem kürzeren oberen und einem längeren unteren Arm. Am Sakrum findet sich etwa in Höhe von S2 eine Vertiefung, am Ilium finden wir in gleicher Höhe die korrespondierende Erhabenheit. Die Form der Iliosakralgelenke variiert beträchtlich von Mensch zu Mensch und von Seite zu Seite beim selben Individuum. Während des Alterungsvorganges kommt es zu einer Zunahme der Vertiefungen der gegenüberliegenden Gelenkflächen, wodurch die verfügbare Beweglichkeit reduziert wird. Bemerkenswert ist die zeitliche Koinzidenz von bis zur Arbeitsunfähigkeit führender Rückensymptomatik (Alter 25 bis 45 Jahre) und maximaler Beweglichkeit der Iliosakralgelenke. Eine asymmetrische Dysfunktion der Iliosakralgelenkbewegung kann zu chronischen Rückenschmerzen führen. Die Richtung der Abschrägung verändert sich etwa an der Verbindung von oberem und unterem Schenkel. Am oberen Schenkel geht die Abschrägungsrichtung konvergent von posterior nach anterior, am unteren Schenkel geht sie divergent von posterior nach anterior. Dadurch entsteht ein Verschlußmechanismus, dessen Zentrum etwa in Höhe von S2 liegt. Manchmal sind die Gelenkflächen abgeflacht, ohne Gehrungsveränderung in Höhe von S2. Manchmal fehlt die Prominenz am Ilium zur Aufnahme des Sakrums. Bei dieser Formvariante ist die Stabilität vermindert, und es besteht die Möglichkeit einer Translationsbewegung nach superior oder inferior, d. h. einer Verschiebung. Zuweilen kann am Sakrum anstelle einer Konkavität eine Konvexität und am Ilium eine Konkavität vorliegen. Dann ist die Beweglichkeit, insbesondere die Rotation nach medial und lateral um eine vertikale Achse erhöht.

Die Stabilität des Iliosakralgelenkes wird in hohem Maße durch Ligamente gewährleistet. Das Lig. iliolumbale setzt am Querfortsatz von L4 und L5 und an der Vorderfläche der Crista iliaca an. Die unteren Fasern verbinden sich mit dem Lig. sacroiliacum ventrale. Das Lig. sacroiliacum ventrale ist ein relativ flaches, dünnes Band und bildet eine Schlinge, um das Os innominatum mit der Vorderfläche des Sakrums zu verbinden (Abb. 17.2). Das Lig. sacroiliacum dorsale besteht aus drei Schichten: Die tiefste Schicht wird von kurzen Fasern gebildet, die das Sakrum mit dem Ilium verbinden. Die Fasern der mittleren Schicht gehen vom hinteren Teil des Sakrums zum medialen Anteil des Iliums und nehmen den Großteil des Raumes ein, der über dem dorsalen Anteil des Iliosakralgelenkes liegt. Die oberste Schicht des Lig. sacroiliacum dorsale besteht aus langen Fasern, die sich verbinden und von der Crista sacralis zum Ilium laufen. Am inferioren Anteil vernetzt sich das Lig. sacroiliacum dorsale mit den akzessorischen iliosakralen Bändern, d. h. dem Lig. sacrotuberale und dem Lig. sacrospinale. Das Lig. sacrotuberale geht vom unteren lateralen Winkel des Sakrums zum Tuber ischiadicum und hat eine halbmondförmige mediale Begrenzung. Das Lig. sacrospinale liegt unter dem Lig. sacrotuberale und geht vom inferioren lateralen Winkel des Sakrums zur Spina ischiadica. Dadurch werden das Foramen ischiadicum majus und minus gebildet. Unterteilt werden sie durch das Lig. sacrospinale.

Am Beckengürtel entspringen zahlreiche Muskeln. Es ist sehr schwierig zu bestimmen, welche Muskeln einen direkten Einfluß auf die Bewegung des Iliosakralgelenkes haben. Die Bewegung des iliosakralen Mechanismus scheint vorwiegend passiv auf die Muskelaktionen der Umgebung zu reagieren. Die Bauchmuskeln, einschließlich des M. obliquus abdominis, des M. intermedius und des M. rectus, inserieren am oberen Teil des Beckengürtels. Sie verbinden sich dorsal mit dem M. quadratus lumborum, der Fascia lumbodorsalis und dem M. erector spinae. Sechs Gruppen von Hüft- und Oberschenkelmuskeln setzen am Beckengürtel und an den unteren Extremitäten an. Diese Hüftmuskeln beeinflussen in hohem Maße die Bewegung der beiden Ossa innominata innerhalb des Beckengürtels. Vor den Iliosakralgelenken liegen zwei bedeutende Muskeln, der M. psoas und der M. piriformis. Der M. psoas überkreuzt die Vorderfläche der Iliosakralgelenke auf seinem Weg von der Lumbalregion zum Trochanter minor des Femur. Der rechte und linke M. piriformis entspringen an der Vorderfläche des Sakrums, durchziehen das Foramen ischiadicum und inserieren am Trochanter major.

Eine muskuläre Dysbalance in einer dieser Muskelgruppen kann die Funktion des Beckengürtels beeinträchtigen. Eine Differenz in Länge und Kraft des M. piriformis beeinflußt in hohem Maße die Bewegung des Sakrums zwi-

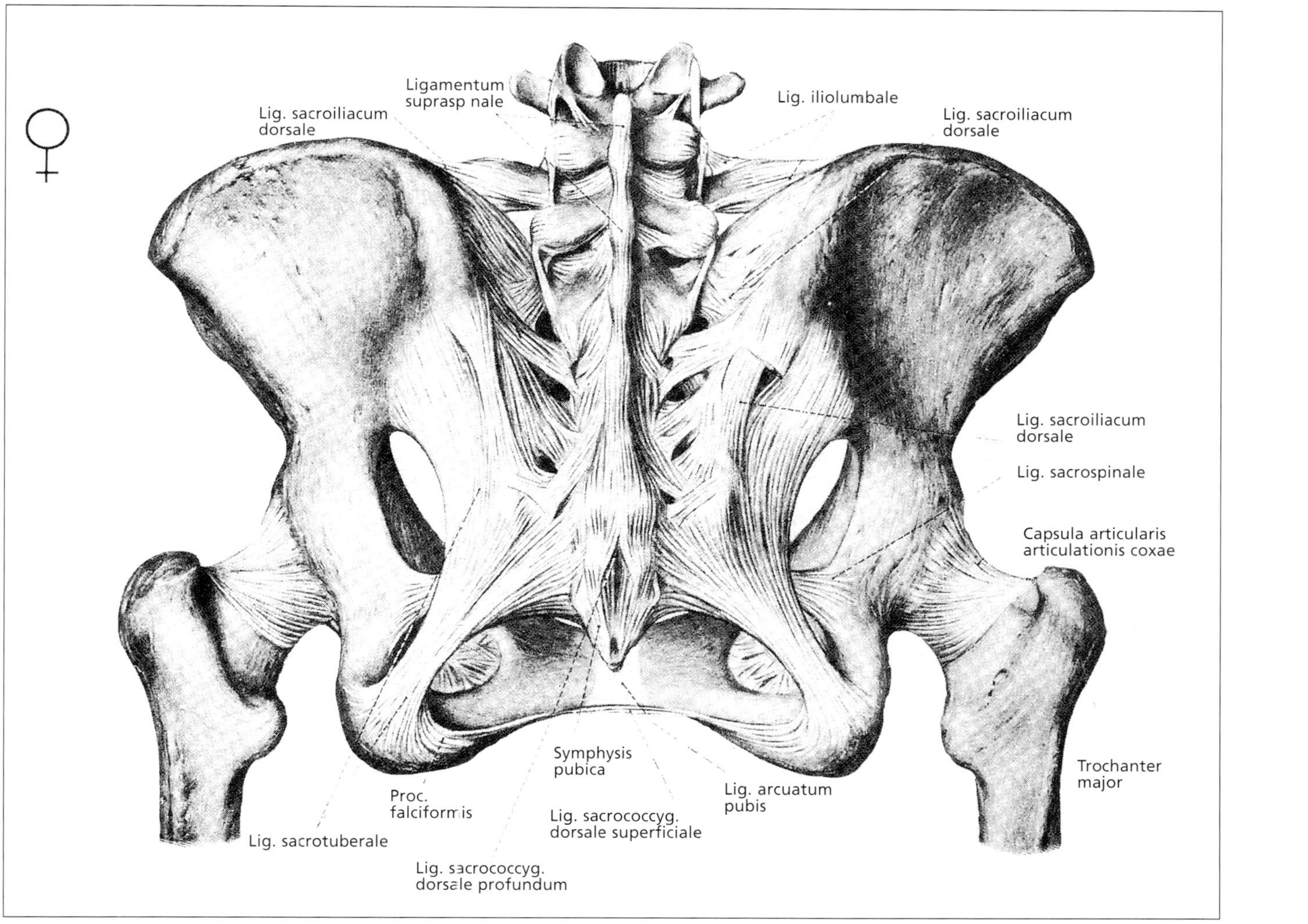

Abb. 17.2: Sakroiliakalgelenk

schen den beiden Ossa innominata. Störungen des Beckenbodens spielen eine große Rolle bei Patienten mit gynäkologischen, urologischen und rektalen Erkrankungen. Ich empfehle dem Leser, sich in einem Standardwerk eingehender mit der Anatomie der gesamten Region zu befassen.

17.3 Die Bewegung des Beckens

Das Becken kann als funktionelle Einheit betrachtet werden. Die drei Beckenknochen bewegen sich in den drei Gelenken, wobei ihre Bewegung von unten durch die unteren Extremitäten und von oben durch Wirbelsäule und Rumpf beeinflußt wird. Aus der Integration dieser Einzelbewegungen entsteht links und rechts eine Torsionsbewegung um eine vertikale (y-) Achse. Bei einer Torsion nach links dreht die Symphyse in der Mittellinie nach links, und das rechte Os innominatum wird nach ventral bewegt. Das linke Os innominatum geht nach dorsal, und das Sakrum ist nach links gedreht (Beckenrotation gegen den Uhrzeigersinn). Bei einer Torsion nach rechts (Rotation im Uhrzeigersinn) geschieht genau das Gegenteil. Wir können diese Torsionsbewegung mit einem Test überprüfen. Dabei liegt der Patient auf dem Rücken. Der Therapeut legt seine beiden Handflächen über die Spina illiaca anterior superior. Nun drückt der Therapeut alternierend die rechte und linke Spina illiaca anterior superior nach posterior. Die so entstandene Schaukelbewegung wird im Hinblick auf Symmetrie oder Asymmetrie beurteilt. Finden wir eine Einschränkung an der rechten Spina illiaca anterior superior beim Druck nach hinten im Vergleich zu links, so liegt die Annahme nahe, daß das Becken nach links rotiert ist und daß wir nun nach der Struktur suchen müssen, die für die Einschränkung der Bewegung verantwortlich ist.

Das Bewegungsausmaß an der Symphyse und an den Iliosakralgelenken ist sicherlich nicht sehr groß. Weitere biomechanische Forschungen sind nötig, um spezifische Bewegungen nachzuweisen und ihre Bewegungsachsen zu bestimmen. Die folgenden Ausführungen basieren auf dem aktuellen Stand der biomechanischen Forschung und auf klinischen Beobachtungen. Zahlreiche klinische Phänomene können durch rein biomechanische Vorgänge nicht befriedigend erklärt werden. Daher wird dem Leser ein theoretisches Konstrukt angeboten, um einige der klinischen Phänomene zu erklären und eine Nomenklatur zur Beschreibung von normalen Bewegungen und Dysfunktionen zu liefern.

17.4 Die Bewegung an der Symphyse

Die Bewegung an der Symphyse ist recht gering. Sie erfolgt beim Einbeinstand und während des Gehens. Kräftige Ligamente sowohl am Oberrand wie auch am Unterrand der Symphyse gewährleisten ihre Integrität. Die Ligamente lockern sich im Gefolge hormoneller Veränderungen bei Frauen, insbesondere während Schwangerschaft und Geburt. An der Symphyse trennen sich die Gelenkflächen, um den inneren Durchmesser des Beckens während der Geburt zu vergrößern. Beim Einbeinstand über mehrere Minuten findet eine kleine Scherbewegung nach kranial statt. Beim Stand auf dem anderen Bein oder beim längeren Stand auf beiden Beinen geht der nach oben verschobene Schambeinast wieder zurück in die Ausgangsstellung. Während des Gangzyklus dient die Symphyse als vordere Achse für die Rotation der O. innominata. Dysfunktionen der Symphyse verändern die Rotation des Os innominatum nach anterior und posterior während des Gehens.

17.5 Die sakroiliakale Bewegung

Die Bewegung des Iliosakralgelenkes wird definiert als Bewegung des Sakrums zwischen den beiden Ossa innominata. Dabei müssen beide Iliosakralgelenke beteiligt sein. Aufgrund biomechanischer und radiologischer Studien ist die Nutations- und Gegennutationsbewegung am Sakrum (Nutation nach anterior – Nutation nach posterior) die am besten bekannte Bewegungsform. Als Nutation wird eine Nickbewegung des Sakrums zwischen den Ossa innominata bezeichnet, wobei sich die Sakrumbasis nach vorne und unten, die Sakrumspitze nach hinten und oben bewegt. Eine Gegennutation findet dann statt, wenn sich die Sakrumbasis nach hinten und oben, die Sakrumspitze nach vorne und unten bewegt. Diese Bewegung des Iliosakralgelenkes findet beim Stand auf zwei Beinen statt, wenn der Rumpf nach vorne und nach hinten gebeugt wird. Zahlreiche andere Strukturen sind an der Rumpfvor- und -rückbeuge beteiligt, die Bewegung des Iliosakralgelenkes wird jedoch als Nutation und Gegennutation bezeichnet. Für eine strukturelle Diagnostik wird die Nutation als Bewegung nach anterior und die Gegennutation als Bewegung nach posterior definiert. Die Bewegungsachse dieser Nutation in anterior-posteriore Richtung variiert von Studie zu Studie, scheint jedoch mit dem oberen und unteren Anteil des Iliosakralgelenkes und ihrer Verzahnung in Höhe von S2 assoziiert zu sein. Bei der Nutation nach anterior und posterior findet als Begleitreaktion eine Translationsbewegung von oben nach unten statt. Während der Nutation nach anterior (Nutationsbewegung) erfolgt eine Translation des Sakrums nach inferior. Während der Nutation nach posterior (Gegennutation) findet eine Translation nach superior statt. Eine beidseitige Symmetrie der anterior-posterioren Nutationsbewegung ist nur möglich, wenn die beiden Iliosakralgelenke symmetrisch sind. Da häufig Asymmetrien vorliegen, ist auch die Asymmetrie der Anterior-/Posteriornutation ein häufiger Befund. Die Nutation nach anterior wird als „Flexion des Sakrums" im biomechanischen Modell und als „Extension des Sakrums" im kraniosakralen Modell bezeichnet. Die Nutation nach posterior wird im biomechanischen Modell als „Extension des Sakrums" und im kraniosakralen Modell als „Flexion des Sakrums" bezeichnet.

Die Bewegung des Sakrums zwischen den beiden Ossa innominata während des Gehens ist wesentlich komplexer und wird häufig weniger gut verstanden. Palpiert man die rechte Seite der Sakrumbasis mit dem rechten Daumen und den rechten Angulus inferior mit dem rechten Zeigefinger, die linke Sakrumbasis mit dem linken Daumen und den linken Angulus inferior mit dem linken Zeigefinger, und folgt man der Bewegung des Sakrums während des Gehens, so scheint dies eine oszillierende Bewegung durchzuführen. Die Oszillation geht zuerst nach links und anschließend nach rechts. Die rechte Basis scheint sich nach vorne zu bewegen, wohingegen der linke Angulus inferior nach hinten geht. Anschließend kommt es zu einer gegenläufigen Bewegung, wobei sich die linke Sakrumbasis nach vorne und der rechte Angulus inferior nach hinten bewegt. Diese Bewegung des Sakrums wurde als „Torsion" beschrieben, um die gekoppelte Bewegung von Seitneigung und Rotation in entgegengesetzte Richtungen zum Ausdruck zu bringen.

Bei einer Studie an Leichen fand man, daß die Koppelung von Seitneigung und Rotation am Sakrum davon abhängt, welche Bewegung zuerst stattfindet. Klinische Untersuchungen des Gangzyklus haben gezeigt, daß Seitneigung und Rotation des Sakrums gegenläufig sind. Bei einer Torsion nach links rotiert die Vorderfläche des Sakrums nach links (Linksrotation), und die Sakrumbasis neigt sich nach rechts (Rechtseitneigung). Bei einer Rechtstorsion findet das Gegenteil statt. Als Beschreibungshilfe wird diese komplexe polyaxiale Torsionsbewegung so definiert, als ob sie um eine schräge Achse stattfinden würde. Die linke Schrägachse (Schrägachse = diagonale Achse, A.d.Ü.) wurde so festgelegt, daß sie links vom oberen Ende des linken zum unteren Ende des rechten Iliosakralgelenkes verläuft. Die rechte Schrägachse verläuft vom oberen Ende des rechten zum unteren Ende des linken Iliosakralgelenkes. Auch wenn die genauen biomechanischen Vorgänge dieser Torsionsbewegungen am Sakrum nicht bekannt sind, helfen die hypothetischen diagonalen Achsen bei der Beschreibung von Dysfunktionen.

Beim normalen Gangzyklus scheint sich das Sakrum mit einer Linkstorsion über die linke diagonale Achse zu bewegen, kehrt dann zur Neutralstellung zurück, rotiert in die Rechtstorsion über die rechte diagonale Achse und kehrt dann erneut zur Neutralstellung zurück. Bei einer Torsion nach links über die linke diagonale Achse rotiert das Sakrum nach links und führt eine Seitneigung nach rechts durch, dabei geht die rechte Sakrumbasis in die Nutation nach anterior. Bei einer Torsionsbewegung nach rechts über die rechte diagonale Achse rotiert das Sakrum nach rechts und neigt sich nach links, dabei geht die linke Sakrumbasis in eine Nutationsbewegung nach anterior. Da die Nutationskomponente bei der normalen Gangbewegung nach vorne geht, wird die Linkstorsion über die linke diagonale Achse (L über L) und die Rechtstorsion über die rechte diagonale Achse (R über R) als Torsionsbewegung nach anterior beschrieben. Die Nutationsbewegung beim normalen Gangablauf verläuft auf einer Seite nach anterior, kehrt dann zur Neutralstellung zurück, verläuft anschließend nach anterior auf der Gegenseite, um wieder zur Neutralstellung zurückzukehren. Eine Nutation nach dorsal über die Neutralstellung hinaus findet beim normalen Gangzyklus nicht statt.

Da die Gangfunktion im muskuloskelettalen System eine große Rolle spielt, ist die Wiederherstellung der Torsionsbewegung des Sakrums über beide diagonale Achsen (links über links, rechts über rechts) ein wichtiges therapeutisches Ziel. Da sich beim Gehen die Wirbelsäule in der Neutralstellung befindet (weder flektiert noch extendiert), werden die Torsionsbewegungen des Sakrums nach vorne als neutrale Mechanik bezeichnet. Während des Gehens findet an der LWS und an der BWS eine Seitneigung nach links und eine Rotation nach rechts statt, anschließend beim nächsten Schritt eine Seitneigung nach rechts und eine Rotation nach links. Diese neutrale Bewegung der Wirbelsäule erfordert eine ungestörte segmentale Mobilität, die mit der Adaptation von L5 an die Sakrumbewegung beginnt. Findet am Sakrum eine Seitneigung nach rechts und eine Rotation nach links statt, so neigt sich L5 nach links und rotiert nach rechts. Jeder Wirbel oberhalb von L5 sollte sich an diese Bewegung adaptieren können. Finden wir nun eine non-neutrale Dysfunktion eines Wirbels, insbesondere in der unteren LWS, so kann dieser sich nicht an die Bewegung des Sakrums adaptieren. Dies wird als „fehlende Adaptation der Wirbelbewegung an das Sakrum" bezeichnet. Aus diesem Grund ist es von höchster Bedeutung, immer primär Dysfunktionen an der Lendenwirbelsäule zu behandeln und erst dann zu den iliosakralen Dysfunktionen weiterzugehen. Zahlreiche Behandlungstechniken am Iliosakralgelenk verwenden die Lendenwirbelsäule als Hebel. Daher können bei nicht behandelten Dysfunktionen Probleme entstehen.

Eine dritte Bewegung des Sakrums vollzieht sich, wenn der Rumpf nach vorne gebeugt wird und eine Seitneigung oder Rotation stattfindet. Dann entsteht ein non-neutrales Verhalten der Lendenwirbelsäule mit gekoppelter Seitneigung und Rotation zur gleichen Seite (zweite Frayettsche Regel, A.d.Ü.). Das Sakrum zwischen den Ossa innominata ist an dieser Bewegung durch eine Torsion nach hinten beteiligt. Eine Torsion nach hinten (*backward torsion*) findet entweder über die linke oder über die rechte diagonale Achse statt, und die Koppelung von Seitneigung und Rotation ist gegenläufig. Bei einer Torsion nach posterior bewegt sich eine Seite der Sakrumbasis über die Neutralstellung hinaus in die Nutation nach posterior. Bei einer *backward torsion* nach rechts über die linke diagonale Achse rotiert das Sakrum nach rechts und führt eine Seitneigung nach links durch. Die rechte Sakrumbasis geht in die Nutation nach posterior. Bei einer *backward torsion* nach links über die rechte diagonale Achse rotiert das Sakrum nach links, neigt sich nach rechts und die linke Sakrumbasis geht in die Nutation nach posterior. Diese Torsionsbewegungen nach posterior können als non-neutrale Mechanik am Iliosakralgelenk bezeichnet werden. Sie finden beim normalen Gangzyklus nicht statt.

Wie bei der Lendenwirbelsäule ist auch beim Iliosakralgelenk das Risiko von Dysfunktionen dann erhöht, wenn der Rumpf vorgebeugt wird und gleichzeitig eine Seitneigung und Rotation stattfindet. In dieser Stellung besteht das Risiko einer Rißbildung am Anulus fibrosus der lumbalen Bandscheibe sowie einer Überdehnung der tiefen lumbalen Muskulatur und der Entstehung von Dysfunktionen der Wirbelbogengelenke. Die Torsionsbewegung des Sakrums nach posterior scheint das Lig. sacroiliacum dorsale zu überdehnen. Eine non-neutrale Dysfunktion an der unteren LWS sowie eine Dysfunktion des Sakrums in die *backward torsion* entsteht bei jenem bekannten Syndrom, das der Volksmund treffend mit dem Satz bezeichnet: „Als gesunder Mensch beugt man sich nach vorne, und als Krüppel richtet man sich wieder auf."

17.6 Die iliosakrale Bewegung

Der iliosakrale Mechanismus kann auch vom Standpunkt der mit dem Sakrum artikulierenden Ilia betrachtet werden. Beim Gehen rotiert jedes Ilium abwechselnd nach vorne und nach hinten um eine vordere Achse durch die Symphyse und nach vorne und hinten durch eine hintere Achse gegen das Sakrum. Bei einer Rotation des Os ilium nach anterior rotiert das Os ilium in Bezug zum Sakrum nach vorne, wobei die Spina iliaca anterior superior nach vorne unten wandert und die Spina iliaca posterior superior nach vorne oben. Gleichzeitig geht der Tuber ischiadicum nach hinten und oben. Bei einer Rotation des Iliums nach posterior geht die Spina iliaca anterior superior nach hinten und oben und die Spina iliaca posterior superior nach hinten und unten. Der Tuber ischiadicum geht nach vorne und oben. Eine Rotation des Iliums nach anterior und posterior findet immer dann statt, wenn das Iliosakralgelenk normal ausgebildet ist. Bestehen Anomalien der Gelenkflächen von Sakrum und Ilium, finden wir klinisch atypische Bewegungen. Wenn die Gelenkflächen abgeflacht sind und parallel liegen, kommt es zu einer Translationsbewegung nach oben und unten. Ist die Sakrumseite konvex und die Iliumseite konkav, so scheint eine Innen- und Außenrotation um eine vertikale Achse möglich. Diese Bewegungen nennen wir „*inflare*" und „*outflare*" und beschreiben damit klinisch eine Rotation nach medial und nach lateral.

Somatische Dysfunktionen können bei jeder dieser Bewegungen des Beckengürtels auftreten. Die beschriebenen Bewegungen sind klein, gehen sie jedoch verloren, können daraus erhebliche klinische Probleme entstehen. Bei Dysfunktionen im Beckengürtel finden wir häufig Störungen mehrerer Bewegungen in diesem Mechanismus.

17.7 Die strukturelle Diagnostik der Beckendysfunktion

Bei der strukturellen Diagnostik des Beckens kommt unsere bereits beschriebene diagnostische Triade zur Anwendung. Wir achten auf Asymmetrie, veränderten Bewegungsumfang und veränderte Gewebebeschaffenheit. Die paarigen anatomischen Strukturen am Beckengürtel und an den unteren Extremitäten werden im Hinblick auf Symmetrie oder Asymmetrie untersucht. Weiterhin achten wir auf einen veränderten Bewegungsumfang (durch den Flexionstest im Stehen und Sitzen, den Spinetest und verschiedene Federungstests der Iliosakralgelenke) sowie auf Gewebeveränderungen in der tiefen Faszie und in den Bandstrukturen, die über dem Iliosakralgelenk liegen. Wir untersuchen das Lig. sacrotuberale sowie die Gesäßmuskeln und die Muskulatur des Beckenbodens. Werden als Befunde Asymmetrien in der Beckenstellung, im Bewegungsumfang und in der Gewebebeschaffenheit gefunden, so wird die Diagnose einer Beckendysfunktion gestellt. Dabei können wir sowohl Dysfunktionen an der Symphyse (Dysfunktionen zwischen den beiden Schambeinästen), am Sakroiliakalgelenk (Sakrum zwischen den beiden Ilia) und an den Iliosakralgelenken (dort, wo das Ilium mit der entsprechenden Sakrumseite artikuliert) finden. Die Diagnostik wird zuerst im Stehen, anschließend im Sitzen mit Unterstützung der Füße, in Rückenlage, in Bauchlage und erneut in Rückenlage durchgeführt.

Die Untersuchung des Beckens

Diagnostik
Stehend

1. Der Patient steht aufrecht. Das Gewicht ist gleichmäßig auf beide Beine verteilt. Der Abstand beider Füße entspricht dem Azetabulumabstand.
2. Der Therapeut steht oder sitzt hinter dem Patienten.
3. Der Therapeut palpiert den Oberrand der Crista iliaca und achtet auf Höhendifferenzen (Abb. 17.3).
4. Der Therapeut palpiert den Oberrand des Trochanter major und achtet wieder auf Seitendifferenzen (Abb. 17.4).
5. Stehen auf einer Seite Crista iliaca und Trochanter major höher als auf der anderen, so liegt die Annahme einer anatomischen Beinverkürzung nahe.
6. Gleiche Höhe der Crista iliaca beidseits und Differenzen in der Höhe des Trochanter major oder gleiche Höhe am Trochanter major und Differenzen in der Höhe der Crista iliaca weisen auf eine Asymmetrie des knöchernen Beckens hin.

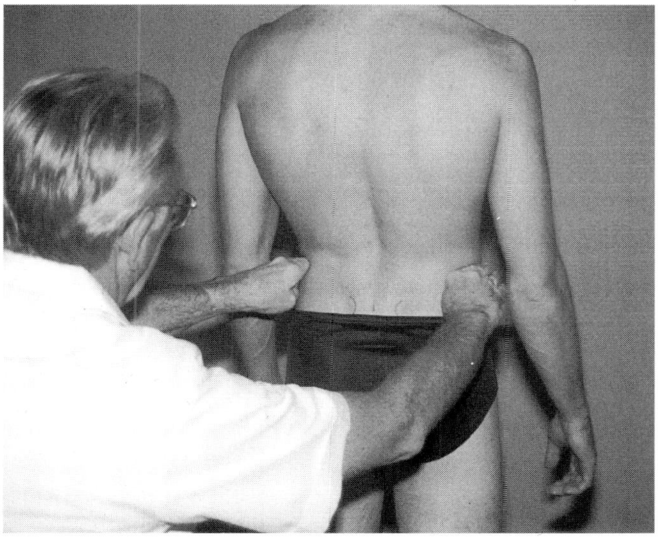

Abb. 17.3

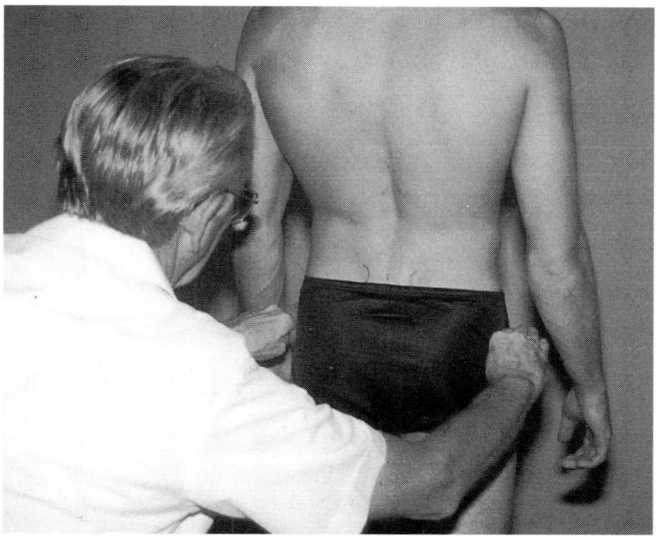

Abb. 17.4

Die Untersuchung des Beckens

Diagnostik
Stehend
Flexionstest

1. Der Patient steht aufrecht, das Gewicht ist gleichmäßig auf beide Beine verteilt, der Abstand beider Füße entspricht dem Azetabulumabstand.
2. Der Therapeut steht oder sitzt hinter dem Patienten.
3. Der Therapeut palpiert den unteren Rand der Spina iliaca posterior superior beidseits (Abb. 17.5).
4. Der Patient beugt sich langsam so weit wie möglich nach vorne, ohne die Knie zu beugen (Abb. 17.6).
5. Der Untersucher bleibt mit seinen Fingern an der Spina iliaca posterior superior beidseits und folgt der Bewegung. Der Test ist positiv auf der Seite, auf der sich die Spina iliaca posterior superior weiter nach kranial und/oder ventral zu bewegen scheint.
6. Die Sensitivität dieses Tests ist bezüglich der Einschränkung eines Iliosakralgelenkes nicht spezifisch. Falsch positive Befunde finden wir, wenn die ischiokrurale Muskulatur kontralateral oder der M. quadratus lumborum ipsilateral verkürzt ist.
7. Der Therapeut achtet auf die Mitbewegung der Wirbelsäule in bezug auf Unregelmäßigkeiten und veränderte Seitkrümmungen.

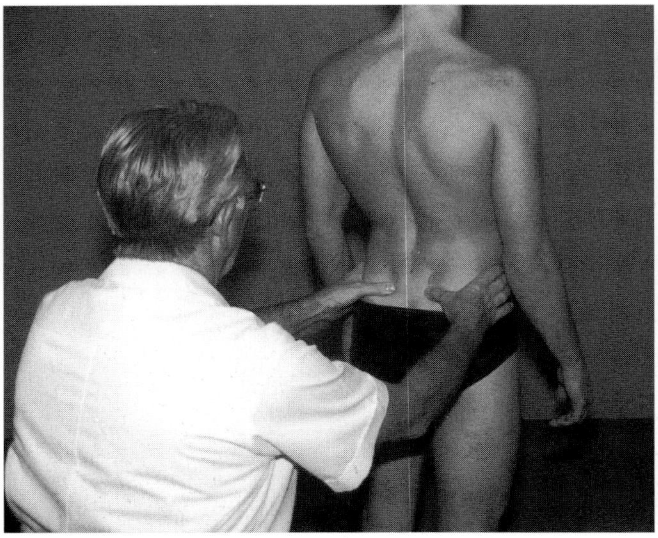

Abb. 17.5

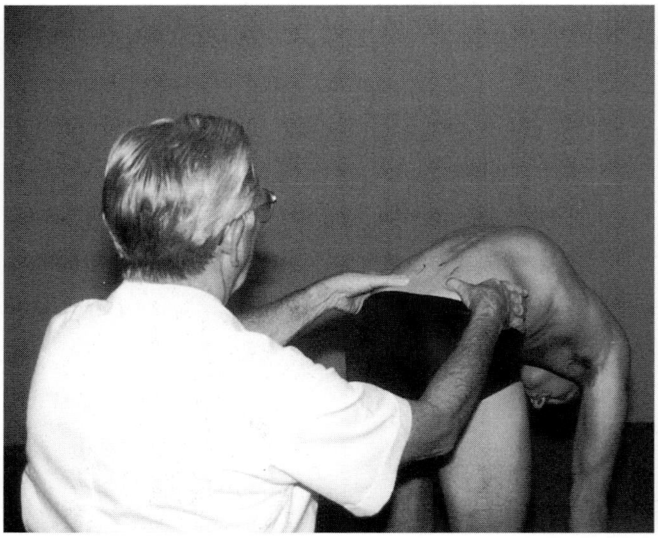

Abb. 17.6

Die Untersuchung des Beckens

Diagnostik
Gillet-Test (Spinetest)

1. Der Therapeut steht oder sitzt hinter dem stehenden Patienten.
2. Er legt den rechten Daumen auf den hinteren Anteil der rechten Spina iliaca posterior superior, der linke Daumen liegt über der Crista sacralis auf gleicher Höhe (Abb. 17.7).
3. Der Patient hebt das Knie in Richtung Decke.
4. Als Normalbefund bewegt sich der Daumen auf der Spina iliaca posterior superior nach kaudal relativ zum Daumen, der auf dem Sakrum liegt (Abb. 17.8).
5. Der Test ist positiv, wenn sich der Daumen auf der Spina iliaca posterior superior nach kranial bewegt (Abb. 17.9).
6. Der Befund wird mit der Gegenseite verglichen, indem dort ebenfalls der Test durchgeführt wird.
7. Die Bewegung des unteren Pols am Iliosakralgelenk wird geprüft, indem der linke Daumen auf den Hiatus sacralis und der rechte Daumen in gleicher Höhe auf den hinteren unteren Anteil des Iliums gelegt wird (Abb. 17.10).

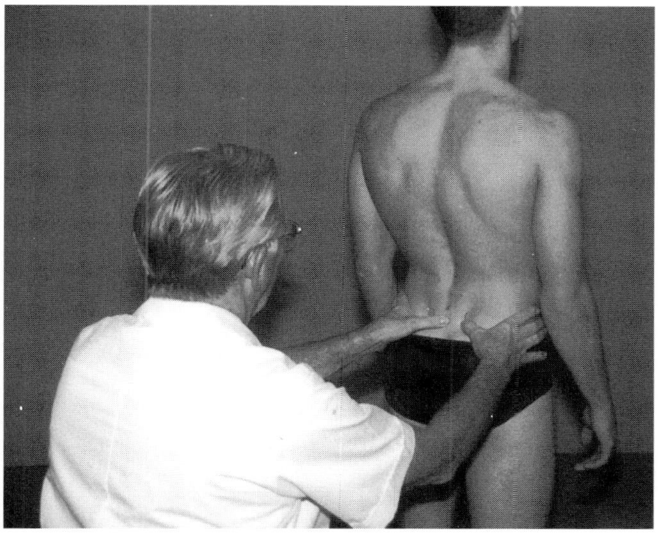

Abb. 17.7

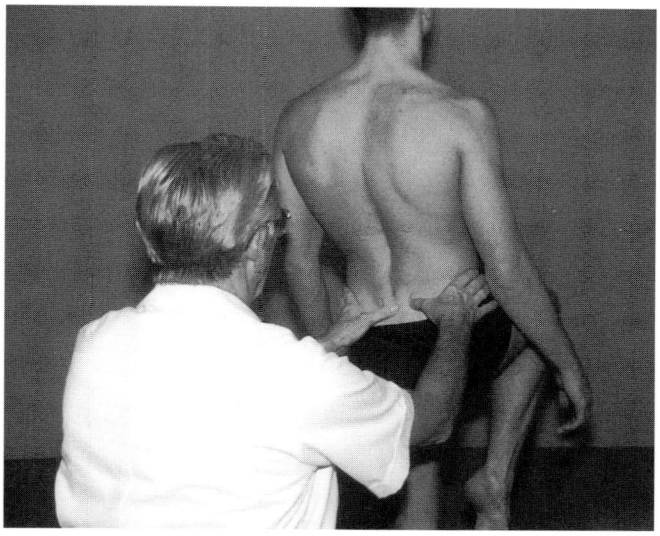

Abb. 17.9

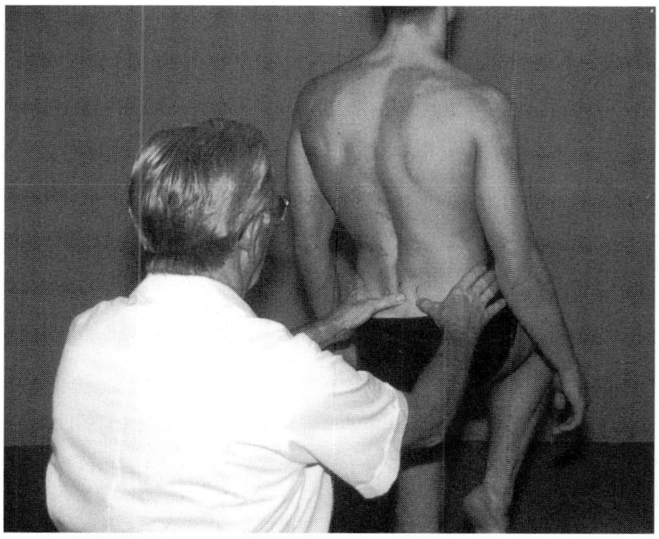

Abb. 17.8

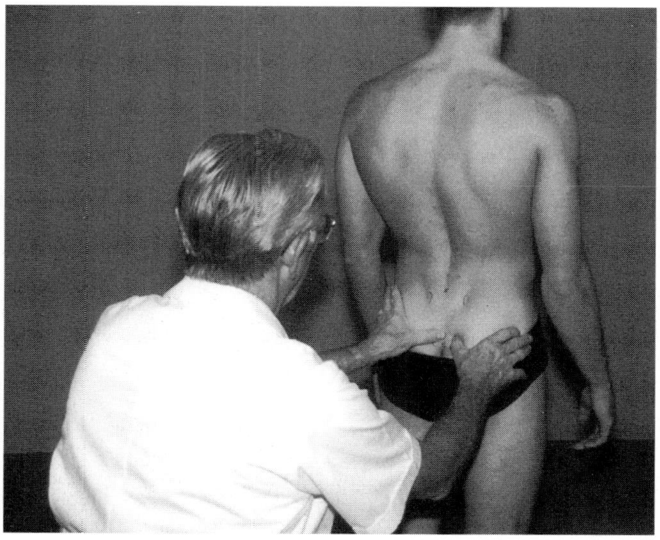

Abb. 17.10

8. Der Patient hebt das rechte Knie zur Decke.
9. Als Normalbefund bewegt sich der rechte Daumen nach lateral, kaudal und ventral (Abb. 17.11).
10. Der Test ist positiv, wenn sich der rechte Daumen relativ zum linken Daumen, der auf dem Sakrum liegt, nach kranial bewegt (Abb. 17.12).
11. Ist der Patient nicht in der Lage, den Einbeinstand durchzuführen, so besteht der Verdacht auf eine Dysfunktion des sensomotorischen Systems, was überprüft werden muß (siehe Kap. 20).
12. Der Flexionstest im Stehen wird eingesetzt, um eine Dysfunktion an der Symphyse sowie eine Dysfunktion der iliosakralen Bewegung festzustellen.

Anmerkung: Der Spinetest ist bezüglich einer Einschränkung der Bewegung im Sakroiliakalgelenk wesentlich spezifischer als der Flexionstest im Stehen. Er hilft, einen bilateral positiven Flexionstest im Stehen von einem negativen Flexionstest im Stehen zu unterscheiden.

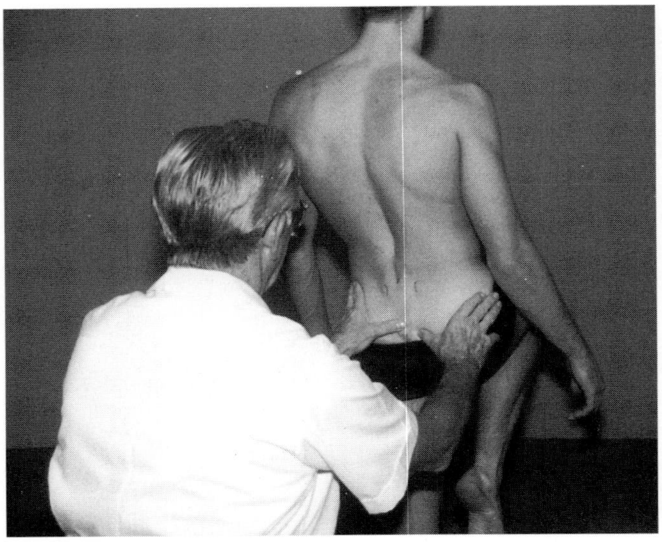

Abb. 17.11

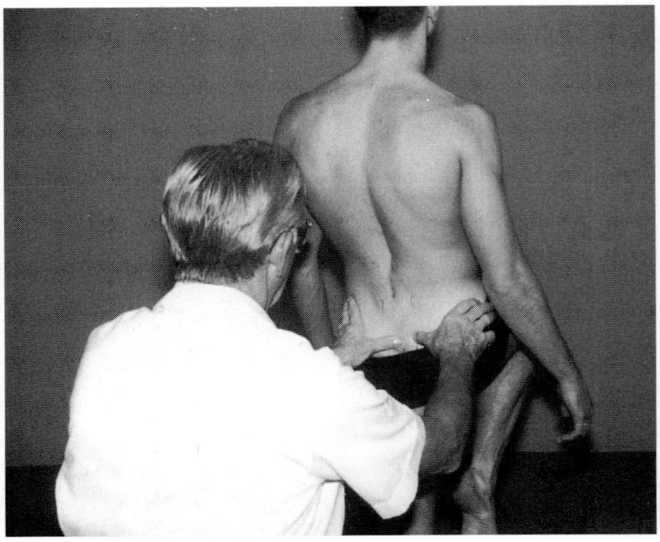

Abb. 17.12

Die Untersuchung des Beckens

Diagnostik
Stehend
Rumpfseitneigung

1. Der Therapeut steht oder sitzt hinter dem Patienten. Der Patient steht, die Distanz der Füße entspricht dem Azetabulumabstand.
2. Der Therapeut legt seine Daumen beidseits auf die Spina iliaca posterior superior (Abb. 17.13).
3. Der Patient führt eine Rumpfseitneigung nach links durch (Abb. 17.14). Der Therapeut beobachtet dabei die Mitbewegung des Beckens und der Lendenwirbelsäule.
4. Der Patient führt eine Seitneigung des Rumpfes nach rechts durch (Abb. 17.15).
5. Der Therapeut achtet darauf, ob die Krümmung in der Seitneigung symmetrisch ist. Ein Normalbefund ist eine leichte C-förmige Skoliose mit Gewebefülle auf der konvexen Seite. Ein positiver pathologischer Befund besteht in einer Reduktion der lumbalen Seitkrümmung und/oder einer Gewebefülle auf der konkaven Seite.
6. Der Therapeut beobachtet das Verhalten des Beckens während der Rumpfseitneigung. Die normale Reaktion ist eine Rotation des Beckens entgegengesetzt zur Rotation der Lendenwirbelsäule. Alle anderen Bewegungen des Beckens gelten als pathologischer Befund.

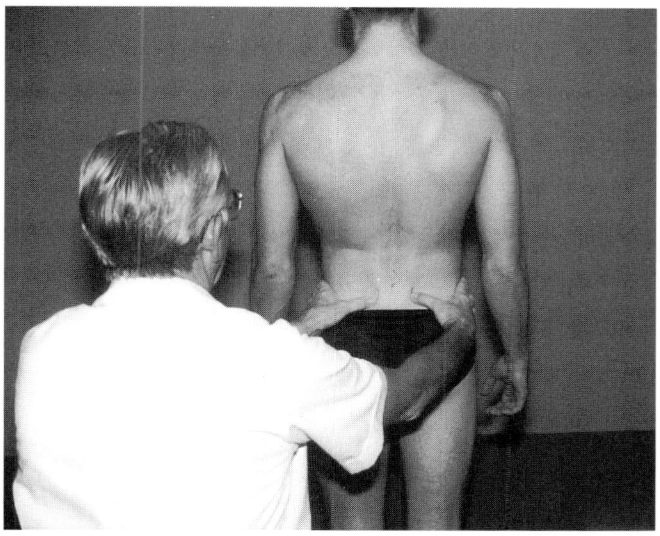

Abb. 17.13

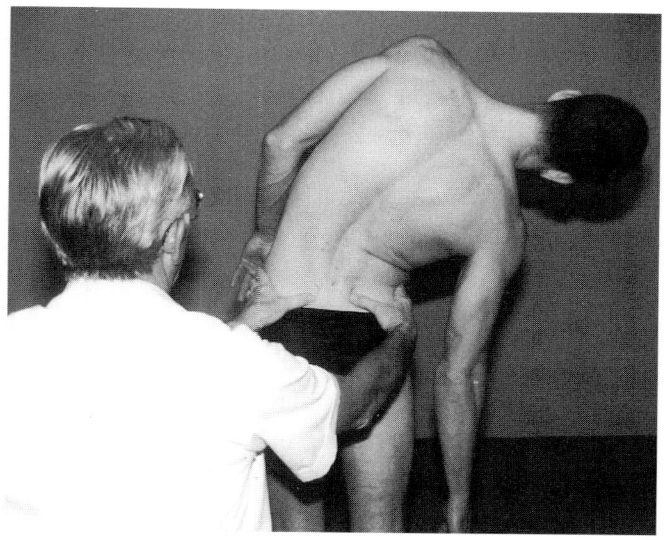

Abb. 17.15

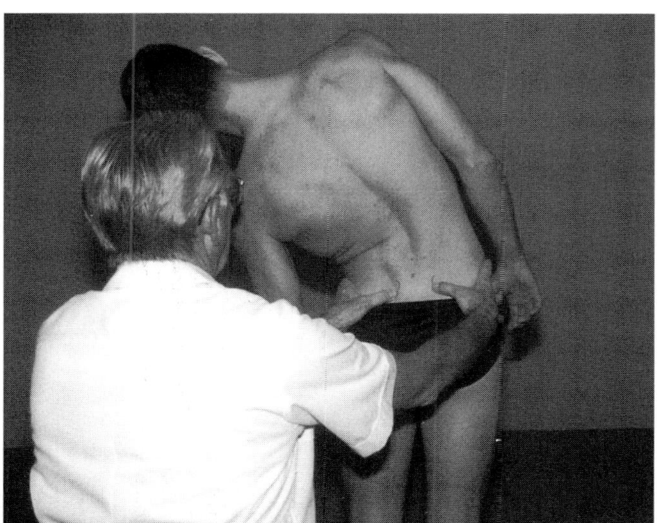

Abb. 17.14

Die Untersuchung des Beckens

Diagnose
Sitzend
Flexionstest

1. Der Patient sitzt auf dem Untersuchungsstuhl oder auf dem Untersuchungstisch, die Füße stehen am Boden oder werden durch einen Hocker unterstützt.
2. Der Therapeut sitzt oder kniet hinter dem Patienten. Die Daumen liegen am Unterrand der Spina iliaca posterior superior beidseits, die Zeigefinger befinden sich auf der Crista iliaca (Abb. 17.16).
3. Eine ungleiche Höhe der Crista iliaca im Sitzen weist auf eine Asymmetrie des knöchernen Beckens hin.
4. Der Patient wird gebeten, sich so weit wie möglich nach vorne zu beugen, dabei hängen die Arme zwischen den Knien (Abb. 17.17).
5. Der Test ist positiv, wenn sich die Spina iliaca posterior superior auf einer Seite weiter nach kranial und/oder ventral bewegt. Bei einer Verspannung des M. quadratus lumborum ipsilateral kommt es zu einem falsch positiven Test.
6. Der Therapeut beobachtet die Bewegung der Lendenwirbelsäule und der unteren Brustwirbelsäule in bezug auf abweichende Seitkrümmungen oder fehlende Entfaltung eines Segmentes. Das Ergebnis der Untersuchung wird mit dem Befund im Stehen verglichen.
7. Befindet sich der Patient in der maximalen Rumpfvorbeuge, so palpiert der Therapeut beidseits den Angulus inferior des Sakrums, um festzustellen, ob diese in der Frontalebene symmetrisch stehen oder ob ein Angulus inferior weiter posterior liegt als der andere (Abb. 17.18). Diese Befunde werden zur Diagnose von sakroiliakalen Störungen verwendet.

Anmerkung: Sind die Befunde beim Flexionstest im Stehen an der Wirbelsäule deutlicher ausgeprägt als im Sitzen, so besteht der Verdacht auf eine Dysfunktion an den unteren Extremitäten. Ist der Befund an der Wirbelsäule während des Flexionstests im Sitzen stärker ausgeprägt als im Stehen, so liegt der Verdacht auf eine Dysfunktion kranial des Beckens nahe.

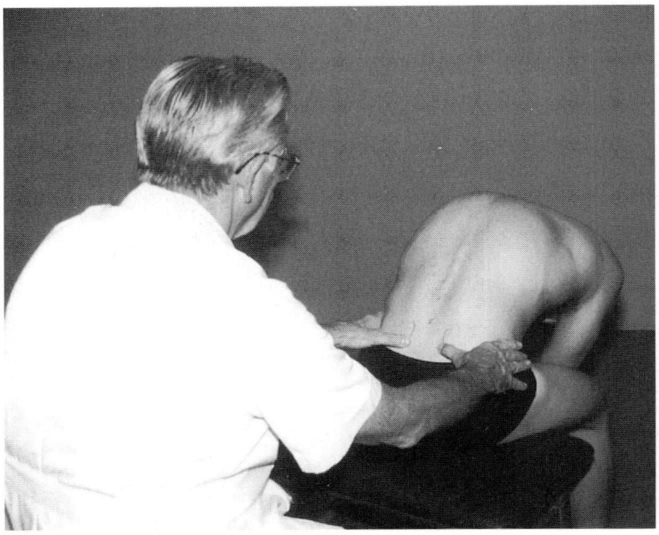

Abb. 17.17

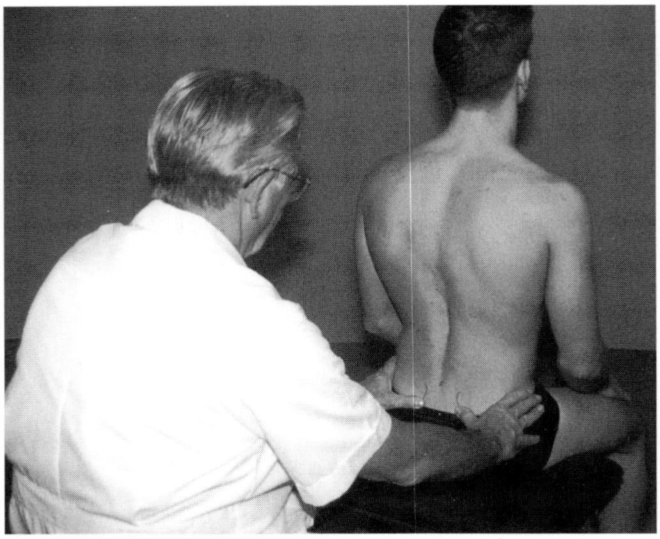

Abb. 17.16

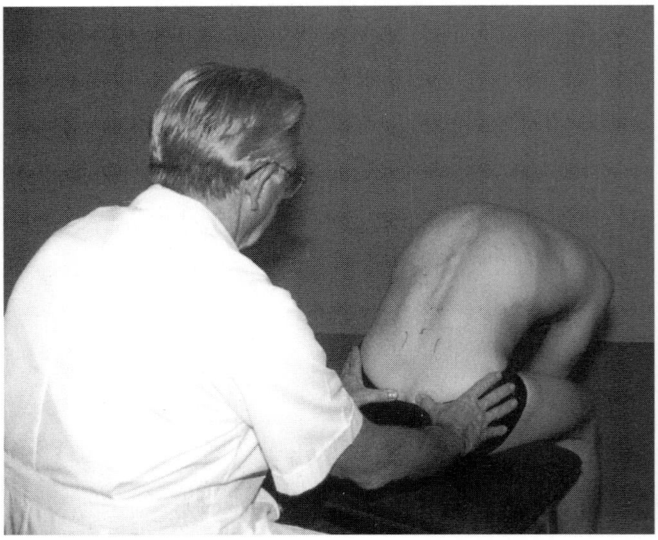

Abb. 17.18

Die Untersuchung des Beckens

Diagnose
Rückenlage
Stellung der Symphyse

1. Der Patient befindet sich in Rückenlage auf dem Untersuchungstisch.
2. Der Therapeut steht daneben, das dominante Auge in der Mittellinie.
3. Der Therapeut legt seine Handfläche auf das Abdomen und schiebt die Hand nach kaudal, bis die Handwurzel den Oberrand der Symphyse erreicht (Abb. 17.19).
4. Der Therapeut legt die Fingerspitzen beider Zeigefinger auf den Oberrand der Symphyse (Abb. 17.20).
5. Die Zeigefinger werden jeweils ca. 2 cm nach lateral versetzt und tasten den oberen Anteil des Tuberculum pubicum (Abb. 17 21).
6. Steht ein Tuberculum pubicum höher als das andere und werden Spannungen und Schmerzhaftigkeit am medialen Ansatz des Lig. inguinale gefunden, so ist dies als positiver Befund zu werten.

Anmerkung: Wird eine Dysfunktion am Os pubis gefunden, sollte diese zuerst behandelt werden, bevor mit der Diagnostik fortgefahren wird.

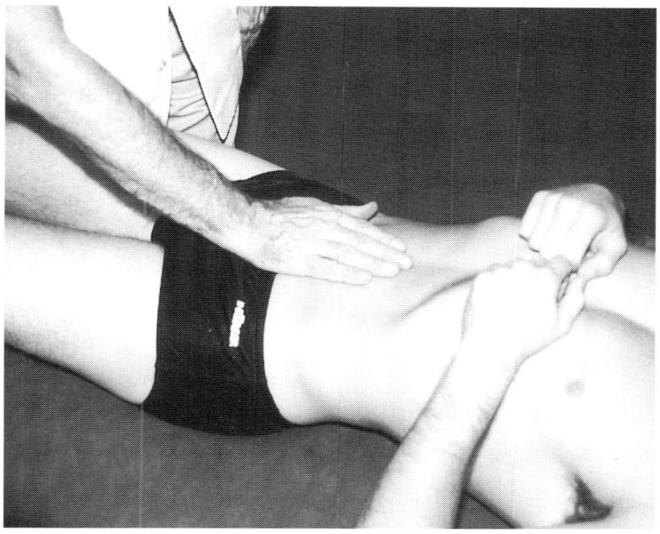

Abb. 17.19

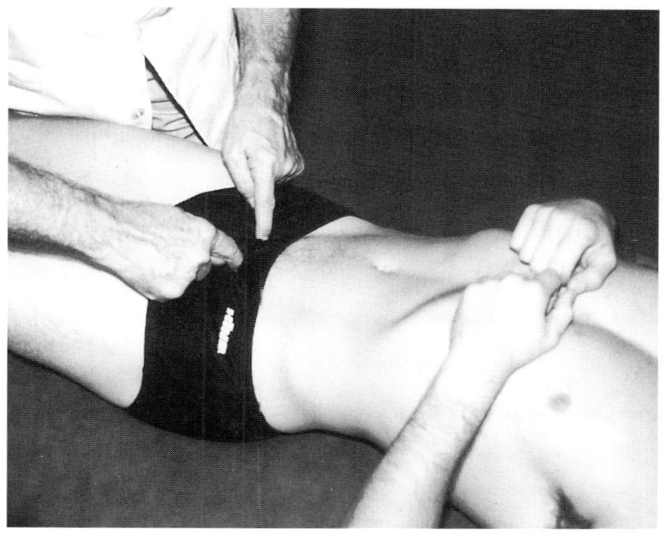

Abb. 17.21

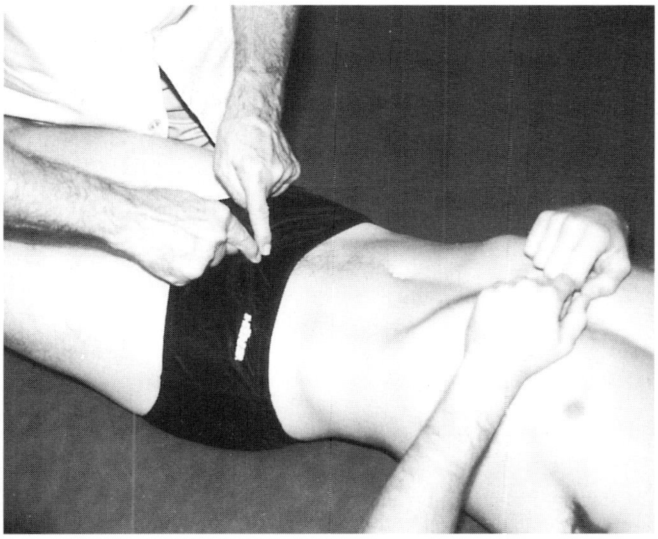

Abb. 17.20

Die Untersuchung des Beckens

Diagnose
Rückenlage und Bauchlage
Höhe der Crista iliaca

1. Der Patient befindet sich in Rückenlage auf dem Untersuchungstisch, der Therapeut steht neben ihm, das dominante Auge liegt über der Mittellinie.
2. Beide Zeigefinger werden symmetrisch auf den Oberrand der Crista iliaca gelegt (Abb. 17.22).
3. Der Patient legt sich auf den Bauch, der Therapeut steht neben ihm, das dominante Auge liegt in der Mittellinie.
4. Die Zeigefinger werden wieder an den Oberrand der Crista iliaca beidseits gelegt. Die Inspektion erfolgt dabei in der Horizontalebene (Abb. 17.23).
5. Steht eine Crista iliaca höher als die andere, so liegt der Verdacht auf eine Dysfunktion des Os innominatum im Sinne einer Verschiebung nach oben vor (sog. Scherdysfunktion). Wird dieser Verdacht bestätigt, so ist es sinnvoll, diese Dysfunktion zu behandeln, bevor die Beckenuntersuchung fortgesetzt wird.

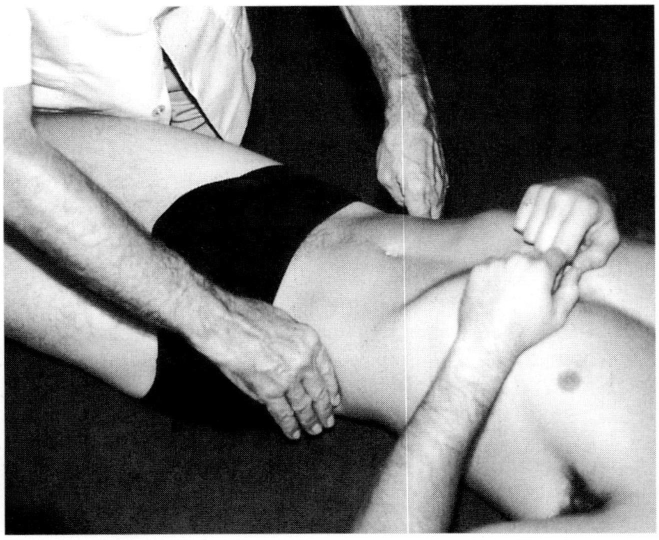

Abb. 17.22

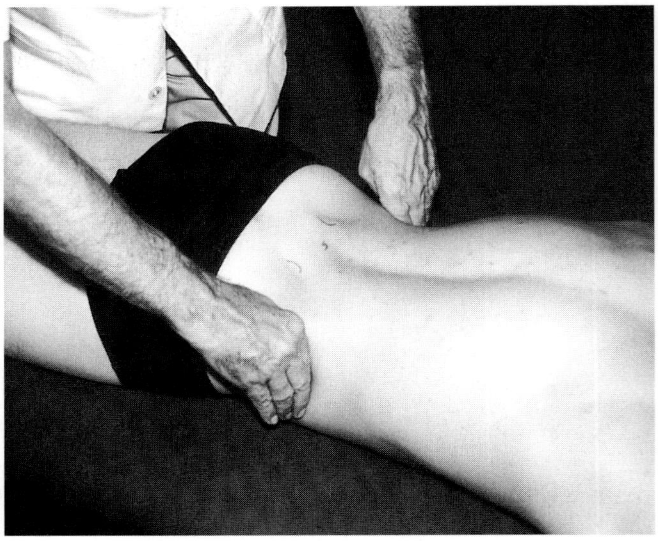

Abb. 17.23

Die Untersuchung des Beckens

Diagnose
Bauchlage
Beinlängentest über dem Malleolus medialis

1. Der Patient liegt in Bauchlage auf dem Untersuchungstisch, dabei ragen die Füße über den Untersuchungstisch hinaus, der distale Unterschenkel liegt am Rand des Untersuchungstisches.
2. Der Therapeut steht am Tischende und palpiert den Unterrand des Malleolus medialis. Er prüft, welche Seite länger bzw. kürzer ist (Abb. 17.24).
3. Zur Bestätigung des Befundes können die Füße dorsal flektiert werden, und der Therapeut schaut von oben auf die Fersen, um zu sehen, welche Seite länger bzw. kürzer ist.
4. Eine Differenz kann durch eine asymmetrische Beinlänge verursacht sein.
5. Ist die Beinlänge symmetrisch, so ist eine Differenz in der Höhe des Malleolus medialis häufig die Folge einer Adaptation der Lendenwirbelsäule an eine Fehlstellung der Sakrumbasis bei sakroiliakalen Dysfunktionen.

Die Untersuchung des Beckens

Diagnose
Bauchlage
Höhenvergleich des Tuber ischiadicum beidseits

1. Der Patient befindet sich in Bauchlage auf dem Untersuchungstisch, der Therapeut steht neben ihm, das dominante Auge liegt über der Mittellinie.
2. Der Therapeut legt beide Daumen in die Glutealfalte und übt einen Druck nach ventral in Richtung der Faszie der ischiokruralen Muskeln aus (Abb. 17.25).
3. Die Daumen werden nach oben geschoben, bis die Daumenspitze auf den Unterrand des Tuber ischiadicum trifft (Abb. 17.26).
4. Es erfolgt der Höhenvergleich in der Horizontalebene.
5. Eine Höhendifferenz um Daumenbreite (ca. 6 mm) ist als positiver Befund zu werten.

Anmerkung: Es ist auf die exakte Palpation des untersten Randes des Tuber ischiadicum zu achten, da seine Kontur abgerundet ist.

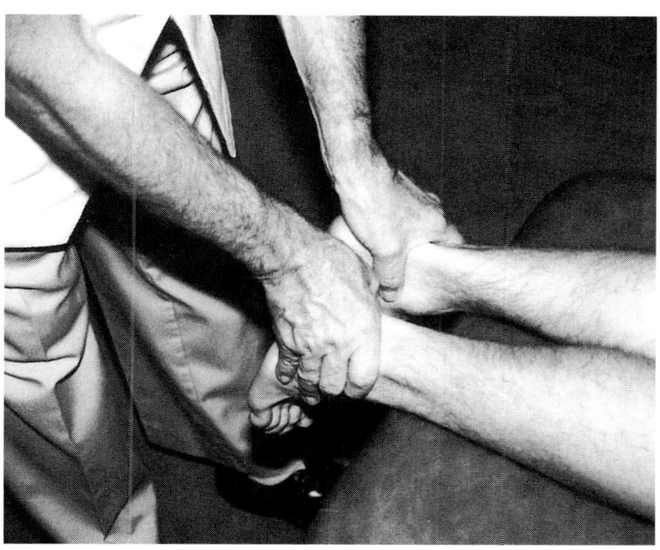

Abb. 17.24

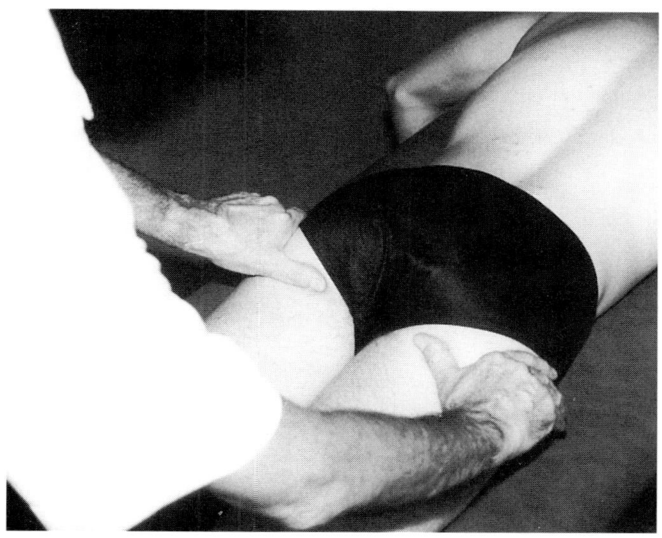

Abb. 17.25

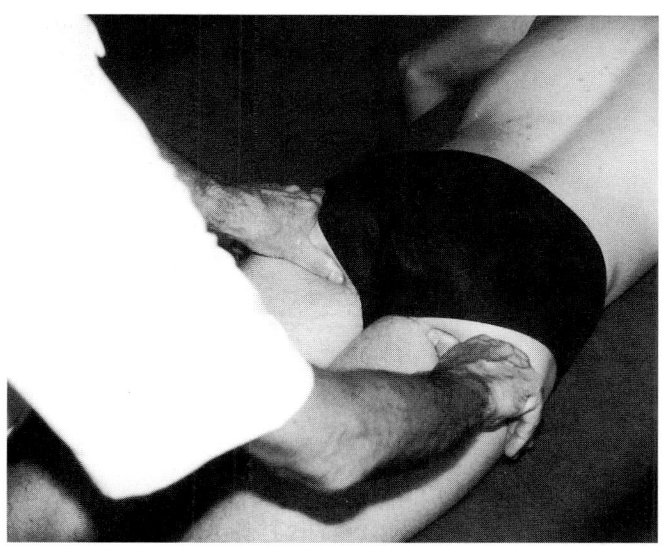

Abb. 17.26

Die Untersuchung des Beckens

Diagnose
Bauchlage
Spannung des Lig. sacrotuberale

1. Der Patient liegt in Bauchlage auf dem Untersuchungstisch, der Therapeut steht neben ihm, das dominante Auge befindet sich über der Mittellinie.
2. Die Daumen werden beidseits an den Unterrand des Tuber ischiadicum gelegt (Abb. 17.26).
3. Die Daumen bleiben auf dem Knochen und bewegen sich nach medial, anschließend nach kranial und nach postero-lateral, wobei sie das Lig. sacrotuberale unterhaken (Abb. 17.27).
4. Der Tonus des Lig. sacrotuberale wird beidseits geprüft. Lockerheit oder vermehrte Spannung mit assoziierter Schmerzhaftigkeit wird als positiver Befund gewertet.
5. Bei einer Dysfunktion des Os innominatum im Sinne einer Verschiebung nach kranial oder kaudal werden Asymmetrien in der Höhe des Tuber ischiadicum sowie eine Spannungsdifferenz des Lig. sacrotuberale im Seitenvergleich gefunden.

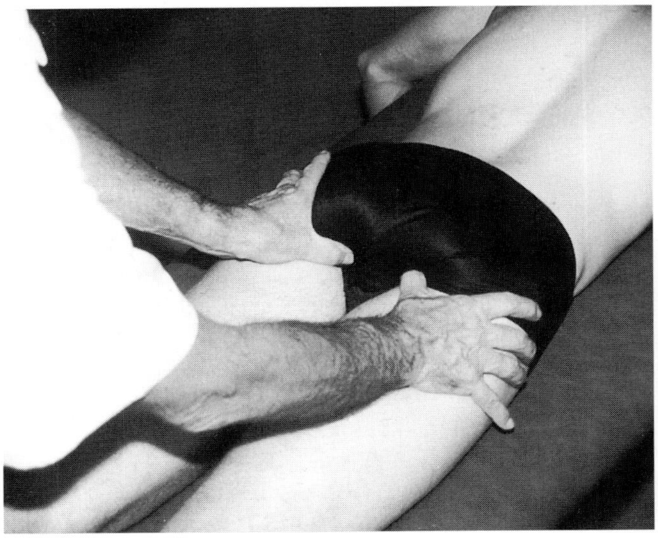

Abb. 17.27

Die Untersuchung des Beckens

Diagnose
Bauchlage
Angulus lateralis inferior des Sakrum

1. Der Patient liegt auf dem Untersuchungstisch, der Therapeut steht neben ihm, das dominante Auge über der Mittellinie.
2. Der Therapeut palpiert den Hiatus sacralis am kaudalen Ende der Crista sacralis mediana (Abb. 17.28).
3. 1,5 bis 2 cm neben dem Hiatus sacralis kann der Unterrand des Angulus lateralis inferior palpiert werden (Abb. 17.29).
4. Der Therapeut legt seine Daumenspitzen beidseits auf die Rückseite des Angulus lateralis inferior und beurteilt die Lage der Daumen in der Horizontalebene. Eine kleine Knochengrube begünstigt die Palpation dieses wichtigen Orientierungspunktes (Abb. 17.30).
5. Unter Beibehaltung des Knochenkontaktes legt der Therapeut seine Daumen unter den Unterrand des Angulus lateralis inferior und beurteilt dessen Lage in der Frontalebene (Abb. 17.31).
6. Ist das Sakrum symmetrisch ausgebildet, so ist der Angulus lateralis inferior posterior immer inferior und der Angulus lateralis inferior immer posterior gelegen. Manchmal liegt der Angulus mehr posterior als inferior oder mehr inferior als posterior.
7. Während der Unterrand des Angulus lateralis inferior getastet wird, werden Spannung und Schmerzhaftigkeit an der Insertion des Lig. sacrotuberale beurteilt. Dieses Ligament fühlt sich bei zahlreichen Dysfunktionen des Iliosakralgelenkes fest an und ist schmerzhaft.

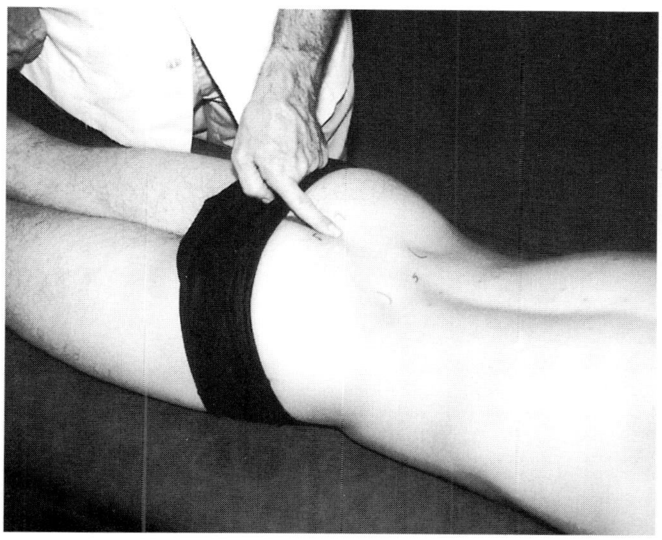

Abb. 17.28

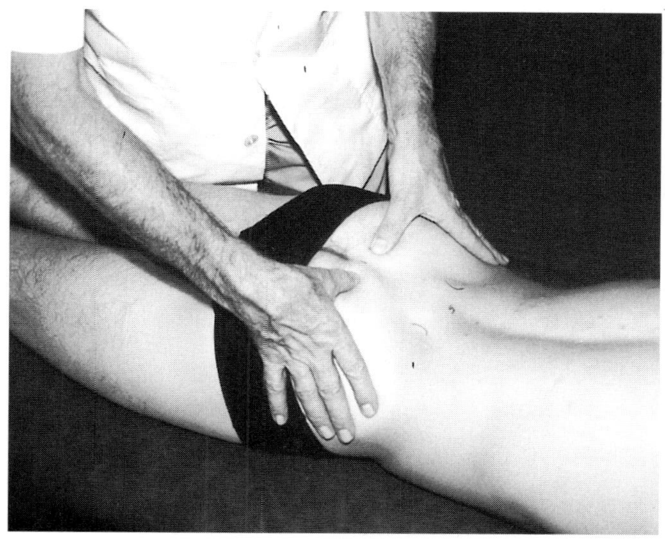

Abb. 17.30

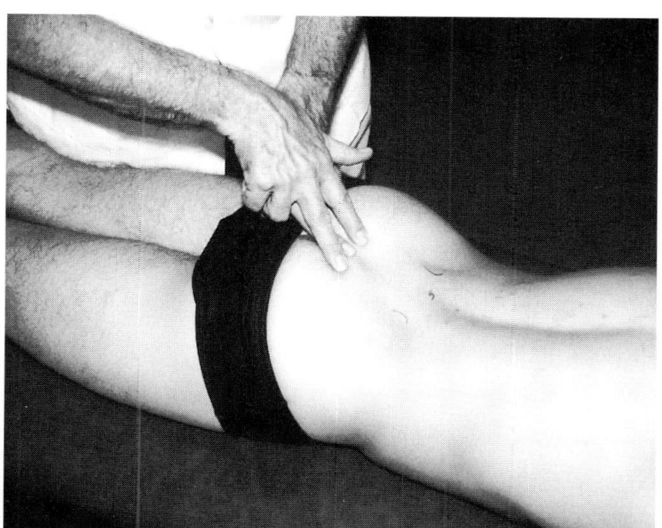

Abb. 17.29

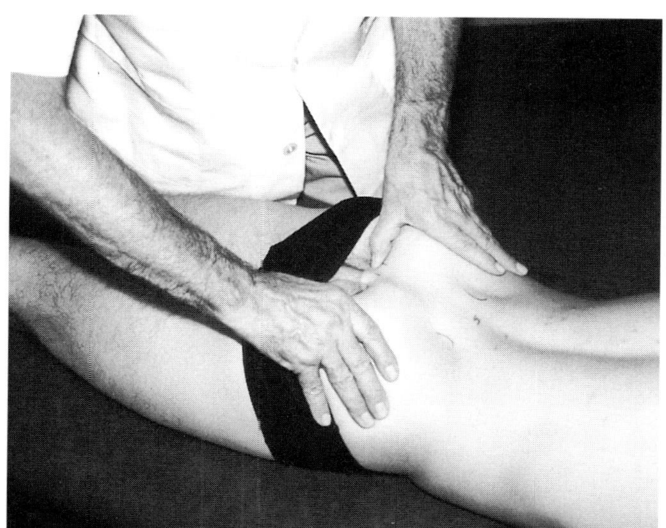

Abb. 17.31

Die Untersuchung des Beckens

Diagnose
Bauchlage
Spina iliaca posterior superior, Sakrumbasis und L5

1. Der Patient liegt auf dem Bauch, der Therapeut steht neben ihm, das dominante Auge über der Mittellinie.
2. Der Therapeut legt seine Daumenspitzen an den Unterrand der Spina iliaca posterior superior und beurteilt deren Stellung in der Horizontalebene (Abb. 17.32).
3. Die Daumen werden auf den am weitesten dorsal gelegenen Teil der Spina iliaca posterior gelegt. Sie bewegen sich dann nach medial und kaudal in einem Winkel von ca. 30°, bis die Daumenspitzen das Sakrum erreichen. Daraufhin wird die Lage des Sakrums in der Frontalebene beurteilt (Abb. 17.33).
4. Die Daumenanlage erfolgt wie bei Punkt 3. Danach bewegen sich die Daumen in einem Winkel von ca. 30° nach medial und kranial, bis sie am Arcus posterior von L5 ankommen (Abb. 17.34). Beurteilt wird seine Lage in der Frontalebene.
5. Die Ebene der Sakrumbasis wird häufig als „Tiefe des Sulcus sacralis" bezeichnet. Befindet sich eine Sakrumbasis mehr ventral als die andere, so ist der Sulcus sacralis auf dieser Seite tiefer. Der Begriff „Tiefe des Sulcus sacralis" sollte nur dann verwendet werden, wenn eine Tiefendifferenz zwischen Spina iliaca posterior superior und der Sakrumbasis in der Frontalebene gefunden wird.

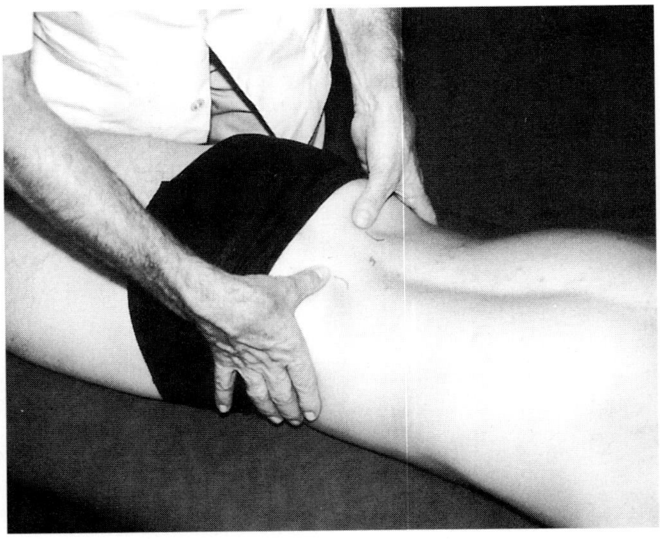
Abb. 17.32

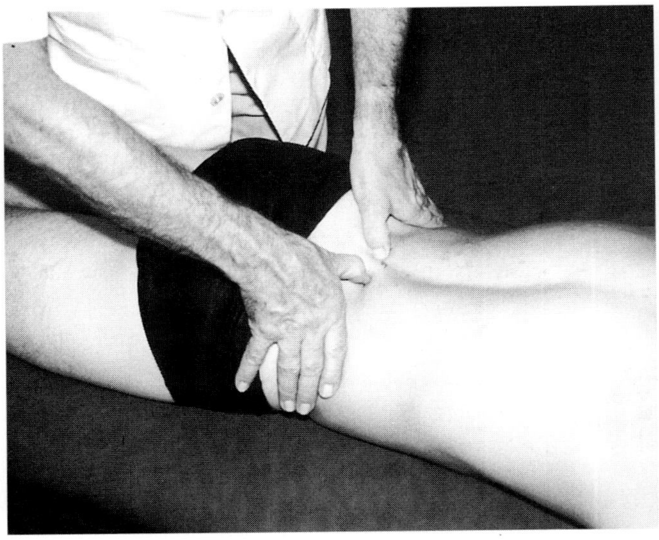
Abb. 17.34

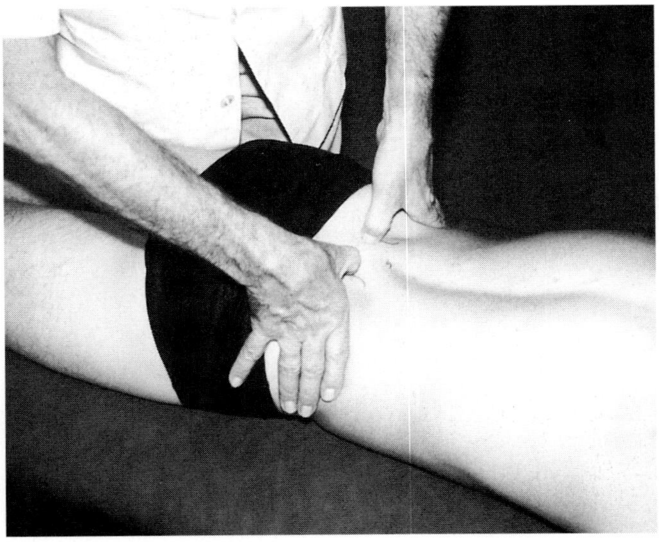
Abb. 17.33

Die Untersuchung des Beckens

Diagnose
Bauchlage
Sakrumbewegung mit dem Vier-Punkte-Kontakt

1. Der Patient liegt auf dem Bauch, der Therapeut steht neben ihm, das dominante Auge liegt über der Mittellinie.
2. Die Daumen des Therapeuten liegen auf dem Unterrand des Angulus lateralis inferior, die Zeigefinger beidseits auf der Basis sacralis (Abb. 17.35). Es wird die Stellung des Angulus lateralis inferior und der Sakrumbasis in der Frontalebene beurteilt.
3. Der Therapeut behält den Vier-Punkte-Kontakt bei und fordert den Patienten auf, mehrere Male tief ein- und auszuatmen. Bei einer ungestörten Funktion des Sakrums geht die Sakrumbasis während der tiefen Einatmung nach dorsal. Der Angulus lateralis inferior geht dabei nach ventral. Bei der Ausatmung findet die Gegenbewegung statt.
4. Der Patient wird aufgefordert, sich auf die Ellenbogen aufzustützen und eine Extension des Rumpfes durchzuführen. Das Kinn wird auf die Hände gestützt (Abb. 17.36). Der Therapeut beurteilt die Stellung des Angulus lateralis inferior und der Sakrumbasis in der Frontalebene und vergleicht den Befund mit dem, den er in der Bauchlage erhoben hat.
5. Die Stellung des Angulus lateralis inferior während der Rumpfvorbeuge wurde bereits untersucht (siehe Abb. 17.18).
6. Das Verhalten des Angulus lateralis inferior und der Sakrumbasis in der Neutralstellung, der Rückbeuge und der Vorbeuge beim Flexionstest im Sitzen ist der zuverlässigste Beweis für eine sakroiliakale Dysfunktion.

Die Untersuchung des Beckens

Diagnose
Bauchlage
Federungstest

1. Der Patient befindet sich in Bauchlage auf dem Untersuchungstisch, der Therapeut steht neben ihm, das dominante Auge über der Mittellinie.
2. Der Therapeut legt die Handfläche auf die Mittellinie im Lumbalbereich, die Handwurzel liegt über dem lumbosakralen Übergang, der Mittelfinger über den Dornfortsätzen.
3. Der Therapeut beurteilt, ob die Lendenlordose normal, vermehrt oder abgeflacht ist.
4. Der Therapeut gibt einen kurzen, schnellen Druck in Richtung Tisch und stellt fest, ob die Lendenwirbelsäule nachgibt.
5. Federt die Lumballordose gut und wird auf keinen Widerstand getroffen, so ist die Untersuchung als negativ zu werten.
6. Trifft der Therapeut auf einen Widerstand in der Lendenwirbelsäule, so gilt der Befund als positiv.
7. Die Ausprägung der Lendenlordose sowie das Vorliegen eines positiven oder negativen Federungstests sind hilfreiche Befunde bei der Diagnostik einer sakroiliakalen Dysfunktion.

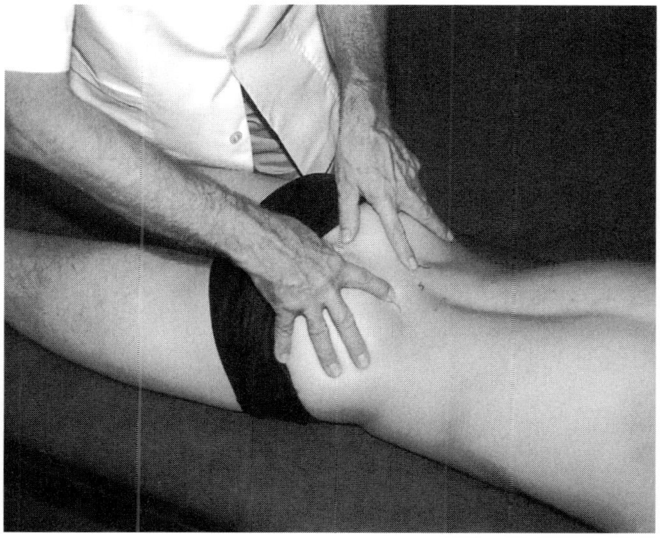

Abb. 17.35

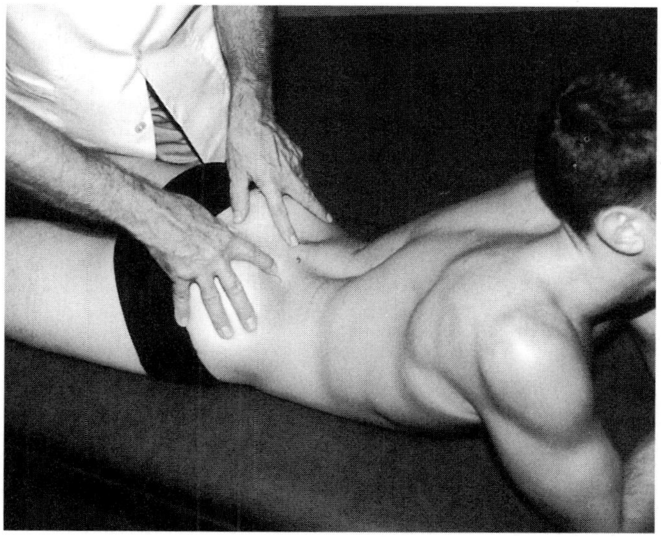

Abb. 17.36

Die Untersuchung des Beckens

Diagnose
Bauchlage
Rütteltest für die Iliosakralgelenke (sog. *Rocking-Test*)

1. Der Patient befindet sich in Bauchlage auf dem Untersuchungstisch, der Therapeut steht neben ihm.
2. Der Therapeut legt seinen rechten Daumen auf den Angulus lateralis inferior und den linken Daumen auf die linke Sakrumbasis (Abb. 17.37).
3. Es wird ein alternierender Druck beider Daumen nach ventral ausgeübt. Damit wird die Fähigkeit des linken Sakroiliakalgelenkes geprüft, nach dorsal und ventral zu nutieren.
4. Der Therapeut legt seine Daumen auf den rechten Angulus lateralis inferior und auf die Sakrumbasis (Abb. 17.38). Das rechte Sakroiliakalgelenk wird auf gleiche Weise in bezug auf Nutation nach anterior und posterior über die transversale Achse getestet.
5. Der Therapeut legt seinen rechten Daumen auf den Hinterrand des linken Angulus lateralis inferior links und den linken Daumen über die rechte Sakrumbasis (Abb. 17.39).
6. Mit den Daumen wird ein alternierender Druck nach ventral gegeben und damit die Torsionsbewegung des Sakrums über die linke Schrägachse getestet.
7. Der Therapeut legt seinen rechten Daumen über den Angulus lateralis inferior und den linken Daumen auf die linke Sakrumbasis (Abb. 17.40). Die gleiche alternierende Bewegung mit Druck nach ventral prüft die Fähigkeit des Sakrums, sich um die rechte Schrägachse zu bewegen.

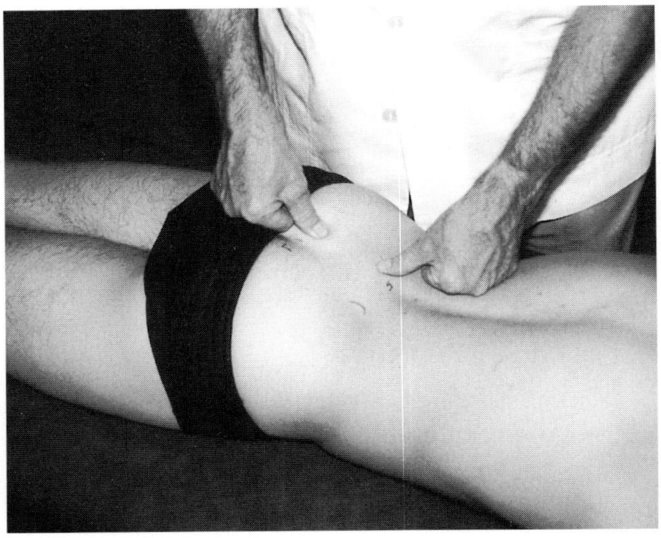

Abb. 17.37

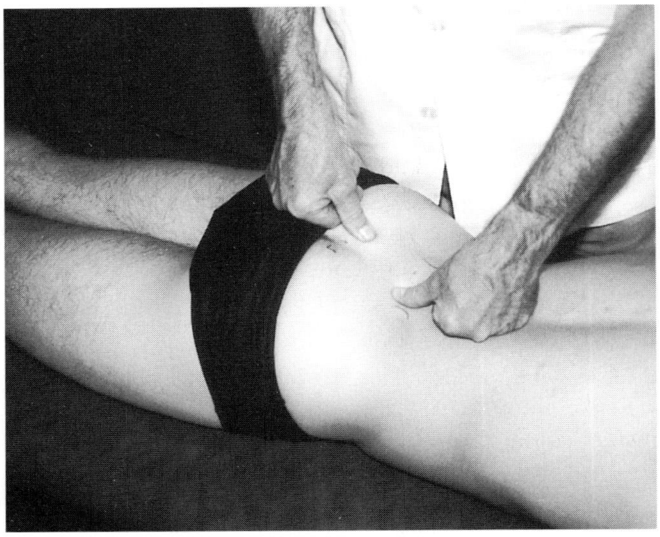

Abb. 17.39

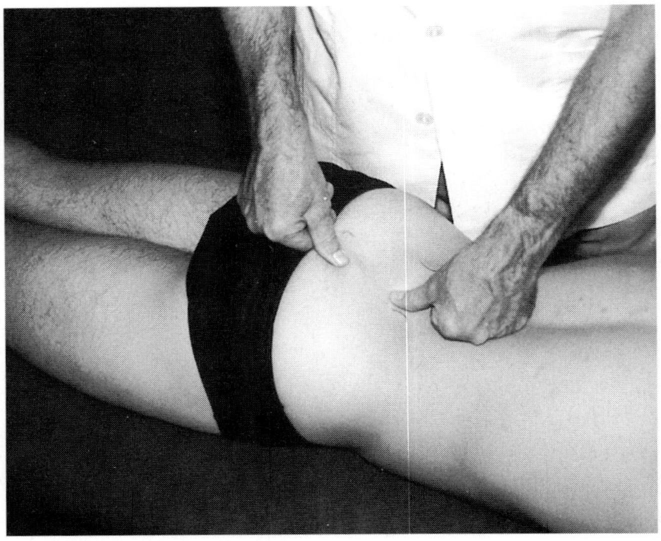

Abb. 17.38

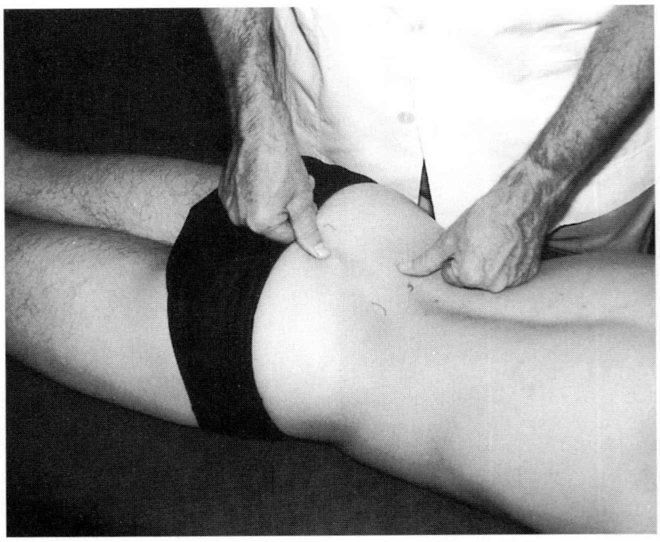

Abb. 17.40

Die Untersuchung des Beckens

Diagnose
Bauchlage
Federungstest der sakroiliakalen Bewegung

1. Der Patient liegt auf dem Untersuchungstisch, der Therapeut steht neben ihm.
2. Der Therapeut legt seinen Daumenballen über den linken Angulus lateralis inferior und Zeige- und Mittelfinger der linken Hand auf die linke Sakrumbasis (Abb. 17.41).
3. Der Therapeut übt mit der rechten Hand über dem Sakrum einen Druck nach ventral aus und palpiert mit den Fingern der linken Hand die Nutation des linken Sakrums nach dorsal.
4. Das rechte Sakroiliakalgelenk kann genauso getestet werden, indem der Daumenballen auf den rechten Angulus lateralis inferior und die linken Finger über die rechte Sakrumbasis zu liegen kommen.
5. Der Therapeut legt seinen rechten Daumen auf den linken Angulus lateralis inferior und palpiert mit den Fingern der linken Hand die rechte Sakrumbasis (Abb. 17.42).
6. Mit dem rechten Daumen wird eine Federung nach ventral induziert. Die gekoppelte Seitneigung und Rotation im Sinne einer Torsion um die linke diagonale Achse wird geprüft, indem der rechte Daumen eine Federungsbewegung nach ventral durchführt und dabei die Bewegung an der rechten Sakrumbasis prüft.
7. Der Therapeut legt seinen rechten Daumen über den rechten Angulus lateralis inferior. Die Finger der linken Hand palpieren die linke Sakrumbasis (Abb. 17.43). Ein Druck nach ventral mit der rechten Hand induziert eine Torsionsbewegung über die rechte diagonale Achse Palpiert wird diese Bewegung mit der rechten Hand auf der linken Sakrumbasis.

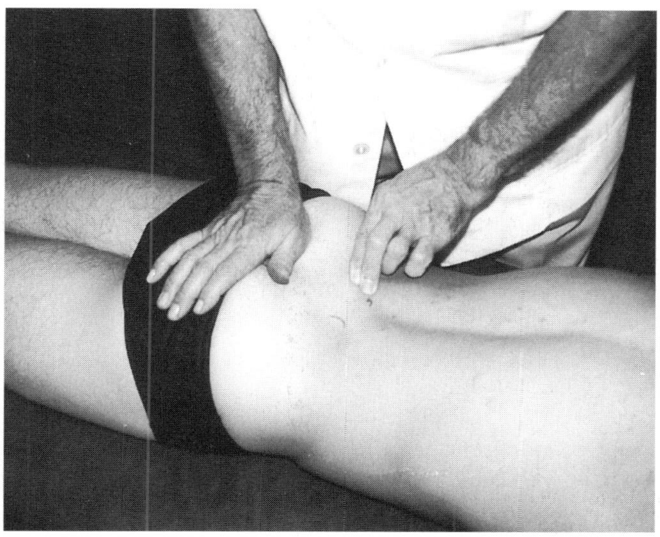

Abb. 17.41

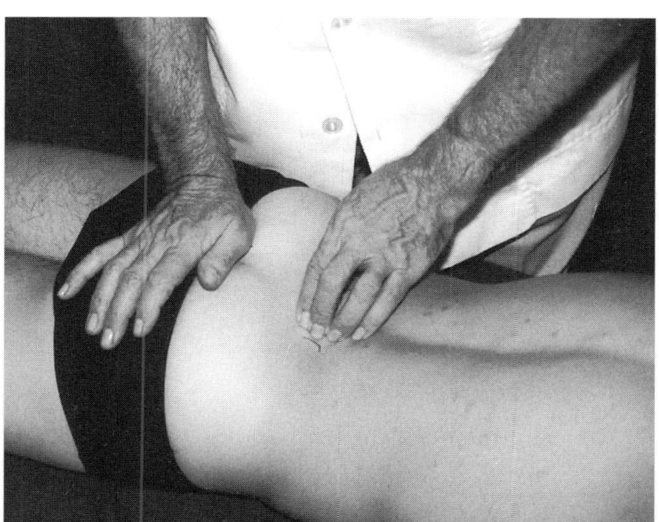

Abb. 17.42

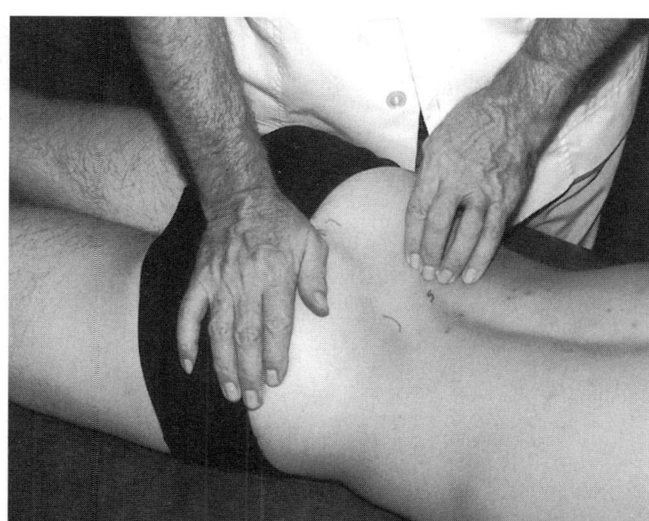

Abb. 17.43

Die Untersuchung des Beckens

Diagnose
Bauchlage
Sakroiliakaler Bewegungstest durch Aufklappen des Gelenkes

1. Der Patient liegt auf dem Untersuchungstisch, der Therapeut steht neben ihm.
2. Die Finger der linken Hand liegen auf dem linken Sakroiliakalgelenk, die rechte Hand umgreift das linke Bein am Knöchel (Abb. 17.44).
3. Das Knie wird unter 90° gebeugt, anschließend induziert der Therapeut eine Innenrotation der unteren Extremität über Oberschenkel, Hüftgelenk und Os innominatum und tastet dabei die Bewegung im linken Sakroiliakalgelenk.
4. Die Normalbewegung besteht in einer posterioren Öffnung des Gelenkes.
5. Die Innenrotation des Fußes mit einer Kniebeuge unter 90° testet primär den unteren Pol des linken Sakroiliakalgelenkes.
6. Der Therapeut wiederholt die Untersuchung und beugt das Knie über 90° (Abb. 17.45). Dabei wird primär die Bewegung des oberen Pols getestet.

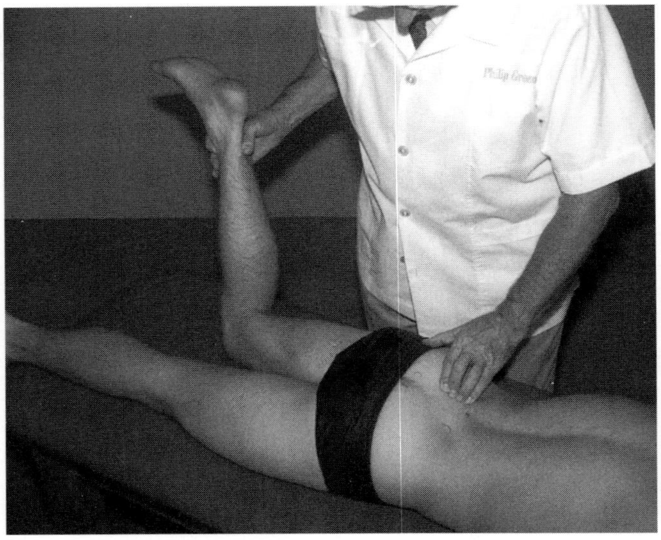

Abb. 17.44

Die Untersuchung des Beckens

Diagnose
Bauchlage
Beinlänge

1. Der Patient liegt auf dem Untersuchungstisch, der Therapeut steht am Fußende des Tisches.
2. Der Therapeut umgreift Füße und Knöchel des Patienten, die Daumen liegen unter dem Malleolus medialis (Abb. 17.46).
3. Der Therapeut schaut senkrecht auf seine Daumen und prüft, welches Bein länger erscheint.
4. Besteht keine anatomische Beinlängendifferenz, so ist eine ungleiche Beinlänge in der Rückenlage die Folge einer Rotation des Iliums bei einer iliosakralen Dysfunktion.

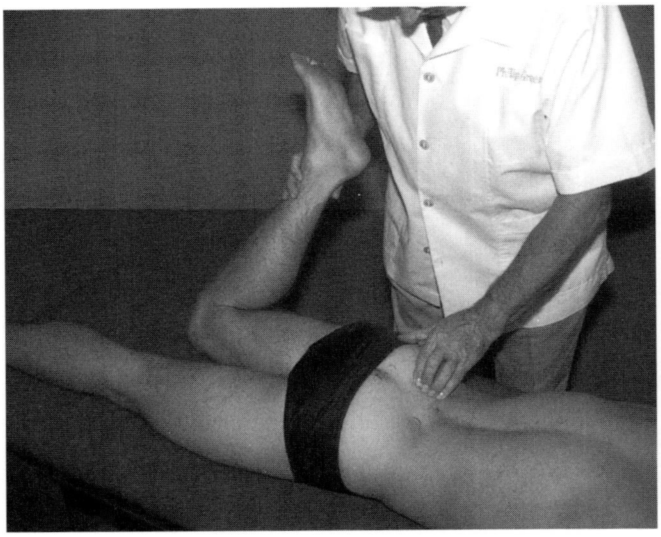

Abb. 17.45

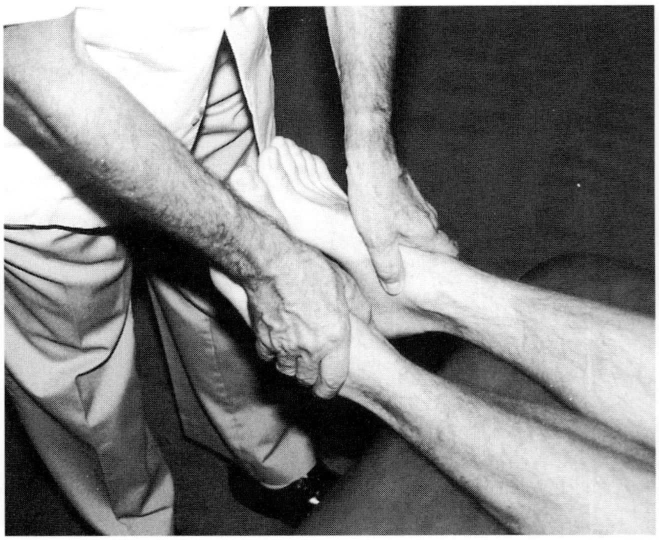

Abb. 17.46

Die Untersuchung des Beckens

Diagnose
Rückenlage
Spina iliaca anterior superior

1. Der Patient liegt auf dem Rücken, der Therapeut steht neben ihm, das dominante Auge liegt über der Mittellinie.
2. Der Therapeut legt die Handflächen beidseits über die Spina iliaca anterior superior und versucht, diese genau zu lokalisieren (Abb. 17.47).
3. Beide Daumen werden auf den Unterrand der Spina iliaca anterior superior gelegt und die Rotation des Iliums in der Horizontalebene untersucht (Abb. 17.48).
4. Der Therapeut legt beide Daumen auf den Oberrand der Spina iliaca anterior superior und prüft, ob eine Seite mehr anterior oder posterior steht als die andere (Beurteilung der Lage des Iliums in der Frontalebene) (Abb. 17.49).
5. Die Daumen werden auf die mediale Seite der Spina iliaca anterior superior gelegt. Es wird der Abstand der Spinen von der mittleren Sagittallinie beurteilt mit der Frage, ob eine von ihnen mehr medial oder lateral steht als die andere (Abb. 17.50).

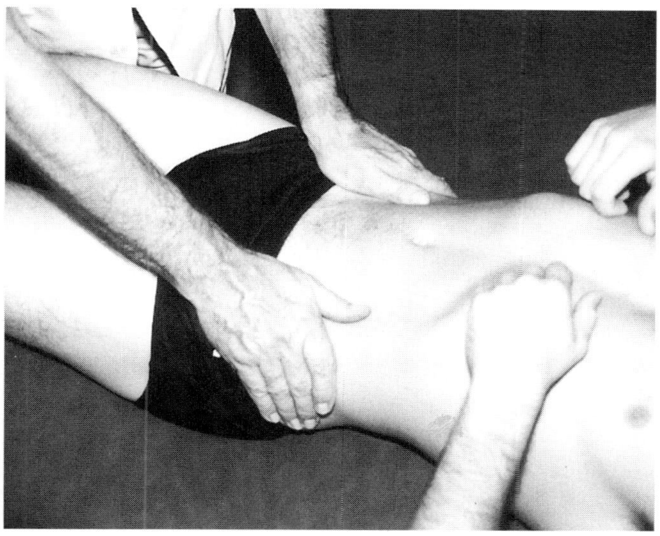

Abb. 17.47

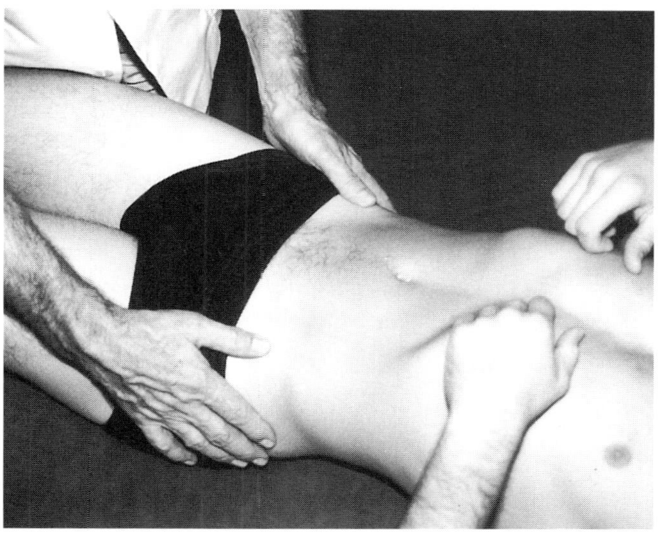

Abb. 17.49

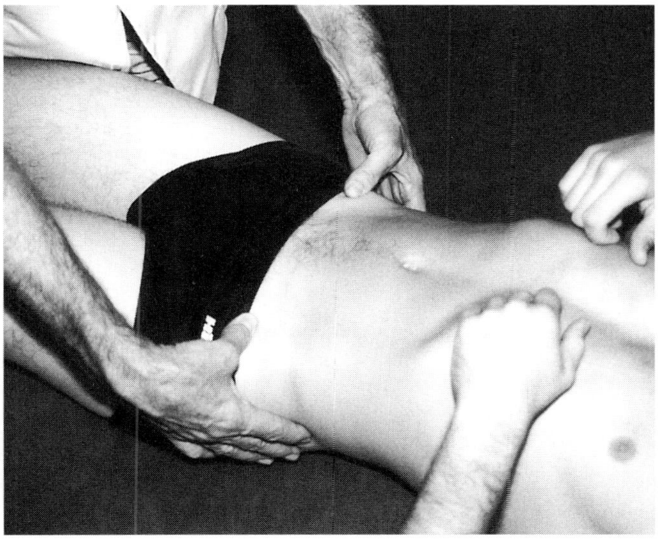

Abb. 17.48

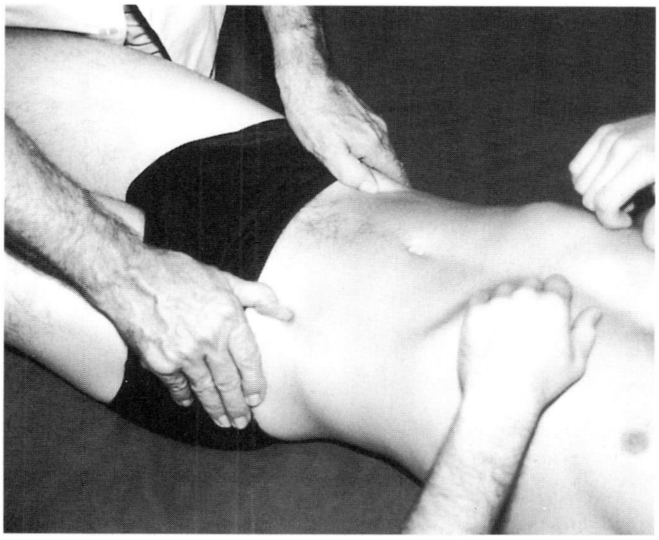

Abb. 17.50

17.8 Dysfunktionen des Beckens

Am Becken sind 14 unterschiedliche Dysfunktionen möglich (Tab. 17.1). Selten liegt nur eine einzige Dysfunktion innerhalb des Beckengürtels vor. Meist finden wir eine Kombination von Dysfunktionen der Symphyse mit sakroiliakalen und iliosakralen Störungen.

Die Diagnose dieser Dysfunktionen wird aus einer Kombination von Befunden gestellt wie knöchernen Asymmetrien, Asymmetrien der Bewegung auf der rechten und linken Seite des Beckens, Gewebebefunden (vor allem Verspannung und Druckempfindlichkeit von Ligamenten).

Tabelle 17.1: Beckendysfunktionen

Pubis
1. Superior
2. Inferior
Sakroiliakal
1. Beidseitige Nutation nach anterior
2. Beidseitige Nutation nach posterior
3. Einseitige Nutation nach anterior (Sakrumflexion)
4. Einseitige Nutation nach posterior (Sakrumextension)
5. Torsion nach anterior (links auf links oder rechts auf rechts)
6. Torsion nach posterior (links auf rechts oder rechts auf links)
Iliosakral
1. Rotation nach anterior
2. Rotation nach posterior
3. Verschiebung nach oben, „superior shear" (Scherdysfunktion)
4. Verschiebung nach unten, „inferior shear" (Scherdysfunktion)
5. Rotation nach medial (Einschwingblockierung)
6. Rotation nach lateral (Ausschwingblockierung)

17.8.1 Dysfunktionen der Symphyse

Dysfunktionen an der Symphyse sind sehr verbreitet und werden häufig übersehen. Muskuläre Dysbalancen der Bauchmuskeln und der Adduktoren tragen wesentlich zur Persistenz dieser Dysfunktion bei. Häufig resultieren sie aus einer einseitigen Haltung, in der mehr Gewicht auf ein Bein verlagert wird (asymmetrische Gewichtsverteilung beim Stehen). Durch die Symphysen-Dysfunktion wird die symmetrische Bewegung der Ossa innominata während des Gangzyklus gestört. Die diagnostischen Kriterien für eine Symphysen-Dysfunktion finden wir in Tab. 17.2.

17.8.2 Sakroiliakale Dysfunktionen

Sakroiliakale Dysfunktionen sind häufig assoziiert mit einer muskulären Dysbalance des M. piriformis und des M. psoas (Tab. 17.3). Funktionsstörungen des Sakrums zwischen den beiden Ilia werden durch Veränderungen der Bewegung um die transversale Achse, aber auch durch unilaterale oder bilaterale Restriktionen der Nutation verursacht; weiterhin durch Restriktionen der anterioren und posterioren Torsion über die diagonalen Achsen. Gelegentlich kann mehr als eine sakroiliakale Dysfunktion gefunden werden. Zur Erleichterung der Unterscheidung von Torsionen und Sakrumnutationen dient folgender Befund: Sakrumbasis und Angulus lateralis inferior stehen bei Torsionen immer auf der gleichen Seite nach ventral oder dorsal. Steht ein Angulus lateralis inferior nach dorsal, die Basis jedoch auf der gleichen Seite mehr ventral, so besteht entweder eine anteriore Nutation (Flexion) auf der gleichen Seite oder eine posteriore Nutation (Extension) auf der Gegenseite. Eine beidseitige Nutation nach anterior oder nach posterior ist sehr selten. Die Bewegung des Angulus lateralis inferior ist ein wichtiges diagnostisches Kriterium für die Unterscheidung von sakroiliakalen Dysfunktionen. Bei einer Torsion nach anterior liegt in der Neutralposition der Angulus lateralis inferior auf der betroffenen Seite dorsal (ebenso wie die Basis auf der gleichen Seite). Wenn die Asymmetrie bei der Vorbeuge im Vergleich zur Gegenseite zu- und bei der Rückbeuge abnimmt, besteht eine Einschränkung der Torsion nach anterior dort, wo der Angulus lateralis inferior weiter dorsal liegt. Gleichermaßen steht bei der Torsion nach posterior der Angulus lateralis inferior in der Neutralposition dorsal (wie die Sakrumbasis), bei der Rückbeuge des Rumpfes wird er noch asymmetrischer, in der vollständigen Rumpfvorbeuge aber symmetrisch. Dies ist der wichtigste Untersuchungsbefund bei der Diagnostik von Torsionsdysfunktionen. Steht ein Sakrum in Nutation nach anterior oder nach posterior, so werden wir einen Angulus lateralis inferior in der Neutralstellung mehr dorsal finden, die Basis des Sakrums wird ipsilateral ventral stehen. Bei einer unilateralen Flexion des Sakrums (Nutation nach anterior) ist der Angulus lateralis inferior während der Vorbeuge etwas weiter dorsal und

Tabelle 17.2: Dysfunktionen der Symphyse

		Flexionstest im Stehen	Höhe des Tuberculum pubicum	Spannung u. Schmerzempfindlichkeit des Lig. inguinale
Diagnostik		positiv		
superior	rechts	rechts	rechts höher	rechts
	links	links	links höher	links
inferior	rechts	rechts	rechts tiefer	rechts
	links	links	links tiefer	links

Tabelle 17.3: Sakroiliakale Dysfunktionen

Diagnosen	Flexionstest im Sitzen positiv	Sakrumbasis	Stellung d. Angulus lat. inferior	Bewegung d. Angulus lat. inferior	Lumbale Skoliose	Lumbale Lordose*	Malleolus medialis in Bauchlage
Einseitige Nutation flektiert n. anterior							
rechts	rechts	anterior rechts	inferior rechts		Konvexität rechts	normal bis verstärkt	länger rechts
links	links	anterior links	inferior links		Konvexität links	normal bis verstärkt	länger links
Einseitige Nutation extendiert n. posterior							
rechts	rechts	posterior rechts	superior rechts		Konvexität links	vermindert	kürzer rechts
links	links	posterior links	superior links		Konvexität rechts	vermindert	kürzer links
Torsion nach anterior							
links über links	rechts	anterior rechts	posterior links	links, verstärkt bei der Vorbeuge	Konvexität rechts	verstärkt	kürzer links
rechts über rechts	links	anterior links	posterior rechts	rechts, verstärkt bei der Vorbeuge	Konvexität links	verstärkt	kürzer rechts
Torsion nach dorsal							
rechts über links	rechts	posterior rechts	posterior rechts	rechts, verstärkt bei Rückbeuge	Konvexität links	vermindert	kürzer rechts
links über rechts	links	posterior links	posterior links	links, verstärkt bei Rückbeuge	Konvexität rechts	vermindert	kürzer links
bds. rechts anterior nutiert (flektiert)	bilateral	anterior	posterior			verstärkt	gleich im Seitenvergleich
bds. nach posterior nutiert (extendiert)	bilateral	posterior	anterior			vermindert	gleich im Seitenvergleich

*) Auch der positive Federungstest ist eingeschränkt.

wird bei der Rückbeuge nicht symmetrisch. Bei der einseitigen Sakrumextension (Nutation nach posterior) erscheint der Angulus lateralis inferior mehr dorsal in der Neutralposition und wird in der Rumpfrückbeuge mehr prominent als in der Rumpfvorbeuge. Allerdings wird er auch nie symmetrisch.

17.8.3 Iliosakrale Dysfunktionen

Eine exakte Diagnose von iliosakralen Dysfunktionen kann erst erfolgen, wenn sakroiliakale Dysfunktionen behandelt wurden, da iliosakrale Dysfunktionen unilateral auftreten. Eine Seite des Sakrums muß daher in der Mittellinie stehen, um die Lage des Iliums in Bezug zum Sakrum beurteilen zu können (Tabelle 17.4). Die wichtigsten Untersuchungsbefunde sind dabei die Höhe der Spina iliaca anterior superior beidseits und die Längendifferenz des Malleolus medialis in Rückenlage. Ist die rechte Spina iliaca anterior superior weiter kaudal als die linke, so kann entweder das rechte Ilium nach anterior rotiert sein oder das linke Ilium nach posterior. Die Differenzierung erfolgt durch die Bewegungstests, insbesondere durch den Flexionstest im Stehen. Iliosakrale Dysfunktionen im Sinne einer Rotation nach anterior oder posterior sind sehr häufig. Sie sind Folge einer muskulären Dysbalance während des Gehens. Verschiebungen nach oben und unten (Scherdysfunktionen) treten nur bei Menschen auf, deren Iliosakralgelenke atypisch ausgebildet sind, d. h. wenn die Gehrungen im Konvex-Konkav-Verhältnis an der Verbindung des oberen und unteren Iliosakralgelenkpols weniger gut ineinandergreifen und somit eine kraniokaudale Translation möglich wird. Normalerweise entstehen Scherdysfunktionen, d. h. Verschiebungen einer Iliumseite nach oben und nach unten, durch ein Trauma. Sie sind eine wesentliche Ursache von Schmerzen im un-

Tabelle 17.4: Iliosakrale Dysfunktion

Diagnose: Stellung des Iliums	Flexionstest im Stehen positiv (Vorlaufphänomen)	Position der Spina iliaca anterior/superior in Rückenlage	Position des Malleolus medialis in Rückenlage	Position der Spina iliaca posterior superior in Bauchlage	Sulcus sacralis in Bauchlage	Tuber ischiadicum in Bauchlage	Lig. sacrotuberale in Bauchlage
Rotation nach anterior							
rechts	rechts	kaudal rechts	länger rechts	kranial rechts	flach rechts		
links	links	kaudal links	länger links	kranial links	flach links		
Rotation nach posterior							
rechts	rechts	kranial rechts	kürzer rechts	kaudal rechts	tief rechts		
links	links	kranial links	kürzer rechts	kaudal links	tief links		
Rotation nach lateral (outflare)							
rechts	rechts	lateral rechts		medial rechts	schmal rechts		
links	links	lateral links		medial links	schmal links		
Rotation nach medial (inflare)							
rechts	rechts	medial rechts		lateral rechts	weit rechts		
links	links	medial links		lateral links	weit links		
Verschiebung nach oben (upslip)							
rechts	rechts	kranial rechts	kürzer rechts	kranial rechts		kranial re.	locker re.
links	links	kranial links	kürzer links	kranial links		kranial li.	locker li.
Verschiebung nach unten (downslip)							
rechts	rechts	kaudal rechts	länger rechts	kaudal rechts		kaudal re.	angespannt re.
links	links	kaudal links	länger links	kaudal links		kaudal li.	angespannt li.

teren Rücken und in den Beinen. Die iliosakralen Dysfunktionen mit einer Rotation der Ilia um eine senkrechte Achse nach medial oder lateral (Ein- oder Ausschwingblockierungen, *inflare-outflare*) sind sehr selten. Sie können nur diagnostiziert werden, nachdem die Rotationskomponente des Iliums in die Anterior- oder Posterior-Rotation behandelt wurde. Häufig werden die nach medial oder nach lateral rotierten Ilia (Ein- oder Ausschwingblockierungen) fehldiagnostiziert, denn es entsteht bereits ein geringes Maß an Rotation nach medial und lateral bei der Rotation des Iliums nach anterior oder posterior. Findet während des Gangzyklus eine Rotation des Iliums nach anterior statt und besteht eine Dysfunktion in der Rotation nach anterior, so rotiert dieses Ilium auch immer in geringem Maße nach lateral (*outflare*). Das Gegenteil tritt ein, wenn das Ilium in posteriorer Rotation steht und sowohl während der Gangfunktion wie auch bei Dysfunktionen nach medial rotiert. Diese Rotationskomponente von medial nach lateral eines in Anterior- oder Posterior-Rotation stehenden Iliums wird häufig als Inflare- oder Outflare-Dysfunktion fehldiagnostiziert.

17.9 Behandlung der Beckendysfunktion

Ziel einer manualmedizinischen Behandlung von Beckendysfunktionen ist, die Biomechanik des normalen Gangzyklus wiederherzustellen. Zuerst sollte immer die LWS und anschließend das Becken behandelt werden, da – wie bereits erwähnt – die Lendenwirbelsäule bei zahlreichen sakroiliakalen Techniken als Hebelarm dient. Am Becken setzen zahlreiche Rumpfmuskeln und zahlreiche Muskeln der unteren Extremitäten an. Die Behandlung von Beckendysfunktionen sollte immer mit einer Diagnostik und Behandlung der Muskulatur kombiniert werden. Nur dadurch können Rezidive verhindert und das therapeutische Ergebnis verbessert werden.

17.9.1 Behandlungsfolge

Die empfohlene Behandlungssequenz beginnt mit der Symphyse, anschließend folgen Scherdysfunktionen des Iliums (*superior shear, inferior shear*), danach die sakroiliakalen Dysfunktionen und zuletzt die iliosakralen Dysfunktionen. Bei der Diagnostik wird zuerst die Symphyse untersucht. Liegt eine Dysfunktion vor, wird diese behandelt. Erst dann wird die Diagnostik fortgesetzt. Beachten Sie, daß die wichtigsten Befunde für sakroiliakale Dysfunktionen nur in Bauchlage erhoben werden können. Besteht eine Restdysfunktion der Symphyse, so liegt der Patient nicht symmetrisch, da die Auflageflächen des Bekkens (Spina iliaca anterior superior beidseits und Symphyse) asymmetrisch sind.

Sind Diagnostik und Therapie von Dysfunktionen der Schambeine (Os pubis) und der Symphyse abgeschlossen, wird als nächstes nach einer Scherdysfunktion des Iliums gesucht. Verschiedene Höhen der Crista iliaca in einer Stellung ohne Belastung (z. B. Bauch- oder Rückenlage) sind als Hinweis zu werten. Bei dieser Dysfunktion sind sämtliche Bewegungen im gleichseitigen Sakroiliakalgelenk eingeschränkt. Daher sollte die Diagnose und die Behandlung dieser Störung am Anfang einer manualtherapeutischen Intervention stehen. Ein zweiter Grund für die vorrangige Behandlung einer Scherdysfunktion ist, daß die beiden Ilia symmetrisch liegen müssen, um die Stellung des Sakrums beurteilen zu können. Dann wird die sakroiliakale Dysfunktion behandelt, um die Symmetrie der Ilia in der Frontalebene wiederherzustellen. In Rückenlage kann jetzt die Beziehung der Ilia zu dem auf dem Tisch fixierten Sakrum untersucht werden.

Die Behandlung des Beckens

Symphyse

Muskelenergietechnik
Rückenlage
Diagnose
Stellung: Ramus pubis nach superior oder inferior verschoben („*Shotgun Technik*")

1. Der Patient befindet sich in Rückenlage auf dem Untersuchungstisch, Hüften und Knie sind gebeugt, die Füße stehen nebeneinander.
2. Der Therapeut steht neben dem Tisch, er umgreift die Knie des Patienten und hält sie zusammen.
3. Der Patient führt eine Abduktion gegen Widerstand durch. Dies erfolgt zwei- bis dreimal und dauert jeweils 3-5 Sekunden (Abb. 17.51).
4. Der Therapeut legt seinen Unterarm zwischen die Knie des Patienten (Abb. 17.52).
5. Der Patient wird gebeten, die Knie gegen Widerstand zusammenzudrücken. Dadurch wird die Symphyse distrahiert.
6. Nachuntersuchen.

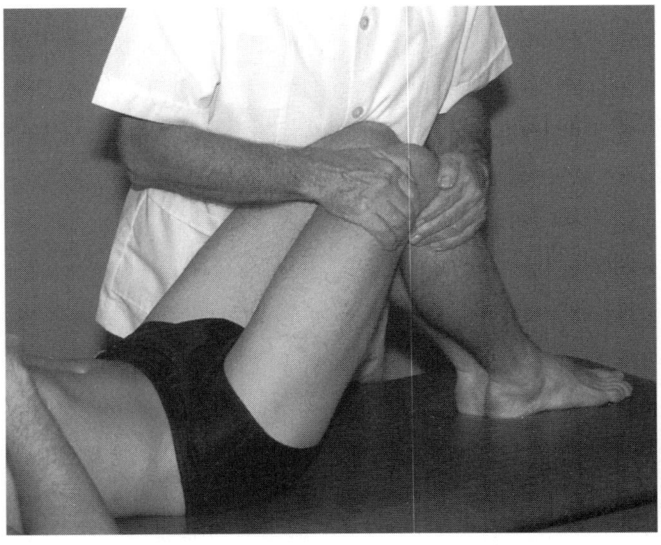

Abb. 17.51

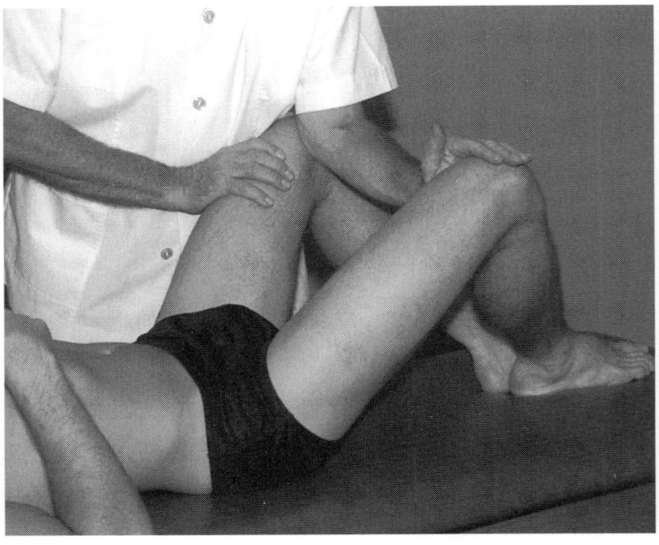

Abb. 17.52

Die Behandlung des Beckens

Symphyse

Muskelenergietechnik
Rückenlage
Diagnose
Stellung: Ramus pubis superior links

1. Der Patient befindet sich in Rückenlage auf dem Untersuchungstisch, der Therapeut steht auf der linken Seite (Abb. 17.53).
2. Das Becken wird an den linken Rand des Untersuchungstisches geschoben, das linke Ilium liegt dabei exakt am Rand. Der Patient umgreift mit seinem linken Arm die rechte Schulter, um den Rumpf zu stabilisieren (17.54).
3. Der Therapeut unterstützt mit seinen Beinen den frei herabhängenden linken Fuß des Patienten.
4. Er fixiert mit seiner linken Hand das rechte Becken. Die rechte Hand wird auf die Patella und den distalen linken Femur gelegt.
5. Der Patient führt eine Hüftflexion gegen Widerstand durch. Der Therapeut hält mit der rechten Hand dagegen (Abb. 17.55). Diese Bewegung wird drei- bis fünfmal wiederholt, die Muskelanspannung wird 3 bis 5 Sekunden gehalten.
6. Nach jeder Entspannung stellt der Therapeut die neue Barriere ein, indem die Extension des linken Beines verstärkt wird.
7. Nachuntersuchen.

Anmerkung: Befindet sich das Bein des Patienten in einer Abduktion und Extension, so werden durch die Hüftflexion die linken Adduktoren aktiviert, die linke Symphyse wird so durch eine konzentrische isotonische Muskelkontraktion nach inferior (oder kaudal) gebracht.

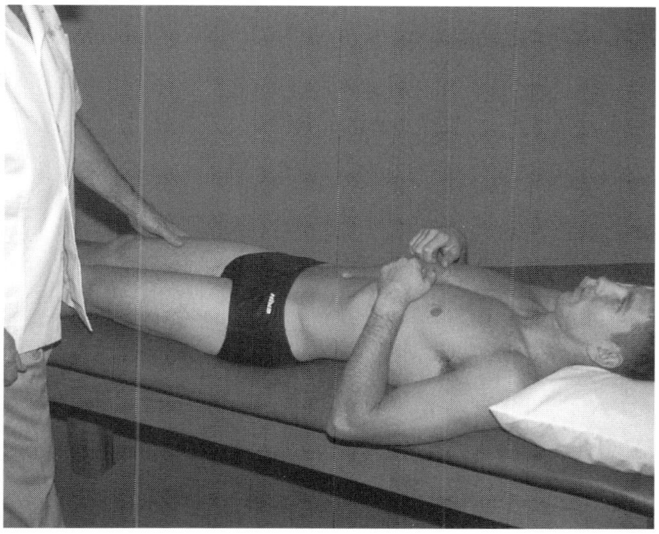

Abb. 17.53

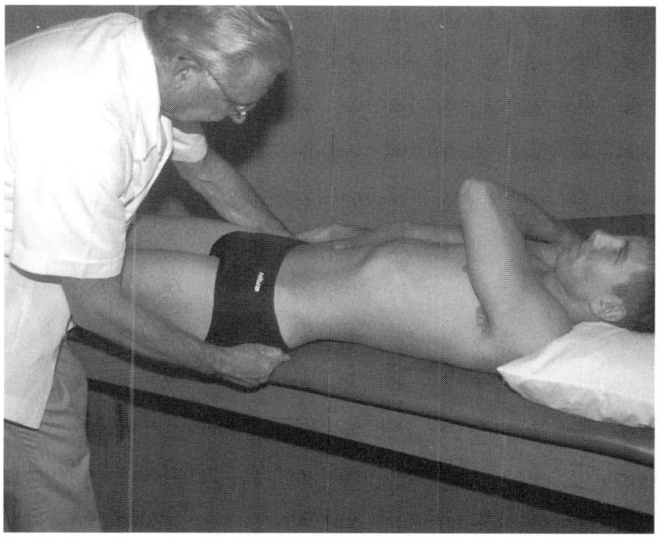

Abb. 17.54

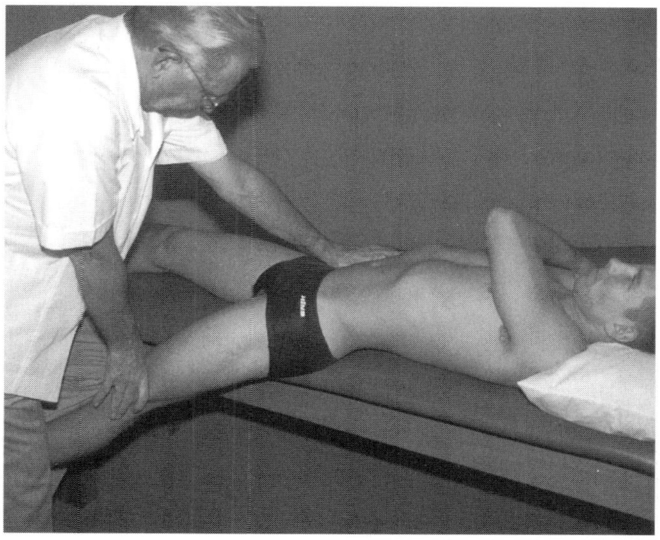

Abb. 17.55

Die Behandlung des Beckens

Symphyse

Muskelenergietechnik
Rückenlage
Diagnose
Stellung: Ramus pubis inferior rechts

1. Der Patient befindet sich in Rückenlage auf dem Untersuchungstisch, rechtes Knie und rechte Hüfte sind gebeugt, adduziert und geringfügig innenrotiert.
2. Der Therapeut steht auf der linken Seite und rollt das Becken des Patienten nach links. Er legt seine linke Hand unter das rechte Ilium (Abb. 17.56).
3. Die rechte Spina iliaca posterior superior kommt zwischen den linken Mittelfinger und den linken Ringfinger zu liegen, die Handwurzel liegt auf dem Tuber ischiadicum (Abb. 17.57).
4. Das Becken wird wieder auf den Tisch gelegt. Der Therapeut übt mit seiner linken Hand einen Druck nach oben und medial auf den Tuber ischiadicum aus (Abb. 17.58).
5. Der Patient wird aufgefordert, das rechte Bein zu strecken. Die Anspannung dauert wieder 3-5 Sekunden und wird drei- bis fünfmal wiederholt.
6. In der Entspannungsphase stellt der Therapeut die neue Barriere ein. Dabei werden Hüftflexion und Druck gegen den rechten Tuber ischiadicum verstärkt.

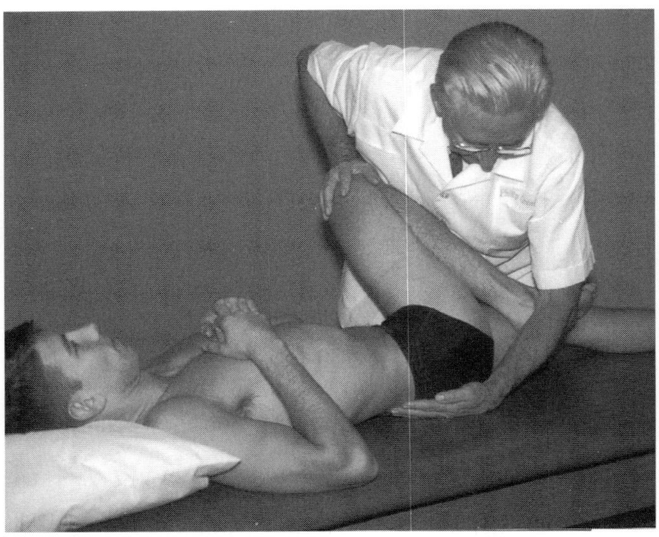

Abb. 17.56

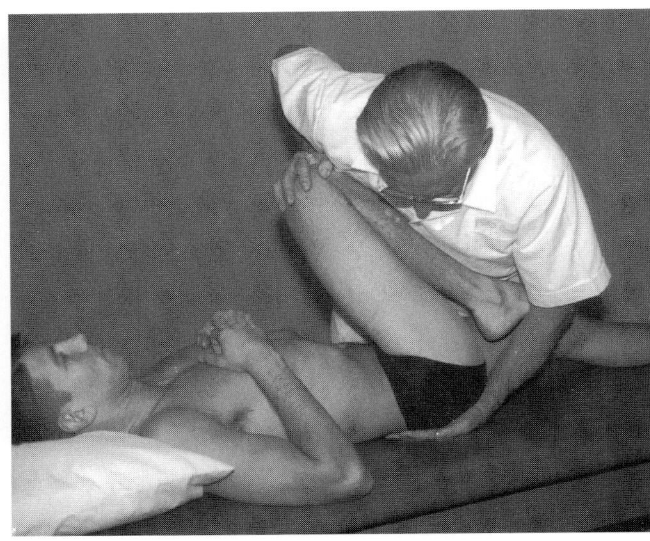

Abb. 17.58

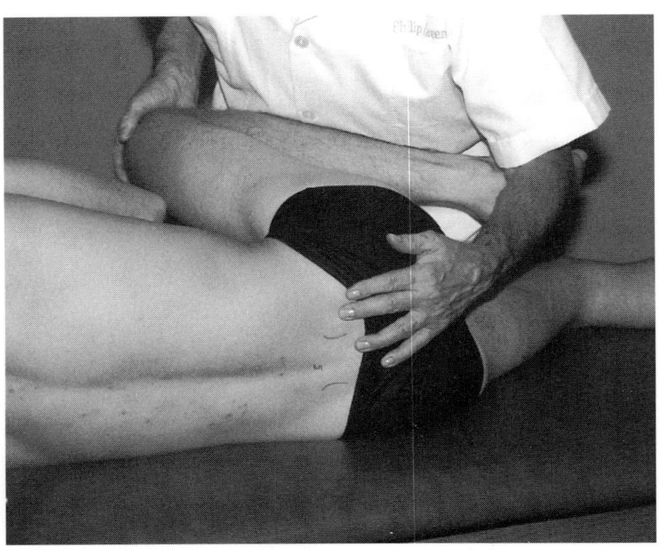

Abb. 17.57

7. Als Alternative kann das rechte Knie des Therapeuten in der rechten Axilla des Therapeuten liegen (Abb. 17.59), während der Therapeut mit der rechten Hand den Tischrand umfaßt.
8. Nachuntersuchen.

Anmerkung: Flexion, Innenrotation und Adduktion des Hüftgelenkes verriegeln das Sakroiliakalgelenk (*close pack position*). Dadurch können die Hüftextension und der Druck des Behandlers auf den Tuber ossis ischii in Richtung kranial und medial direkt auf die Symphyse einwirken.

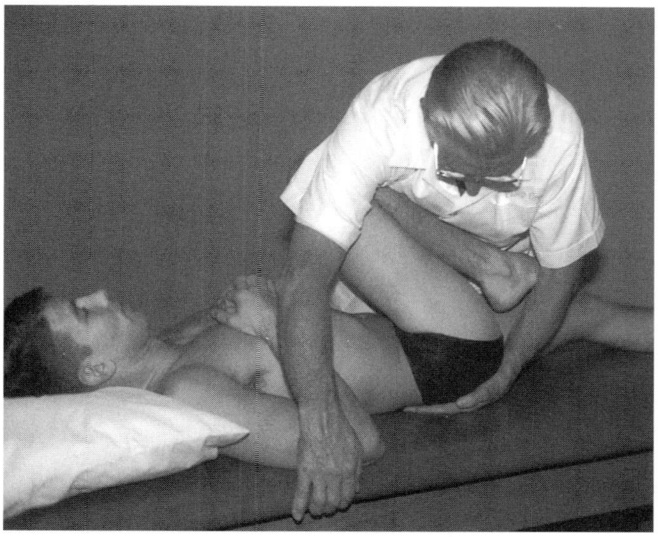

Abb. 17.59

Die Behandlung des Beckens

Die iliosakrale Dysfunktion

Muskelenergietechnik
Rückenlage
Diagnose
Stellung: Kranialverschiebung des linken Iliums (*superior shear*)

1. Der Patient befindet sich in Rückenlage, die Füße ragen über den Tischrand hinaus.
2. Der Therapeut steht am Ende des Tisches. Sein linker Oberschenkel ist gegen den rechten Fuß des Patienten abgestützt. Er umgreift mit beiden Händen das linke Bein des Patienten oberhalb des Knöchels (Abb. 17.60).
3. Der Therapeut führt eine Abduktion des extendierten linken Beines um 10° – 15° durch. Dadurch wird das linke Sakroiliakalgelenk „geöffnet“ (es kommt in die sog. *loose pack position*) (Abb. 17.61).
4. Das linke Hüftgelenk wird durch eine Innenrotation des extendierten, abduzierten linken Beines verriegelt (Abb. 17.62).
5. Der Therapeut führt eine Extension in Richtung der Längsachse des linken Beines durch. Gleichzeitig atmet der Patient tief ein und aus (Abb. 17.63).
6. Der Patient atmet drei- bis viermal ein und aus. Während der letzten Ausatmung wird er aufgefordert zu husten. Gleichzeitig gibt der Therapeut einen schnellen Zug nach kaudal.
7. Nachuntersuchen.

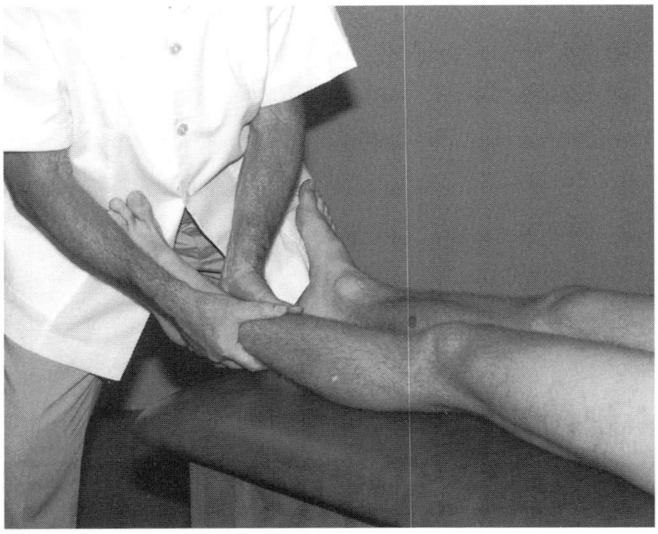

Abb. 17.60

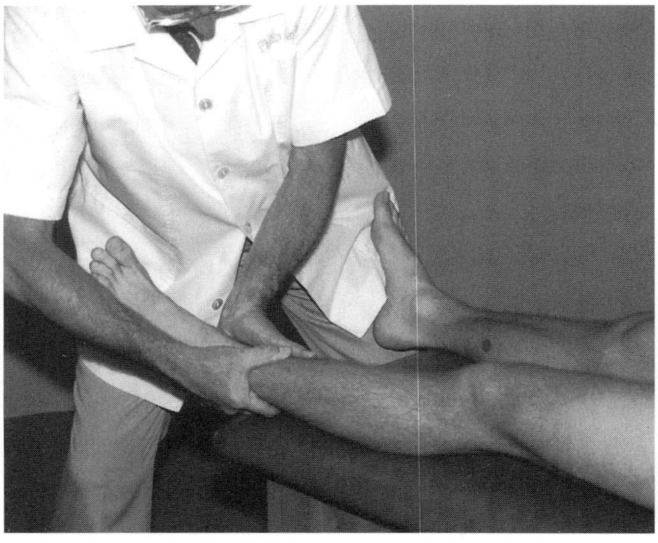

Abb. 17.61

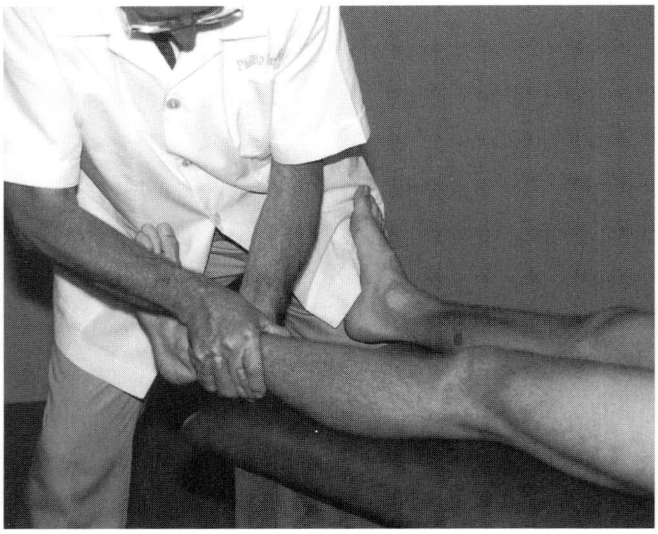

Abb. 17.62

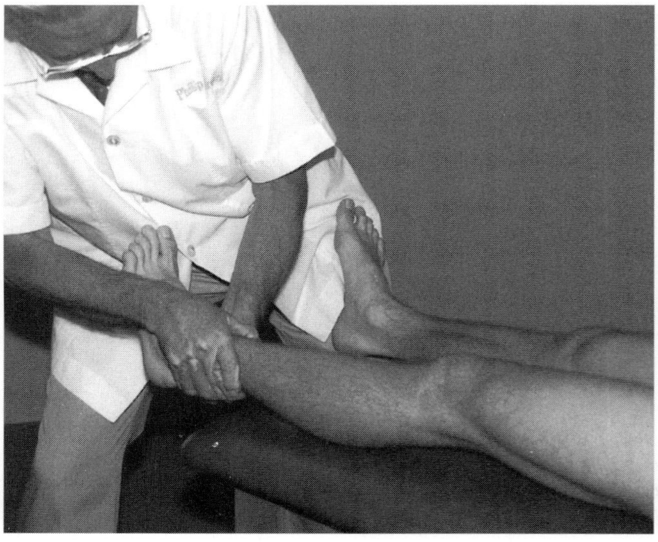

Abb. 17.63

Die Behandlung des Beckens

Die iliosakrale Dysfunktion

Muskelenergietechnik
Seitenlage
Diagnose: Kaudalverschiebung des rechten Iliums (*inferior shear*)

1. Der Patient liegt in Linksseitlage.
2. Der Therapeut steht vor oder hinter dem Patienten, rechter Arm und rechte Schulter halten die rechte untere Extremität (ein zweiter Behandler kann dabei assistieren).
3. Der Therapeut umgreift mit seiner linken Hand die Rückseite des rechten Hüftbeins am Tuber ischiadicum und an der Spina iliaca posterior superior (Abb. 17.64).
4. Der Therapeut umfaßt mit der rechten Hand das rechte Ilium, die Handspanne geht dabei vom Tuber ischiadicum zum Ramus pubis inferior (Abb. 17.65).
5. Der Therapeut zieht mit beiden Händen das rechte Ilium nach lateral (Richtung Decke) und nach kranial.
6. Der Patient wird aufgefordert, mehrere Male tief ein- und auszuatmen, während die Distraktion nach kranial beibehalten wird.
7. Nachuntersuchen.

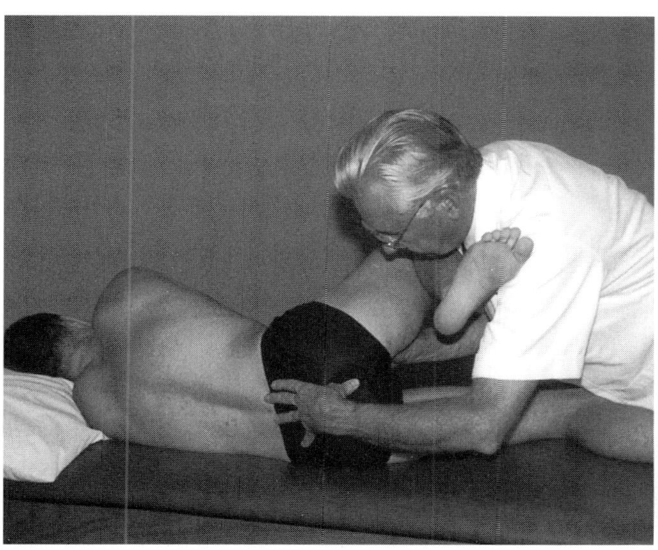

Abb. 17.64

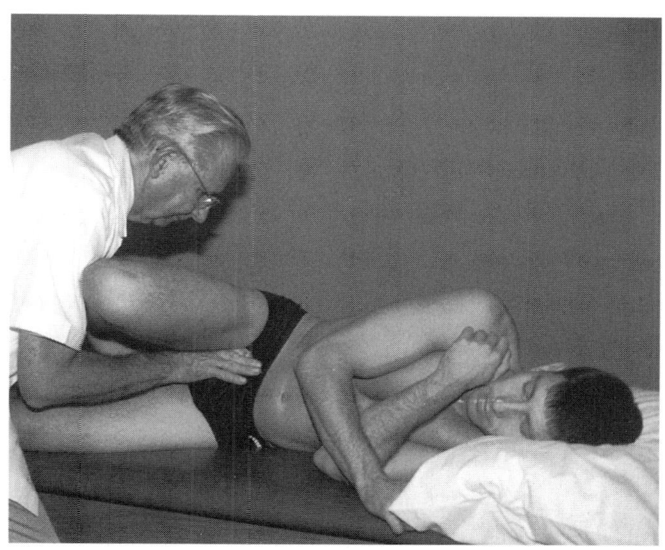

Abb. 17.65

Die Behandlung des Beckens

Die iliosakrale Dysfunktion

Muskelenergietechnik
Bauchlage
Diagnose
Stellung: Verschiebung des rechten Iliums nach kaudal (*inferior shear*)

1. Der Patient befindet sich in Bauchlage auf dem Untersuchungstisch, der Therapeut steht auf der rechten Seite.
2. Der Therapeut legt den rechten Fuß des Patienten zwischen beide Knie. Mit der rechten Hand umfaßt er das rechte Knie des Patienten und „öffnet" das rechte Sakroiliakalgelenk (*loose pack position*) (Abb. 17.66).
3. Der Therapeut legt seine linke Hand auf den rechten Tuber ischiadicum und drückt nach kranial.
4. Der Patient wird aufgefordert, mehrere Male tief ein- und auszuatmen.
5. Der Patient umgreift mit der rechten Hand das Tischbein, so daß der rechte Arm im Ellenbogen gebeugt ist. Er versucht, den rechten Arm zu strecken. Dadurch entsteht eine Rumpfbewegung nach kaudal.
6. Durch die Kombination dieser Bewegungen, d. h. den Druck des Therapeuten auf den rechten Tuber ischiadicum, die Streckung des rechten Armes und die Atemarbeit, kommt es zu einer Kranialverschiebung des rechten Iliums gegenüber dem Sakrum.
7. Nachuntersuchen.

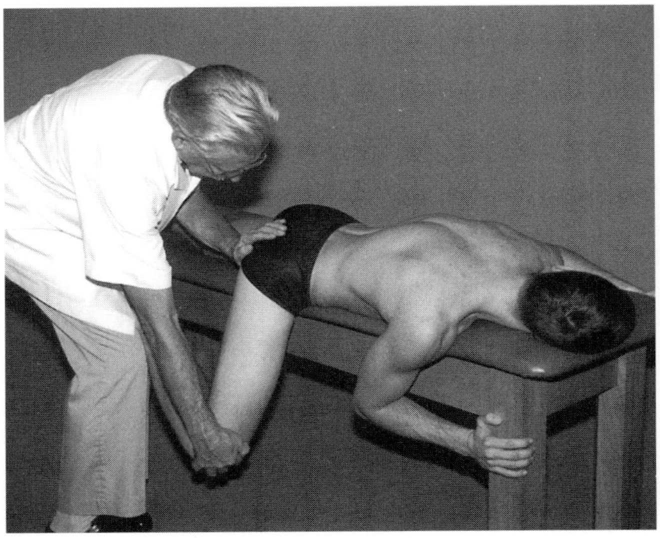

Abb. 17.66

Die Behandlung des Beckens

Die sakroiliakale Dysfunktion

Muskelenergietechnik
Bauchlage
Diagnose
Stellung: Unilaterale Nutation des linken Sakrums nach anterior (Sakrumflexion links)
Bewegungseinschränkung: Nutation des linken Sakrums nach posterior

1. Der Patient befindet sich in Bauchlage, der Therapeut steht auf der rechten Seite des Untersuchungstisches.
2. Der Therapeut palpiert mit der linken Hand die linke Sakrumbasis und abduziert gleichzeitig mit dem rechten Arm das linke Bein um ca. 15° (Abb. 17.67).

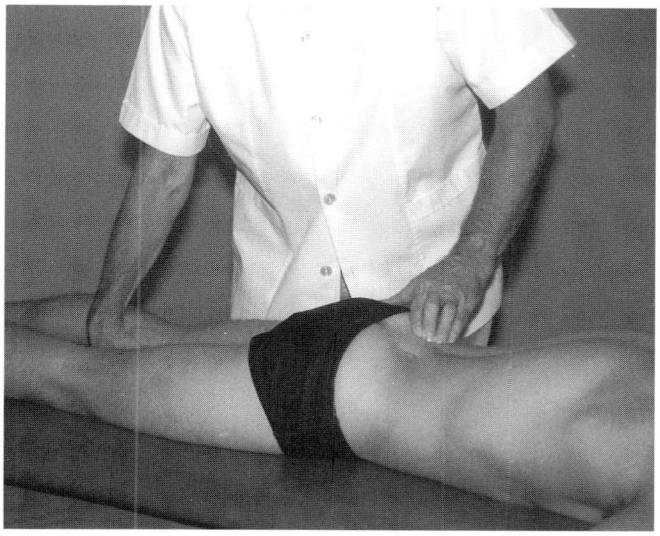

Abb. 17.67

3. Es erfolgt eine Innenrotation des linken Beines, wodurch der hintere Anteil des linken Sakroiliakalgelenks geöffnet wird. Der Patient hält das Bein in dieser Stellung (Abb 17.68).
4. Der Therapeut hält den rechten Arm gestreckt und legt die Handwurzel auf den Angulus lateralis inferior des Sakrums. Es wird eine federnde Bewegung am Sakrum von oben nach unten und von lateral nach medial induziert, um die Stellung zu finden, in der die linke Sakrumbasis maximal beweglich ist (Abb. 17.69).
5. Der Patient wird gebeten, tief einzuatmen und den Atem anzuhalten. Der Therapeut drückt währenddessen den linken Angulus lateralis inferior nach ventral und kranial.
6. Während der Ausatmung wird der Druck gehalten.
7. Der Patient wiederholt die forcierte Inhalation mehrmals, während der Therapeut den Druck auf dem Angulus lateralis des Sakrums beibehält.
8. Nachuntersuchen.

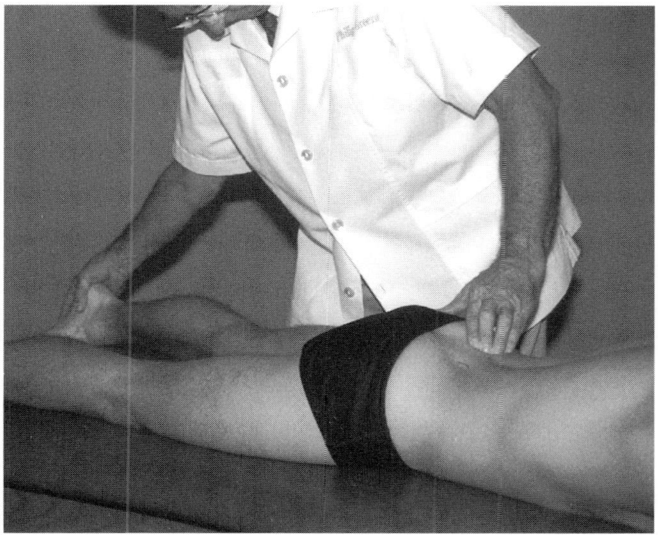

Abb. 17.68

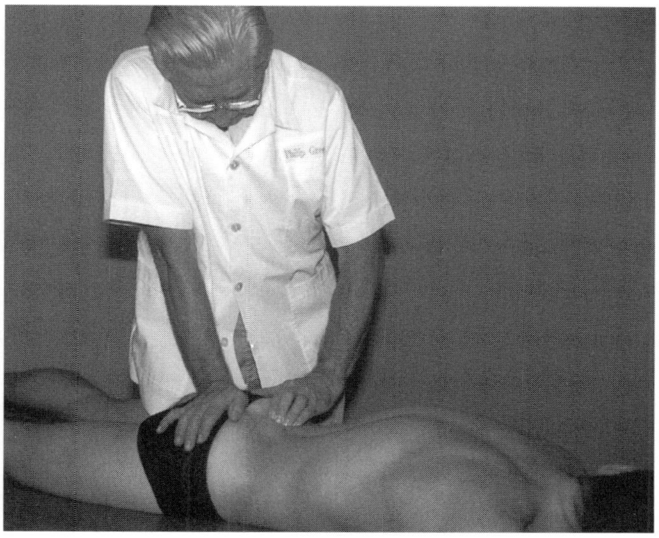

Abb. 17.69

Die Behandlung des Beckens

Die sakroiliakale Dysfunktion

Muskelenergietechnik
Bauchlage
Diagnose
Stellung: Nutation des rechten Sakrums nach posterior (rechtes Sakrum in Extension)
Bewegungseinschränkung: Nutation des rechten Sakrums nach anterior

1. Der Patient befindet sich in Bauchlage auf dem Untersuchungstisch, der Therapeut steht auf der rechten Seite.
2. Der Therapeut palpiert mit der rechten Hand das rechte Sakroiliakalgelenk. Mit der linken Hand führt er eine Abduktion des rechten Beines um ca. 15° durch. Dies bewirkt ein Öffnen des rechten Sakroiliakalgelenkes (*loose pack position*) (Abb. 17.70).
3. Der Therapeut bringt das rechte abduzierte Bein in die Außenrotation, dadurch wird die Vorderseite des rechten Sakroiliakalgelenkes geöffnet. Der Patient wird aufgefordert, das rechte Bein in dieser Stellung zu halten (Abb. 17.71).
4. Es erfolgt eine Rumpfextension, indem der Patient die Sphinxposition einnimmt (d. h. er stützt seine Ellenbogen auf, das Kinn ruht in den Händen). Der Therapeut nimmt mit seinem rechten Os pisiforme Kontakt mit der rechten Sakrumbasis auf und gibt einen Druck nach ventral und kaudal (Abb. 17.72).

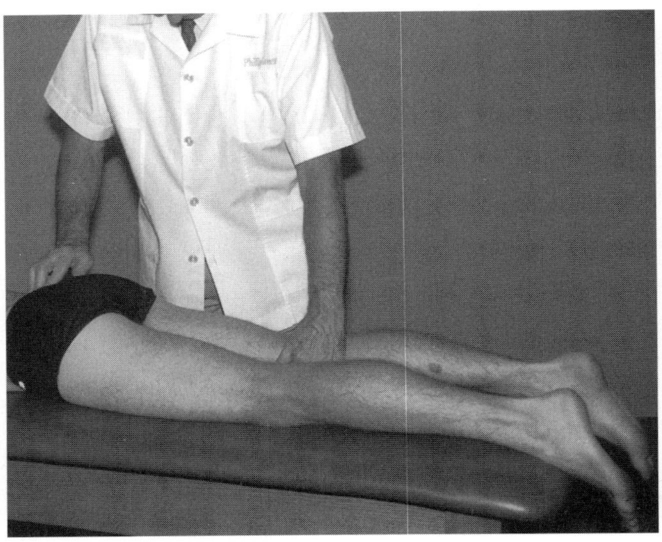

Abb. 17.70

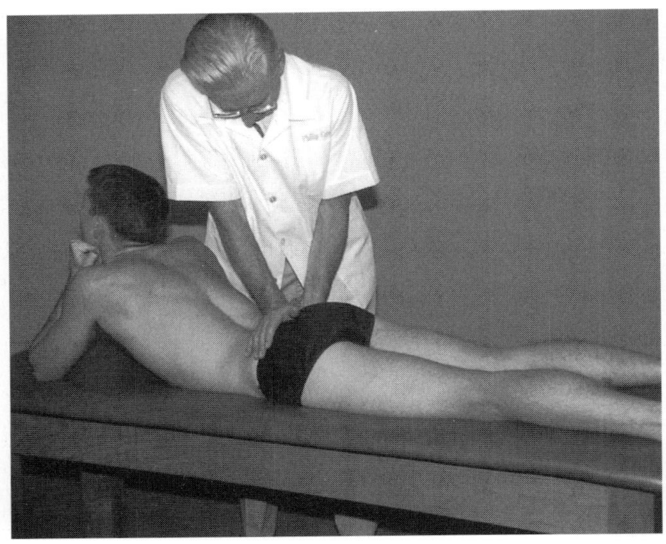

Abb. 17.72

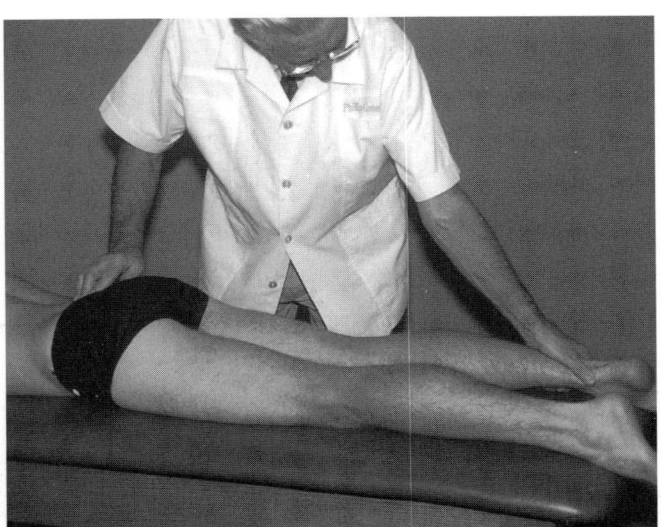

Abb. 17.71

5. Der Therapeut legt seine linke Hand auf die rechte Spina iliaca anterior superior und erzeugt damit eine Gegenkraft zur Kompression, die durch die rechte Hand erfolgt (Abb. 17.73).
6. Der Patient wird aufgefordert, mehrere Male tief auszuatmen. Währenddessen drückt der Therapeut die rechte Sakrumbasis nach ventral und kaudal.
7. Am Ende jeder Ausatmung wird der Patient gebeten, die rechte Spina iliaca anterior superior zum Tisch zu drücken. Dadurch wird eine Mobilisation über die Muskulatur bewirkt.
8. Nach drei bis fünf Wiederholungen gibt der Therapeut an der Spina iliaca anterior superior einen Gegenhalt, während er den Druck auf das Sakrum beibehält. Der Patient wird aufgefordert, die Neutralstellung wieder einzunehmen (Abb. 17.74).
9. Nachuntersuchen.

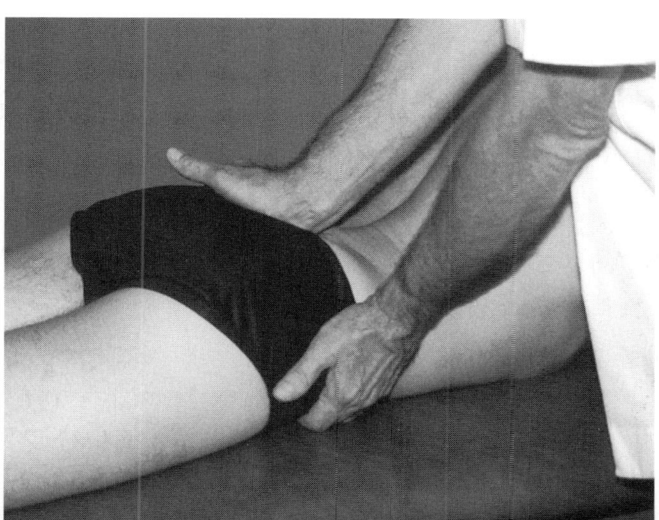

Abb. 17.73

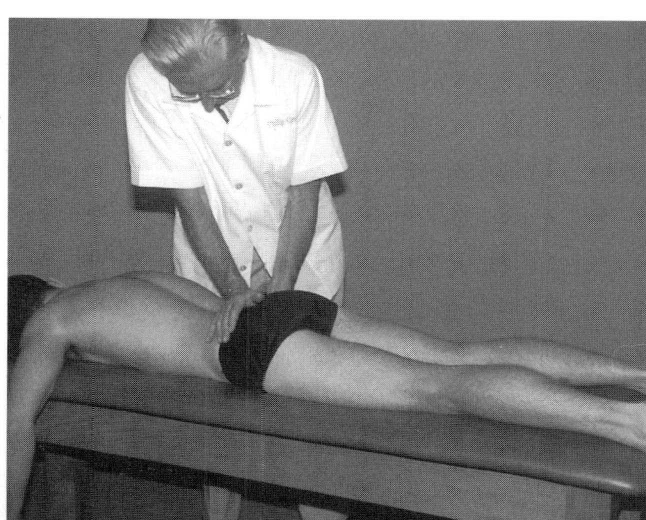

Abb. 17.74

Die Behandlung des Beckens

Die sakroiliakale Dysfunktion

Muskelenergietechnik
Sims-Position
Diagnose: Linkstorsion des Sakrums über die linke diagonale Achse (*forward torsion*)
Stellung: Sakrum nach links rotiert und nach rechts seitgeneigt, die rechte Sakrumbasis ist nach anterior nutiert.
Bewegungseinschränkung: Rechtsrotation, Linksseitneigung und Nutation nach posterior der rechten Sakrumbasis

1. Der Patient befindet sich in Bauchlage auf dem Untersuchungstisch.
2. Der Therapeut steht auf der rechten Seite und beugt die Knie des Patienten um 90° (Abb. 17.75).
3. Der Patient wird auf die linke Hüfte gedreht, wodurch die Sims-Position eingestellt wird (Abb. 17.76).
4. Der Therapeut legt die Knie des Patienten auf seinen linken Oberschenkel und palpiert mit der linken Hand den lumbosakralen Übergang. Mit der rechten Hand wird eine Rumpfrotation nach links induziert, bis L5 beginnt, nach links zu rotieren (Abb. 17.77).
5. Der Therapeut palpiert mit der rechten Hand den lumbosakralen Übergang und die rechte Sakrumbasis. Mit der linken Hand wird eine Linksseitneigung induziert (Abb. 17.78).

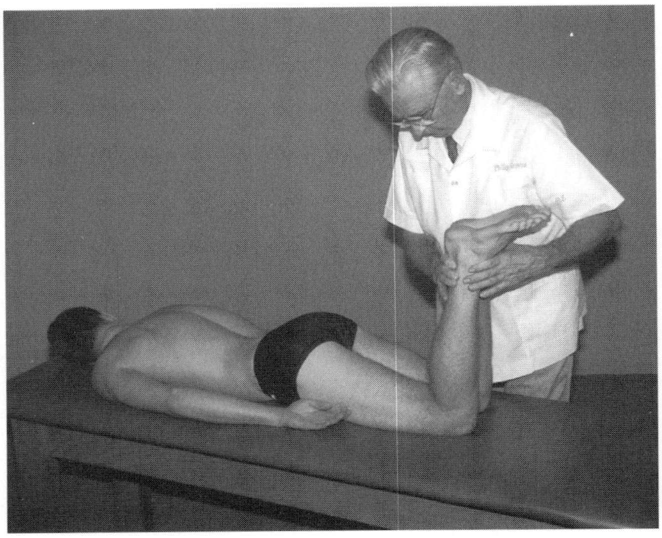

Abb. 17.75

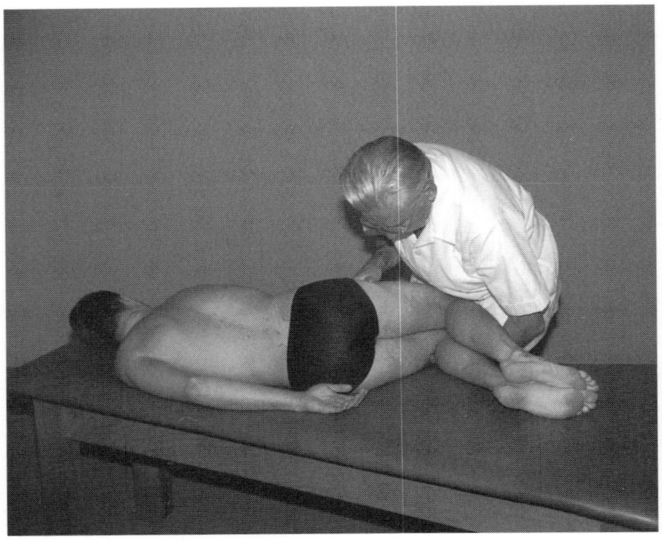

Abb. 17.76

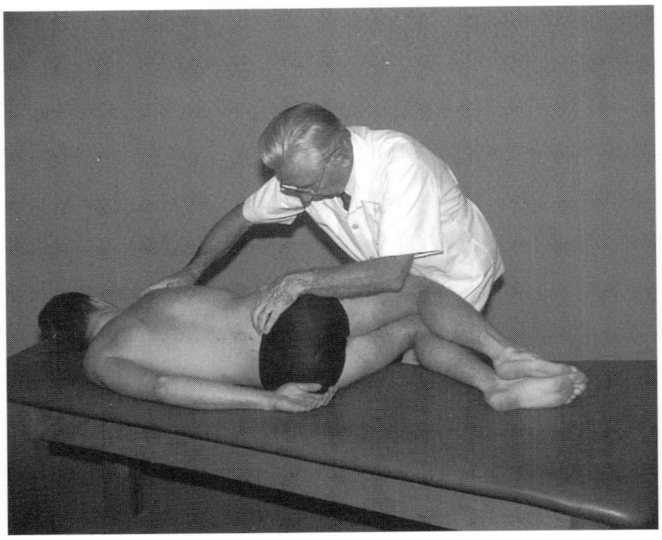

Abb. 17.77

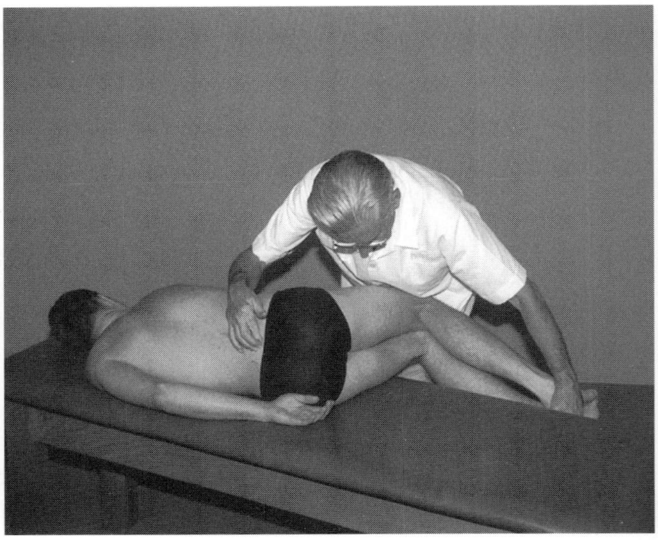

Abb. 17.78

6. Die unteren Extremitäten werden gebeugt, bis die rechte Sakrumbasis beginnt, sich nach dorsal zu bewegen. Der Patient wird aufgefordert, beide Füße in Richtung Decke zu strecken. Der Therapeut gibt mit seiner linken Hand Widerstand (Abb. 17.79).
7. Die Muskelanspannung wird drei- bis fünfmal durchgeführt und dauert jeweils 3-5 Sekunden. Der Therapeut gibt dabei Widerstand. Nach jeder Entspannung wird die neue Barriere in Flexion und Seitneigung eingestellt.
8. Nachuntersuchen.

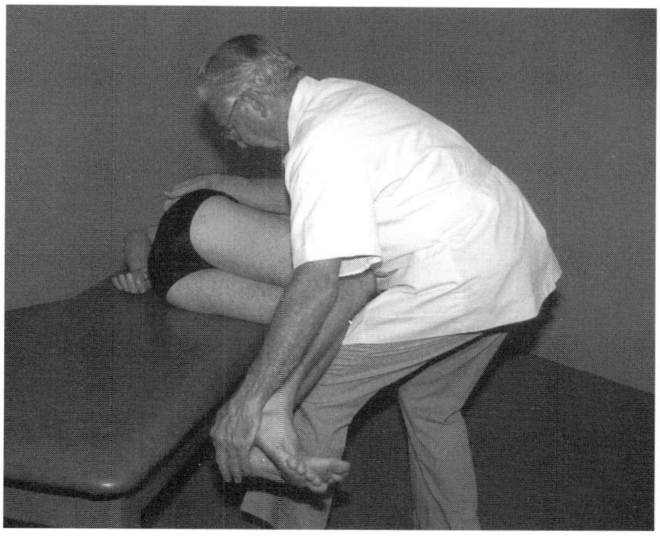

Abb. 17.79

Die Behandlung des Beckens

Die sakroiliakale Dysfunktion

Muskelenergietechnik
Seitenlage
Diagnose: Linkstorsion des Sakrums über die linke diagonale Achse (*forward torsion*)
Stellung: Linksrotation, Rechtsseitneigung und Nutation nach anterior der rechten Sakrumbasis
Bewegungseinschränkung: Rechtsrotation, Linksseitneigung und Nutation nach posterior der rechten Sakrumbasis

1. Der Patient liegt auf der rechten Seite, der Therapeut steht vor ihm und palpiert den lumbosakralen Übergang (Abb. 17.80).
2. Der Therapeut induziert an der LWS eine Seitneigung nach rechts und eine Rotation nach links, bis L5 beginnt, nach links zu rotieren (Abb. 17.81).
3. Der Therapeut beugt Oberschenkel und Becken, bis die rechte Sakrumbasis beginnt, sich nach dorsal zu bewegen.
4. Es wird eine Linksseitneigung induziert, indem der Therapeut die Beine des Patienten in Richtung Dekke hebt (Abb. 17.82).
5. Der Patient drückt beide Beine nach unten in Richtung Tisch. Diese Muskelkontraktion wird drei- bis fünfmal wiederholt und jeweils 3-5 Sekunden lang gehalten.
6. In der Entspannungsphase wird die neue Barriere eingestellt. Dabei wird durch Anhebung der Knie sowohl die Hüftflexion als auch die Seitneigung verstärkt.
7. Nachuntersuchen.

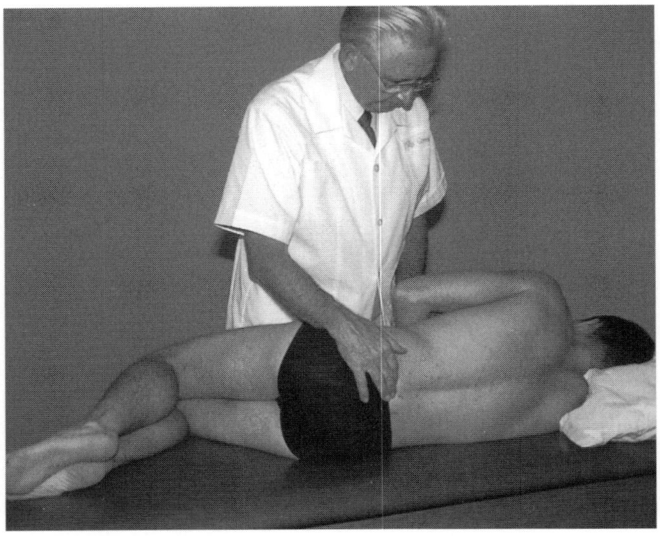

Abb. 17.80

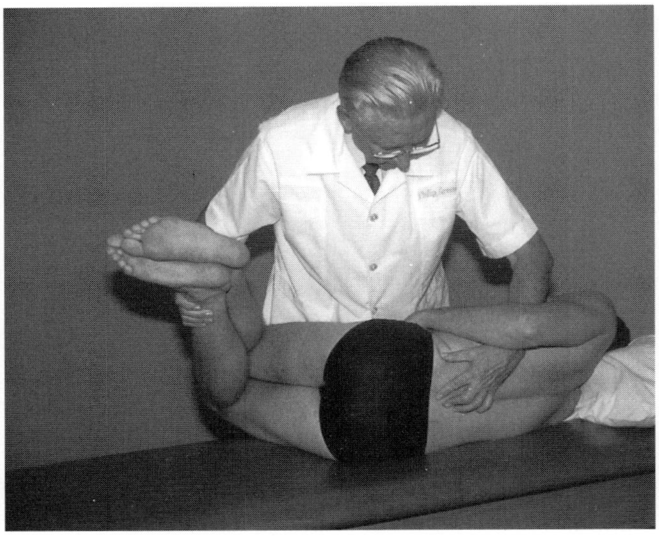

Abb. 17.82

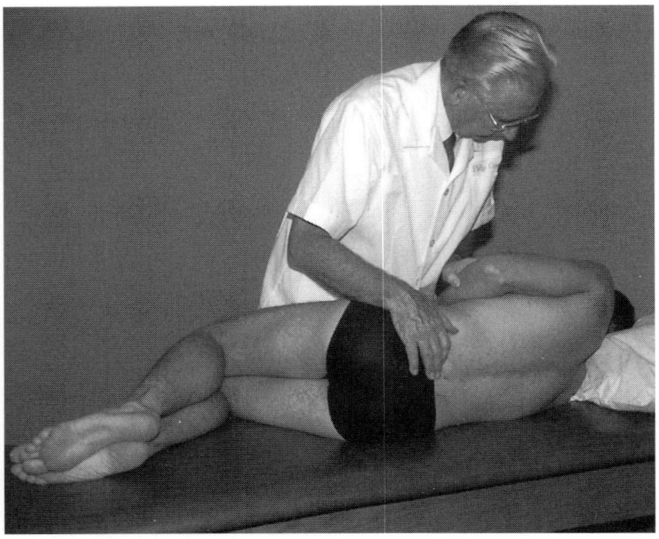

Abb. 17.81

Die Behandlung des Beckens

Die sakroiliakale Dysfunktion

Muskelenergietechnik
Seitenlage
Diagnose: Rechtsrotation über die linke diagonale Achse (*backward torsion*)
Stellung: Sakrum in Rechtsrotation und Linksseitneigung, rechte Sakrumbasis nach posterior nutiert
Bewegungseinschränkung: Linksrotation, Rechtsseitneigung und Nutation der rechten Sakrumbasis nach anterior

1. Der Patient befindet sich in Linksseitlage, der Therapeut steht vor ihm und palpiert mit der linken Hand den lumbosakralen Übergang (Abb. 17.83).
2. Der Therapeut zieht den linken Arm des Patienten nach vorne und kaudal. Dadurch kommt es zu einer Linksseitneigung und Rechtsrotation der Lendenwirbelsäule. Der Therapeut zieht so weit, bis L5 beginnt, sich nach rechts zu drehen (Abb. 17.84).
3. Es erfolgt eine Extension beider Beine mit der linken Hand. Die rechte Hand palpiert die rechte Sakrumbasis, bis diese beginnt, sich nach vorne zu bewegen (Abb. 17.85).
4. Das rechte Bein wird über die Kante der Liege gehoben und nach unten bis zur Barriere gesenkt. Der Therapeut legt seine linke Hand auf den distalen rechten Oberschenkel (Abb. 17.86).

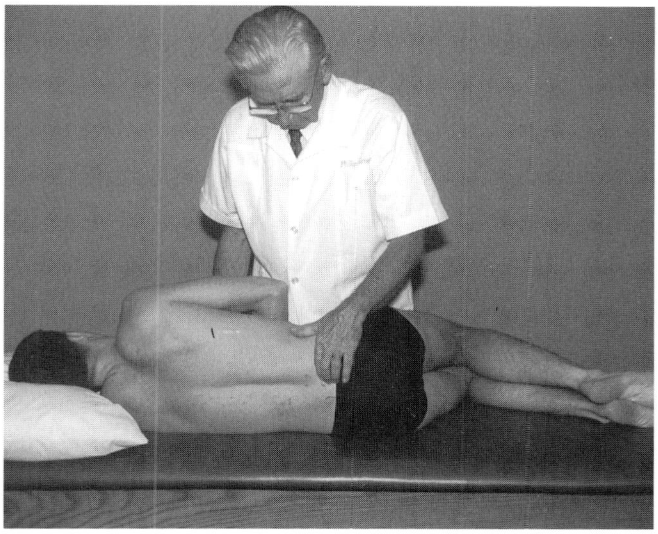

Abb. 17.83

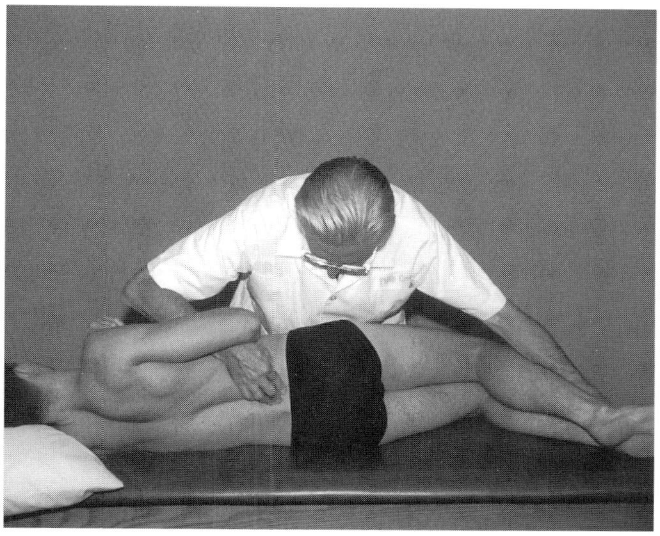

Abb. 17.85

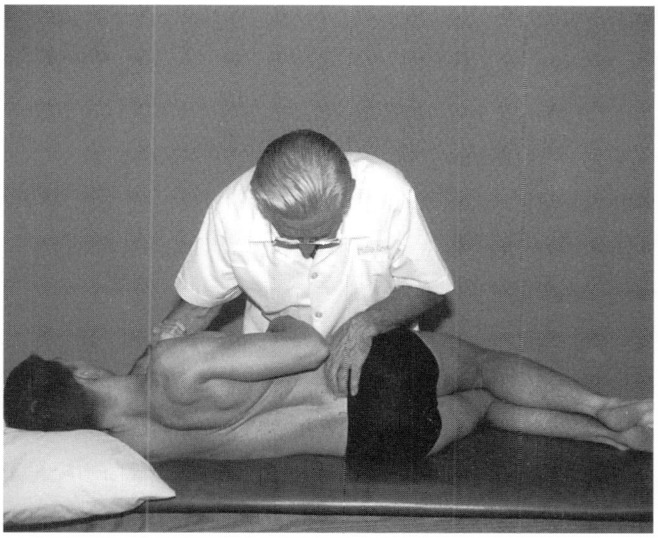

Abb. 17.84

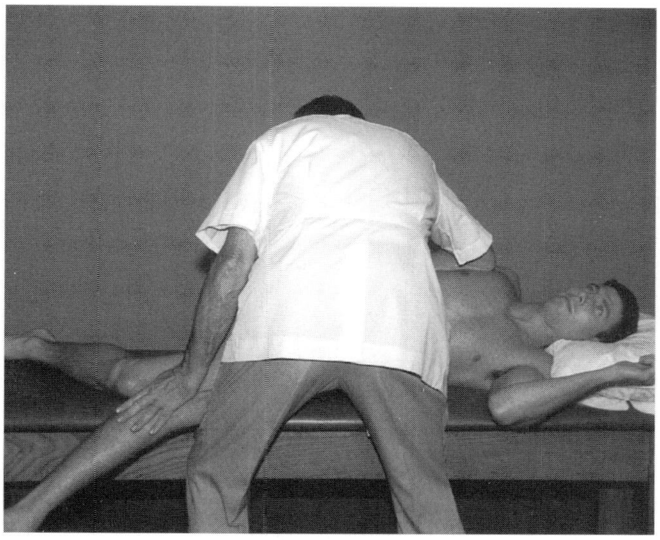

Abb. 17.86

5. Der Therapeut fixiert mit seinem rechten Unterarm L5, der nach rechts rotiert ist. Der Patient wird aufgefordert, das rechte Knie in Richtung Decke anzuheben. Der Therapeut gibt mit der linken Hand Widerstand (Abb. 17.87).
6. Der Patient führt diese Muskelanspannung drei- bis fünfmal über jeweils 3-5 Sekunden gegen Widerstand durch. Dabei wird in jeder Entspannungsphase die neue Barriere eingestellt. Dies erfolgt durch Extension des tischnahen Beines und durch Verstärkung des Drucks auf das rechte Bein in Richtung Boden.
7. Nachuntersuchen.

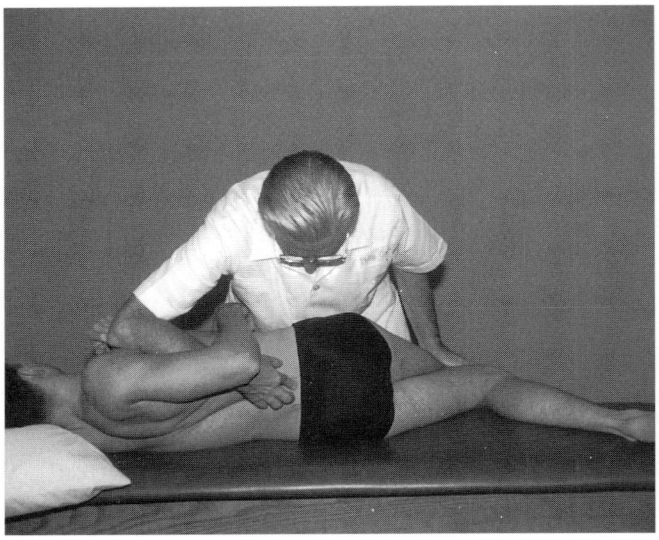

Abb. 17.87

Die Behandlung des Beckens

Die sakroiliakale Dysfunktion

Muskelenergietechnik
Sitzend
Diagnose: Bilaterale Flexion des Sakrums
Stellung: Bilaterale Nutation nach anterior
Bewegungseinschränkung: Bilaterale Nutation nach posterior

1. Der Patient sitzt auf dem Untersuchungsstuhl, die Füße stehen auseinander, die Beine sind nach innen rotiert (Abb. 17.88).
2. Der Patient führt eine Rumpfvorbeuge durch.
3. Der Therapeut legt die rechte Handwurzel auf den Scheitel des Sakrums. Die linke Hand liegt auf der Brustwirbelsäule (Abb. 17.89).
4. Der Therapeut gibt einen Druck nach ventral auf den Scheitel des Sakrums. Der Patient wird aufgefordert, die Schultern Richtung Decke zu heben. Gegen diese Bewegung leistet der Therapeut Widerstand.
5. Es erfolgt eine Wiederholung dieser Bewegung drei- bis fünfmal über jeweils 3-5 Sekunden. So kann die Nutation der Sakrumbasis nach posterior wiederhergestellt werden.
6. Nachuntersuchen.

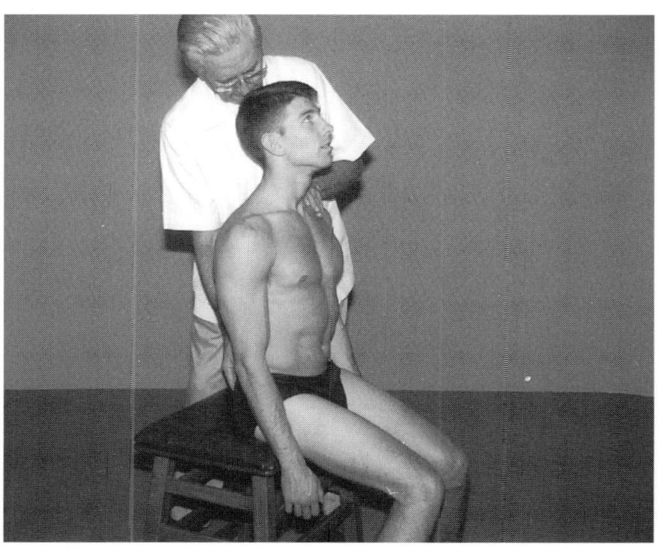

Abb. 17.88

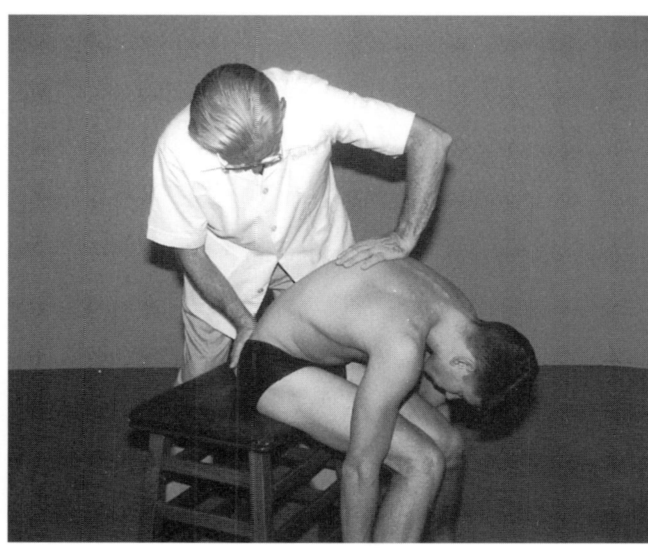

Abb. 17.89

Die Behandlung des Beckens

Die sakroiliakale Dysfunktion

Muskelenergietechnik
Sitzend
Diagnose: Bilaterale Extension des Sakrums
Stellung: Bilaterale Nutation nach posterior
Bewegungseinschränkung: Bilaterale Nutation nach anterior

1. Der Patient sitzt auf dem Untersuchungshocker, die Füße nebeneinander, die Knie zeigen nach außen, die Füße stehen in Außenrotation. Er verschränkt die Arme über der Brust.
2. Der Therapeut steht neben dem Patienten, die rechte Hand liegt auf der Sakrumbasis, die linke Hand umfaßt den Rumpf des Patienten (Abb. 17.90).
3. Der Patient wird aufgefordert, eine Extension des Rückens durchzuführen, indem er das Abdomen in Richtung Knie drückt. Während dieser Bewegung drückt der Therapeut mit der rechten Hand die Sakrumbasis nach anterior (Abb. 17.91).
4. Diese Bewegung wird drei- bis fünfmal wiederholt, wobei der Therapeut jeweils einen Widerstand gegen die Rumpfextension gibt.
5. Durch eine forcierte Ausatmung kann die Bewegung der Sakrumbasis nach anterior verbessert werden.
6. Durch eine forcierte Einatmung kann die Bewegung des Sakrums nach posterior verbessert werden.
7. Nachuntersuchen.

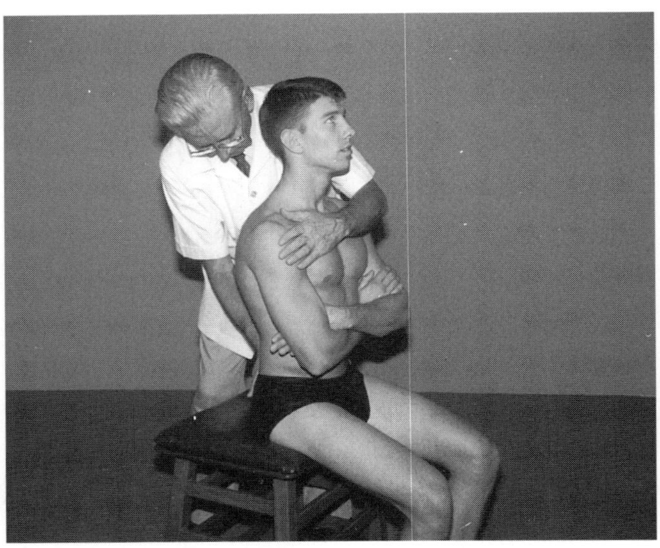

Abb. 17.90

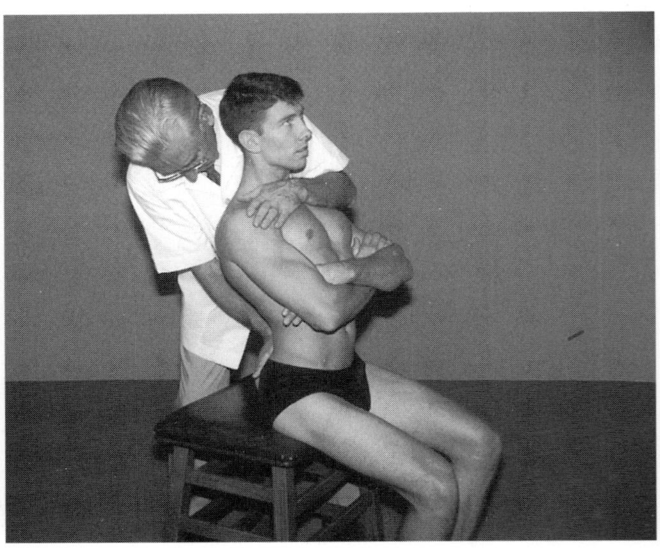

Abb. 17.91

Die Behandlung des Beckens

Die iliosakrale Dysfunktion

Muskelenergietechnik
Rückenlage
Diagnose: Posterior-Rotation des linken Iliums
Stellung: Ilium nach posterior rotiert
Bewegungseinschränkung: Rotation des Iliums nach anterior

1. Der Patient liegt auf dem Rücken, der Therapeut steht auf der linken Seite.
2. Der Therapeut schiebt das Becken nach links, bis das Sakrum über dem Tischrand liegt (Abb. 17.92).
3. Er fixiert das linke Bein des Patienten mit seinen Knien.
4. Die rechte Beckenseite wird an der Spina iliaca anterior superior gehalten (Abb. 17.93).
5. Der Therapeut legt seine rechte Hand auf den distalen Femur oberhalb der Patella.
6. Der Patient wird aufgefordert, die Hüfte zu beugen. Die Muskelanspannung soll über 3-5 Sekunden andauern.
7. Die neue Barriere wird eingestellt, indem das linke Bein weiter Richtung Boden gebracht wird. Anschließend wird der Patient wieder aufgefordert, die Hüfte gegen Widerstand zu beugen. Die Bewegung wird drei- bis fünfmal über jeweils 3-5 Sekunden durchgeführt.
8. Nachuntersuchen.

Anmerkung: Diese Technik ähnelt der, die bei der Dysfunktion des Ramus pubis superior angewandt wurde. Der Unterschied besteht darin, daß das Sakrum und nicht der hintere Anteil des Iliums am Tischrand fixiert wird.

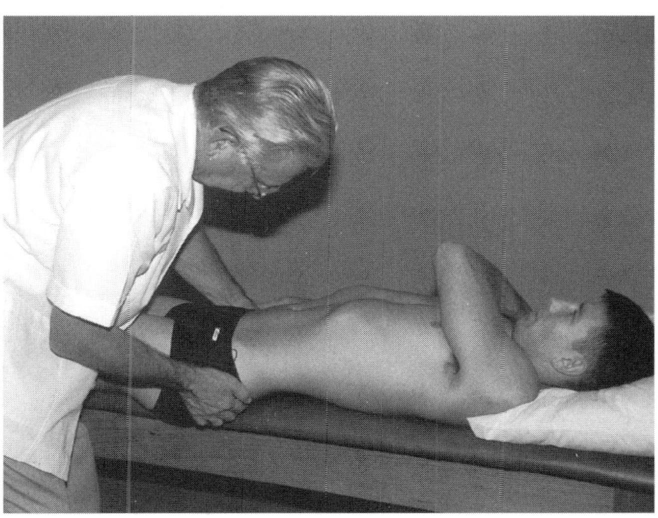

Abb. 17.92

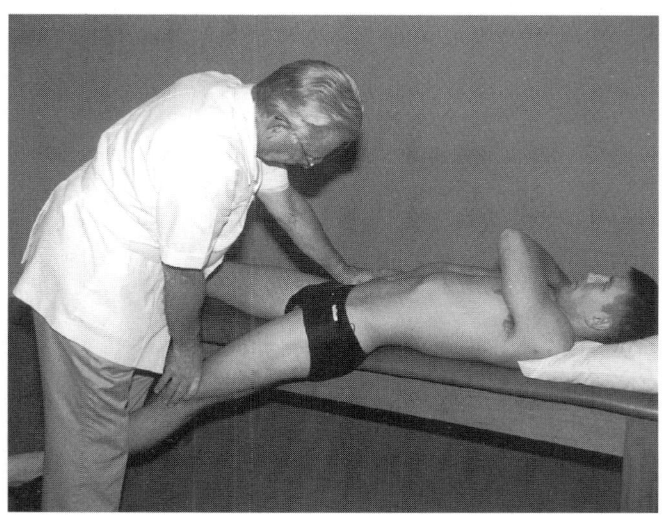

Abb. 17.93

Die Behandlung des Beckens

Die iliosakrale Dysfunktion

Muskelenergietechnik
Bauchlage
Diagnose: Ilium posterior links
Stellung: Linkes Ilium nach posterior rotiert
Bewegungseinschränkung: Rotation des Iliums nach anterior

1. Der Patient befindet sich in Bauchlage auf dem Untersuchungstisch, der Therapeut steht auf der rechten Seite.
2. Der Patient beugt sein linkes Bein um 90°, der Therapeut umgreift das linke Knie. Es erfolgt eine Abduktion, bis sich das linke Sakroiliakalgelenk öffnet (*loose pack position*).
3. Die rechte Hand des Therapeuten liegt auf der linken Crista iliaca, ca. 5–6 cm lateral der Spina iliaca posterior superior (Abb. 17.94).
4. Das linke Bein wird bis zur Barriere extendiert. Die rechte Hand drückt währenddessen in Richtung rechter Crista iliaca (Abb. 17.95).
5. Der Patient wird aufgefordert, die Hüfte jeweils über 3-5 Sekunden zu beugen, d. h. das Bein in Richtung Tisch zu drücken. Der Therapeut gibt Widerstand. Die Bewegung wird drei- bis fünfmal wiederholt.
6. Nach jeder Entspannung geht der Therapeut an die neue Barriere in die Extension.
7. Nachuntersuchen.

Anmerkung: Diese Dysfunktion tritt häufig zusammen mit einer Dysfunktion des Sakrums auf, es steht nach links flektiert (Nutation nach anterior). Als letzter Schritt zur Behandlung der Sakrumflexion mit der Muskelenergietechnik kann eine kombinierte Technik angewandt werden. Während das Sakrum mit der rechten Hand in der Extension gehalten wird (Nutation nach posterior), extendiert der Therapeut mit der linken Hand die linke Hüfte, er rotiert dabei das linke Ilium nach anterior. Nun wird der Patient aufgefordert, das Knie zum Tisch zu drücken (Abb. 17.96). Der Therapeut gibt Widerstand.

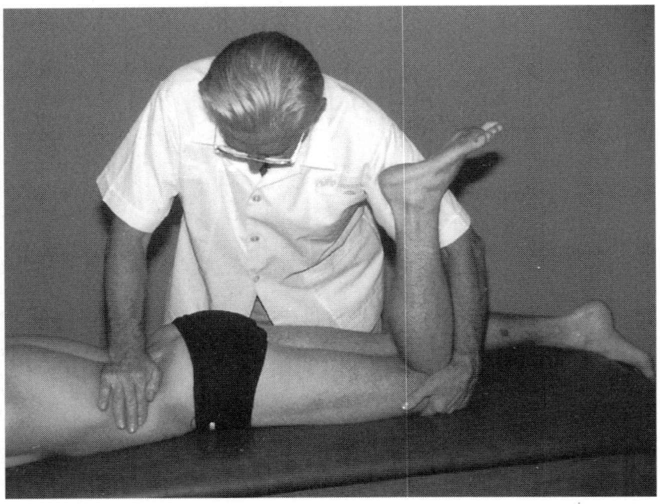

Abb. 17.94

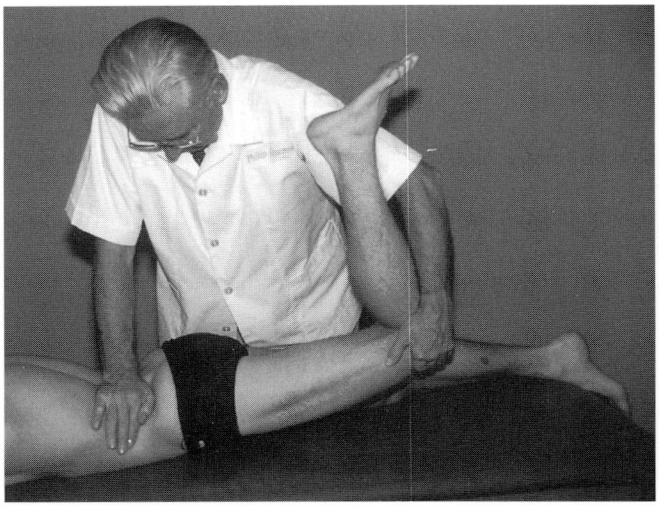

Abb. 17.95

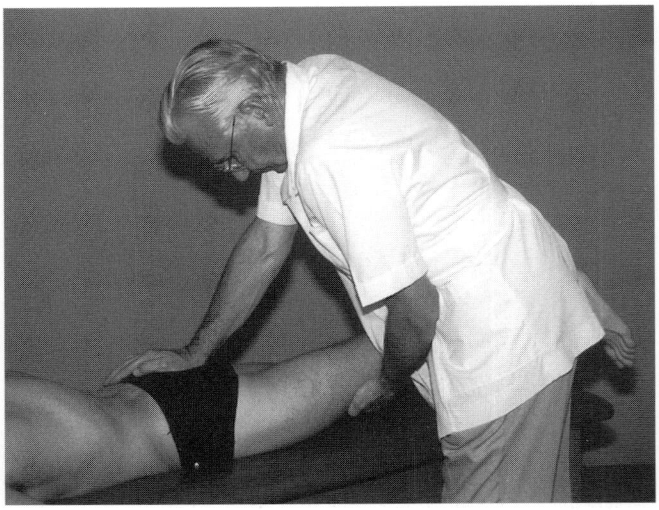

Abb. 17.96

Die Behandlung des Beckens

Die iliosakrale Dysfunktion

Muskelenergietechnik
Seitenlage
Diagnose: Ilium posterior links
Stellung: Posterior-Rotation des linken Iliums
Bewegungseinschränkung: Rotation nach anterior

1. Der Patient befindet sich in Rechtsseitlage, der Therapeut steht hinter ihm.
2. Der Therapeut legt seine rechte Hand auf die Crista iliaca, 5–6 cm lateral der Spina iliaca posterior superior (Abb. 17.97).
3. Der Patient beugt sein linkes Knie. Der Therapeut umgreift dieses mit der linken Hand und hält damit die untere Extremität. So wird das linke Sakroiliakalgelenk in eine *loose pack position* gebracht (Abb. 17.98).
4. Das Bein wird bis zur Barriere extendiert. Gleichzeitig gibt der Therapeut mit der rechten Hand auf die Crista iliaca einen Druck nach anterior (Abb. 17.99).
5. Der Patient führt eine Hüftflexion nach anterior gegen den Widerstand des Therapeuten durch. Die Muskelanspannung dauert 3-5 Sekunden und wird drei- bis fünfmal wiederholt.
6. In der Entspannungsphase wird die neue Barriere in der Extension eingestellt.
7. Nachuntersuchen.

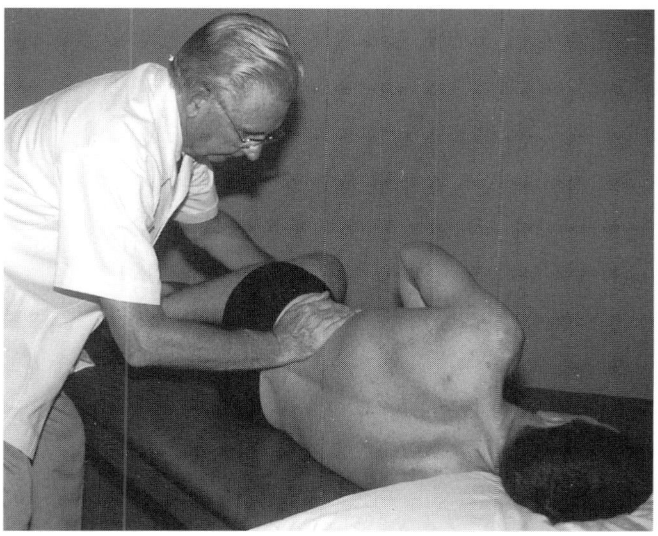

Abb. 17.97

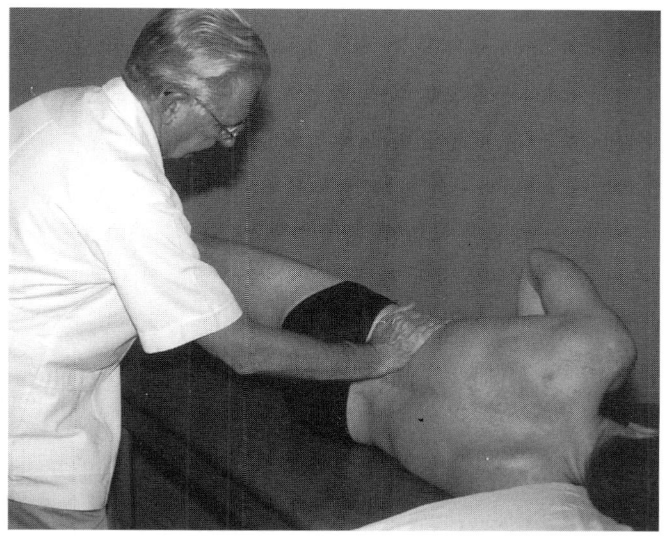

Abb. 17.99

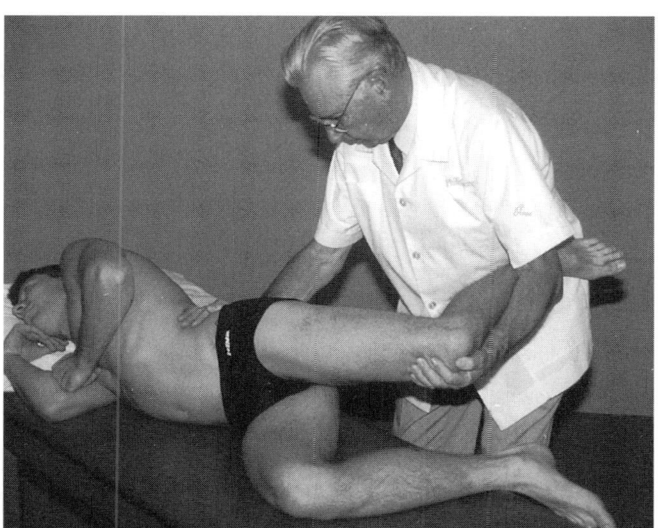

Abb. 17.98

Die Behandlung des Beckens

Die iliosakrale Dysfunktion

Muskelenergietechnik
Bauchlage
Diagnose: Ilium anterior rechts
Stellung: Das rechte Ilium ist nach anterior rotiert.
Bewegungseinschränkung: Rotation nach posterior

1. Der Patient befindet sich in Bauchlage, der Therapeut steht auf der rechten Seite.
2. Der Therapeut umfaßt das Becken und rückt den unteren Rumpf des Patienten an den rechten Tischrand (Abb. 17.100).
3. Das rechte Bein des Patienten wird über den Tisch herabgesenkt, der Fuß zwischen die Knie des Therapeuten geklemmt, der Behandler umfaßt das rechte Knie mit der rechten Hand.
4. Der Behandler stabilisiert mit der linken Hand das Sakrum in der Mittellinie. Mit dem linken Zeigefinger palpiert er das rechte Sakroiliakalgelenk (Abb. 17.101).
5. Das rechte Bein wird abduziert, außenrotiert und flektiert, um die Barriere der Rotation nach posterior einzustellen (Abb. 17.102).
6. Der Patient wird aufgefordert, den rechten Fuß gegen den Oberschenkel des Therapeuten zu strecken. Die Muskelanspannung wird über 3-5 Sekunden gehalten und drei- bis fünfmal wiederholt.
7. In der Entspannungsphase wird die neue Barriere in der Rotation nach posterior eingestellt.
8. Nachuntersuchen.

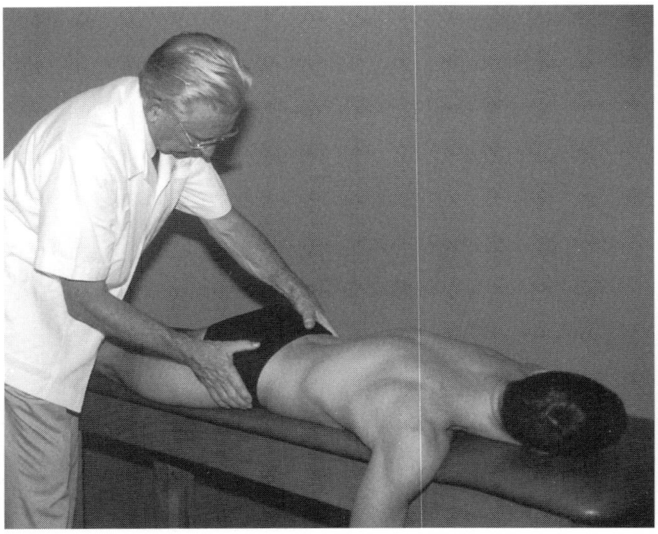

Abb. 17.100

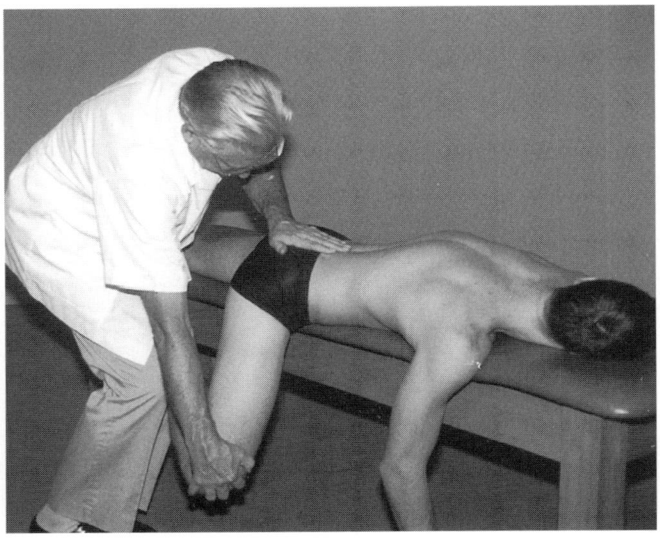

Abb. 17.102

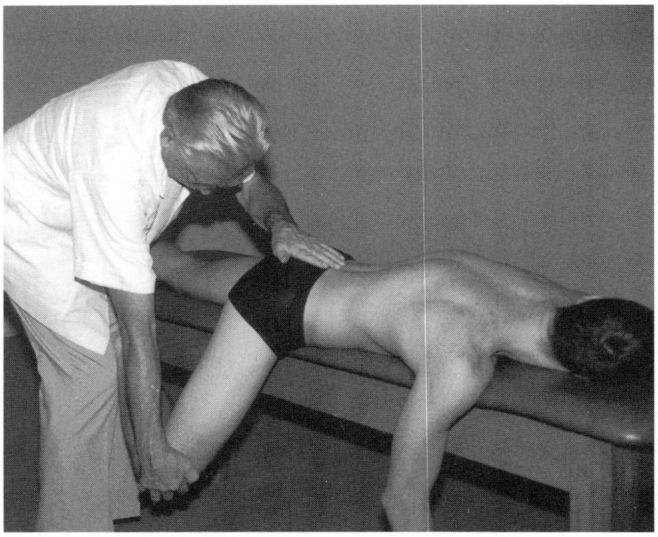

Abb. 17.101

Die Behandlung des Beckens

Die iliosakrale Dysfunktion

Muskelenergietechnik
Rückenlage
Diagnose: Ilium anterior rechts
Stellung: Rechtes Ilium nach anterior rotiert
Bewegungseinschränkung: Rotation nach posterior

1. Der Patient liegt auf dem Rücken, rechte Hüfte und rechtes Knie sind gebeugt.
2. Der Therapeut steht auf der linken Seite. Er nimmt mit der linken Handwurzel Kontakt mit dem rechten Tuber ischiadicum auf. Die Finger der linken Hand kontrollieren die Bewegung des Sakroiliakalgelenks (Abb. 17.103).
3. Der Therapeut führt eine Flexion, Außenrotation und Abduktion des rechten Beines durch.
4. Anschließend drückt er den Tuber ischiadicum nach kranial und lateral.
5. Der Patient wird aufgefordert, das rechte Bein gegen den Widerstand des Therapeuten zu strecken. Die Muskelanspannung soll dabei über 3-5 Sekunden beibehalten und drei- bis fünfmal wiederholt werden. Der Therapeut gibt mit seiner rechten Hand und mit dem Rumpf Widerstand.
6. Nach jeder Anspannung wird in der Entspannungsphase die Rotation nach posterior des rechten Iliums verstärkt. Die *loose pack position*, d. h. die Stellung maximaler freier Beweglichkeit des rechten Sakroiliakalgelenkes wird mit der linken Hand monitoriert.
7. Nachuntersuchen.

Anmerkung: Diese Technik ähnelt der Behandlung der Dysfunktion des Ramus pubis inferior. Der Unterschied besteht in der *loose pack position* des rechten Sakroiliakalgelenkes und dem Druck, der mit der linken Hand nach kranial und lateral auf den Tuber ischiadicum ausgeübt wird. Dadurch wird Mobilisationskraft auf die Rotation des Iliums und nicht auf die Symphyse gerichtet.

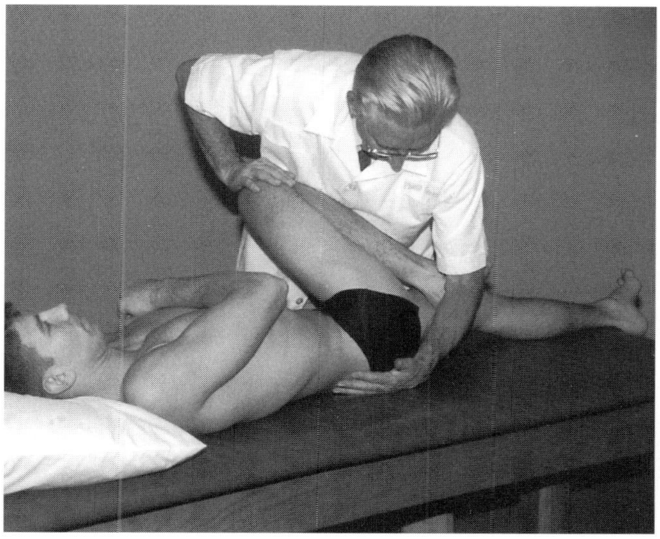

Abb. 17.103

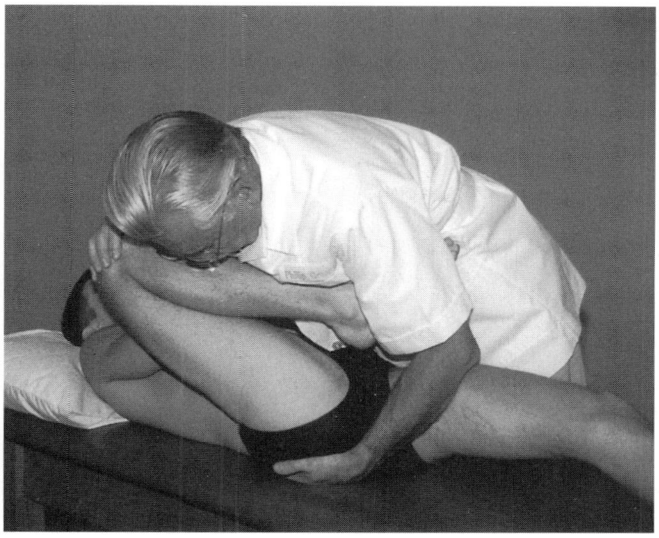

Abb. 17.104

Die Behandlung des Beckens

Die iliosakrale Dysfunktion

Muskelenergietechnik
Seitenlage
Diagnose: Ilium anterior rechts
Stellung: Das rechte Ilium ist nach anterior rotiert.
Bewegungseinschränkung: Rotation nach posterior

1. Der Patient liegt auf der linken Seite, der Therapeut steht ihm zugewandt.
2. Der Patient beugt rechtes Knie und rechte Hüfte, der Fuß wird an der Hüfte des Therapeuten abgestützt.
3. Der Therapeut legt seine linke Hand auf das rechte Ilium. Die Finger palpieren die Bewegung am rechten Sakroiliakalgelenk, die Handwurzel liegt auf dem Tuber ischiadicum (Abb. 17.105).
4. Der Therapeut induziert eine Abduktion, Außenrotation und Flexion des rechten Beines bis zur Barriere (Abb. 17.106).
5. Der Patient führt eine Muskelanspannung durch, indem er versucht, das rechte Bein gegen den Widerstand des Therapeuten zu strecken. Die Muskelanspannung dauert 3-5 Sekunden und wird drei- bis fünfmal wiederholt.
6. In der Entspannungsphase wird die neue Barriere eingestellt.
7. Nachuntersuchen.

Anmerkung: Neben der Hüftextension kann auch eine Abduktion oder Adduktion des rechten Knies gegen den Widerstand des Therapeuten durchgeführt werden.

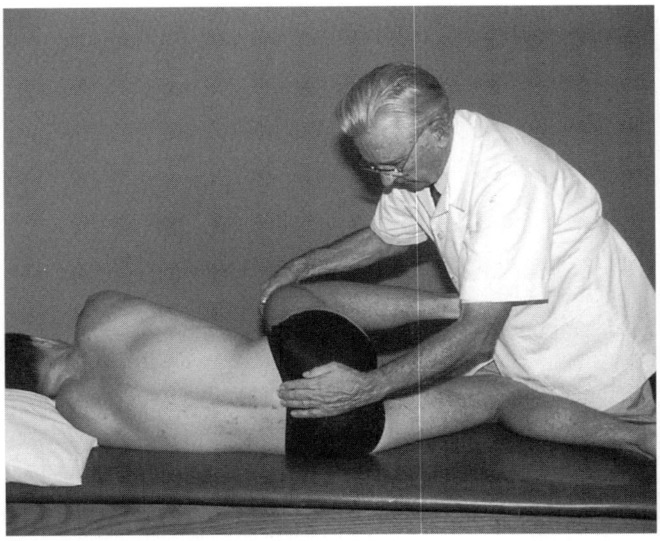

Abb. 17.105

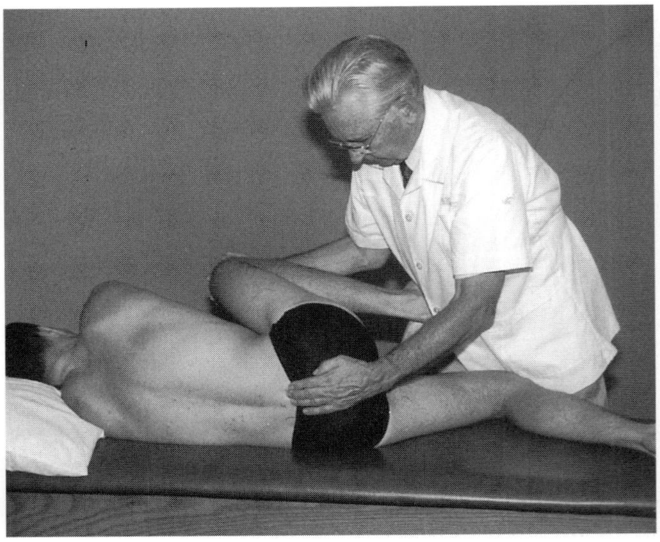

Abb. 17.106

Die Behandlung des Beckens

Die iliosakrale Dysfunktion

Muskelenergietechnik
Rückenlage
Diagnose: Innenrotation des rechten Iliums (Einschwingblockierung, *inflare*)
Stellung: Innenrotation des rechten Iliums
Bewegungseinschränkung: Außenrotation des rechten Iliums

1. Der Patient befindet sich in Rückenlage auf dem Untersuchungstisch, der Therapeut steht auf der rechten Seite.
2. Der Therapeut führt eine Hüft- und Knieflexion durch und legt den rechten Fuß des Patienten auf das linke Knie (Abb. 17.107).
3. Der Therapeut stabilisiert mit der linken Hand das linke Becken an der Spina iliaca anterior superior.
4. Der Therapeut legt seine rechte Hand auf die mediale Seite des rechten Knies des Patienten und führt eine Außenrotation der Hüfte bis zur Barriere durch (Abb. 17.108).
5. Der Patient wird aufgefordert, das rechte Bein gegen den Widerstand des Therapeuten nach innen zu rotieren. Die Muskelanspannung wird drei- bis fünfmal über jeweils 3-5 Sekunden gehalten.
6. In der Entspannungsphase stellt der Therapeut die neue Barriere in der Außenrotation ein.
7. Nachuntersuchen.

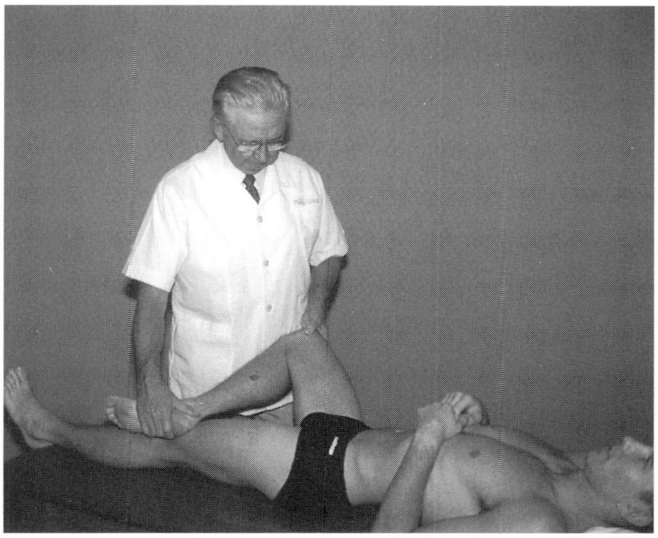

Abb. 17.107

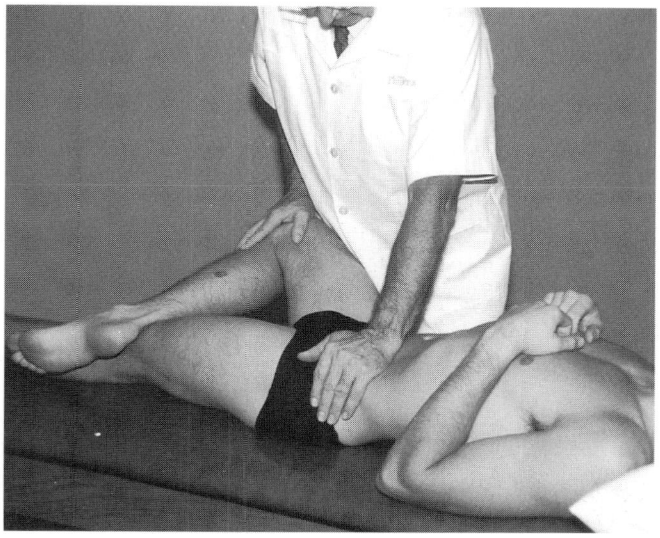

Abb. 17.108

Die Behandlung des Beckens

Die iliosakrale Dysfunktion

Muskelenergietechnik
Rückenlage
Diagnose: Außenrotation des linken Iliums (Ausschwingblockierung, *outflare*)
Stellung: Außenrotation des linken Iliums
Bewegungseinschränkung: Innenrotation des linken Iliums

1. Der Patient liegt auf dem Rücken, der Therapeut steht auf der linken Seite.
2. Der Therapeut beugt die linke Hüfte und das linke Knie des Patienten und rollt dessen Becken nach rechts. Die Finger der rechten Hand umgreifen die linke Spina iliaca posterior superior medial (Abb. 17.109).
3. Das Becken des Patienten wird in die Ausgangsstellung zurück rotiert, dabei behält der Therapeut den Kontakt zum linken Ilium bei.
4. Der Therapeut führt mit der linken Hand eine Adduktion des linken Oberschenkels bis zur Barriere in der Innenrotation durch und übt gleichzeitig eine Traktion nach lateral an der linken Spina iliaca posterior superior aus.
5. Der Patient versucht, das linke Bein zu abduzieren und nach außen zu rotieren. Der Therapeut gibt dabei mit der linken Hand Widerstand (Abb. 17.110). Diese Muskelanspannung wird drei- bis fünfmal wiederholt und jeweils 3-5 Sekunden gehalten.
6. In der Entspannungsphase wird die neue Barriere in der Innenrotation eingestellt.
7. Nachuntersuchen.

Anmerkung: Der Therapeut übt mit seiner linken Hand auch einen Druck auf den linken Oberschenkel in Richtung Untersuchungstisch aus und verhindert dadurch, daß das Becken während der Muskelkontraktion nach rechts rotiert.

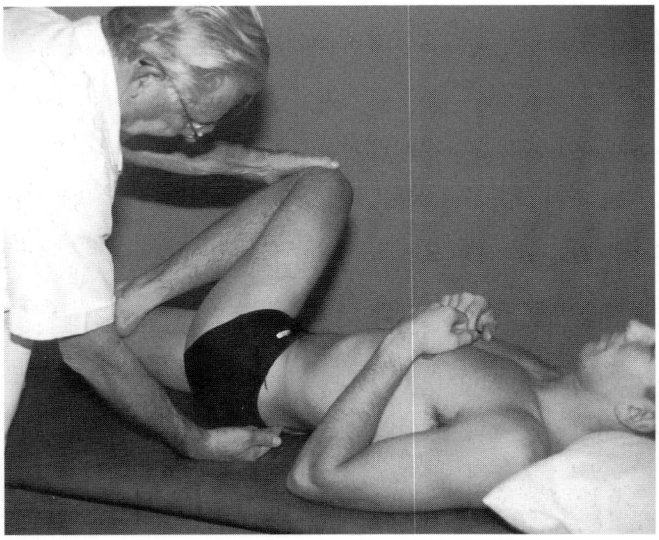

Abb. 17.109

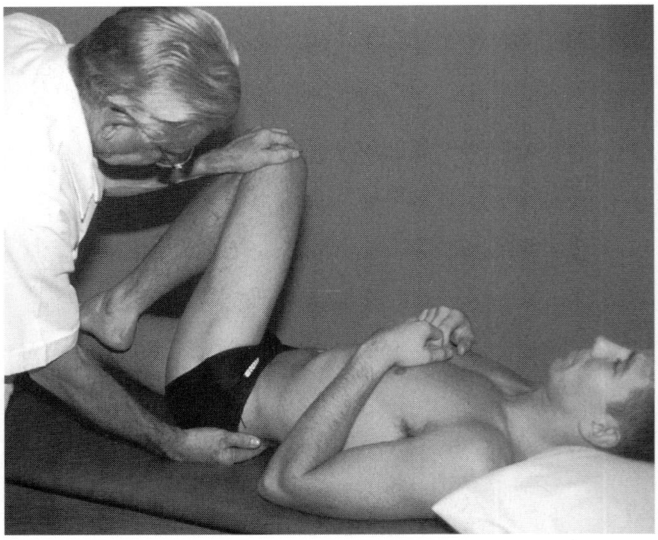

Abb. 17.110

Die Behandlung des Beckens

Symphyse

Mobilisation mit Impuls
Rückenlage
Diagnose: Dysfunktion des Os pubis im Sinne einer Verschiebung nach superior oder nach inferior (Ramus pubis superior oder Ramus pubis inferior, sog. *Shotgun*-Technik)

1. Der Patient befindet sich in Rückenlage auf dem Untersuchungstisch, der Therapeut steht neben ihm.
2. Der Patient hält seine Hüften und Knie gebeugt, die Füße stehen mit der ganzen Fußsohle auf dem Untersuchungstisch.
3. Der Therapeut legt beide Hände zwischen die Knie des Patienten (Abb. 17.111).
4. Der Patient wird aufgefordert, die Knie zusammenzudrücken.
5. Der Therapeut gibt einen Impuls, indem er beide Hände gegen den Widerstand des Patienten auseinander drückt (Abb. 17.112).
6. Nachuntersuchen.

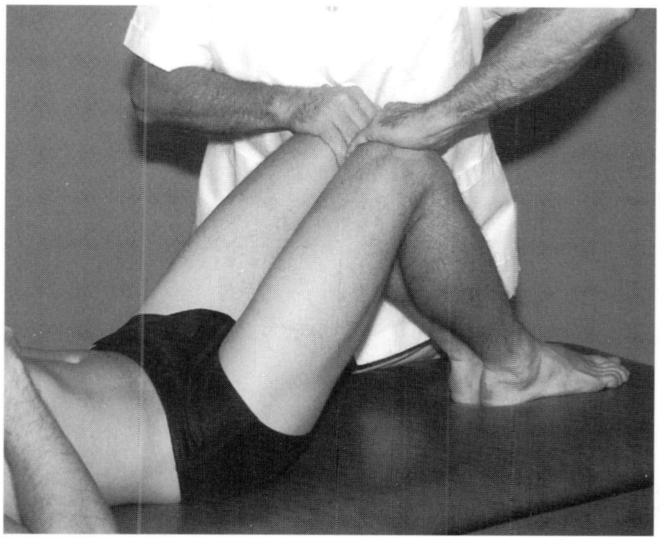

Abb. 17.111

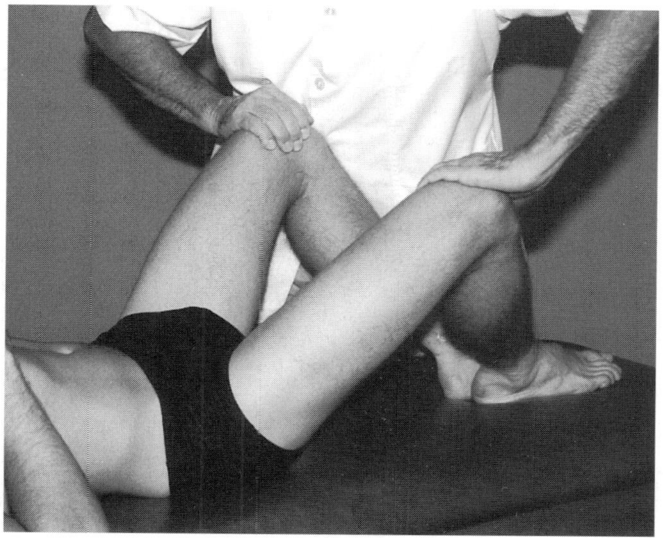

Abb. 17.112

Die Behandlung des Beckens

Die sakroiliakale Dysfunktion

Mobilisation mit Impuls
Seitenlage
Diagnose: Flexion des linken Sakrums
Stellung: Nutation nach anterior des linken Sakrums
Bewegungseinschränkung: Nutation nach posterior der linken Sakrumbasis

1. Der Patient liegt in Linksseitlage, Knie und Füße zusammen.
2. Der Therapeut steht vor ihm und palpiert den lumbosakralen Übergang mit der linken Hand.
3. Der Therapeut zieht mit seiner rechten Hand die linke Schulter des Patienten nach vorne und kaudal und induziert Linksseitneigung und Rechtsrotation der Lendenwirbelsäule, bis L5 beginnt, nach rechts zu rotieren.
4. Der Therapeut legt seine linke Hand auf das Sakrum, dabei liegt das Os pisiforme auf dem Angulus lateralis inferior, der linke Unterarm liegt parallel zum Tisch (Abb. 17.114).
5. Der Therapeut stabilisiert mit seiner rechten Hand und dem rechten Unterarm den Rumpf und palpiert den lumbosakralen Übergang.
6. Mit dem linken Arm wird ein Impuls nach kranial parallel zum Untersuchungstisch gegeben.
7. Eine alternative Handanlage ist folgende: die rechte Hand stabilisiert die rechte Schulter (Abb. 17.115). Dadurch entstehen bessere Hebelverhältnisse für den Impuls nach kranial, der durch den linken Arm erfolgt.
8. Nachuntersuchen.

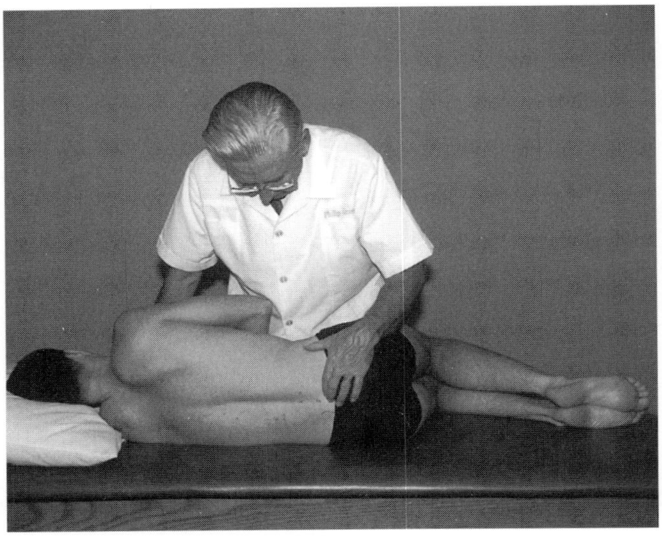

Abb. 17.113

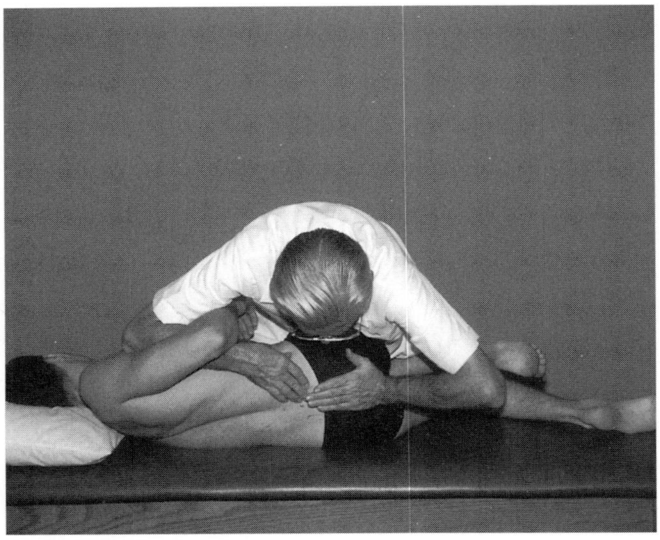

Abb. 17.114

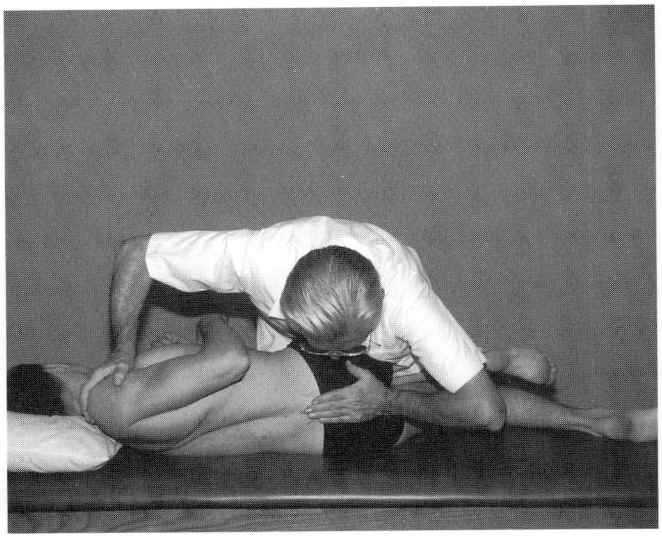

Abb. 17.115

Die Behandlung des Beckens

Die sakroiliakale Dysfunktion

Mobilisation mit Impuls
Bauchlage
Diagnose: Flexion des linken Sakrums
Stellung: Nutation nach anterior des linken Sakrums
Bewegungseinschränkung: Nutation nach posterior der linken Sakrumbasis

1. Der Patient befindet sich in Bauchlage auf dem Untersuchungstisch, der Therapeut steht auf der linken Seite.
2. Der Therapeut palpiert mit der linken Hand das linke Sakroiliakalgelenk. Mit der rechten Hand abduziert er das linke Bein um etwa 15°–20° und rotiert es anschließend nach innen (Abb. 17.116), dabei wird eine *loose pack position* (max. Bewegungsspielraum des Iliosakralgelenkes) eingestellt.
3. Der Therapeut nimmt mit seinem rechten Daumenballen Kontakt am Angulus inferior des linken Sakrums auf.
4. Durch eine Federung auf dem Sakrum wird die Barriere in bezug auf die Nutation nach posterior eingestellt.
5. Der Patient atmet tief ein, der Therapeut gibt gleichzeitig einen Impuls in Richtung anterior und superior (Abb. 17.117).
6. Nachuntersuchen.

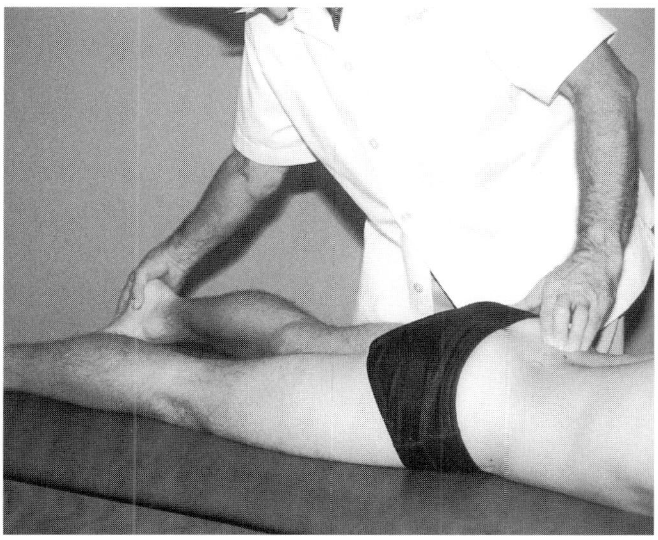

Abb. 17.116

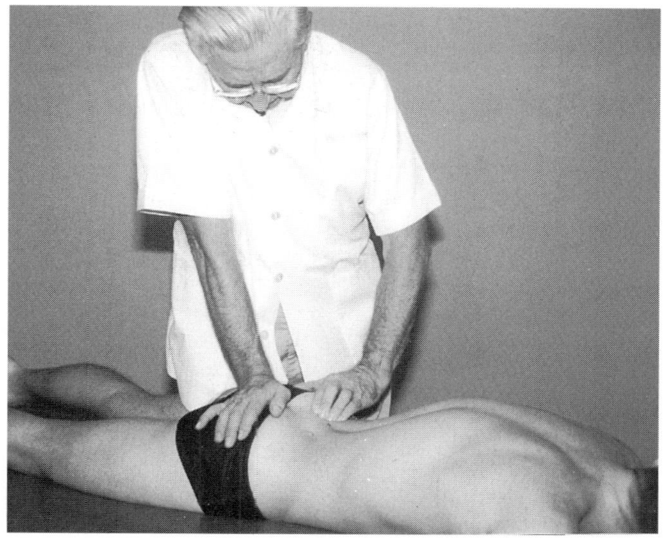

Abb. 17.117

Die Behandlung des Beckens

Die sakroiliakale Dysfunktion

Mobilisation mit Impuls
Linksseitlage
Diagnose: Linksrotation des Sakrums über die linke diagonale Achse (*forward torsion*)
Stellung: Sakrum linksrotiert, rechtsseitgeneigt und rechte Basis nach anterior nutiert
Bewegungseinschränkung: Rechtsrotation des Sakrums, Linksseitneigung und Nutation nach posterior der rechten Sakrumbasis

1. Der Patient befindet sich in linker Seitenlage, Knie und Füße zusammen, die Schultern liegen senkrecht zum Tisch.
2. Der Therapeut steht vor dem Patienten und führt mittels Flexion und Extension eine Feineinstellung der unteren Extremitäten durch, so daß sich die Lendenwirbelsäule in Neutralstellung befindet. Anschließend geht er an die Barriere in der Nutation nach posterior (Abb. 17.118).
3. Der Therapeut induziert mit seiner rechten Hand auf der rechten Schulter des Patienten eine Rechtsseitneigung und eine Linksrotation der Lendenwirbelsäule, bis L5 nach links rotiert.
4. Die linke Hand des Therapeuten liegt auf dem Sakrum, das Os pisiforme kommt auf den linken Angulus lateralis (Abb. 17.119).
5. Durch den linken Unterarm und die linke Hand des Therapeuten wird die Barriere eingestellt, das linke Os pisiforme drückt in Richtung rechte Schulter.
6. Die linke Hand gibt am linken Angulus lateralis inferior einen Impuls in Richtung rechte Schulter, wo die rechte Hand einen Gegenhalt bildet. Der Impuls ist einer Schöpfbewegung vergleichbar.
7. Nachuntersuchen.

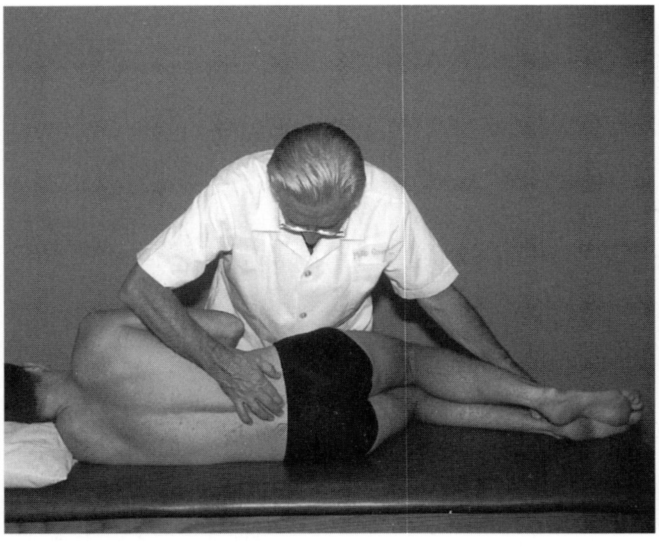

Abb. 17.118

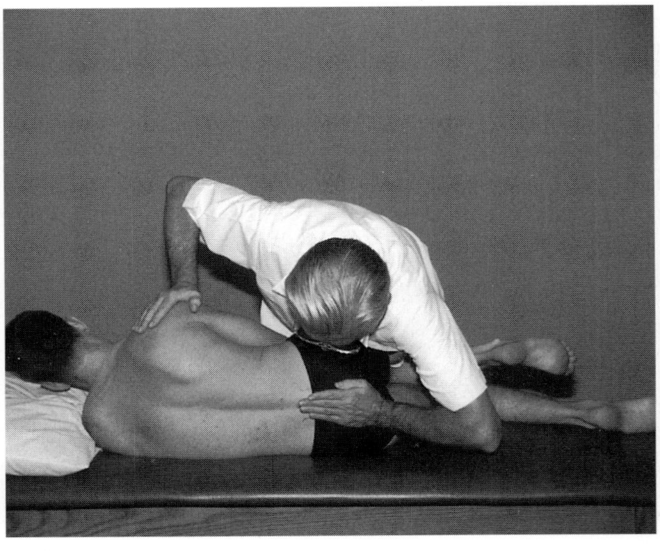

Abb. 17.119

Die Behandlung des Beckens

Die sakroiliakale Dysfunktion

Mobilisation mit Impuls
Rückenlage
Diagnose: Rechtsrotation über die linke diagonale Achse (*backward torsion*)
Stellung: Sakrum nach rechts rotiert, linksseitgeneigt, rechte Sakrumbasis nach posterior nutiert
Bewegungseinschränkung: Linksrotation, Rechtsseitneigung und Nutation nach anterior der rechten Sakrumbasis

1. Patient in Rückenlage, der Therapeut steht auf der linken Seite des Untersuchungstisches.
2. Der Therapeut führt eine Translation des Beckens von rechts nach links durch und induziert dadurch eine Rechtsseitneigung des Rumpfes (Abb. 17.120). Der Patient verschränkt die Hände hinter dem Nacken.
3. Der Therapeut führt eine Seitneigung des Rumpfes nach rechts über Lendenwirbelsäule und Sakrum aus (Abb. 17.121).
4. Der Therapeut führt seinen rechten Unterarm unter dem rechten Arm des Patienten hindurch. Der Handrücken liegt auf dem Sternum (Abb. 17.122).
5. Der Therapeut stabilisiert das rechte Ilium durch Kontakt mit der linken Hand auf der rechten Spina iliaca anterior superior.
6. Der Therapeut geht an die Barriere, indem der Rumpf nach links rotiert und die Rechtsseitneigung beibehalten wird (Abb. 17.123).
7. Der Manipulationsstoß rotiert den Rumpf gegen die stabilisierende rechte Hand nach links, dadurch wird eine Linksrotation, Rechtsseitneigung und Nutation der rechten Sakrumbasis bewirkt.
8. Nachuntersuchen.

Anmerkung: Diese Technik ist auch bei einer einseitigen Extension des rechten Sakrums wirksam.

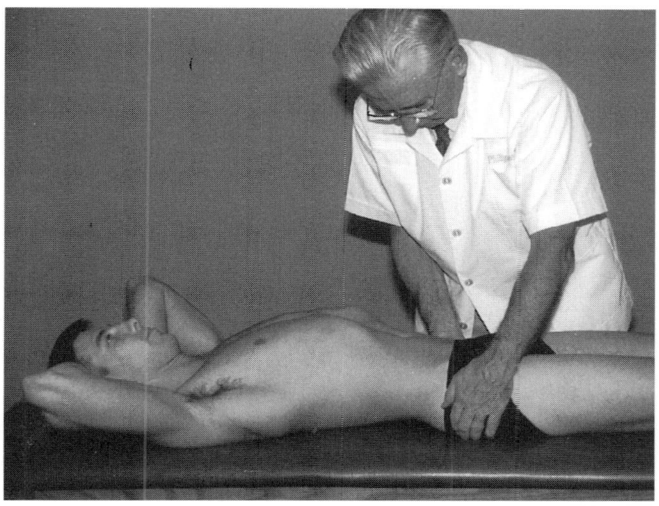

Abb. 17.120

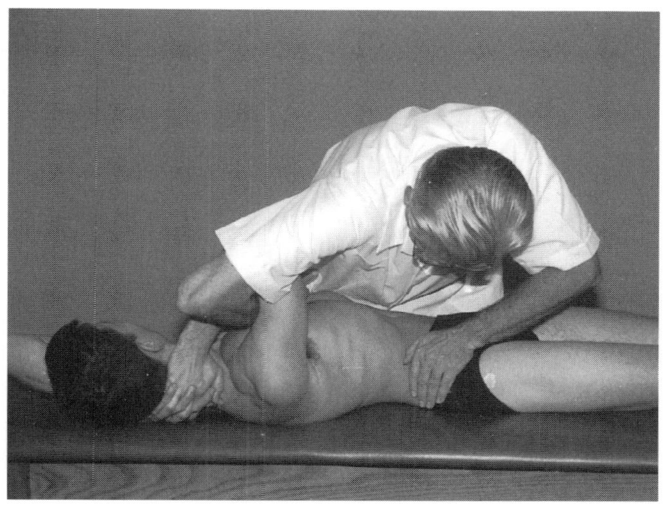

Abb. 17.122

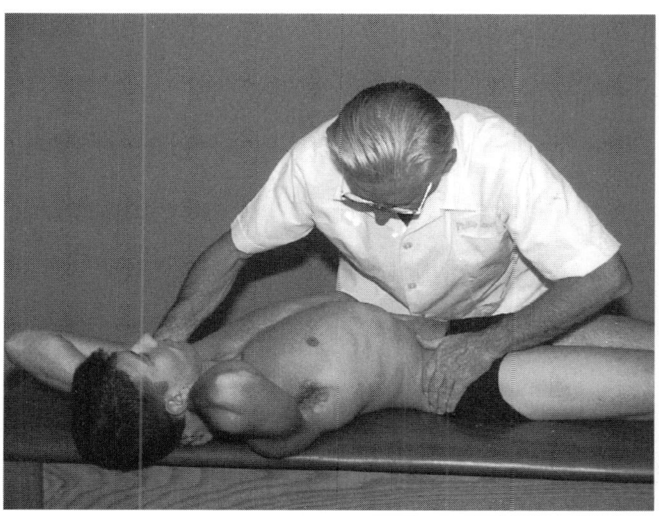

Abb. 17.121

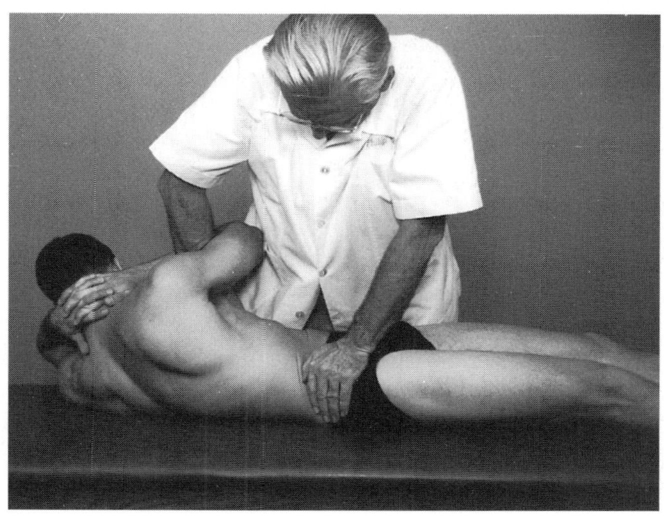

Abb. 17.123

Die Behandlung des Beckens

Die sakroiliakale Dysfunktion

Mobilisation mit Impuls
Sitzend
Diagnose: Linksrotation über die linke diagonale Achse
Stellung: Sakrum linksrotiert, rechtsseitgeneigt und rechte Sakrumbasis nach anterior nutiert
Bewegungseinschränkung: Rechtsrotation, Linksseitneigung und Nutation nach posterior der rechten Sakrumbasis

1. Der Patient sitzt rittlings auf dem Untersuchungstisch, er umgreift mit der linken Hand die rechte Schulter.
2. Der Therapeut steht auf der rechten Seite. Die rechte Hand umfaßt die linke Schulter des Patienten. Der Therapeut nimmt mit seiner rechten Axilla Kontakt mit der rechten Schulter des Patienten auf.
3. Das linke Os pisiforme des Therapeuten liegt auf der linken Sakrumbasis (Abb. 17.124).
4. Der Therapeut induziert mit seinem rechten Arm eine lumbale Rumpfvorbeuge, eine Rechtsseitneigung und Rechtsrotation; dabei hält die linke Hand das Sakrum fest und verhindert eine Linksrotation der linken Basis (Abb. 17.125).
5. Die Seitneigung des Rumpfes nach rechts wird durch den rechten Arm des Therapeuten aufrechterhalten, während sich die non-neutrale Mechanik löst und in der LWS eine neutrale Mechanik eintritt (Abb. 17.126).
6. Über den Rumpf wird eine Linksrotation induziert. Über den Pisiforme-Kontakt auf der linken Sakrumbasis wird über den linken Unterarm ein Impuls in die Rechtsseitneigung und nach anterior gegeben (Abb. 17.127).
7. Nachuntersuchen.

Anmerkung: Bei dieser Technik wird erst die lumbale non-neutrale Mechanik benutzt und dann in die neutrale Mechanik übergeführt, so daß L5 nach links rotiert und das Sakrum nach rechts rotiert, wodurch die rechte Sakrumbasis nach posterior gebracht wird.

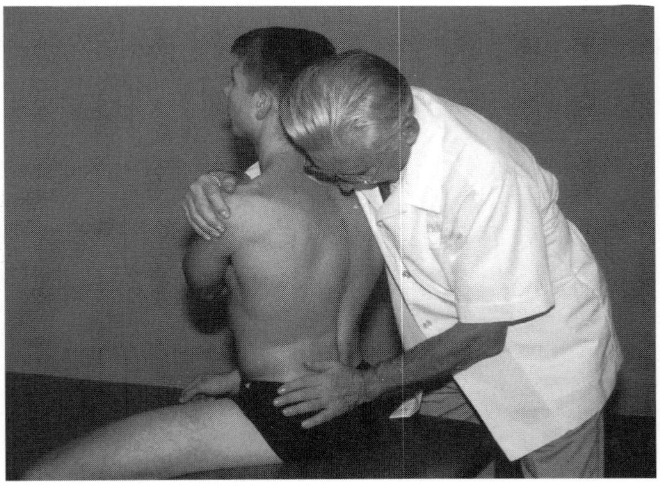

Abb. 17.124

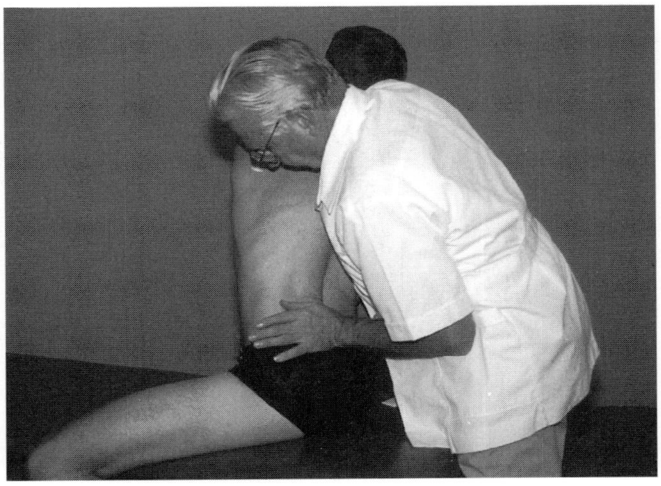

Abb. 17.126

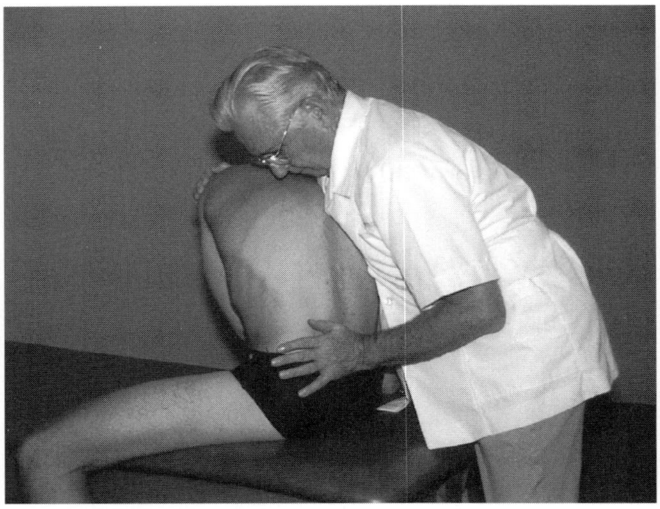

Abb. 17.125

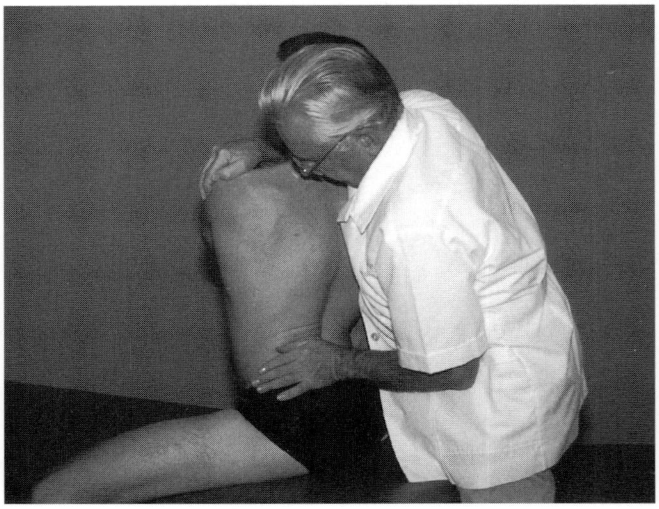

Abb. 17.127

Die Behandlung des Beckens

Die sakroiliakale Dysfunktion

Mobilisation mit Impuls
Sitzend
Diagnose: Rechtsrotation des Sakrums über die linke diagonale Achse
Stellung: Sakrum nach rechts rotiert, linksseitgeneigt und rechte Sakrumbasis nach posterior nutiert
Bewegungseinschränkung: Linksrotation, Rechtsseitneigung und Nutation nach anterior der rechten Sakrumbasis

1. Der Patient sitzt rittlings auf dem Untersuchungstisch und umfaßt mit seiner linken Hand die rechte Schulter.
2. Der Therapeut steht links von ihm, die linke Hand umfaßt die rechte Schulter des Patienten, die linke Axilla liegt über der linken Schulter. Der Therapeut nimmt mit seinem rechten Os pisiforme Kontakt an der rechten Sakrumbasis auf (Abb. 17.128).
3. Der Therapeut induziert eine Linksseitneigung und Rechtsrotation des Rumpfes bis zu L5, wodurch das Sakrum nach links rotiert. Der Therapeut gibt auf der rechten Sakrumbasis einen Druck nach anterior (Abb. 17.129).
4. Es wird eine Rechtsseitneigung und Linksrotation des Rumpfes einschließlich des Sakrums eingestellt (Abb. 17.130).
5. Anschließend erfolgt der Impuls, indem der Therapeut über den Pisiforme-Kontakt und den rechten Unterarm die Rumpfextension verstärkt und dabei Rechtsseitneigung und Linksrotation beibehält.
6. Nachuntersuchen.

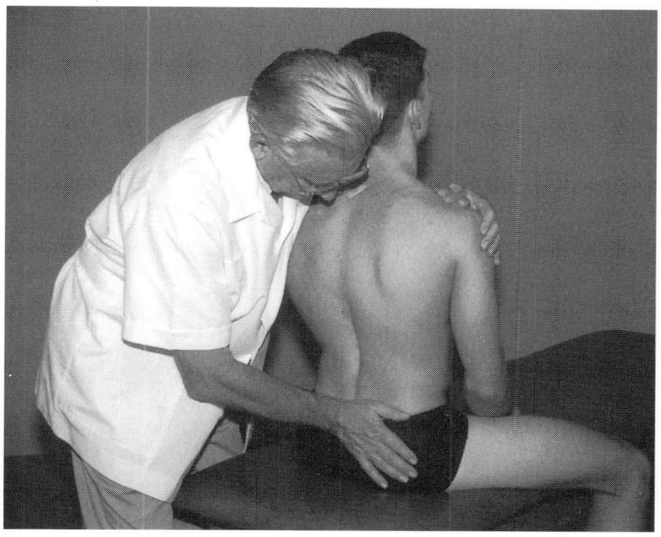

Abb. 17.128

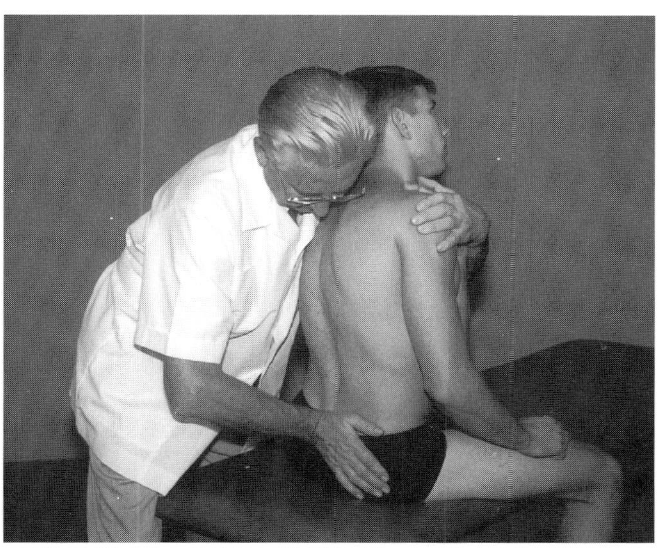

Abb. 17.129

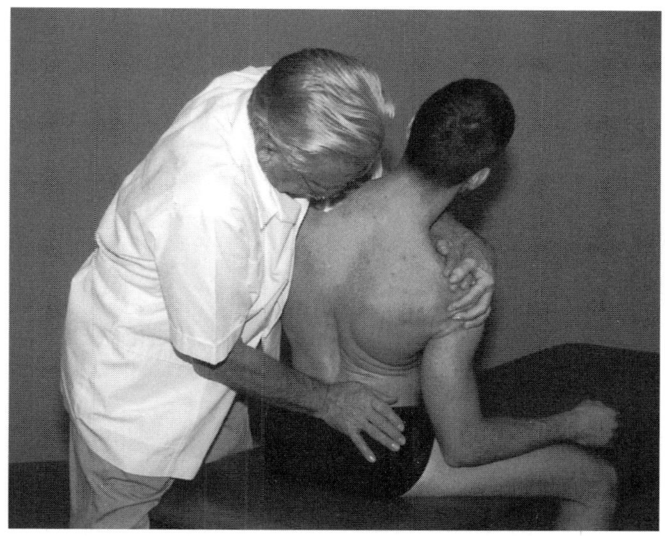

Abb. 17.130

Die Behandlung des Beckens

Die iliosakrale Dysfunktion

Mobilisation mit Impuls
Rückenlage
Diagnose: Verschiebung des linken Iliums nach superior (*superior shear*)

1. Der Patient liegt auf dem Rücken, der Therapeut steht am Tischende.
2. Der Therapeut umfaßt die distale Tibia und Fibula über dem Knöchel (Abb. 17.131).
3. Der Patient beugt Knie und Hüfte mit leichter Abduktion des linken Beines, jedoch ohne Rotation (Abb. 17.132).
4. Ist das linke Bein so eingestellt, daß sich das linke Iliosakralgelenk in einer *loose pack position* befindet, wird ein Impuls gegeben, indem der Behandler die Extension in der Längsachse verstärkt und damit die Extension des Knies und der Hüfte so lenkt, daß sie am linken Iliosakralgelenk ankommt (Abb. 17.133).
5. Nachuntersuchen.

Anmerkung: Diese Technik ist bei Erkrankungen des Kniegelenkes oder des Hüftgelenkes nicht indiziert.

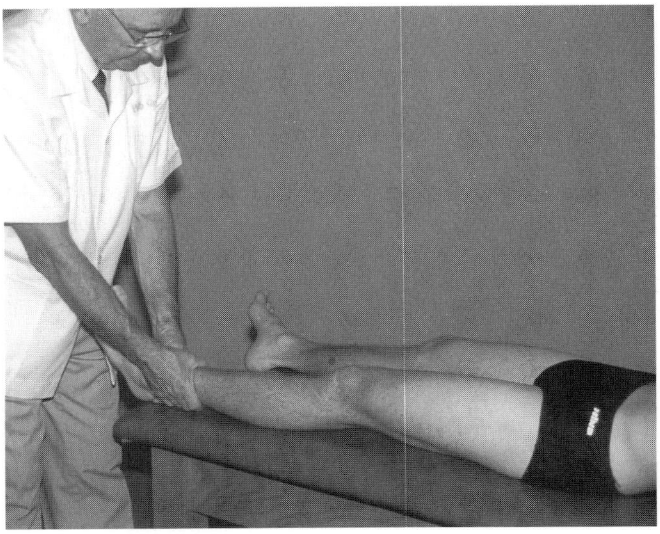

Abb. 17.131

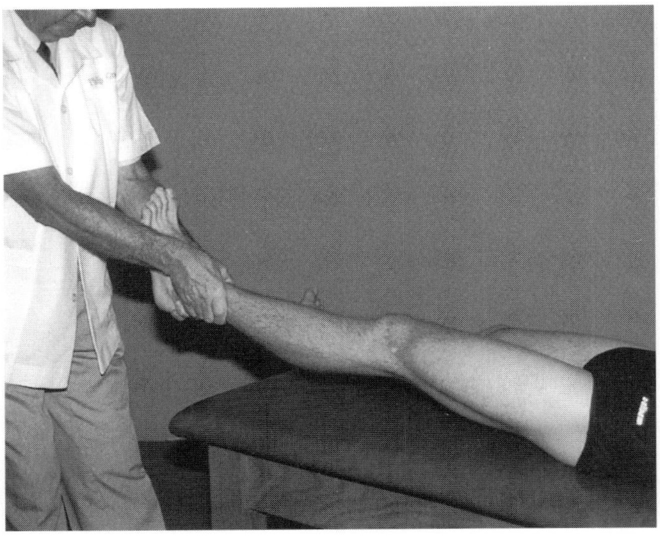

Abb. 17.133

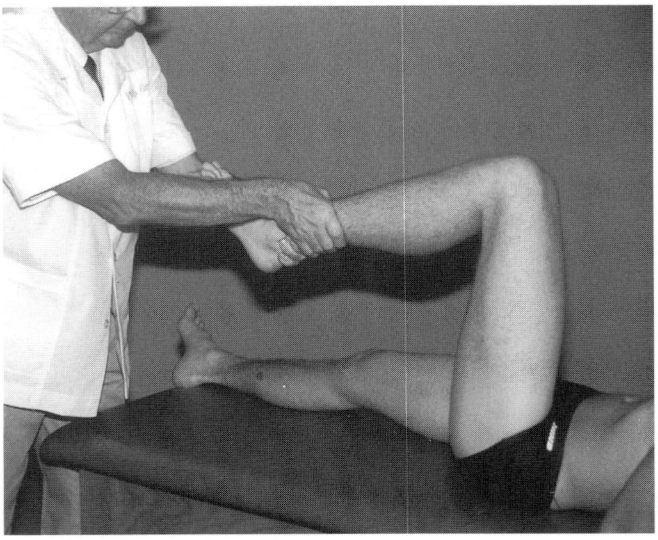

Abb. 17.132

Die Behandlung des Beckens

Die iliosakrale Dysfunktion

Mobilisation mit Impuls
Linksseitlage
Diagnose: Verschiebung des rechten Iliums nach inferior (*inferior shear*)

1. Der Patient befindet sich in Linksseitlage, der Therapeut steht vor ihm und palpiert den lumbosakralen Übergang (Abb. 17.134).
2. Es wird eine Linksseitneigung und eine Rechtsrotation der Lendenwirbelsäule einschließlich des lumbosakralen Übergangs induziert (Abb. 17.135).
3. Der Therapeut legt den rechten Fuß des Patienten in dessen linke Kniekehle (Abb. 17.136).
4. Er stabilisiert mit dem rechten Unterarm den Rumpf und palpiert mit der rechten Hand das rechte Iliosakralgelenk.
5. Der Therapeut nimmt mit seinem Unterarm Kontakt mit dem rechten Tuber ischiadicum auf (Abb. 17.137).
6. Der Manipulationsstoß geht vom rechten Tuber ischiadicum nach kranial. Die Gelenkebene des rechten Iliosakralgelenks liegt parallel zum Tisch, dadurch entsteht eine Translationsbewegung des rechten Iliums nach superior.
7. Nachuntersuchen.

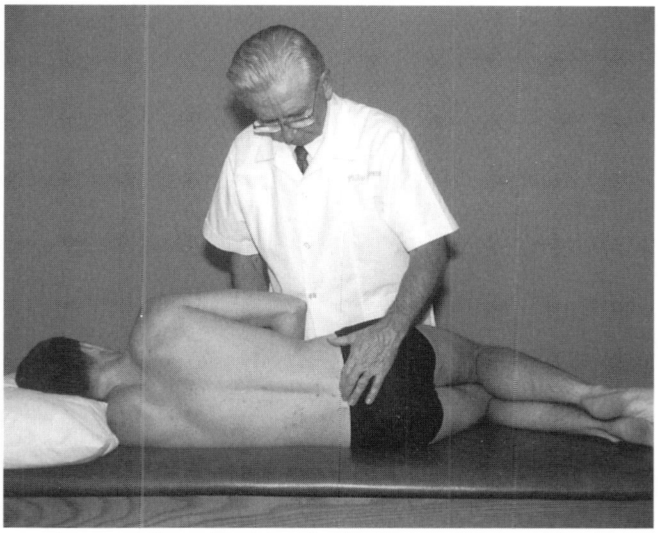

Abb. 17.134

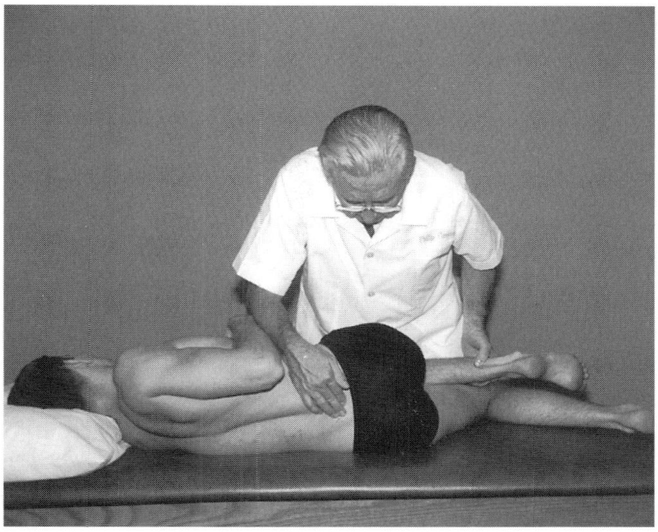

Abb. 17.136

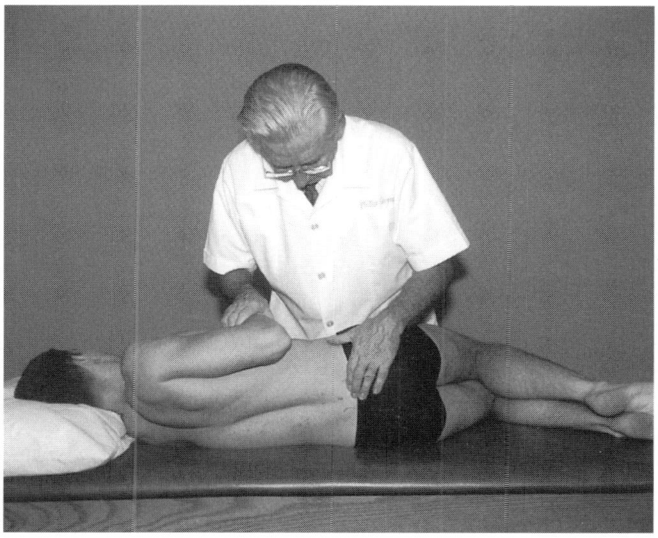

Abb. 17.135

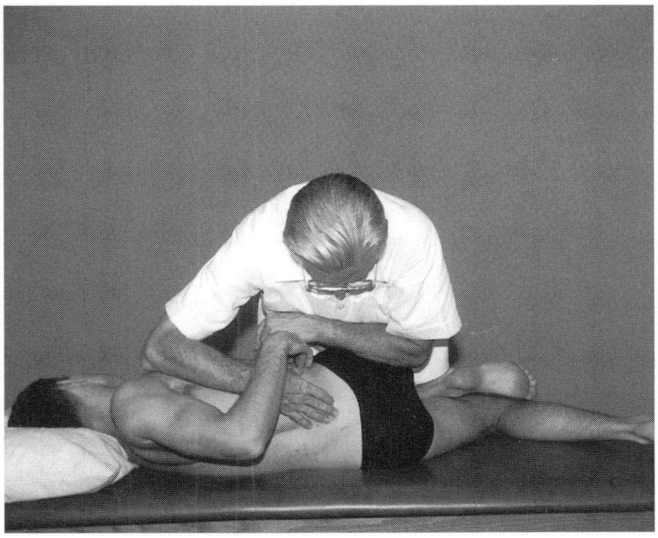

Abb. 17.137

Die Behandlung des Beckens

Die iliosakrale Dysfunktion

Mobilisation mit Impuls
Linksseitlage
Diagnose: Ilium anterior rechts
Stellung: Das rechte Ilium ist nach anterior rotiert.
Bewegungseinschränkung: Rotation des rechten Iliums nach posterior

1.-4. Diese Schritte sind identisch mit der Technik, die bei der Verschiebung des rechten Iliums nach inferior angewandt wurde (Abb. 17.134 bis 17.136).
5. Der Therapeut umgreift mit seiner rechten Hand die rechte Spina iliaca anterior superior. Die linke Hand umfaßt den rechten Tuber ischiadicum.
6. Die Gelenkebene des rechten Iliosakralgelenkes verläuft parallel zum Tisch. Der Therapeut rotiert das Ilium nach posterior bis an die Barriere und übt mit beiden Händen einen Impulsstoß gegen den Uhrzeigersinn aus (Abb. 17.138).
7. Eine alternative Handanlage ist wie folgt: Der Therapeut legt seinen linken Unterarm auf das rechte Tuber ischiadicum. Die rechte Hand stabilisiert den Rumpf. Dabei liegt die Gelenkebene des rechten Iliosakralgelenks parallel zum Tisch. Der Therapeut gibt mit dem linken Unterarm einen Manipulationsstoß nach anterior und superior und rotiert damit das linke Ilium nach posterior (Abb. 17.139).
8. Nachuntersuchen.

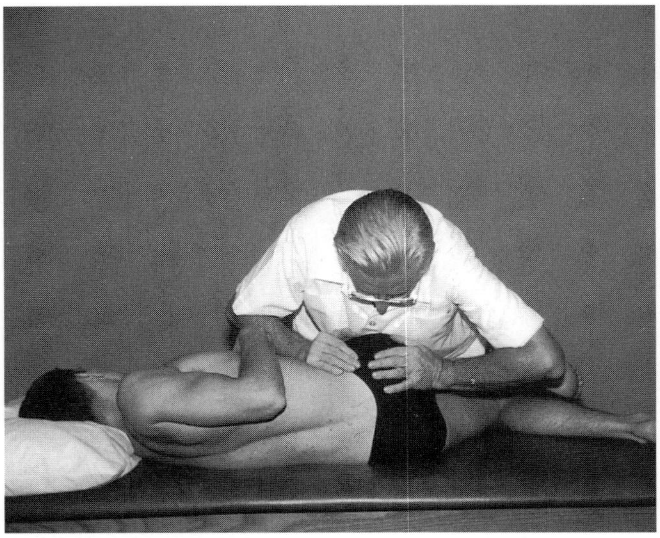

Abb. 17.138

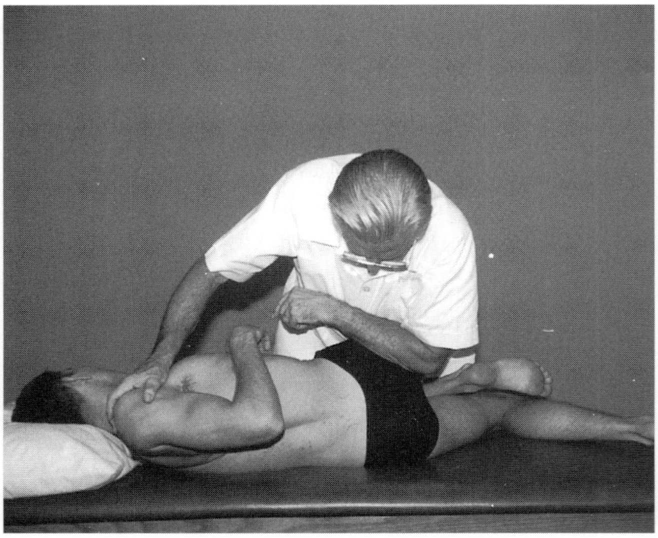

Abb. 17.139

Die Behandlung des Beckens

Die iliosakrale Dysfunktion

Mobilisation mit Impuls
Linksseitlage
Diagnose: Ilium posterior links
Stellung: Linkes Ilium nach posterior rotiert
Bewegungseinschränkung: Rotation des linken Iliums nach anterior

1. Der Patient liegt in Linksseitlage auf dem Untersuchungstisch. Der Therapeut steht vor ihm und palpiert den lumbosakralen Übergang (Abb. 17.140).
2. Der Therapeut induziert eine Seitneigung nach rechts und eine Rotation nach links, die den lumbosakralen Übergang mit einschließt.
3. Es wird eine Extension der Beine durchgeführt, bis die Sakrumbasis beginnt, sich nach vorne zu bewegen (Abb. 17.141). Der linke Fuß des Patienten kommt in die rechte Kniekehle.
4. Der Behandler stabilisiert mit dem linken Arm den Rumpf und gewährleistet damit, daß die Gelenkebene des linken Iliosakralgelenkes parallel zum Tisch verläuft. Das rechte Os pisiforme nimmt Kontakt mit der Spina iliaca posterior superior auf (Abb. 17.142).
5. Der Therapeut verlagert sein Gewicht auf den rechten Unterarm und rotiert damit das linke Ilium nach anterior.
6. Als alternative Handanlage kann der Therapeut seinen rechten Unterarm am Hinterrand der linken Crista iliaca anlegen (Abb. 17.143).
7. Der Therapeut verlagert sein Gewicht auf den linken Unterarm und gibt einen Impuls. Dadurch wird das linke Ilium nach anterior rotiert.
8. Nachuntersuchen.

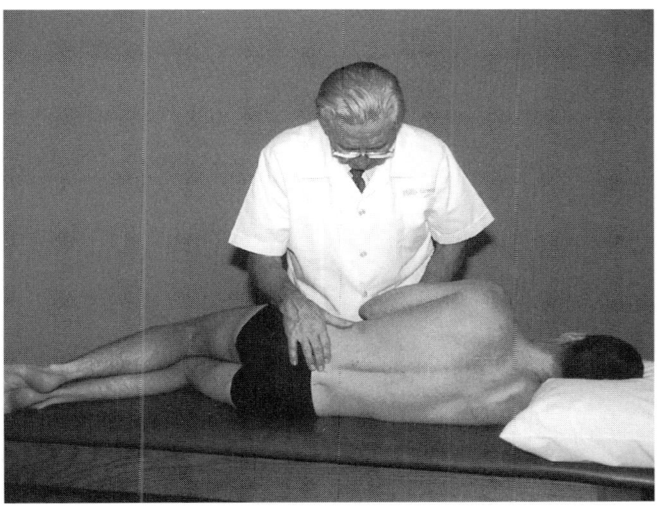

Abb. 17.140

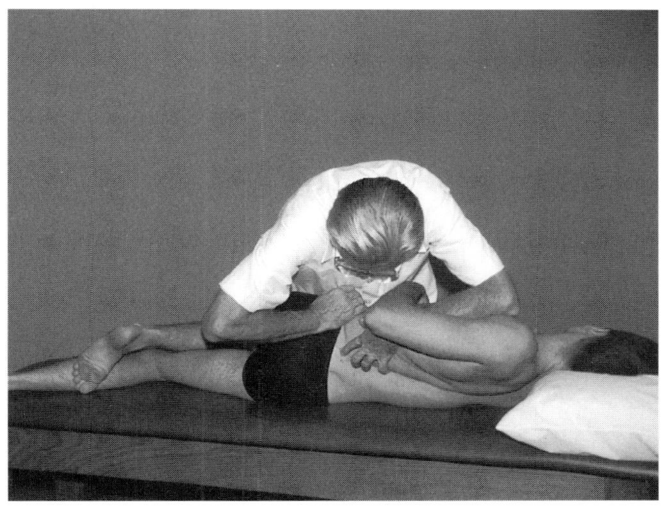

Abb. 17.142

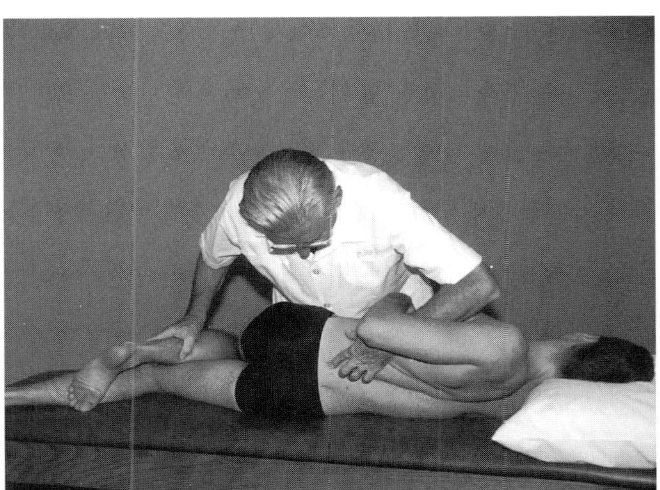

Abb. 17.141

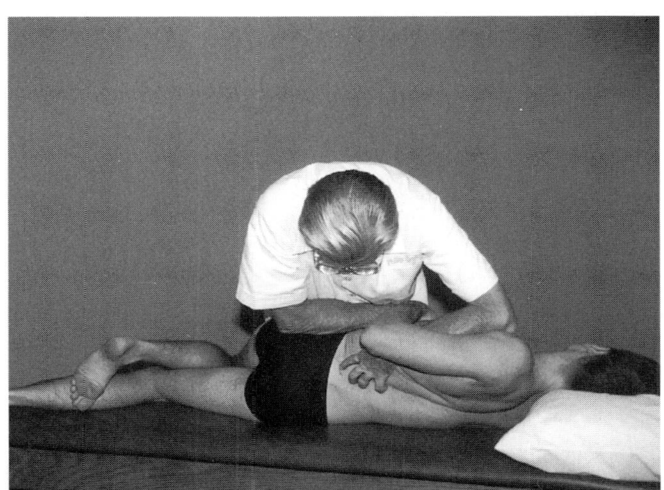

Abb. 17.143

17.10 Muskuläre Dysbalancen und Beckendysfunktionen

Bei Dysfunktionen am Becken sind stets die zahlreichen Muskeln mit beteiligt, die am Beckenring ansetzen. Häufig finden wir Störungen der Beckenbodenmuskulatur. Meist treten sie im Gefolge von Dysfunktionen an der Symphyse und von Dysfunktionen des Iliums mit Verschiebung nach superior oder nach inferior auf (Scherdysfunktionen). Häufig liegen vielfältige Symptome aus Störungen der Urogenitalorgane sowie des Rektums vor. Die Behandlung von Dysfunktionen des Beckenbodens wird in Kapitel 7 vorgestellt. Muskuläre Dysbalancen der unteren Extremitäten und des Rumpfes sind genau zu diagnostizieren und zu behandeln. Dies wird in Kapitel 20 beschrieben.

17.11 Zusammenfassung

Dysfunktionen des Beckens sind komplex und nicht immer einfach zu verstehen. Häufig finden wir auf derselben Beckenseite mehrere Dysfunktionen, die einzeln diagnostiziert und behandelt werden müssen. Das hier vorgestellte diagnostische und therapeutische System versetzt den Therapeuten in die Lage, alle möglichen Kombinationen von physikalischen Befunden am Beckengürtel zu behandeln. Die Wiederherstellung der Funktion des Beckens beim Gangzyklus ist ein wichtiges therapeutisches Ziel, insbesondere im biomechanischen postural-strukturellen Konzept.

18 Obere Extremität

Die hochentwickelte Geschicklichkeit der Hand gehört zu den Eigenschaften, die den Menschen von anderen Lebewesen unterscheidet. Die Funktion der oberen Extremität versetzt die Hand in die Lage, komplexe Bewegungsabläufe durchzuführen. Die Fixierung der oberen Extremität am Rumpf erfolgt primär durch die Muskulatur. Das Sternoklavikulargelenk bildet die einzige gelenkige Verbindung zwischen Rumpf und oberer Extremität. Durch die Anordnung der verschiedenen Muskeln ist eine große Bewegungsfreiheit des Armes gegenüber dem Rumpf gewährleistet. Die obere Extremität ist durch die Muskulatur eng mit Hals- und Brustwirbelsäule sowie dem Brustkorb verbunden.

Der Diagnose und Therapie von Dysfunktionen der oberen Extremität sollte immer eine eingehende Diagnostik und Therapie von Dysfunktionen an HWS, BWS, des Brustkorbes und der Rippen vorausgehen. Der zervikothorakale Übergang stellt eine der wichtigsten Übergangsregionen des Körpers dar. Daher hat die enge Verbindung zwischen erstem Brustwirbelkörper, erster Rippe und Sternoklavikulargelenk bei Symptomen der oberen Extremität große Bedeutung. Dysfunktionen von Th1 beeinflussen die erste Rippe und können dort wiederum zu einer Dysfunktion führen. Probleme an der ersten Rippe beeinflussen das Manubrium sterni und das Sternoklavikulargelenk. Die Diagnostik an der oberen Extremität sollte von proximal nach distal erfolgen, da die Halswirbelsäule und die obere Thoraxapertur großen Einfluß auf Kreislauf und Nervenfunktionen haben. Unabhängig davon, ob der Therapeut über das respiratorisch zirkulatorische Modell oder über das neurologische Modell arbeitet, muß eine Diagnostik der Halswirbelsäule und der Brustwirbelsäule durchgeführt werden. Erst danach ist es sinnvoll, mit der Untersuchung der oberen Extremität fortzufahren.

18.1 Schulter-Arm-Schmerzen

Ein häufiger Fehler bei Diagnostik und Behandlung von Symptomen an der oberen Extremität besteht in der ausschließlichen Untersuchung des Schmerzortes und der angrenzenden Region. Unter strukturellen Gesichtspunkten finden sich bei einem Patienten mit Schulter-Arm-Schmerzen, die sonst unter die Rubrik „Brachialgie“ fallen, fünf mögliche Lokalisationen, an denen es zu Kompressionszuständen des Plexus brachialis kommen kann.

1. Die Nervenwurzeln treten durch das Foramen intervertebrale aus dem Spinalkanal aus. Degenerative Veränderungen der Unkovertebralgelenke (z. B. Appositionen) wie auch eine Bandscheibenprotrusion nach postero-lateral können ventral zu einer Einengung des Foramen intervertebrale führen. Dadurch wird der Spielraum für die Nervenwurzeln reduziert. Dysfunktionen oder Erkrankungen der Wirbelbogengelenke können Größe und Form des Foramen intervertebrale dorsal verringern und damit die Nervenwurzeln beengen. Ergänzend zu signifikanten knöchernen Veränderungen können die Nervenwurzeln auch durch Schwellung und Ödem im Gefolge akuter oder chronischer Entzündungen komprimiert werden.
2. Die Nervenwurzeln verlaufen zwischen den Mm. intertransversarii und den Querfortsätzen der Halswirbel. Ein Hypertonus dieser kurzen, zur vierten Muskelschicht gehörenden Muskeln kann zusammen mit einer begleitenden chronischen Gewebeschwellung ebenfalls die Nerven einklemmen.
3. Die Nervenwurzeln, die den Plexus brachialis bilden, verlaufen durch die Skalenusmuskulatur. Ein Hypertonus dieser Muskeln sowie eine passive Gewebekongestion, die häufig im Gefolge von Dysfunktionen der HWS sowie der oberen Rippen und der oberen Thoraxapertur auftritt, kann die Funktion des Plexus brachialis stören.
4. In seinem weiteren Verlauf nach lateral durchquert der Plexus brachialis die kostoklavikuläre Enge. Diese ist triangulär geformt und wird durch den lateralen Anteil der zweiten Rippe und den Hinterrand der Klavikula begrenzt. Dysfunktionen der zweiten Rippe, insbesondere wenn diese in Inspirationsstellung steht und die Eimerhenkelbewegung behindert ist, Dysfunktionen des Sternoklavikulargelenkes sowie des Akromioklavikulargelenkes können zu einer Verengung des kostoklavikulären Kanals führen und den Plexus brachialis komprimieren. Diese Körperregion hat eine hohe Weichteildichte. Kommt es zu einer Schwellung mit Kongestion dieser Weichteile, kann der kostoklavikuläre Raum eingeengt werden.
5. Weiter lateral verläuft das Gefäß-Nervenbündel unter der Sehneninsertion des M. pectoralis am Proc. coracoideus scapulae hindurch. Daher kann ein Hypertonus, eine Verkürzung oder Verdickung dieses Muskels und seiner Sehne das Gefäß-Nervenbündel in dessen Verlauf nach distal komprimieren.

Nicht nur die Nerven, sondern auch Gefäße und Lymphbahnen können durch die Skalenusmuskulatur, die erste Rippe, die kostoklavikuläre Enge und die Sehne des M. pectoralis minor komprimiert werden. Bei Schulter-Arm-Schmerzen muß der Therapeut eine gründliche Untersuchung von HWS, BWS, oberer Thoraxapertur und oberen Rippen vornehmen. Erst dann ist es sinnvoll, weiter distal gelegene Strukturen der oberen Extremität zu untersuchen und zu behandeln.

Im Rahmen der Übersichtsuntersuchung (siehe Kapitel 2) der oberen Extremität wird der Patient aufgefordert, die im Ellenbogengelenk gestreckten Arme zu abduzieren und die Handrücken über dem Kopf zusammenzuführen. Kann der Patient diese Bewegung nicht symmetrisch ausführen, ist eine weitergehende Diagnostik erforderlich. Neurologische und orthopädische Untersuchungen haben zu erfolgen. Der dynamische Test stellt bei Verdacht auf Verklebungen des Nervengleitgewebes sowie der Dura eine relativ neue diagnostische Methode für die Untersuchung der neuralen Strukturen dar. Die dynamische Untersuchung der Nerven an der oberen Extremität (Nervendehnungstest) ist bei der Diagnostik häufig von großer Aussagekraft.

Für die strukturelle Diagnostik und die manuelle Therapie von Dysfunktionen der oberen Extremität existieren mehrere diagnostische und therapeutische Systeme. Ich persönlich bevorzuge aufgrund ihrer guten therapeutischen Wirksamkeit zahlreiche von Mennell in „Joint Pain" beschriebene Techniken. In diesem Kapitel werden nur einige wenige Behandlungstechniken vorgestellt, daher wird dem Leser die Lektüre des Buches von Mennell empfohlen.

Schulter-, Ellenbogen- und Handgelenk setzen sich aus jeweils mehreren einzelnen Gelenken zusammen. Daher wird zuerst die gesamte Gelenkregion untersucht, anschließend werden die einzelnen Gelenke getestet.

18.2 Die Schulterregion

Diese umschließt das Sternoklavikulargelenk, das Akromioklavikulargelenk und das Glenohumeralgelenk. Die skapulokostale Verbindung stellt kein eigentliches Gelenk dar. Die Gleitfähigkeit der konkaven Skapulafläche über dem Brustkorb hat für die Funktion der oberen Extremität, insbesondere der Schulter, eine große Bedeutung. Muskeln und Faszien, welche die Skapula am Rumpf fixieren, können die skapulokostale Gleitbewegung einschränken. Über Weichteiltechniken und myofasziale Releasetechniken ist eine effektive Behandlung dieser myofaszialen Strukturen möglich. Besondere Beachtung verdienen dabei der M. trapezius, der M. sternocleidomastoideus, der M. levator scapulae, der M. rhomboideus, der M. latissimus dorsi sowie deren Faszien. Vor einer Diagnostik und Therapie der einzelnen Gelenke im Schulterbereich sollten daher stets diese Muskeln untersucht und behandelt werden.

18.2.1 Das Sternoklavikulargelenk

Das mediale Ende der Klavikula bildet mit dem Manubrium sterni eine gelenkige Verbindung. Dieses Gelenk besitzt einen Meniskus. Das mediale Klavikulaende steht in enger Verbindung zum Vorderrand der ersten Rippe. Die Bewegung des Sternoklavikulargelenkes ist polyaxial, wobei Abduktion, Horizontalflexion und Rotation möglich sind. Die Abduktion der Klavikula ist von einer Außenrotation (Rotation nach posterior), die Adduktion von einer Innenrotation (Rotation nach anterior) begleitet. So wird die Abduktion der Klavikula zu einer an die Außenrotation gekoppelten Bewegung.

Die obere Extremität

Sternoklavikulargelenk

Diagnostik
Untersuchung auf Einschränkung in der Abduktion

1. Der Patient liegt in Rückenlage auf dem Untersuchungstisch, die Arme liegen entspannt parallel zum Körper.
2. Der Therapeut steht neben dem Untersuchungstisch oder auch am Kopfende des Untersuchungstisches. Er legt seine Zeigefinger auf den Oberrand des medialen Klavikulaendes (Abb. 18.1).
3. Der Patient wird gebeten, aktiv die Schultern hochzuziehen (Abb. 18.2).
4. Der Therapeut folgt der Bewegung am medialen Klavikulaende.
5. Als Normalbefund bewegt sich das mediale Ende der Klavikula beidseits nach kaudal.
6. Ist der Test positiv, so kann sich eine Klavikula im Vergleich zur Gegenseite weniger weit nach kaudal verschieben. Sie scheint in der Ausgangsposition festgehalten zu werden.

Anmerkung: Diese Untersuchung kann auch im Sitzen durchgeführt werden

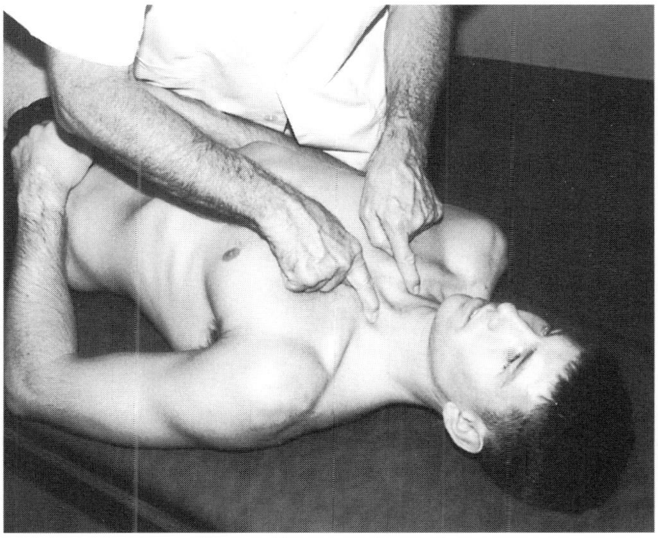

Abb. 18.1

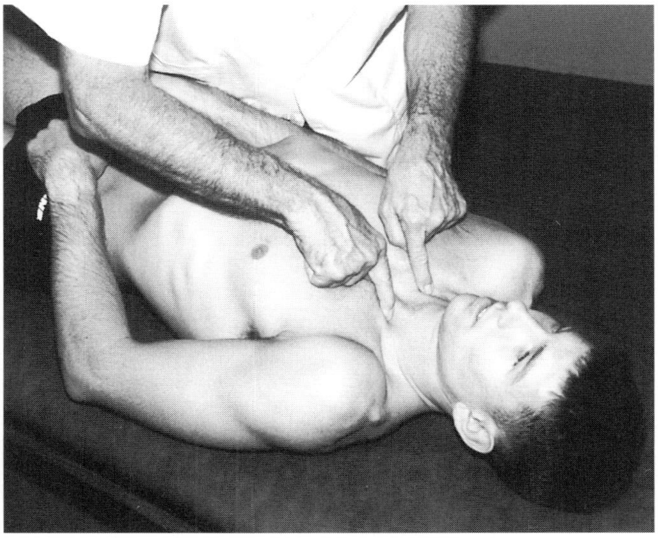

Abb. 18.2

Die obere Extremität

Sternoklavikulargelenk

Therapie: Mobilisation ohne Impuls (Gelenkmobilisation)
Diagnose: Eingeschränkte Abduktion

1. Der Patient sitzt auf dem Untersuchungstisch oder Untersuchungsstuhl.
2. Der Therapeut steht hinter dem Patienten, der Daumenballen der rechten Hand kommt dabei auf den Oberrand des dysfunktionellen medialen Klavikulaendes; die andere Hand umgreift den Unterarm des Patienten (Abb. 18.3).
3. Der Therapeut führt eine Abduktion des gestreckten Armes bis zur Barriere durch (Abb. 18.4). Der Arm wird quer über den Rumpf des Patienten in Richtung des gegenüberliegenden Knies geführt. Dabei wird ein konstanter Druck nach kaudal auf das mediale Klavikulaende ausgeübt (Abb. 18.5).
4. Diese Bewegung wird mehrmals wiederholt, wobei die Abduktion des extendierten Armes verstärkt wird. (Der Therapeut kann auch mit seinen Daumenballen einen Impulsstoß im Sinne einer Manipulation geben.)
5. Nachuntersuchen.

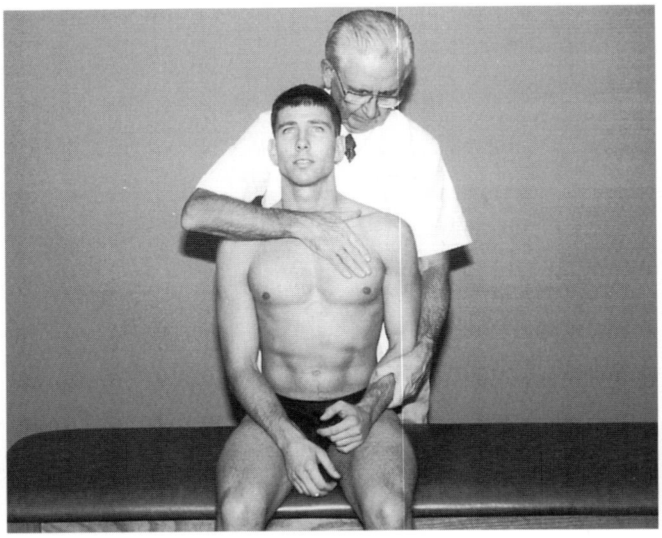

Abb. 18.3

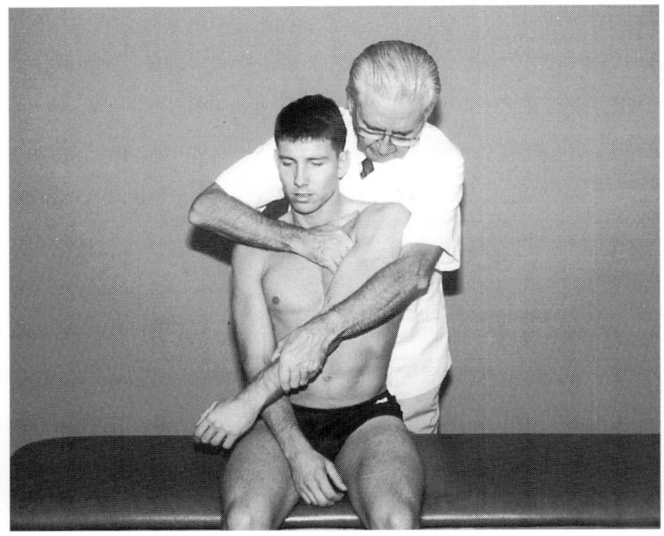

Abb. 18.5

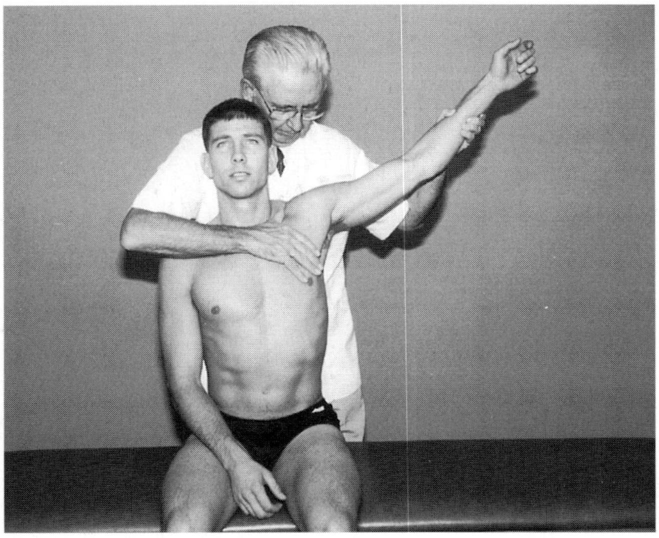

Abb. 18.4

Die obere Extremität

Sternoklavikulargelenk

Muskelenergietechnik
Rückenlage
Diagnose: Eingeschränkte Abduktion

1. Der Patient liegt auf dem Rücken, die dysfunktionelle obere Extremität liegt am Tischrand.
2. Der Therapeut steht auf der Seite der Dysfunktion mit Blick zum Kopf des Patienten.
3. Er legt eine Hand auf das dysfunktionelle mediale Klavikulaende und umgreift mit der anderen den Unterarm des Patienten oberhalb des Handgelenkes (Abb. 18.6).
4. Der Therapeut führt eine Innenrotation der dysfunktionellen oberen Extremität durch. Dabei wird der Arm neben dem Tisch herunter geführt und bis zur Barriere extendiert. Die andere Hand palpiert das Sternoklavikulargelenk (Abb. 18.7).
5. Der Patient wird aufgefordert, den Arm gegen Widerstand des Therapeuten in Richtung Decke zu drücken. Diese Muskelanspannung soll 3-5 Sekunden gehalten werden und wird drei- bis fünfmal wiederholt.
6. In der Entspannungsphase wird die Extension des Armes bis zur neuen Barriere verstärkt. Der Patient drückt dann erneut den Arm in Richtung Zimmerdekke, wobei der Therapeut Widerstand leistet.
7. Nachuntersuchen.

Anmerkung: Bei dieser Bewegung wird auch die Innenrotation (nach anterior) am Sternoklavikulargelenk verbessert.

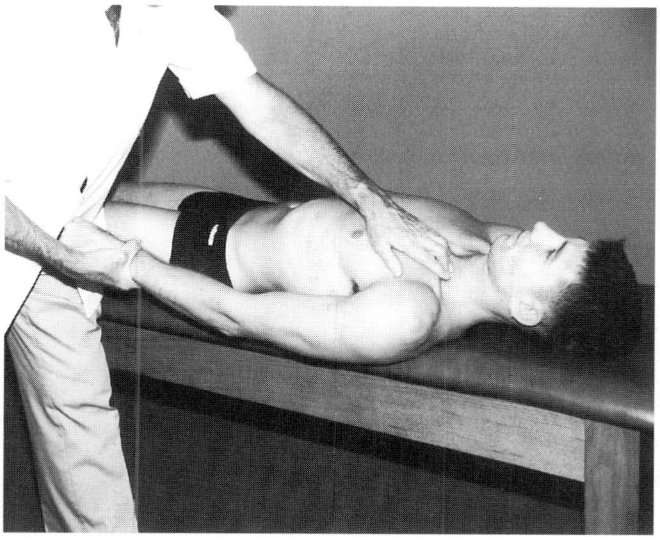

Abb. 18.6

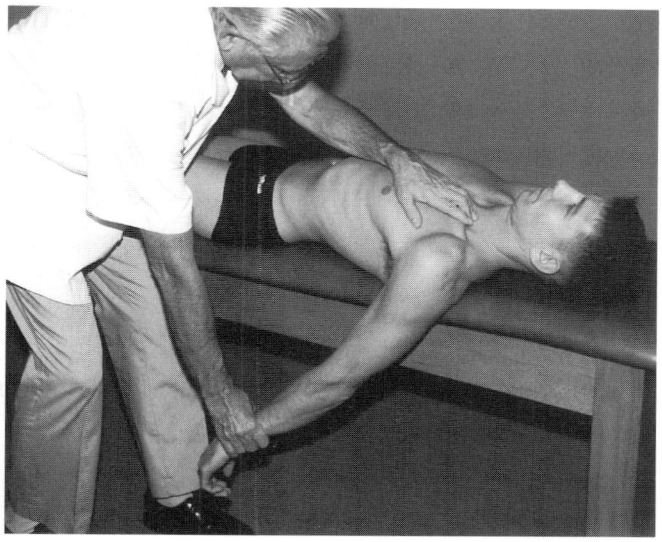

Abb. 18.7

Die obere Extremität

Sternoklavikulargelenk

Muskelenergietechnik
Sitzend
Diagnose: Eingeschränkte Abduktion

1. Der Patient sitzt auf dem Untersuchungstisch oder Untersuchungsstuhl.
2. Der Therapeut steht hinter dem Patienten, der Daumenballen einer Hand nimmt dabei Kontakt mit dem oberen Rand des medialen Klavikulaendes der dysfunktionellen Seite auf. Die andere Hand hält den dysfunktionellen Arm am Ellenbogen (Abb. 18.8).
3. Befindet sich der Ellenbogen in 90° Flexion, wird der Arm außenrotiert und um etwa 90° abduziert. Die Abduktion wird so lange verstärkt, bis die Barriere erreicht ist (Abb. 18.9).
4. Der Patient wird aufgefordert, den Arm zu adduzieren, d. h. den Ellenbogen zum Rumpf zu ziehen. Die Muskelanspannung soll über 3-5 Sekunden gehalten und drei- bis fünfmal wiederholt werden. Der Theapeut gibt am Ellenbogen Widerstand.
5. In der Entspannungsphase wird die neue Barriere eingestellt.
6. Nachuntersuchen.

Anmerkung: Bei dieser Technik wird die Außenrotation (Rotation nach posterior) im Sternoklavikulargelenk verbessert.

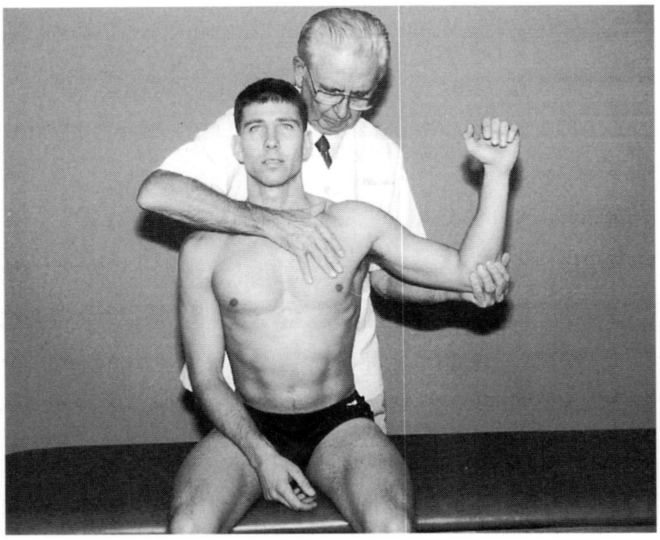

Abb. 18.8

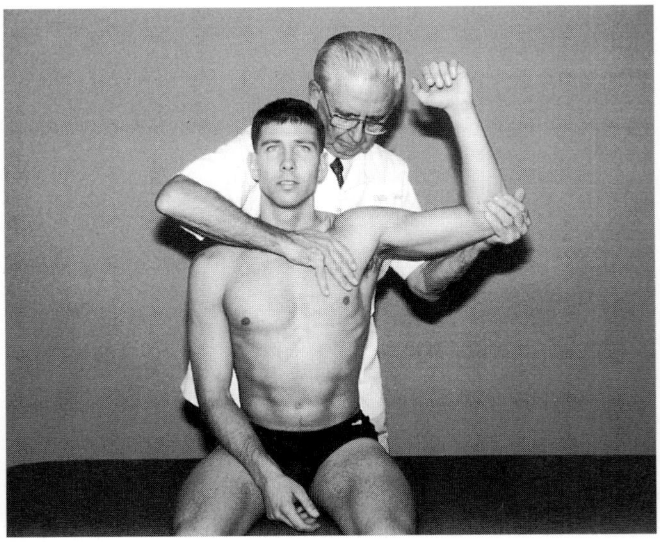

Abb. 18.9

Die obere Extremität

Sternoklavikulargelenk

Diagnostik
Untersuchung zur Feststellung einer eingeschränkten Horizontalflexion

1. Der Patient befindet sich in Rückenlage auf dem Untersuchungstisch.
2. Der Therapeut steht neben dem Patienten oder am Kopfende des Untersuchungstisches. Seine Finger legt er symmetrisch beidseits auf den Vorderrand des medialen Klavikulaendes (Abb. 18.10).
3. Der Patient wird aufgefordert, die Arme vor dem Körper zu strecken und zur Decke zu führen.
4. Der Therapeut palpiert beidseits die Bewegung am medialen Klavikulaende (Abb. 18.11).
5. Besteht keine Funktionseinschränkung, so bewegt sich das mediale Klavikulaende symmetrisch nach posterior und das laterale Klavikulaende symmetrisch nach anterior.
6. Der Test ist positiv, wenn sich ein mediales Klavikulaende nicht nach posterior bewegt.

Anmerkung: Diese Untersuchung kann auch im Sitzen durchgeführt werden.

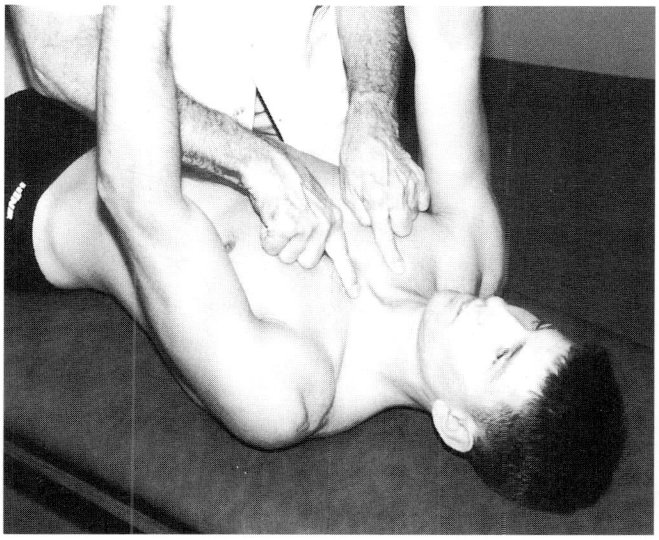

Abb. 18.10

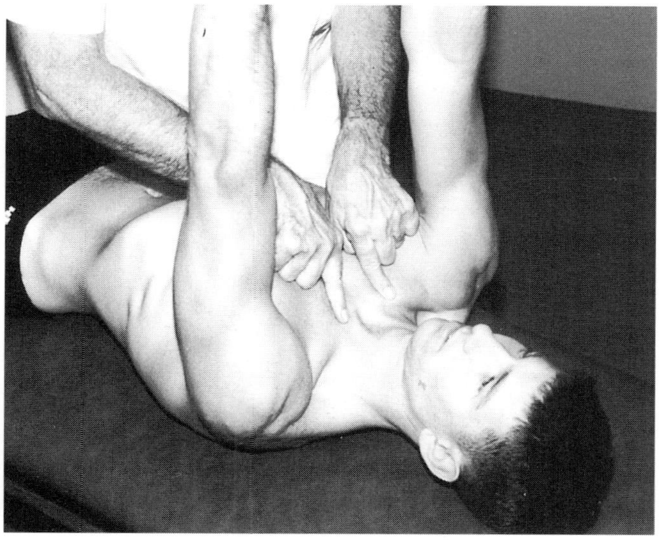

Abb. 18.11

Die obere Extremität

Sternoklavikulargelenk

Therapie: Mobilisation ohne Impuls
(Gelenkmobilisation)
Sitzend
Diagnose: Eingeschränkte Horizontalflexion

1. Der Patient sitzt auf dem Untersuchungstisch.
2. Der Therapeut steht hinter ihm, eine Hand liegt auf dem medialen Ende der dysfunktionellen Klavikula, die andere Hand umgreift den Unterarm (Abb. 18.12).
3. Der Therapeut führt den gestreckten Arm in die Horizontalextension (Abb. 18.13), anschließend in die Horizontalflexion (Abb. 18.14). Beide Bewegungen werden alternierend wiederholt, wobei man versucht, das Bewegungsausmaß zu vergrößern. Während der Bewegung drückt der Therapeut mit dem Daumenballen der anderen Hand konstant das mediale Ende der dysfunktionellen Klavikula nach posterior. (Dabei ist auch ein Impulsstoß über den Daumenballen möglich.)
4. Nachuntersuchen.

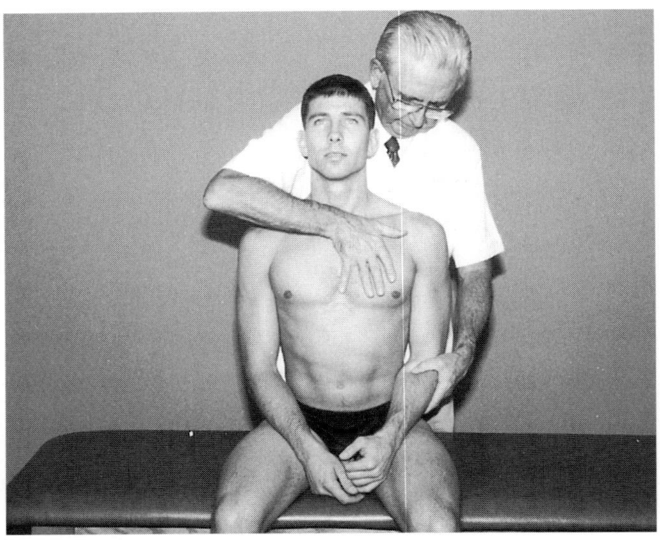

Abb. 18.12

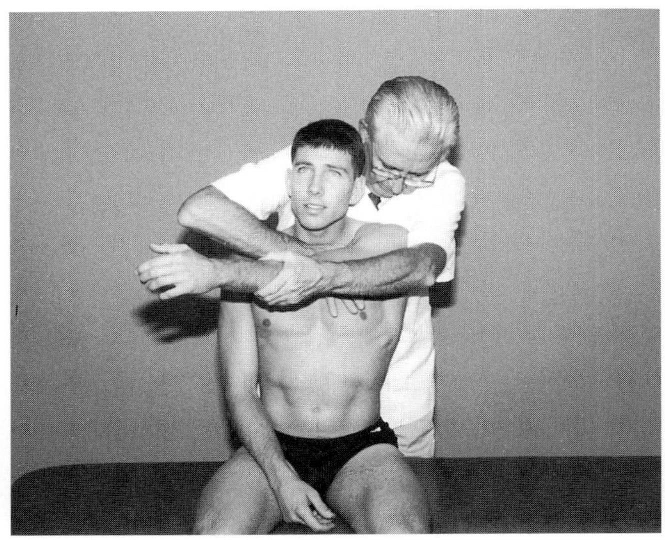

Abb. 18.14

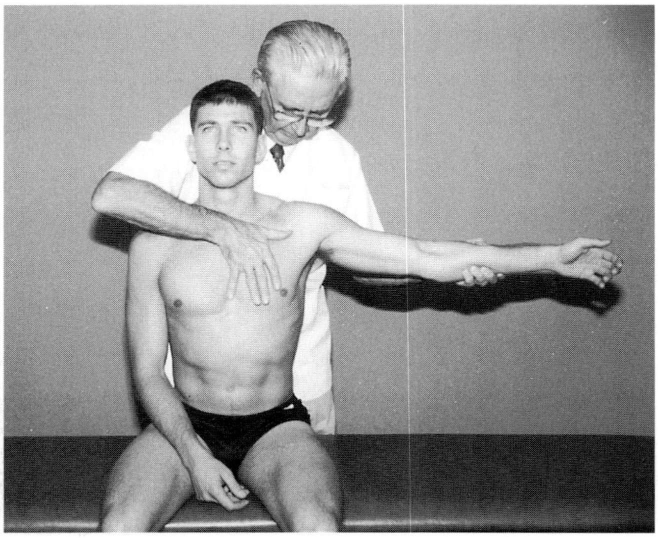

Abb. 18.13

Die obere Extremität

Sternoklavikulargelenk

Muskelenergietechnik
Rückenlage
Diagnose: Eingeschränkte Horizontalflexion

1. Der Patient befindet sich in Rückenlage auf dem Untersuchungstisch.
2. Der Therapeut steht auf der dem dysfunktionellen Sternoklavikulargelenk gegenüberliegenden Tischseite.
3. Die kraniale Hand des Therapeuten kommt auf das mediale Ende der dysfunktionellen Klavikula. Die kaudale Hand umgreift die Skapula von dorsal (Abb. 18.15).
4. Der Patient umfaßt den Nacken des Therapeuten mit dem Arm, auf dessen Seite das Sternoklavikulargelenk dysfunktionell ist. Der Arm ist gestreckt.
5. Der Therapeut geht an die Barriere in der Horizontalflexion, indem er sich aufrichtet und die Skapula der dysfunktionellen Seite anhebt (Abb. 18.15).
6. Der Patient zieht den Nacken des Therapeuten zu sich herab. Diese Muskelanspannung wird 3-5 Sekunden gehalten und drei- bis fünfmal wiederholt. Gleichzeitig drückt der Therapeut mit seiner kranialen Hand auf das mediale Ende der dysfunktionellen Klavikula. Somit entsteht eine Kompression nach posterior.
7. In der Entspannungsphase wird die neue Barriere eingestellt.
8. Nachuntersuchen.

Die obere Extremität

Sternoklavikulargelenk

Therapie: Mobilisation ohne Impuls (Gelenkmobilisierung)
Diagnose: Eingeschränkte Horizontalflexion

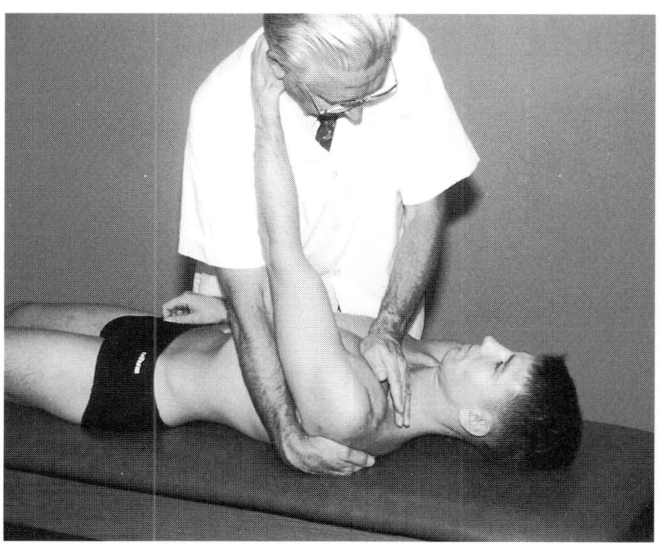

Abb. 18.15

1. Der Patient befindet sich Rückenlage, der Therapeut steht auf der Seite, die der Dysfunktion gegenüber liegt.
2. Der Therapeut legt den kaudalen Unterarm zwischen Brustkorb und Humerus des Patienten und umgreift den Untersuchungstisch.
3. Der Patient umfaßt mit der anderen Hand das Handgelenk der dysfunktionellen Extremität. Durch einen Zug wird die Klavikula unter Spannung gebracht.
4. Der Therapeut übt mit der kranialen Hand einen Druck auf das mediale Ende der dysfunktionellen Klavikula aus (Abb. 18.17).
5. Der Patient zieht an seinem eigenen Handgelenk und führt dadurch eine Distraktion der Klavikula durch. Gleichzeitig induziert der Therapeut eine federnde Mobilisation des medialen Klavikulaendes nach posterior.
6. Nachuntersuchen.

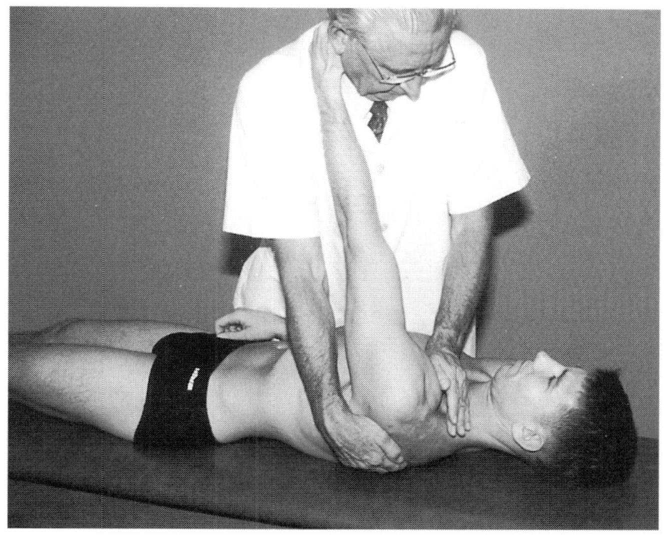

Abb. 18.16

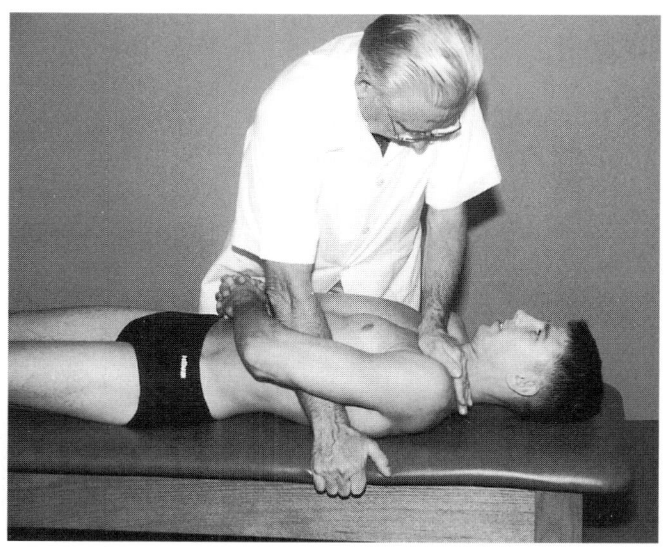

Abb. 18.17

18.3 Das Akromioklavikulargelenk

Im Akromioklavikulargelenk finden nur kleine Bewegungen statt. Die Integrität dieses Gelenks wird in hohem Maße durch Ligamente gewährleistet. Bei Traumen kommt es nicht selten zu einer Separation der Gelenkflächen (Akromioklavikulargelenkssprengung, A.d.Ü.). Degenerative Veränderungen sind häufig. Eine Bewegungseinschränkung im Akromioklavikulargelenk, insbesondere die Einschränkung der Abduktion, ist klinisch von großer Bedeutung. Die wichtigsten Bewegungen in diesem Gelenk sind Abduktion, Innenrotation und Außenrotation. Der Gelenkspalt verläuft nahezu in der Sagittalebene in einem Winkel von ca. 30° nach lateral. Bei der Bewegungsprüfung des Schultergürtels ist dies zu berücksichtigen. Dysfunktionen des Akromioklavikulargelenkes werden häufig übersehen.

Die obere Extremität

Akromioklavikulargelenk

Diagnostik
Untersuchung der eingeschränkten Abduktion und Adduktion

1. Der Patient sitzt auf dem Untersuchungstisch, der Therapeut steht hinter ihm.
2. Der Therapeut palpiert mit seiner medialen Hand den Oberrand des Akromioklavikulargelenks. Die laterale Hand umfaßt den Unterarm des Patienten, um ihn passiv bewegen zu können (Abb. 18.18).
3. Eine Adduktion und Außenrotation des Unterarmes wird induziert, wodurch das Akromioklavikulargelenk „aufgeklappt" wird und der Gelenkspalt zu tasten ist (Abb. 18.19).
4. Ist diese Aufklappbewegung des Gelenkes nicht induzierbar, so ist das ein Hinweis auf eine Einschränkung in der Adduktion.
5. Der Befund wird mit der Gegenseite verglichen.
6. Der Therapeut induziert eine Abduktion und palpiert gleichzeitig den Gelenkspalt (Abb. 18.20).
7. Anschließend wird der Befund mit der Gegenseite verglichen.

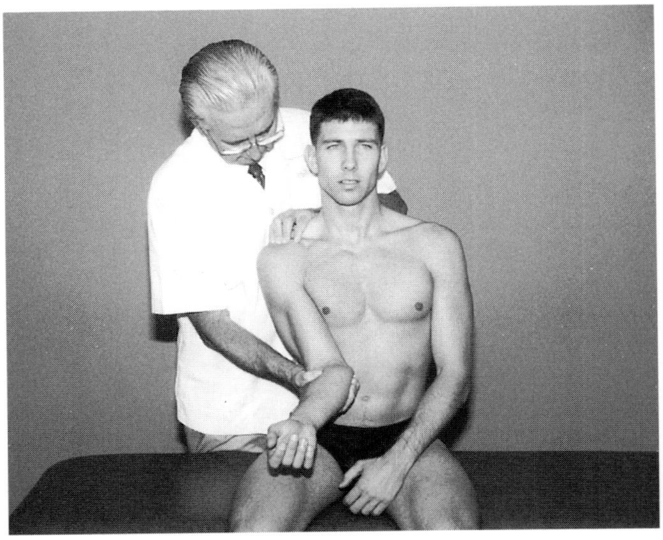

Abb. 18.19

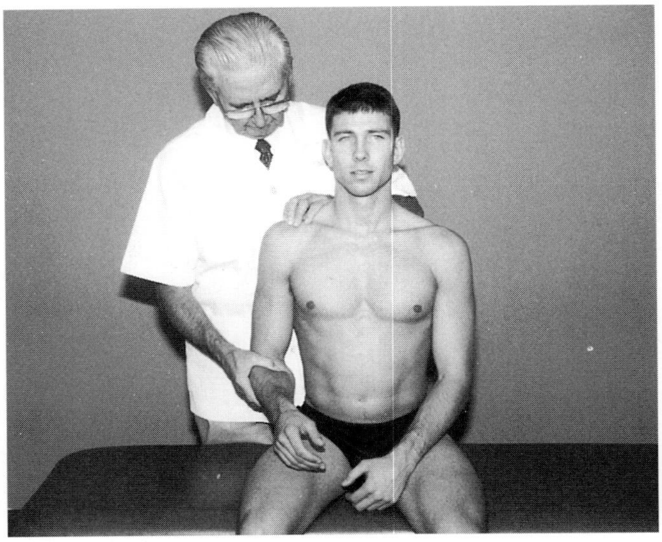

Abb. 18.18

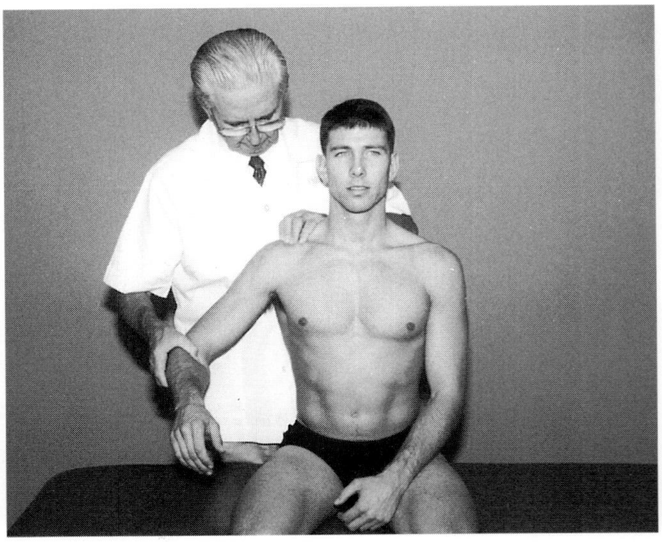

Abb. 18.20

Die obere Extremität

Akromioklavikulargelenk

Muskelenergietechnik
Sitzend
Diagnose: Eingeschränkte Abduktion

1. Der Patient sitzt auf dem Untersuchungstisch oder -stuhl, der Therapeut steht hinter ihm.
2. Der Therapeut übt einen Druck auf das laterale Klavikulaende medial vom Akromioklavikulargelenk aus.
3. Er umfaßt mit seiner lateralen Hand den Arm des Patienten und führt eine Horizontalflexion um 30° und eine Abduktion bis zur Barriere durch (Abb. 18.21).
4. Der Patient drückt den Ellenbogen gegen den Widerstand des Therapeuten nach lateral. Die Muskelanspannung dauert 3-5 Sekunden und wird drei- bis fünfmal wiederholt.
5. In der Entspannungsphase stellt der Therapeut die neue Barriere in der Abduktion ein.
6. Nachuntersuchen.

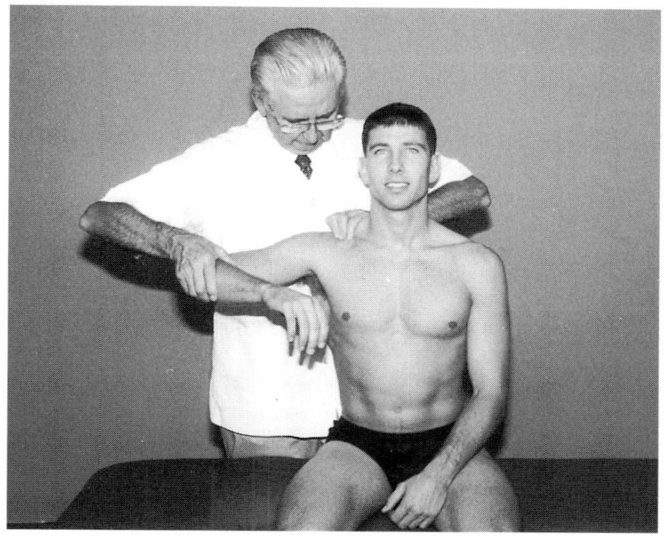

Abb. 18.21

Die obere Extremität

Akromioklavikulargelenk

Diagnostik: Prüfung der Innen- und der Außenrotation

1. Der Patient sitzt auf dem Untersuchungstisch oder -stuhl, der Therapeut steht hinter ihm.
2. Die mediale Hand des Therapeuten palpiert den Oberrand des Akromioklavikulargelenkes.
3. Die laterale Hand des Therapeuten führt den Arm in 30° Horizontalflexion und in die Abduktion bis zur Barriere (Abb. 18.22).
4. Der Therapeut induziert eine Innen- und Außenrotation und prüft die Beweglichkeit des Akromioklavikulargelenkes (Abb. 18.23, 18.24).
5. Der Befund wird mit der Gegenseite verglichen.

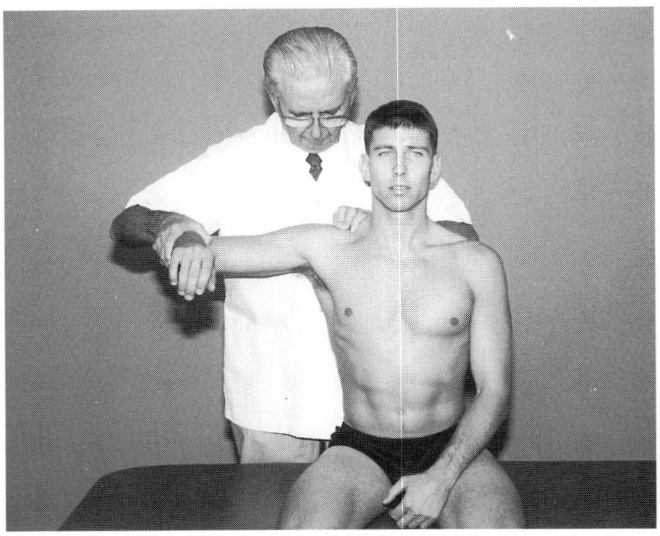

Abb. 18.22

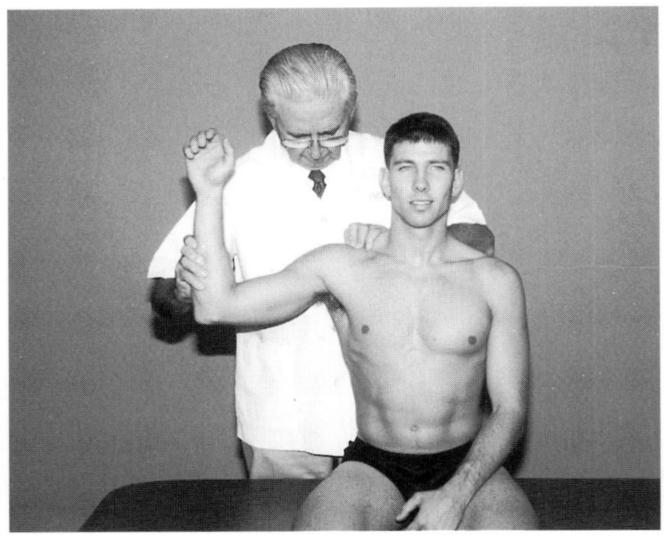

Abb. 18.24

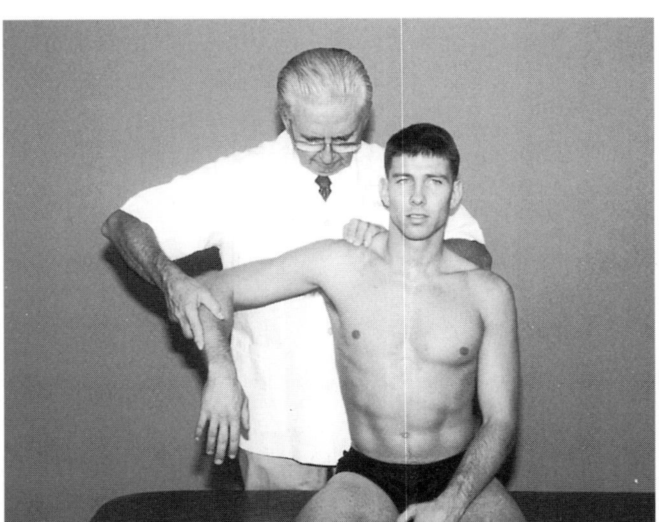

Abb. 18.23

Die obere Extremität

Akromioklavikulargelenk

Muskelenergietechnik
Diagnose: Einschränkung der Innen- oder Außenrotation

1. Der Patient sitzt auf dem Untersuchungstisch oder -stuhl, der Therapeut steht hinter ihm.
2. Der Therapeut stabilisiert mit seiner medialen Hand das laterale Ende der Klavikula und palpiert das Akromioklavikulargelenk.
3. Der Arm wird in der Horizontalebene um 30° gebeugt und um 90° abduziert.
4. Dann wird die Barriere in der Außenrotation eingestellt, wobei der Therapeut mit seiner lateralen Hand das Handgelenk des Patienten umgreift und seinen Unterarm an den Unterarm des Patienten legt (Abb. 18.25).
5. Der Therapeut stellt die Barriere in der Innenrotation ein, indem er seinen lateralen Unterarm unter dem Ellenbogen des Patienten hindurchschiebt und den distalen Unterarm umgreift (Abb. 18.26).
6. Der Patient führt entweder eine Innenrotation oder eine Außenrotation des Armes durch und hält die Spannung für 3-5 Sekunden. Der Therapeut gibt dabei einen Widerstand. Diese Bewegung wird drei- bis fünfmal wiederholt.
7. In jeder Entspannungsphase wird die neue Barriere eingestellt.
8. Nachuntersuchen.

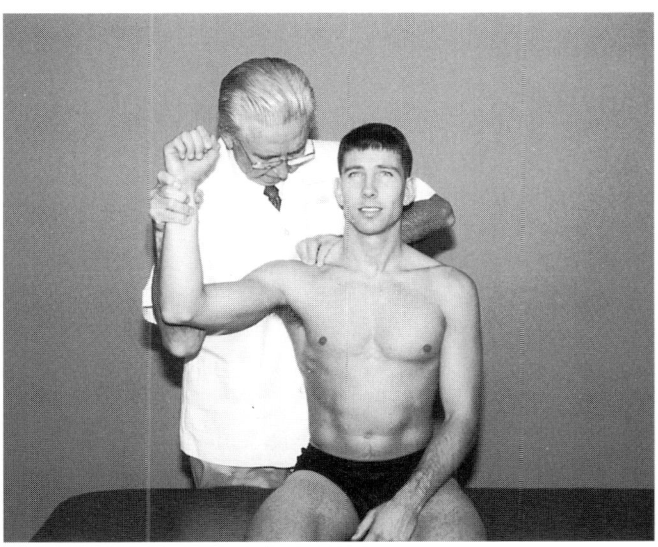

Abb. 18.25

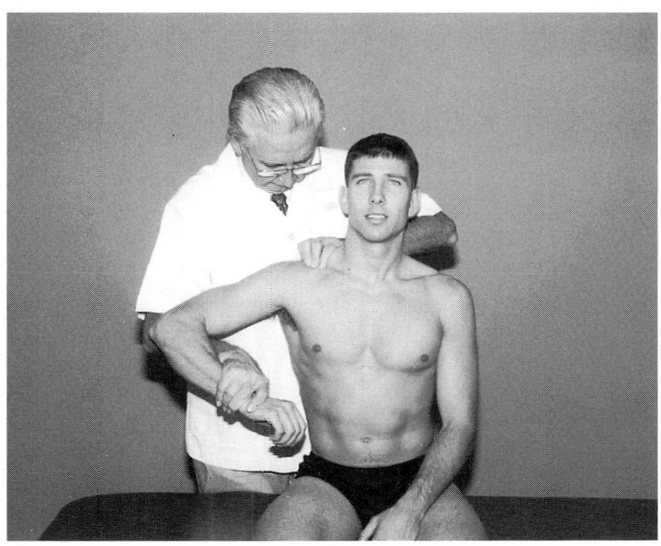

Abb. 18.26

18.4 Das Schultergelenk

Das Schultergelenk hat den größten Bewegungsumfang aller Gelenke des Körpers. Durch das knorpelige Labrum glenoidale wird die Gelenkpfanne vertieft und der Pfannenrand erhöht. Die Gelenkkapsel des Schultergelenkes ist weit und schlaff, insbesondere im unteren Anteil, so daß ein großer Bewegungsumfang möglich ist. Die Integrität des Gelenkes wird durch die enge Verbindung der Muskelansätze der Schulterrotatoren mit der Gelenkkapsel gewährleistet (M. supraspinatus, M. infraspinatus, M. teres minor, M. subscapularis).

Die größten Bewegungen im Schultergelenk finden um die Vertikal- und Horizontalachse statt. In der Vertikal- oder Neutralebene liegt der Humerus parallel zum Körper. Die möglichen Bewegungen sind Flexion/Extension und Innen-/Außenrotation. Die Horizontalebene wird eingestellt, indem der Humerus mit dem Rumpf einen Winkel von 90° bildet, d. h. um 90° abduziert wird. In dieser Ebene sind ebenfalls Flexion, Extension, Innen- und Außenrotation möglich. Bei der Adduktion wird der Humerus zum Körper hin vor die Brust bewegt, bei der Abduktion geht der Arm vom Körper weg in die volle Extension, so daß der Ellenbogen das Ohr berühren kann. All diese Bewegungen sollten geprüft und mit der Gegenseite verglichen werden. Wird das Schultergelenk dysfunktionell, so gehen als erste Bewegungen die Außenrotation und die Abduktion verloren. Bei der Abduktion muß sich der Humeruskopf innerhalb der Cavitas glenoidalis von kranial nach kaudal verschieben. Ist diese Gleitbewegung von oben nach unten während der Abduktion nicht mehr möglich, so entsteht eine deutliche Bewegungseinschränkung im Schultergelenk.

Da die meisten Dysfunktionen am Schultergelenk durch Muskeldysfunktionen bedingt sind, ist die Muskelenergietechnik sowohl diagnostisch als auch therapeutisch höchst wirksam. Die Grundlagen von Diagnostik und Behandlung sind:

1. den Bewegungsumfang in allen soeben beschriebenen Richtungen zu prüfen,
2. die verschiedenen Muskelgruppen in bezug auf Abschwächung und Verkürzung zu untersuchen,
3. eine eingeschränkte Beweglichkeit durch isometrische Techniken zu behandeln, wobei die restriktive Barriere eingestellt wird, und
4. wenn Abschwächungen der Muskeln diagnostiziert wurden, diese durch konzentrische isotonische Kontraktionen zu kräftigen. Jede Bewegung sollte mit der Gegenseite verglichen werden.

Glenohumeralgelenk

Muskelenergietechnik

1. Der Patient sitzt auf dem Untersuchungstisch oder Untersuchungsstuhl, der Therapeut steht hinter ihm.
2. Der Bewegungsumfang wird in alle Richtungen bis zur restriktiven Barriere geprüft. Anschließend wird mit der Gegenseite verglichen.
3. Ist eine Bewegung eingeschränkt, so wird an die Barriere herangegangen. Der Patient führt daraufhin drei bis fünf isometrische Kontraktionen, jeweils über 3-7 Sekunden, gegen den Widerstand des Therapeuten durch.
4. Die Untersuchung bezüglich der Muskelkraft erfolgt, indem der Patient seine Muskeln in die Richtung anspannt, in welche der Therapeut Widerstand gibt. Dann wird wiederum mit der Gegenseite verglichen. Wurde die Abschwächung einer Muskelgruppe diagnostiziert, werden wiederum drei bis fünf konzentrische isotonische Kontraktionen im gesamten möglichen Bewegungsradius durchgeführt. Der Therapeut gibt dabei einen zunehmenden Widerstand.
5. Der Therapeut stabilisiert mit seiner medialen Hand den Schultergürtel, die Finger liegen auf dem Proc. coracoideus, die Daumen-Zeigefinger-Gabel liegt über dem Akromioklavikulargelenk, der Daumen befindet sich dorsal und inferior über der Spina scapulae.
6. Der Therapeut umfaßt mit seiner lateralen Hand Ellenbogen und Unterarm.
7. Es werden folgende Bewegungen ausgeführt und bei Einschränkung anschließend behandelt:
   - Flexion aus der Neutralstellung (Abb. 18.27);
   - Extension aus der Neutralstellung (Abb. 18.28);

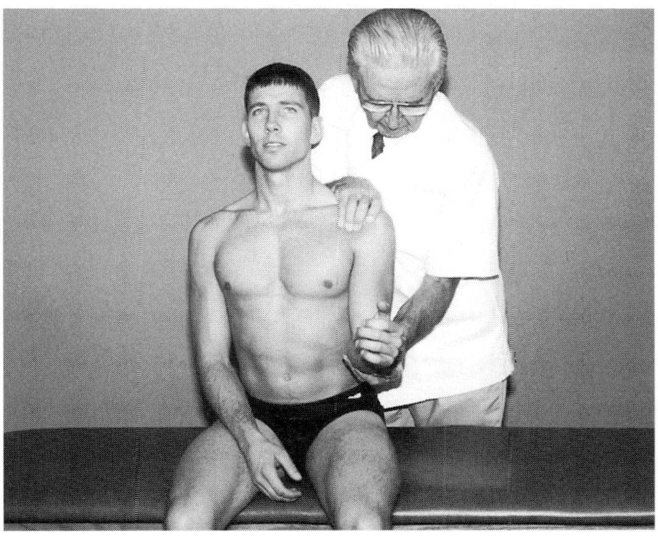

Abb. 18.27

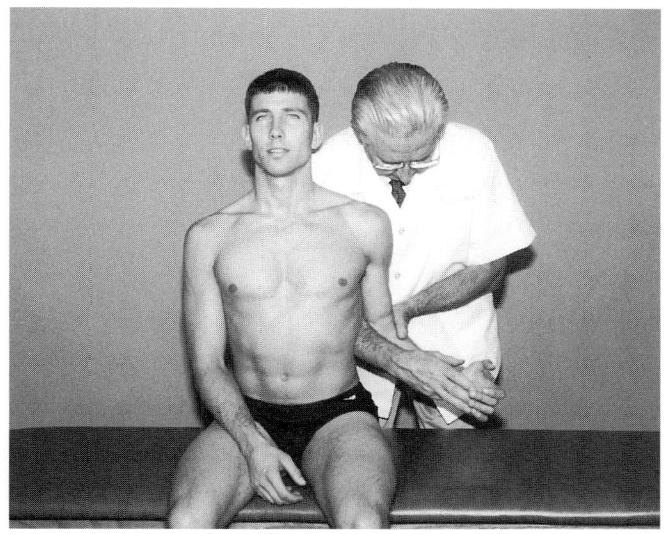

Abb. 18.29

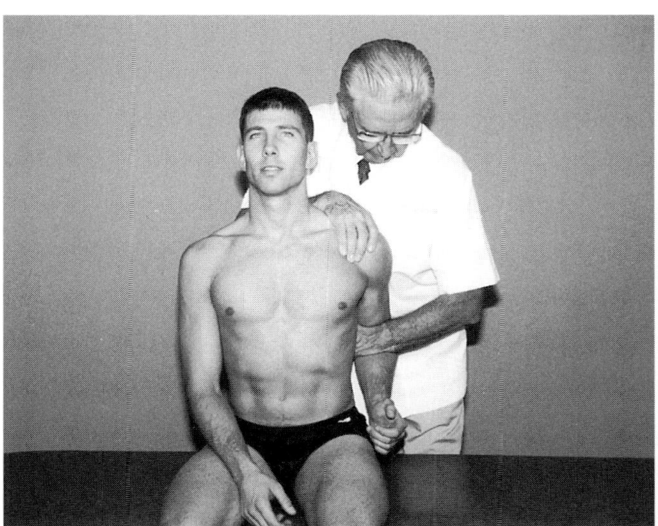

Abb. 18.28

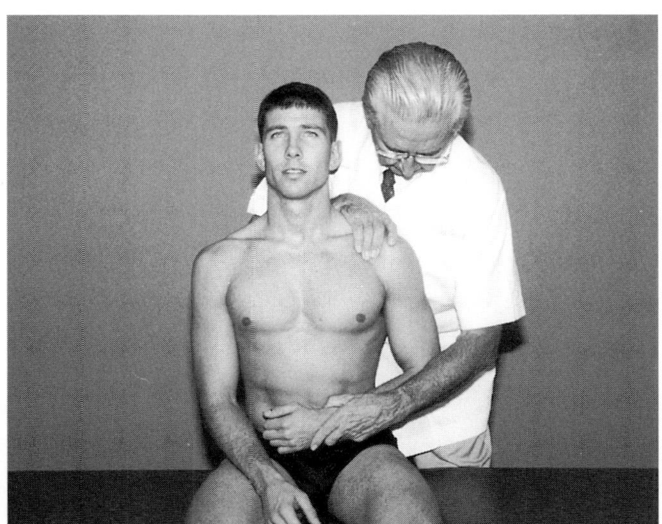

Abb. 18.30

- Außenrotation aus der Neutralstellung (Abb. 18.29, s. S. 411);
- Innenrotation Stadium 1 aus der Neutralstellung (Abb. 18.30, s. S. 411);
- Innenrotation Stadium 2 aus der Neutralstellung (Abb. 18.31);
- Adduktion (Abb. 18.32);
- Abduktion (Abb. 18.33);
- Flexion in der Horizontalebene (Abb. 18.34);

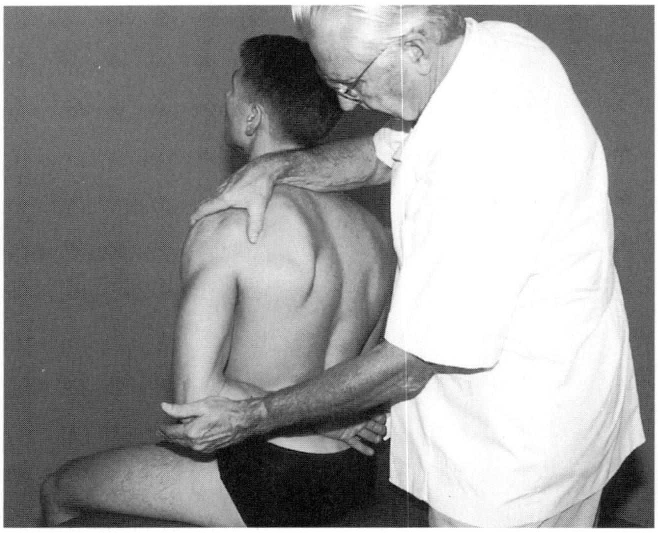

Abb. 18.31

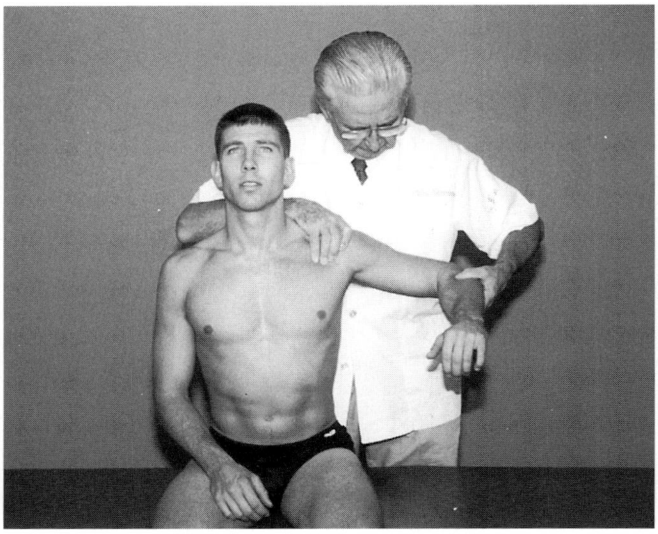

Abb. 18.33

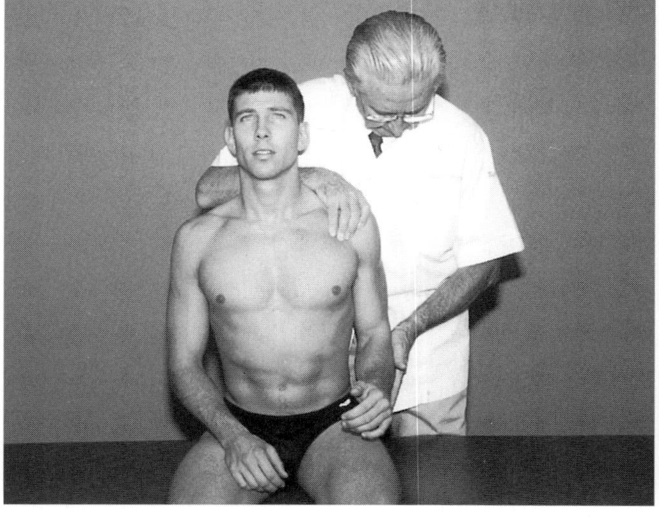

Abb. 18.32

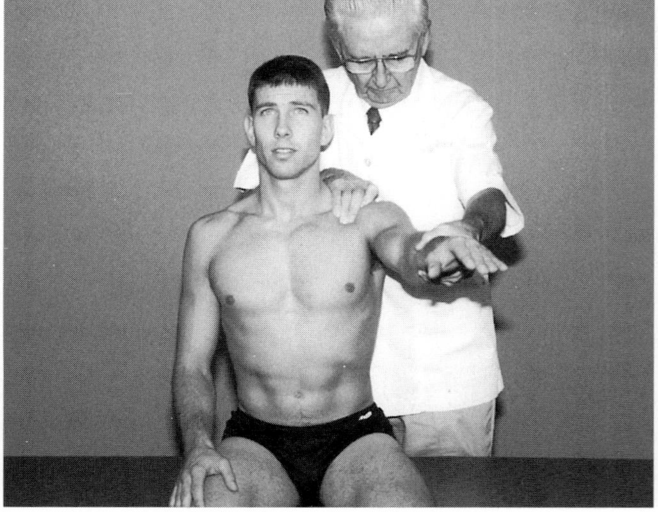

Abb. 18.34

- Extension in der Horizontalebene (Abb. 18.35);
- Innenrotation in der Horizontalebene (Abb. 18.36);
- Außenrotation in der Horizontalebene (Abb. 18.37).

8. Nachuntersuchen.

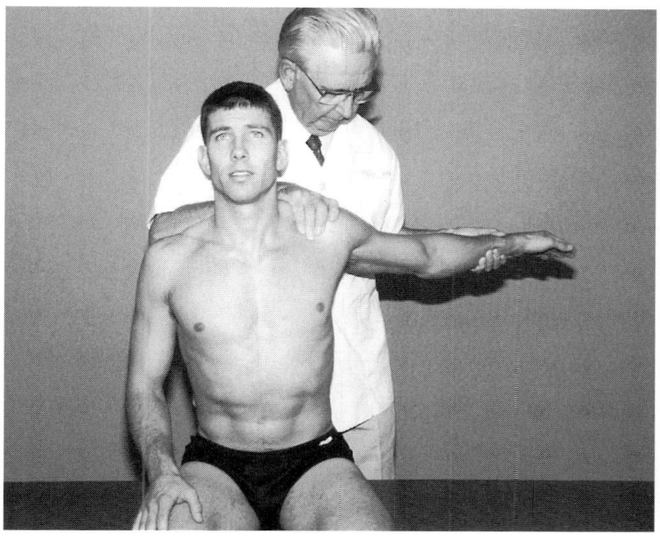

Abb. 18.35

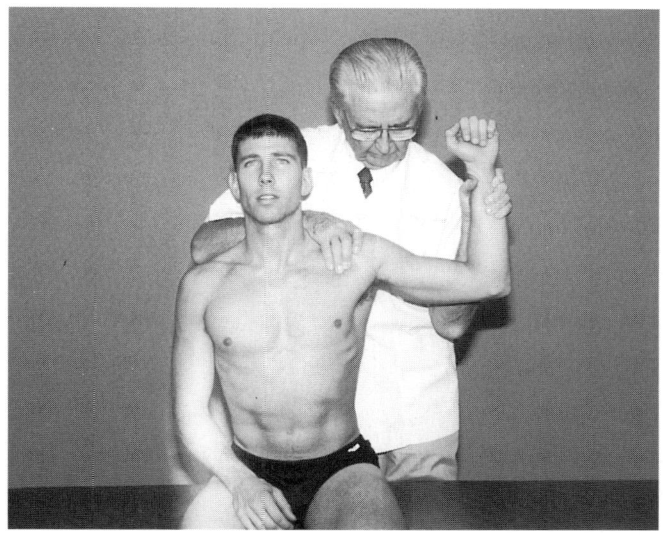

Abb. 18.37

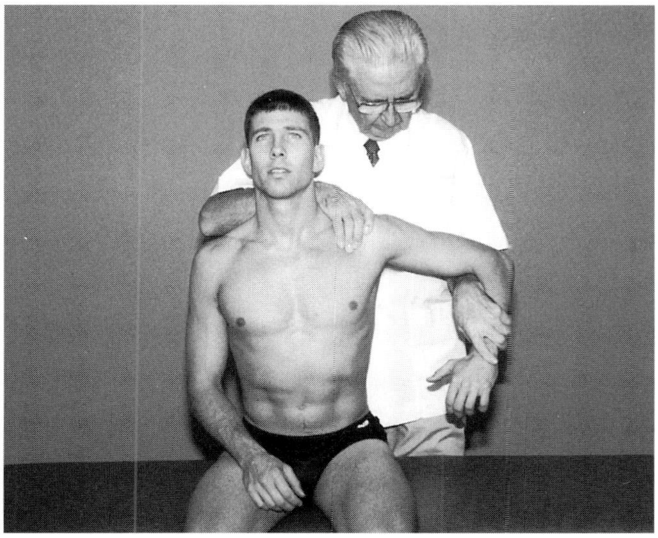

Abb. 18.36

Technik über das Labrum glenoidale nach Green

Diese Technik verbessert die Bewegung des Humeruskopfes innerhalb der Cavitas glenoidalis und des Labrum glenoidale.

1. Der Patient liegt auf dem Bauch, der betroffene Arm hängt über dem Rand des Untersuchungstisches herab, der Therapeut sitzt neben dem Patienten mit Blick auf die dysfunktionelle Schulter (Abb. 18.38).
2. Der Therapeut umfaßt den distalen Humerus mit beiden Händen und gibt eine Traktion nach kaudal und anterior in Kombination mit einer Innen- und Außenrotation. Dies wird jeweils zwei- bis dreimal wiederholt (Abb. 18.39).
3. Der Therapeut umgreift den Humerusschaft, die Daumen liegen dabei am Tuberculum majus, Zeigefinger und Mittelfinger am Ansatz der Rotatorenmanschette. Ringfinger und kleiner Finger umgreifen den proximalen Humerusschaft und halten ihn gegen die Daumenballen unter Kontrolle (Abb. 18.40).
4. Der Therapeut bewegt den Humeruskopf nach anterior/posterior, kranial/kaudal sowie medial/lateral und führt dabei eine Traktion durch.
5. Anschließend werden zirkuläre und achterförmige Bewegungen durchgeführt, wodurch der Bewegungsumfang in allen Richtungen vergrößert wird.
6. Schließlich wird die Translationsbewegung des Humeruskopfes innerhalb der Cavitas glenoidalis nach kaudal verstärkt.
7. Nachuntersuchen.

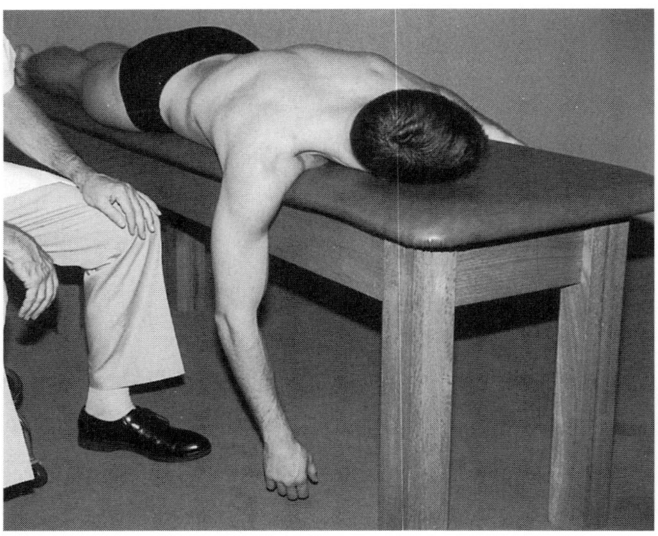

Abb. 18.38

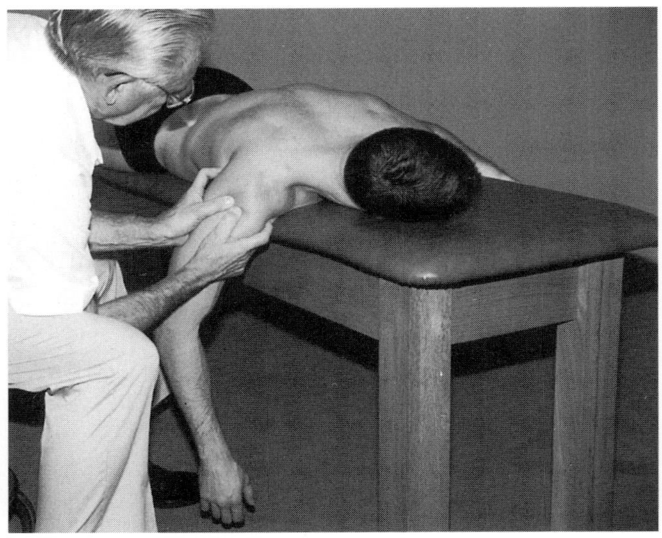

Abb. 18.40

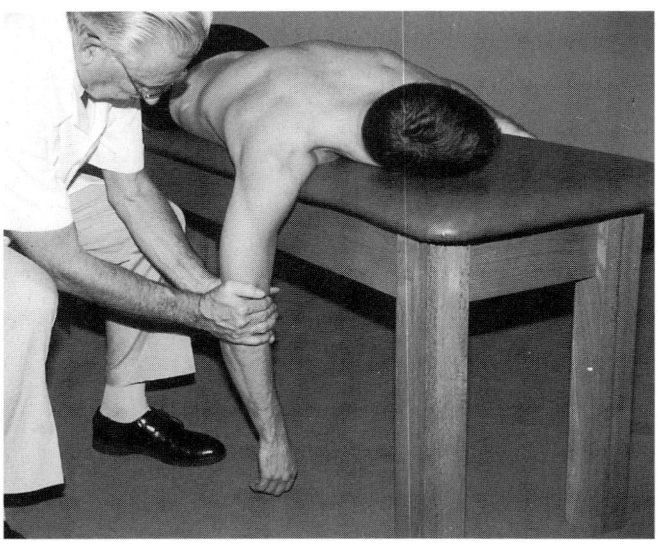

Abb. 18.39

Technik der 7 Schritte nach Spencer

Das Prinzip ist eine Folge von direkten Mobilisationen (Artikulationen) ohne Impuls gegen den Bewegungswiderstand.

1. Der Patient befindet sich in Seitenlage, die erkrankte Schulter liegt oben, der Kopf wird durch ein Kissen unterstützt, die Knie sind gebeugt.
2. Der Therapeut steht dem Patienten gegenüber.
3. Die proximale Hand des Therapeuten stabilisiert den Schultergürtel einschließlich Klavikula und Skapula.
4. (Schritt 1) Der Therapeut führt eine vorsichtige Flexion (Abb. 18.41) und Extension (Abb. 18.42) in der Sagittalebene durch. Dabei ist der Ellenbogen gebeugt. Die Bewegungen werden wiederholt, wobei jeweils an die Grenze der Schmerzprovokation gegangen wird.
5. (Schritt 2) Der Therapeut beugt den Arm des Patienten in der Sagittalebene, der Ellenbogen ist dabei extendiert. Es wird eine rhythmische schwingende Bewegung durchgeführt, die vergrößert wird, so daß der Arm des Patienten das Ohr erreicht (Abb. 18.43).
6. (Schritt 3) Es erfolgt eine Zirkumduktion des abduzierten Humerus bei gebeugtem Ellenbogen. Der Therapeut führt konzentrische Kreisbewegungen im Uhrzeigersinn und gegen den Uhrzeigersinn durch. Dabei wird der Bewegungsumfang innerhalb der Schmerzgrenze langsam vergrößert (Abb. 18.44).

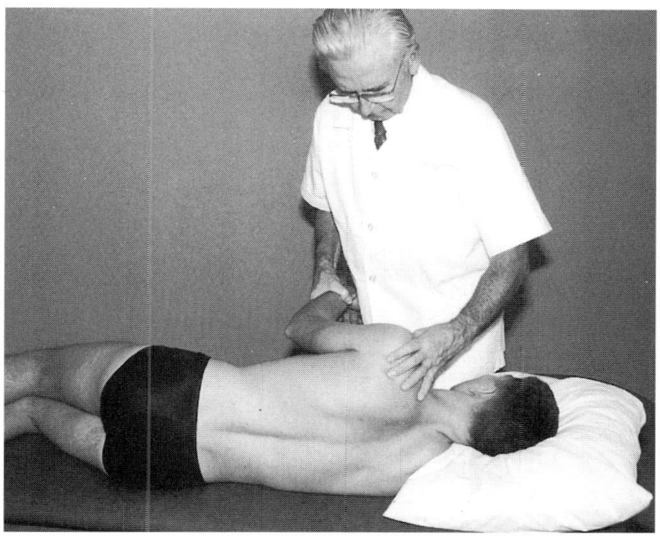

Abb. 18.41

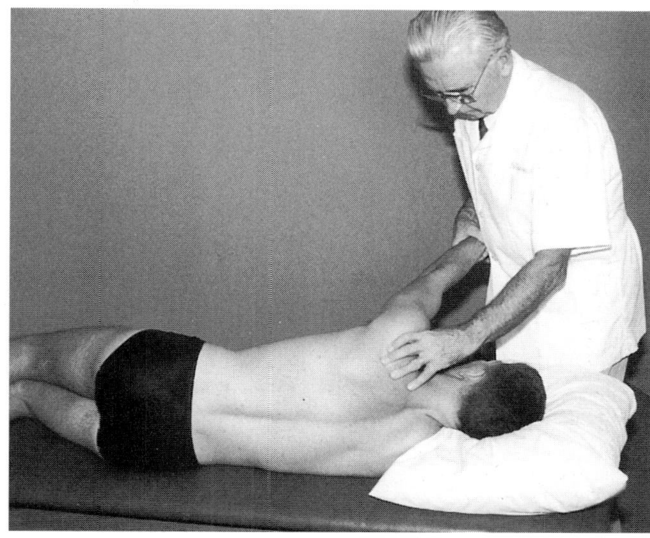

Abb. 18.43

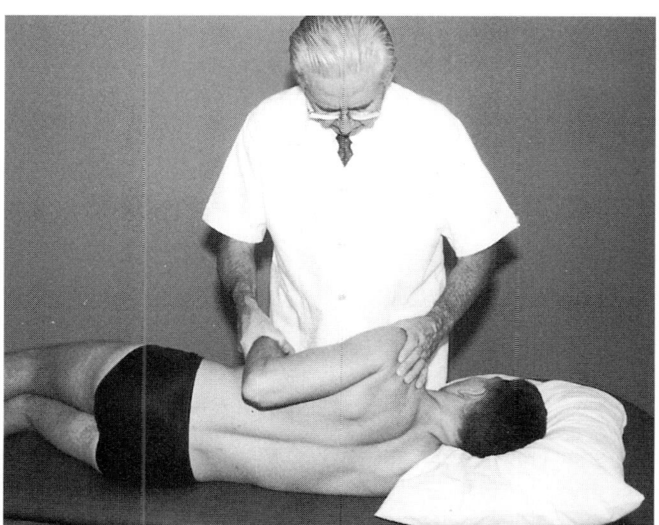

Abb. 18.42

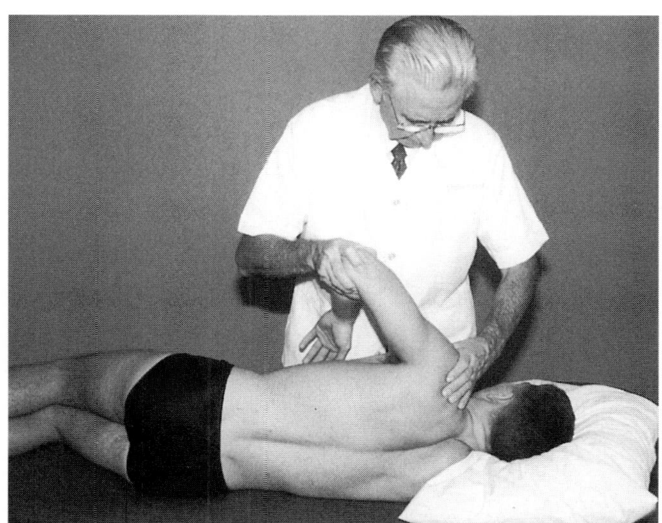

Abb. 18.44

7. (Schritt 4) Der Ellenbogen wird gestreckt, der Therapeut führt den Humerus durch konzentrische Kreise in und gegen den Uhrzeigersinn. Dabei wird wiederum innerhalb der Schmerzgrenze gearbeitet (Abb. 18.45).
8. (Schritt 5) Der Therapeut abduziert den Arm des Patienten, der Ellenbogen ist gebeugt. Die Abduktion wird allmählich verstärkt, der Therapeut gibt am Schultergürtel einen Gegenhalt (Abb. 18.46).
9. (Schritt 6) Der Therapeut legt die Hand des Patienten auf den unteren Rücken und führt eine vorsichtige Federungsbewegung am Ellenbogen nach anterior und inferior durch. Dadurch wird die Innenrotation des Humerus vergrößert (Abb. 18.47).
10. (Schritt 7) Der Therapeut umgreift mit beiden Händen den proximalen Humerus und führt mit pumpenden Bewegungen eine Traktion nach lateral und kaudal durch (Abb. 18.48).
11. Nachuntersuchen.

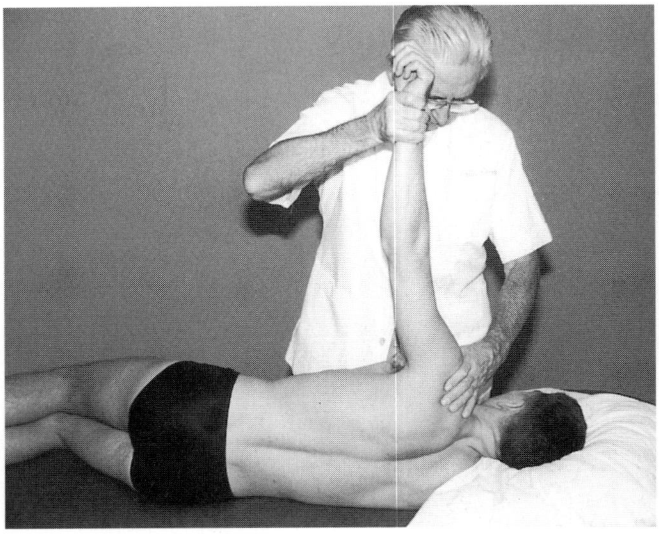

Abb. 18.45

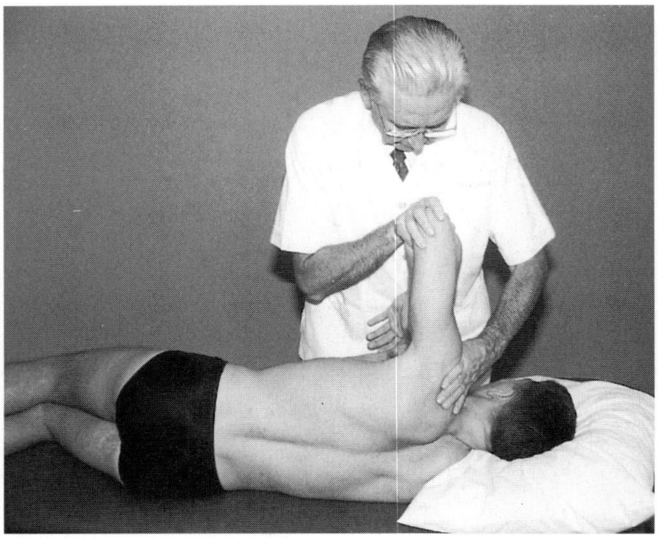

Abb. 18.46

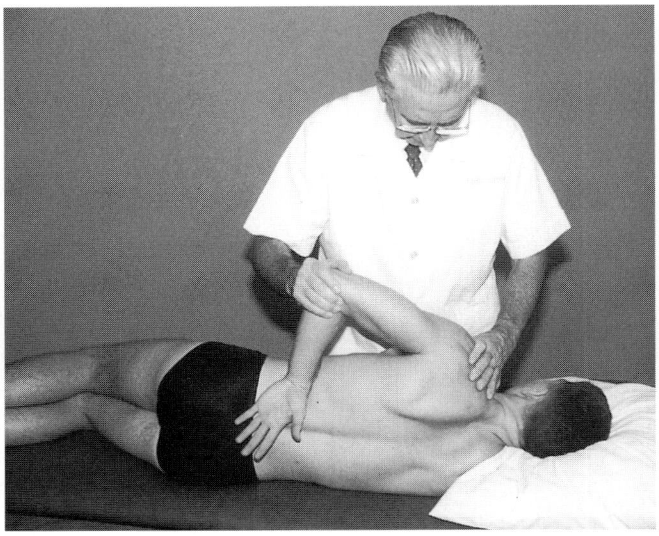

Abb. 18.47

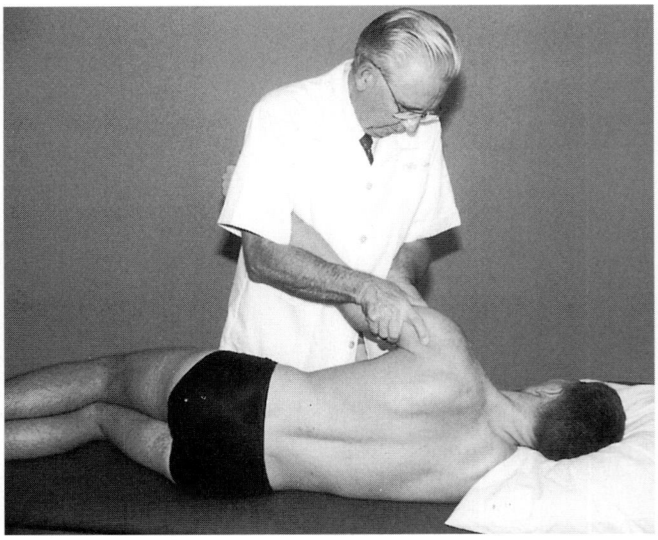

Abb. 18.48

18.5 Der Ellenbogen

Das Ellenbogengelenk setzt sich aus drei Teilgelenken zusammen: dem Humeroulnargelenk, dem Humeroradialgelenk und dem proximalen Radioulnargelenk. Die Hauptbewegungen sind Flexion/Extension, Pronation/Supination und ein geringes Maß an Abduktion/Adduktion. Die Bewegung des Ellenbogengelenks wird durch das Zusammenspiel der drei Teilgelenke gewährleistet. Am Humeroulnargelenk findet primär Flexion/Extension statt. Die Pronation/Supination entsteht durch eine kombinierte Bewegung von Humeroradialgelenk und proximalem Radioulnargelenk. Das Gelenkspiel am Humeroulnargelenk ermöglicht eine geringfügige Abduktion/Adduktion. Wird dieses Gelenk dysfunktionell, so sind auch Flexion und Extension beeinträchtigt. In der Ellenbogenregion finden wir eine Reihe von Schmerzsyndromen, die meist unter der Diagnose „Tennisellenbogen" subsumiert werden. Viele der betroffenen Patienten berichten über belastungsabhängige Schmerzen am lateralen Ellenbogen mit Ausstrahlung in den Unterarm. Der häufigste Untersuchungsbefund in der Ellenbogenregion ist eine Dysfunktion des Radiusköpfchens, wobei sowohl das proximale Radioulnargelenk wie auch das Humeroradialgelenk beteiligt sind. Die Dysfunktion des Radiusköpfchens ist die häufigste somatische Dysfunktion am Ellenbogen.

Ellenbogen

Diagnose: Eingeschränkte Abduktion/Adduktion (Humeroulnargelenk)

1. Der Patient sitzt auf dem Untersuchungstisch, der Therapeut steht vor ihm.
2. Der Therapeut legt beide Hände über das proximale Radioulnargelenk.
3. Hand und Handgelenk des Patienten werden zwischen Ellenbogen und Rumpf des Therapeuten eingeklemmt.
4. Es erfolgt eine Translationsbewegung nach medial (Abb. 18.49) und nach lateral bis zum Widerstand (Abb. 18.50).
5. Der Befund wird mit der Gegenseite verglichen.
6. Für eine Mobilisation wie auch für eine Manipulation extendiert der Therapeut den Ellenbogen und geht dann an die Barriere in Adduktion oder Abduktion (Abb. 18.51). Es wird repetitiv gegen die Barriere mobilisiert, schließlich erfolgt am Ende der Mobilisierung die Manipulation.
7. Nachuntersuchen.

Anmerkung: Eine Einschränkung der Adduktion ist wesentlich häufiger als eine Einschränkung der Abduktion.

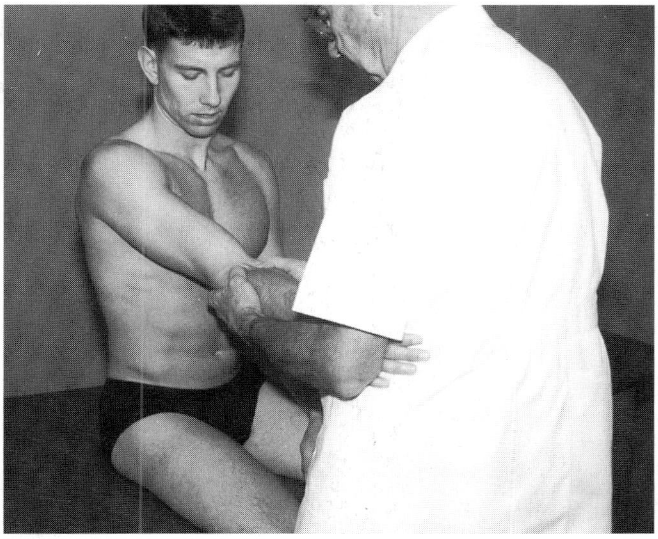

Abb. 18.49

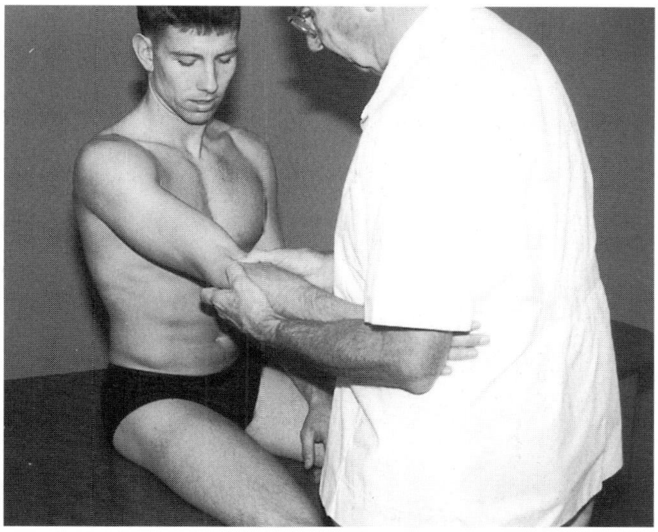

Abb. 18.50

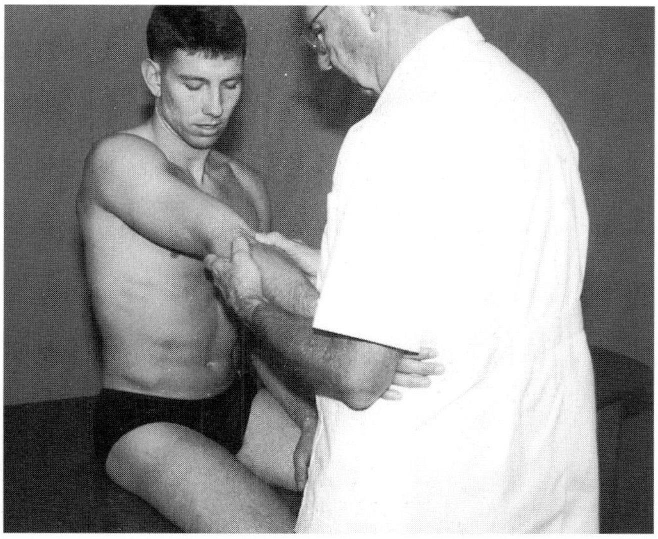

Abb. 18.51

Ellenbogen

Muskelenergietechnik

Einschränkung der Ellenbogenstreckung

1. Der Patient sitzt auf dem Untersuchungstisch, der Therapeut steht vor ihm.
2. Der Therapeut umfaßt mit seiner medialen Hand den distalen Unterarm. Dieser befindet sich in Supinationsstellung. Mit der lateralen Hand wird der Ellenbogen stabilisiert.
3. Die Extensionsbarriere wird eingestellt (Abb. 18.52).
4. Der Patient führt eine Flexion des Unterarmes gegen Widerstand des Therapeuten durch. Dabei wird die Muskelanspannung über 3-5 Sekunden gehalten und drei- bis fünfmal wiederholt.
5. In der Entspannungsphase wird die Extension schrittweise verstärkt und die neue Barriere eingestellt (Abb. 18.53).
6. Nachuntersuchen.
7. Eine alternative Technik wird wie folgt durchgeführt: Der Patient wird aufgefordert, den M. triceps brachii drei- bis fünfmal von der vollen Flexion bis zur vollen Extension isotonisch (gleichbleibende Muskelspannung bei Muskelverkürzung, A.d.Ü.) anzuspannen.
8. Der Therapeut führt den Ellenbogen in maximale Flexion, stabilisiert das Gelenk mit der lateralen Hand und umgreift den distalen Unterarm, um bei der isotonischen Kontraktion einen Widerstand zu geben (Abb. 18.54).
9. Der Patient führt diese Bewegung drei- bis fünfmal durch, dabei verstärkt der Therapeut langsam den Widerstand, bis die maximal mögliche Extension im Ellenbogengelenk erreicht wurde (Abb. 18.55).
10. Nachuntersuchen.

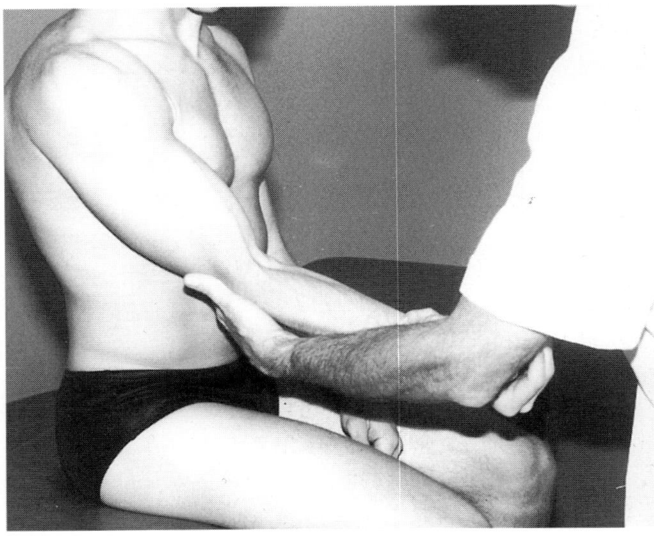

Abb. 18.52

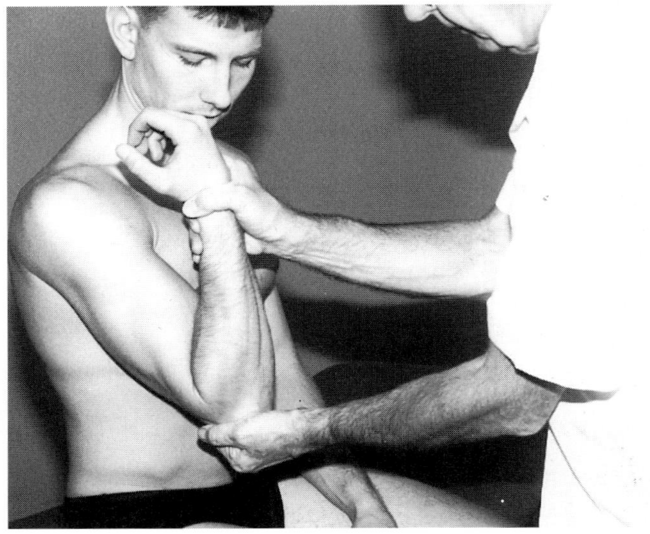

Abb. 18.54

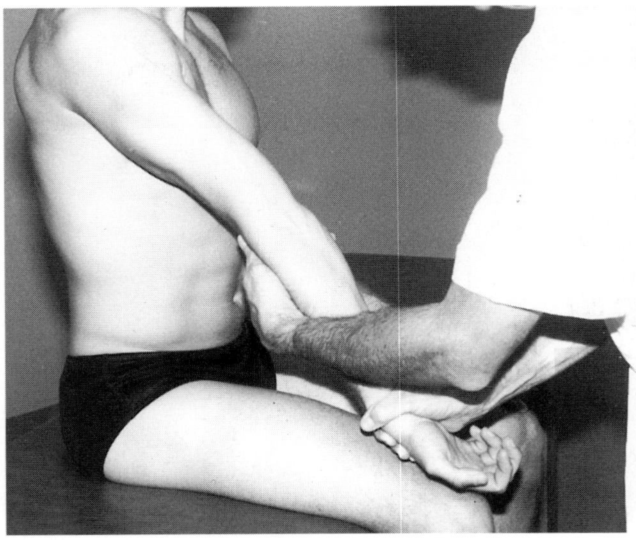

Abb. 18.53

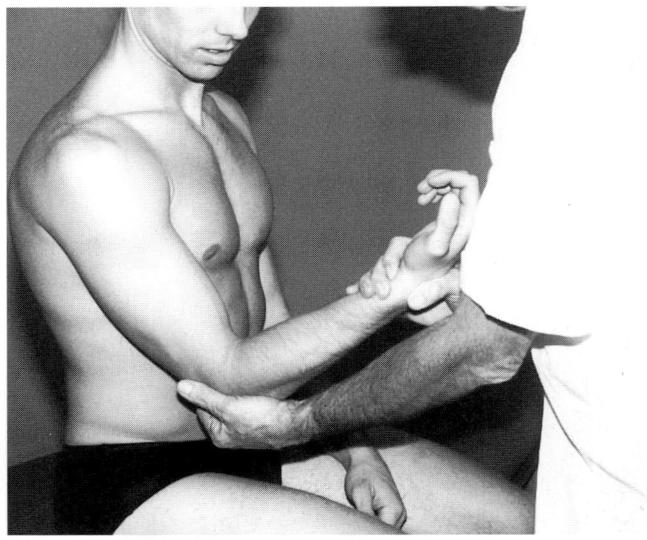

Abb. 18.55

Ellenbogen

Muskelenergietechnik

Einschränkung der Pronation und Supination

1. Der Patient sitzt auf dem Untersuchungstisch, der Therapeut steht vor ihm.
2. Der Therapeut stabilisiert mit seiner medialen Hand den um 90° gebeugten Ellenbogen. Die laterale Hand umfaßt den distalen Unterarm und das Handgelenk. Der Daumen des Patienten zeigt dabei in vertikale Richtung (Abb. 18.56).
3. Supination (Abb. 18.57) und Pronation (Abb. 18.58) werden induziert und hinsichtlich einer Bewegungseinschränkung getestet.
4. Der Befund wird mit der Gegenseite verglichen.
5. Zur Behandlung einer eingeschränkten Supination stabilisiert der Therapeut mit der lateralen Hand den gebeugten Ellenbogen und palpiert das Radiusköpfchen. Mit der medialen Hand wird der Unterarm bis zur Barriere supiniert (Abb. 18.59).
6. Der Patient spannt drei- bis fünfmal seine Muskulatur gegen den Widerstand der medialen Hand des Therapeuten an. Die Muskelkontraktion wird jeweils 3-5 Sekunden beibehalten.
7. In der Relaxationsphase geht der Therapeut an die neue Barriere in der Supination.

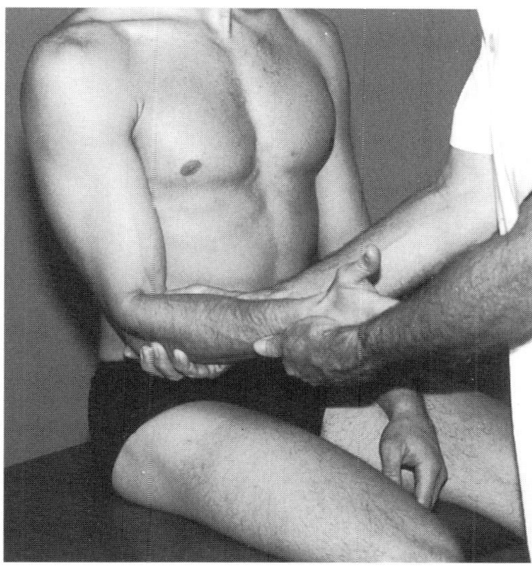

Abb. 18.56

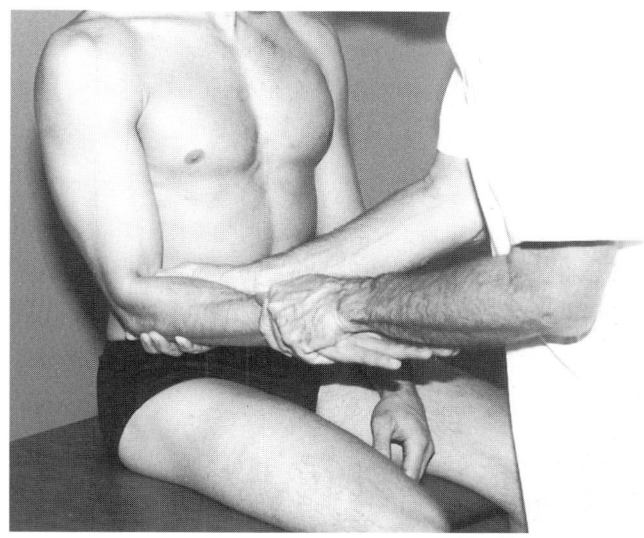

Abb. 18.58

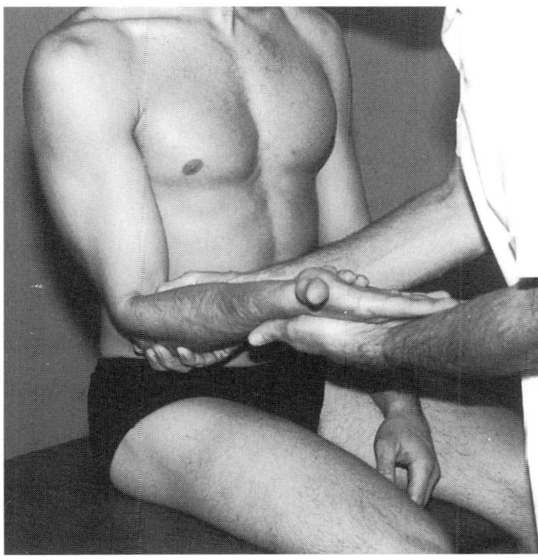

Abb. 18.57

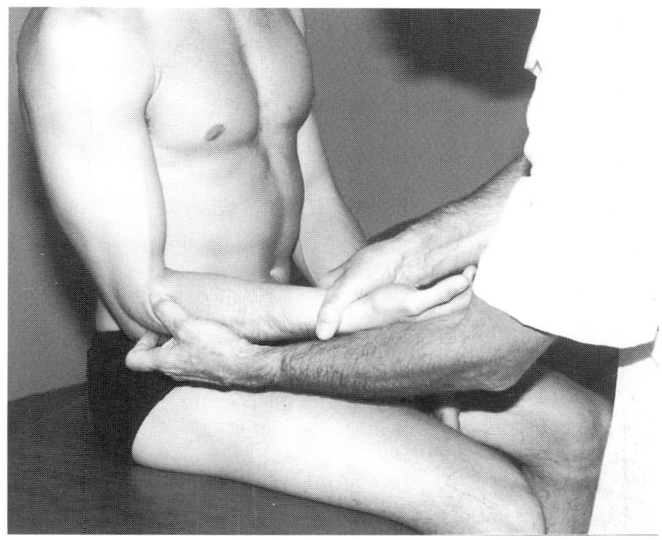

Abb. 18.59

8. Bei der Behandlung einer eingeschränkten Pronation ist die Handanlage des Therapeuten wie oben, die Barriere in der Pronation wird eingestellt (Abb. 18.60).
9. Der Patient spannt seine Muskulatur gegen den Widerstand des Therapeuten an. Dies erfolgt drei- bis fünfmal über jeweils 3-5 Sekunden.
10. In der Entspannungsphase wird die neue Barriere in Pronation eingestellt.
11. Nachuntersuchen.

Anmerkung: Die eingeschränkte Pronation und Supination ist ein Teil der Gesamtbewegungen im Radiohumeralgelenk, proximalen Radioulnargelenk und distalen Radioulnargelenk. Die Restriktion der Supination ist die am häufigsten vorkommende.

Ellenbogen

Diagnostik einer Dysfunktion des Radiusköpfchens
Test 1: Beidseitige Palpation nach Asymmetrie

1. Der Patient sitzt auf dem Untersuchungstisch, die Ellenbogen sind um 90° gebeugt, die Unterarme sind supiniert und liegen im Schoß.
2. Der Therapeut steht vor dem Patienten. Die Zeigefinger liegen hinten über dem Radiusköpfchen, die Daumen vorne über den Weichteilen (Abb. 18.61).
3. Beidseits wird die Stellung des Radiusköpfchens in Bezug zum Capitulum humeri beurteilt.
4. Besteht eine Seitendifferenz, so finden sich neben einem asymmetrischen Befund Schmerzhaftigkeit auf der dysfunktionellen Seite mit Verspannung der periartikulären Gewebe.

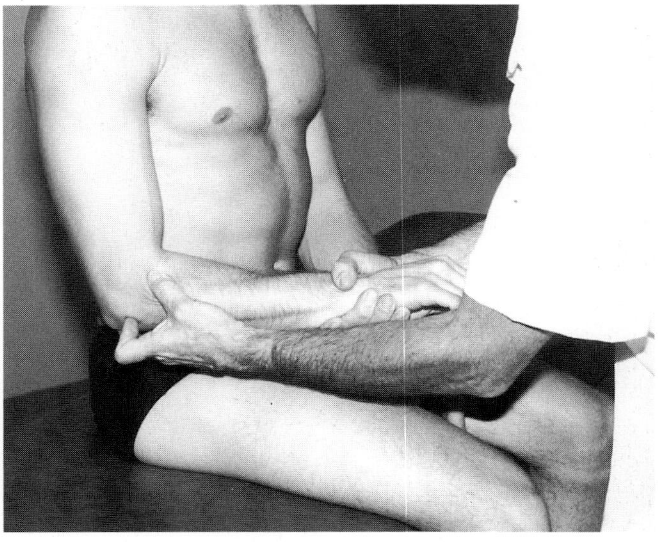

Abb. 18.60

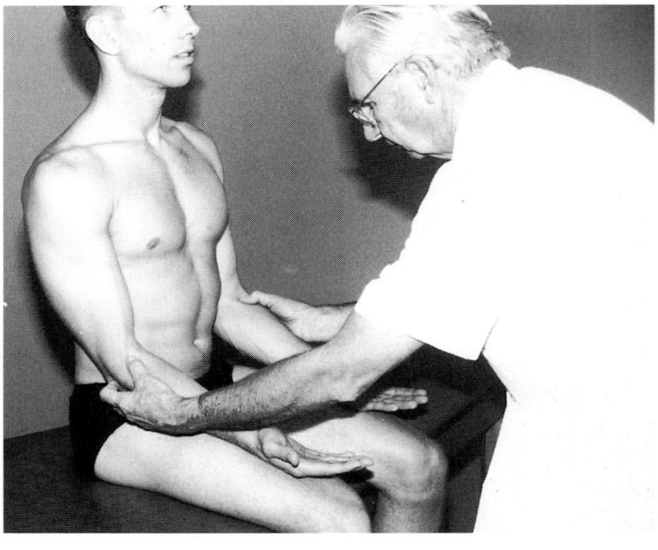

Abb. 18.61

Ellenbogen

Diagnostik einer Dysfunktion des Radiusköpfchens
Test 2: Bewegung des Radiusköpfchens

1. Der Patient sitzt auf dem Untersuchungstisch, der Ellenbogen ist um 90° gebeugt.
2. Der Therapeut steht vor dem Patienten. Er palpiert mit der lateralen Hand das Radiusköpfchen am Humeroradialgelenk. Der Zeigefinger liegt dorsal, der Daumen ventral.
3. Der Therapeut umgreift mit seiner medialen Hand den distalen Radius und die distale Ulna und induziert eine Supination (Abb. 18.62) sowie eine Pronation (Abb. 18.63).
4. Der Bewegungsumfang wird mit der Gegenseite verglichen. Bei einer Dysfunktion ist die Bewegung zwischen Radiusköpfchen und Capitulum humeri asymmetrisch.

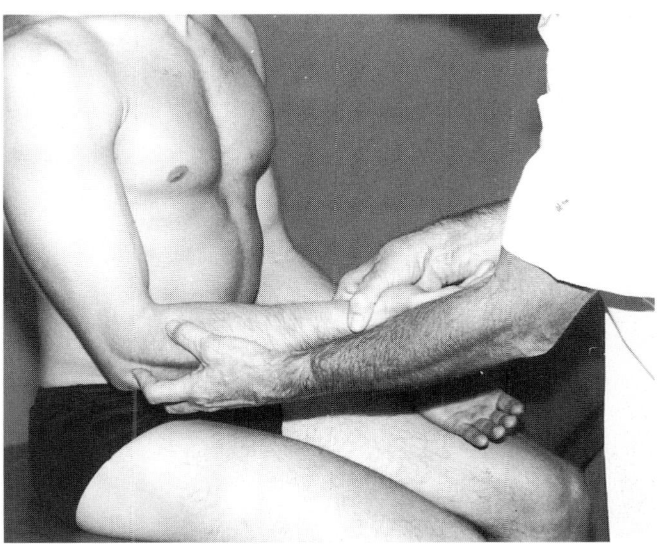

Abb. 18.62

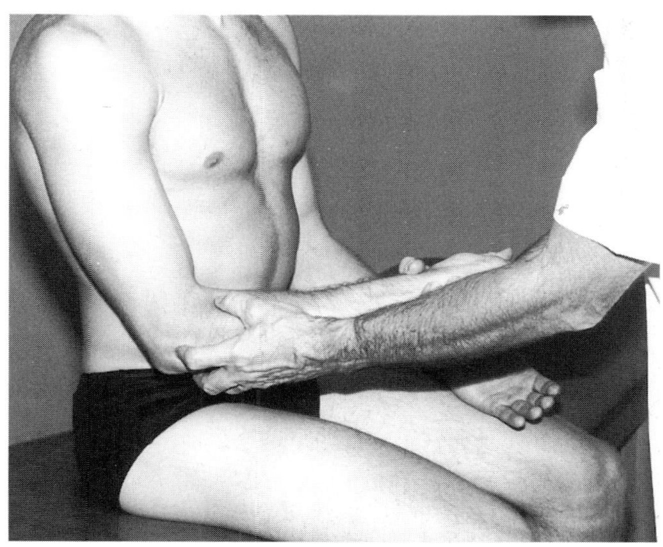

Abb. 18.63

Ellenbogen

Diagnostik einer Dysfunktion des Radiusköpfchens
Test 3: Bewegungstest

1. Der Patient sitzt mit supinierten Unterarmen auf dem Untersuchungstisch.
2. Die Ellenbogen werden gebeugt und vor der Brust zusammengeführt, die medialen Ränder des Unterarmes und der Hand berühren sich (Abb. 18.64).
3. Der Patient versucht, die Ellenbogen zu strecken, während die Unterarme aneinander liegen (Abb. 18.65).
4. Geht ein Unterarm während der Extension im Ellenbogengelenk in die Pronation, so gilt dies als sicheres Zeichen für eine Dysfunktion des Radiusköpfchens auf dieser Seite.

Ellenbogen

Muskelenergietechnik

Diagnostik
Stellung: Verschiebung des Radiusköpfchens nach posterior (dorsal)
Bewegungseinschränkung: Supination

1. Der Patient sitzt auf dem Untersuchungstisch, die Ellenbogen werden um 90° gebeugt.
2. Der Therapeut steht vor dem Patienten und umgreift den proximalen Unterarm. Der Zeigefinger befindet sich auf der Rückseite des Radiusköpfchens.
3. Der Therapeut umgreift mit der medialen Hand den distalen Unterarm und supiniert diesen bis zur Barriere (Abb. 18.66).
4. Der Patient proniert die Hand gegen den Widerstand des Therapeuten. Die Anspannung erfolgt über 3-5 Sekunden und wird drei- bis fünfmal wiederholt.
5. In der Entspannungsphase stellt der Therapeut die neue Barriere in der Supination ein.
6. Während der letzten Anspannung in die Pronation versucht der Patient, den Ellenbogen zusätzlich zu beugen.
7. Nachuntersuchen.

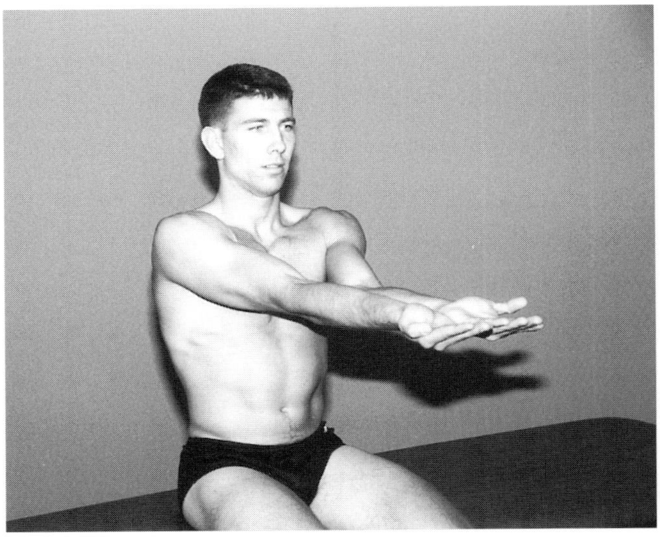

Abb. 18.65

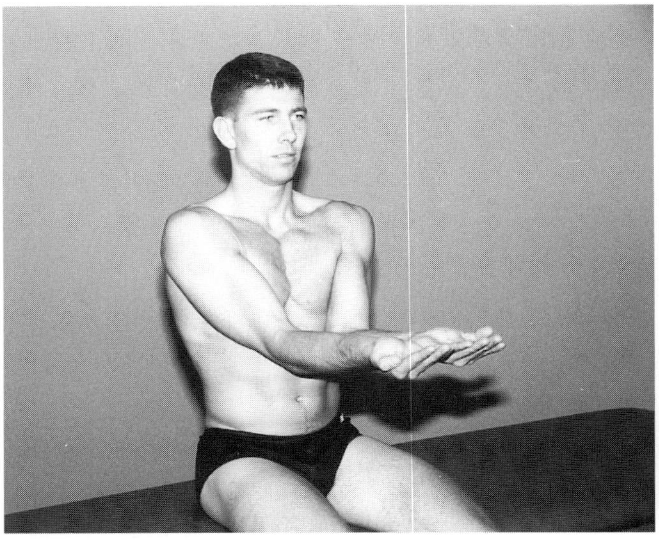

Abb. 18.64

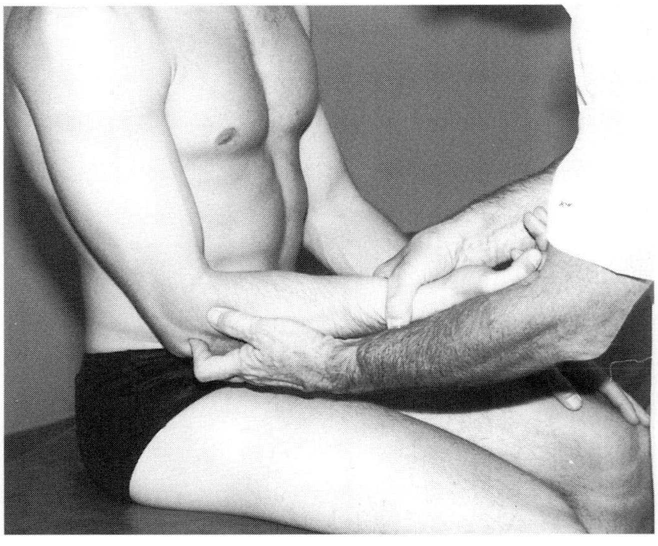

Abb. 18.66

Ellenbogen

Mobilisation mit Impuls

Diagnose
Stellung: Verschiebung des Radiusköpfchens nach posterior (dorsal)
Bewegungseinschränkung: Supination

1. Der Patient sitzt auf dem Untersuchungstisch.
2. Der Therapeut steht vor dem Patienten und umfaßt den proximalen Unterarm. Der Zeigefinger der lateralen Hand liegt über dem hinteren Anteil des Radiusköpfchens (Abb. 18.67).
3. Der Therapeut fixiert den distalen Unterarm des Patienten, indem er Hand und Handgelenk zwischen seinen Ellenbogen und seine Brust einklemmt.
4. Die Barriere wird in bezug auf Extension, Supination und leichte Adduktion eingestellt (Abb. 18.68).
5. Anschließend erfolgt der Impuls nach lateral und anterior.
6. Nachuntersuchen.

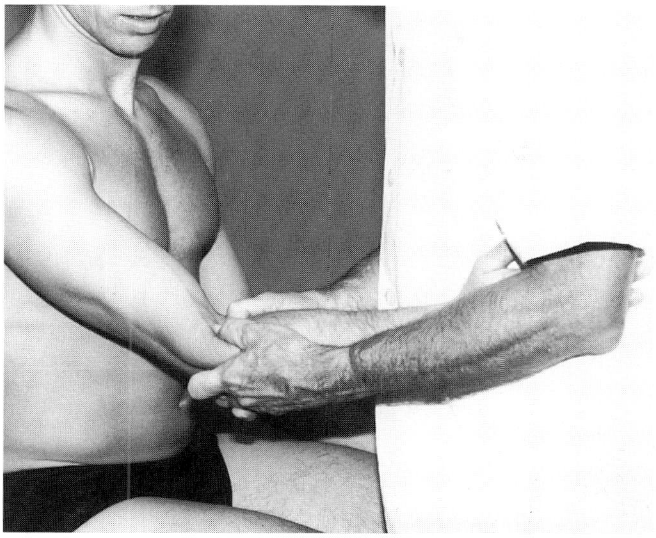

Abb. 18.67

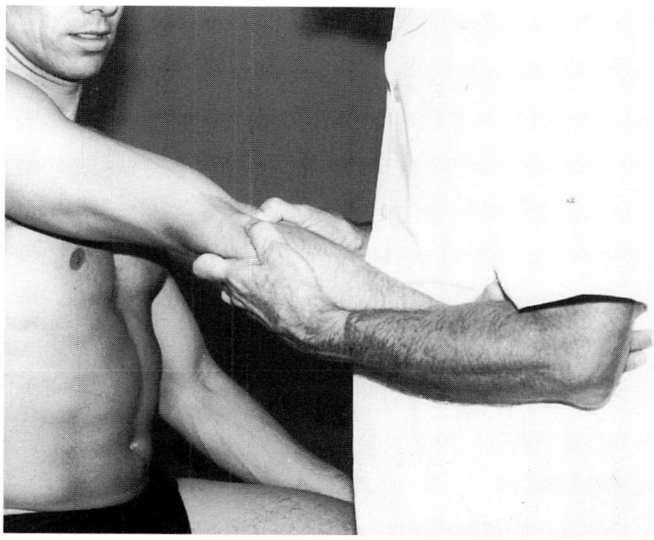

Abb. 18.68

Ellenbogen

Mobilisation mit Impuls

Diagnose
Stellung: Verschiebung des Radiusköpfchens nach anterior (ventral)
Bewegungseinschränkung: Pronation

1. Der Patient steht oder sitzt auf dem Untersuchungstisch.
2. Der Therapeut steht vor ihm, die mediale Hand umfaßt den proximalen Unterarm, der Daumen der lateralen Hand liegt über dem Vorderrand des Radiusköpfchens (Abb. 18.69).
3. Es wird eine Pronation und Flexion des Unterarmes durchgeführt, während der Therapeut das Radiusköpfchen in der posterioren Stellung fixiert (Abb. 18.70).
4. Nach Einstellung der Barriere erfolgt der Impuls, indem die Flexion des Ellenbogens verstärkt wird.
5. Nachuntersuchen.

18.6 Handgelenk und Hand

Wie das Ellenbogengelenk setzt sich auch das Handgelenk aus mehreren Teilgelenken zusammen. Dazu gehören das Radiokarpalgelenk, in dem der distale Radius mit dem Os scaphoideum und Os lunatum artikuliert; das distale Radioulnargelenk; die gelenkige Verbindung zwischen Ulna, der Discus articularis und das Os triquetrum; die Handwurzelgelenke und die Mittelhandgelenke. Die Bewegungen des Handgelenks sind Dorsalextension, Palmarflexion, Ulnarabduktion, Radialabduktion sowie Pronation und Supination. Pronation und Supination finden primär im distalen Radioulnargelenk statt, sie stehen im funktionellen Zusammenhang mit der gleichen Bewegung im Ellenbogen.

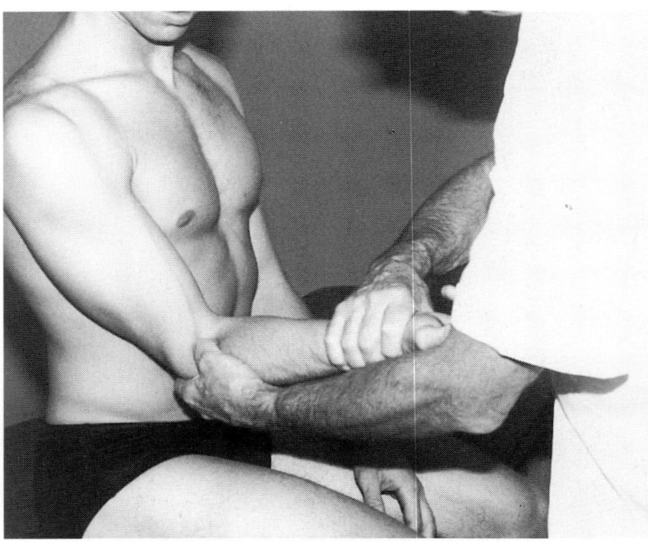

Abb. 18.69

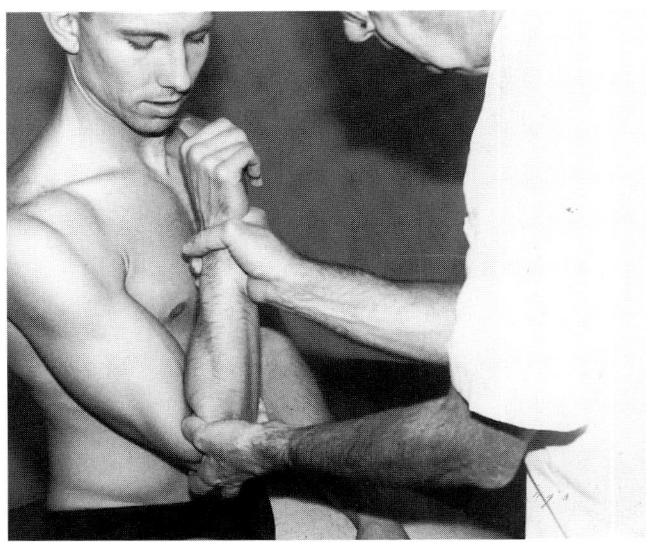

Abb. 18.70

Handgelenk und Hand

Diagnostik

1. Der Patient sitzt auf dem Untersuchungstisch, der Therapeut steht vor ihm.
2. Die Arme hängen an den Seiten herab, die Ellenbogen sind um 90° gebeugt.
3. Der Therapeut induziert Palmarflexion (Abb. 18.71), Dorsalextension (Abb. 18.72), Ulnarabduktion und Pronation (Abb. 18.73), Radialabduktion und Pronation (Abb. 18.74), Radialabduktion und Supination

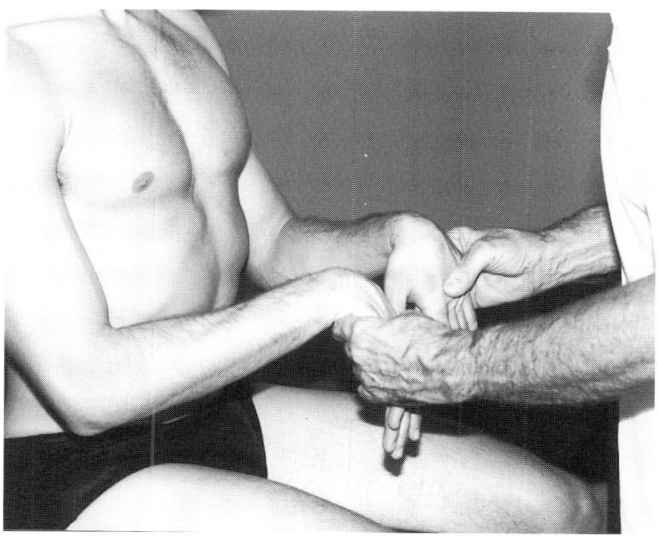

Abb. 18.71

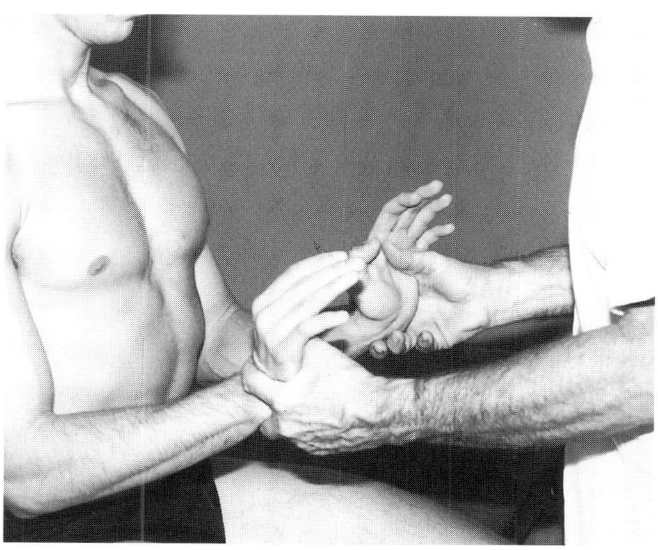

Abb. 18.72

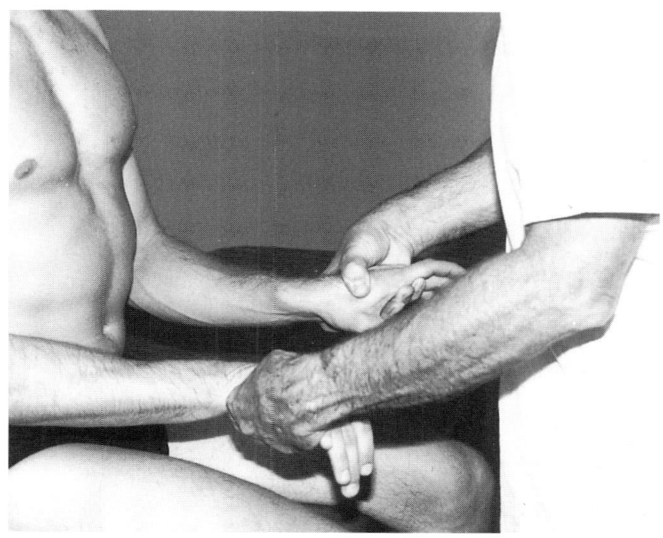

Abb. 18.73

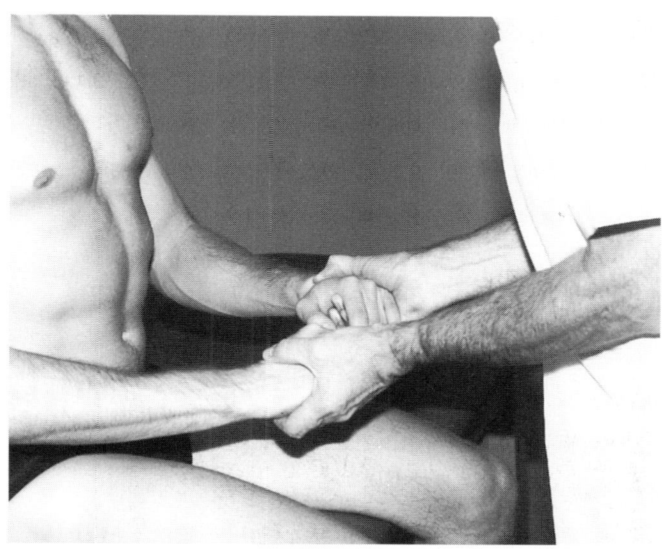

Abb. 18.74

(Abb. 18.75) sowie Ulnarabduktion und Supination (Abb. 18.76). Dabei wird nach Bewegungseinschränkungen gesucht.
4. Die Prüfung der Muskelkraft kann auf gleiche Weise erfolgen.

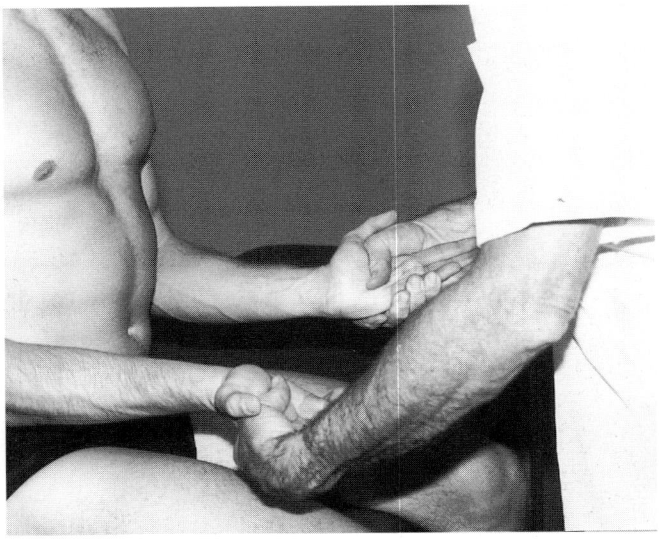

Abb. 18.75

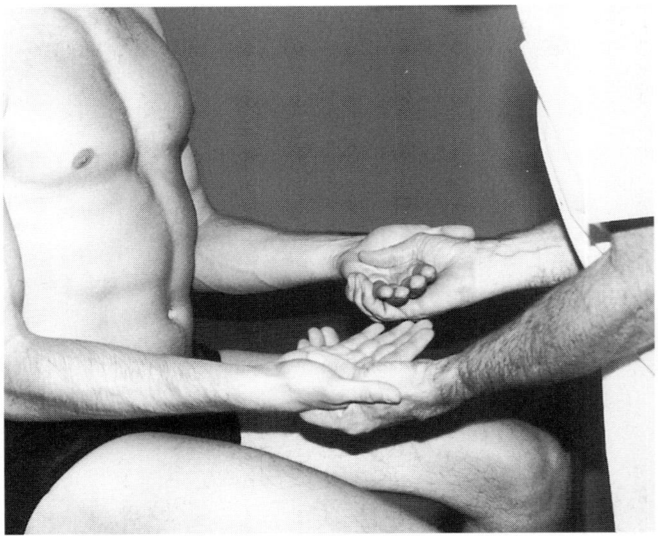

Abb. 18.76

Hand und Handgelenk

Muskelenergietechnik

1. Der Patient sitzt auf dem Untersuchungstisch, der Therapeut steht vor ihm.
2. Der Therapeut stabilisiert mit der proximalen Hand den distalen Unterarm, die distale Hand führt das Handgelenk an die Barriere.
3. Der Therapeut stellt die Barriere in folgenden Bewegungen ein: Palmarflexion (Abb. 18.77), Dorsalextension (Abb. 18.78), Pronation und Radialabduktion (Abb. 18.79), Pronation und Ulnarabduktion (Abb. 18.80),

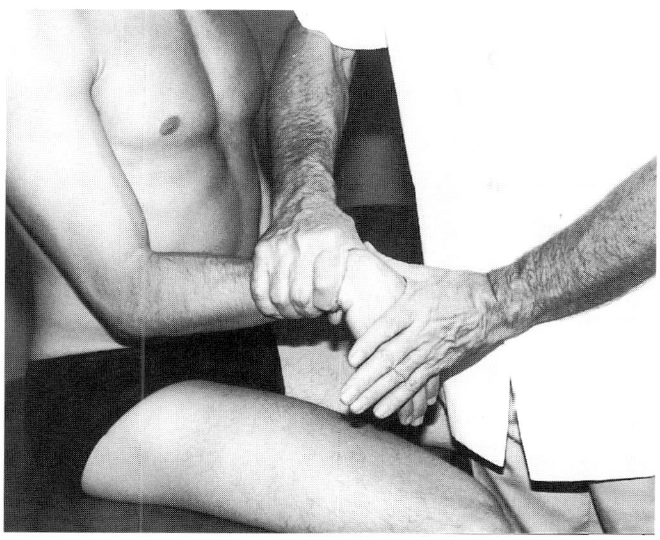

Abb. 18.77

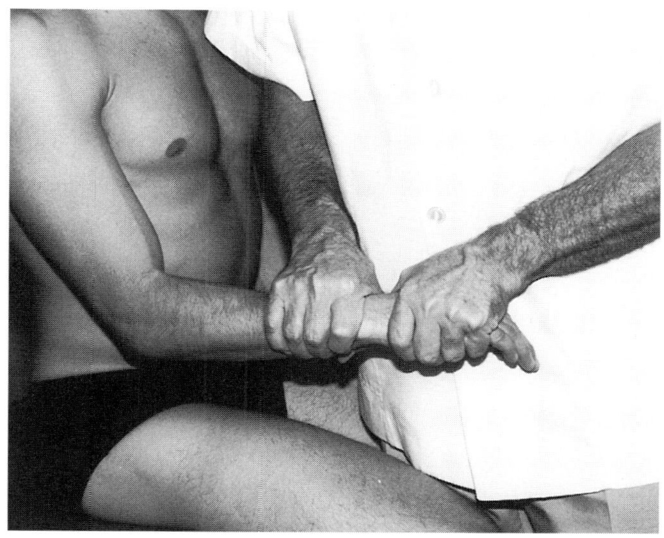

Abb. 18.79

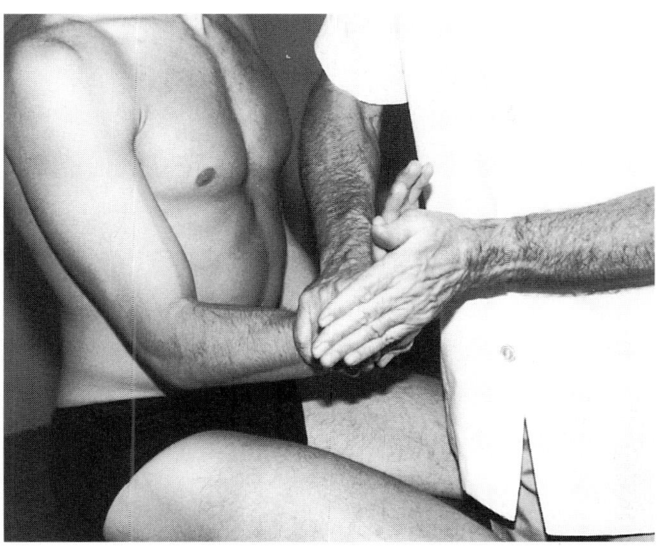

Abb. 18.78

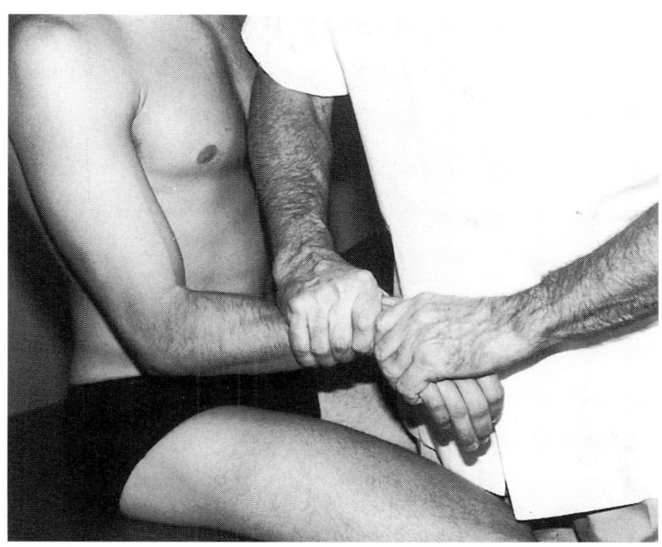

Abb. 18.80

Supination und Radialdeviation (Abb. 18.81) sowie Supination und Ulnarabduktion (Abb. 18.82).

4. Der Patient spannt seine Muskulatur gegen den Widerstand des Therapeuten an. Die Dauer der Anspannung beträgt 3-5 Sekunden und wird drei- bis fünfmal wiederholt.
5. In der Entspannungsphase geht der Therapeut an die neue Barriere.
6. Nachuntersuchen.

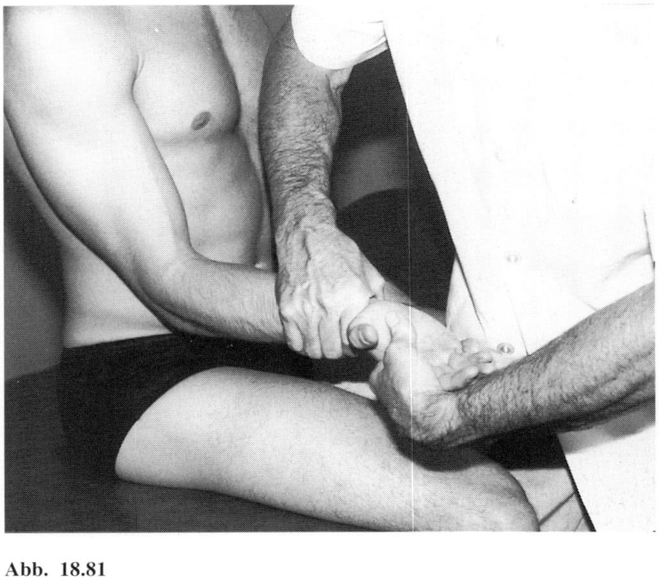

Abb. 18.81

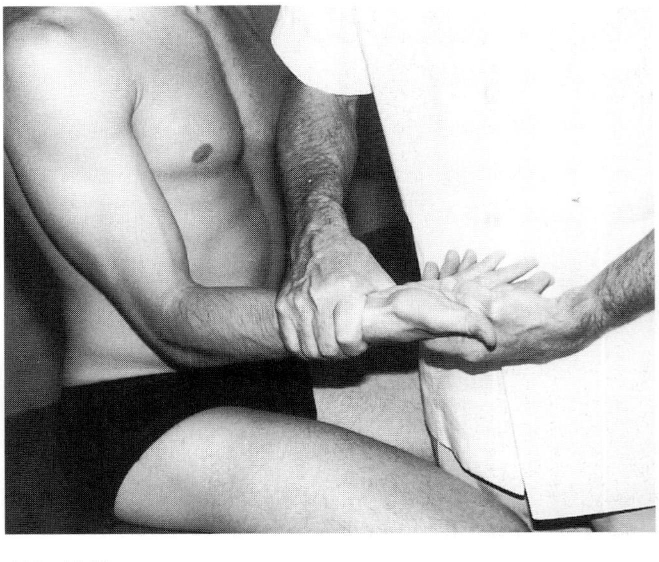

Abb. 18.82

Hand und Handgelenk

Mobilisation mit Impuls

1. Der Patient sitzt auf dem Untersuchungstisch, der Therapeut steht vor ihm.
2. Der Therapeut umgreift mit beiden Händen Hand und Handgelenk des Patienten. Die Daumen liegen dorsal auf dem Os scaphoideum und auf dem Os lunatum (Abb. 18.83). Die Zeigefinger palpieren das Os scaphoideum und das Os lunatum von volar (Abb. 18.84).
3. Der Therapeut stellt die Barriere in der Dorsalextension ein. Er gibt einen Impuls, indem er das Handgelenk des Patienten schnell nach unten drückt (Abb. 18.85).
4. Der Therapeut stellt die Barriere in der Palmarflexion ein. Der Impuls erfolgt, indem das Handgelenk nach oben gedrückt wird (Abb. 18.86).

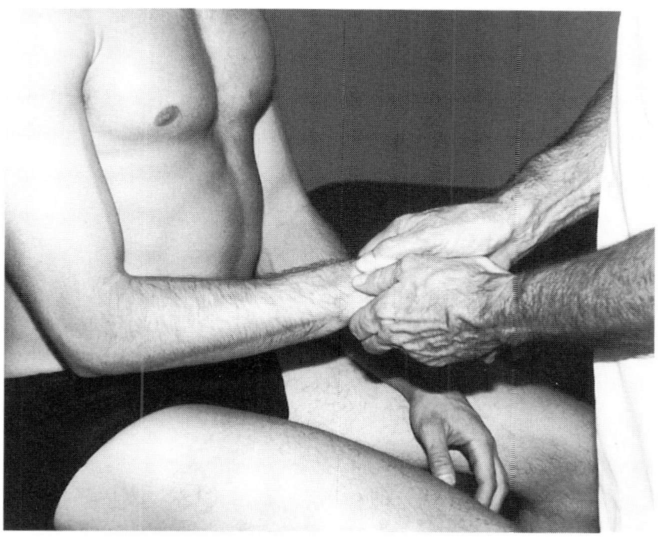

Abb. 18.83

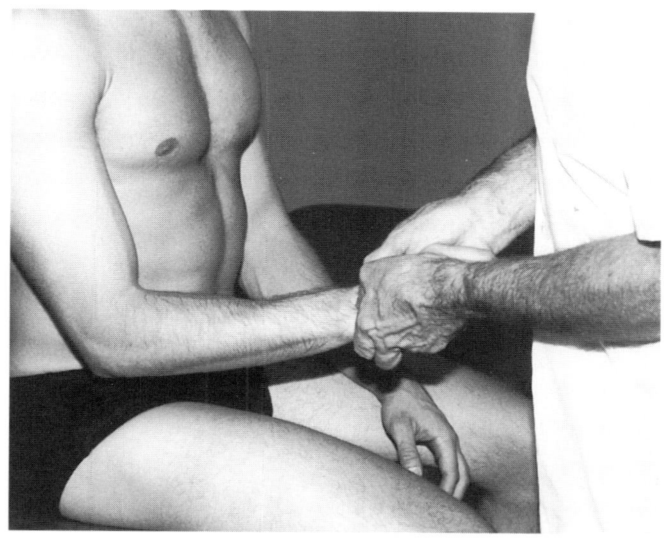

Abb. 18.85

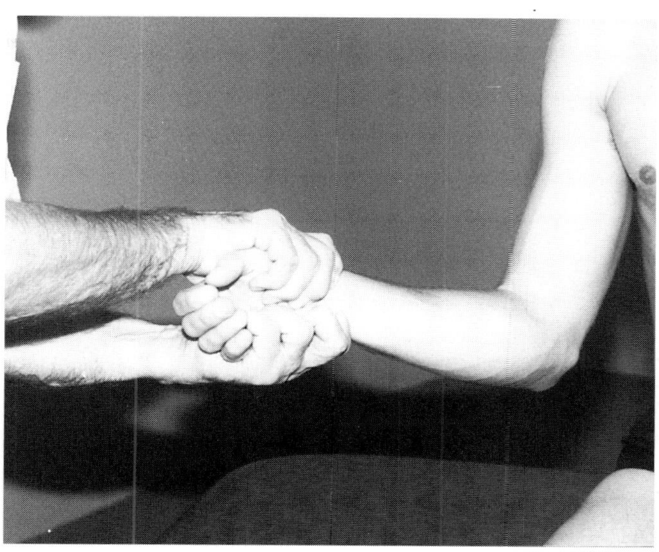

Abb. 18.84

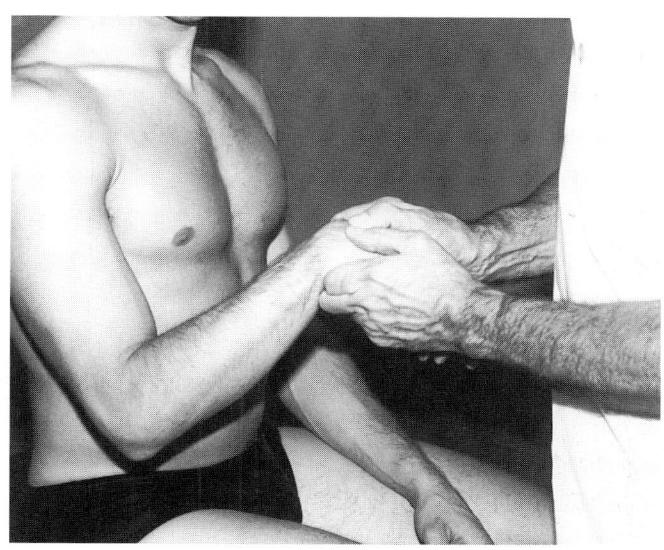

Abb. 18.86

5. Der Therapeut stellt die Barriere in der Radialabduktion ein. Der Impuls erfolgt, indem das Handgelenk nach lateral geführt wird (Abb. 18.87).
6. Anschließend wird die Barriere in der Ulnarabduktion eingestellt. Der Impuls erfolgt, indem das Handgelenk nach medial geführt wird (Abb. 18.88).
7. Nachuntersuchen.

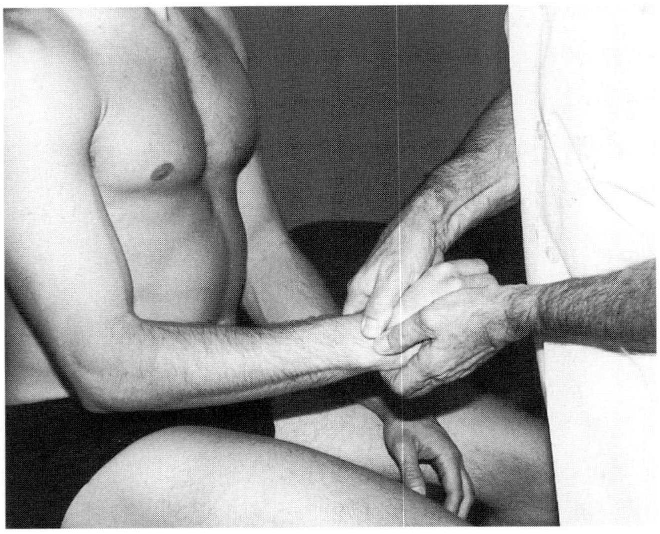

Abb. 18.87

Hand und Handgelenk

Gelenkspiel

Radiokarpalgelenk

1. Der Patient sitzt auf dem Untersuchungstisch, der Therapeut steht vor ihm.
2. Der Therapeut stabilisiert mit der proximalen Hand den um 90° gebeugten Ellenbogen.
3. Die distale Hand umfaßt das Radiokarpalgelenk unmittelbar distal vom Proc. styloideus ulnae und radii (Abb. 18.89).
4. Durch Extension in der Längsachse wird die Barriere eingestellt.
5. Die distale Hand gibt anschließend einen Traktionsimpuls in Richtung Längsachse.
6. Nachuntersuchen.

Anmerkung: Bei dieser Technik wird auch das Gelenkspiel im proximalen Radioulnar- und im Radiohumeralgelenk verbessert.

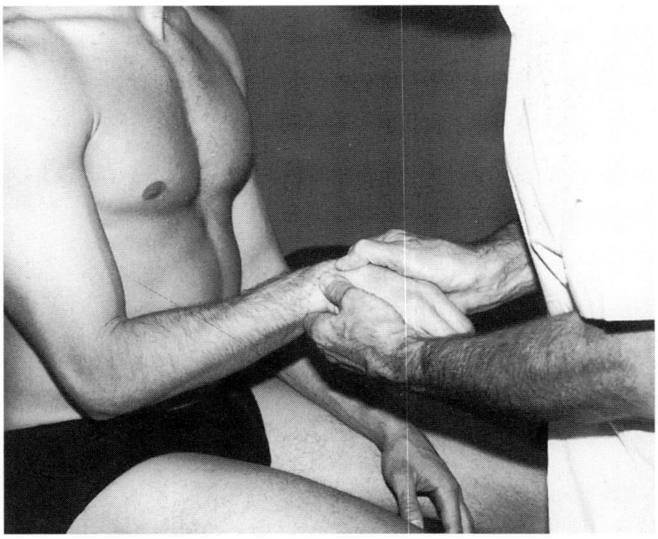

Abb. 18.88

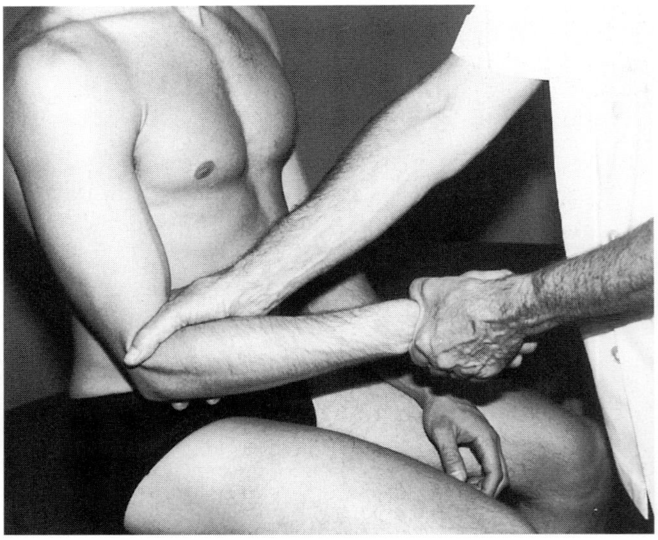

Abb. 18.89

Hand und Handgelenk

Gelenkspiel

Distales Radioulnargelenk sowie Gelenke zwischen Ulna, Discus articularis und Os triquetrum

1. Der Patient steht oder sitzt, der Therapeut steht vor ihm.
2. Der Therapeut stabilisiert die Hand und das Radiokarpalgelenk, indem er den Zeigefinger auf die Daumen-Zeigefinger-Gabel des Patienten legt (Abb. 18.90), Daumenballen sowie Mittelfinger, Ringfinger und kleiner Finger umfassen den distalen Radius und die proximalen Mittelhandknochen (Abb. 18.91).
3. Der Therapeut umgreift mit Daumen und Fingerspitzen die distale Ulna (Abb. 18.92).
4. Die anterior-posteriore Gleitbewegung der Ulna sowie das medio-laterale Rollgleiten werden geprüft (Abb. 18.93). Diese Untersuchung testet gleichzeitig das Gelenkspiel.

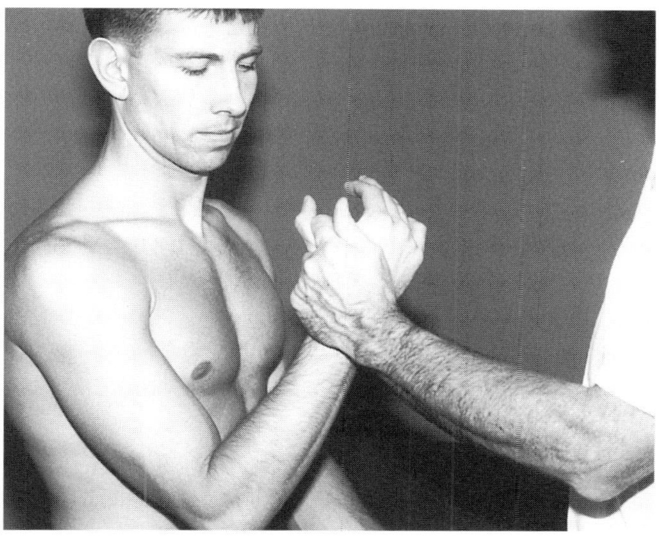

Abb. 18.90

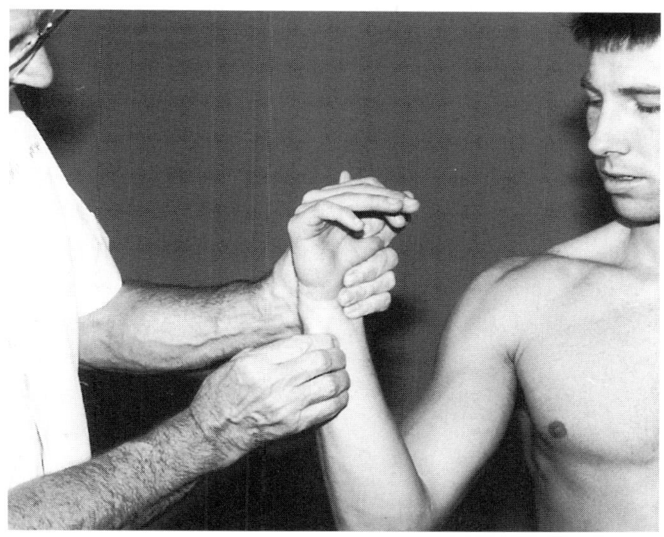

Abb. 18.92

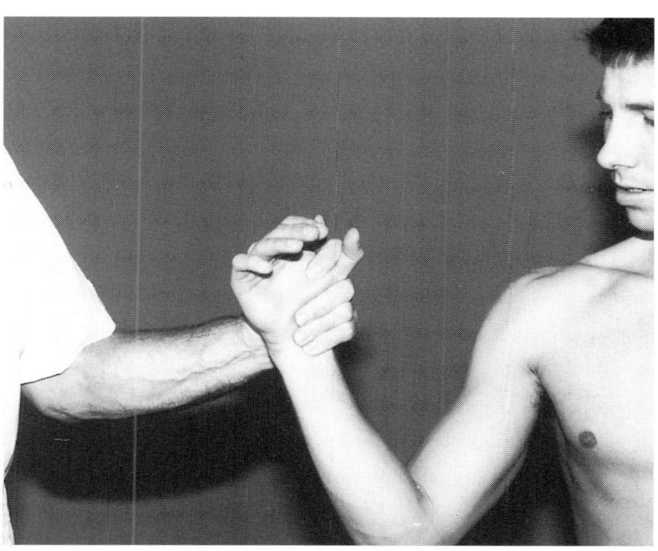

Abb. 18.91

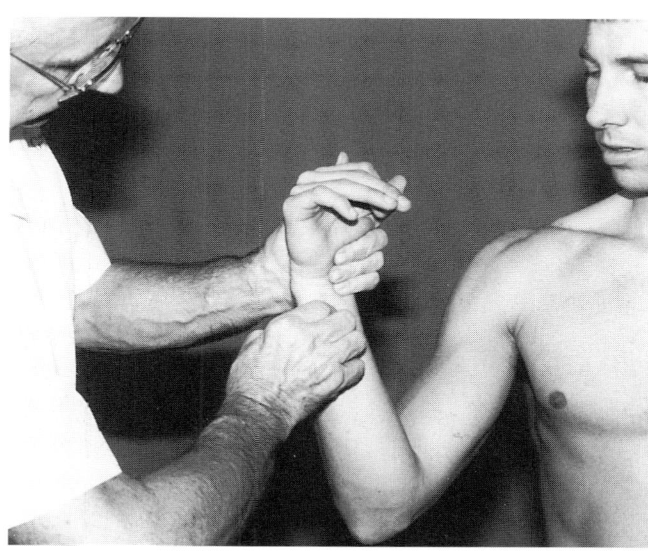

Abb. 18.93

5. Unter Beibehaltung der Handanlage mit Stabilisierung des distalen Radius und der Mittelhandknochen legt der Therapeut den rechten Daumen über die Rückseite der distalen Ulna und das Fingermittelgelenk des rechten Zeigefingers über das Os pisiforme (Abb. 18.94).
6. Daumen und Zeigefinger werden komprimiert, dadurch entsteht ein anterior-posteriores Gleiten zwischen Ulna, Discus articularis und Os triquetrum (Abb. 18.95).
7. Diese Technik besteht aus einer Kompression mit anschließendem Release durch die rechte Hand des Therapeuten.
8. Nachuntersuchen.

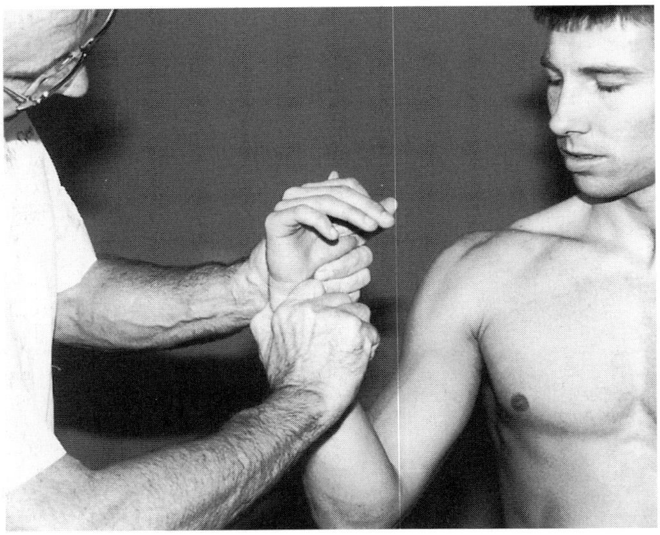

Abb. 18.94

Handgelenk und Hand

Gelenkspiel

Proximales Handwurzelgelenk

1. Der Patient steht oder sitzt auf dem Untersuchungstisch, der Therapeut steht sich neben ihm.
2. Der Therapeut umfaßt mit der proximalen Hand den distalen Radius und die distale Ulna, die Finger liegen über den proximalen Handwurzelknochen.
3. Mit der distalen Hand fixiert der Therapeut die distalen Handwurzelknochen sowie die Hand des Patienten.
4. Die Knöchel beider Daumen und beider Zeigefinger liegen aneinander.
5. Eine Palmarflexion von ca. 15° wird eingestellt und dadurch das Metakarpalgelenk in eine *loose pack position* gebracht, d. h. in eine Stellung, in der die Gewebespannung am geringsten ist (Abb. 18.96).
6. Während die proximale Hand das Handgelenk stabilisiert, führt die distale Hand eine Bewegung nach kranial und nach kaudal durch. Dadurch kommt es zu einem anterior-posterioren Gleiten in den Handwurzelgelenken.
7. Nachuntersuchen.

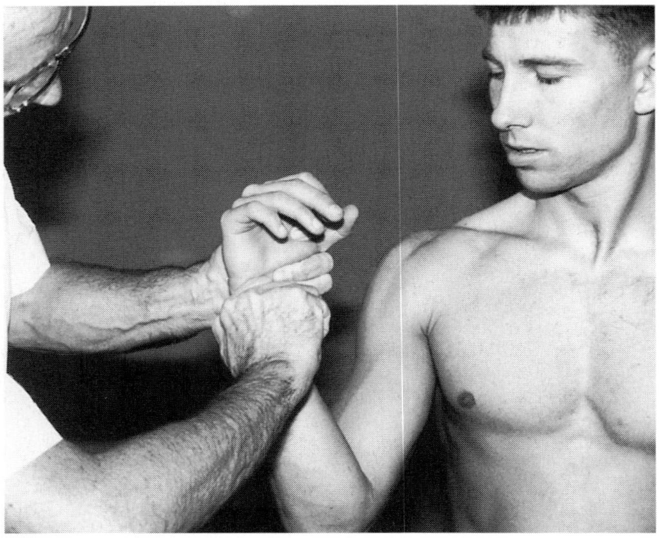

Abb. 18.95

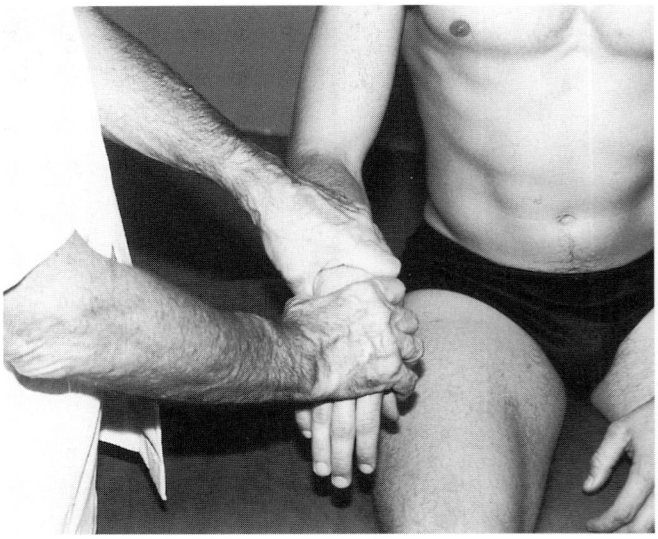

Abb. 18.96

Handgelenk und Hand

Gelenkspiel

Dorsalmobilisation des distalen Handwurzelgelenkes

1. Der Patient steht oder sitzt, der Therapeut steht vor ihm.
2. Der Behandler legt den rechten Daumenballen quer über die proximale Handgelenksbeugefalte und stabilisiert dabei den distalen Radius, die Ulna und die proximale Reihe der Metakarpalknochen (Abb. 18.97).
3. Das Köpfchen des Os capitatum wird palpiert, indem der linke Zeigefinger zwischen dem zweiten und dritten Os metacarpale nach proximal gleitet (Abb. 18.98).
4. Der Therapeut legt das linke Os pisiforme über das Köpfchen des Os capitatum, mit der übrigen Hand stabilisiert er die Hand des Patienten (Abb. 18.99).
5. Die Arme des Therapeuten liegen parallel zueinander. Durch eine Bewegung beider Ellenbogen nach medial wird ein Dorsalkippen des Köpfchens des Os capitatum erreicht.
6. Nachuntersuchen.

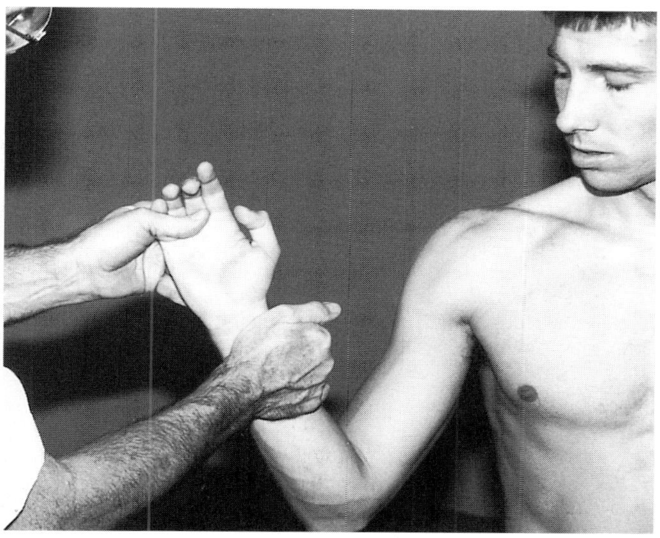

Abb. 18.97

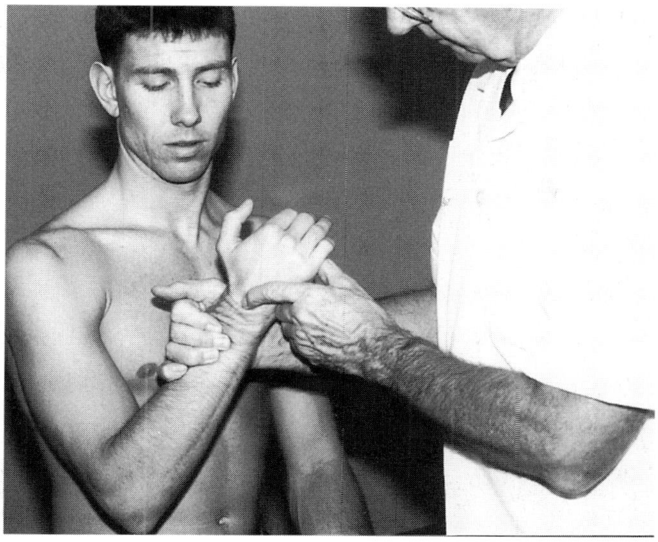

Abb. 18.98

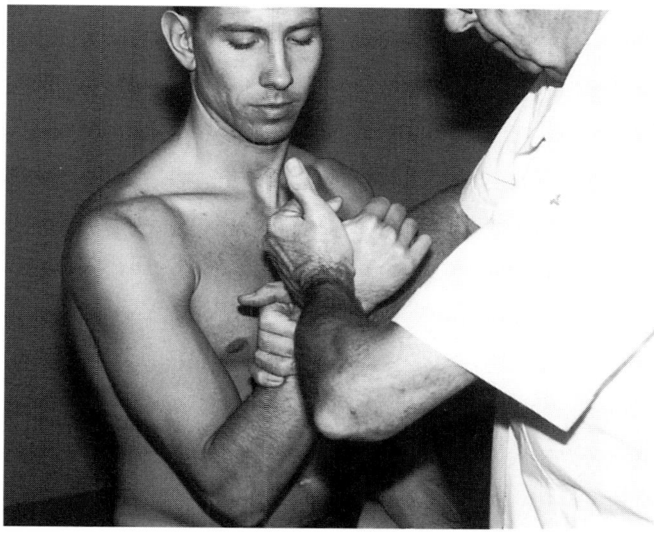

Abb. 18.99

Handgelenk und Hand

Gelenkspiel

Daumensattelgelenk

1. Die linke Hand des Therapeuten stabilisiert Handgelenk und Hand (Abb. 18.100).
2. Der Therapeut umfaßt Daumen und ersten Mittelhandknochen. Der erste Mittelhandknochen des Patienten liegt dabei unter dem ersten Mittelhandknochen des Therapeuten (Abb. 18.101).
3. Der Impuls erfolgt, indem die rechte Hand eine Kippbewegung zum Patienten hin durchführt. Dadurch kommt es zu einer Mobilisierung des Daumensattelgelenkes in anterior-posteriorer Richtung.
4. Nachuntersuchen.

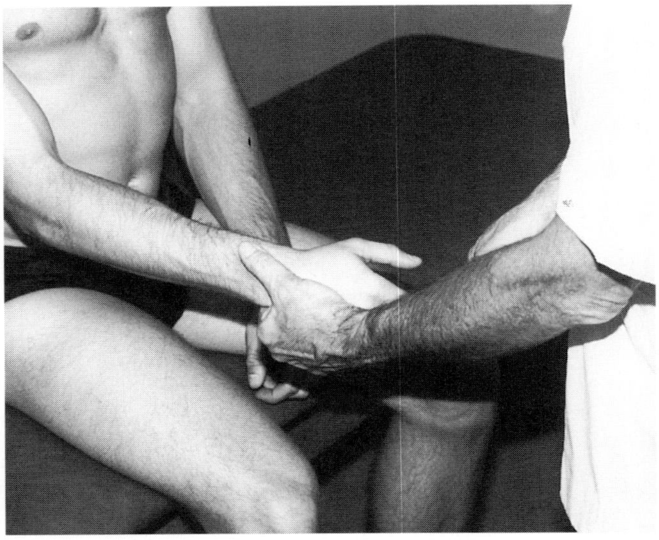

Abb. 18.100

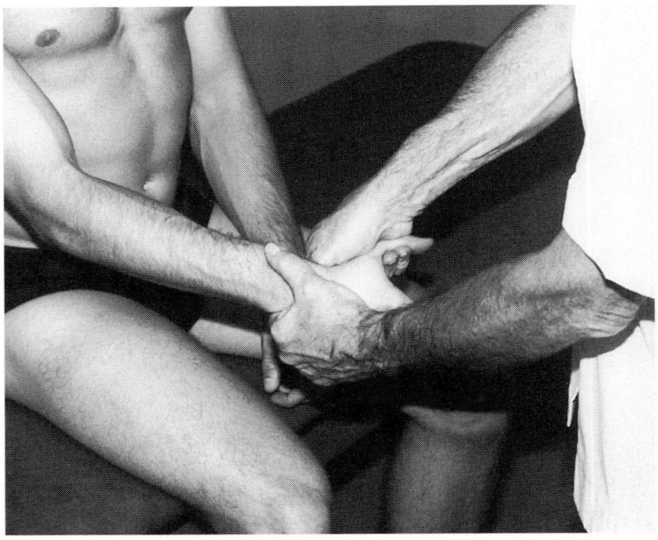

Abb. 18.101

Handgelenk und Hand

Myofasziale Releasetechnik

1. Der Patient sitzt oder steht, der Therapeut steht vor ihm.
2. Der Therapeut umfaßt mit beiden Händen die Hand des Patienten. Eine Hand hält den Daumen (Abb. 18.102), die andere die Ulnarseite der Hand (Abb. 18.103).
3. Am Daumen wird eine Abduktion und Extension durchgeführt, die andere Hand induziert eine Radial- und Ulnarabduktion sowie eine Palmarflexion und eine Dorsalextension und stellt dabei direkte und indirekte Barrieren fest. Die Bewegungen erfolgen zirkulär.
4. Der Therapeut fixiert die einzelnen Mittelhandknochen auf der Dorsalseite mit der Daumenspitze und auf der Palmarseite mit den Fingerspitzen (Abb. 18.104).
5. Nachuntersuchen.

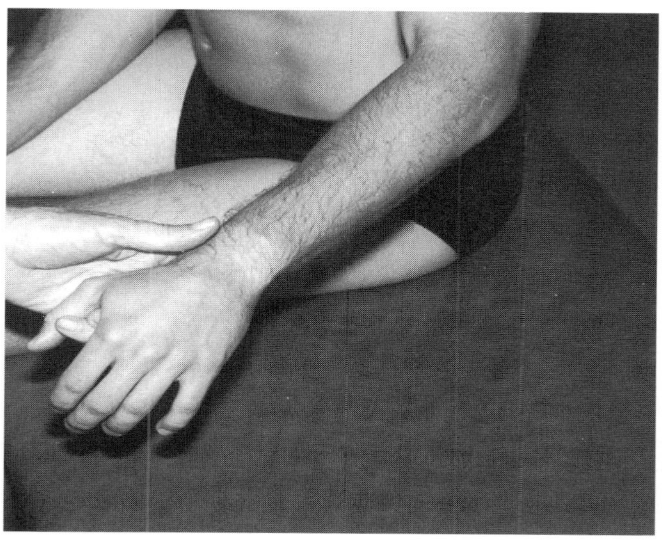

Abb. 18.102

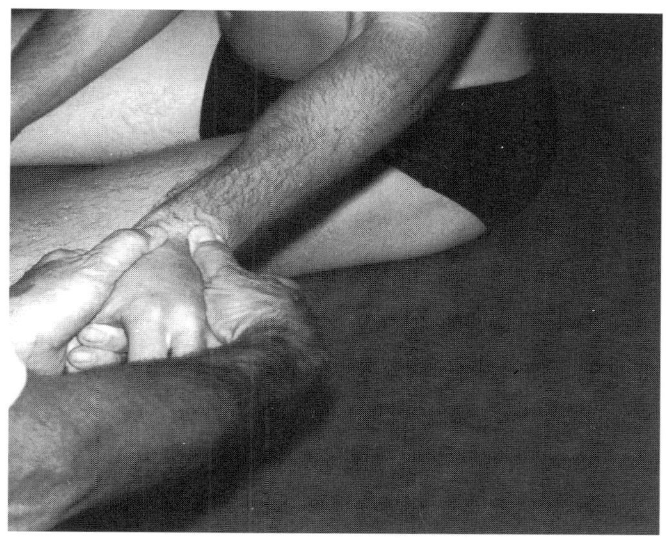

Abb. 18.104

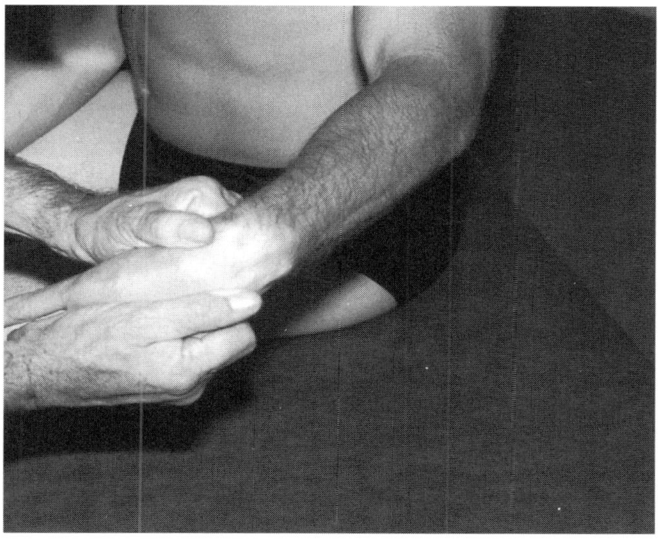

Abb. 18.103

Handgelenk und Hand

Myofasziale Releasetechnik

Retinaculum flexorum

1. Der Patient sitzt auf dem Behandlungstisch, der Therapeut steht vor ihm.
2. Der Therapeut umfaßt mit beiden Händen die Hand des Patienten. Die Daumen liegen lateral am Ansatz des Retinaculum flexorum (Abb. 18.105). Die Finger liegen über der Dorsalseite des Handgelenkes.
3. Es wird eine Dorsalextension des Handgelenkes induziert (Abb. 18.106).
4. Anschließend erfolgt eine Distraktion nach lateral, bis der Release eintritt (Abb. 18.107).

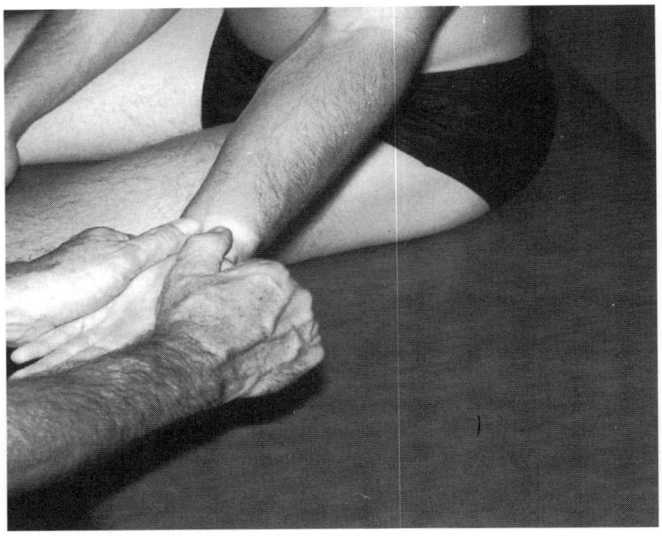

Abb. 18.105

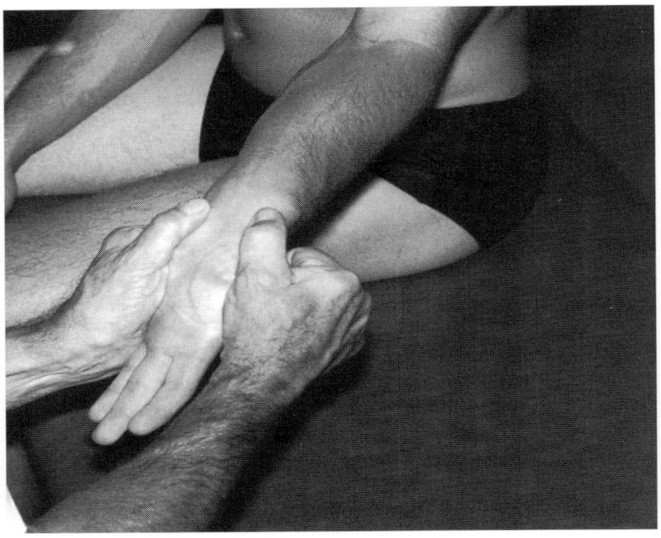

Abb. 18.107

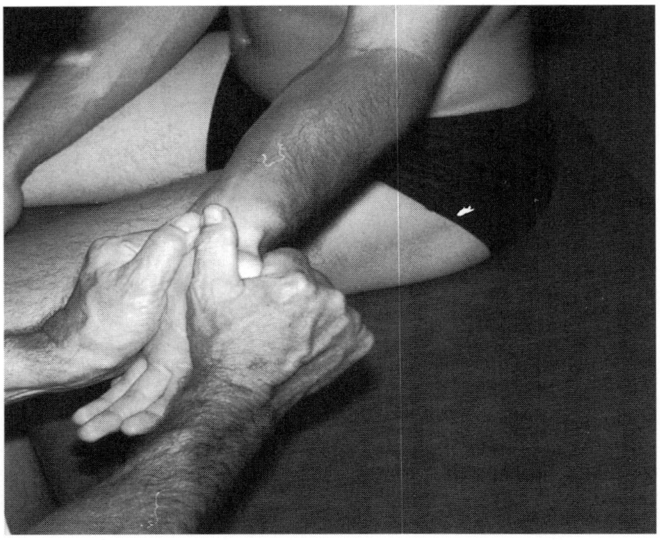

Abb. 18.106

Hand und Handgelenk

Retinaculum flexorum und Beugesehnen

1. Der Patient sitzt auf dem Behandlungstisch. Der Therapeut steht vor ihm.
2. Der Therapeut überkreuzt seine Finger, ein Daumenballen liegt dabei über dem distalen Radius und über der distalen Ulna, der andere Daumenballen liegt über dem Retinaculum flexorum der Palmarseite (Abb. 18.108).
3. Der Patient wird aufgefordert, aktiv die Finger zu beugen und zu strecken. Währenddessen führt der Therapeut eine anterior-posteriore Kompression des Handgelenks durch (Abb. 18.109).
4. Der Patient wiederholt die Flexion und die Extension mehrere Male, was zu einer Mobilisierung der Beugesehnen unter dem Retinaculum flexorum führt. Der Therapeut behält dabei die Kompression und die daraus resultierende Distraktion bei.
5. Nachuntersuchen.

18.7 Zusammenfassung

Zu den häufigen Beschwerden an der oberen Extremität zählen: Bursitis, Tendinitis, Epikondylitis, Tennisellenbogen, Golfer-Ellenbogen, Karpaltunnelsyndrom und viele andere mehr. Dabei werden meist Dysfunktionen der jeweiligen Gelenke sowie der angrenzenden distalen und proximalen Gelenke festgestellt. Die Diagnostik und Behandlung von Dysfunktionen der gesamten oberen Extremität können einen wesentlichen Beitrag zur Linderung der vielfältigen Symptome leisten.

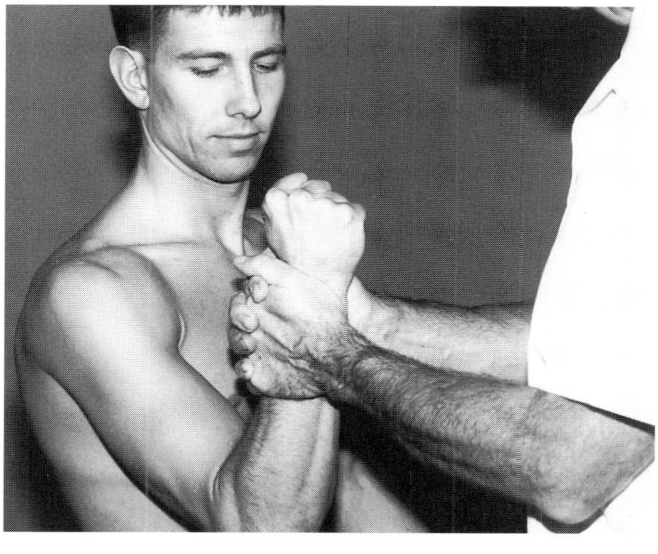

Abb. 18.108

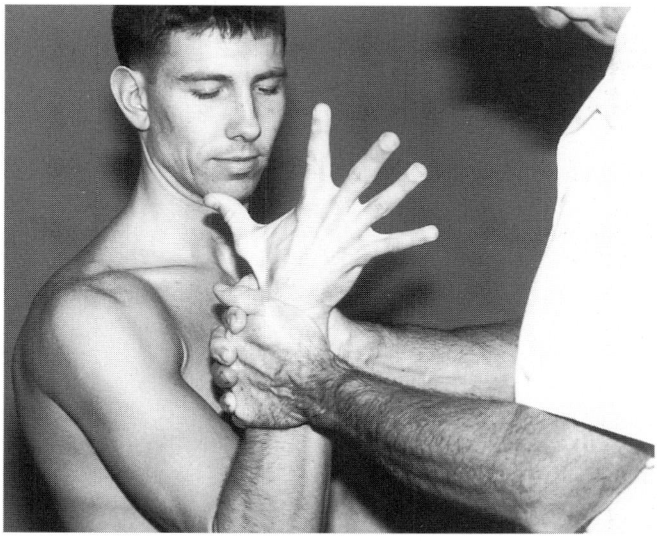

Abb. 18.109

19 Untere Extremität

Hauptfunktion der unteren Extremität ist die Fortbewegung. Durch das komplexe Zusammenspiel von Fuß-, Knöchel-, Knie- und Hüftgelenken wird sowohl eine stabile Basis für den Rumpf beim aufrechten Stand wie auch eine mobile Basis für das Gehen und Laufen gewährleistet. Dysfunktionen der unteren Extremitäten verändern die funktionelle Kapazität des ganzen Körpers, insbesondere jedoch die des Beckens.

Im Rahmen der Übersichtsdiagnostik (siehe Kap. 2) wurden die unteren Extremitäten im Stehen und im Gehen untersucht. Tests wie der Hocktest, die Längentestung der Ischiokruralmuskulatur (Anheben des gestreckten Beines), der Flexionstest im Stehen (Vorlaufphänomen) und der Spine-Test wurden vorgestellt. Wird während der Übersichtsdiagnostik ein pathologischer Befund erhoben, so ist eine genaue Untersuchung von Hüft-, Knie-, Fuß- und Sprunggelenken erforderlich. In diesem Kapitel wird die untere Extremität von der Hüfte bis zu den Zehen besprochen. Vom funktionellen Gesichtspunkt aus beginnt die untere Extremität bereits beim Iliosakralgelenk und nicht erst beim Hüftgelenk. Das Ilium verhält sich während des Ganges wie ein Knochen der unteren Extremität. Die Untersuchung der unteren Extremität beinhaltet daher immer auch eine vollständige Diagnostik des Beckens.

Wie bei den oberen Extremitäten sollte der Untersuchungsgang von proximal nach distal erfolgen. Das hat verschiedene Gründe: 1. Wenn nach dem respiratorisch-zirkulatorischen Modell gearbeitet wird, so ist es von Vorteil, von proximal nach distal vorzugehen, weil hierdurch der venöse und lymphatische Rückfluß gefördert wird. Wenn Ödem und Entzündung einen Teil der Bewegungseinschränkung bedingen, fördert diese Reihenfolge den Rückgang der Schwellungen. 2. Durch das Vorgehen von proximal nach distal erhält der Untersucher einen Bezugspunkt, von dem aus er das Verhalten eines Knochens zu einem anderen an einem Gelenk beurteilen kann. Die strukturelle Diagnostik der unteren Extremitäten sollte immer mit klassischen orthopädischen und neurologischen Untersuchungsmethoden kombiniert werden. Besonders wichtig sind einige neuere Nervendehnungstests und Duraspannungszeichen, die in der Methodik zur Mobilisierung neutraler Strukturen verwendet werden. Das wichtigste Ziel in der Diagnostik und Therapie der unteren Extremitäten besteht darin, die symmetrische Gangfunktion so weit wie möglich wiederherzustellen. Anatomische Differenzen der Knochenlänge an den unteren Extremitäten können eine Beinverkürzung und einen Beckenschiefstand zur Folge haben. Diese beiden Befunde sind bei Becken- und Wirbelsäulendysfunktionen von großer Bedeutung. Veränderungen der Biomechanik des Fußes mit Abflachung des medialen und lateralen Längsgewölbes und des Quergewölbes, Veränderungen der Biomechanik der Knieregion einschließlich Tibiofemoralgelenk und proximales Tibiofibulargelenk sowie eine veränderte Biomechanik des Hüftgelenkes können sich auf die Funktion der Wirbelsäule und des Beckengürtels auswirken.

Wie bei der Besprechung der oberen Extremitäten werden hier einige diagnostische und therapeutische Gelenktechniken nach Mennell vorgestellt. Das vollständige System ist in seinen Büchern, z. B. „Joint Pain“ und „Foot Pain“, nachzulesen.

19.1 Das Hüftgelenk

Das Hüftgelenk ist ein sog. „Nußgelenk“ und ermöglicht polyaxiale Bewegungen. Eine knorpelige Gelenklippe umgibt das Acetabulum. Die Gelenkkapsel steht in enger Beziehung zum kräftigen Muskelmantel. Die Bewegung des Hüftgelenkes umfaßt Flexion/Extension, Abduktion/Adduktion, Innenrotation/ Außenrotation. Die Hüftmuskulatur kann in sechs Untergruppen unterteilt werden, wobei jede Muskelgruppe für eine bestimmte Bewegungsrichtung zuständig ist. Neben Muskeldysfunktionen kommt es am Hüftgelenk zu Dysfunktionen des Gelenkspiels sowie der Gelenkkapsel (z. B. Kapselschrumpfung). Diese pathologischen Veränderungen bedürfen einer exakten Diagnostik und einer zielgerichteten Behandlung, um das muskuläre Gleichgewicht der das Hüftgelenk umgebenden Muskeln wiederherzustellen.

Hüftgelenk

Rückenlage
Untersuchung des Kapselmusters

1. Der Patient liegt auf dem Rücken, der Therapeut steht neben dem Untersuchungstisch.
2. Mit der distalen Hand umfaßt der Therapeut den Knöchel, die proximale Hand führt das im Knie- und Hüftgelenk gebeugte Bein.
3. Es werden zirkuläre Bewegungen im Uhrzeigersinn (Abb. 19.1) und im Gegenuhrzeigersinn (Abb. 19.2) ausgeführt.
4. Sodann vergrößert der Therapeut den Bewegungsbogen und achtet auf Restriktionen im Kapselmuster.
5. Besteht in einer bestimmten Richtung eine Verzögerung oder Stockung der Bewegung und gibt der Patient ein unangenehm kneifendes Gefühl an, so ist dies als pathologischer Befund zu werten.

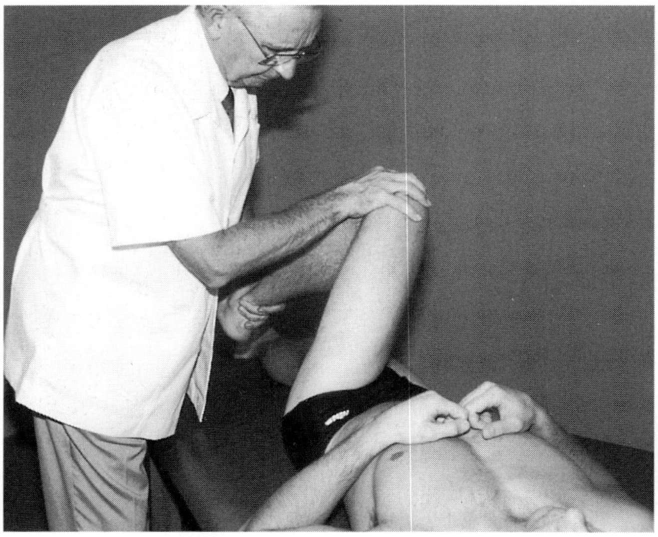

Abb. 19.1

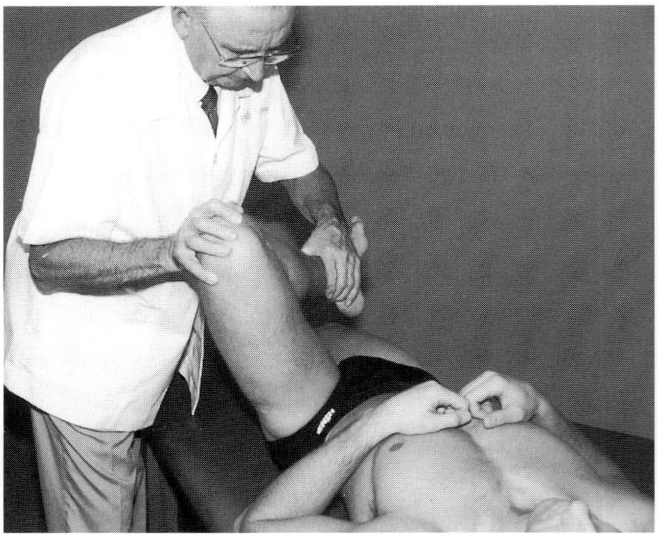

Abb. 19.2

Hüftgelenk

Rückenlage
Gelenkspiel

1. Der Patient liegt auf dem Rücken, der Therapeut steht neben dem Tisch.
2. Hüft- und Kniegelenke werden bis 90° gebeugt.
3. Der Therapeut legt das gebeugte Bein über seine Schulter und umgreift mit den verschränkten Händen den vorderen Anteil des proximalen Oberschenkels.
4. Nun wird die Vorspannung aufgenommen, anschließend erfolgt beidhändig eine mobilisierende Traktion nach kaudal (Abb. 19.3).
5. Dann legt der Therapeut das Knie auf seinen Nacken und umfaßt mit verschränkten Fingern medial den proximalen Oberschenkel.
6. Ist das Gelenk in medio-lateraler Richtung entspannt, erfolgt mit beiden Händen ein distrahierender Impuls nach lateral (Abb. 19.4).
7. Nachuntersuchen.

Hüftgelenk

Rückenlage
Dehnung des hinteren Kapselanteils und des Labrum acetabulare (Beispiel: linke Hüfte)

1. Der Patient liegt auf dem Rücken, der Therapeut steht neben dem Untersuchungstisch.
2. Der Therapeut beugt Knie und Hüfte und nimmt mit linkem Arm, Axilla und Rumpf Kontakt mit dem linken Bein auf.
3. Die rechte Handwurzel wird seitlich auf den linken Trochanter major gelegt (Abb. 19.5).
4. Der rechte Arm übt eine komprimierende Kraft in Richtung Femurkopf und Hüftgelenk aus; im Wechsel dazu gibt der linke Arm eine Kompression in anterior-posteriorer Richtung. Gleichzeitig erfolgt eine Traktion in kranio-kaudaler Richtung.
5. Verschiedene Adduktions-/Abduktions- sowie Innen- und Außenrotationsstellungen werden eingesetzt, bis die Feineinstellung der restriktiven Barriere erreicht ist.
6. Durch eine Kompression von anterior nach posterior über den linken Arm bei Stellung der Hüfte in Innenrotation und Adduktion kann spezifisch der hintere Kapselanteil gedehnt werden.
7. Die aktivierende Kraft ist eine Mobilisation ohne Impuls.
8. Nachuntersuchen.

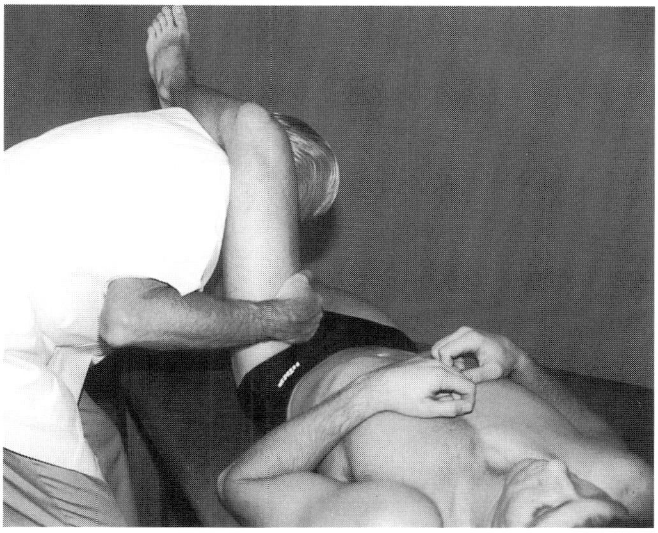

Abb. 19.4

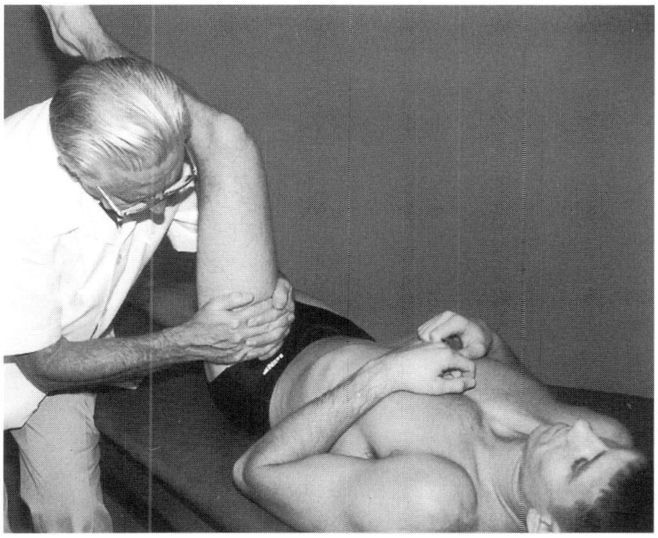

Abb. 19.3

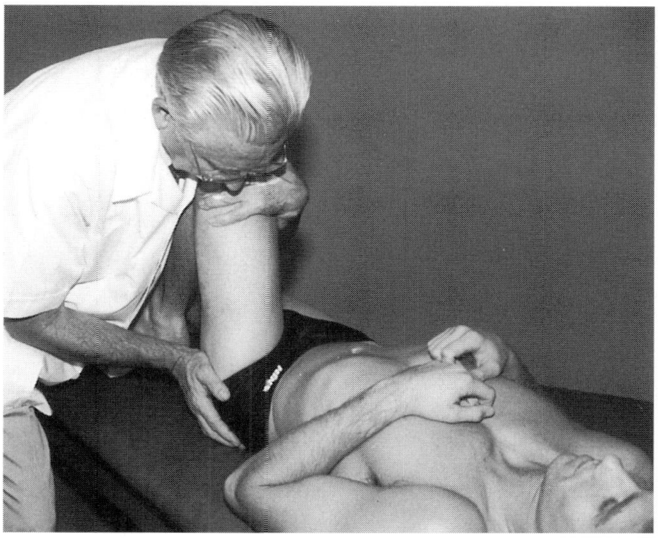

Abb. 19.5

Hüftgelenk

Bauchlage
Mobilisation der vorderen Kapselanteile
(Beispiel: rechte Hüfte)

1. Der Patient liegt auf dem Bauch, der Therapeut steht neben dem Untersuchungstisch.
2. Der Therapeut beugt das rechte Knie und umfaßt den vorderen Anteil des distalen Oberschenkels mit der rechten Hand.
3. Die linke Hand wird auf die Rückseite des proximalen rechten Oberschenkels gelegt, der linke Arm ist dabei gestreckt (Abb. 19.6).
4. Der Therapeut hebt vorsichtig das rechte Knie an und führt eine repetitive Mobilisation nach anterior am proximalen Oberschenkel durch.
5. Der Therapeut stellt die restriktive Barriere ein, indem er den rechten Oberschenkel nach innen und außen rotiert und gleichzeitig mit der linken Hand einen Schub nach medial und lateral gibt.
6. Nachuntersuchen.

Die primären Dysfunktionen am Hüftgelenk werden durch Dysbalance in Länge und Kraft der sechs Muskelgruppen verursacht. Strukturelle Diagnostik sowie Behandlung der muskulären Dysbalancen mit Muskelenergietechnik sind wie folgt durchzuführen:

1. Der Therapeut führt das Hüftgelenk durch eine Bewegungsbahn und beurteilt die Größe des Bewegungsumfanges, Bewegungsgefühl und Endgefühl.
2. Der Befund wird mit der Gegenseite verglichen.
3. Asymmetrien können entstehen, wenn Muskelgruppen auf der Seite der eingeschränkten Bewegung verkürzt sind oder die kontralateralen Muskelgruppen abgeschwächt sind und der Bewegungsumfang dadurch vergrößert ist.
4. Die Prüfung der Muskelkraft erfolgt, indem der Patient aufgefordert wird, den jeweiligen Muskel gegen Widerstand maximal anzuspannen. Anschließend wird der Befund mit der Gegenseite verglichen.
5. Die Behandlung von verkürzten Muskeln erfolgt durch isometrische Anspannung gegen Widerstand, die 3-5 Sekunden gehalten wird. In der Relaxationsphase geht der Therapeut an die nächste Barriere und verlängert so allmählich den verkürzten Muskel nach dem Prinzip der postisometrischen Relaxation.
6. Zur Behandlung einer abgeschwächten Muskelgruppe wird der Patient aufgefordert, drei- bis fünfmal diese Muskeln durch die gesamte mögliche Bewegungsbahn isotonisch anzuspannen. Der Therapeut gibt dabei einen nachgebenden Widerstand. Dieser Widerstand wird bei jeder Anspannung verstärkt.
7. Die Muskelgruppen werden in bezug auf Länge und Kraft mit der Gegenseite verglichen.

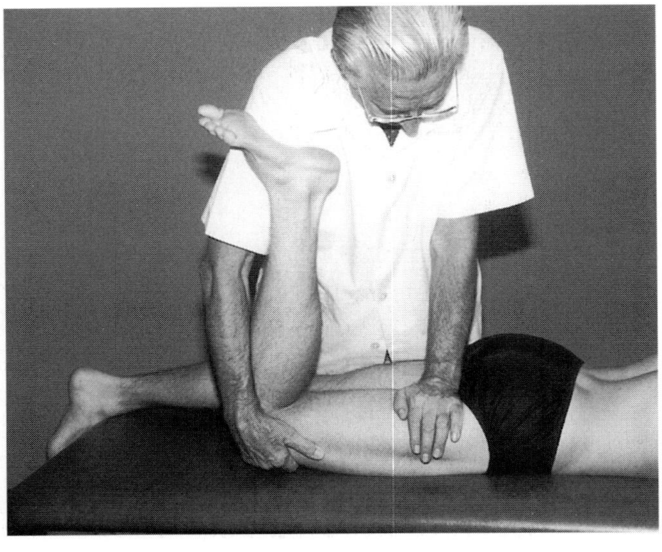

Abb. 19.6

Hüftgelenk

Muskelenergietechnik

Getestete Bewegung: Abduktion
Untersuchte Muskeln: Adduktoren (M. adductor magnus, M. adductor brevis, M. adductor longus)

1. Der Patient liegt auf dem Rücken, der Therapeut steht am Tischende und umfaßt die untere Extremität am Knöchel.
2. Es wird eine Abduktion der extendierten unteren Extremität bis zur Barriere durchgeführt, dabei werden Bewegungsbahn und Bewegungsgefühl beurteilt (Abb. 19.7). Während der Bewegungsprüfung vermeidet der Therapeut eine Außenrotation des gestreckten Beines.
3. Die Adduktoren werden getestet, indem der Therapeut Widerstand gibt, wenn der Patient sein im Knie gestrecktes Bein wieder zum Körper heranziehen will. Die Handanlage beim Widerstand erfolgt oberhalb des Kniegelenkes, um das Lig. collaterale mediale zu schonen (Abb. 19.8).
4. Behandeln Sie entweder Verkürzung oder Abschwächung je nach Befund.
5. Nachuntersuchen.

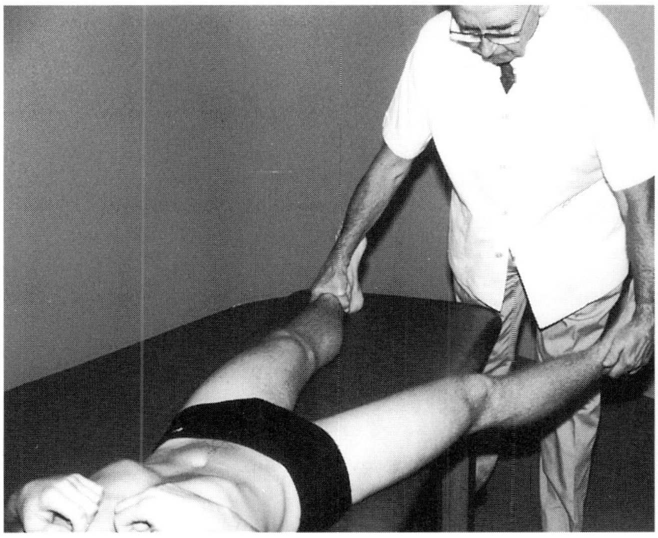

Abb. 19.7

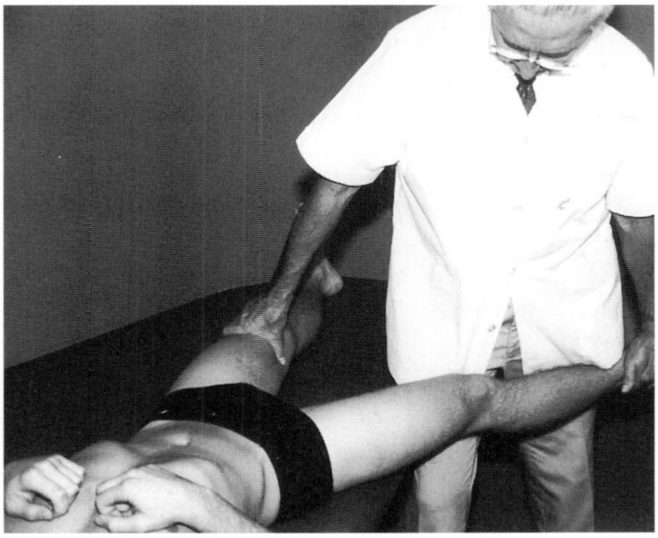

Abb. 19.8

Hüftgelenk

Muskelenergietechnik

Getestete Bewegung: Adduktion
Untersuchte Muskeln: Abduktoren (M. glutaeus medius, M. glutaeus minimus)

1. Der Patient liegt auf dem Rücken, der Therapeut steht am Fußende des Tisches.
2. Der Therapeut adduziert das gestreckte Bein und kreuzt es zur Gegenseite. Dabei werden Umfang und Qualität der Bewegung geprüft (Abb. 19.9).
3. Die Untersuchung der Muskelkraft erfolgt, indem der Patient aufgefordert wird, eine maximale Abduktion des Beines gegen den Widerstand des Behandlers durchzuführen. Der Therapeut hält das Bein in der adduzierten Stellung fest (Abb. 19.10).
4. Der Befund wird mit der Gegenseite verglichen.
5. Anschließend erfolgt die Behandlung einer Verkürzung oder Verspannung je nach Befund.
6. Nachuntersuchen.

Anmerkung: Als zweite Möglichkeit kann man das kontralaterale Bein anheben und das zu untersuchende Bein in Adduktion darunter legen. In dieser Stellung wird auch der M. tensor fasciae latae getestet.

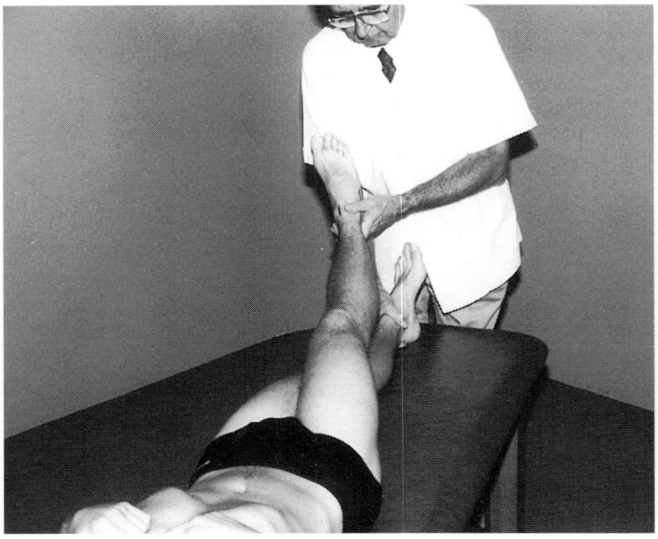

Abb. 19.9

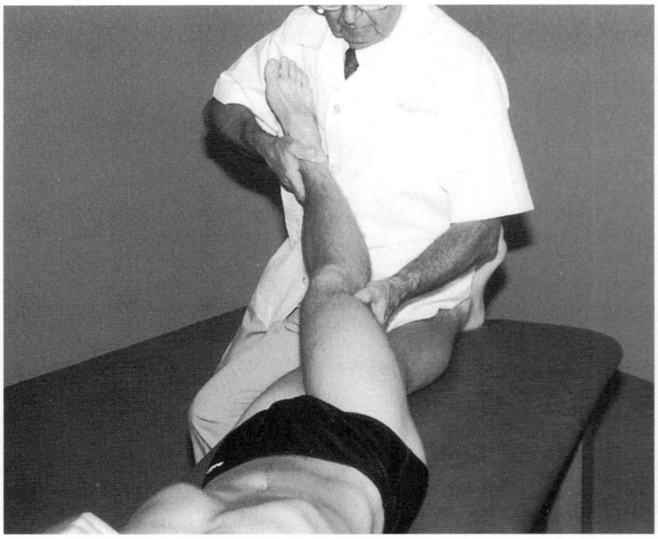

Abb. 19.10

Hüftgelenk

Muskelenergietechnik

Getestete Bewegung: Außenrotation, das Hüftgelenk ist um 90° gebeugt.
Getestete Muskeln: Innenrotatoren (M. glutaeus medius, M. glutaeus minimus)

1. Der Patient liegt auf dem Rücken, der Therapeut steht auf der Seite der zu untersuchenden Extremität.
2. Der Therapeut hält das Bein, Knie- und Hüftgelenk sind um 90° gebeugt (Abb. 19.11).
3. Eine Außenrotation des Femurs wird durchgeführt, indem Fuß und Knöchel nach medial geführt werden; Bewegungsumfang und -qualität werden beurteilt (Abb. 19.12).
4. Die Untersuchung der Muskelkraft erfolgt durch Innenrotation des Femurs gegen den Widerstand des Therapeuten (Abb. 19.13).
5. Der Befund wird mit der Gegenseite verglichen.
6. Verkürzung oder Abschwächung werden je nach Befund behandelt.
7. Nachuntersuchen

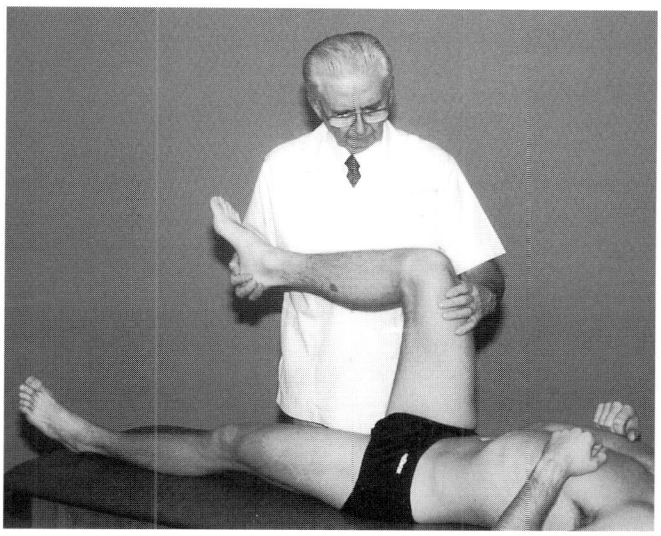

Abb. 19.11

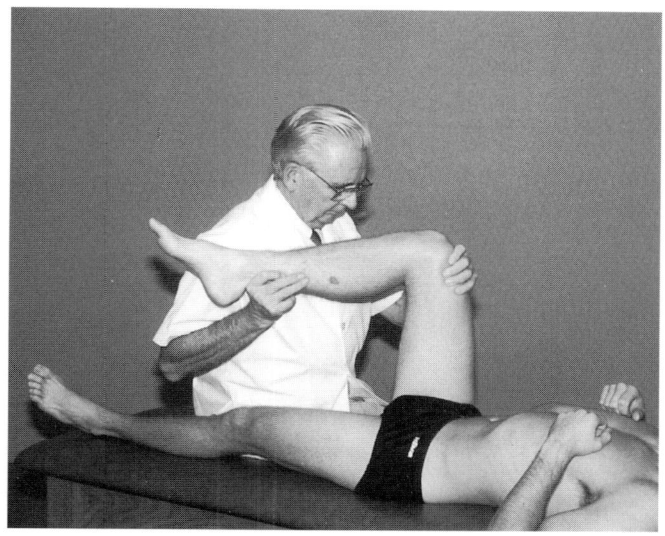

Abb. 19.13

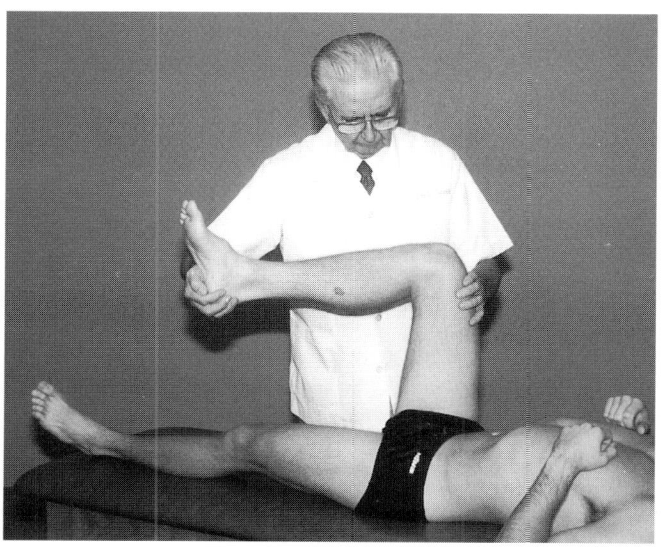

Abb. 19.12

Hüftgelenk

Muskelenergietechnik

Getestete Bewegung: Innenrotation mit 90° Hüftflexion
Getestete Muskulatur: Außenrotatoren (primär M. piriformis)

1. Der Patient liegt auf dem Rücken, der Therapeut steht auf der Seite der zu untersuchenden Extremität.
2. Der Therapeut umfaßt das Bein, Hüftgelenk und Kniegelenk sind um 90° gebeugt (siehe Abb. 19.11).
3. Es wird eine Innenrotation durchgeführt, wobei Bewegungsumfang und -qualität beurteilt werden (Abb. 19.14).
4. Zur Untersuchung der Muskelkraft fordert der Therapeut den Patienten auf, das Bein gegen Widerstand nach außen zu rotieren (Abb. 19.15).
5. Der Befund wird mit der Gegenseite verglichen.
6. Verkürzung und Verspannung werden je nach Befund behandelt.
7. Nachuntersuchen.

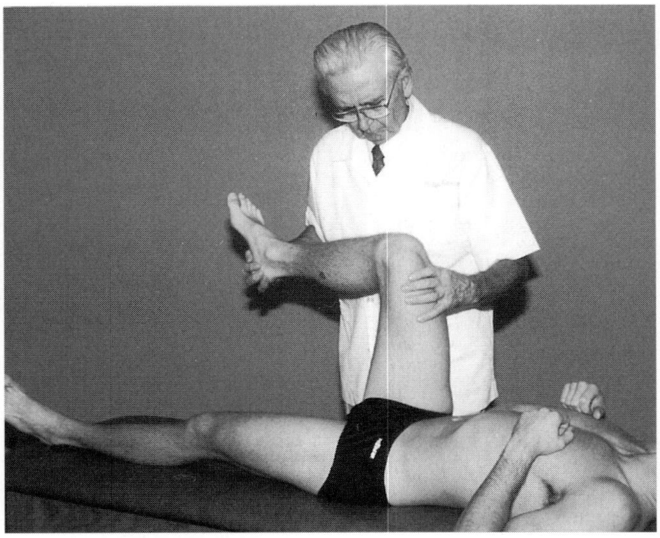

Abb. 19.14

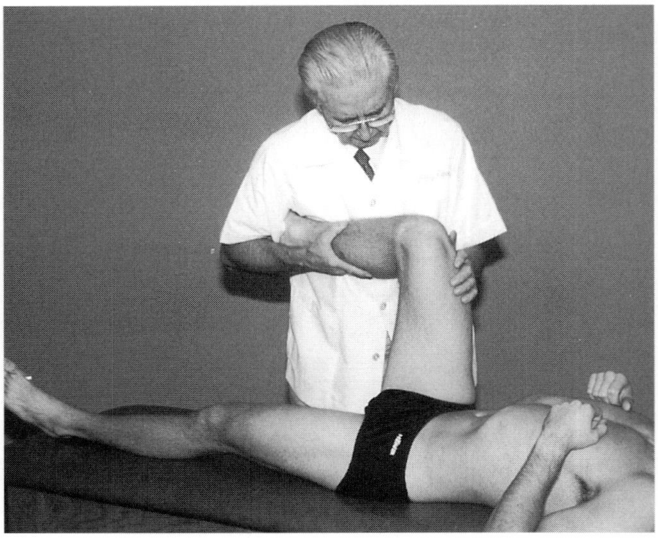

Abb. 19.15

Hüftgelenk

Muskelenergietechnik

Getestete Bewegung: partielle Hüftflexion (Anheben des gestreckten Beines)
Getestete Muskeln: Hüftextensoren, primär die ischiokrurale Muskulatur (M. semitendinosus, M. semimembranosus, M. biceps femoris)
Anmerkung: M. glutaeus maximus und M. adductor magnus werden erst zu Hüftextensoren, wenn der Oberschenkel gebeugt ist.

1. Der Patient liegt auf dem Rücken, der Therapeut steht neben dem Untersuchungstisch.
2. Der Therapeut palpiert die Spina iliaca anterior superior der Gegenseite.

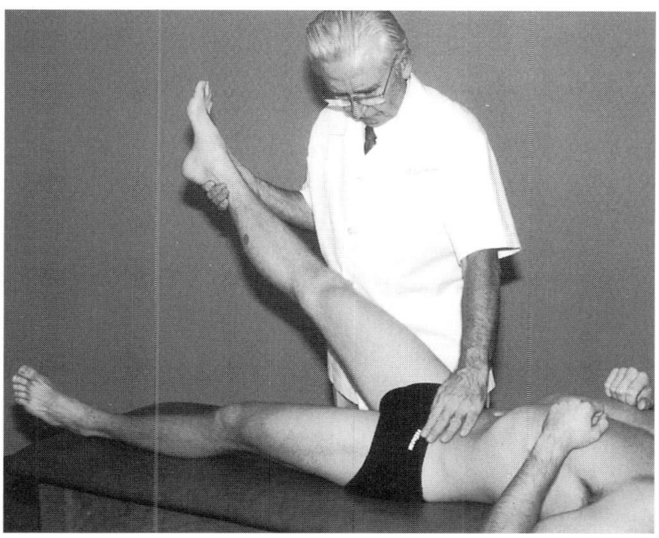

Abb. 19.16

3. Er hebt das gestreckte Bein und induziert dadurch eine Hüftflexion. Bewegungsumfang und Bewegungsqualität werden getestet. Die Bewegung wird beendet, sobald sich die Spina iliaca anterior superior der Gegenseite mit bewegt (Abb. 19.16).
4. Ist die Ischiokruralmuskulatur verkürzt und verspannt, so wird der Patient aufgefordert, gegen den Widerstand des Therapeuten seine Ferse zum Gesäß zu drücken (Abb. 19.17). Es werden mehrere isometrische Kontraktionen durchgeführt.

Anmerkung: Alternativ kann der Patient mit seinen Händen die Rückseite des distalen Oberschenkels umfassen. Währenddessen streckt der Therapeut das Knie. Der Patient versucht, das Knie gegen den Widerstand des Therapeuten zu beugen (Abb. 19.18).

5. Zur Prüfung der Muskelkraft liegt der Patient auf dem Bauch. Er versucht, beide Knie zu beugen. Gegen diese Bewegung gibt der Therapeut Widerstand.
6. Eine Abschwächung wird behandelt, indem der Patient das Knie mehrere Male vollständig beugt und streckt und der Therapeut zunehmend Widerstand gibt. Die Muskelkontraktionsform ist dabei konzentrisch isotonisch.
7. Nachuntersuchen.

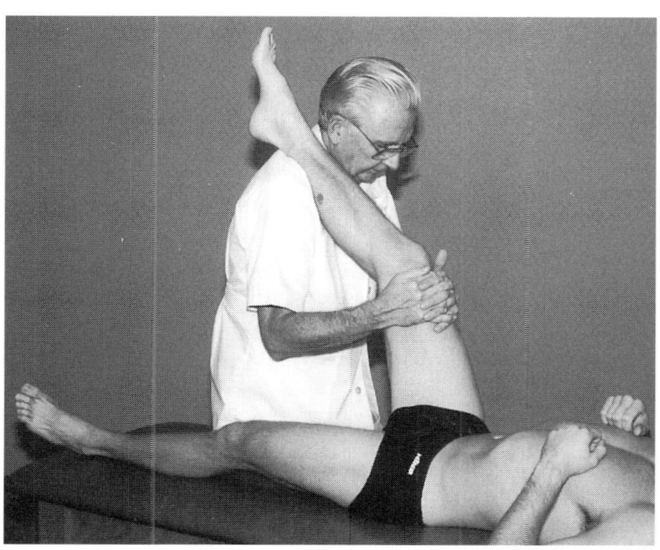

Abb. 19.17

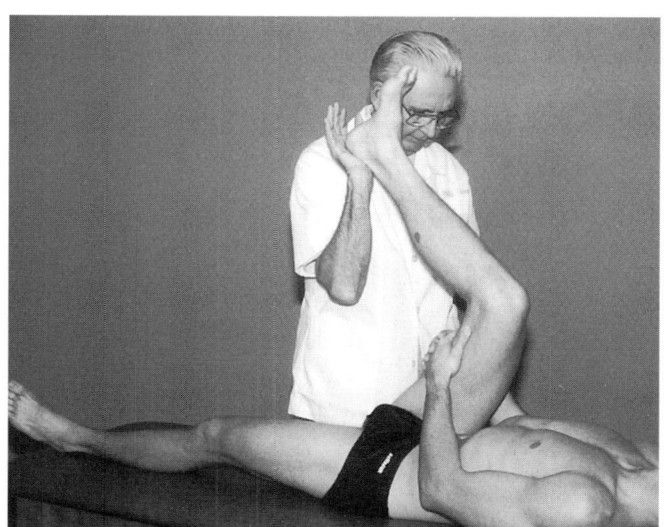

Abb. 19.18

Hüftgelenk

Muskelenergietechnik

Getestete Bewegung: Hüftextension
Getestete Muskulatur: M. iliopsoas

1. Der Patient liegt auf dem Rücken, das Becken liegt nahe am Tischende, so daß Unterschenkel und Fuß frei herabhängen können.
2. Der Therapeut steht am Tischende, dem Patienten zugewandt.
3. Beide Hüftgelenke und Kniegelenke werden gebeugt.
4. Der Patient umfaßt das nicht zu testende Bein und beugt es, während der Therapeut das zu testende Bein passiv extendiert (Abb. 19.19).
5. Ist die Bewegung nicht eingeschränkt, berührt die Oberschenkelrückseite des zu testenden Beines den Tisch, während das andere Knie vollständig gebeugt ist (Abb. 19.20).
6. Zur Prüfung der Muskelkraft wird der Patient gebeten, das Knie gegen Widerstand des Therapeuten in Richtung Decke zu drücken.
7. Nun erfolgt der Seitenvergleich.
8. Eine Verkürzung wird durch isometrische Anspannung gegen Widerstand behandelt. Dabei wird der Patient gebeten, eine Hüftflexion durchzuführen. Der Therapeut legt seinen Oberschenkel an der Medialseite von Fuß und Sprunggelenk an und verhindert dadurch eine begleitende Außenrotation im Hüftgelenk (Abb. 19.21).
9. Die Behandlung einer Abschwächung erfolgt durch wiederholte konzentrische, isotonische Muskelanspannung mit Hüftflexion und Außenrotation.
10. Nachuntersuchen.

Anmerkung: Vor der Untersuchung des M. iliopsoas auf Länge und Kraft sollte die Lendenwirbelsäule untersucht und behandelt werden. Durch die Testung des M. iliopsoas wird die Lendenwirbelsäule belastet, insbesondere am lumbosakralen Übergang.

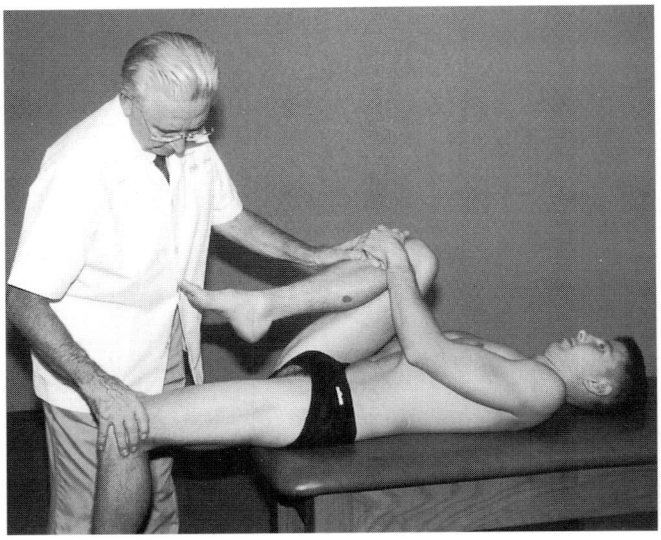

Abb. 19.20

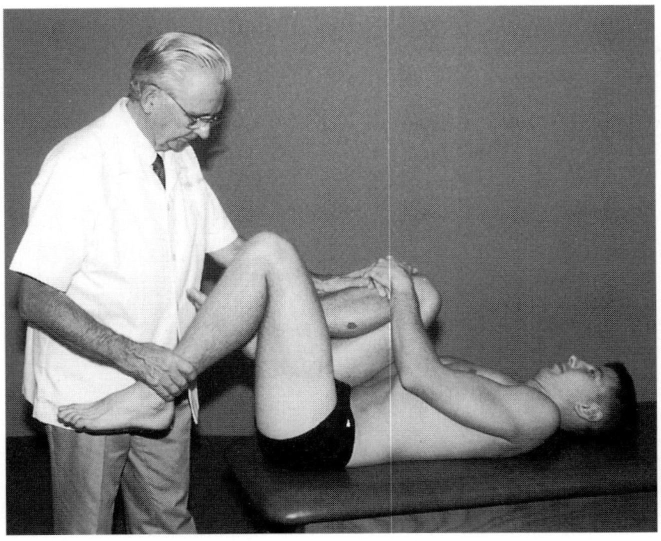

Abb. 19.19

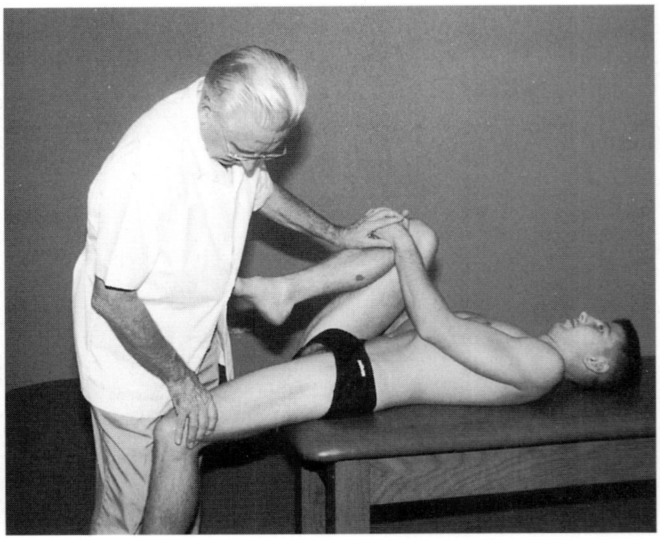

Abb. 19.21

Hüftgelenk

Muskelenergietechnik

Getestete Bewegung: Knieflexion
Zu testende Muskulatur: M. quadriceps (M. rectus femoris, M. vastus lateralis, M. vastus intermedius, M. vastus medialis)

1. Der Patient liegt auf dem Bauch, der Therapeut steht am Tischende, das Gesicht zum Patienten gewandt.
2. Der Therapeut flektiert beide Knie und hält die Knöchel des Patienten (Abb. 19.22).
3. Bewegungsumfang und -qualität werden untersucht.
4. Die Prüfung der Muskelkraft erfolgt, indem der Patient gebeten wird, beide Knie gegen Widerstand zu strecken und dabei die Muskeln gleichzeitig anzuspannen.
5. Die Behandlung der Muskelverkürzung erfolgt durch wiederholtes isometrisches Anspannen gegen Widerstand (Abb. 19.23).
6. Abgeschwächte Muskeln werden behandelt, indem mehrere konzentrische isotonische Muskelkontraktionen gegen den langsam zunehmenden Widerstand des Therapeuten ausgeführt werden.
7. Nachuntersuchen.

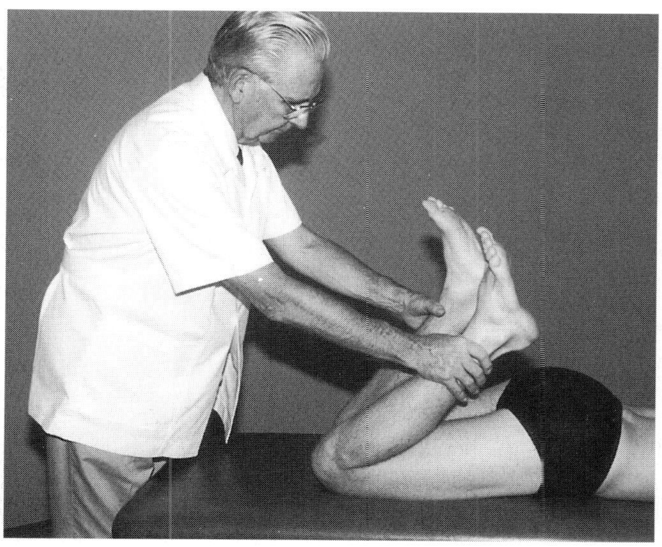

Abb. 19.22

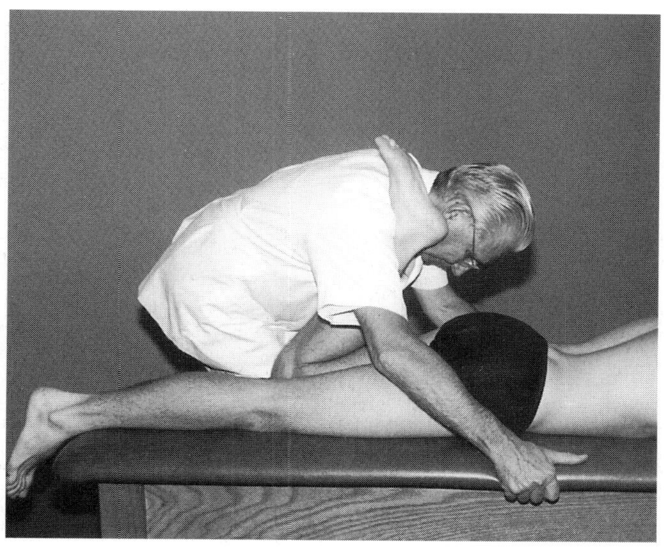

Abb. 19.23

Hüftgelenk

Muskelenergietechnik

Getestete Bewegung: Innenrotation aus der Neutralstellung.
Getestete Muskeln: Außenrotatoren (M. obturatorius internus, M. obturatorius externus, M. gemellus superior, M. gemellus inferior, M. quadratus femoris, M. piriformis).

1. Der Patient liegt auf dem Bauch, der Therapeut steht am Ende des Untersuchungstisches, dem Patienten zugewandt.
2. Eine Knieflexion um 90° wird durchgeführt (Abb. 19.24).
3. Der Therapeut läßt beide Beine nach lateral fallen, dadurch kommt es zu einer Innenrotation. Bewegungsumfang und -qualität werden beurteilt (Abb. 19.25).
4. Für die Untersuchung der Muskelkraft wird der Patient gebeten, beide Füße gegen Widerstand zusammenzudrücken.
5. Zur Behandlung einer Muskelverkürzung umfaßt der Therapeut das im Kniegelenk gebeugte und im Hüftgelenk innenrotierte kontralaterale Bein. Der Patient drückt das Bein, welches im Kniegelenk um 90° gebeugt ist, gegen den Widerstand, den der Behandler mit seinem Körper gibt, in die Außenrotation (Abb. 19.26).
6. Die abgeschwächte Muskulatur wird durch eine Reihe von konzentrischen isotonischen Kontraktionen behandelt. Dabei wird das Bein bei um 90° gebeugtem Knie in die vollständige Außenrotation geführt.
7. Nachuntersuchen.

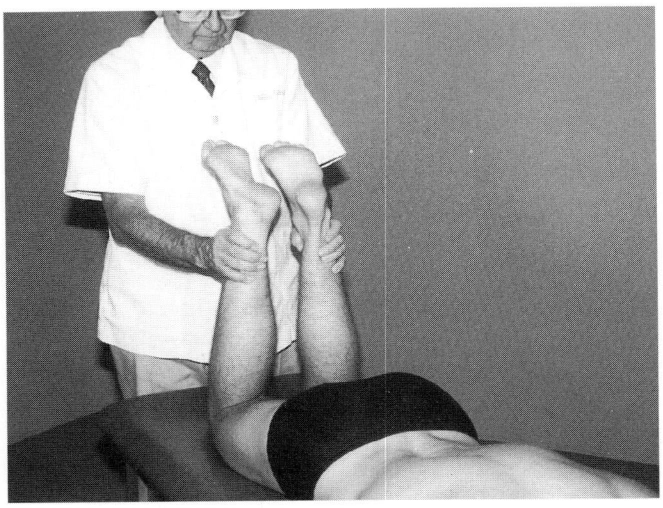

Abb. 19.24

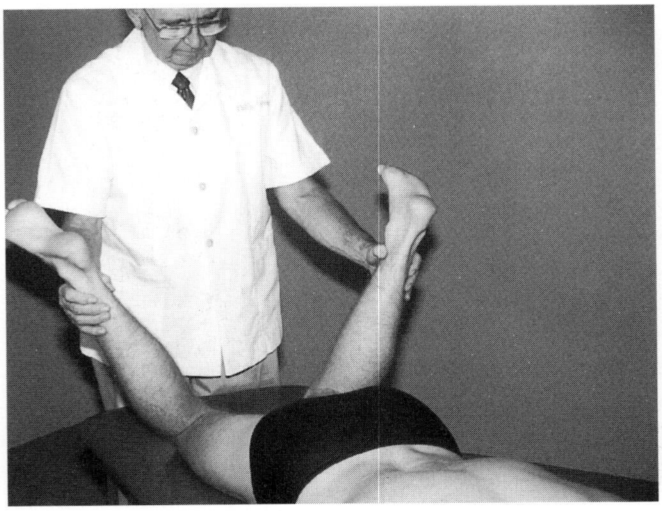

Abb. 19.25

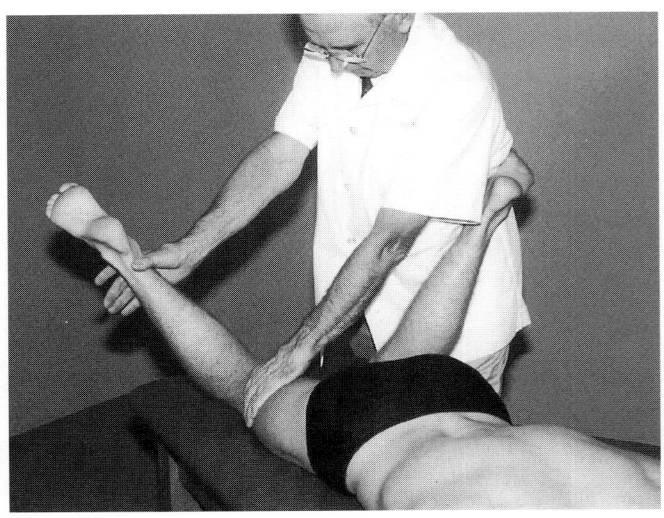

Abb. 19.26

Hüftgelenk Muskelenergietechnik

Getestete Bewegung: Außenrotation mit Neutralstellung der Hüftgelenke
Getestete Muskulatur: Innenrotatoren (M. glutaeus medius, M. glutaeus minimus, M. tensor fasciae latae)

1. Der Patient liegt auf dem Bauch, der Therapeut steht am Fußende des Tisches mit dem Gesicht zum Patienten.
2. Das nicht zu untersuchende Bein wird durch eine leichte Knieflexion und Außenrotation der Hüfte fixiert.
3. Das zu testende Bein wird um 90° gebeugt und außenrotiert, dabei werden Bewegungsumfang und Bewegungsqualität beurteilt (Abb. 19.27).
4. In gleicher Weise wird die Gegenseite untersucht (Abb. 19.28).
5. Zur Prüfung der Muskelkraft wird der Patient gebeten, das Bein gegen Widerstand nach innen zu rotieren.
6. Muskelverkürzung und Verspannung werden durch mehrere isometrische Kontraktionen in die Innenrotation gegen Widerstand behandelt (Abb. 19.29).
7. Zur Behandlung der Muskelabschwächung werden mehrere konzentrische isotonische Kontraktionen gegen zunehmenden Widerstand des Therapeuten durchgeführt.
8. Nachuntersuchen.

Die Wiederherstellung des muskulären Gleichgewichtes der Hüftmuskulatur ist ein wichtiger Bestandteil der Behandlung des muskuloskelettalen Systems, insbesondere bei Patienten mit Schmerzen im unteren Rücken und in den unteren Extremitäten. Es bestehen kontroverse Meinungen hinsichtlich der Behandlungssequenz. Für den Autor hat es sich bewährt, die Muskelverkürzung vor der Muskelabschwächung zu behandeln. Aus der klinischen Erfahrung ist bekannt, daß verkürzte Muskelgruppen reflektorisch die Antagonisten hemmen, was zu einer scheinbaren Abschwächung dieser Muskelgruppe führt. Ist die Verkürzung der Agonisten behoben, so ist die Abschwächung der Antagonisten häufig nicht mehr anzutreffen. Ist ein abgeschwächter Muskel auch nach einer erfolgreichen Dehnung seines Antagonisten nach wie vor schwach, sollte dieser Muskel mit den oben beschriebenen Techniken gekräftigt werden. Innerhalb der sechs Muskelgruppen am Hüftgelenk wird häufig ein bestimmtes Muster der muskulären Dysbalance gefunden. Dabei sind die rechten Adduktoren verkürzt und die linken Adduktoren und rechten Abduktoren scheinbar abgeschwächt. M. psoas und M. rectus femoris sind häufig verkürzt. Ihre Dehnung ist erforderlich, um beim Gehen eine vollständige Hüftextension zu ermöglichen. Die muskuläre Dysbalance von Agonisten und Antagonisten mit Verkürzung und Abschwächung entspricht dem Denkmodell von „locker-fest“ (*tight-loose*), das der myofaszialen Releasetechnik diagnostisch und therapeutisch zugrunde liegt.

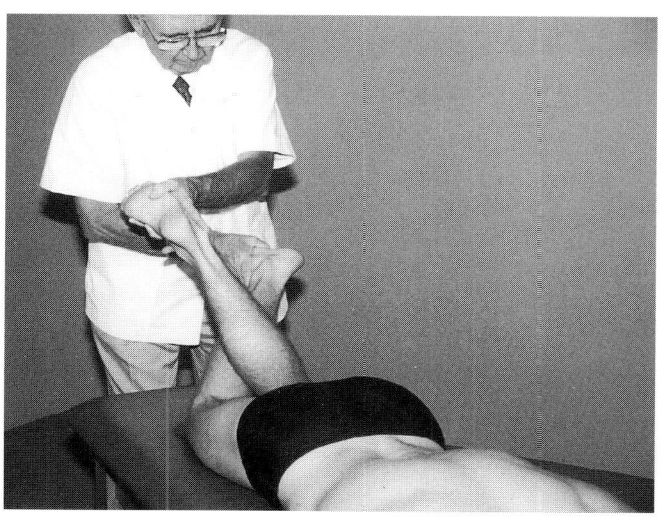

Abb. 19.27

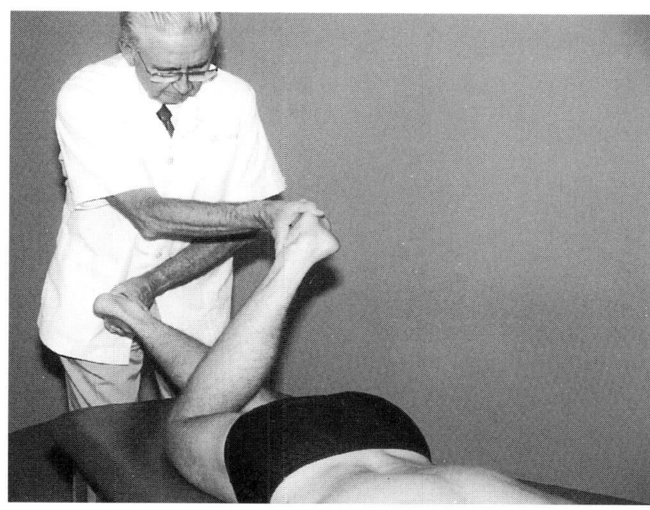

Abb. 19.28

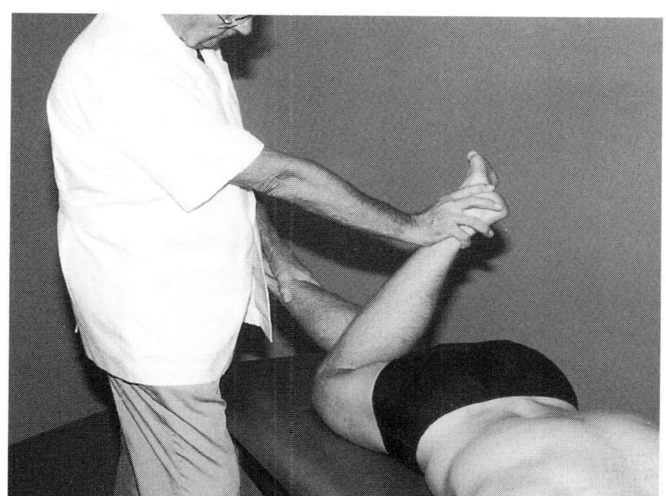

Abb. 19.29

19.2 Das Kniegelenk

Die Hauptbewegung im Kniegelenk ist die Flexion und Extension zwischen Femur und Tibia. Aufgrund der Längendifferenz von medialem und lateralem Femurkondylus wird die Flexion/Extension von einer Innen-/Außenrotation begleitet. Während der Extension rotiert die Tibia nach außen, während der Flexion nach innen. Besteht eine Dysfunktion in der Innen-/Außenrotation, so wird auch die normale Flexion/Extension beeinträchtigt. Beide Bewegungsmuster erfordern eine Gleitbewegung in anterio-posteriorer Richtung sowie eine medio-laterale Öffnung der benachbarten Gelenkflächen. Diese kleinen Bewegungen im Gelenkspiel sind innerhalb der Grenzen der normalen ligamentösen Stabilität vorhanden. Sie nehmen zu, wenn am Knie ein Band- oder Knorpelschaden vorliegt. Die wichtigsten somatischen Dysfunktionen des Kniegelenkes betreffen den Innenmeniskus sowie die Innen- und Außenrotation zwischen Tibia und Femur.

Kniegelenk

Rückenlage
Behandlungstechnik am Innenmeniskus
Mobilisation ohne Impuls

1. Der Patient liegt auf dem Rücken, der Therapeut steht auf der Seite des dysfunktionellen Knies.
2. Der Therapeut umgreift die proximale Tibia und klemmt den distalen Unterschenkel zwischen Oberarm und Brust ein.
3. Die Daumen des Therapeuten kommen über den medialen Gelenkspalt, das Knie befindet sich dabei in Flexion (Abb. 19.30).
4. Der Therapeut gibt mit der lateralen Hand eine Kompression nach medial auf den distalen Femur, die Daumen üben eine postero-laterale komprimierende Kraft auf den Innenmeniskus aus, und das Bein wird in die Extension gebracht (Abb. 19.31).
5. Diese Technik muß mehrmals wiederholt werden, um eine Gleiteinschränkung am medialen Meniskus zu beheben.
6. Nachuntersuchen.

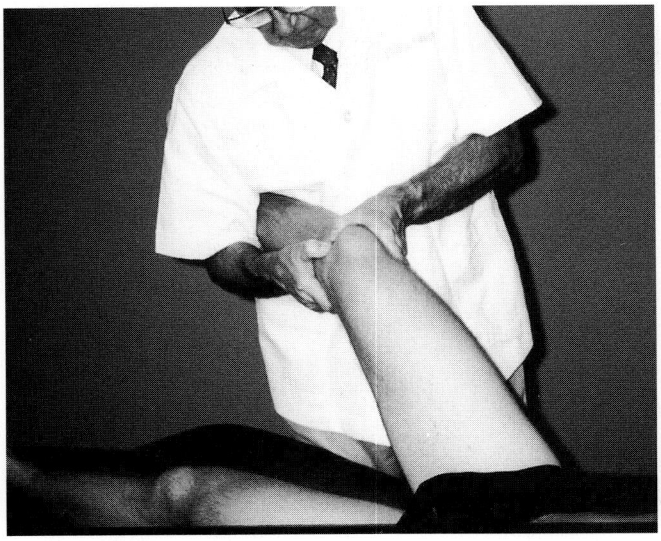

Abb. 19.30

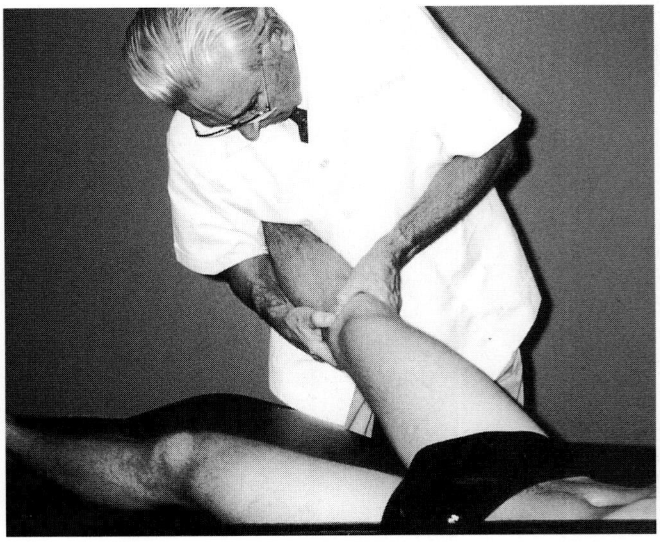

Abb. 19.31

Kniegelenk

Rückenlage
Technik für den Innen- und Außenmeniskus
Mobilisation ohne Impuls

1. Der Patient befindet sich in Rückenlage auf dem Untersuchungstisch, der Therapeut steht am Tischende, den Blick zum Patienten gewandt.
2. Der Therapeut unterstützt das dysfunktionelle Bein, das über den Untersuchungstisch herabhängt. Das Bein wird zwischen die Oberschenkel des Therapeuten geklemmt.
3. Der Therapeut umfaßt mit beiden Händen die proximale Tibia, die Daumen befinden sich über dem antero-medialen oder antero-lateralen Gelenkspalt, abhängig davon, ob die Bewegungseinschränkung am Condylus lateralis oder am Condylus medialis besteht (Abb. 19.32).
4. Bei einer Dysfunktion des medialen Meniskus wird eine zirkuläre Bewegung durchgeführt, die mit der Flexion beginnt und eine Translation nach medial durch Druck des Daumens auf den Innenmeniskus einschließt. Während dieser Bewegung wird das Knie in die vollständige Extension gebracht (Abb. 19.33).
5. Bei einer Bewegungseinschränkung am Meniscus lateralis liegen die Daumen über dem antero-lateralen Anteil des Knies. Die Zirkumduktionsbewegung beginnt in der Flexion und beinhaltet eine Translation nach lateral, während das distale Bein in die Extension gebracht wird.
6. Mehrere Wiederholungen können notwendig sein.
7. Nachuntersuchen.

Anmerkung: Eine Einschränkung der Gleitbewegung tritt wesentlich häufiger am Innenmeniskus als am Außenmeniskus auf.

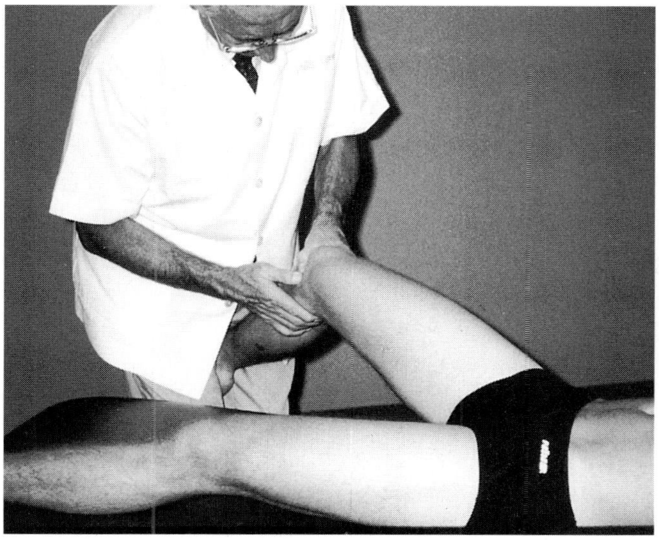

Abb. 19.32

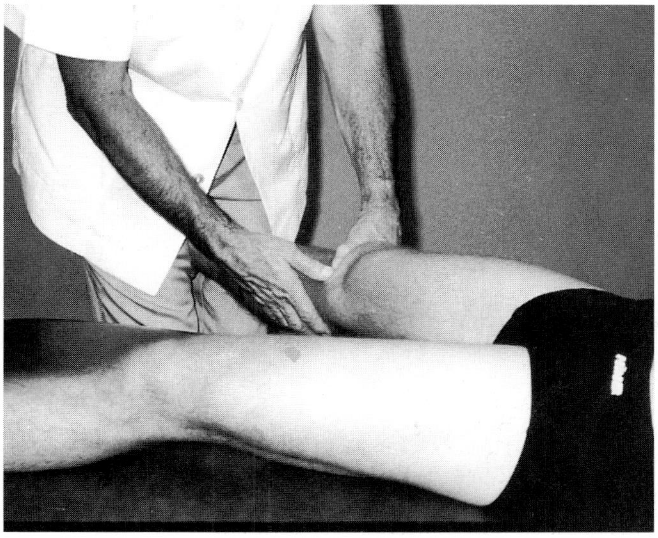

Abb. 19.33

Kniegelenk

Rückenlage
Gleitbewegung am Innen- und Außenmeniskus
Gelenkspiel

1. Der Patient liegt auf dem Rücken, der Therapeut steht neben dem dysfunktionellen Bein.
2. Es wird eine Flexion um 90° in Hüft- und Kniegelenk durchgeführt. Der Therapeut stellt mit der distalen Hand das obere Sprunggelenk in Dorsalextension ein und verriegelt es damit. Die proximale Hand umfaßt den distalen Femur, der Daumen liegt über dem Außenmeniskus, Zeigefinger und Mittelfinger liegen über dem Innenmeniskus (Abb. 19.34).
3. Die Tibia wird bei verriegeltem Sprunggelenk nach medial und lateral rotiert, dabei wird eine langsam zunehmende Extension von Hüft- und Kniegelenk durchgeführt (Abb. 19.35).
4. Dieser Griff muß mehrmals wiederholt werden. Innen- wie auch Außenrotation nehmen mit zunehmender Kniestreckung ab.
5. Nachuntersuchen.

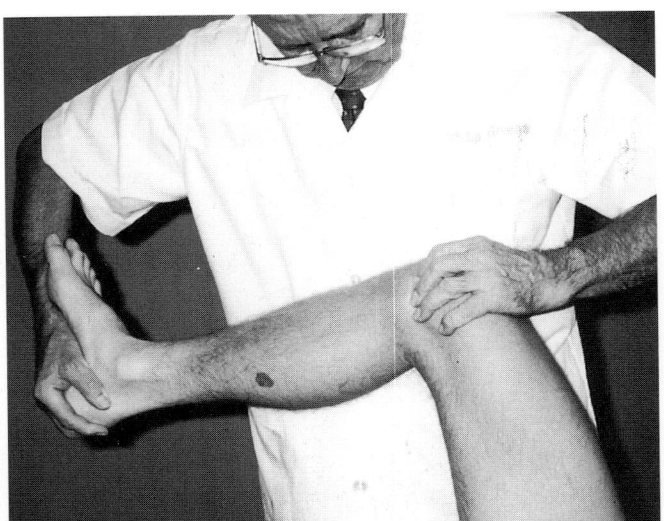

Abb. 19.34

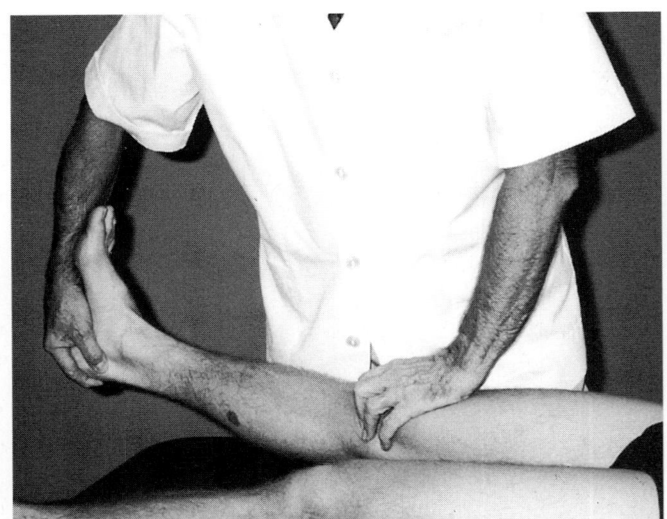

Abb. 19.35

Kniegelenk

Rückenlage
Kompressionstest durch Streckung

1. Der Patient befindet sich in Rückenlage auf dem Untersuchungstisch, der Therapeut steht neben dem dysfunktionellen Bein.
2. Der Therapeut stabilisiert mit seiner proximalen Hand den distalen Oberschenkel.
3. Mit der distalen Hand wird die Ferse umfaßt (Abb. 19.36).
4. Der distale Unterschenkel wird zunehmend überstreckt, die proximale Hand stabilisiert den Oberschenkel.
5. Der Befund wird mit der Gegenseite verglichen.
6. Eine Einschränkung der Streckung mit Schmerzprovokation gilt als positiver Befund und spricht für eine Einschränkung der Außenrotation und Extension des Kniegelenkes oder für eine Meniskusverletzung.

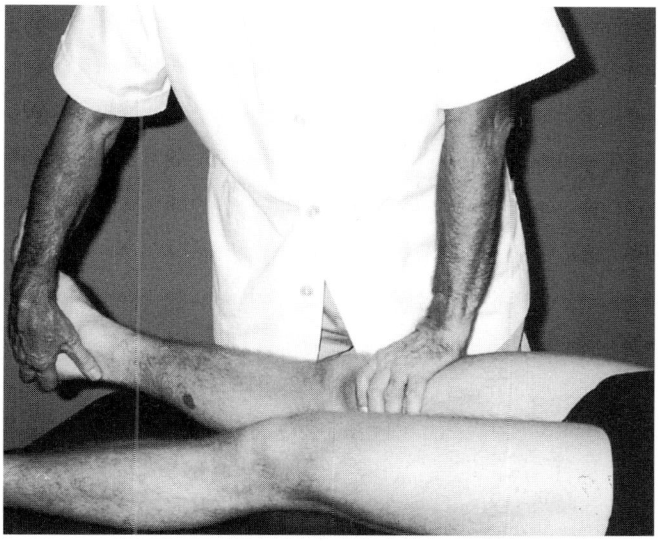

Abb. 19.36

Kniegelenk

Sitzend
Diagnose: Einschränkung der Innen- und Außenrotation

1. Der Patient sitzt mit herabhängenden Beinen am Rand des Untersuchungstisches, der Therapeut sitzt vor dem Patienten.
2. Der Therapeut umfaßt die Füße und verriegelt die Sprunggelenke durch eine Dorsalextension.
3. Der Therapeut induziert eine Außen- (Abb. 19.37) und Innenrotation (Abb. 19.38) und prüft dabei Bewegungsumfang, -qualität und Endgefühl.
4. Für die Prüfung der Muskelkraft wird der Patient aufgefordert, die Tibia gegen Widerstand nach innen und außen zu rotieren.

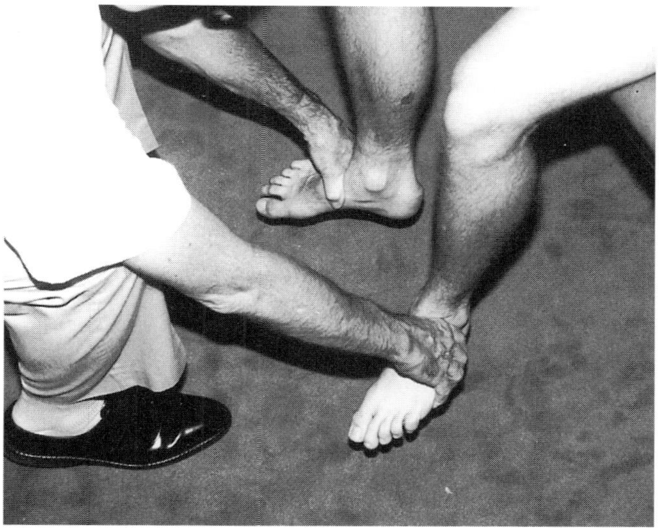

Abb. 19.37

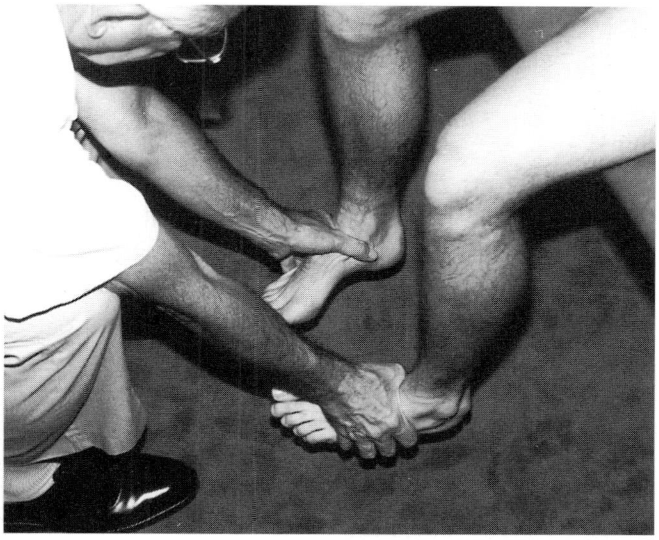

Abb. 19.38

Kniegelenk

Sitzend
Muskelenergietechnik
Diagnose
Stellung: Innenrotation der Tibia
Bewegungseinschränkung: Außenrotation der Tibia

1. Der Patient sitzt mit herabhängenden Beinen am Tischrand. Der Therapeut sitzt vor dem Patienten.
2. Der Therapeut umfaßt mit einer Hand die Ferse und mit der anderen Hand den Vorfuß.
3. Der Fuß wird im Sprunggelenk extendiert. Anschließend induziert der Therapeut eine Außenrotation bis zur Barriere (Abb. 19.39).
4. Der Patient rotiert den Vorfuß gegen den Widerstand des Therapeuten nach innen. Die Muskelanspannung wird 3-5 Sekunden gehalten und drei- bis fünfmal wiederholt.
5. In der Entspannungsphase führt der Therapeut die Tibia an die neue Barriere in der Außenrotation.
6. Nachuntersuchen.

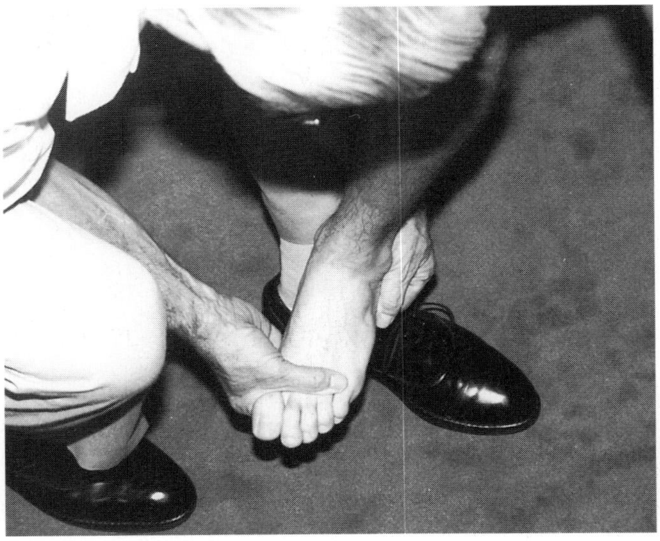

Abb. 19.39

Kniegelenk

Sitzend
Muskelenergietechnik
Diagnose
Stellung: Außenrotation der Tibia
Bewegungseinschränkung: Innenrotation der Tibia

1. Der Patient sitzt mit herabhängenden Beinen am Tischrand. Der Therapeut sitzt vor ihm.
2. Der Therapeut umgreift mit einer Hand die Ferse und mit der anderen Hand den Vorfuß.
3. Eine Dorsalextension des Fußes im Sprunggelenk und eine Innenrotation bis zur Barriere werden induziert (Abb. 19.40).
4. Der Patient rotiert den Vorfuß gegen Widerstand des Therapeuten nach außen. Die Muskelanspannung wird 3-5 Sekunden gehalten und drei- bis fünfmal wiederholt.
5. In der Entspannungsphase führt der Therapeut eine Innenrotation der Tibia an die neue Barriere durch.
6. Nachuntersuchen.

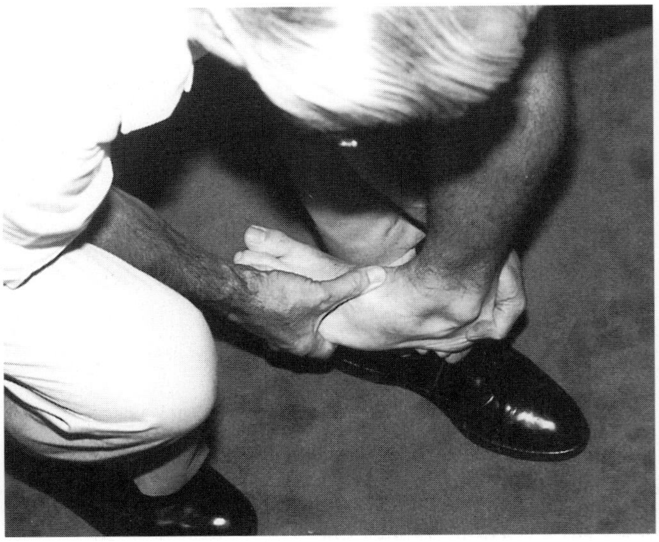

Abb. 19.40

Kniegelenk

Bauchlage
Muskelenergietechnik
Diagnostik von Innen- und Außenrotation

1. Der Patient liegt auf dem Bauch, die Knie sind um 90° gebeugt. Der Therapeut steht am Tischende und umfaßt die Füße des Patienten.
2. Es wird eine Dorsalextension am Knöchel induziert. Anschließend wird die Tibia nach außen (Abb. 19.41) und innen rotiert (Abb. 19.42). Dabei werden Bewegungsumfang, -qualität und Endgefühl beurteilt.
3. Zur Untersuchung der Muskelkraft wird der Patient gebeten, den Fuß gegen den Widerstand des Therapeuten nach innen oder nach außen zu rotieren.

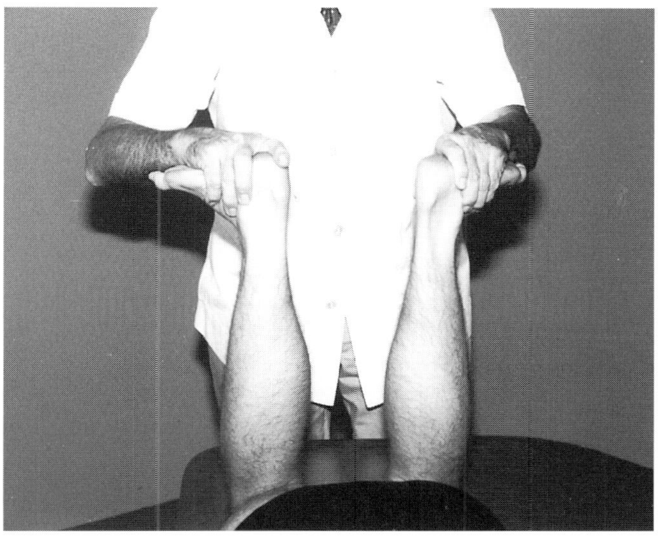

Abb. 19.41

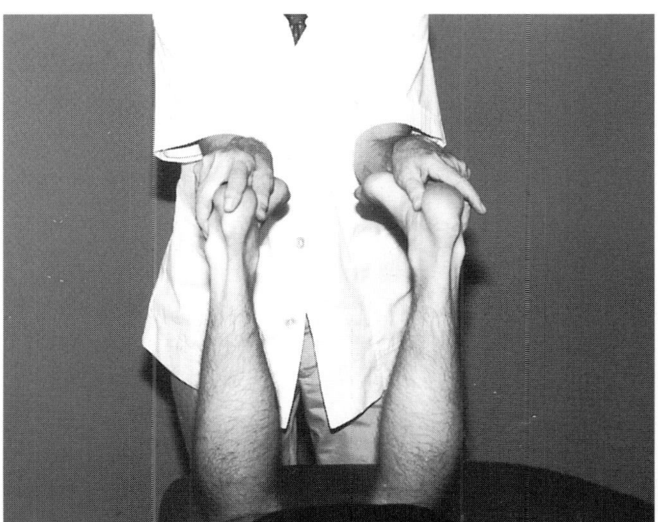

Abb. 19.42

Kniegelenk

Bauchlage
Muskelenergietechnik
Diagnose: Innenrotation der Tibia
Bewegungseinschränkung: Außenrotation der Tibia

1. Der Patient befindet sich in Bauchlage, der Therapeut steht auf der Seite der dysfunktionellen Extremität.
2. Der Therapeut beugt das Knie um 90° und umfaßt mit einer Hand die Ferse und mit der anderen Hand den Vorfuß.
3. Der Therapeut führt eine Dorsalflexion des Sprunggelenkes und eine Außenrotation des Fußes bis zur Barriere durch (Abb. 19.43).
4. Der Patient versucht, seinen Vorfuß gegen den Widerstand des Therapeuten nach innen zu rotieren. Diese Muskelanspannung wird 3-5 Sekunden gehalten und drei- bis fünfmal wiederholt.
5. In der Entspannungsphase rotiert der Therapeut den Fuß nach außen bis zur neuen Barriere.
6. Nachuntersuchen.

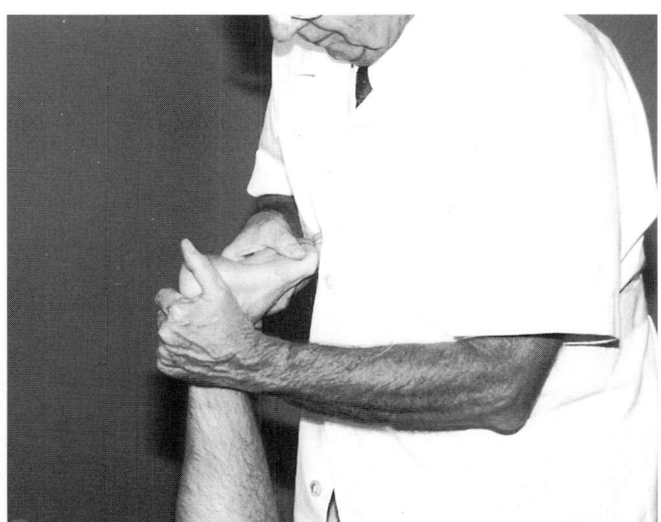

Abb. 19.43

Kniegelenk

Bauchlage
Muskelenergietechnik
Diagnose
Stellung: Außenrotation der Tibia
Bewegungseinschränkung: Innenrotation der Tibia

1. Der Patient befindet sich in Bauchlage, der Therapeut steht auf der Seite der dysfunktionellen Extremität.
2. Die Knie werden um 90° gebeugt, der Therapeut umfaßt Ferse und Vorfuß.
3. Eine Dorsalextension des Fußes und eine Innenrotation der Tibia bis zur Barriere werden durchgeführt (Abb. 19.44).
4. Der Patient rotiert seinen Vorfuß nach außen. Der Therapeut gibt gegen diese Bewegung Widerstand. Die Muskelanspannung wird drei- bis fünfmal wiederholt und über 3-5 Sekunden gehalten.
5. In der Entspannungsphase rotiert der Therapeut den Fuß nach innen und stellt die neue Barriere ein.
6. Nachuntersuchen.

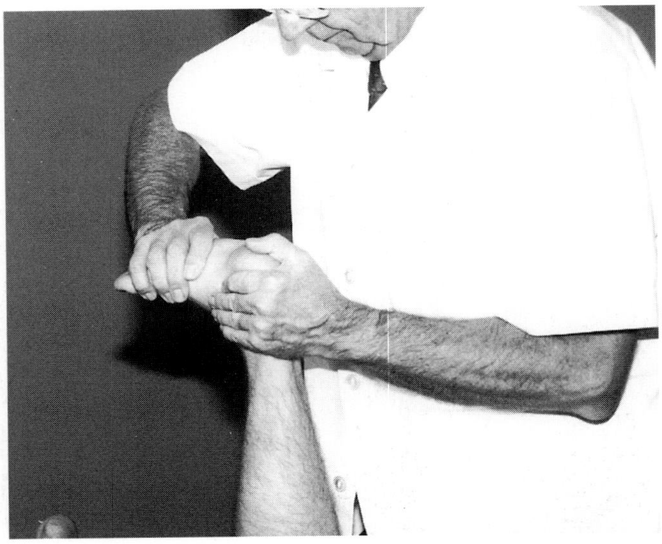

Abb. 19.44

19.3 Das proximale Tibiofibulargelenk

Dieses Gelenk steht in enger Beziehung zu Kniegelenk und oberem Sprunggelenk. Am proximalen Tibiofibulargelenk findet eine anterior-posteriore Gleitbewegung statt. Die Gelenkfunktion wird aufgrund der Insertion des M. biceps femoris am Fibulaköpfchen durch diesen Muskel beeinflußt. Die Bewegungseinschränkung am proximalen Tibiofibulargelenk betrifft entweder das Ventral- oder das Dorsalgleiten. Die Wiederherstellung der normalen anterior-posterioren Gleitbewegung und ihres Zusammenspiels mit der Tibia ist das Behandlungsziel.

Vor einer Behandlung des proximalen tibiofibularen Gelenkes muß die normale Funktion der Innen- und Außenrotation zwischen Tibia und Femur gewährleistet sein.

Die Gelenkebene am proximalen Tibiofibulargelenk geht in einem Winkel von circa 30° von medial nach lateral und von ventral nach dorsal. Die Prüfung des anterior-posterioren Gleitens sollte in der Gelenkebene erfolgen. Der Patient kann dabei entweder auf dem Rücken liegen oder sitzen.

Proximales Tibiofibulargelenk

Untersuchung des anterior-posterioren Gleitens

1. Der Patient liegt auf dem Untersuchungstisch; die Füße sind aufgestellt (Abb. 19.45). Der Patient kann auch am Tischrand sitzen, der Therapeut sitzt dabei vor ihm und drückt die medialen Fußränder zusammen (Abb. 19.46).
2. Der Therapeut umfaßt mit Daumen oder Daumenballen beider Hände die proximale Fibula. Dabei muß sorgfältig darauf geachtet werden, daß der Nervus peronaeus nicht gegen das Fibulaköpfchen komprimiert wird.
3. Es wird eine Translation des Fibulaköpfchens nach anterior-posterior durchgeführt. Dabei werden Bewegungsumfang, -qualität und Endgefühl mit der Gegenseite verglichen.
4. Kann das Fibulaköpfchen nicht nach anterior gleiten, so steht es posterior; kann das Fibulaköpfchen nicht nach posterior gleiten, so steht es anterior.

Proximales Tibiofibulargelenk

Sitzend
Muskelenergietechnik
Diagnose
Stellung: Fibulaköpfchen posterior
Bewegungseinschränkung: Gleiten des Fibulaköpfchens nach anterior

1. Der Patient sitzt am Rand des Untersuchungstisches, das dysfunktionelle Bein baumelt herab. Der Therapeut sitzt vor dem Patienten und umfaßt mit seiner medialen Hand dessen Vorfuß.
2. Der Therapeut induziert eine Supination und eine Innenrotation des Fußes. Mit der lateralen Hand wird auf die Rückseite des Fibulaköpfchens ein Druck nach antero-lateral ausgeübt (Abb. 19.47).
3. Der Patient wird gebeten, den Fuß nach dorsal zu extendieren und den Fußaußenrand zu heben (Pronation). Der Therapeut gibt gegen diese Bewegung mit seiner medialen Hand Widerstand. Die Muskelanspannung wird drei- bis fünfmal wiederholt und über 3-5 Sekunden gehalten.
4. In der Entspannungsphase stellt der Therapeut die neue Barriere ein.
5. Nachuntersuchen.

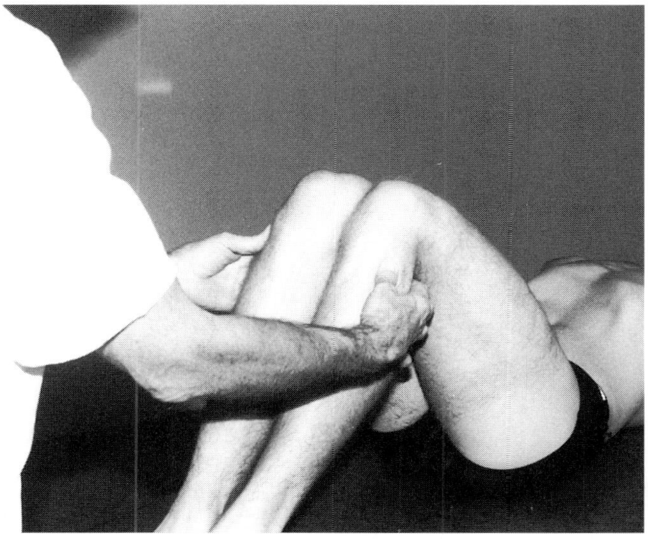

Abb. 19.45

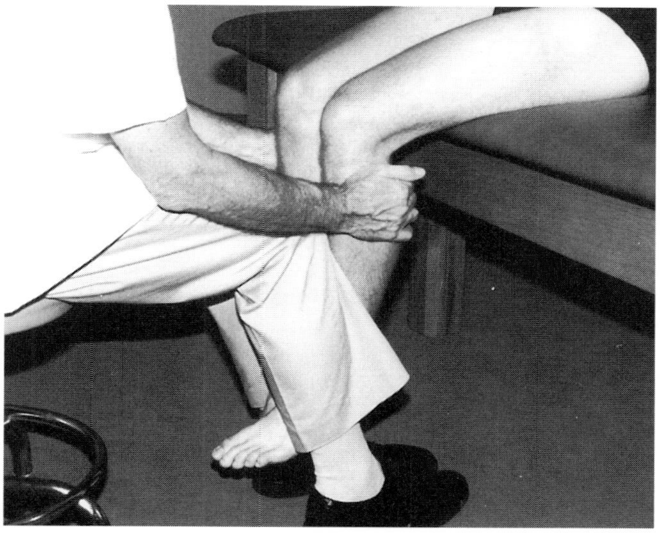

Abb. 19.46

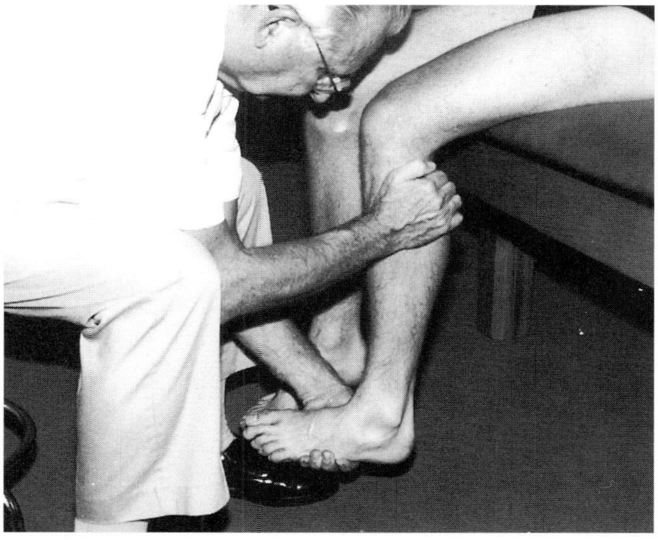

Abb. 19.47

Proximales Tibiofibulargelenk

Sitzend
Muskelenergietechnik
Diagnose
Stellung: Fibulaköpfchen anterior
Bewegungseinschränkung: Gleiten des Fibulaköpfchens nach posterior

1. Der Patient sitzt am Rand des Untersuchungstisches, das dysfunktionelle Bein baumelt herab. Der Therapeut sitzt vor dem Patienten und umfaßt mit seiner medialen Hand den Vorfuß.
2. Der Fuß wird in Supination und Außenrotation eingestellt. Der Therapeut übt mit seinem lateralen Daumen einen postero-medialen Druck auf den Vorderrand des Fibulaköpfchens aus (Abb. 19.48).
3. Der Patient führt eine Pronation und Plantarflexion des Fußes gegen Widerstand des Therapeuten durch. Die Muskelanspannung wird über 3-5 Sekunden gehalten und drei- bis fünfmal wiederholt.
4. In der Entspannungsphase wird die neue Barriere eingestellt.
5. Nachuntersuchen.

Proximales Tibiofibulargelenk

Rückenlage
Mobilisation mit Impuls
Diagnose
Stellung: Fibulaköpfchen posterior
Bewegungseinschränkung: Gleiten des Fibulaköpfchens nach anterior

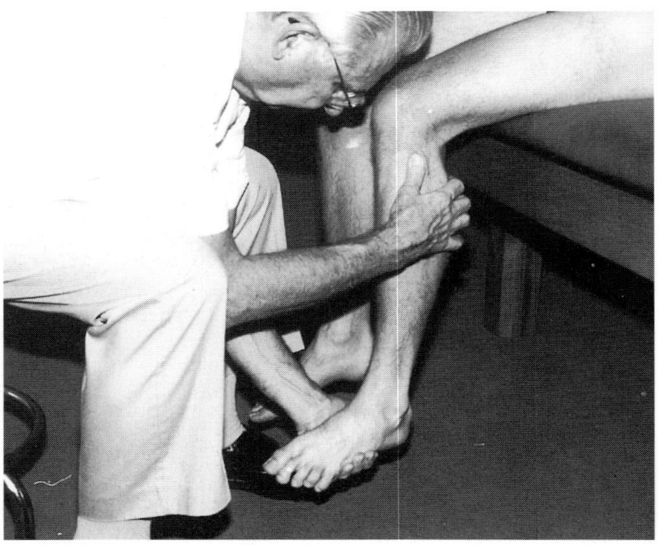

Abb. 19.48

1. Der Patient befindet sich in Rückenlage, der Therapeut steht auf der Seite der Dysfunktion und kontrolliert mit der kaudalen Hand Fuß und Knöchel des Patienten.
2. Die kraniale Hand unterstützt das gebeugte Knie, das Zeigefingergrundgelenk liegt dabei hinter dem Fibulaköpfchen (Abb. 19.49).
3. Es erfolgt eine Außenrotation des gebeugten Knies bis zur Barriere. Dabei legt der Therapeut das Zeigefingergrundgelenk zwischen distalen Femur und Fibulaköpfchen.
4. Der Impuls erfolgt durch eine Verstärkung der Knieflexion, wobei das Fibulaköpfchen nach vorne gezogen wird (Abb. 19.50).
5. Nachuntersuchen.

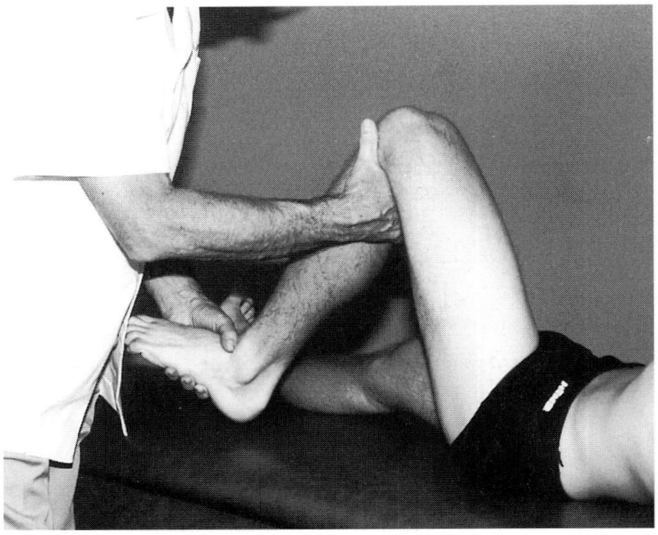

Abb. 19.49

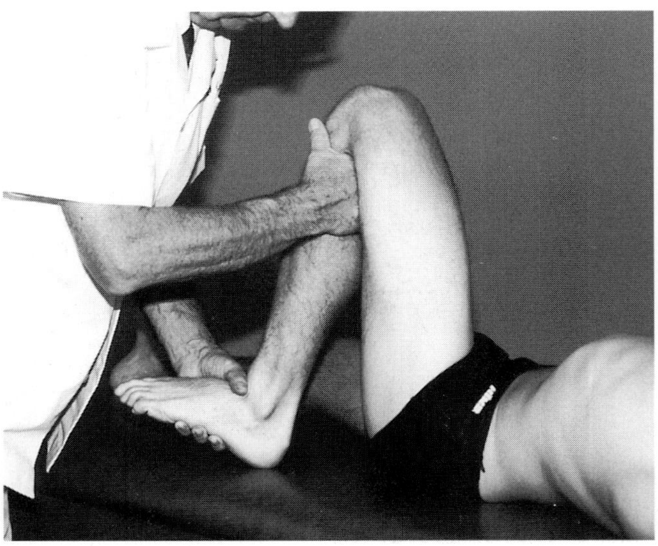

Abb. 19.50

Proximales Tibiofibulargelenk

Bauchlage
Mobilisation mit Impuls
Diagnose
Stellung: Fibulaköpfchen posterior
Bewegungseinschränkung: Gleiten des Fibulaköpfchens nach anterior

1. Der Patient liegt auf dem Bauch, der Therapeut steht auf der Seite der Dysfunktion und kontrolliert mit seiner distalen Hand Fuß und Knöchel.
2. Die proximale Hand des Therapeuten wird über die Kniekehle gelegt. Das Zeigefingergrundgelenk liegt auf der Rückseite des Fibulaköpfchens (Abb. 19.51).

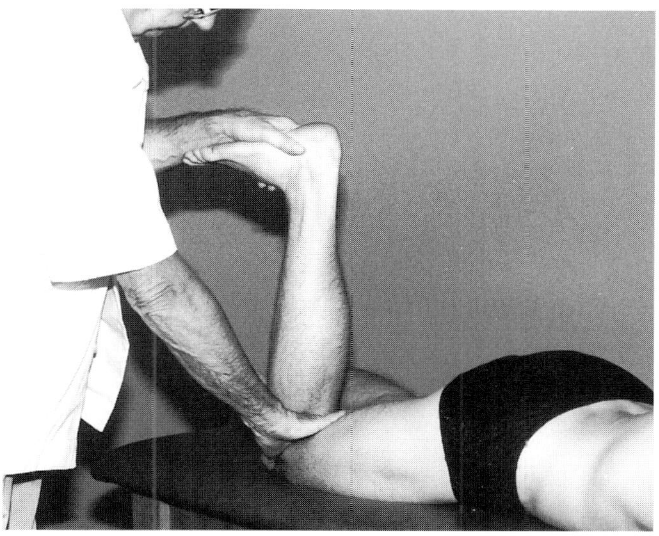

Abb. 19.51

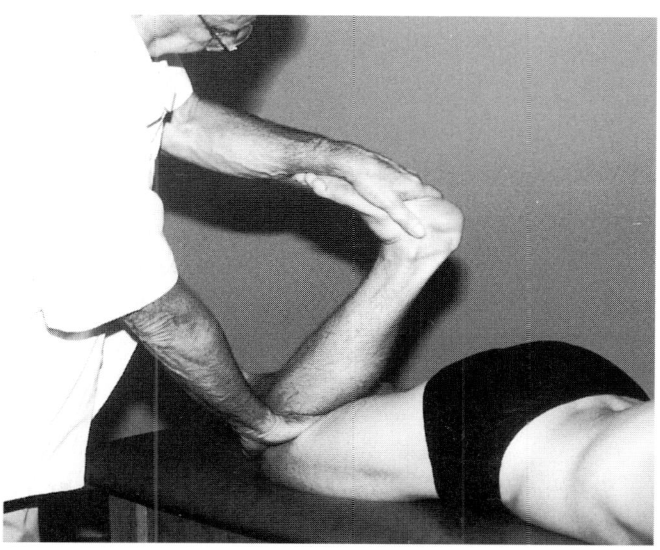

Abb. 19.52

3. Das Knie wird gebeugt, wobei das Zeigefingergrundgelenk des Therapeuten zwischen Fibulaköpfchen und Femur eingeklemmt wird.
4. Die Barriere wird eingestellt, indem das Bein leicht nach außen rotiert und das Knie gebeugt wird. Anschließend erfolgt durch Verstärkung der Knieflexion die Manipulation (Abb. 19.52).
5. Nachuntersuchen.

Proximales Tibiofibulargelenk

Rückenlage
Mobilisation mit Impuls
Diagnose
Stellung: Fibulaköpfchen anterior
Bewegungseinschränkung: Gleiten des Fibulaköpfchens nach posterior

1. Der Patient liegt auf dem Rücken, der Therapeut steht auf der dysfunktionellen Seite.
2. Der Therapeut kontrolliert mit der distalen Hand den Unterschenkel. Das Knie wird gestreckt und ca. 30° innenrotiert.
3. Der Therapeut legt den Daumenballen der proximalen Hand auf die Vorderseite der proximalen Fibula (Abb. 19.53).
4. Die Barriere wird in der anterior-posterioren Bewegung eingestellt, indem das Fibulaköpfchen durch den gestreckten Arm nach unten gedrückt wird.
5. Nach Einstellung der Barriere erfolgt der Impulsstoß, indem der Therapeut sein Körpergewicht über den gestreckten Arm auf die Vorderseite des Fibulaköpfchens fallen läßt.
6. Nachuntersuchen.

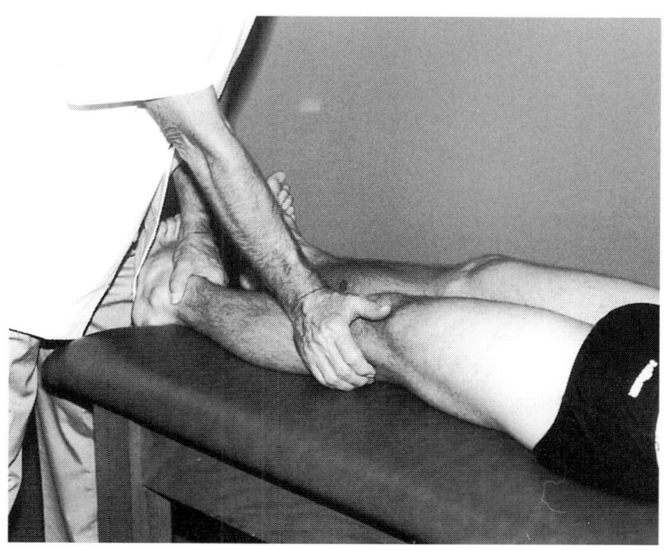

Abb. 19.53

19.4 Sprunggelenk

Das Sprunggelenk setzt sich zusammen aus distalem Tibiofibulargelenk, Tibiotalargelenk, Fibulotalargelenk und dem Talokalkaneargelenk (Subtalargelenk). Auch wenn das Subtalargelenk häufig dem Fuß zugerechnet wird, spielt es für die Funktion des Talus eine entscheidende Rolle. Die Bewegungseinschränkung des Talus von kranial oder kaudal führt zu einer erheblichen Reduktion der Beweglichkeit im Sprunggelenk. Der Talus verdient besondere Aufmerksamkeit, da er keinerlei muskuläre Verbindungen hat. Seine Bewegung wird durch die an den benachbarten Knochen ansetzenden Muskeln bewirkt. Dysfunktionen zwischen Talusrolle und proximalem Tibiofibulargelenk gehören zu den häufigeren Dysfunktionen der unteren Extremität. Eine weitere anatomische Besonderheit des Talus ist die Keilform der Trochlea tali, die vorne breiter ist als hinten. Das Sprunggelenk ist in der Dorsalextension stabiler als in der Plantarflexion. Seine häufigste Bewegungseinschränkung ist die Dorsalextension.

Das distale Tibiofibulargelenk ist ziemlich stabil und wird selten dysfunktionell. Es bildet mit dem proximalen Tibiofibulargelenk eine funktionelle Einheit. Die adäquate Behandlung des proximalen Tibiofibulargelenkes führt häufig auch zur Wiederherstellung der Funktion des distalen Tibiofibulargelenkes. Bevor Sie sich Funktionsstörungen des oberen Sprunggelenkes zuwenden, sollte immer erst eine genaue Diagnostik und Therapie am proximalen und distalen Tibiofibulargelenk erfolgt sein.

Distales Tibiofibulargelenk

Rückenlage
Diagnose

1. Der Patient liegt auf dem Rücken, der Therapeut steht am Fußende des Behandlungstisches und hält mit seiner medialen Hand Knöchel und Ferse.
2. Der Therapeut umfaßt mit Daumen und Zeigefinger (Abb. 19.54) der lateralen Hand den Malleolus lateralis.
3. Der Therapeut führt ein anterior-posteriores Gleiten des Malleolus lateralis gegenüber dem fixierten Fuß und Innenknöchel durch.
4. Eine Einschränkung des Gleitens nach anterior wird als „Posteriorstellung“ des distalen Tibiofibulargelenkes bezeichnet. Eine Einschränkung des Gleitens nach posterior wird als „Anteriorstellung“ des distalen Tibiofibulargelenkes bezeichnet.
5. Der Befund wird mit der Gegenseite verglichen.

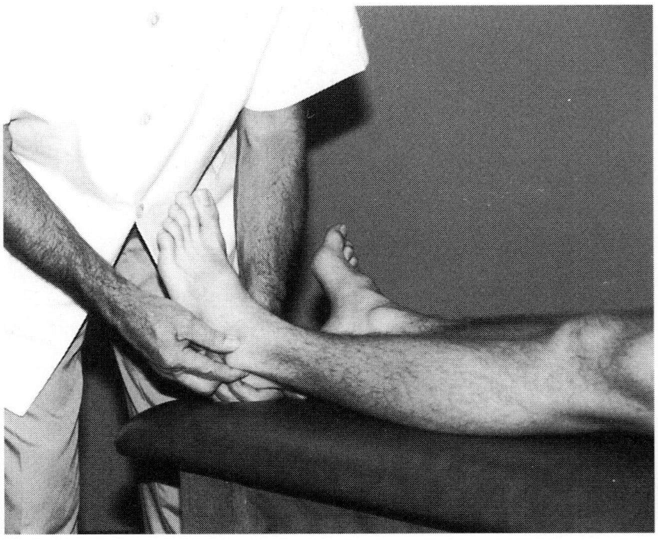

Abb. 19.54

Sprunggelenk: Distales Tibiofibulargelenk

Rückenlage
Mobilisation mit Impuls
Diagnose
Stellung: Distales Tibiofibulargelenk nach anterior verschoben
Bewegungseinschränkung: Posteriores Gleiten des Malleolus lateralis

1. Der Patient liegt auf dem Rücken, der Therapeut steht am Fußende des Untersuchungstisches.
2. Der Therapeut umfaßt mit seiner medialen Hand die Fußsohle des Patienten und hält den Knöchel in einer 90° Flexion. Der Daumen liegt über der Vorderfläche des Malleolus lateralis (Abb. 19.55).
3. Der Daumen wird mit dem Daumenballen der lateralen Hand verstärkt, die Finger umschließen den Hinterrand des Knöchels (Abb. 19.56).
4. Ist die Barriere eingestellt, erfolgt ein Impulsstoß nach dorsal, indem der Daumenballen der lateralen Hand und der Daumen der medialen Hand gegen den vorderen Anteil des Malleolus lateralis drücken.
5. Nachuntersuchen.

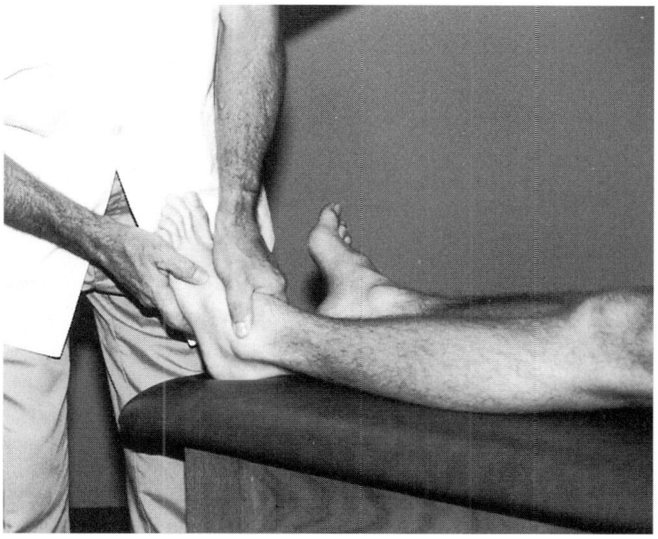

Abb. 19.55

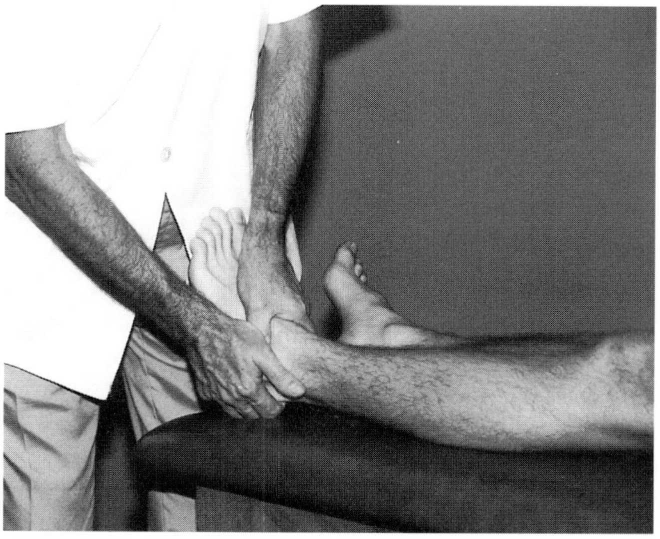

Abb. 19.56

Sprunggelenk: Distales Tibiofibulargelenk

Bauchlage
Mobilisation mit Impuls
Diagnose
Stellung: Posteriorverschiebung des distalen Tibiofibulargelenkes
Bewegungseinschränkung: Anteriores Gleiten des Malleolus lateralis

1. Der Patient liegt auf dem Bauch, die Füße hängen über den Tischrand hinaus, der Therapeut steht am Ende des Untersuchungstisches und schaut zum Kopf des Patienten.
2. Der Therapeut umfaßt mit seiner medialen Hand Fuß und Knöchel des Patienten, das Sprunggelenk wird in Dorsalextension gehalten. Der Daumen liegt über dem hinteren Anteil des Malleolus lateralis (Abb. 19.57).
3. Der Daumenballen der lateralen Hand wird gegen den Daumen der anderen Hand gelegt (Abb. 19.58).
4. Die Barriere wird in ventraler Richtung eingestellt, anschließend erfolgt die Manipulation, indem die Daumen beider Hände den Malleolus lateralis Richtung Boden drücken.
5. Nachuntersuchen.

Sprunggelenk: Tibiotalargelenk

Diagnose

1. Der Patient sitzt auf dem Untersuchungstisch, die Beine hängen herab. Der Therapeut sitzt vor dem Patienten.
2. Der Therapeut umfaßt den Vorfuß und führt eine Plantarflexion bis zur Barriere durch. Beide Seiten werden im Hinblick auf eine Einschränkung der Bewegung untersucht.
3. Die Daumen werden beidseits vorne auf den Talushals gelegt, die Finger sind unter dem Vorfuß, und der Therapeut schwingt locker beide Füße des Patienten in Richtung Untersuchungstisch. Dadurch entsteht am oberen Sprunggelenk eine Dorsalextension (Abb. 19.59). Die Bewegung wird mit der Gegenseite verglichen. Meist sind bei einer Dysfunktion Schmerzen am Talushals der betroffenen Seite zu finden.
4. Eine häufige Ursache für eine Einschränkung der Dorsalextension im Sprunggelenk ist die Verspannung und Verkürzung von M. gastrocnemius und M. soleus im Wadenbereich.

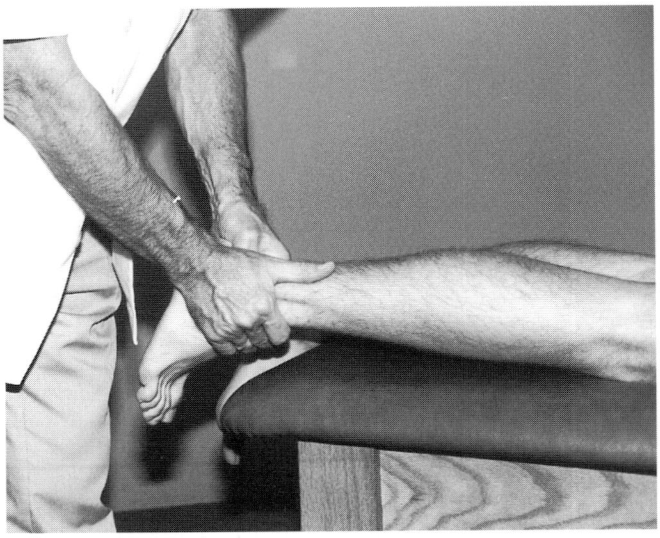

Abb. 19.58

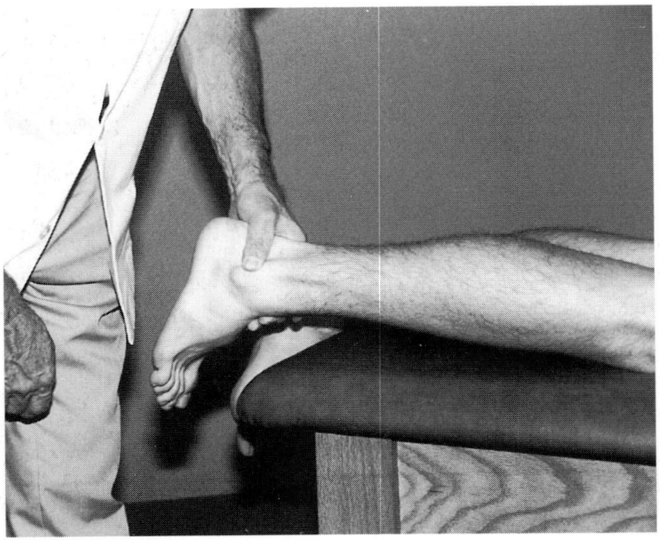

Abb. 19.57

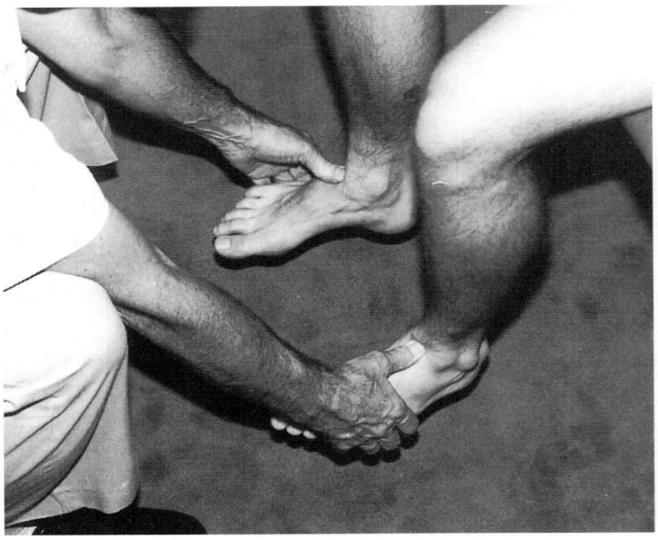

Abb. 19.59

Sprunggelenk: Tibiotalargelenk

Sitzend
Muskelenergietechnik
Diagnose
Stellung: Talus in Plantarflexion
Bewegungseinschränkung: Dorsalextension des Talus

1. Der Patient sitzt am Rand des Untersuchungstisches, die Füße baumeln herab. Der Therapeut sitzt vor dem dysfunktionellen Talus.
2. Der Therapeut legt seine mediale Hand unter den Vorfuß, die Daumen-Zeigefinger-Gabel der lateralen Hand liegt dabei über dem Talushals (Abb. 19.60).
3. Durch eine Kombination von Dorsalextension des Fußes und Schub nach posterior auf den Talushals wird die Barriere in der Dorsalflexion eingestellt.
4. Der Patient wird aufgefordert, eine Plantarflexion gegen Widerstand durchzuführen. Die Muskelanspannung wird dabei 3-5 Sekunden beibehalten und drei- bis fünfmal wiederholt (Abb. 19.61).
5. In der Entspannungsphase wird die Dorsalextension bis zur neuen Barriere verstärkt.
6. Nachuntersuchen.

Anmerkung: Es ist hilfreich, wenn der Therapeut seine Beine überkreuzt und den Vorfuß des Patienten an den überkreuzten Beinen anlegt, um den Widerstand gegen die Plantarflexion zu vergrößern.

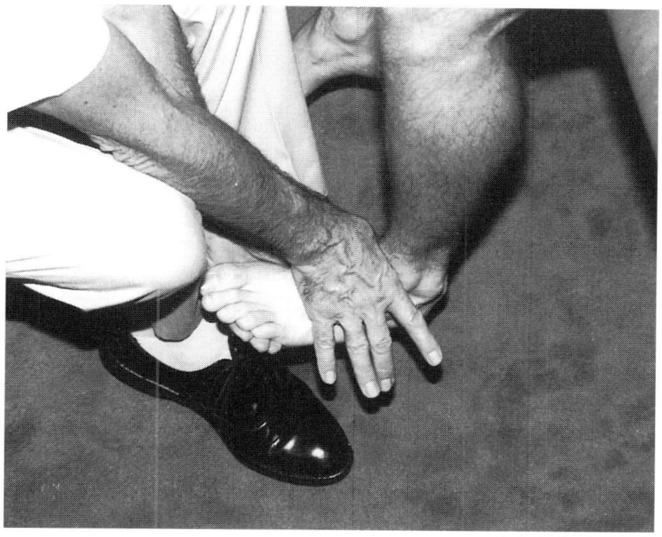

Abb. 19.60

Sprunggelenk: Tibiotalargelenk

Rückenlage
Mobilisation mit Impuls
Diagnose
Stellung: Plantarflexion des Talus
Bewegungseinschränkung: Dorsalextension des Talus

1. Der Patient liegt auf dem Rücken, der Therapeut steht am Ende des Untersuchungstisches.
2. Der Therapeut umfaßt den Fuß des Patienten, dabei liegen die Mittelfinger am Oberrand des Talushalses und die Daumen über der Fußsohle (Abb. 19.62).
3. Der Therapeut stellt die Barriere ein, indem er eine Traktion entlang der Längsachse und eine Dorsalextension durchführt.
4. Die Mobilisation mit Impuls erfolgt durch eine Extension in der Längsachse.
6. Nachuntersuchen.

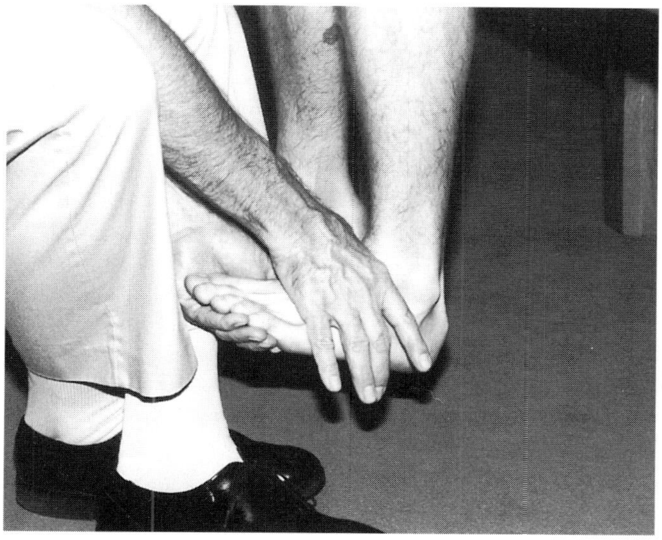

Abb. 19.61

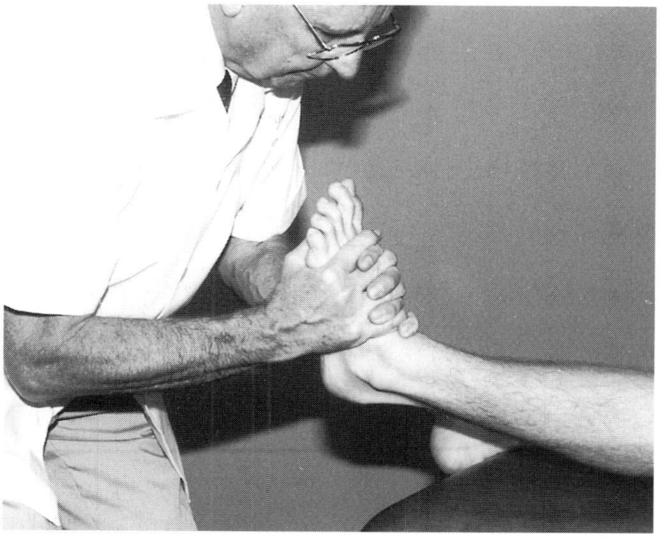

Abb. 19.62

Sprunggelenk: Tibiotalargelenk

Mobilisation mit Impuls

Diagnose
Stellung: Dorsalextension oder Plantarflexion des Talus

1. Der Patient liegt auf dem Rücken, der Therapeut sitzt am Tischrand neben der dysfunktionellen Seite und schaut nach kaudal.
2. Die Hüfte des Patienten wird um 90° gebeugt und außenrotiert. Der Oberschenkel liegt am hinteren Rumpf des Therapeuten.
3. Der Therapeut legt die Daumen-Zeigefinger-Gabel einer Hand vorne auf den Talushals und hinten auf das Tuberculum tali und umfaßt dabei die Achillessehne.
4. Es erfolgt eine Dorsalextension oder eine Plantarflexion des Talus bis zur Barriere.
5. An der Barriere erfolgt eine direkte Mobilisation mit Impuls mit Hilfe einer Distraktion in der Längsachse.
6. Nachuntersuchen.

Sprunggelenk: Talokalkaneargelenk

Test des antero-medialen und postero-lateralen Gleitens

1. Der Patient liegt auf dem Rücken, der Therapeut steht am Fußende des Tisches mit Blick auf das dysfunktionelle Sprunggelenk.
2. Er umfaßt mit der proximalen Hand den Knöchel, die Daumen-Zeigefinger-Gabel liegt über dem Talushals, die Finger umgreifen den Malleolus medialis, der Daumen liegt über dem Malleolus lateralis und stabilisiert den Talus.
3. Die distale Hand umfaßt den Kalkaneus und hält Fuß und Knöchel in 90° Flexion. Es erfolgt eine Translation des Kalkaneus nach antero-medial und nach postero-lateral. Dabei wird die Bewegungseinschränkung festgestellt (Abb. 19.64).
4. Der Befund wird mit der Gegenseite verglichen.

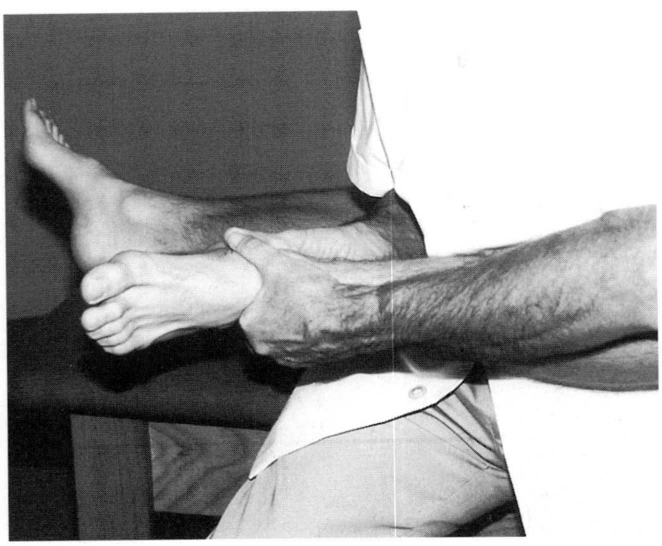

Abb. 19.63

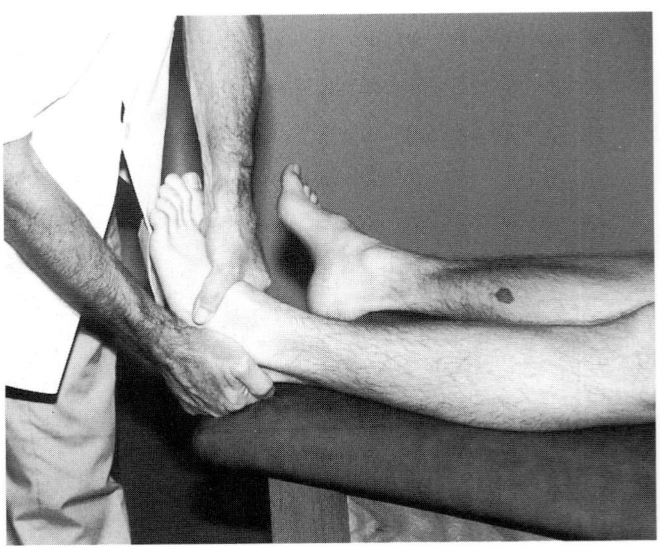

Abb. 19.64

Sprunggelenk: Talokalkaneargelenk

Rückenlage
Mobilisation mit Impuls
Diagnose
Stellung: Talus nach antero-medial oder nach postero-lateral verschoben
Bewegungseinschränkung: Postero-laterales oder antero-mediales Gleiten des Talus über dem Kalkaneus

1. Der Patient liegt auf dem Rücken, der Therapeut sitzt auf dem Untersuchungstisch und schaut nach kaudal.
2. Die Hüfte wird um 90° gebeugt und außenrotiert, das Knie ist ebenfalls um 90° gebeugt. Die Rückseite des Oberschenkels liegt wieder am Rumpf des Therapeuten an.
3. Der Therapeut umgreift mit der Daumen-Zeigefinger-Gabel der medialen Hand den Oberrand des Kalkaneus.
4. Die Daumen-Zeigefinger-Gabel der lateralen Hand umfaßt den antero-lateralen Anteil des Kalkaneus einschließlich Os cuboideum. Der Daumen liegt auf dem Os naviculare.
5. Steht der Talus antero-medial (Kalkaneus postero-lateral), so erfolgt eine Innenrotation des Kalkaneus (Supination bis zur Barriere) (Abb. 19.65).
6. Befindet sich der Talus postero-lateral (Kalkaneus antero-medial), so erfolgt eine Rotation nach lateral des Kalkaneus (Pronation) (Abb. 19.66).
7. Ist die Barriere eingestellt, so wird mit beiden Händen über einen Zug in der Längsachse eine Mobilisation mit Impuls durchgeführt.
8. Nachuntersuchen.

19.5 Der Fuß

Der Fuß ist eine komplexe Konstruktion aus Fußwurzelknochen, Mittelfußknochen und den Phalangen. Er bildet vier Bögen. Der laterale Bogen trägt das Körpergewicht. Er verläuft vom Kalkaneus über das Os cuboideum, die IV. und V. Mittelfußknochen zur IV. und V. Zehe. Der wichtigste Knochen dieses Bogens ist das Os cuboideum, welches an der anterioren Gelenkfläche des Kalkaneus nach medial und nach lateral rotiert. Der mediale „federnde" Bogen wird vom Talus, dem Os naviculare, dem Os cuneiforme mediale, dem Os metatarsale I und der I. Zehe gebildet. Die Rotation des Os naviculare nach medial und lateral an der Gelenkfläche des Taluskopfes bestimmt die Funktion des medialen Bogens. Der Querbogen wird lateral vom Os cuboideum, medial vom Os naviculare und den Ossa cuneiformia gebildet.

Bewegungseinschränkungen im Querbogen werden vor allem durch Dysfunktionen des Os cuboideum lateral und das Os naviculare medial verursacht. Die häufigste Dysfunktion am Querbogen ist die Fehlstellung des Os cuboideum in Innenrotation und Pronation.

Der metatarsale Bogen ist kein echter Bogen. Er wird von den Köpfchen der fünf Mittelfußknochen gebildet. Restriktionen der Bewegung der Metatarsalköpfchen sind meistens sekundäre Folge einer Dysfunktion in den anderen Bögen des Fußes. Häufig bestehen gleichzeitig Restriktionen in den Weichteilen des Fußes, besonders in der plantaren Faszie.

Bei einer Dysfunktion des Os naviculare ist entweder die Innen- oder die Außenrotation eingeschränkt. Die Dysfunktion des Os naviculare geht häufig mit einer Dysfunktion des Os cuboideum einher. Meistens steht das Os naviculare in Außenrotation und das Tuberculum mediale

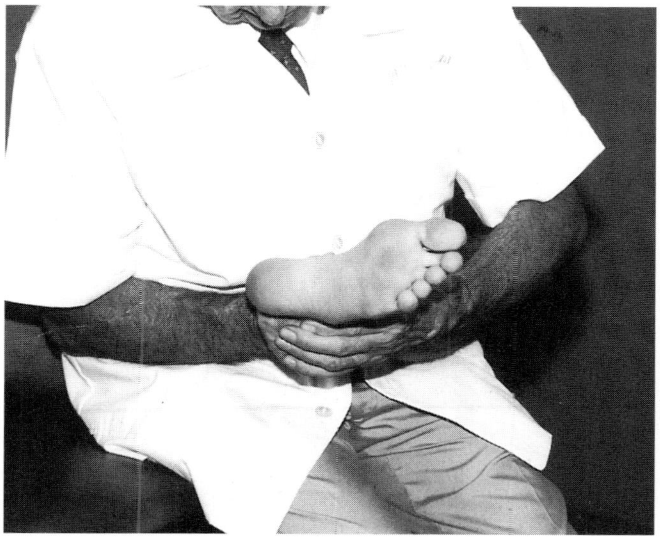

Abb. 19.65

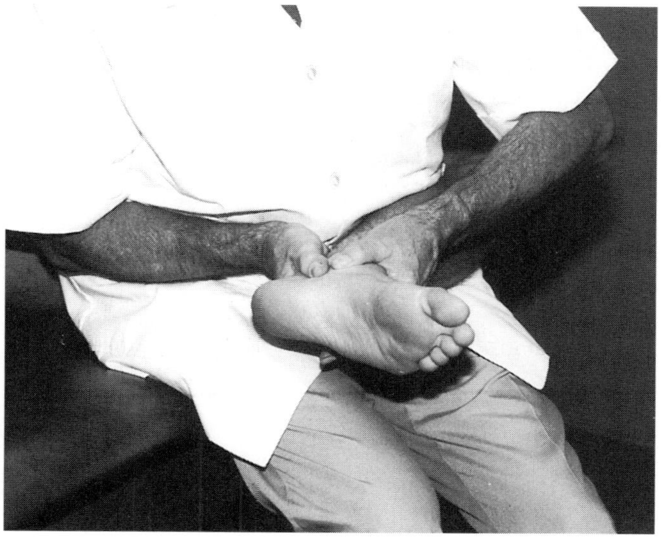

Abb. 19.66

ist angehoben. Seltener ist das Os naviculare in Innenrotation zu finden, dann ist das Tuberculum mediale abgesenkt.

Die Ossa cuneiformia reagieren auf normale Bewegungen und auf Dysfunktionen von Os naviculare und Os cuboideum. Das Os cuneiforme I rotiert am Os naviculare nach innen und nach außen. Die anderen Ossa cuneiformia gleiten aneinander. Bei einer Dysfunktion gleiten sie meist nach plantar, der Querbogen flacht sich ab.

Die Bewegung im ersten Metatarsalgelenk ähnelt der zwischen Os naviculare und Talus sowie der zwischen Os cuneiforme mediale und Os naviculare. Die übrigen Tarsometatarsalgelenke führen im Querbogen eine dorsoplantare Gleitbewegung im Sinne des Gelenkspiels durch. Eine zweite Gelenkspielbewegung ist die Rotation nach medial und lateral.

Die Mittelfußköpfchen bilden den metatarsalen Scheinbogen. Das Os metatarsale II ist die Achse des Vorfußes. Das erste Os metatarsale bewegt sich um das zweite, das dritte um das zweite, das vierte um das dritte und das fünfte um das vierte. Die Gelenkspielbewegung besteht sowohl aus einem dorsalen und plantaren Gleiten als auch aus einer Rotation. Am häufigsten ist die Bewegung zwischen dem zweiten und dritten Mittelfußköpfchen eingeschränkt. Bewegungseinschränkungen der Mittelfußköpfchen werden häufig von Verspannungen und Schmerzempfindlichkeit der Mm. interossei begleitet.

Die Hauptfunktion der Zehengrundgelenke sowie der Mittel- und Endgelenke ist die Dorsal- und Plantarflexion. Außerdem ist eine kleine Gelenkspielbewegung nach medial und lateral und in die Rotation möglich. Die Wiederherstellung des Gelenkspiels normalisiert häufig die Dorsal- und Plantarflexion der metatarso- und interphalangealen Gelenke.

Das primäre Ziel der manuellen Therapie ist die Wiederherstellung der Funktion des ganzen Fußes, insbesondere am Os cuboideum lateral, am Os naviculare medial, an den metatarsalen Gelenken, den Metatarsalköpfchen und den Zehengelenken. Durch eine sorgfältige Diagnose und Behandlung wird die schmerzfreie Beweglichkeit des Fußes wiederhergestellt. Die Behandlung dieser Dysfunktionen hat einen erheblichen Einfluß auf die anderen Gelenke der unteren Extremität und den Rumpf und damit auf die Gangfunktion.

Kalkaneokuboidgelenk

Rückenlage
Diagnose

1. Der Patient liegt auf dem Rücken, der Therapeut steht am Tischende.
2. Der Behandler palpiert über die Fußsohle das Os cuboideum und achtet auf eine Prominenz der Tuberositas auf der dysfunktionellen Seite.
3. Der Behandler prüft beide Ossa cuboidea von plantar auf Druckempfindlichkeit und Verspannungen.
4. Anschließend erfolgt die Bewegungsprüfung. Dabei umfaßt der Therapeut mit seiner medialen Hand den Kalkaneus und hält den Knöchel in 90° Flexion. Die laterale Hand umfaßt die Außenseite des Vorfußes. Das Os cuboideum wird umgriffen. Der Vorfuß wird nach innen und nach außen rotiert. Dabei registriert der Therapeut die Bewegung am Kalkaneokuboidgelenk (Abb. 19.67).

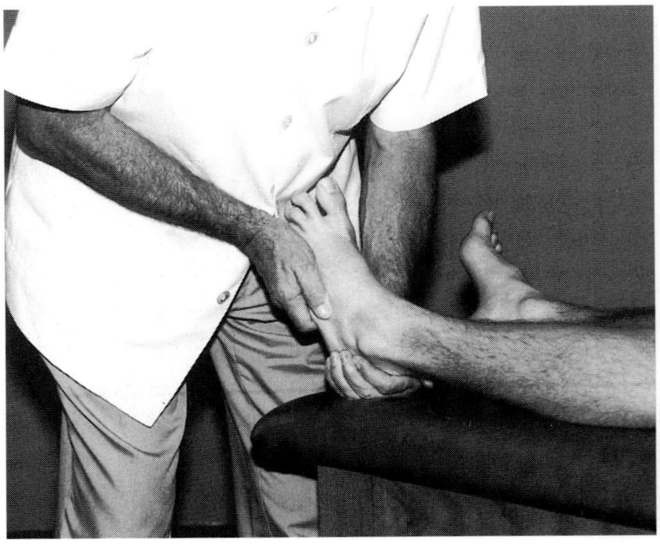

Abb. 19.67

Kalkaneokuboidgelenk

Bauchlage
Mobilisation mit Impuls
Diagnose
Stellung: Os cuboideum in Pronation (Innenrotation)
Bewegungseinschränkung: Supination des Os cuboideum (Außenrotation)

1. Der Patient liegt auf dem Bauch, das dysfunktionelle Bein hängt über den Untersuchungstisch herab. Der Therapeut steht auf der dysfunktionellen Seite mit dem Gesicht zum Patienten.
2. Der Therapeut umfaßt mit beiden Händen den Vorfuß.
3. Der Daumen der lateralen Hand wird von plantar auf das Kuboid gelegt. Er wird durch den Daumen der anderen Hand unterstützt (Abb. 19.68).
4. Der Therapeut führt mit dem flektierten Fuß mehrere schwingende Bewegungen nach plantar durch.
5. Nach Einstellung der Barriere wird die Plantarflexion des Vorfußes kurz verstärkt, indem der Fuß Richtung Boden „geworfen“ wird. Dabei drücken die Daumen auf das Os cuboideum und bewirken Außenrotation und Dorsalgleiten dieses Knochens (Abb. 19.69).
6. Nachuntersuchen.

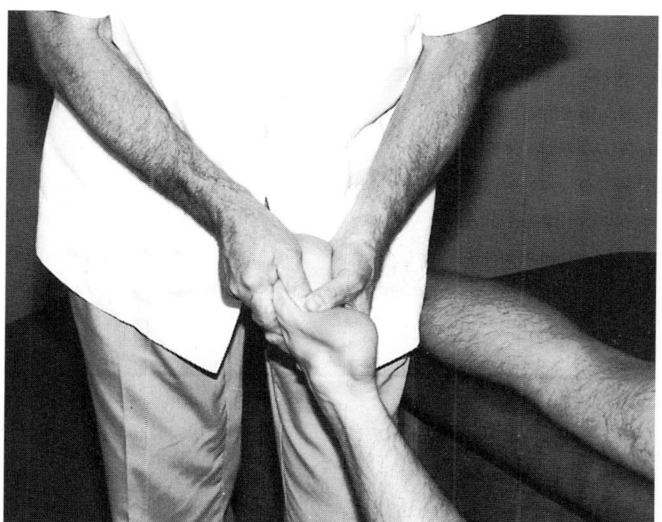

Abb. 19.68

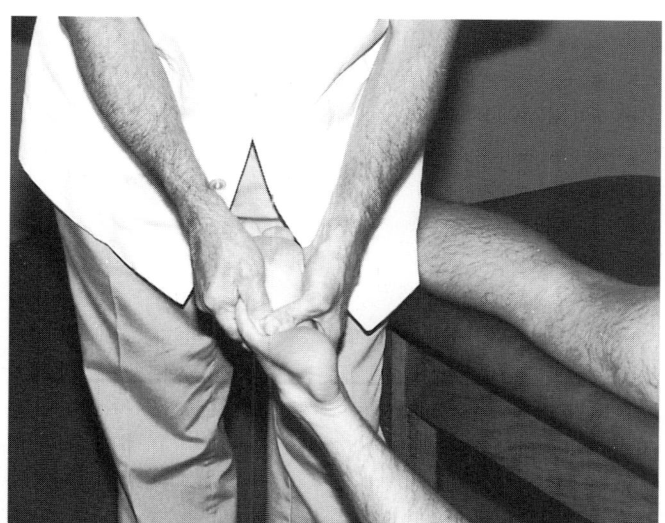

Abb. 19.69

Kalkaneokuboidgelenk

Rückenlage
Muskelenergietechnik und Mobilisation mit Impuls
Diagnose
Stellung: Pronation des Os cuboideum (Innenrotation)
Bewegungseinschränkung: Supination des Os cuboideum (Außenrotation)

1. Der Patient liegt auf dem Rücken, der Therapeut steht am Tischende mit Blick auf den dysfunktionellen Fuß.
2. Die mediale Hand umfaßt den Kalkaneus und stellt den Fuß in 90° Beugung ein.
3. Die laterale Hand umfaßt die Außenseite des Fußes. Mittel- und Ringfinger liegen plantar auf dem Os cuboideum. Der Kleinfingerballen liegt dorsal über dem vierten und fünften Metatarsalknochen (Abb. 19.70).
4. Die Barriere wird eingestellt, indem Mittel- und Ringfinger das Kuboid nach oben ziehen und der Kleinfingerballen die Metatarsalknochen nach unten drückt.
5. Der Patient wird aufgefordert, die kleine Zehe gegen Widerstand zu strecken. Diese Bewegung soll drei- bis fünfmal wiederholt werden, die Muskelanspannung wird über 3-5 Sekunden gehalten.
6. In der Entspannungsphase wird die neue Barriere eingestellt.
7. In der gleichen Stellung kann durch schnelles Anheben mit dem abgestützten Mittel- und Ringfinger und gleichzeitiges Herunterdrücken des vierten und fünften Metatarsalknochens die Manipulation erfolgen (Abb. 19.71).
8. Nachuntersuchen.

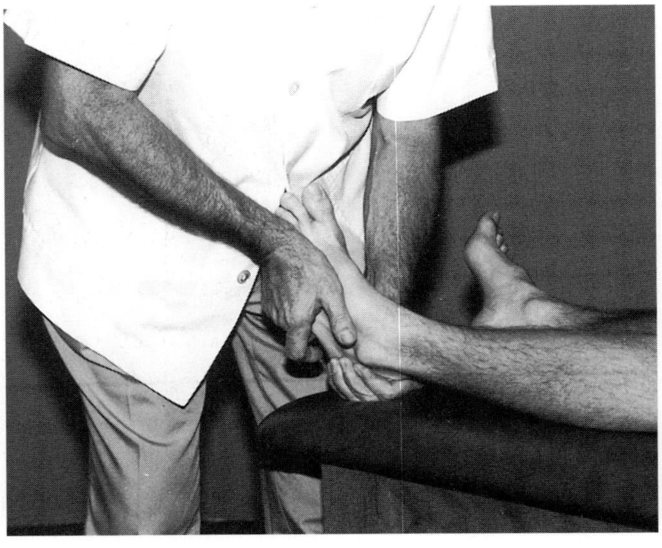

Abb. 19.70

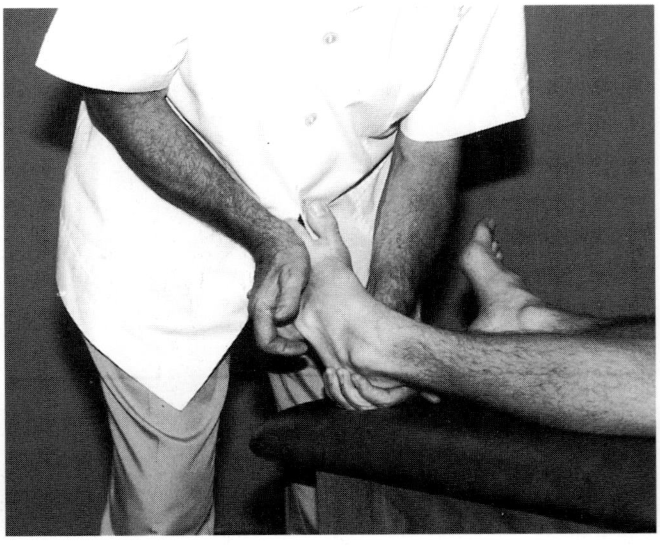

Abb. 19.71

Talonavikulargelenk

Diagnose: Innenrotation oder Außenrotation des Os naviculare

1. Der Patient liegt auf dem Rücken, der Therapeut steht am Tischende mit Blick zum Patienten.
2. Das Tuberculum mediale des Os naviculare wird beidseits palpiert. Beurteilt werden Symmetrie, Schmerzhaftigkeit und Spannung an der medialen und plantaren Fläche.
3. Der Therapeut legt die Daumen-Zeigefinger-Gabel der proximalen Hand auf den Talushals. Mit der gleichen Handstellung umgreift die distale Hand den tarsalen Navikularanteil. Der Therapeut fixiert die proximale Hand. Mit der distalen Hand bewirkt er eine Innen- und Außenrotation, ähnlich der Bewegung beim Wäscheauswringen. Dabei werden Innenrotation (Abb. 19.72) und Außenrotation (Abb 19.73) getestet.
4. Der Befund wird mit der Gegenseite verglichen.

Talonavikulargelenk

Muskelenergietechnik und Mobilisation mit Impuls

Diagnose
Stellung: Innenrotation oder Außenrotation des Os naviculare
Bewegungseinschränkung: Innenrotation oder Außenrotation des Os naviculare

1. Die Stellung von Therapeut und Patient entspricht der Stellung in der vorhergehenden Übung.
2. Bei einer Außenrotation des Os naviculare führt der Therapeut mit seiner distalen Hand das Os naviculare bis zur Barriere in die Innenrotation (Abb. 19.72). Der Patient wird aufgefordert, eine Inversion des Fußes gegen Widerstand durchzuführen. Die Bewegung wird 3-5 Sekunden gehalten und drei- bis fünfmal wiederholt.
3. In der Entspannungsphase wird die neue Barriere eingestellt.
4. Steht das Os naviculare in Innenrotation, induziert der Therapeut mit seiner distalen Hand eine Außenrotation bis zur Barriere. Der Patient wird aufgefordert, eine Pronation des Fußes gegen Widerstand durchzuführen. Die Muskelanspannung wird dabei wieder 3-5 Sekunden gehalten und drei- bis fünfmal wiederholt (Abb. 19.73).
5. In der Entspannungsphase wird die neue Barriere eingestellt.
6. Anstelle der Muskelenergietechnik kann eine Mobilisation mit Impuls erfolgen, indem sich distale und proximale Hand gegeneinander bewegen.
7. Nachuntersuchen.

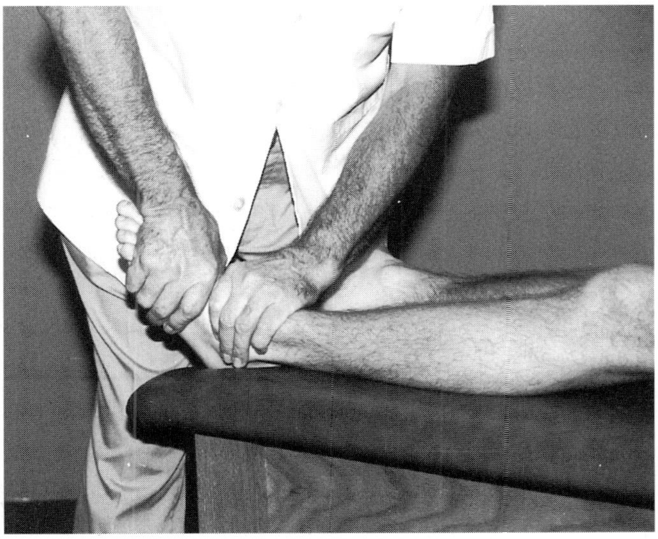

Abb. 19.72

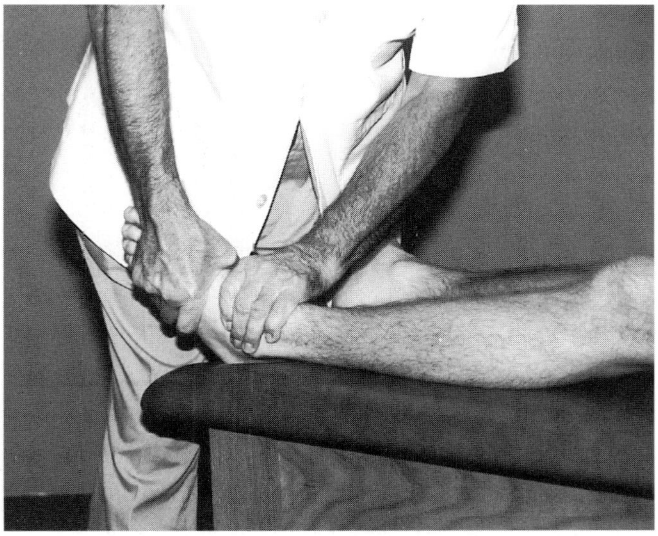

Abb. 19.73

Ossa cuneiformia (Intertarsalgelenke)

Diagnose

1. Der Patient liegt auf dem Rücken, der Therapeut steht am Fußende des Tisches, mit Blick zum Patienten.
2. Daumen und Zeigefinger umfassen zwei benachbarte Ossa cuneiformia. Während ein Knochen fixiert wird, induziert der Therapeut am benachbarten Knochen ein dorso-plantares Gleiten (Gelenkspielprüfung) (Abb. 19.74).
3. Die Daumen werden dorsal angelegt, die Finger beider Hände liegen auf der Fußsohle in Höhe der Ossa cuneiformia. Beide Daumen drücken nach plantar und testen dabei die Federungsbewegung.
4. Vergleich mit der Gegenseite.
5. Ein gestörtes Gelenkspiel wird behandelt, indem ein Os cuneiforme fixiert und am benachbarten Knochen ein dorso-plantares Gleiten bewirkt wird.

Ossa cuneiformia (Intertarsalgelenke)

Muskelenergietechnik

Diagnose
Stellung: Ossa cuneiformia nach plantar verschoben (gesenkt)
Bewegungseinschränkung: Dorsalgleiten dieser Knochen

1. Der Patient liegt auf dem Bauch, der Therapeut steht am Tischende, den Blick zum Patienten gewandt.
2. Der Therapeut fixiert den Rückfuß und drückt mit dem Daumen von plantar auf das dysfunktionelle Os cuneiforme.

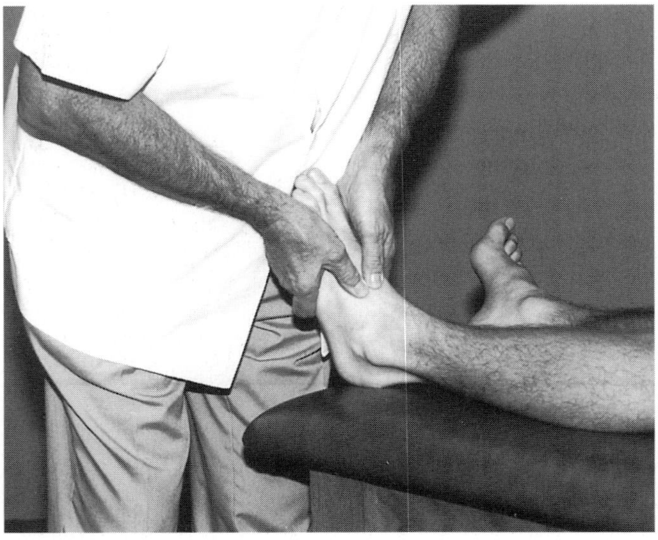

Abb. 19.74

3. Die distale Hand fixiert den Vorfuß, der Daumenballen liegt über dem Fußrücken.
4. Nun wird durch eine Plantarflexion des Vorfußes die Barriere eingestellt (Abb. 19.75).
5. Der Patient wird aufgefordert, die Zehen gegen Widerstand zu strecken. Diese Bewegung soll 3-5 Sekunden gehalten und drei- bis fünfmal wiederholt werden (Abb. 19.76).
6. In der Entspannungsphase wird die neue Barriere eingestellt.
7. Nachuntersuchen.

Anmerkung: Besteht eine Dysfunktion zwischen Os cuneiforme mediale und Os naviculare, so ist die Behandlung analog der einer Dysfunktion zwischen Os naviculare und Talus. Die proximale Hand umfaßt jedoch das Os naviculare, und die distale Hand umfaßt das Os cuneiforme mediale.

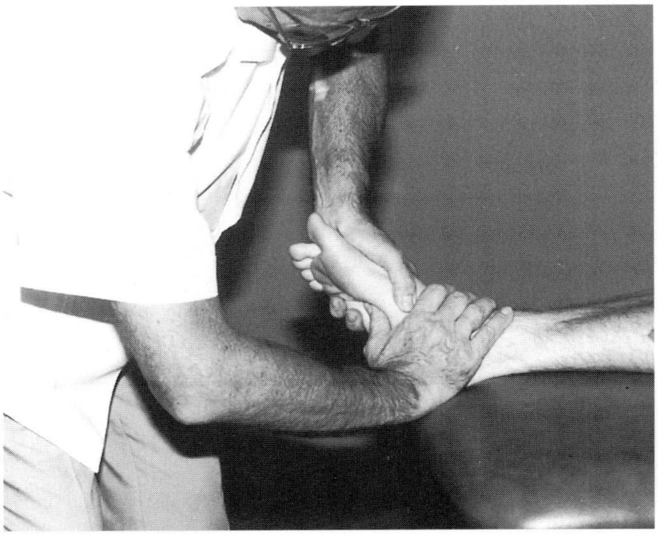

Abb. 19.75

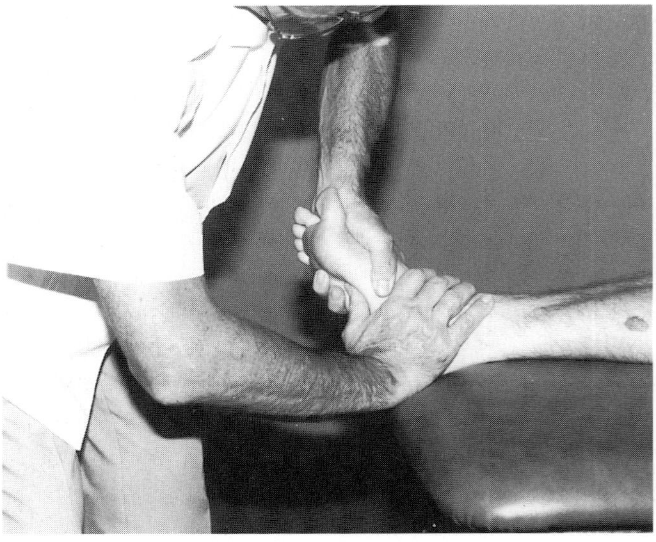

Abb. 19.76

Tarsometatarsalgelenke

Gelenkspiel

Diagnose: Prüfung und Wiederherstellung des dorso-plantaren Gleitens

1. Der Patient liegt auf dem Rücken, der Therapeut steht am Tischende.
2. Der Therapeut umfaßt mit beiden Daumen zwei benachbarte Metatarsalknochen von plantar. Die Finger liegen dorsal über dem Schaft der proximalen Metatarsalknochen.
3. Ein Knochen wird fixiert, am anderen wird eine Gleitbewegung in dorso-plantarer Richtung induziert (Abb. 19.77).

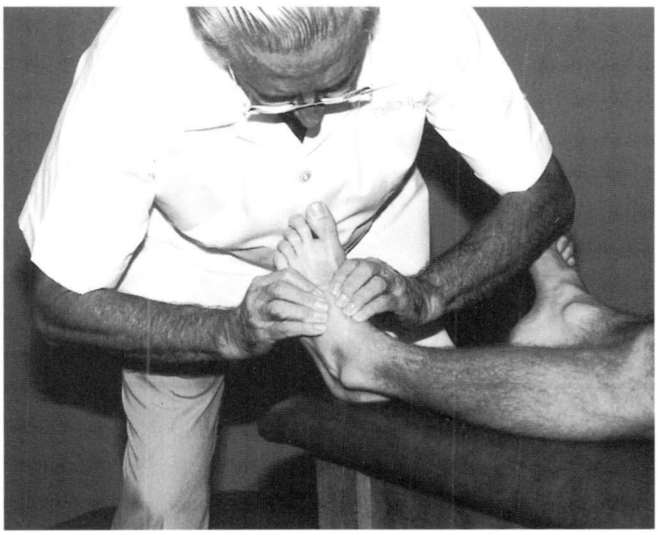

Abb. 19.77

4. Liegt eine Restriktion vor, wird eine Mobilisation ohne Impuls über die Gelenkspielbewegung durchgeführt. Dabei wird die Gleitbewegung zwischen den Basen der Metatarsalia und in den tarsometatarsalen Gelenken verstärkt.
5. Jedes Os metatarsale wird einzeln untersucht und behandelt.
6. Der Befund wird mit der Gegenseite verglichen.

Tarsometatarsalgelenke

Gelenkspiel

Diagnose: Diagnostik und Wiederherstellung des rotatorischen Gleitens (medio-lateral)

1. Der Patient liegt auf dem Rücken, der Therapeut steht am Tischende.
2. Der Therapeut fixiert mit der Daumen-Zeigefinger-Gabel der proximalen Hand die Ossa cuneiformia.
3. Die distale Hand des Behandlers dorsoflektiert den Vorfuß und führt ihn in die Supination (Abb. 19.78) und Pronation (Abb. 19.79).
4. Pronation und Supination werden an jedem Fuß miteinander verglichen.
5. Liegt eine Restriktion in einer der Richtungen vor, so wird die jeweilige Barriere eingestellt und durch einen tangentialen Impuls mobilisiert.
6. Nachuntersuchen.

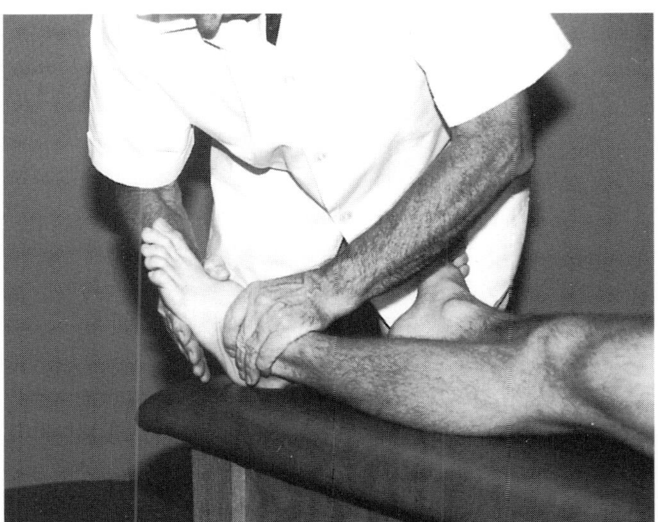

Abb. 19.78

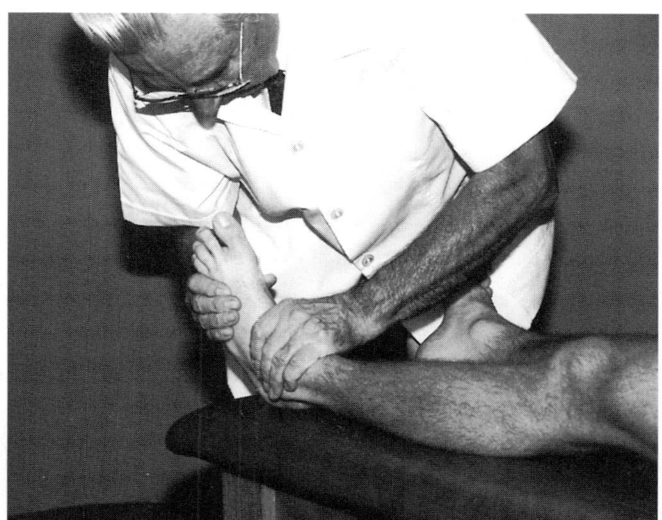

Abb. 19.79

Metatarsalköpfchen

Gelenkspiel

Diagnose: Einschränkung des Gelenkspiels an den Metatarsalköpfchen

1. Der Patient liegt auf dem Rücken, der Therapeut steht am Tischende.
2. Der Therapeut umfaßt mit seiner medialen Hand den Schaft des zweiten Metatarsalknochens. Die laterale Hand umfaßt den Schaft des dritten Metatarsalknochens (Abb. 19.80).
3. Während das Os metatarsale II fixiert wird, führt der Therapeut mit seiner lateralen Hand das Köpfchen des Os metatarsale III nach dorsal und plantar und achtet auf eine Bewegungseinschränkung. Der Untersuchungsbefund wird mit der Gegenseite verglichen.

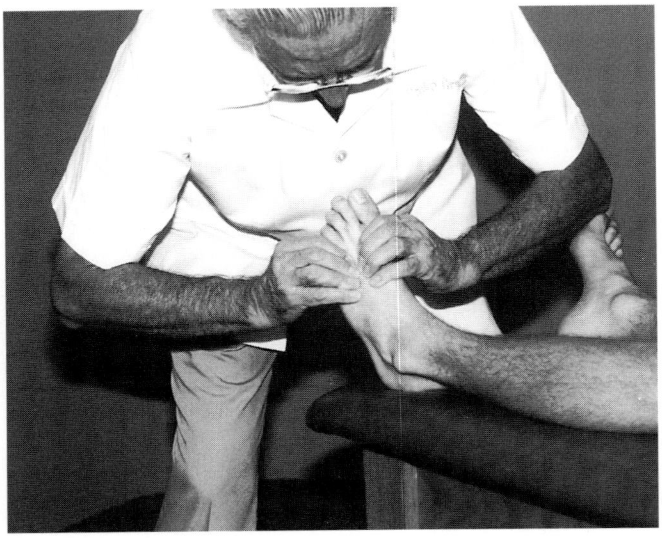

Abb. 19.80

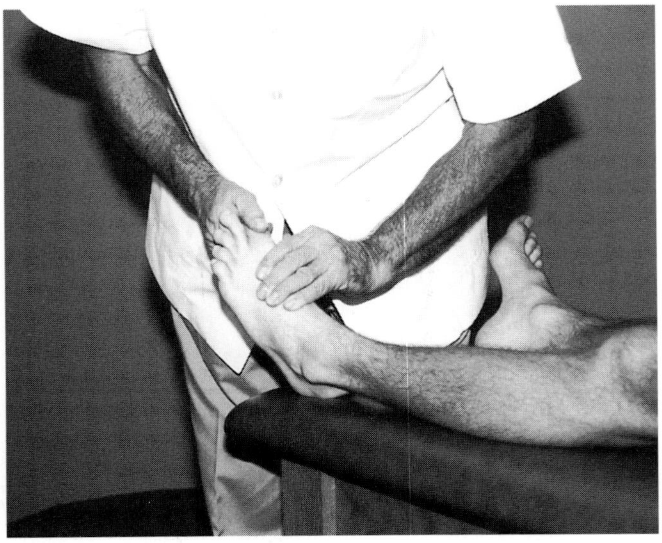

Abb. 19.81

4. Der Therapeut umfaßt mit seiner medialen Hand den Schaft des Os metatarsale II und mit der lateralen Hand den Schaft des Os metatarsale III. Die laterale Hand wird nun nach medial und lateral rotiert. Dabei wird das rotatorische Gleiten der Metatarsalköpfchen getestet. Der Untersuchungsbefund wird mit der Gegenseite verglichen.
5. Das Os metatarsale IV wird gegen das Os metatarsale III bewegt, anschließend das Os metatarsale V gegen das Os metatarsale IV und das Os metatarsale I gegen das Os metatarsale II.

Metatarso- und Interphalangealgelenke

Bewegungsprüfung und Gelenkspiel

Beispiel: Großzehengrundgelenk

1. Der Patient liegt auf dem Rücken, der Therapeut steht am Ende des Untersuchungstisches.
2. Der Therapeut fixiert mit Daumen und Fingern den proximalen Knochen (Os metatarsale I).
3. Der Therapeut umfaßt den distalen Knochen (Grundphalanx des Großzehen).
4. Es werden Flexion/Extension, anterior-posteriores Gleiten, Rotation nach medial und lateral sowie medio-laterales Gleiten auf eine eingeschränkte Beweglichkeit untersucht (Abb. 19.81).
5. Der Befund wird mit der Gegenseite verglichen.
6. Es werden nacheinander alle oben genannten Bewegungen durchgeführt, bis das normale Gelenkspiel wiederhergestellt ist.
7. Alle anderen Interphalangealgelenke werden auf die gleiche Weise behandelt, dabei wird jeweils der proximale Gelenkpartner fixiert und der distale Gelenkpartner bewegt.

19.6. Zusammenfassung

Der Fuß bildet die Basis für das posturale strukturelle Modell. Primäre Dysfunktionen des Fußes oder Störungen, die reaktiv im Gefolge von Dysfunktionen an anderen Gelenken der unteren Extremität auftreten, können die Biomechanik des gesamten muskuloskelettalen Systems beeinflussen. Für den symmetrischen Gang ist die regelrechte Funktion der Gelenke der unteren Extremität erforderlich. Die Fußsohle hat als Sinnesorgan wichtige Aufgaben für die Sensomotorik. Diagnostik und Therapie von Dysfunktionen der unteren Extremität stellen eine wesentliche Voraussetzung für die erfolgreiche Behandlung von Patienten mit muskuloskelettalen Störungen dar.

Teil III

Klinische Integration und Korrelation

20 Grundlagen der Bewegungstherapie und ihre rationelle Verordnung

Bewegungsübungen haben in der Heilkunst eine lange Tradition und wurden in westlichen und östlichen Kulturen zur Erhaltung von Gesundheit und in der Prävention von Krankheit eingesetzt. Die alten Griechen haben die Olympischen Spiele ins Leben gerufen, um Menschen mit besonderen sportlichen Begabungen zu ehren, und die Olympioniken von heute setzen diese Tradition fort, indem sie ungeheure Mengen an Zeit und Energie aufwenden, um ihre Körperbeherrschung zu verbessern und ihr Leistungspotential zu steigern.

In der heutigen Zeit ist ein zunehmendes Interesse an körperlichen Aktivitäten und Sport zu verzeichnen. Die Zahl der Gesundheitszentren und Fitneßclubs nimmt ständig zu. Dies trägt der Tatsache Rechnung, daß körperliche Aktivität nicht nur die Gesundheit fördert, sondern auch eine angenehme Freizeitbeschäftigung darstellt.

Auch in den Heilberufen, insbesondere in der Krankengymnastik, hat die Bewegungs- und Übungstherapie an Bedeutung gewonnen. Die Flexionsübungen nach Williams und das Extensionsprogramm nach Mackenzie werden in der Behandlung von Rückenschmerzen weit verbreitet eingesetzt. Das Übungsprogramm von Williams bietet sehr viel mehr als die Verbesserung der Flexion an der Wirbelsäule, dasselbe gilt für das Übungsprogramm von Mackenzie. Beide Systeme und viele ähnliche Bewegungsprogramme zielen darauf ab, Kraft und Beweglichkeit von Patienten mit chronischen Rückenschmerzen verschiedenster Ursachen zu verbessern.

Zahlreiche Veröffentlichungen befassen sich mit der manuellen Muskeltestung, mit Muskeldehnung und Muskelkräftigung. In jüngster Zeit wurden auch Videoprogramme mit gesundheitsfördernden Übungen sowohl für Vertreter der Heilberufe als auch für das Laienpublikum hergestellt.

Zahlreiche diagnostische und therapeutische Übungsgeräte wurden entwickelt und werden derzeit im Handel angeboten. Sie ermöglichen eine objektive Messung von Bewegungsumfang und Muskelkraft bei vielfältigen körperlichen Aktivitäten. Besondere Übungsgeräte wurden entwickelt, um spezifische Muskelgruppen zu kräftigen. Auch nach Verletzungen und schweren Erkrankungen kann mit Hilfe von Übungen an Geräten die körperliche Leistungsfähigkeit wiederhergestellt werden.

Trotz all dieser neuen Entwicklungen ist zu beobachten, daß in vielen medizinischen Berufen interdisziplinär noch unzureichende Kenntnisse über die Indikationsstellung und den Aufbau von Bewegungsübungen bei diversen Krankheitsbildern bestehen. Eine ganze Reihe von Übungsprogrammen haben allgemeine Wirkung. Doch jeder Patient ist als Individuum anzusehen und benötigt ein Übungsprogramm, das speziell auf seine Probleme abgestimmt ist. Der Therapeut muß in der Lage sein, Störungen in der Funktion des Haltungs- und Bewegungsapparates auf muskuloskelettaler und neurophysiologischer Ebene genau zu diagnostizieren, um ein passendes Übungsprogramm erstellen zu können. Die Indikation für eine spezifische Bewegungstherapie hat genauso exakt zu erfolgen wie für eine Medikamentenverordnung, für eine bestimmte manuelle Technik oder eine chirurgische Intervention. Die folgenden Richtlinien für Indikation und Aufbau von Bewegungsübungen haben sich in meiner klinischen Erfahrung als besonders effektiv erwiesen. Sie wurden durch Beiträge zahlreicher Autoren und Kollegen ergänzt.

20.1 Die muskuläre Dysbalance

Wie in Kapitel 1 besprochen, ist das Ziel jeder Manipulation die Wiederherstellung der maximalen schmerzfreien Beweglichkeit des muskuloskelettalen Systems beim aufrechten Gang. Wurde durch die Manipulation eine Verbesserung der Beweglichkeit erzielt, so bleibt die Frage, wie diese erhalten werden kann. Die naheliegende Antwort darauf besteht in der Verordnung eines Übungsprogrammes, das der Patient selbst durchführen kann. Nur so ist es möglich, die maximale funktionelle Kapazität des Haltungs- und Bewegungsapparates im Rahmen der verfügbaren anatomischen Gegebenheiten zu erhalten. Genetische Störungen, ein Trauma oder rezidivierende Traumen wie auch chirurgische Eingriffe können die anatomischen Verhältnisse verändern und die manualtherapeutischen Möglichkeiten einschränken. Trotz solcher Einschränkungen ist es jedoch für den Therapeuten und den Patienten überraschend und ermutigend zu beobachten, wieviel der funktionellen Kapazität des Bewegungsapparates durch ein geeignetes Übungsprogramm wiederhergestellt oder aufrechterhalten werden kann.

Ein geeignetes Übungsprogramm gibt dem Patienten die Möglichkeit und die Eigenverantwortung, durch regelmäßige Übungen ein hohes Maß an Gesundheit in seinem muskuloskelettalen System aufrechtzuerhalten. Aus diesem Grunde ist es von Bedeutung, daß der Patient die für ihn nötigen Übungen versteht und die Bereitschaft zeigt, sie selbständig und regelmäßig durchzuführen. Die Übungen sollten einfach konzipiert sein und ohne spezifische Geräte oder Apparaturen durchgeführt werden können. Ist die Möglichkeit einer apparativen Unterstützung vorhanden, so kann diese selbstverständlich hinzugezogen werden. Das Verständnis des Patienten für die Notwendigkeit einer Übungstherapie ist von größter Bedeutung. Er muß wissen, daß er nach einer Erkrankung des muskuloskelettalen Systems mit Bewegungsdefizit für den Rest seines Lebens ein aktives Übungsprogramm durchzuführen hat.

20.2 Grundlagen der motorischen Kontrolle

20.2.1 Muskelpathologie

Eine funktionelle Pathologie im Muskel ist das Ergebnis einer Störung in einem höchst komplexen neurologischen Steuerungssystem. Wird die muskuloskelettale Funktion beeinträchtigt, so hat dies eine ganze Reihe von Konsequenzen. Zuerst einmal finden wir eine Stimulation der Mechanorezeptoren und Nozizeptoren. Die dadurch entstandenen Afferenzen lösen zahlreiche Reflexmechanismen sowohl auf Rückenmarkebene wie auch im Hirnstamm und in den höher gelegenen Gehirnzentren aus. Die gemeinsame Endstrecke bildet das Alpha-Motoneuron. Es stimuliert die Muskelfaser und bewirkt dadurch deren Kontraktion. Über das Gamma-System hat das Alpha-Motoneuron einen Einfluß auf die Muskelspindel, die für die Adaptation des Muskeltonus verantwortlich ist. Eine chronische Gelenkdysfunktion oder muskuloskelettale Dysfunktion führt in der afferenten Schleife zu einer vermehrten Nozizeption und zu einer abnormalen Informationsübermittlung an die Mechanorezeptoren. Dadurch wird ein erhöhter Muskeltonus aufrechterhalten. Je früher und je deutlicher dieser Circulus vitiosus unterbrochen werden kann und je früher eine Neuprogrammierung des Systems erfolgt, desto ausgeglichener können Muskeltonus und Balance des Gesamtorganismus werden.

20.2.2 Morphologie

Die morphologischen und funktionellen Eigenschaften der Gelenkrezeptoren wurden durch die Arbeiten von Wyke und seinen Kollegen gewürdigt.

20.2.3 Die Rezeptoren

Es gibt vier verschiedene Typen von Nervenrezeptoren (Tab. 20.1). Diese Rezeptoren werden in Gelenkkapseln, Ligamenten sowie den Fettkörpern der Gelenke angetroffen. Sie unterscheiden sich in Größe, Form, Entladungsmuster und Zusammensetzung der Nervenfasern. Dabei liegen sowohl kleine unmyelisierte Nervenfasern wie auch myelisierte Nervenfasern mit unterschiedlicher Myelinisierungsdicke vor. Die Nervenrezeptoren unterscheiden sich auch in ihren Eigenschaften. Zu ihren Aufgaben gehört die Adaptation an statische und dynamische Veränderungen, wobei unterschiedliche Reizschwellen vorliegen. Wir kennen schnell, langsam oder auch nicht adaptierende Nervenfasern. Einfach ausgedrückt, vermittelt dieses System von Rezeptoren dem Nervensystem Informationen über die dreidimensionale Stellung der Gelenke und deren Positionsveränderung im Raum. Die Information, die aus dem Gelenk an die höheren Zentren weitergeleitet wird, kombiniert Impulse aus den Muskelspindeln wie auch aus dem Golgi-Sehnenapparat, wobei Informationen über Muskellänge und Muskelspannung vermittelt werden. Anschließend erfolgt die Weiterleitung zum Rückenmark zur zentralen Verschaltung. Die afferenten Fasern von den Nozizeptoren und Mechanorezeptoren treten am Hinterhorn in das Rückenmark ein. Dort werden zahlreiche Reflexe initiiert und moduliert.

Tabelle 20.1: Vier Typen von Gelenkrezeptoren

Form	Nerv	Eigenschaft
1. Globulär	dünn myelinisiert	Stat. und dynam. Mechanorezeptoren
2. Konisch	dick myelinisiert	Dynam. Mechanorezeptor
3. Fusiform	mittelgradig myelinisiert	Mechanorezeptor
4. Nervengeflecht	unmyelinisiert	Nozizeptor

20.2.4 Die Neuronen

Es bestehen zahlreiche Kombinationen neuronaler Verbindungen, die an der motorischen Endstrecke die Aktivität des Motoneurons beeinflussen. Als „Divergenz“ wird der Vorgang bezeichnet, bei dem ein einzelnes Neuron mit mehreren Endorganen Synapsen bildet. Dies kann direkt oder über Interneurone geschehen. Als „Konvergenz“ bezeichnen wir den Prozeß, in dem ein Motoneuron Signale aus mehreren Fasern erhält und diese koordiniert. Diese Signale kommen aus afferenten Neuronen, Interneuronen und deszendierenden Nervenfasern aus spinalen oder supraspinalen Zentren. Als *„gate control"* wird der Vorgang bezeichnet, bei dem die Signale eines Motoneurons durch inhibitorische Interneurone oder inhibitorische Neurone von absteigenden, hemmenden Bahnen moduliert werden. Über diesen *gate control*-Mechanismus kann auch über die präsynaptische Hemmung ein Signal moduliert werden, z. B. ein deszendierendes inhibitorisches Kontrollsignal, welches auf präsynaptische Verbindungen afferenter Fasern einwirkt.

20.2.5 Vier Komponenten des motorischen Systems

Das motorische System ist hierarchisch gegliedert. Von oben nach unten finden wir den prämotorischen Kortex, den motorischen Kortex, den Hirnstamm und das Rükkenmark. Viele Aktivitäten des Bewegungsapparates werden über das Rückenmark ausgelöst und aufrechterhalten. Es reagiert dabei sowohl auf periphere als auch auf zentrale Stimuli. Das Rückenmark hat die Fähigkeit zu lernen. So kann ein vorprogrammiertes normales Verhaltensmuster verändert werden und in einer abnormalen Reflexantwort resultieren, wenn das Rückenmark repetitiv fehlerhafte Stimuli erhält. Diese Eigenschaft kann als positiv oder negativ beurteilt werden. Denn da das Rükkenmark lernen kann, abnormale mechanische Reaktionen als Antwort auf eine strukturelle oder funktionelle Pathologie aufrechtzuerhalten, kann es auch wieder neu programmiert werden mit dem Ziel, die normale Aktivität wiederherzustellen. Durch eine adäquate manuelle Therapie und ein Übungsprogramm ist eine solche Neuprogrammierung möglich.

Alle vier Komponenten des motorischen Systems sind funktionell miteinander verbunden. Eine Stimulation aus der Peripherie bewirkt ein afferentes Signal und führt zur Auslösung der segmentalen spinalen Reflexe. Anschließend wird die Information nach zentral zum Hirnstamm und zum Kortex geleitet. Über Rückenmarkreflexe gelangt die Information zu der Muskelgruppe, die sich anzuspannen hat, um eine Bewegung durchzuführen. Als Antwort auf diese Muskelaktivität kommen Afferenzen aus der Peripherie zurück und verbinden sich in einer Schleife mit den ursprünglichen afferenten Reizen, um auf Rückenmarkebene die Informationsverarbeitung fortzusetzen. Der ursprüngliche afferente Input stimuliert Kortex und Hirnstamm, dabei werden absteigende Bahnen aktiviert. Diese komplexen absteigenden Bahnen werden durch die Basalganglien und das Kleinhirn moduliert. Dadurch wird die Aktivität der Efferenzen aus dem Hirnstamm verändert, Reflexe auf spinaler Ebene werden moduliert, und schließlich wird die Muskelaktivität beeinflußt.

20.2.6 Das Rückenmark

Das Rückenmark besitzt enge interneurale Verbindungen und beeinflußt über lange und kurze propriospinale Reflexe die Motoneuronen der Wirbelsäulen- wie auch der Extremitätenmuskulatur. Die Neuronen für die Muskulatur des Achsenorgans liegen weiter medial, die Neuronen für die Extremitäten befinden sich weiter lateral im Rückenmarkquerschnitt. Dabei liegt die proximale Extremität eher zentral, die distale Extremität eher lateral. Diese absteigenden und aufsteigenden neuronalen Bahnen verlaufen sowohl ipsilateral als auch kontralateral und erstrecken sich über mehrere Wirbelsäulensegmente.

20.2.7 Reflexbahnen des Hirnstamms

Die absteigenden Bahnen lassen sich in zwei Gruppen unterteilen: zur ersten Gruppe, die in der ventro-medialen Region des Rückenmarks endet, gehören Tractus reticulo-spinalis, Tractus vestibulo-spinalis und Tractus tectospinalis. Zur zweiten Gruppe, die im dorso-lateralen Bereich des Rückenmarks verläuft, gehören die Bahnen, die mit dem Nucleus ruber in Verbindung stehen. Der Tractus rubrospinalis kreuzt zentral und steigt im kontralateralen Funiculus dorsalis des Rückenmarks abwärts. Ein Großteil der zentralen Kontrolle sowie der Aktivität des Rükkenmarks wird über diese absteigenden Hirnstammbahnen vermittelt.

20.2.8 Kortikale Bahnen

Zu den absteigenden kortikalen Reflexbahnen gehören die gekreuzten und die ungekreuzten Systeme. Der Tractus corticospinalis lateralis geht in Höhe der Pyramidenbahnkreuzung auf die kontralaterale Seite und endet im lateralen Bereich des Rückenmarks. Dieses System sendet zahlreiche Informationen an den Tractus rubrospinalis des Hirnstamms. Der Tractus corticospinalis ventralis verläuft ungekreuzt und endet weiter zentral im ventralen Bereich des Rückenmarks. Dieses System wirkt über ventrale und mediale Hirnstamm-Reflexbahnen auf die neuronale Leitung ein. Der größte Einfluß des Kortex auf das Rückenmark vollzieht sich über die Hirnstammbahnen und nicht direkt auf Rückenmarkebene. Die absteigenden Informationen aus Kortex und Hirnstamm haben die Aufgabe, die Muskelaktivität zu initiieren und je nach Bedarf zu modulieren. Ein Großteil der absteigenden Reflexbahnen wirkt inhibierend auf die vorprogrammierte Rückenmarkreaktion. Dadurch wird die resultierende Muskelaktion kontrolliert, harmonisiert und der Bewegungsanforderung angepaßt.

20.2.9 Alpha-Motoneuron

Die Stimulation des Alpha-Motoneurons, der gemeinsamen Endstrecke aller motorischen Reflexe, hat eine Muskelaktivierung zur Folge. Die daraus resultierende Muskelaktion wird durch ein komplexes Rückkoppelungssystem gesteuert, wobei sowohl die Muskellänge als auch die Muskelspannung festgelegt werden. Die Kontrolle der Muskellänge erfolgt primär über die Muskelspindel. Wird ein Muskel gedehnt, so kommt es zur Entladung der Muskelspindeln. Anschließend erfolgt die Mitteilung an das Rückenmark, daß eine Verlängerung des Muskels stattfindet. Kontrahiert sich der Muskel, so verkürzen sich die extrafusalen Fasern und in der Muskelspindel vollzieht sich primär keine elektrische Aktivität. Nach Kontraktion der extrafusalen Fasern erfolgt eine schnelle Stimulation der Muskelspindel, die die Information erhält, sich als Antwort auf die Verkürzung der extrafusalen Fasern ebenfalls zu verkürzen. Die Muskelspindel enthält Kernsack- und Kernkettenfasern mit jeweils eigener afferenter Kontrolle. Sie reagiert auf statische Längenveränderungen des Muskels wie auch auf dynamische Längenveränderungen und besitzt somit eine dynamische und eine statische Empfindlichkeit. Die Golgi-Sehnenorgane registrieren vorwiegend die Muskelspannung. Die Muskelspindeln liegen parallel, die Sehnenorgane in Serie zur extrafusalen Muskulatur. Die Sehnenorgane reagieren auf Muskeldehnung und Muskelkontraktion. Ihre Entladungsfrequenz nimmt während der Muskelkontraktion zu. Dadurch wird ein inhibitorischer Reflexbogen aktiviert, der eine Überlastung des Muskels und der Muskelsehnenverbindung verhindert.

Das Alpha-Motoneuron wird über zentrale Steuerungsmechanismen und Feedback-Schleifen kontrolliert. Durch die zentrale Kontrolle der Gamma-Motoneurone wird die Länge der Muskelspindel festgelegt. Es erfolgt die Einstellung auf die antizipierte Aktivität des Alpha-Motoneurons. Nach Stimulation des Alpha-Motoneurons treten Veränderungen in Muskellänge und Muskelspannung auf. Diese Veränderungen werden nun von der Muskelspindel mit den antizipierten Veränderungen der Muskelaktivität verglichen. Rückkoppelungsmechanismen über das Rückenmark modulieren die kontinuierliche zentrale Kontrolle des Alpha-Motoneurons. Unterschiede zwischen erwarteter und tatsächlicher Längen- und Spannungsänderung des Muskels bewirken die Einstellung einer adäquaten Muskellänge und Muskelspannung während der Muskelaktivität. Rückkoppelungsmechanismen aus der Muskelspindel geben Auskunft über Längenunterschiede, Rückkoppelungsmechanismen aus dem Golgi-Sehnenapparat registrieren die Spannungsunterschiede. Diese Rückkoppelungsmechanismen können inhibierend oder exzitatorisch auf das Alpha-Motoneuron einwirken, so daß schließlich eine bedarfsgerechte Muskelaktivität resultiert.

20.2.10 Weitere Reflexbögen

Ein weiterer wichtiger Reflexbogen kontrolliert die reziproke Innervation und Inhibition. Die gleichzeitige Stimulation von Flexoren und Extensoren einer Extremität wird als „Co-Kontraktion" bezeichnet. Diese dient der Stabilisierung eines Gelenkes und der Begrenzung seiner Bewegung. Während der Gelenkbeugung kommt es zur Kontraktion der Flexoren und über die reziproke Hemmung zu einer Relaxation der Extensoren. Dadurch wird eine gezielte Flexion ermöglicht. Das umgekehrte trifft für die Extension zu. Der Strecker kontrahiert sich, und der Beuger wird gehemmt und entspannt. Die reziproke Inhibition tritt ipsilateral und kontralateral auf. Kontrahiert sich der ipsilaterale Beugemuskel, so entsteht reflektorische Inhibition des kontralateralen Beugemuskels. Je stärker ein Muskel sich kontrahiert, desto deutlicher wirkt er inhibierend auf seinen Antagonisten. Dieses Phänomen tritt sowohl ipsilateral als auch kontralateral auf. Über diesen Reflexweg kommt es zur Kontraktion eines fazilitierten Muskels, der anschließend in einer verkürzten Stellung verbleibt. Daraus resultiert die Inhibition seines Antagonisten, der sich abschwächt.

20.2.11 Muskelfasertypen

Jeder Muskel wird durch seinen Fasertyp charakterisiert. Dabei wird zwischen langsam und schnell kontrahierenden Fasern (*slow twitch fiber* und *fast twitch fiber*) unterschieden. Die langsam kontrahierenden Fasern benützen den oxidativen Stoffwechsel. Sie verfügen über eine hohe Kapillardichte, die ihnen die charakteristische rote Farbe verleiht. Ihre Kontraktionsgeschwindigkeit ist langsam. Diese Muskeln haben eine tonische oder posturale Funktion. Muskeln mit einer hohen Dichte an langsam kontrahierenden Fasern reagieren auf funktionelle Störungen mit Verkürzung und Verspannung. Der Metabolismus der schnell kontrahierenden Fasern verläuft über die Glykolyse. Diese Fasern zeigen eine schnelle Ermüdbarkeit. Ihre geringe Kapillardichte ist für die blasse weiße Farbe verantwortlich. Die Muskeln dieses Fasertyps haben eine phasische Funktion und reagieren auf Störungen mit Abschwächung.

In allen Muskeln liegen sowohl schnell wie auch langsam kontrahierende Muskelfasern vor. Der Anteil der beiden Fasertypen ist jedoch von Muskel zu Muskel verschieden. Zu den Muskeln mit primär posturaler oder tonischer Funktion gehören im Becken- und Hüftbereich die Ischiokruralmuskulatur, der M. iliopsoas, der M. rectus femoris, der M. tensor fasciae latae, die Adduktoren des Oberschenkels und der M. piriformis. Zu den phasischen Muskeln der Becken- und Hüftregion gehören der M. vastus medialis und M. vastus lateralis am vorderen Oberschenkel, der M. glutaeus medius, maximus und minimus. Am Rumpf gehören zu den posturalen tonischen Muskeln der M. erector spinae, insbesondere im Lumbal- und Zervikalbereich, der M. quadratus lumborum und die Skalenusgruppe. Zu den phasischen Rumpfmuskeln gehört der M. erector spinae im mittleren Thorakalbereich. An den unteren Extremitäten zählen zu den tonischen Muskeln der M. gastrocnemius, der M. soleus; zu den phasischen Muskeln gehören der M. tibialis anterior und die Peronäusgruppe. Am Schultergürtel sind die tonischen Muskeln der M. pectoralis major, der M. levator scapulae, der obere Anteil des M. trapezius und der M. biceps brachii. Zu den phasischen Muskeln gehören die Mm. rhomboidei, der untere Anteil des M. trapezius sowie der M. triceps brachii. Für die Verordnung eines geeigneten Übungsprogrammes ist das Verständnis der Muskelfunktion und ihre Unterscheidung in phasische und tonische Muskeln von großer Bedeutung.

20.3 Theoretische Hintergründe der muskulären Dysbalance

20.3.1 Fehlsteuerung durch das zentrale Nervensystem

Bei einer muskulären Dysbalance kommt es zu Verkürzungen bestimmter Muskelgruppen (meist tonische Muskeln), zur Abschwächung bestimmter Muskelgruppen (meist phasische Muskeln) wie auch zu einem Verlust an Kontrolle und Steuerung der integrativen Muskelfunktion. Zahlreiche Ursachen können den Veränderungen in Muskellänge, Muskelkraft und motorischer Kontrolle zugrunde liegen. Mit Hilfe der Muskelaktivität findet eine ständige Anpassung des Körpers an die Schwerkraft statt. Durch eine falsche Haltung kann sich der Körperschwerpunkt verändern. Daraus resultiert eine Muskeladaptation als mechanische Reaktion. Veränderungen in der Biomechanik eines Gelenkes verursachen neuroreflektorische Veränderungen in der Muskelfunktion. Dabei kommt es zu fehlgeleiteten afferenten Stimuli aus den Mechanorezeptoren der Gelenke. Werden so abnormale Gelenkreflexe initiiert und besteht deren Aktivierung über längere Zeit fort, kann sich das spinale Gedächtnis verändern. Das Adaptationsprogramm wird pathologisch und es entsteht eine muskuläre Dysbalance. Die muskuläre Dysbalance stellt die Folge einer Fehlregulation im ZNS dar. Diese Fehlregulation kann sich auf Rückenmarkebene wie auch in höher gelegenen Zentren abspielen. Dabei verändern sich die Reaktionen von Agonisten und Antagonisten. Eine muskuläre Dysbalance kann auch reaktiv auf Dysfunktionen des limbischen Systems entstehen.

Das muskuläre Gleichgewicht wird verändert, wenn schädigende Stimuli auf die zentralen und segmentalen Reflexbahnen einwirken. Die zentrale Steuerung über die lateralen retikulären Bahnen verändert die Aktivität der Gamma-Motoneuronen. Als Folge entsteht eine HyperreflexieHyperreflexieund eine veränderte zeitliche Aktivierungssequenz der Muskelfasern. Auf segmentaler Ebene werden über nozizeptive Reize die Alpha-Motoneuronen aktiviert. Dabei kommt es zu einer Flexion der Extremität sowie zu einer Extension von Nacken und Rumpf. Das muskuläre Gleichgewicht ist die Antwort des Körpers auf physikalische Anforderungen. Abhängig von der Form des Metabolismus reagiert der Muskel verschieden auf Ermüdung. Tonische Muskeln ermüden langsamer als phasische Muskeln. Bei veränderten Bewegungsmustern infolge chronischer Überlastung kommt es zu einer bleibenden Verkürzung bestimmter Muskeln. Das Ergebnis können dann Fehlstereotypien sein. Daher ist eine Neuprogrammierung des motorischen Systems mit Hilfe eines geeigneten Übungsprogrammes so bedeutsam. Psychologische Faktoren können das muskuläre Gleichgewicht und den Muskeltonus beeinflussen. Wer kennt nicht das Gefühl von Verspannung und Erschöpfung, das bei Aufregung und Überlastung entsteht? Die muskuläre Dysbalance ist ein multifaktorielles Problem mit komplexen Vernetzungen. Vereinfacht ausgedrückt, kommt es als Folge einer muskulären Dysbalance zu einer weiteren Verkürzung und Verspannung bereits verkürzter Muskeln und zu einer weiteren Abschwächung von bereits abgeschwächten Muskeln sowie zu einer Zunahme der Asymmetrie in der motorischen Kontrolle. All diese Faktoren müssen bei der Erstellung eines Übungsprogrammes berücksichtigt werden.

20.3.2 Die wissenschaftlich-klinische Theorie nach Janda

Ein Großteil der folgenden Ausführungen basiert auf den Arbeiten von Vladimir Janda, Facharzt für Rehabilitationsmedizin an der Karls-Universität in Prag, Tschechien. Janda hat sich sowohl mit der Grundlagenforschung als auch mit der klinischen Erforschung der Muskelfunktion beschäftigt. Aus seinen Untersuchungsergebnissen geht hervor, daß muskuläre Dysfunktionen nicht beliebig auftreten, sondern gewissen Gesetzmäßigkeiten unterliegen.

Pseudoparese. Posturale tonische Muskeln reagieren auf eine Dysfunktion mit Hyperaktivität, Verspannung und Verkürzung. Dynamisch-phasische Muskeln reagieren auf eine Dysfunktion mit Inhibition, herabgesetztem Muskeltonus und Abschwächung. Janda bezeichnete diese Schwäche als Pseudoparese. Die Schwäche des Muskels ist eher die Folge einer Inhibition als eine wirkliche Schwäche (im neurologischen Sinn). Es gibt zahlreiche motorische Muster, nach denen ein Muskel auf eine Dysfunktion reagieren kann. Dabei werden bestimmte Muskeln inhibiert und schwach, wohingegen andere hyperaktiv und verspannt werden. In der Hüftregion neigen M. glutaeus medius und maximus zur Abschwächung, wohingegen M. iliopsoas, M. piriformis, die Adduktoren und der M. tensor fasciae latae zu Hyperaktivität und Verspannung tendieren. Bei Dysfunktionen des Schultergürtels neigen M. supraspinatus, M. deltoideus, M. infraspinatus, M. rhomboideus, der untere Anteil des M. trapezius und der M. serratus anterior zur Abschwächung, wohingegen zu den hyperaktiven verkürzten Muskeln der M. levator scapulae, der obere Anteil des M. trapezius und die Pektoralmuskulatur gehören.

Muskelaktivierungsmuster. Die muskuläre Dysfunktion ist nicht nur durch Hyperaktivität und Inhibition charakterisiert, sondern auch durch die Reihenfolge, in welcher die Muskeln sich konsekutiv anspannen. Bei einer gestörten Muskelaktivierung besteht eine verzögerte Anspannung und eine Verzögerung in der Amplitude der Muskelaktivität im Elektromyogramm (EMG). Dies kommt überwiegend bei dynamisch-phasischen Muskeln vor. Ein anhaltendes Training bei gestörtem Muskelaktivierungsmuster führt dazu, daß Hypertonus und Verkürzung der tonischen Muskulatur fortbestehen, während die Abschwächung der phasischen Muskeln weiter zunimmt.

Janda hat in seiner Forschungsarbeit die normalen und pathologischen Muskelaktivierungsmuster von Hüftextension, Hüftabduktion und Schulterabduktion identifiziert. Das normale Muskelaktivierungsmuster, d. h. die Reihenfolge, in welcher sich die Muskeln bei einer Bewegung anspannen, ist z. B. bei einer Hüftextension in Bauchlage wie folgt: zuerst spannt sich die ischiokrurale Muskulatur an, gefolgt vom M. glutaeus maximus, dem kontralateralen unteren Anteil des M. erector spinae sowie dem ipsilateralen Anteil des unteren M. erector spinae. Die häufigste Störung in dieser normalen Bewegungsfolge ist eine fehlende Aktivierung und Schwäche des M. glutaeus maximus, dessen Funktion durch die ischiokrurale Muskulatur und den M. erector spinae vor allem in der oberen LWS und unteren BWS substituiert wird (Abb. 20.1, a und b).

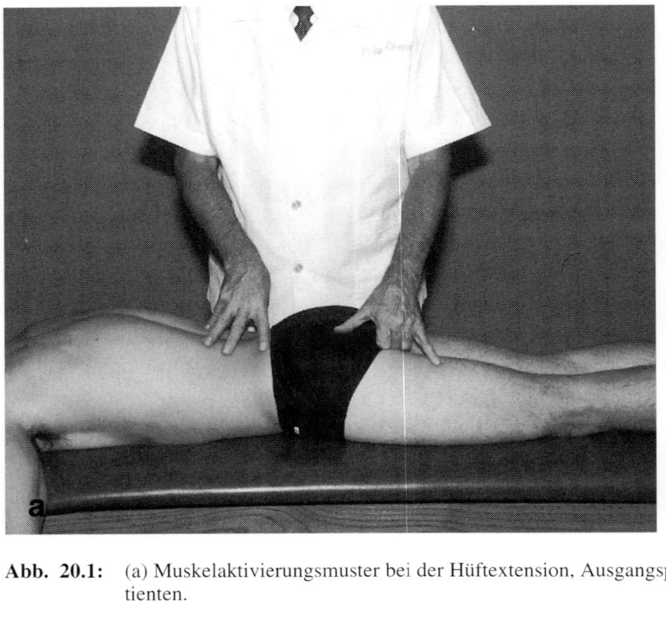

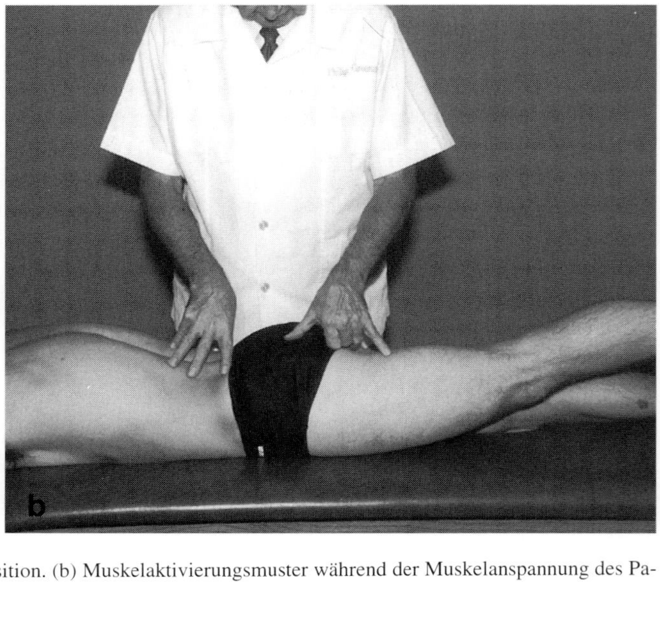

Abb. 20.1: (a) Muskelaktivierungsmuster bei der Hüftextension, Ausgangsposition. (b) Muskelaktivierungsmuster während der Muskelanspannung des Patienten.

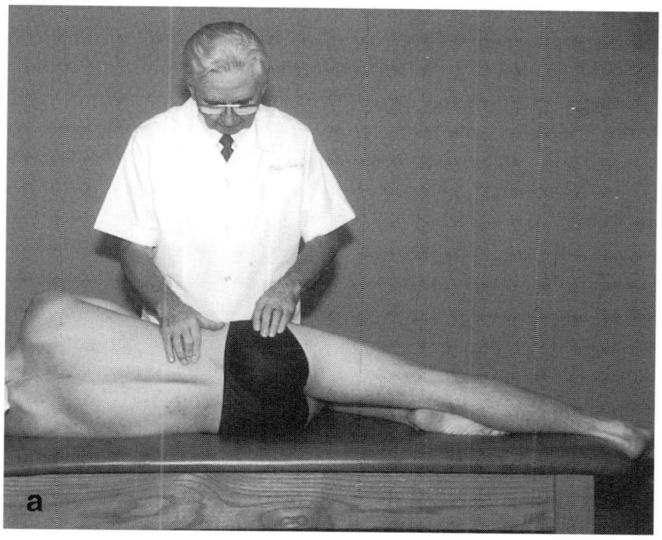
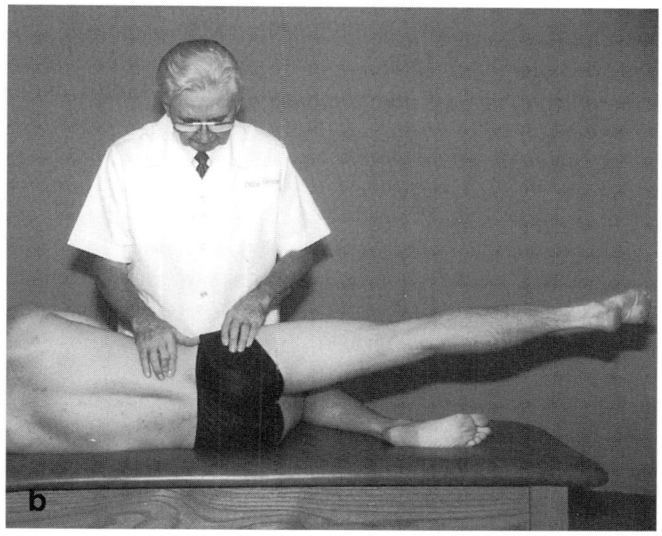

Abb. 20.2: (a) Muskelaktivierungsmuster bei der Hüftabduktion, Ausgangsposition. (b) Muskelaktivierungsmuster bei der Hüftabduktion während der Muskelanspannung des Patienten.

Das Muskelaktivierungsmuster bei der Hüftabduktion in Seitenlage ist wie folgt: zuerst spannt sich der M. glutaeus medius an, gefolgt vom M. tensor fasciae latae, dem ipsilateralen M. quadratus lumborum und dem M. erector spinae. Die häufigste Fehlstereotypie, d. h. das häufigste Substitutionsmuster, besteht in einer Abschwächung des M. glutaeus medius und in einer zu frühen Aktivierung des M. tensor fasciae latae oder des M. quadratus lumborum. Bei zu früher Aktivierung des M. tensor fasciae latae kommt es zu einer Innenrotation und Hüftflexion während der Abduktion. Der ungünstigste motorische Stereotyp liegt dann vor, wenn die Bewegung durch den M. quadratus lumborum gestartet wird (Abb. 20.2, a und b).

Das normale Muskelaktivierungsmuster bei einer Schulterabduktion im Sitzen ist wie folgt: zuerst spannt sich der M. supraspinatus an, gefolgt von M. deltoideus, M. infraspinatus, mittlerem und unterem Anteil des M. trapezius und kontralateralem M. quadratus lumborum. Das häufigste Substitutionsmuster besteht in einer Schulterhebung über den M. levator scapulae und den oberen Anteil des M. trapezius und eine zu frühe Aktivierung des M. quadratus lumborum auch auf der ipsilateralen Seite (Abb. 20.3, a und b).

Syndrome bei muskulärer Dysbalance. Janda beschreibt drei verschiedene Syndrome, die bei einer muskulären Dysbalance auftreten. Am Beckengürtel das „un-

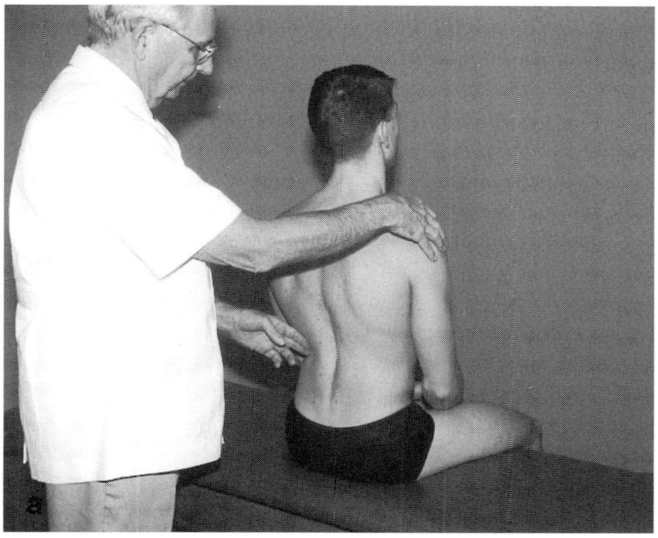
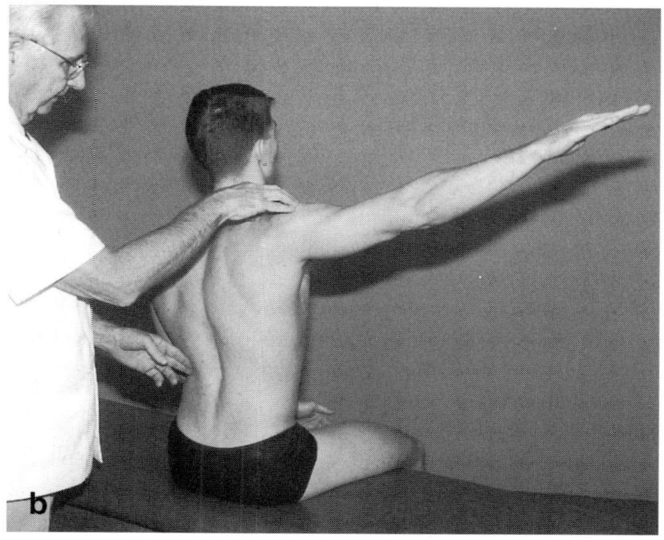

Abb. 20.3: (a) Muskelaktivierungsmuster bei der Schulterabduktion, Ausgangsposition. (b) Muskelaktivierungsmuster bei der Schulterabduktion während der Muskelkontraktion des Patienten.

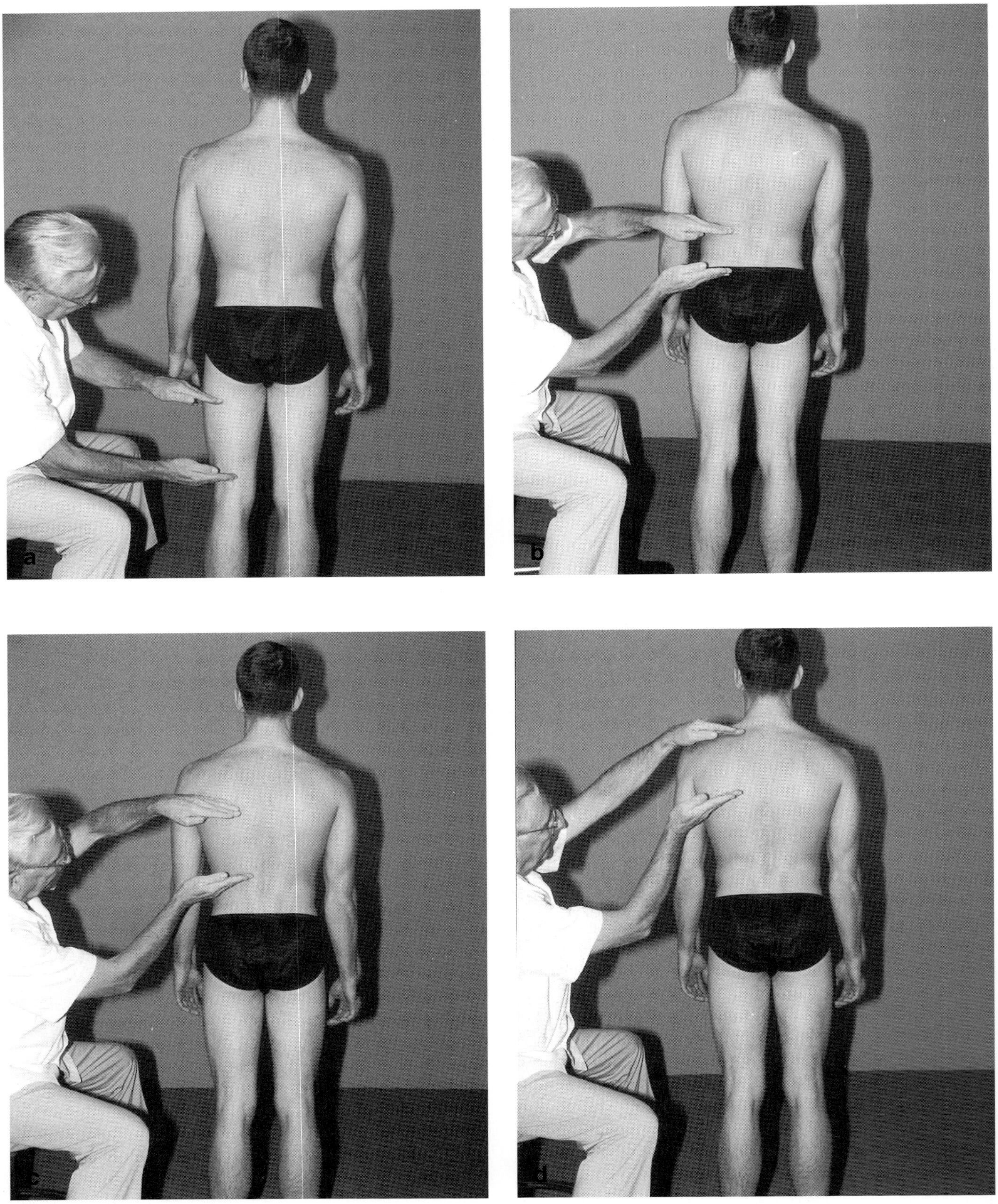

Abb. 20.4: (a) Schichtsyndrom, ischiokrurale Muskulatur. (b) Schichtsyndrom, Lendenwirbelsäule. (c) Schichtsyndrom, thorakolumbaler Übergang. (d) Schichtsyndrom, obere Brustwirbelsäule.

tere gekeuzte Syndrom", am Schultergürtel das „obere gekreuzte Syndrom" und das „Schichtsyndrom" von kaudal nach kranial. Oberes und unteres gekreuztes Syndrom werden später erörtert. Das „Schichtsyndrom" ist charakterisiert durch alternierende Stränge von Muskelverhärtungen und Muskelabschwächungen auf der Rückseite des Körpers in kaudo-kranialer Richtung (Abb. 20.4, a-d). Dieses Syndrom wird charakterisiert durch eine Verkürzung des M. gastrocnemius und des M. soleus, der Ischiokruralmuskulatur, eine Abschwächung der Glutäen und des unteren lumbalen M. erector spinae, eine Verspannung des unteren thorakalen Anteiles sowie des oberen Anteiles des lumbalen M. erector spinae, eine Schwäche der Mm. rhomboidei und des unteren M. trapezius sowie eine Verspannung des oberen Anteils des M. trapezius und des M. levator scapulae. Ein weiteres Merkmal des Schichtsyndroms ist die sog. „Bandbildung" im M. erector spinae. Bei genauer Beobachtung kann der Untersucher hypertone und abgeschwächte Bezirke in bestimmten Anteilen des M. erector spinae finden, insbesondere im M. longissimus. Diese sind zu tasten als Schichten, die sich voll und hart anfühlen, und als kleine Mulden, die bei der Inspektion des Patienten von tangential im Verlauf des M. erector spinae sichtbar werden (Abb. 20.5).

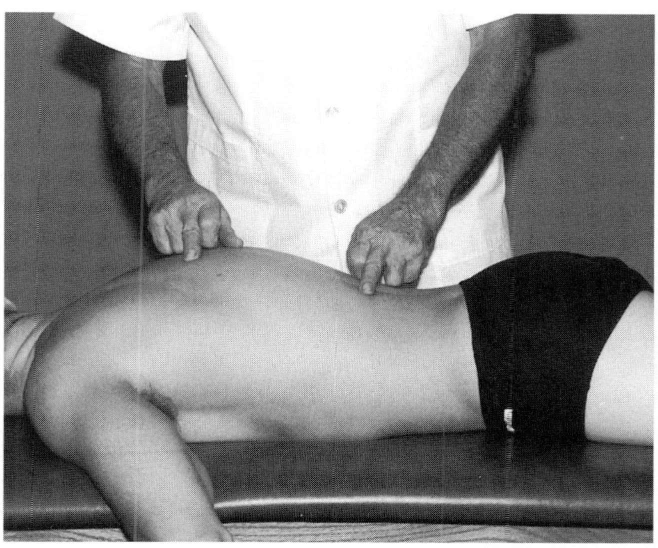

Abb. 20.5: Untersuchung der Muskelbande

20.4 Grundlagen der Behandlung der muskulären Dysbalance

Zur Behandlung der muskulären Dysbalance ist die Wiederherstellung der korrekten Länge, Kraft und Kontrolle der Muskelfunktion von fundamentaler Bedeutung. Zahlreiche Übungssysteme haben eine Verbesserung von Muskellänge und -kraft zum Ziel, nur wenige befassen sich mit der motorischen Kontrolle. Durch ein erfolgreiches Übungsprogramm wird die zentralnervöse Kontrolle der Muskelfunktion soweit wie möglich wiederhergestellt. Von grundlegender Bedeutung ist dabei die Muskelaktivierungssequenz. Um dieses Ziel zu erreichen, hat sich folgende Behandlungssequenz als besonders effektiv erwiesen:

1. Training der sensomotorischen Balance;
2. Dehnung von verkürzten, verspannten und hypertonen Muskeln, bis die Symmetrie mit der Gegenseite erreicht wurde;
3. Kräftigung von abgeschwächten Muskeln;
4. Wiederherstellung symmetrischer Bewegungsmuster und
5. Verbesserung des aeroben Stoffwechsels.

20.5 Behandlungsziele bei muskulärer Dysbalance

Ziel eines Übungsprogrammes ist die Aufrechterhaltung der durch manualtherapeutische Behandlung erreichten, verbesserten funktionellen Kapazität im muskuloskelettalen System. Geeignete Übungen helfen dem Patienten, seine Körperkontrolle zu verbessern und mit Schmerzen und Dysfunktionen umzugehen. Eine Verbesserung der muskulären Balance wirkt sich protektiv auf das osteoartikuläre System aus. Die Belastung der Gelenke, Gelenkkapseln und Bänder wird reduziert. Das Gleichgewicht von Agonisten und Antagonisten ermöglicht die Schockabsorption an den Gelenken und verhindert die Überlastung der Gelenkflächen. Lewit hat festgestellt, daß Dysfunktionen des muskuloskelettalen Systems den degenerativen Erkrankungen mit morphologischen Veränderungen meist vorausgehen. Man nimmt an, daß die Wiederherstellung und Erhaltung einer ausgeglichenen Muskellänge und Muskelkraft im Hüftbereich einer degenerativen Hüfterkrankung vorbeugen kann.

20.6 Verbesserung der Sensomotorik

Das Training der sensomotorischen Balance hat zum Ziel, die symmetrischen Muskelaktivierungsmuster zur verbesserten Kontrolle der Motorik wiederherzustellen. Nur bei einer physiologischen Muskelaktivierungssequenz ist die erfolgreiche Dehnung hypertoner und verkürzter Muskeln wie auch die Kräftigung inhibierter Muskeln erfolgversprechend.

Die Körperbalance stellt eine komplexe Funktion dar. Sie ist das Ergebnis der Reizverarbeitung aus den drei primären afferenten Systemen. Unsere Orientierung im Raum wird durch Signale aus dem visuellen und vestibulären System sowie dem propriozeptiven System über die Fußsohlen gewährleistet. Besteht ein Sehverlust, so paßt sich der Körper durch eine vermehrte Propriorezeptorenaktivität aus den Extremitäten und durch eine vermehrte Abhängigkeit von der Funktionsfähigkeit des vestibulären Systems an dieses Handicap an. Das visuelle System kann eine verminderte Effizienz der plantaren Propriorezeption kompensieren.

20.6.1 Trainingsindikationen

Der Behandler erhält bereits bei der Übersichtsuntersuchung und dann bei der detaillierten Untersuchung, insbesondere der Lenden-Becken-Hüft-Region, erste Hinweise auf eine insuffiziente sensomotorische Balance, die ein spezifisches Training für den Patienten erforderlich macht. Beim Spine-Test steht der Patient auf einem Fuß. Ist er dabei so unsicher und schwankend, daß eine ruhige Durchführung des Tests nicht möglich ist, so besteht der Verdacht auf eine eingeschränkte Propriorezeptorenaktivität der Fußsohlen. Bei der Erstdiagnose wird der Patient aufgefordert, barfuß zunächst auf dem rechten und anschließend auf dem linken Bein zu stehen, damit der Untersucher die Gewichtsverlagerung im Seitenvergleich beurteilen kann (Abb. 20.6). Zur Erhöhung des Schwierigkeitsgrades wird der Patient gebeten, den Einbeinstand mit gekreuzten Armen durchzuführen (Abb. 20.7). Dadurch werden Ausgleichsbewegungen des Rumpfes und der Extremitäten ausgeschaltet. Beim dritten Schwierigkeitsgrad wird der Patient aufgefordert, mit gekreuzten Armen auf einem Bein zu stehen und die Au-

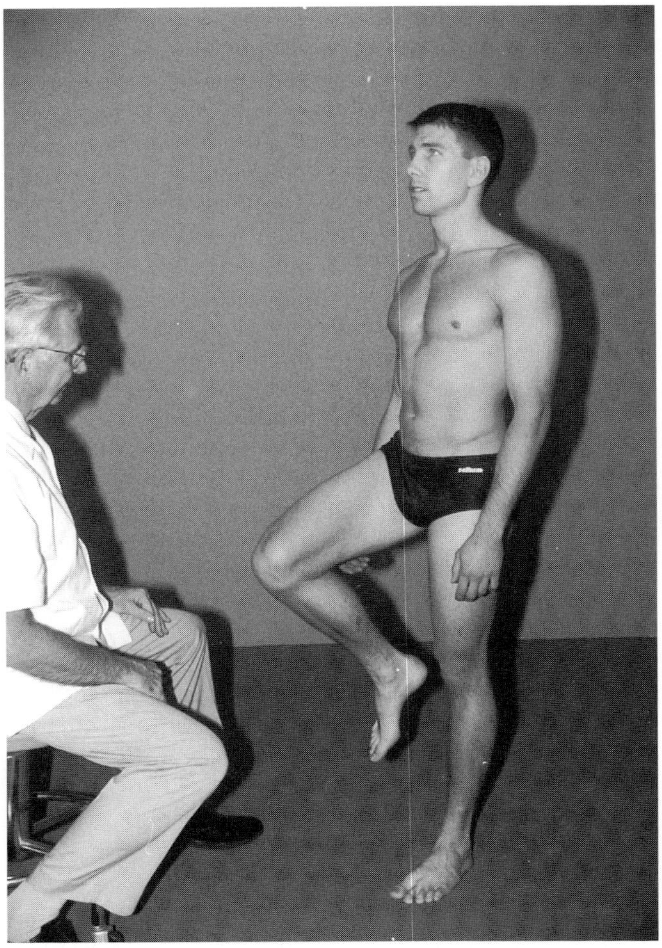

Abb. 20.6: Gleichgewichtsprüfung, Schritt 1

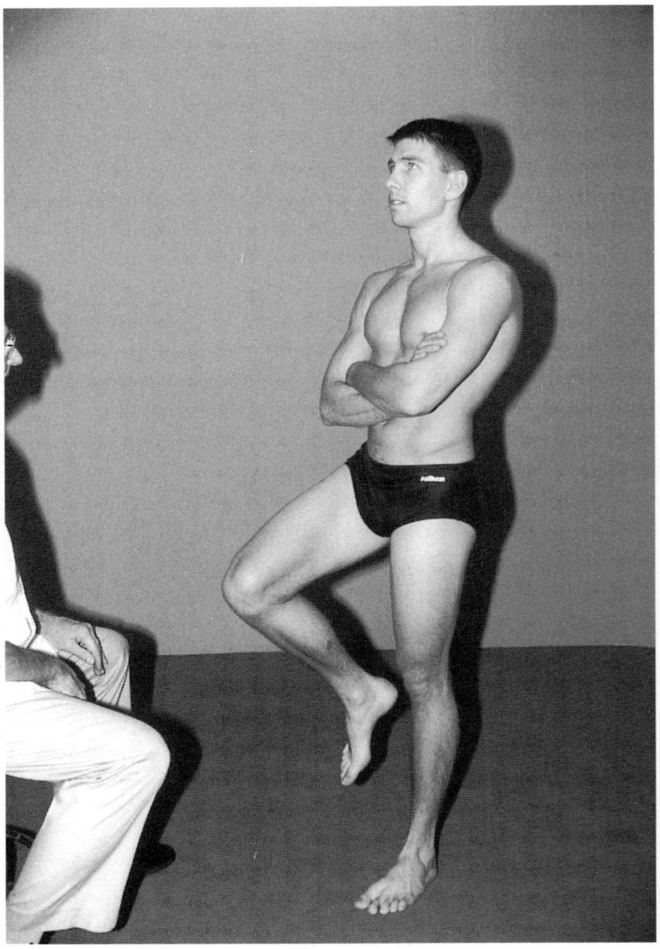

Abb. 20.7: Gleichgewichtsprüfung, Schritt 2

gen zu schließen (Abb. 20.8). Durch Ausschaltung der visuellen Perzeption wird der Einbeinstand erheblich schwieriger. Im Idealfall sollte der Patient in der Lage sein, mit geschlossenen Augen 30 Sekunden lang symmetrisch auf einem Bein zu stehen.

20.6.2 Trainingsmodalitäten

Das sensomotorische Training sollte mit nackten Füßen auf einer nicht zu harten Unterlage erfolgen (z. B. Teppichboden). Die Stimulation der Propriorezeptoren an der Fußsohle gehört zu den Hauptzielen dieses Trainings. Begonnen wird mit einer Übung zur Verkürzung der Fußlänge. Dabei versucht der Patient, mit der Fußsohle zum Boden zu greifen und vermeidet eine zu starke Einrollbewegung der Zehen. Durch diese Verkürzung des Fußes erhöht sich der mediale Längsbogen. Die Sensitivität der Fußsohle wird verbessert. Alle nachfolgenden Übungen sollten in dieser Fußstellung erfolgen. Tabelle 20.2 stellt ein einfaches sensomotorisches Übungsprogramm vor.

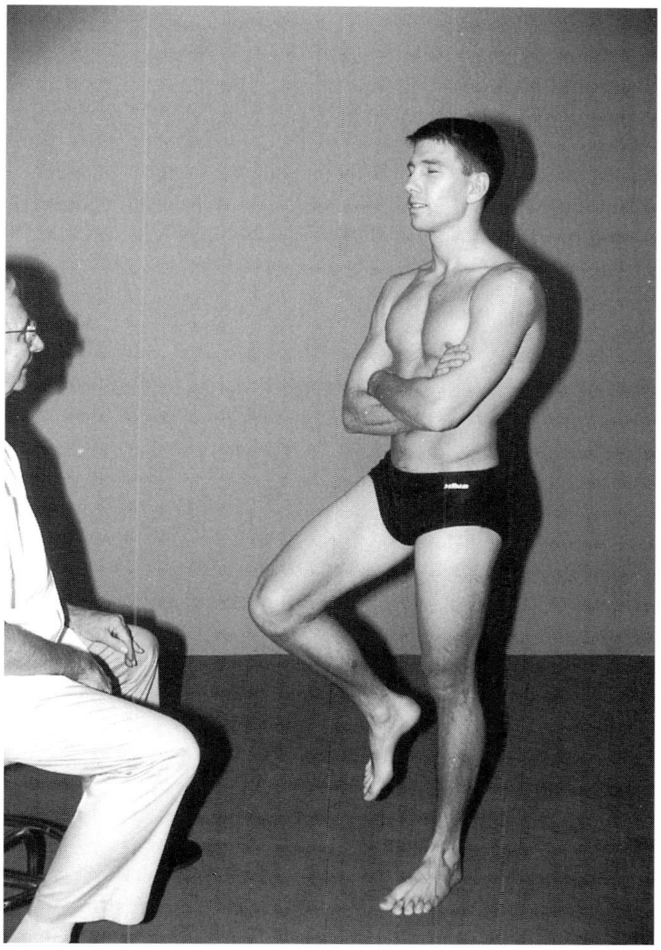

Abb. 20.8: Gleichgewichtsprüfung, Schritt 3

Ziel dieser Übungen ist es, mit gekreuzten Armen und geschlossenen Augen mindestens 30 Sekunden lang symmetrisch auf einem Bein stehen zu können. Je größer das sensomotorische Defizit, desto schwerer wird dieses Ziel zu erreichen sein. Die erste Etappe des Übungsweges ist erreicht, wenn der Patient sowohl rechts als auch links symmetrisch stehen kann. Die letzte und schwierigste Etappe ist erreicht, wenn der Patient mit gekreuzten Armen und geschlossenen Augen über längere Zeit auf einem Bein stehen kann. Besteht ein neurologisches Defizit an einer der beiden unteren Extremitäten, was im Gefolge einer lumbalen Wurzelschädigung häufig vorkommt, so sind die Übungen erschwert. Es ist jedoch auch bei neurologischen Ausfällen ratsam, eine möglichst große funktionelle Kapazität des Bewegungsapparates wiederherzustellen, um ein physiologisches Muskelaktivierungsmuster zu erzielen.

Tabelle 20.2: Sensomotorische Diagnostik und Trainingsprogramm

ALLE ÜBUNGEN SIND BARFÜSSIG DURCHZUFÜHREN
1. Verkürzung beider Füße im Sitzen.
2. Verkürzung beider Füße im Stehen, dabei stehen die Füße hüftbreit auseinander, das Becken ist in Neutralstellung, der Rumpf aufgerichtet, beide Knie sind leicht gebeugt.
FOLGENDE BEWEGUNGEN WERDEN IN NEUTRALER BECKENSTELLUNG MIT AUFGERICHTETEM RUMPF UND VERKÜRZTEN FÜSSEN DURCHGEFÜHRT.
1. Einbeinstand
A. Augen geöffnet, Arme seitlich herabhängend
B. Augen geöffnet, Arme gekreuzt
C. Augen geschlossen, Arme seitlich herabhängend
D. Augen geschlossen, Arme überkreuzt
2. Übung im Stehen, die Füße sind hüftbreit auseinander. Nun gehen Sie in die Rumpfvorbeuge, die Fußsohlen bleiben auf dem Boden, führen Sie eine Rumpfvorbeuge (bis zu 90° Grad) durch.
3. Einbeinstand, Rumpfvorbeuge
A. Augen geöffnet, Arme hängen seitlich herab
B. Augen geöffnet, Arme überkreuzt
C. Augen geschlossen, Arme hängen herab
D. Augen geschlossen, Arme überkreuzt
4. Stand auf einer federnden Unterlage oder einem Trampolin
A. Füße parallel, Fußabstand ca. eine Fußbreite. Verlagern Sie nun das Gewicht von rechts nach links und bringen jeweils den Rumpf über einen Fuß.
B. Ein Fuß wird nun eine kurze Schrittlänge vor den anderen Fuß gesetzt, dabei erfolgt die Gewichtsverlagerung von hinten nach vorne und von einem Fuß auf den anderen.
C. Führen Sie diese Bewegung mit überkreuzten Armen durch.
D. Führen Sie die Bewegung mit gekreuzten Armen und geschlossenen Augen durch.
5. Stehen Sie mit einem Fuß auf einer federnden Unterlage oder einem Trampolin und wiederholen Sie die Übung mit überkreuzten Armen und geschlossenen Augen.
6. Gehen Sie auf dem Boden entlang einer Linie oder auf einem Balancebalken. Stellen Sie dabei einen Fuß direkt vor den anderen (Ferse an den Großzehen), führen Sie die Bewegung mit geöffneten und dann mit geschlossenen Augen durch.
7. Gehen Sie wieder auf der Linie/Balancebalken und stellen Sie einen Fuß direkt hinter den anderen (Großzehe an Ferse), führen Sie die Übung zuerst mit geöffneten, dann mit geschlossenen Augen durch.

20.7 Untersuchung und Behandlung der unteren Körperhälfte

Besteht eine muskuläre Dysbalance an der unteren Extremität, so finden wir eine Fazilitierung, einen Hypertonus und eine Verkürzung folgender Muskeln: M. iliopsoas, M. rectus femoris, M. tendor fasciae latae, M. quadratus lumborum, kurze Oberschenkeladduktoren, M. piriformis, ischiokrurale Muskeln und M. erector spinae im Lumbalgebiet. Die an Inhibition, Hypotonus und Schwäche beteiligten Muskeln sind: M. glutaeus maximus, medius und minimus, M. rectus abdominis, M. obliquus internus und externus, die Peronealmuskulatur, M. vastus medialis und lateralis und M. tibialis anterior.

Janda hat ein „unteres gekreuztes Syndrom" beschrieben, bei dem eine charakteristische Verteilung von abgeschwächten und verkürzten Muskeln vorliegt. Abgeschwächt sind M. glutaeus maximus, die Hüftbeuger sind verspannt. Abgeschwächt sind die Bauchmuskeln, verkürzt ist der M. erector spinae, abgeschwächt sind der M. glutaeus medius und minimus, verkürzt sind der M. tensor fasciae latae sowie der M. quadratus lumborum. Dabei besteht begleitend eine verstärkte Lendenlordose sowie eine Beckenkippung nach vorne mit konsekutiver Hypermobilität der unteren Lumbalsegmente und einem veränderten Bewegungsmuster, das z. B. beim Aufrichten aus der Rückenlage und beim Aufrichten aus der Rumpfvorbeuge diagnostiziert werden kann.

20.8 Die sechs diagnostischen Tests

Für die Diagnose einer muskulären Dysbalance und einer insuffizienten posturalen Kontrolle des unteren Körperquadranten stehen sechs Tests zur Verfügung.

Test 1

Die Diagnose beginnt mit einer dreidimensionalen Untersuchung der Beckenbewegung mit Hilfe einer sog. „Beckenuhr". Der Patient liegt dabei auf dem Rücken (Abb. 20.9, a-f). Der Untersucher palpiert mit den Daumen beidseits die Spina iliaca anterior superior. Währenddessen bewegt der Patient sein Becken im Uhrzeigersinn von 12 Uhr nach 6 Uhr und führt dabei eine Beckenneigung nach vorne und nach hinten durch. Besteht eine gute Beckenkontrolle, so bleibt die Spina iliaca anterior superior beidseits symmetrisch, während der Patient sein Becken von 12 Uhr nach 6 Uhr bringt. Bei einer insuffizienten Beckenkontrolle wird eine Spina iliaca anterior superior bei der 12-Uhr- oder 6-Uhr-Position asymmetrisch. Das Bewegungsmuster ist dysfunktionell, wenn die rechte Spina iliaca anterior superior in der 12-Uhr-Stellung weniger weit nach kranial geht als die linke und wenn in der 6-Uhr-Stellung die linke Spina iliaca anterior superior weniger weit nach kaudal geht als die rechte. Nun palpieren wir die Spina iliaca anterior superior beidseits während der Rotationsbewegung von 3 Uhr nach 9 Uhr. Bei dieser Bewegung werden häufig Rückenschmerzen induziert. Besteht eine gute Beckenkontrolle, so rotiert das Becken symmetrisch in der Horizontalebene von 3 Uhr nach 9 Uhr und von 9 Uhr nach 3 Uhr. Eine schlechte Rumpfkontrolle liegt vor, wenn sich durch die Hüftneigung eine Spina iliaca anhebt und die Testbewegung durch eine Extension im Lumbalbereich ersetzt wird.

Test 2

Im zweiten Test wird die passive Hüftabduktion und die Außenrotation in Rückenlage geprüft (Abb. 20.10, s. S. 490). Der Untersucher legt beide Daumen unter die Spina iliaca anterior superior beidseits und bittet den Patienten, sein Becken nach hinten zu neigen, so daß es in der 12-Uhr-Stellung zu liegen kommt. Während dieser Beckenkippung nach dorsal wird der Patient gebeten, die Beine auseinanderfallen zu lassen. Kann der Patient nun die Dorsalkippung des Beckens nicht beibehalten, so ist das als Hinweis auf eine muskuläre Dysbalance, insbesondere auf eine Verspannung der kurzen Hüftabduktoren, zu bewerten. Ein häufig anzutreffendes pathologisches Bewegungsmuster sieht wie folgt aus: Die rechte Spina iliaca anterior superior kann während der Abduktion und Außenrotation nicht nach kranial wandern, sondern geht nach kaudal. Dieses Dysbalancemuster tritt gewöhnlich bei einer Pubisdysfunktion auf.

Abb. 20.9: (a) Beckenuhr, Startposition; (b) Beckenuhr, Beckenneigung nach dorsal bis 12 Uhr; (c) Beckenneigung nach vorne bis 6 Uhr; (d) Beckenuhr, Rotation nach links bis 3 Uhr; (e) Beckenuhr, Rotation nach rechts bis 9 Uhr; (f) Beckenuhr, Körperorientierung.

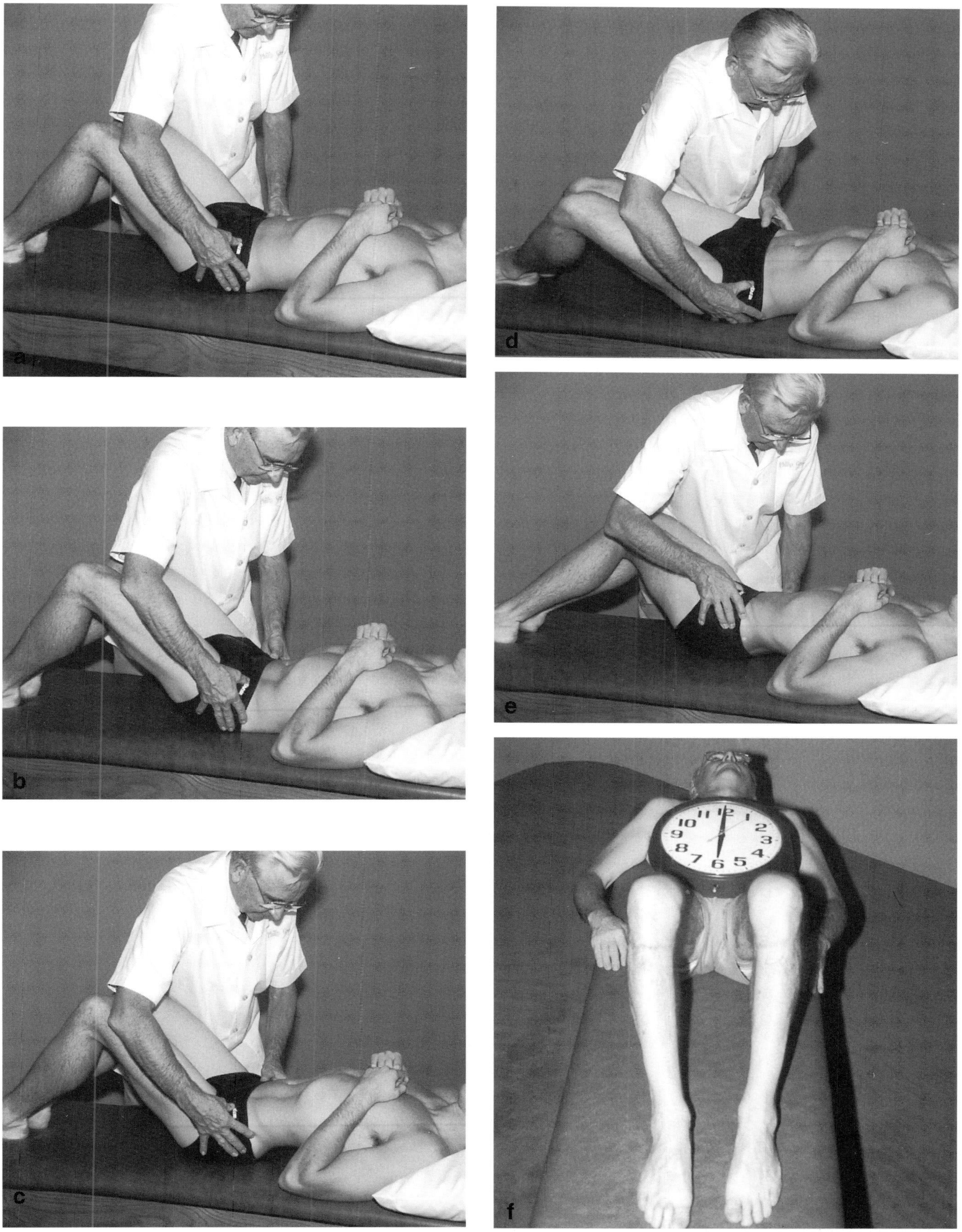

Test 3

Im dritten Test wird die Beckenkippung und das Gleiten der Fersen in Rückenlage untersucht (Abb. 20.11, a und b). Der Patient wird aufgefordert, sich auf den Rücken zu legen und die Beine zu beugen. Nun soll das Becken nach dorsal geneigt werden. Anschließend soll er zuerst das eine und dann das andere Bein strecken. Der Untersucher achtet darauf, ob die Beckenkippung während der Beinstreckung mit konsekutiver exzentrischer Verlängerung des M. iliopsoas aufrechterhalten werden kann. Ist der M. iliopsoas verspannt, so kann der Patient die Lendenwirbelsäule nicht flach auflegen. Bei diesem Test wird auch die Kraft der Bauchmuskeln aus der Dehnung heraus geprüft.

Test 4

In Test 4 wird die Rumpfrotation in Rückenlage untersucht (Abb. 20.12, a und b). Der Patient hat Hüften und Knie gebeugt und wird gebeten, mit aneinanderliegenden Knien und Füßen die Knie zuerst nach rechts und anschließend nach links fallen zu lassen. Ist der Rumpf vollständig rotiert, so wird der Patient aufgefordert, die Knie mit Hilfe der Bauchmuskulatur und nicht durch Hüftrotation wieder in die Mittellinie zu bringen. Der Patient wird gebeten, den Rücken von oben beginnend wieder auf den Tisch zu legen, ohne daß die untere BWS und LWS dabei einen lordotischen Bogen bilden. Bei diesem Test werden die schrägen Bauchmuskeln und die kurzen, tiefen Lumbalmuskeln geprüft. Ein Ver-

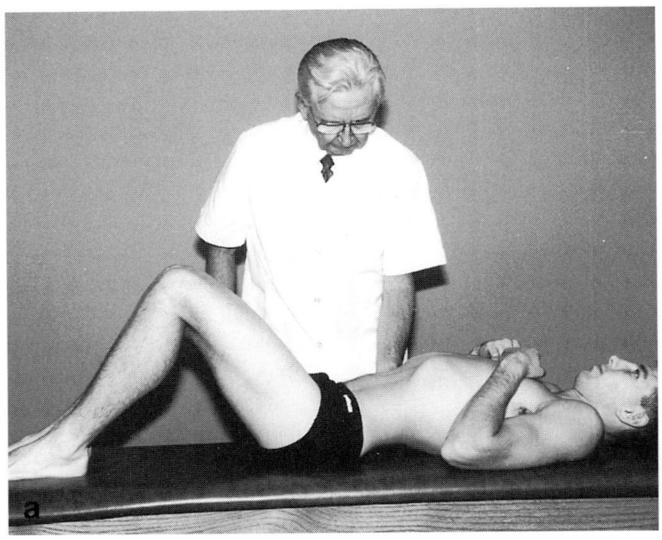

Abb. 20.11 a: Beckenkippung und Gleiten der Fersen, Ausgangsposition

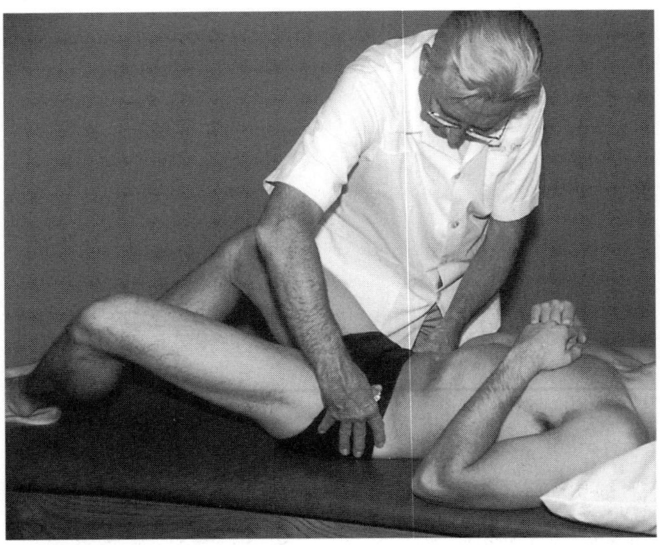

Abb. 20.10: Hüftabduktion, Außenrotation bei Behaltung der 12-Uhr-Stellung

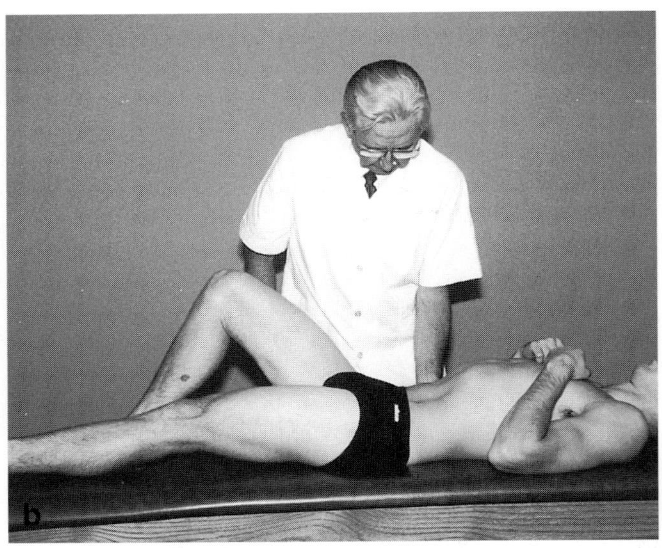

Abb. 20.11 b: Der Patient läßt den Fuß nach vorne gleiten und bleibt dabei mit dem Becken in der 12-Uhr-Stellung

lust der segmentalen Kontrolle im Lendenwirbelgebiet ist häufig mit non-neutralen Dysfunktionen der LWS verbunden und kann zu einem Auftreten von Rückenschmerzen führen.

Test 5 und 6

In Test 5 und Test 6 werden die im vorherigen Abschnitt beschriebenen Muskelaktivierungssequenzen bei Hüftextension und Hüftabduktion geprüft.

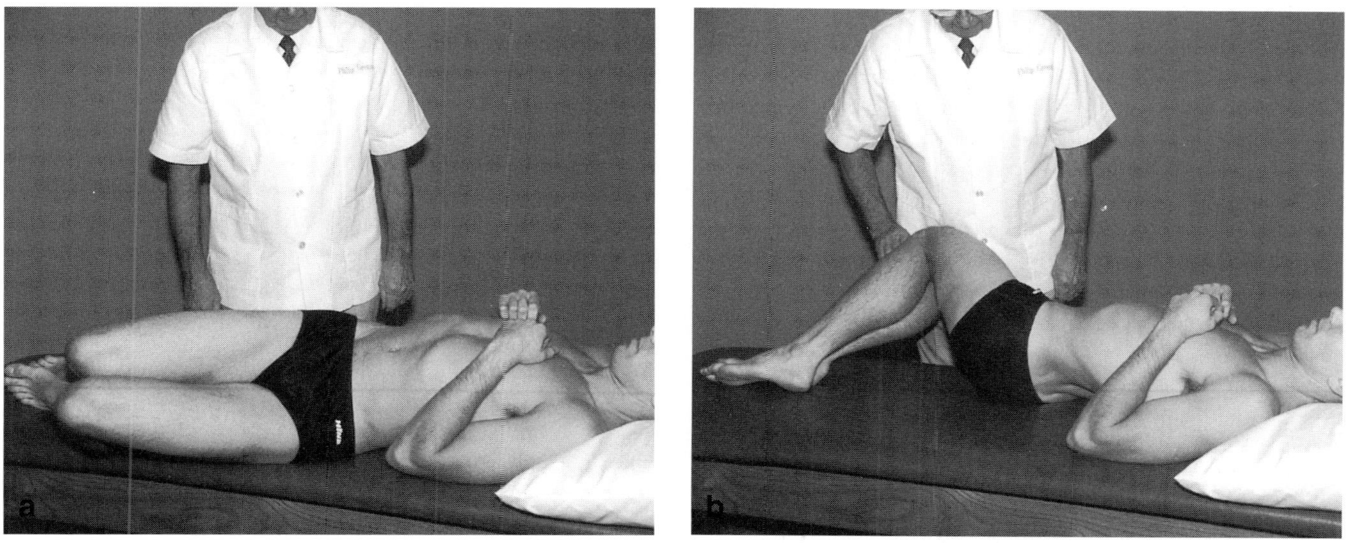

Abb. 20.12: (a) Aktive Rumpfrotation nach rechts. (b) Aktive Rumpfrotation nach links

20.9 Die Untersuchung der Muskulatur

Es wird die Muskellänge untersucht, bei Verkürzung und Verspannung erfolgt die manuelle Dehnung. Der Patient führt die Dehnübungen zu Hause fort. Die am häufigsten verkürzten Muskeln können bereits in der Untersuchungsposition gedehnt werden, wobei die Dehnung 20-30 Sekunden beibehalten und zwei- bis dreimal wiederholt wird. Eine zweite Möglichkeit zur Muskeldehnung ist die postisometrische Relaxation. Dabei erfolgt eine Anspannung der Muskulatur gegen Widerstand über 5-7 Sekunden, gefolgt von einer langsamen Dehnung bis zur neuen Barriere. Teststellung und Dehnposition werden in den Abb. 20.13 bis 20.20 gezeigt. Anleitungen zu Eigendehnung über 20-30 Sekunden Dauer und mit zwei- bis dreimaliger Wiederholung sind in Abb. 20.21 bis 20.31 abgebildet.

Nach Dehnung der verkürzten und verspannten Muskulatur können die gehemmten Muskeln gekräftigt werden. Übungen zur Kräftigung der Muskulatur des unteren Quadranten finden sich in den Abb. 20.32 bis 20.42. Nach Untersuchung, Dehnung und Kräftigung der Muskulatur erfolgt eine Nachuntersuchung. Dabei wird überprüft, ob sich die gestörten Bewegungsstereotypien am unteren Quadranten verbessert haben.

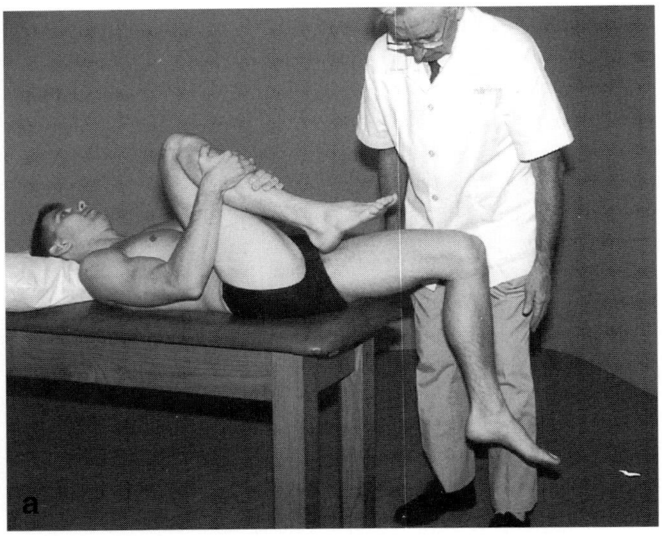

Abb. 20.13a
M. iliopsoas
Längentestung und Dehnstellung in Rückenlage

1. Der Patient liegt auf dem Rücken am Fußende des Tisches, wo auch der Therapeut steht.
2. Der Patient hält das nicht zu testende Bein in gebeugter Stellung.
3. Der Therapeut streckt das zu testende Bein, dabei sollte die Oberschenkelrückseite Kontakt mit dem Untersuchungstisch haben. Ist dies nicht der Fall, so liegt eine Verkürzung des M. iliopsoas vor.
4. Bei Verkürzung und Verspannung dieses Muskels gibt der Therapeut gegen eine Hüftflexion 5-7 Sekunden lang Widerstand. Diese Bewegung wird fünf- bis siebenmal wiederholt. In der Entspannungsphase verstärkt der Therapeut die Hüftextension.

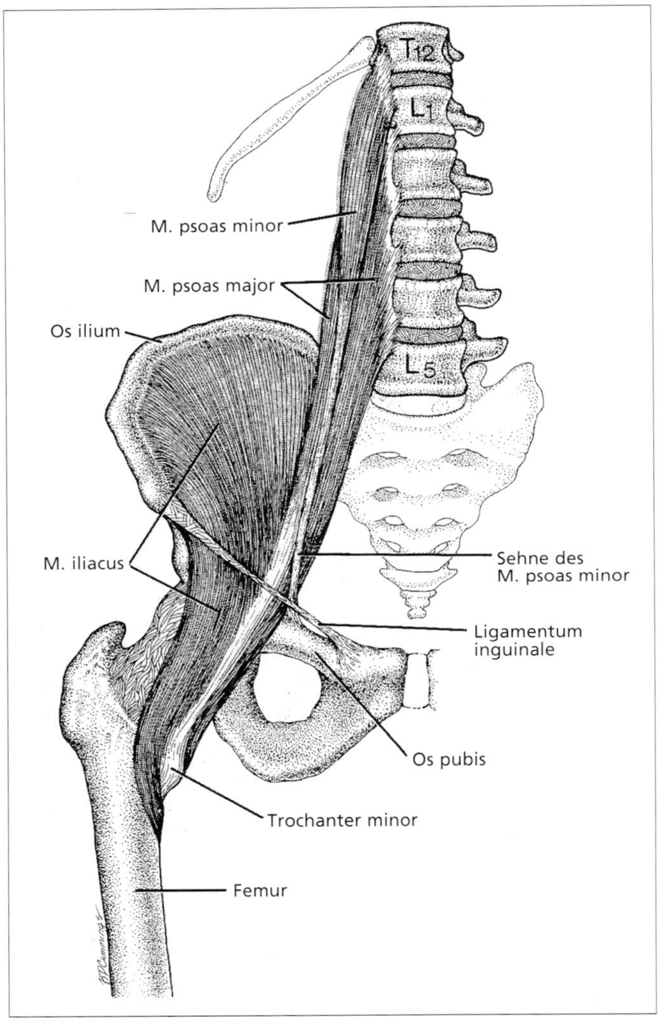

Abb. 20.13b
Ansatz des rechten M. psoas major, M. psoas minor und M. iliacus. Der M. psoas major ist ein mehrgelenkiger Muskel, er verläuft über die lumbalen Wirbelbogengelenke, den lumbosakralen Übergang, das Iliosakralgelenk und das Hüftgelenk. Der M. psoas minor hat denselben Verlauf, er überquert jedoch nicht das Hüftgelenk. Der M. iliacus ist ein eingelenkiger Muskel und zieht nur über das Hüftgelenk.

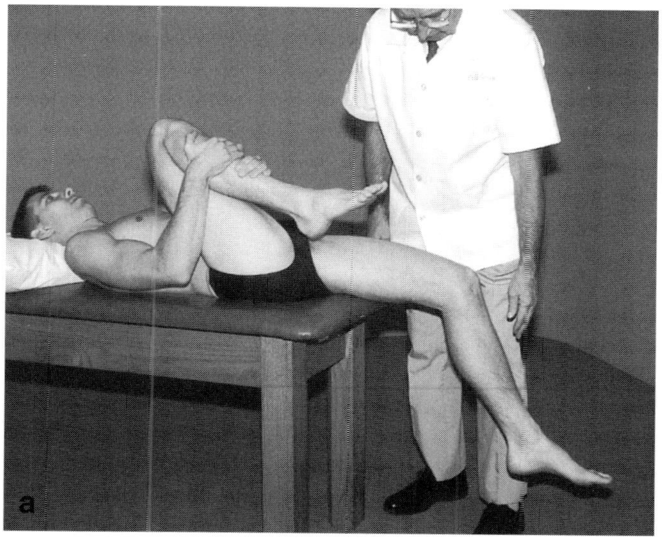

Abb. 20.14a
M. rectus femoris
Längentestung und Dehnposition in Rückenlage

1. Der Patient liegt auf dem Rücken, die Beine ragen über den Untersuchungstisch hinaus, der Therapeut steht am Fußende des Tisches.
2. Der Patient hält das nicht zu testende Bein in Flexion. Der Oberschenkel des zu testenden Beines liegt auf dem Untersuchungstisch.
3. Der Therapeut untersucht die Flexion im Kniegelenk. Ist eine Beugung von weniger als 90° möglich, besteht eine Verkürzung des M. rectus femoris.
4. Bei Verkürzung und Verspannung des Muskels wird der Patient aufgefordert, sein Knie zu strecken, der Therapeut gibt gegen diese Bewegung Widerstand. Die Anspannung erfolgt jeweils über 5-7 Sekunden und wird fünf- bis siebenmal wiederholt. In der Entspannungsphase verstärkt der Therapeut die Flexion.

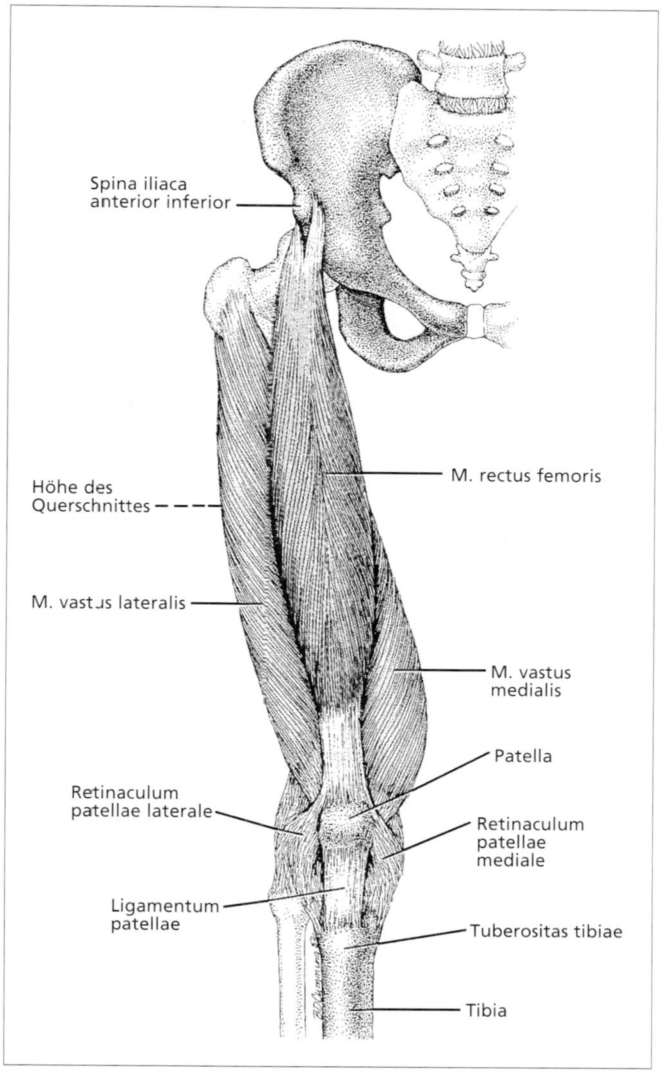

Abb. 20.14b
Ansätze des M. rectus femoris rechts (Frontalansicht) in bezug zum M. vastus lateralis und M. vastus medialis.

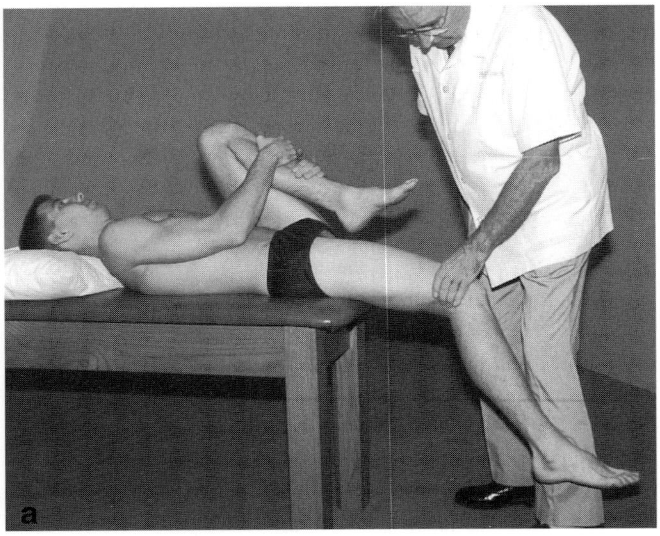

Abb. 20.15a
M. tensor fasciae latae
Längentest und Dehnposition
Rückenlage

1. Der Patient liegt auf dem Rücken am Ende des Untersuchungstisches, der Therapeut steht ebenfalls am Tischende.
2. Der Patient hält das nicht zu testende Bein in Flexion, der Oberschenkel des zu testenden Beines liegt auf dem Untersuchungstisch auf.
3. Der Therapeut induziert eine Innenrotation des Oberschenkels und eine Außenrotation der Tibia und achtet dabei auf einen Widerstand sowie auf die Konturen des lateralen Oberschenkels. Wird ein Widerstand angetroffen und findet sich gleichzeitig eine kleine Muldenbildung am lateralen Oberschenkel, so besteht eine Verspannung des M. tensor fasciae latae.
4. Ist dieser Muskel verkürzt und verspannt, so werden Innenrotation des Femurs und Außenrotation der Tibia beibehalten. Der Femur wird adduziert. Der Patient wird aufgefordert, die Hüfte zu beugen. Gegen diese Bewegung übt der Therapeut Widerstand aus. Die Anspannung erfolgt jeweils über 5-7 Sekunden und wird fünf- bis siebenmal wiederholt. In der Entspannungsphase stellt der Therapeut die neue Barriere ein.

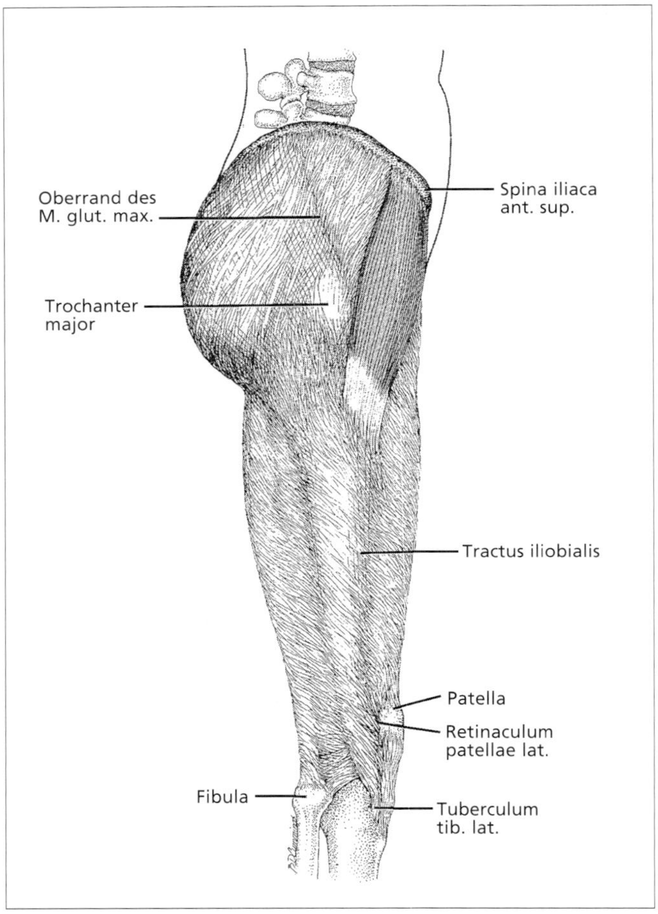

Abb. 20.15b
Seitenansicht: Ursprung und Ansatz des M. tensor fasciae latae. Der Muskelursprung befindet sich an und direkt unterhalb der Crista iliaca unmittelbar hinter der Spina iliaca anterior superior. Die antero-medialen Sehnen setzen an der Faszie des Kniegelenkes an, die postero-lateralen Sehnen verbinden sich mit dem Tractus iliotibialis, der bis zum Tuberculum laterale tibiae verläuft.

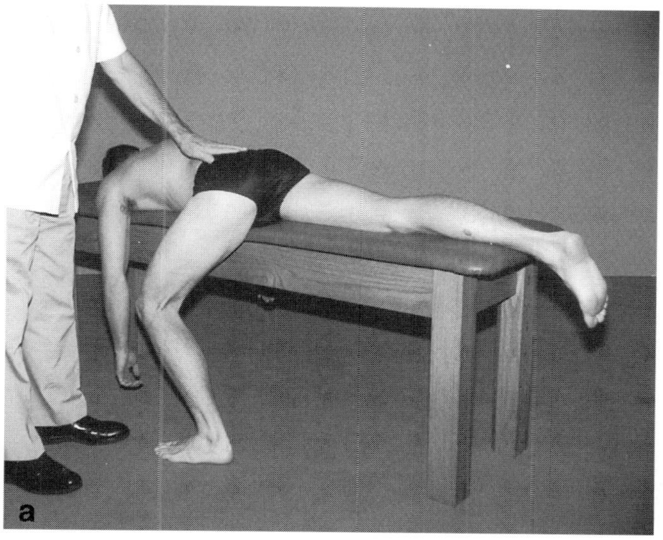

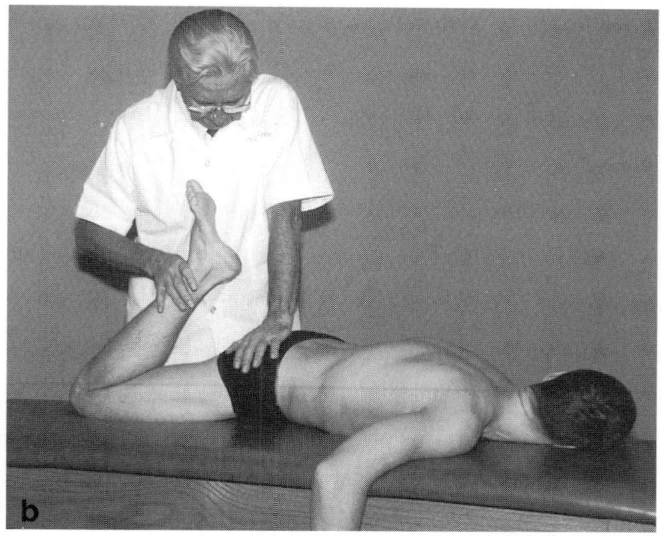

Abb. 20.16, a und b
M. rectus femoris
Teststellung und Dehnposition

1. Der Patient liegt auf dem Bauch, das nicht zu testende Bein wird in der Hüfte gebeugt, der Fuß wird auf dem Boden aufgestellt (Abb. 20.16a).
2. Der Therapeut steht neben dem Untersuchungstisch und beugt das zu testende Knie, bis er auf einen Widerstand trifft. Normalerweise kann die Ferse des zu testenden Beines das Gesäß berühren. Ist dies nicht möglich, liegt eine Verkürzung des M. rectus femoris vor (Abb. 20.16b).
3. Ist der M. rectus femoris verkürzt und verspannt, stellt der Therapeut das Bein an der Flexionsbarriere ein. Nun soll der Patient sein Knie 5 bis 7 Sekunden lang gegen den Widerstand des Therapeuten strecken. Diese Bewegung wird fünf- bis siebenmal wiederholt. In der Entspannungsphase wird jeweils die neue Barriere eingestellt.
4. Der Therapeut kann eine pumpende Bewegung durchführen und damit die Entspannung des Patienten fördern.
5. Bei der Knieflexion ist eine Überdehnung des Nervus femoralis zu vermeiden. Ist die Knieflexion für den Patienten sehr schmerzhaft und fehlt das Endgefühl, so besteht der Verdacht auf eine Erkrankung des Nervus femoralis und nicht auf eine Verkürzung des M. rectus femoris.

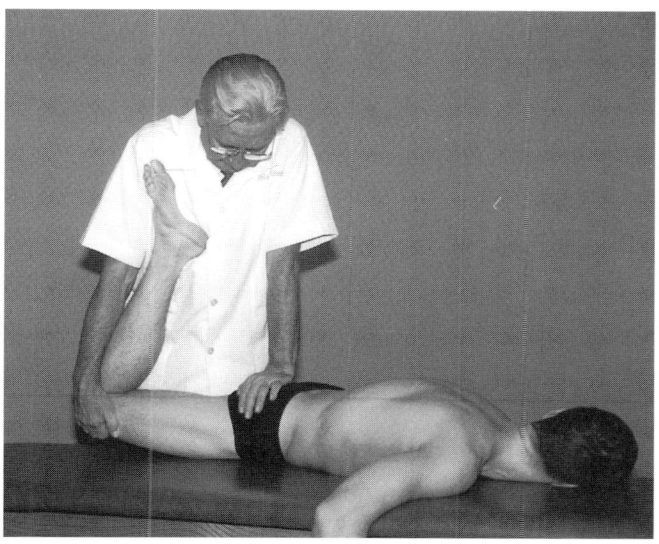

Abb. 20.17
M. psoas
Längentest und Dehnstellung in Bauchlage

1. Patient und Therapeut befinden sich in der gleichen Stellung wie bei der Untersuchung des M. rectus femoris.
2. Der Therapeut hebt das im Knie gebeugte Bein und fixiert mit der anderen Hand den Tuber ischiadicum, um eine Beckenbewegung zu verhindern. Nun wird die Barriere eingestellt. Normalerweise kann das Knie ca. 15 cm vom Tisch abgehoben werden. Ist der Abstand geringer, so liegt eine Verkürzung und Verspannung des M. psoas vor.
3. Bei Verkürzung und Verspannung wird der Patient gebeten, seine Hüfte zu beugen (Knie zum Tisch ziehen). Der Therapeut gibt gegen diese Anspannung einen Widerstand. Die Muskelanspannung wird 5-7 Sekunden gehalten und fünf- bis siebenmal wiederholt. In der Entspannungsphase wird die neue Barriere eingestellt.

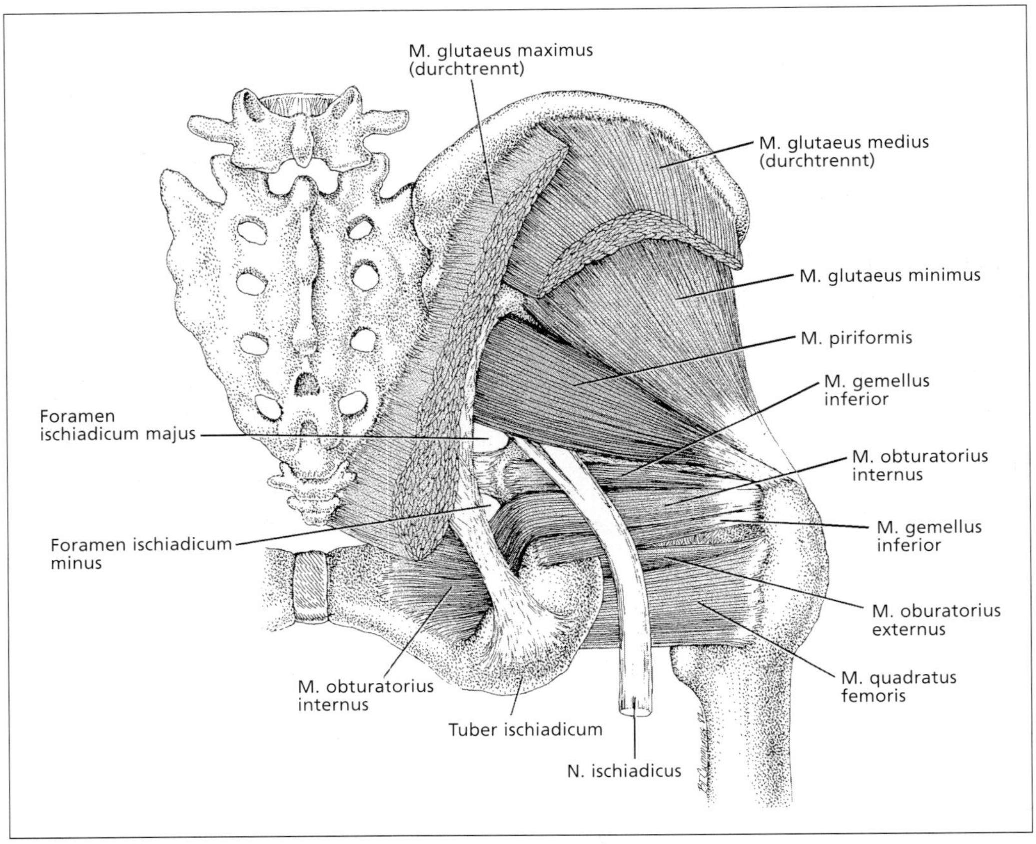
M. glutaeus maximus
(durchtrennt)
M. glutaeus medius
(durchtrennt)
M. glutaeus minimus
M. piriformis
M. gemellus
inferior
Foramen
ischiadicum majus
M. obturatorius
internus
M. gemellus
inferior
Foramen ischiadicum
minus
M. oburatorius
externus
M. quadratus
femoris
M. obturatorius
internus
Tuber ischiadicum
N. ischiadicus

Abb. 20.18a

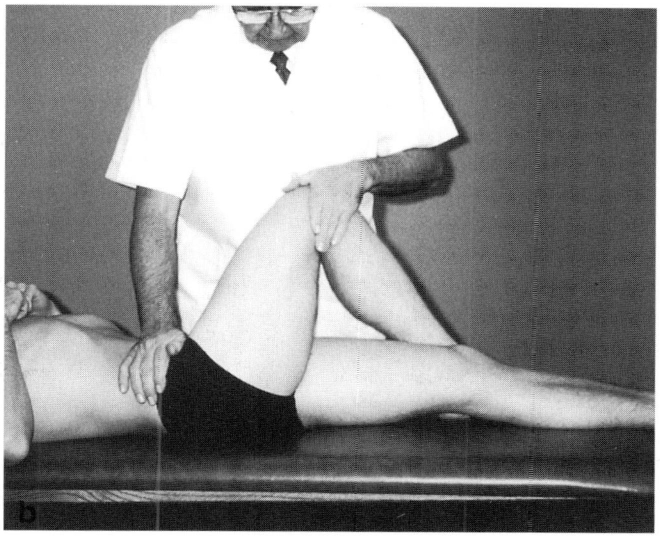

Abb. 20.18b
M. piriformis
Längentestung und Dehnstellung unter 90° Flexion
Rückenlage

1. Der Patient liegt auf dem Rücken, der Therapeut steht auf der Gegenseite des zu testenden Beines.
2. Der Therapeut beugt das zu testende Bein in Hüft- und Kniegelenk und legt den Fuß an die Außenseite des gegenüberliegenden Knies. Der Behandler fixiert die Spina iliaca anterior superior auf der zu testenden Seite.
3. Es wird eine Innenrotation und Adduktion des zu testenden Beines bis zur Barriere induziert. Der Befund wird mit der Gegenseite verglichen. Ist der Bewegungsumfang eingeschränkt und das Endgefühl hart, so spricht dies für eine Verkürzung und Verspannung des zu testenden M. piriformis.
4. Liegen Verkürzung und Verspannung vor, wird der Patient aufgefordert, das Knie zu abduzieren und zu außenrotieren. Dagegen gibt der Therapeut Widerstand. Die Bewegung wird fünf- bis siebenmal wiederholt, die Muskelanspannung 5-7 Sekunden lang beibehalten. In jeder Entspannungsphase stellt der Therapeut die neue Barriere ein.
5. Der Therapeut gibt eine komprimierende Kraft auf das Hüftgelenk, während er die Spina iliaca anterior superior fixiert.
6. Diese Technik eignet sich auch zur Dehnung des hinteren Anteils der Hüftgelenkskapsel.

Abb. 20.18c
M. piriformis
Längentest
Manuelle Muskeldehnung mit über 90° Flexion
Rückenlage

1. Der Patient liegt auf dem Rücken, der Therapeut steht auf der Seite des zu testenden Beines.
2. Der Therapeut umfaßt Knie und Knöchel des zu testenden Beines und induziert eine Hüftflexion und eine Außenrotation.
3. Trifft der Therapeut bei der weiteren Hüftflexion und Außenrotation auf einen Widerstand im Vergleich zur Bewegung der Gegenseite, so gilt dies als ein Hinweis auf eine Verkürzung und Verspannung des M. piriformis. Normalerweise sollte das Knie die Brust berühren.
4. Besteht eine Verkürzung und eine Verspannung des M. piriformis, wird der Patient aufgefordert, sein Bein zu strecken. Der Therapeut gibt dabei mit beiden Händen Widerstand. Die Muskelanspannung soll wieder 5-7 Sekunden lang gehalten und fünf- bis siebenmal wiederholt werden. In der Entspannungsphase wird die neue Barriere eingestellt.

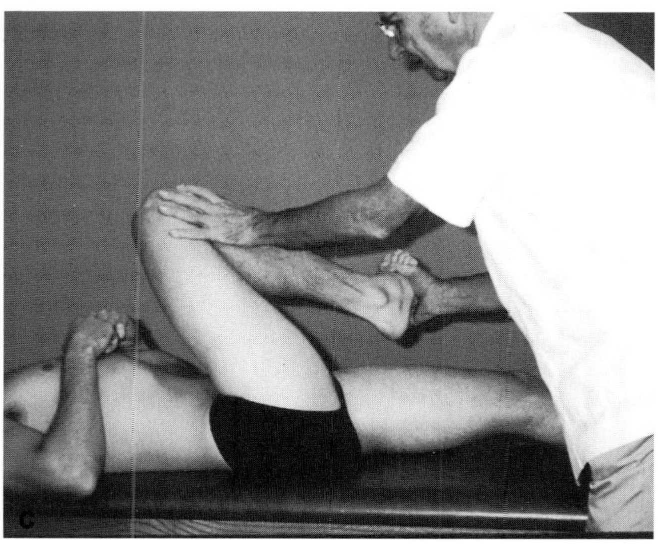

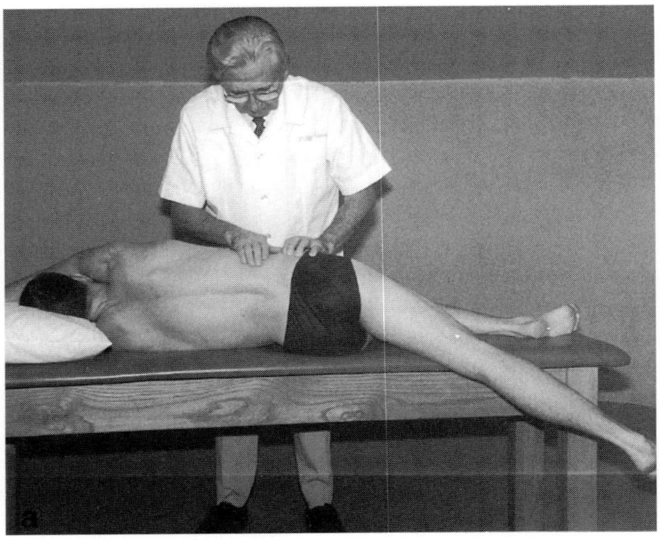

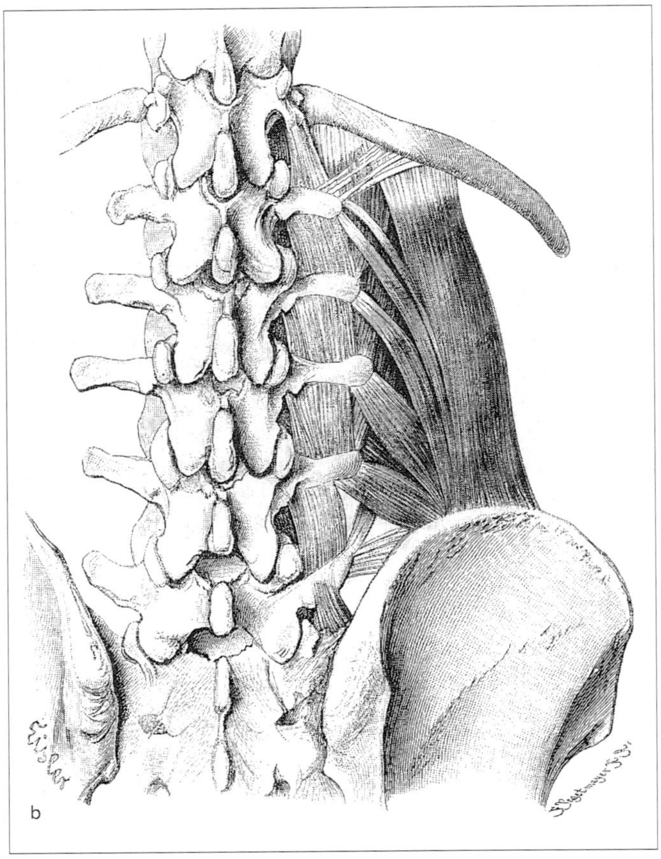

Abb. 20.19, a und b

M. quadratus lumborum

Längentestung und Dehnung in der Seitenlage

1. Der Patient befindet sich in Seitenlage, das nicht zu testende Bein wird gebeugt, das zu testende Bein ist gestreckt und hängt etwas hinter dem Rumpf über den Untersuchungstisch hinab.
2. Der Therapeut steht vor dem Patienten und palpiert den M. quadratus lumborum und die Crista iliaca. Ist die Hüftadduktion auf einer Seite im Vergleich zur Gegenseite vermindert, so liegt eine Verspannung und Verkürzung des M. quadratus lumborum vor. Der Therapeut palpiert auch die Spannung im Muskel und die reduzierte Kaudalbewegung der Crista iliaca.
3. Bei Verspannung und Verkürzung wird der Patient nun gebeten, eine Hüftabduktion durchzuführen. Der Therapeut gibt einen Gegenhalt am distalen Femur. Die Muskelanspannung erfolgt über 5-7 Sekunden und wird fünf- bis siebenmal wiederholt. In der Entspannungsphase wird jeweils die neue Barriere eingestellt.

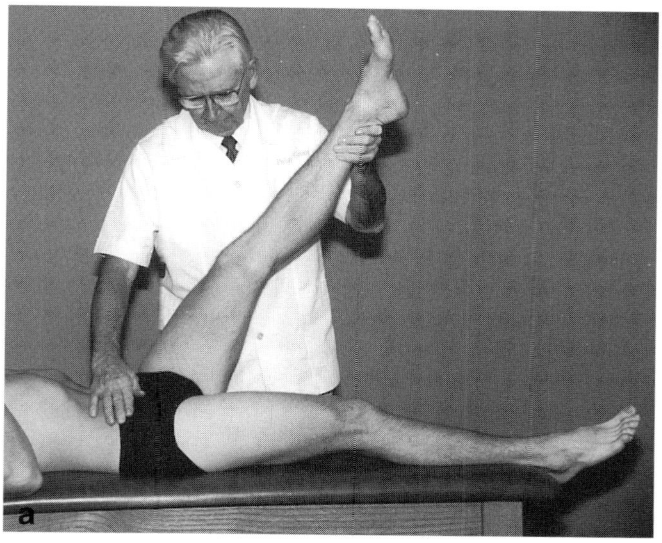

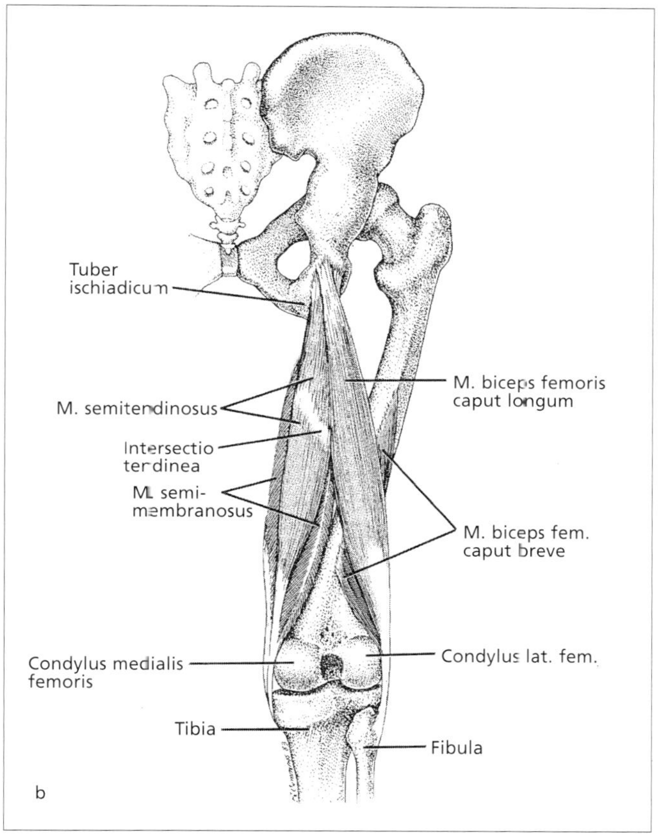

Abb. 20.20, a und b
Ischiokrurale Muskulatur
Längentestung und manuelle Dehnung in Rückenlage

1. Der Patient liegt auf dem Rücken, der Therapeut steht auf der Seite des zu testenden Beines.
2. Der Therapeut palpiert die Spina iliaca anterior superior der Gegenseite und hebt das zu testende Bein bis zur Barriere in der Hüftflexion. Nun erfolgt der Vergleich mit der Gegenseite. Bei einer Asymmetrie besteht eine Verkürzung und Verspannung der ischiokruralen Muskulatur auf dieser Seite.
3. Der Test wird bei adduziertem und abduziertem Bein wiederholt, um den medialen und lateralen Teil der ischiokruralen Muskeln zu testen.
4. Liegt eine Verkürzung und Verspannung vor, so wird der Patient aufgefordert, die Hüfte zu strecken. Die Muskelanspannung erfolgt dabei über 5-7 Sekunden und wird fünf- bis siebenmal wiederholt. In der Entspannungsphase geht der Therapeut an die neue Barriere heran.

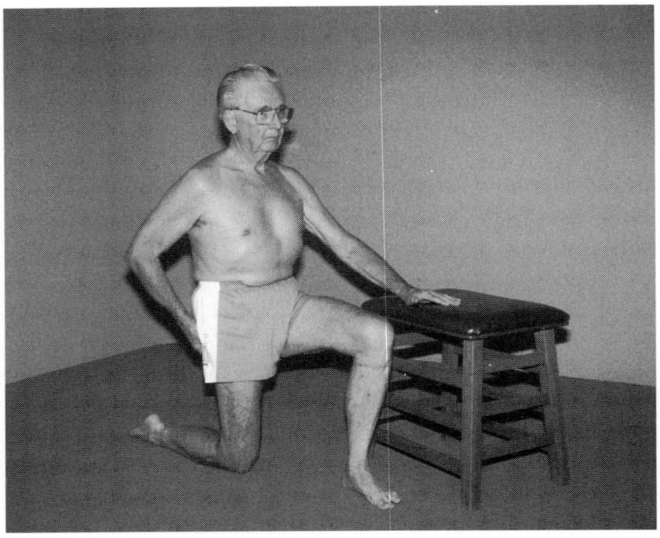

Abb. 20.21
M. iliopsoas
Selbstbehandlung
Eigendehnung im Knien

1. Der Patient kniet und rotiert den Femur auf der zu dehnenden Seite nach innen. Die Gegenseite ist in Hüft- und Kniegelenk um 90° gebeugt, das Bein ist aufgestellt.
2. Der Patient legt seine Hand auf das Gesäß, zieht den Bauch ein und kippt das Becken nach dorsal (12-Uhr-Stellung).
3. Der Patient hält den Rumpf in einer aufrechten Stellung und zieht mit dem nicht betroffenen Bein den Körper nach vorn. Die Bewegung wird von der Hüfte des betroffenen Beines geführt. Während der ganzen Dehnung wird die Gesäßmuskulatur angespannt. Die Dehnung ist an der Vorderseite von Hüfte und Oberschenkel zu spüren.
4. Es werden mehrere Dehnungen mit anschließender Entspannung durchgeführt. Die Übung dauert 1-2 Minuten. Die Dehnung kann auch 30 Sekunden gehalten und dann zwei- bis dreimal wiederholt werden. Die Gegenseite sollte auf gleiche Weise gedehnt werden, um eine Balance zu erzielen.
5. Diese Stellung kann modifiziert werden, um den M. tensor fasciae latae zu dehnen. Dabei wird der Femur nach außen rotiert und der Rumpf von der zu dehnenden Seite weg gebeugt, bevor die Hüfte nach vorne geschoben wird.

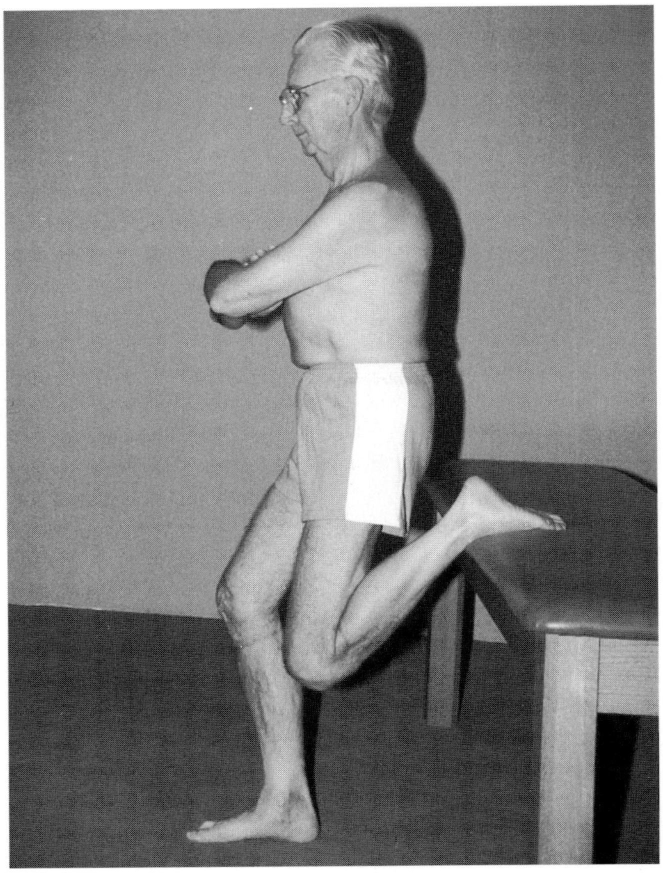

Abb. 20.22
M. rectus femoris
Selbstbehandlung
Eigendehnung im Stehen

1. Der Patient steht mit der Rückseite zum Untersuchungstisch. Das zu dehnende Bein wird im Knie gebeugt und auf einem Tisch oder Stuhl aufgelegt.
2. Der Patient spannt die Bauch- und Gesäßmuskeln an und führt eine Beckenkippung nach hinten durch (12-Uhr-Stellung). Ist die Dehnung am vorderen Oberschenkel zu spüren, wird sie 10-15 Sekunden lang gehalten und anschließend dreimal wiederholt.
3. Ist bereits eine Längenzunahme erfolgt, so kann eine zusätzliche Dehnung erreicht werden, indem das Knie der Gegenseite leicht gebeugt wird. Die Dehnung ist am vorderen Oberschenkel zu spüren.
4. Diese Übung wird auf der Gegenseite wiederholt, um das muskuläre Gleichgewicht wiederherzustellen.
5. Wird eine Seite gedehnt und auf der Seite der aktiven Kniebeugung gekräftigt, so ist diese Übung durch Kombination von Dehnung und Kräftigung besonders effektiv.

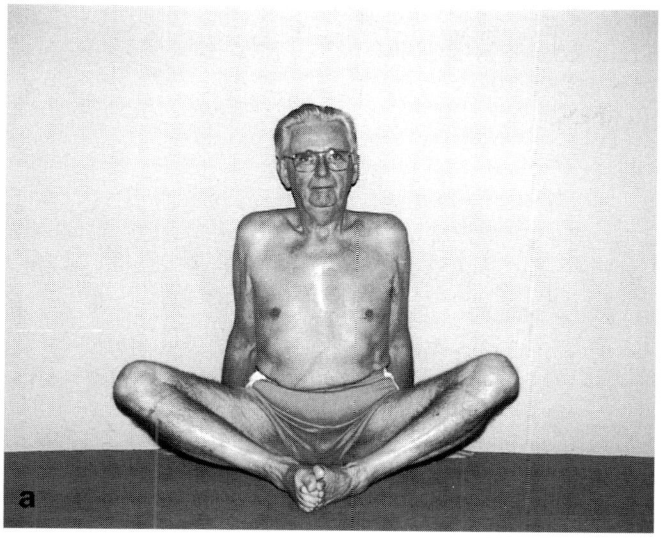

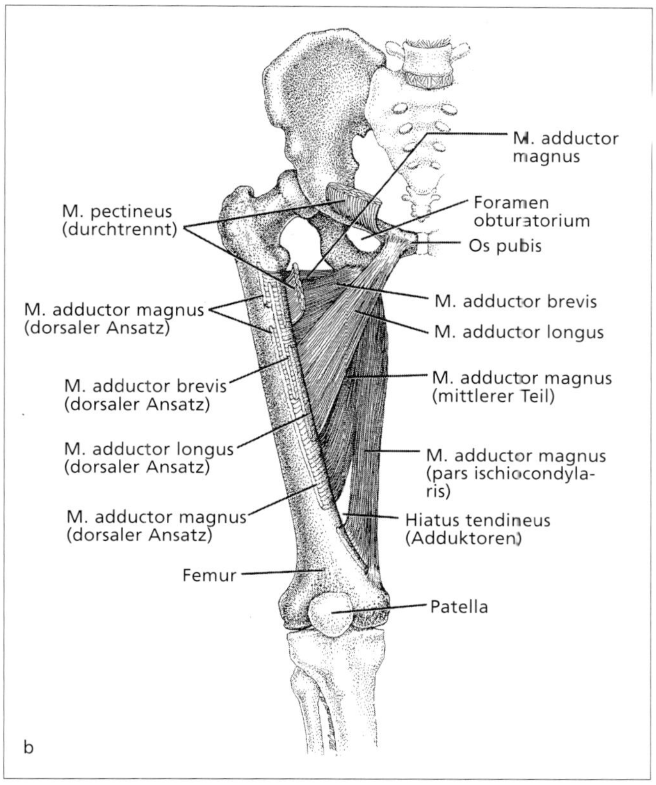

Abb. 20.23, a und b
Hüftadduktoren
Selbstbehandlung
Eigendehnung im Sitzen

1. Der Patient sitzt mit dem Gesäß möglichst nah an einer Wand. Die Lendenwirbelsäule wird gerade gehalten. Eine Beckenneigung nach vorne wird durch ein Kissen oder ein zusammengerolltes Handtuch unter dem Tuber ischiadicum gewährleistet. Der Patient kann mit der Übung auch beginnen, indem er auf einer niedrigen Stufe sitzt.
2. Der Patient legt beide Fußsohlen aneinander und schiebt die Füße zum Körper heran. Beide Beine werden aktiv außenrotiert und abduziert.
3. Der Patient legt beide Hände hinter die Hüften und hilft dabei dem Becken, sich nach vorne zu neigen.
4. Die Dehnung wird über 10-15 Sekunden gehalten und drei- bis viermal wiederholt. Dabei nimmt die Außenrotation und Abduktion nach jeder Dehnung zu.

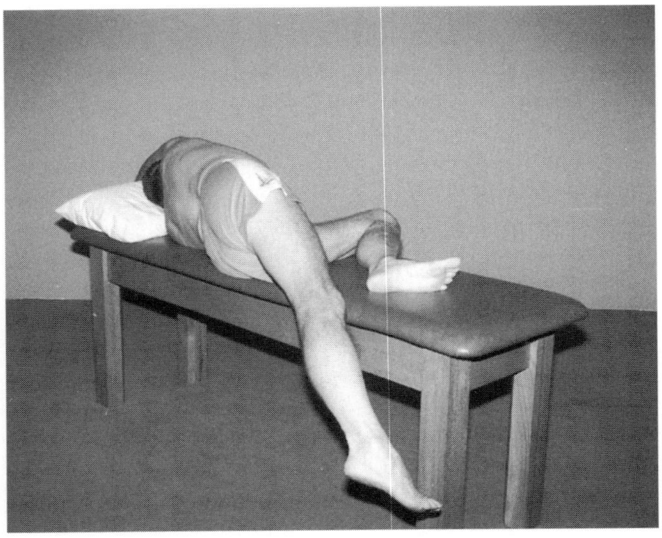

Abb. 20.24
M. quadratus lumborum
Selbstbehandlung
Eigendehnung in Seitenlage

1. Der Patient liegt auf der Seite, mit der zu dehnenden Seite nach oben.
2. Das tischnahe Bein wird um 90° gebeugt, das zu dehnende Bein wird gestreckt und adduziert und kann neben Tisch oder Bett herabhängen.
3. Der Arm auf der betroffenen Seite wird über den Kopf geführt und verstärkt die durch das Gewicht des Beines bereits bestehende Dehnung.
4. Diese Stellung wird 10-15 Sekunden lang gehalten und dann dreimal wiederholt oder jeweils über 30 Sekunden gehalten.
5. Auch die Gegenseite wird gedehnt, um eine Balance zu erzielen.

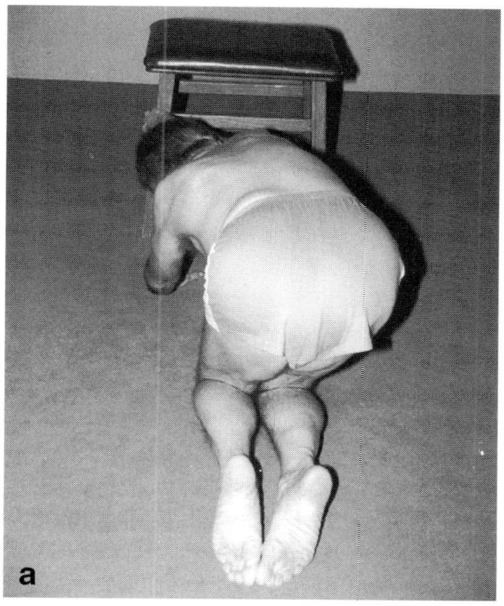

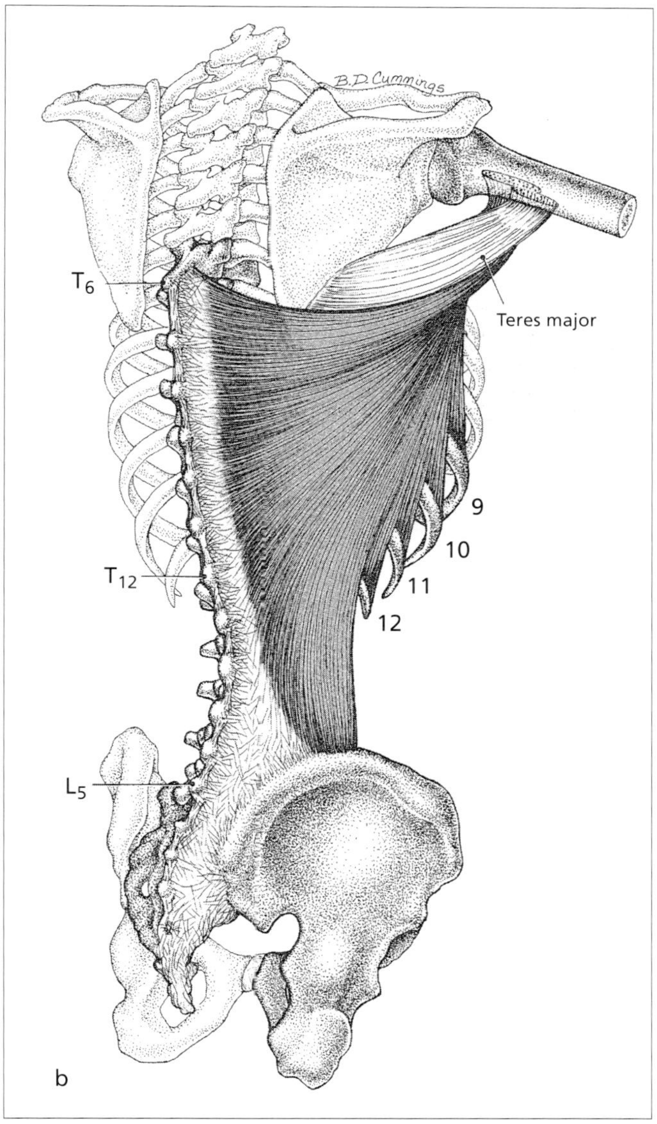

Abb. 20.25, a und b

M. quadratus lumborum und M. latissimus dorsi
Selbstbehandlung
Eigendehnung im Knien

1. Der Patient befindet sich in der Knie-Ellenbogen-Lage und führt die Hand der zu dehnenden Seite nach vorne, um ein Tisch- oder Stuhlbein zu umgreifen.
2. Nun verschiebt er sein Becken nach lateral und versucht anschließend, in den Fersensitz zu gehen. Dadurch wird bei jeder Wiederholung dieser Bewegungsfolge die betroffene Seite gedehnt. Die Diagonalverschiebung des Beckens wird verstärkt.
3. Durch Außenrotation der Hand wird die Dehnung des M. latissimus dorsi verstärkt.
4. Die Dehnposition wird nun über 10-15 Sekunden gehalten und drei- bis viermal wiederholt.
5. Anschließend wird die Gegenseite gedehnt.

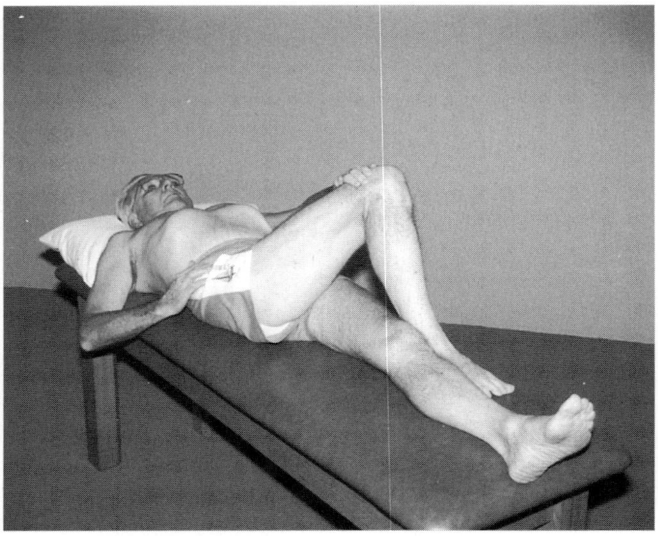

Abb. 20.26

Dehnung des M. piriformis mit unter 90° Flexion
Selbstbehandlung
Eigendehnung in Rückenlage

1. Der Patient liegt auf dem Rücken, das Bein der betroffenen Seite wird in Hüft- und Kniegelenk gebeugt, der Fuß auf der zu dehnenden Seite liegt lateral des Knies der Gegenseite.
2. Der Patient umfaßt den distalen Oberschenkel und führt eine Adduktion und Innenrotation des Beines durch. Gleichzeitig stabilisiert er mit der anderen Hand über die Spina iliaca anterior superior das Becken. Bei zu kurzem Arm kann auch ein Gurt oder ein Handtuch als Gegenhalt um den distalen Oberschenkel plaziert werden.
3. Der Patient drückt das Knie gegen Widerstand nach lateral und versucht dabei, das Becken nicht zu rotieren.
4. Es werden mehrere Muskelanspannungen mit anschließender Entspannung durchgeführt. Die Muskelkontraktion wird dabei jeweils über 5-7 Sekunden gehalten und fünf- bis siebenmal wiederholt.
5. Diese Übung bewirkt auch eine Dehnung des hinteren Anteils der Hüftgelenkkapsel. Eine Kompression über den Femur während der Dehnung wirkt sich fördernd auf die Kapseldehnung aus.

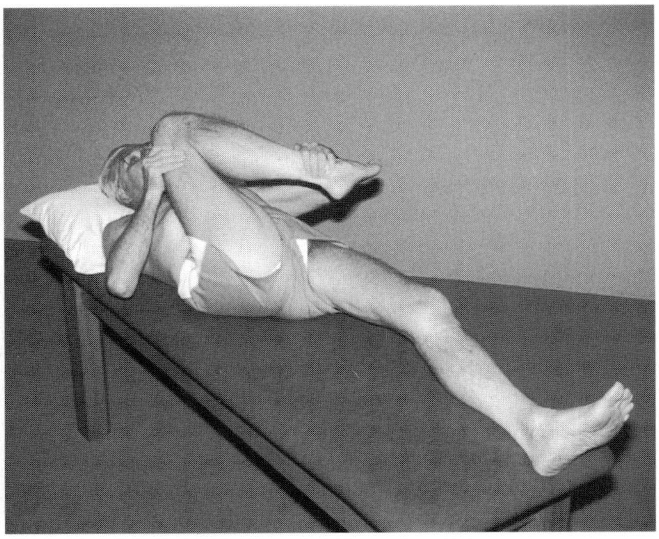

Abb. 20.27

Dehnung des M. piriformis (Flexion der Hüfte über 90°)
Selbstbehandlung
Eigendehnung in Rückenlage

1. Der Patient liegt auf dem Rücken und umfaßt mit beiden Händen Knöchel und Knie der betroffenen Seite.
2. Das Knie wird zur gegenüberliegenden Schulter gedrückt, bis die Dehnung im Gesäß zu spüren ist.
3. Die Dehnung wird über 30 Sekunden gehalten und zwei- bis dreimal wiederholt. Als Alternative kann auch die Dehnung nur über 5-7 Sekunden erfolgen und anschließend der Muskel entspannt werden. Dies sollte dann fünf bis sieben mal wiederholt werden. Wird die Dehnung über 30 Sekunden gehalten, so genügt eine zwei- bis dreimalige Wiederholung.
4. Es erfolgt die Dehnung der Gegenseite.

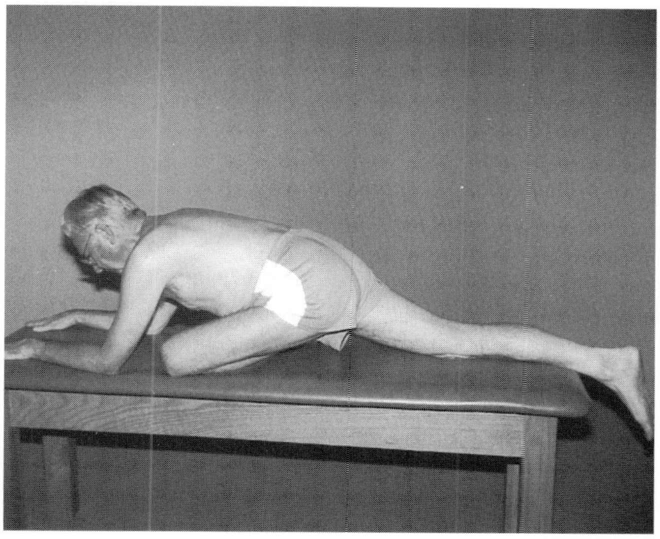

Abb. 20.28
M. piriformis
Selbstbehandlung
Eigendehnung in Bauchlage

1. Der Patient liegt auf dem Bauch und stützt sich mit den Ellenbogen ab. Der Fuß der zu dehnenden Seite wird vor das gegenüberliegende Knie gelegt und zeigt zur Decke. Das Knie ist maximal gebeugt und liegt neben dem Rumpf. So wird das betroffene Bein gebeugt, außenrotiert und abduziert.
2. Das andere Bein wird nach distal geschoben. Das Becken bleibt in der Ausgangsstellung bis die Dehnung am Gesäß ankommt.
3. Die Dehnung wird über 30 Sekunden gehalten und zweimal wiederholt.
4. Anschließend wird die Stellung gewechselt und die Gegenseite gedehnt.

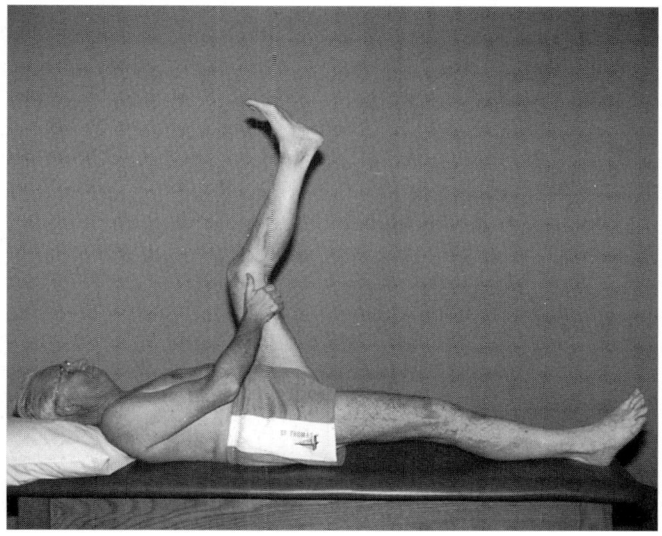

Abb. 20.29
Ischiokrurale Muskulatur
Selbstbehandlung
Eigendehnung in Rückenlage

1. Der Patient liegt auf dem Rücken und drückt die Lendenwirbelsäule auf die Unterlage. Zur Unterstützung des Kopfes kann ein Kissen oder ein kleines Handtuch verwendet werden.
2. Der Patient faßt die Rückseite seines Oberschenkels mit beiden Händen und beugt die Hüfte um 90°.
3. Es erfolgt eine aktive Extension des Knies, wobei der Patient versucht, die Fußsohle in Richtung Decke zu strecken.
4. Eine Dorsalflexion im Sprunggelenk verstärkt die Dehnung.
5. Diese Übung wird fünf- bis siebenmal wiederholt, die Anspannung wird dabei 5-7 Sekunden lang gehalten, anschließend erfolgt die Entspannung.
6. Diese Technik kann auch zur Mobilisierung des Nervus ischiadicus verwendet werden.

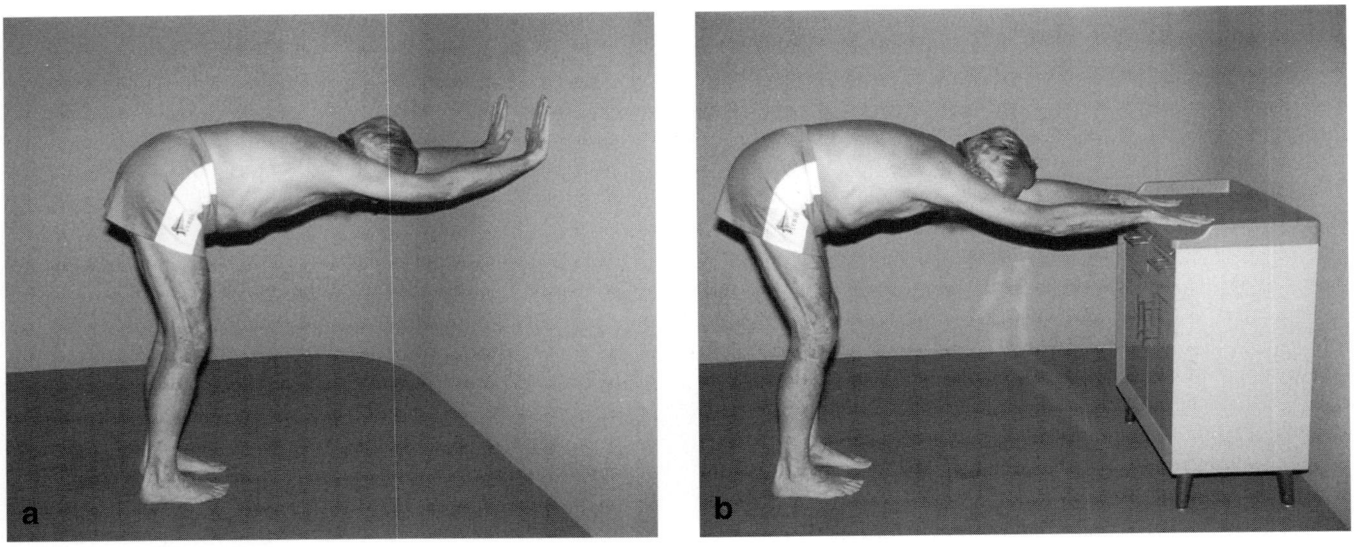

Abb. 20.30, a und b
Ischiokrurale Muskulatur
Selbstbehandlung
Eigendehnung im Stehen

1. Der Patient steht, die Füße sind ca. 15 cm voneinander entfernt, die Hände werden gegen eine Wand (Abb. 20.30a) oder auf einen Tisch (Abb. 20.30b) gedrückt.
2. Die Hüfte wird um 90° gebeugt, die Knie werden ebenfalls gebeugt, so daß der Rumpf gerade wird und die Arme ganz gestreckt sind.
3. Der Patient streckt seine Knie und versucht, das Gesäß in Richtung Decke zu schieben und die Wirbelsäule zu verlängern.
4. Die Bewegung wird mehrmals wiederholt, wobei die Kniestreckung jeweils 5-7 Sekunden beibehalten wird.
5. Während der Kniestreckung drückt der Patient die Hände gegen die Wand und hält den Kopf gerade, dadurch wird die Wirbelsäule in einer Neutralstellung gehalten.
6. Um die Neutralstellung der Wirbelsäule zu gewährleisten, kann es erforderlich sein, daß der Patient die Hände anfangs etwas höher an der Wand anlegt. Mit zunehmender Dehnung werden die Hände dann gesenkt, bis der Rumpf sich horizontal zum Boden befindet.

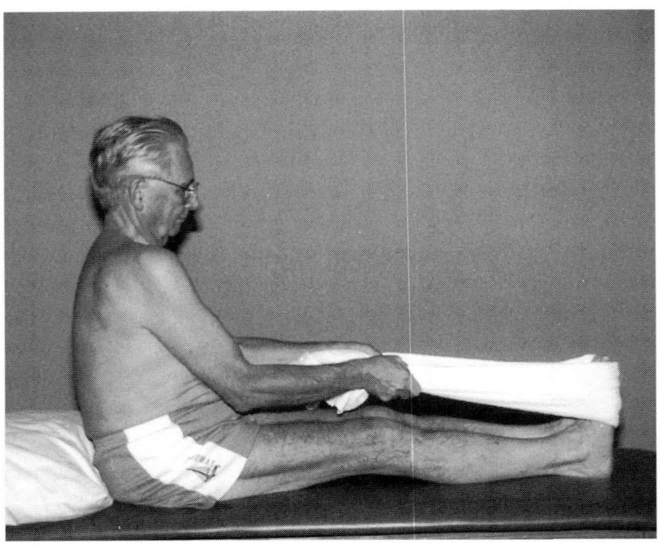

Abb. 20.31
Ischiokrurale Muskulatur
Selbstbehandlung
Eigendehnung im Sitzen

1. Der Patient sitzt, das Gesäß wird durch ein Kissen unterstützt. Das Becken ist nach vorne gekippt (6-Uhr-Stellung).
2. Der Vorfuß wird mit einem Gurt oder einem Handtuch umfaßt.
3. Bei der Ausgangsposition sind die Knie gebeugt. Der Patient versucht, aktiv die Knie zu strecken, bis die Dehnung an der Rückseite des Oberschenkels spürbar wird. Während der Dehnung muß die Neutralstellung der Lendenwirbelsäule gewährleistet sein.
4. Diese Kniestreckung wird mit anschließender Entspannung fünf- bis siebenmal wiederholt. Die Muskelanspannung wird dabei 5-7 Sekunden lang gehalten.
5. Zur Aufrechterhaltung der neutralen Mechanik an der Lendenwirbelsäule kann es erforderlich sein, daß das Becken unterstützt wird und der Patient z. B. auf einem niedrigen Hocker oder einem Brett sitzt.

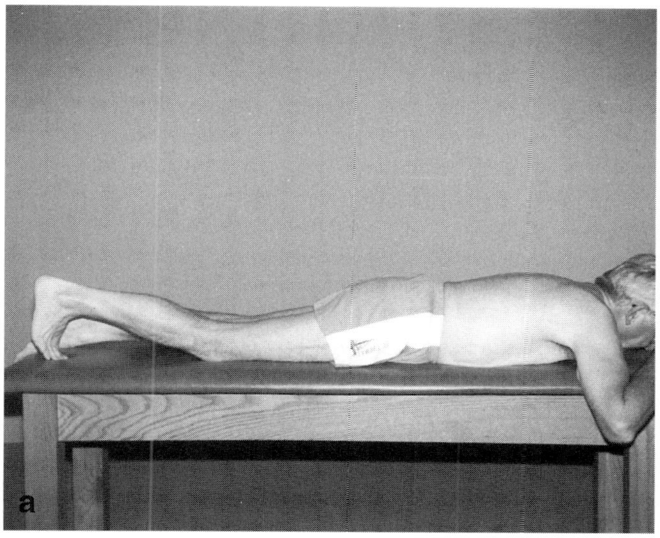

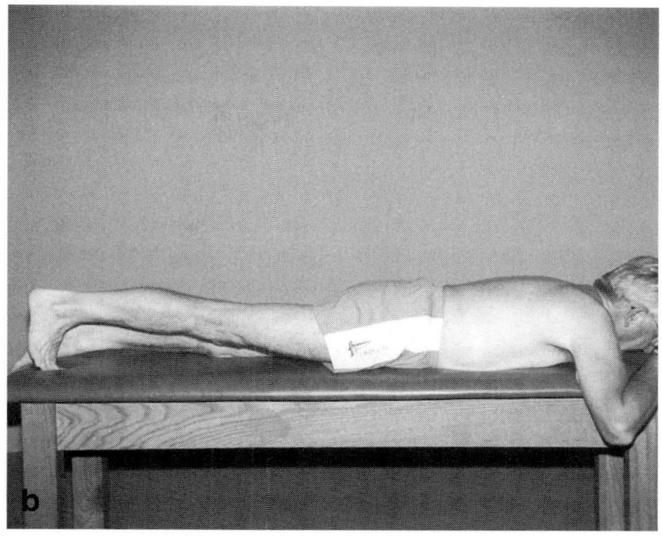

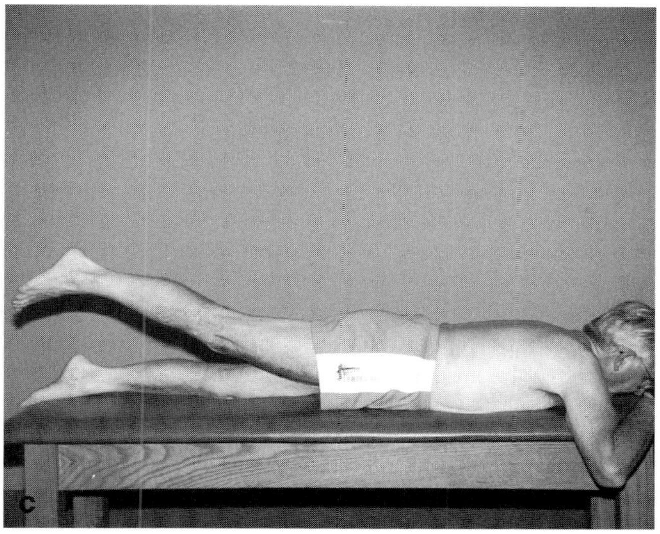

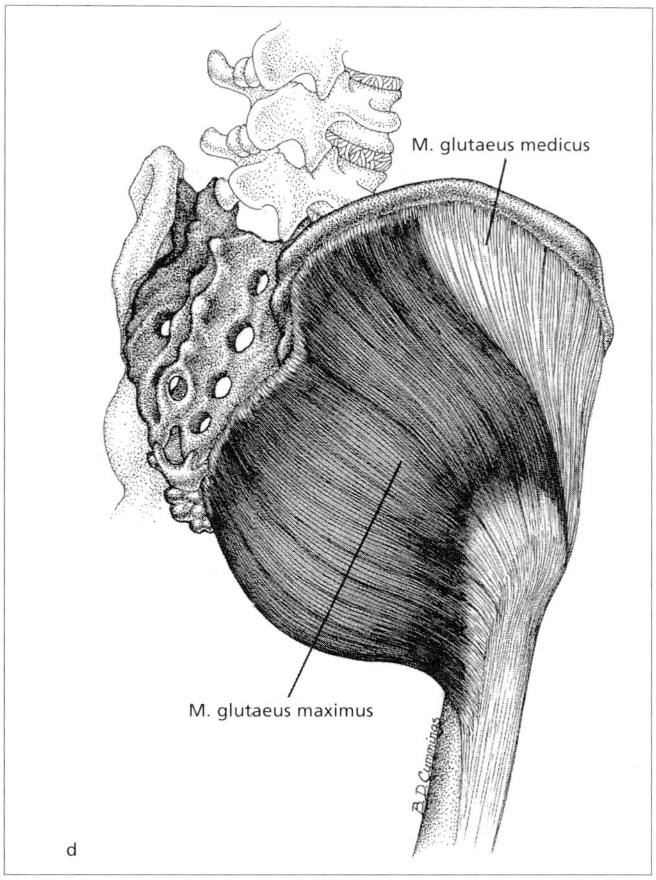

Abb. 20.32, a-d
M. glutaeus maximus
Selbstbehandlung
Kräftigung

1. Der Patient liegt auf dem Bauch und stellt die Zehen eines Beines auf den Behandlungstisch auf (Abb. 20.32a).
2. Das Gesäß wird kontrahiert, um das Knie zu strecken (Abb. 20.32b).
3. Das Knie wird angehoben, der Fuß gestreckt und anschließend das Bein langsam zum Tisch zurückgeführt (Abb. 20.32c).
4. Der Patient hält das angehobene Bein 5-7 Sekunden in dieser Stellung und wiederholt die Übung fünf- bis siebenmal.
5. Der Patient kann den Schritt 3 nicht durchführen, solange er die willkürliche Anspannung des M. glutaeus maximus nicht halten kann (Abb. 20.32d). Es ist sehr wichtig, daß bei dieser Übung keine Rumpfrotation oder Beckenrotation stattfindet und keine anderen Muskeln den M. glutaeus maximus substituieren.

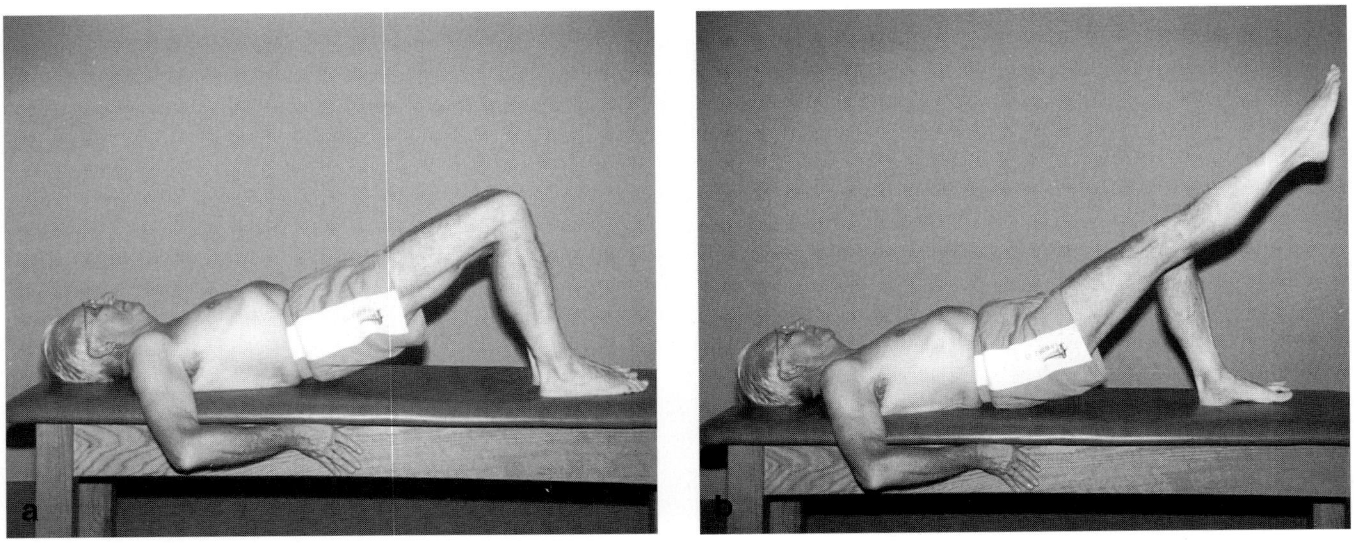

Abb. 20.33, a und b
M. glutaeus maximus
Selbstbehandlung
Kräftigung

1. Der Patient liegt auf dem Rücken, die Knie sind gebeugt, die Füße stehen flach auf der Unterlage.
2. Der Patient führt eine Beckenkippung nach posterior durch, bis das Becken in der 12-Uhr-Stellung zu liegen kommt. Das Gesäß wird angehoben und der Beckenboden angespannt (Abb. 20.33a). Das Becken bleibt dabei gerade. Eine Extension der LWS sollte vermieden werden.
3. Der Patient hält diese Stellung 5-7 Sekunden lang, senkt das Gesäß anschließend langsam ab und wiederholt diese Bewegung fünf- bis siebenmal.
4. Kann der Patient die Übung problemlos durchführen, so wird die Übung erschwert, indem in der Brückenstellung ein Bein gestreckt wird (Abb. 20.33b). Das gestreckte Bein wird 5-7 Sekunden lang gehalten. Auch diese Übung wird beidseits fünf- bis siebenmal wiederholt.

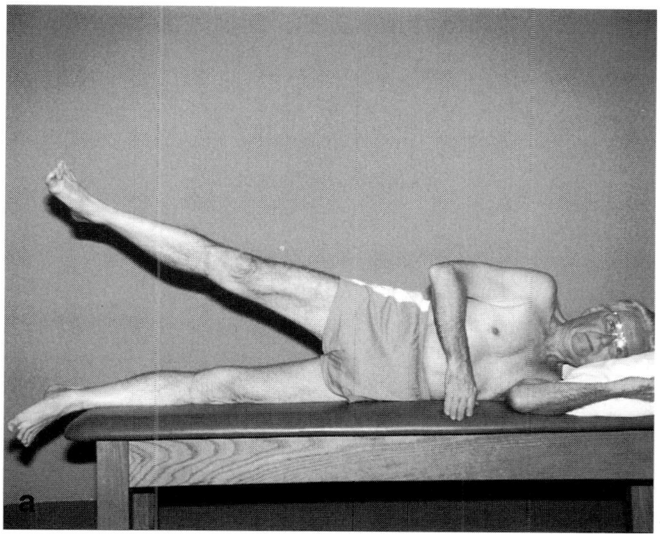

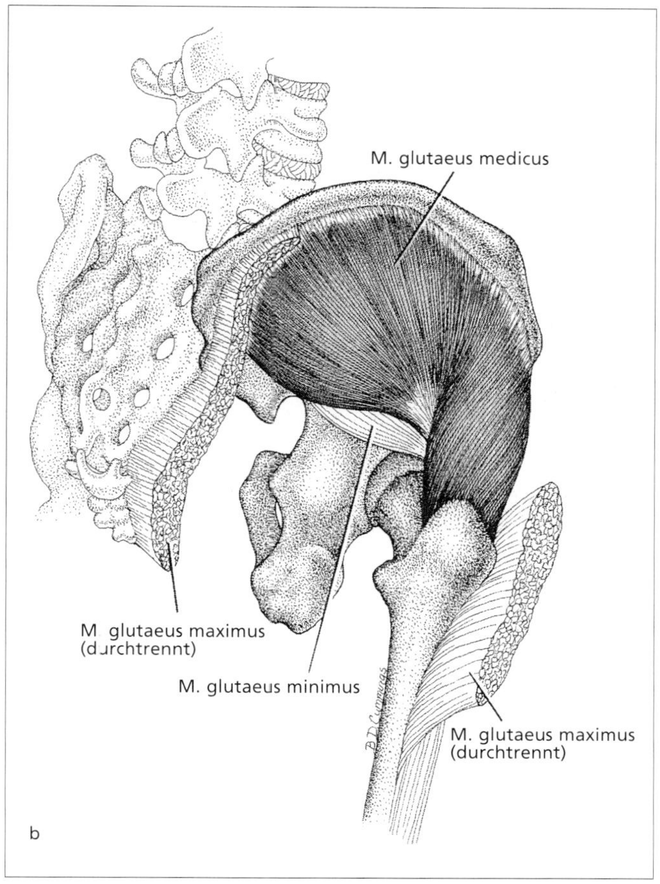

Abb. 20.34, a und b
M. glutaeus medius
Selbstbehandlung
Kräftigung

1. Der Patient befindet sich in Seitenlage, Schulter und Becken liegen senkrecht zum Untersuchungstisch, die Knie sind gestreckt.
2. Der Arm an der zu kräftigenden Seite drückt gegen den Untersuchungstisch. Gleichzeitig wird der gleichseitige Fuß dorsal flektiert.
3. Der Patient hebt langsam das Bein bis auf Hüftebene an, hält diese Stellung über 5-7 Sekunden und senkt das Bein anschließend langsam wieder ab. Diese Übung wird fünf- bis siebenmal wiederholt.
4. Eine Außenrotation des Beines vermindert den Einfluß des M. tensor fasciae latae und begrenzt die Muskelanspannung auf den M. glutaeus medius.
5. Die Übung wird auf der Gegenseite wiederholt.
6. Wenn der Patient gute Fortschritte macht, kann die Übung auch mit einer Kniebeugung von 90° erfolgen. Die Übung wird noch schwieriger, wenn beide Beine angehoben werden.

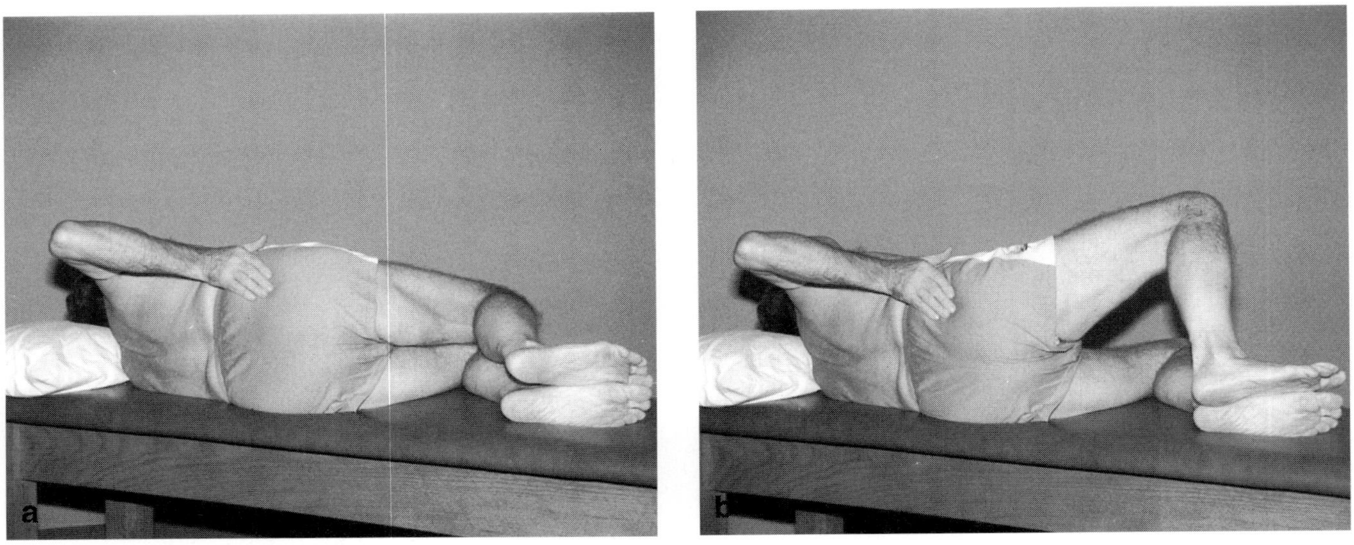

Abb. 20.35, a und b
M. glutaeus medius
Selbstbehandlung
Kräftigung

1. Der Patient befindet sich in Seitenlage, die Knie sind zwischen 45° und 60° gebeugt. Die obere Hand liegt über dem M. glutaeus medius (Abb. 20.35a).
2. Die Füße werden leicht gegeneinander gedrückt. Der Patient hebt das oben liegende Knie in Richtung Decke, hält diese Stellung 5-7 Sekunden lang, senkt das Bein langsam wieder ab und wiederholt die Übung fünf- bis siebenmal (Abb. 20.35b).
3. Bei dieser Übung kann es sehr schnell zu einer Ermüdung des M. glutaeus medius kommen. Daher muß der Patient darauf achten, die Übung nicht zu häufig zu wiederholen.
4. Nun wird die Gegenseite trainiert, um eine Balance zu erzielen.

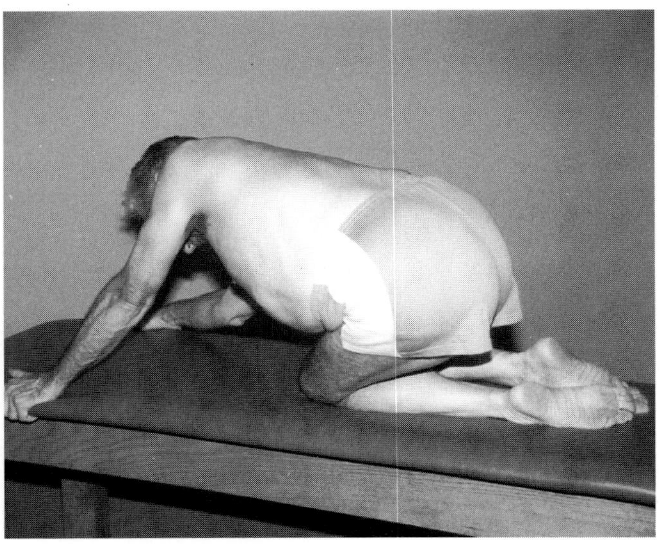

Abb. 20.36
M. glutaeus medius
Selbstbehandlung
Kräftigung

1. Der Patient kniet auf dem Untersuchungstisch, eine Hand ist aufgestützt, die andere umfaßt die Untersuchungsliege. Er geht in diagonaler Richtung auf den Fersensitz. Dabei sollte das Becken eine Translation nach lateral ausführen und die Wirbelsäule auf der zu dehnenden Seite länger werden.
2. Diese Stellung wird 5-7 Sekunden lang gehalten. Anschließend geht der Patient in die Ausgangsposition zurück und wiederholt die Übung auf der Gegenseite. Diese Bewegung wird fünf- bis siebenmal wiederholt.
3. Bei zunehmender Kräftigung kann sich der Patient weiter mit dem Gesäß zurückbeugen. Richtung und Abstand des Gesäßes vom Tisch sollten beidseits symmetrisch sein.
4. Die Arme bleiben passiv, die Bewegung wird durch das Gesäß geführt.

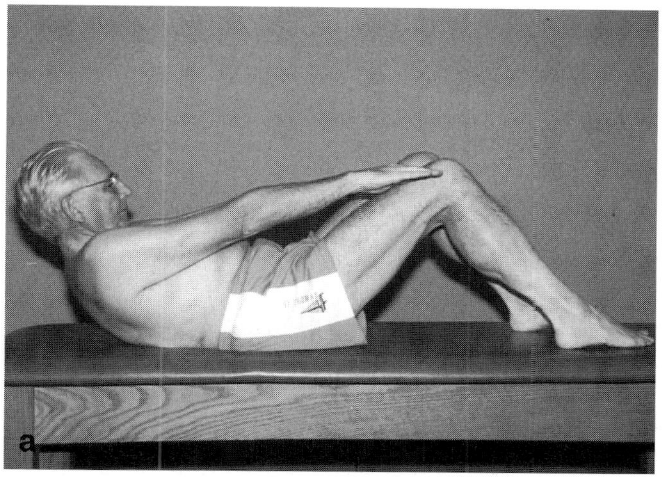

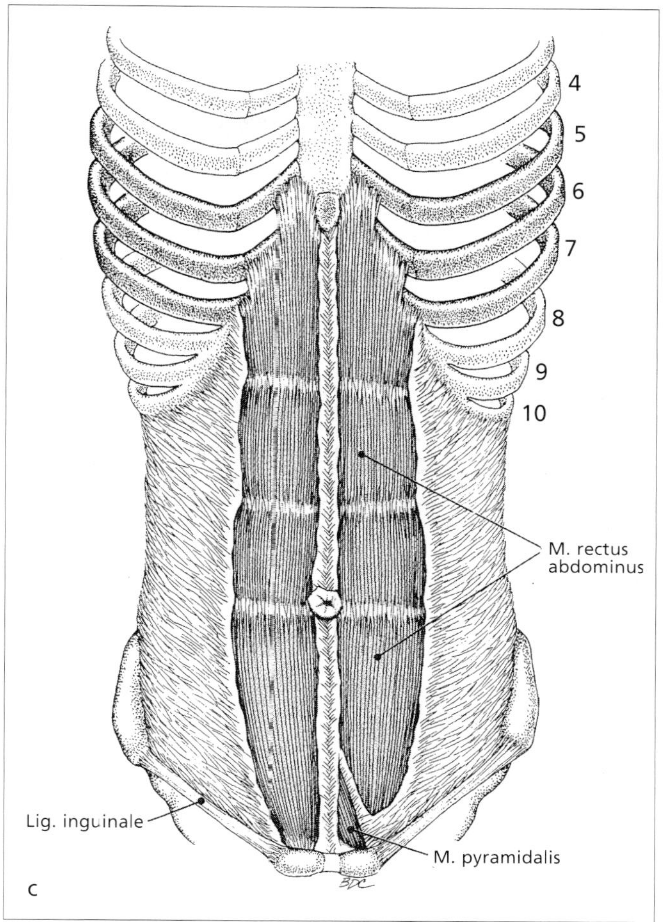

Abb. 20.37, a, b und c
Bauchmuskulatur
Selbstbehandlung
Kräftigung durch langsames Aufrollen (*curl-up*)

1. Der Patient befindet sich in Rückenlage, Hüft- und Kniegelenke sind gebeugt, die Füße sind aufgestellt.
2. Mit gestreckten Armen versucht der Patient, sich langsam aufzurichten und dabei einzurollen. Die Bewegung beginnt an der Halswirbelsäule, es folgt der obere und dann der untere Rücken. Ziel ist, die Hände zu den Knien zu führen. Die Stellung wird über 5-7 Sekunden gehalten, anschließend wird die Wirbelsäule langsam wieder zur Liege zurückgebracht. Diese Bewegung wird fünf- bis siebenmal wiederholt.
3. Die Übung wird schwieriger, wenn die Hände hinter dem Nacken verschränkt werden.

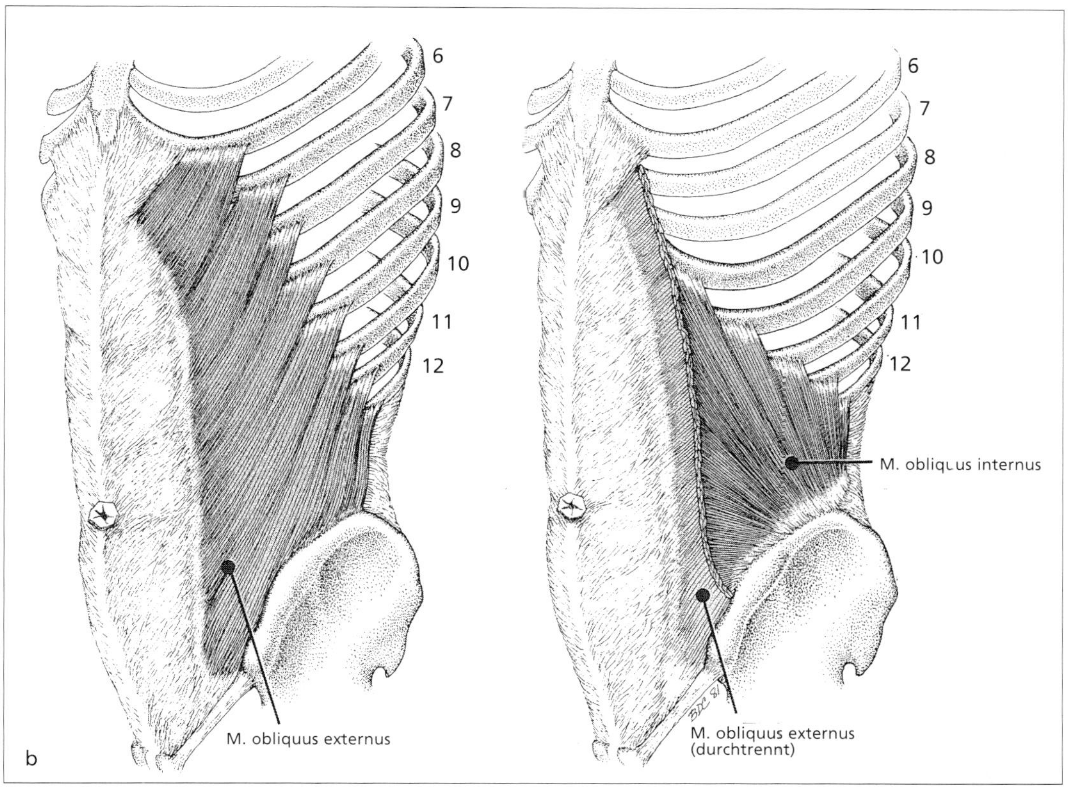

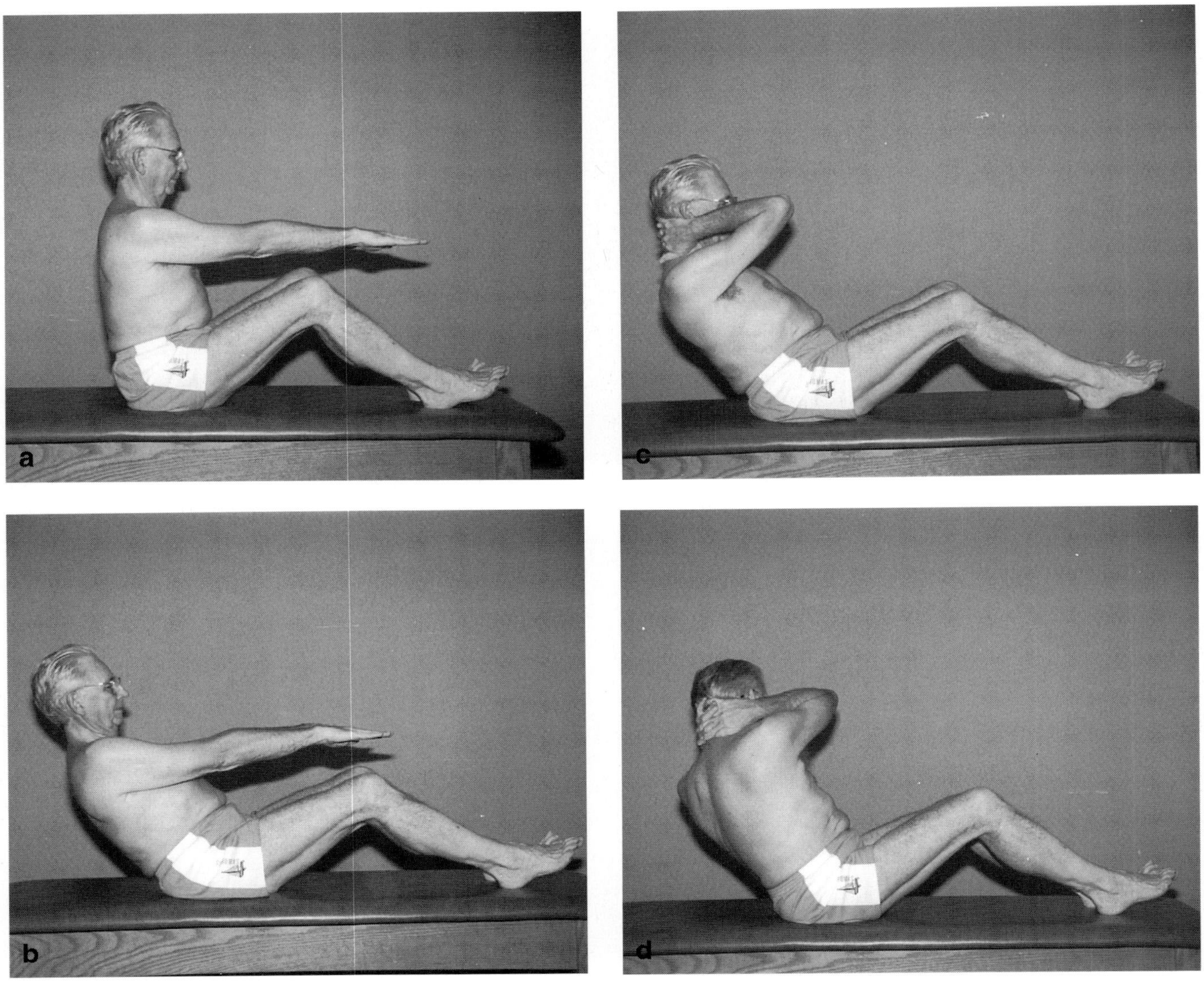

Abb. 20.38, a-d
Bauchmuskulatur
Selbstbehandlung
Kräftigung durch Rückneigen (*sit-backs*)

1. Der Patient sitzt mit gebeugten Knien, die Fersen drücken gegen die Unterlage, die Zehen sind dorsal flektiert.
2. Mit gebeugten Knien und der Wirbelsäule in Neutralstellung streckt der Patient seine Arme über die Knie (Abb. 20.38a).
3. Ausgehend von dieser Stellung versucht der Patient, sich so weit wie möglich zurückzubeugen, ohne die Füße anzuheben. Die Wirbelsäule wird in Neutralstellung gehalten (Abb. 20.38b). Diese Stellung wird 5-7 Sekunden lang beibehalten, anschließend geht der Patient in die Ausgangsposition zurück. Die Übung wird fünf- bis siebenmal wiederholt (Schritt 1).
4. Ein zunehmender Schwierigkeitsgrad ergibt sich, wenn der Patient die Hände hinter dem Nacken verschränkt (Abb. 20.38c) und sich fünf- bis siebenmal zurücklehnt. Dabei wird die Muskelanspannung 5-7 Sekunden lang gehalten (Schritt 2).
5. Kann der Patient Schritt 2 problemlos durchführen, wird die Startposition für die Rückneigung verändert, dabei kommt der rechte Ellenbogen über das linke Knie (Abb. 20.38d) und anschließend der linke Ellenbogen über das rechte Knie. Die Lendenwirbelsäule muß in Neutralstellung sein. Die Übung wird wieder fünf- bis siebenmal wiederholt und auf beiden Seiten durchgeführt (Schritt 3).
6. Bei dieser Übung wird eine Kräftigung der schrägen und geraden Bauchmuskulatur erzielt. Die Bauchmuskeln befinden sich in Vordehnung. Die Wirbelsäule steht in Neutralstellung.

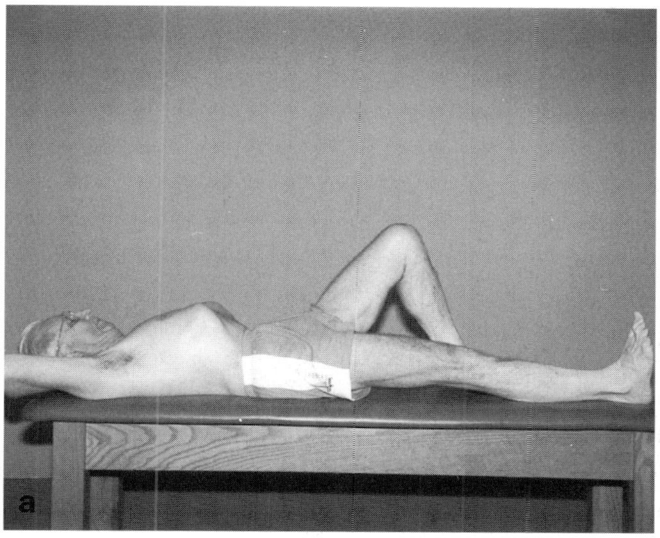

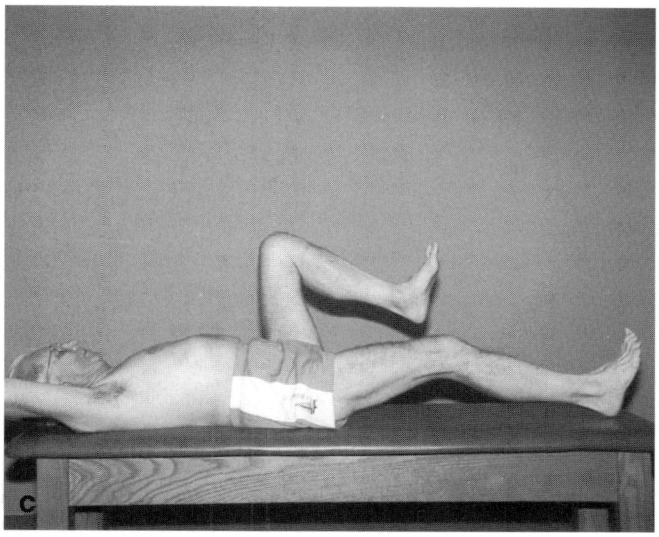

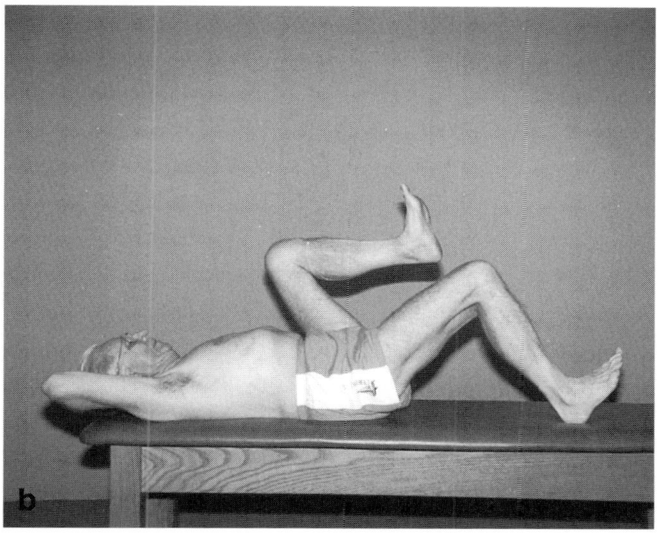

Abb. 20.39, a-c
Bauchmuskulatur
Selbstbehandlung
Kräftigungsübung („Norwegische Übung")

1. Der Patient liegt auf dem Rücken, Knie und Hüften sind gebeugt, die Füße liegen auf dem Untersuchungstisch.
2. Der Patient spannt seine Bauchmuskeln an. Dadurch kommt es zur Abflachung der Lendenlordose und das Becken wird in die Rückneigung gebracht (12-Uhr-Stellung).
3. Der Patient schiebt vorsichtig eine Ferse auf dem Tisch entlang nach distal, ohne daß sich die Lendenwirbelsäule streckt. Anschließend wird das Bein gestreckt. Dies wird beidseits jeweils sechs bis zehnmal wiederholt (Abb. 20.39a).
4. Aus der gleichen Ausgangsposition werden beide Hüften und Knie gebeugt und ein Bein berührt jeweils alternierend den Tisch oder, wenn die Übung auf dem Boden ausgeführt wird, den Boden (Abb. 20.39b).
5. Eine Erhöhung des Schwierigkeitsgrades besteht darin, daß der Patient die Ferse mit vermehrter Hüft- und Knie-Extension aufsetzt (Abb. 20.39c).
6. Während der Übung muß der Rücken flach auf dem Tisch liegen. Häufig ist es sinnvoll, eine Hand unter die Lumbalregion zu legen und mit dem Rücken einen Druck auf die Hand auszuüben.
7. Ziel ist, die Beinextensionsübung über 2 Minuten durchzuführen Dabei wird laut gezählt, damit man nicht Gefahr läuft, den Atem anzuhalten.

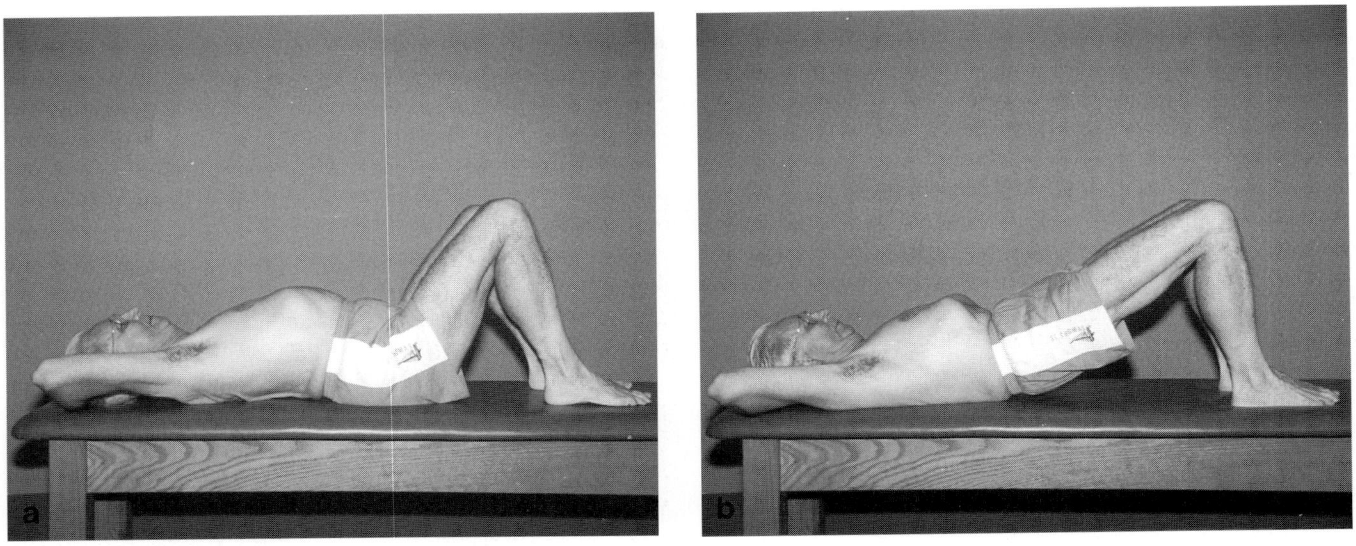

Abb. 20.40, a und b
Beckenwippe nach Lewit
Selbstbehandlung
Übung zur Rumpfkontrolle

1. Der Patient liegt auf dem Rücken, die Knie sind gebeugt, die Füße liegen flach auf dem Untersuchungstisch oder Boden auf.
2. Der Patient spannt den M. erector spinae an und induziert dadurch eine Lendenlordose (Abb. 20.40a).
3. Die Bauchmuskeln und Gesäßmuskeln werden angespannt. Langsam flacht sich die Lendenlordose Segment für Segment von kaudal nach proximal ab, bis das Becken sich vom Tisch abhebt (Abb. 20.40b).
4. Die Stellung wird 5-7 Sekunden lang gehalten, anschließend läßt der Patient jeden Wirbel einzeln von kranial nach kaudal zum Tisch kommen und induziert wieder eine Lendenlordose durch Kontraktion des M. erector spinae.
5. Dieser Vorgang wird fünf- bis siebenmal wiederholt, um die Flexion/Extension des Rumpfes zu verbessern.

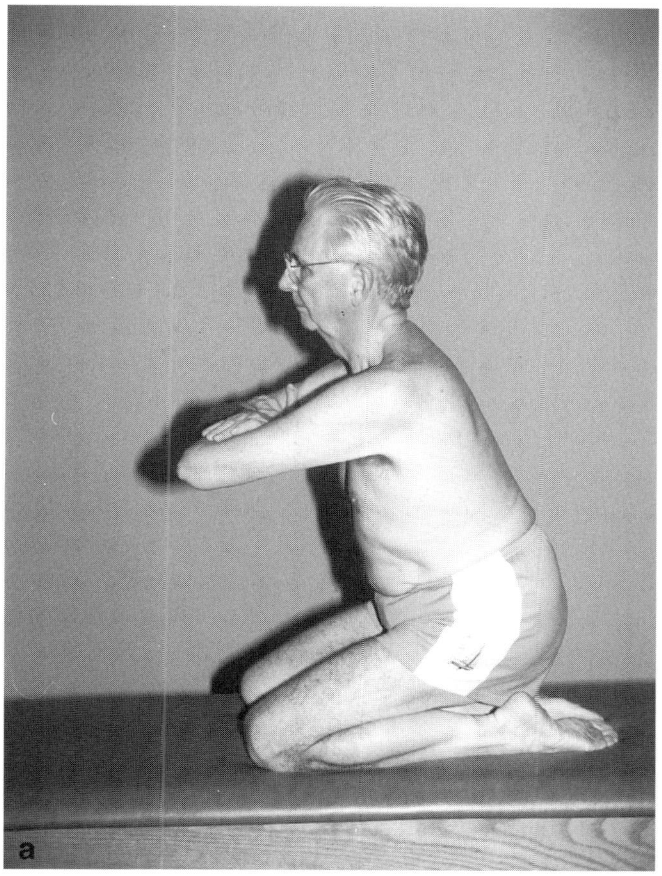

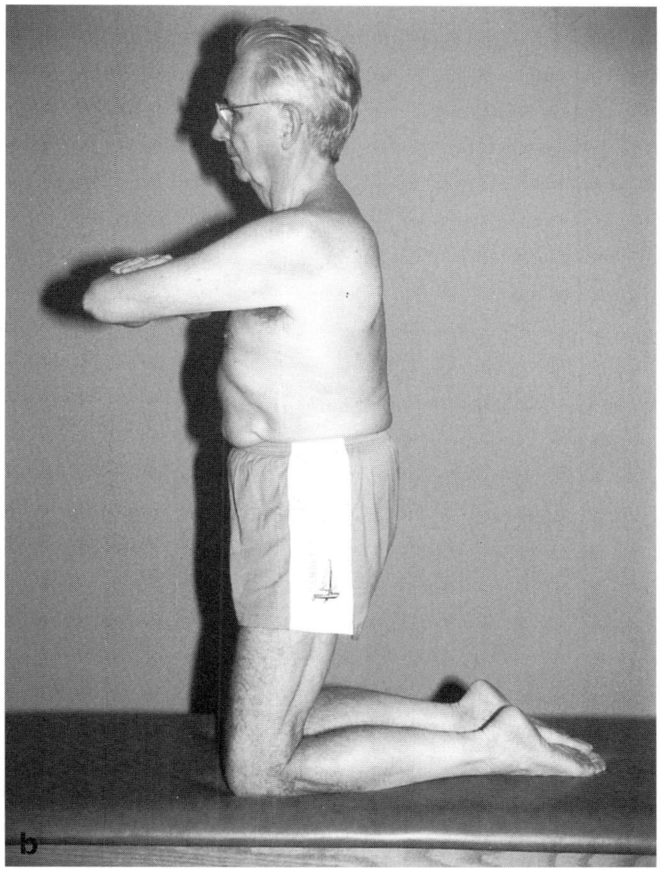

Abb. 20.41, a und b
Übergang vom Kniesitz zum Kniestand (Lewit)
Selbstbehandlung
Übung für die Rumpfkontrolle

1. Der Patient sitzt auf den Fersen, der Rumpf ist aufgerichtet, er führt Flexions- und Extensionsbewegungen durch, bis sich die Wirbelsäule in Neutralstellung befindet (Abb. 20.41a).
2. Mit der Wirbelsäule in Neutralstellung hebt der Patient seinen Körper an, bis der Kniestand erreicht ist. Dabei werden Gesäß- und Oberschenkelmuskeln angespannt (Abb. 20.41b).
3. Der Patient geht langsam in die Ausgangsstellung zurück und wiederholt die Übung fünf- bis siebenmal.
4. Bei dieser Übung werden sowohl die Bauchmuskeln als auch die Gesäßmuskeln gekräftigt und eine Verbesserung der Rumpfstabilität und der motorischen Kontrolle des Rumpfes erreicht.

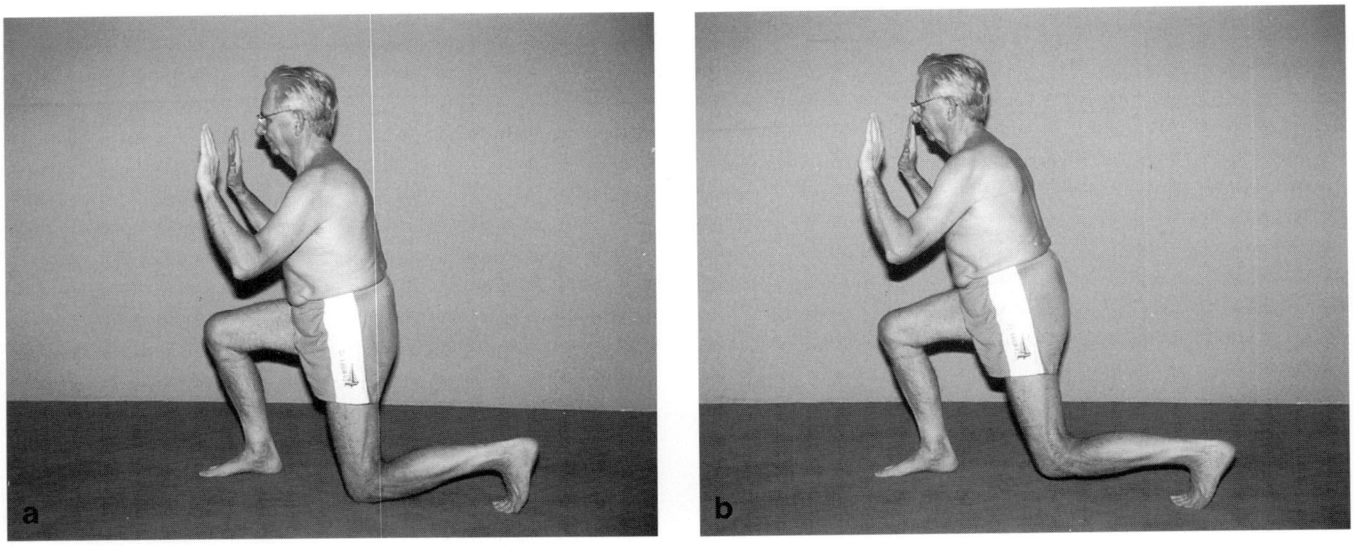

Abb. 20.42, a und b

Übung zum Aufrichten des Rumpfes

1. Um für die Rumpfaufrichtung eine gute Körperhaltung und Rumpfkontrolle zu gewährleisten, beginnt der Patient die Übung, indem ein Bein mit gebeugtem Knie aufgestellt wird und das andere Knie in 90°-Beugung auf dem Boden ruht, die Zehen sind aufgestellt. Die Wirbelsäule bleibt in Neutralstellung, die Arme zeigen nach vorne (Abb. 20.42a).
2. Die Zehen des Beines im Kniestand werden auf den Boden gelegt.
3. Der Patient richtet sich nun auf, so daß das Knie vom Boden abgehoben wird, dabei hält er seinen Rumpf in Neutralstellung. Diese Haltung wird über 5-7 Sekunden beibehalten (Abb. 20.42b).
4. Wenn möglich wird die Übung fünf- bis siebenmal wiederholt.
5. Wenn der Patient in der Lage ist, diese Übung durchzuführen, wird seine Fähigkeit, Lasten zu heben, ohne dem Rücken zu schaden, wiederhergestellt.

20.10 Untersuchung und Behandlung der oberen Körperhälfte

In der oberen Körperhälfte neigen die folgenden posturischen Muskeln zu Fazilitation, Hypertonus und Verkürzung: M. levator scapulae, oberer Anteil des M. trapezius, M. sternocleidomastoideus, Mm. scaleni, M. pectoralis major und minor sowie die Beuger der oberen Extremität. Die dynamischen phasischen Muskeln, die zur Abschwächung, Hypotonie und Inhibition neigen, sind: mittlerer und unterer Anteil des M. trapezius, M. serratus anterior, Mm. rhomboidei, M. supraspinatus und M. infraspinatus, M. deltoideus, tiefe Nakkenbeuger und Strecker der oberen Extremität.

Beim oberen gekreuzten Syndrom nach Janda sind der obere Anteil des M. trapezius, der M. levator scapulae und die Mm. scapulae verkürzt und hyperton. Der untere Anteil des M. trapezius und des M. serratus anterior ist abgeschwächt und inhibiert. Die Brustmuskulatur ist verkürzt und verspannt, die Interskapularmuskeln, der M. serratus anterior und die Rhomboidei sind abgeschwächt und inhibiert. M. sternocleidomastoideus und Subokzipitalmuskulatur, die als Nackenstrecker arbeiten, sind verkürzt, wohingegen die tiefen Nackenbeuger abgeschwächt und inhibiert sind. Beim oberen gekreuzten Syndrom wird die funktionelle Kapazität der Halswirbelsäule und der oberen Extremitäten beeinträchtigt. Es entsteht eine Fehlhaltung mit Kopfvorhalte, Abflachung der unteren Halslordose, Extension der oberen HWS und eine vermehrte Kyphose am zerviko-thorakalen Übergang sowie eine Innenrotation der Schultern. Die daraus resultierende Veränderung in der Biomechanik der Schulter kann zur Überlastung der Schultergelenke beitragen.

20.11 Diagnostik von Fehlstereotypien der oberen Körperhälfte

Vier Tests werden eingesetzt, um falsche motorische Stereotypien der oberen Körperhälfte festzustellen.

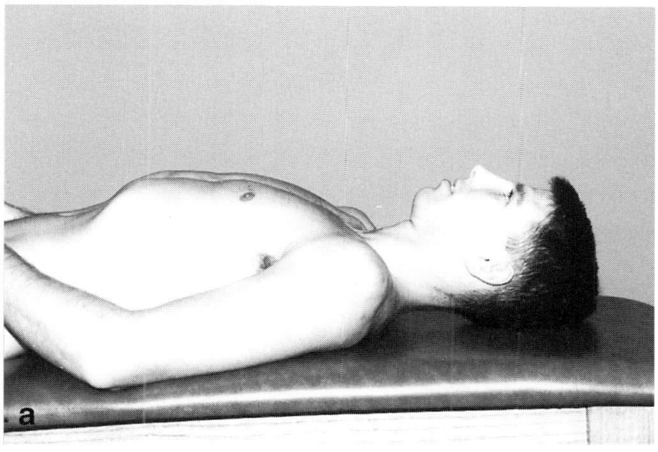

Test 1

Der erste Test ist die Untersuchung der zervikalen Beugung im Liegen (Abb. 20.43, a-c). Der Patient liegt auf dem Rücken und wird aufgefordert, zu seinen Füßen zu schauen. Sind die tiefen Nackenflexoren ausreichend stark, senkt sich das Kinn und der Kopf rollt nach vorn. Bei einer Schwäche der tiefen Nackenbeuger wirken M. sternocleidomastoideus und Mm. scaleni als Hilfsmuskeln, welche die Arbeit der tiefen Nackenmuskeln übernehmen. Der Kopf wird zuerst nach vorn geschoben, bevor der Patient nach unten schauen kann.

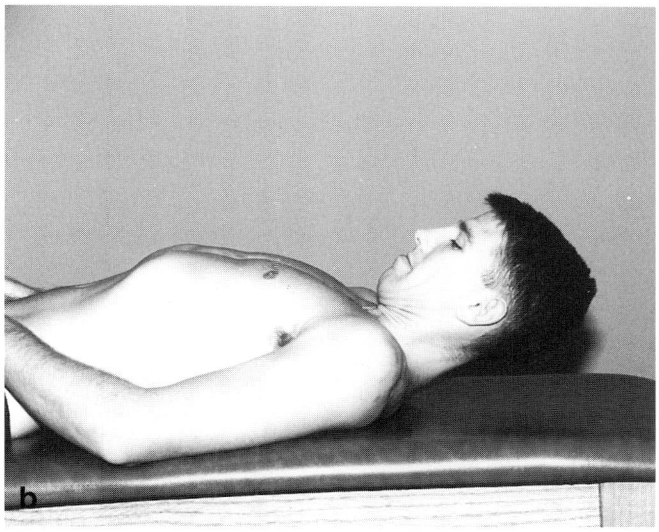

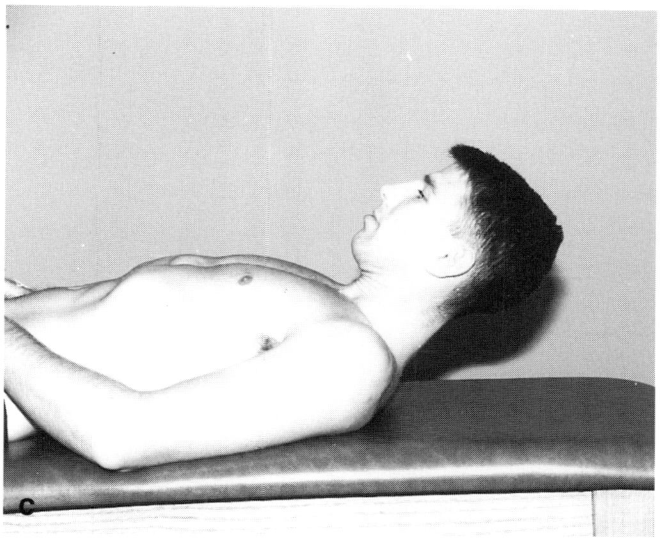

Abb. 20.43, a-c
(a) Ausgangsposition für den Flexionstest der Halswirbelsäule in Rückenlage. (b) Normaler Flexionstest mit physiologischer Nackenflexion. (c) Pathologischer Flexionstest, der bei abgeschwächten Halsbeugern eine Vorhalte des Kopfes bewirkt.

Test 2

Der zweite Test ist der bilaterale Schulterabduktionstest (Abb. 20.44). Erst wird die Muskelaktivierungssequenz der oberen Extremität untersucht (Abb. 20.3). Sind M. supraspinatus und M. deltoideus abgeschwächt, wird ihre Funktion durch den M. levator scapulae und den oberen Anteil des M. trapezius übernommen (Substitution). Die Schultern werden übermäßig angehoben und die Skapulafixation durch den unteren Anteil des M. trapezius und des M. serratus anterior geht verloren. Ein „Impingement-Syndrom" an der Schulter und eine Mehrbelastung für die Halswirbelsäule können die Folge sein.

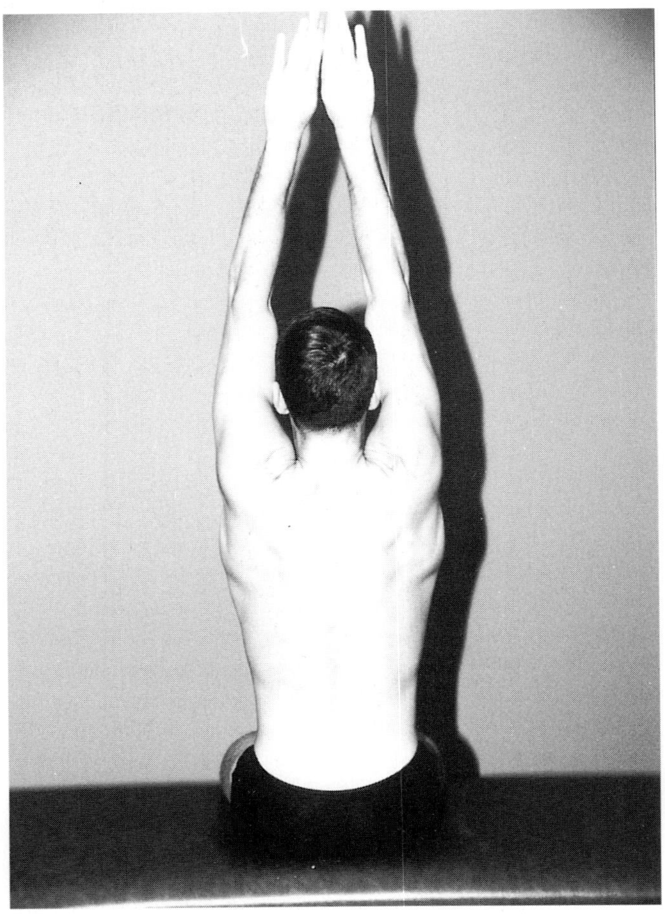

Abb. 20.44: Schulterabduktionstest

Test 3

Der dritte Test dient der Untersuchung der Skapulastabilität. Er wird im Vierfüßlerstand durchgeführt. Bei Abschwächung des unteren M. trapezius, des M. serratus anterior und der Mm. rhomboidei wird der mediale Rand der Skapula mangelhaft stabilisiert und steht von der Wand des Brustkorbes ab (Abb. 20.45).

Test 4

Mit dem vierten Test wird die Absenkung der Skapulae untersucht (Abb. 20.46). Der Patient liegt in Bauchlage und wird gebeten, den Unterrand der Skapula gegen den Widerstand des Therapeuten nach medial und kaudal zu drücken.

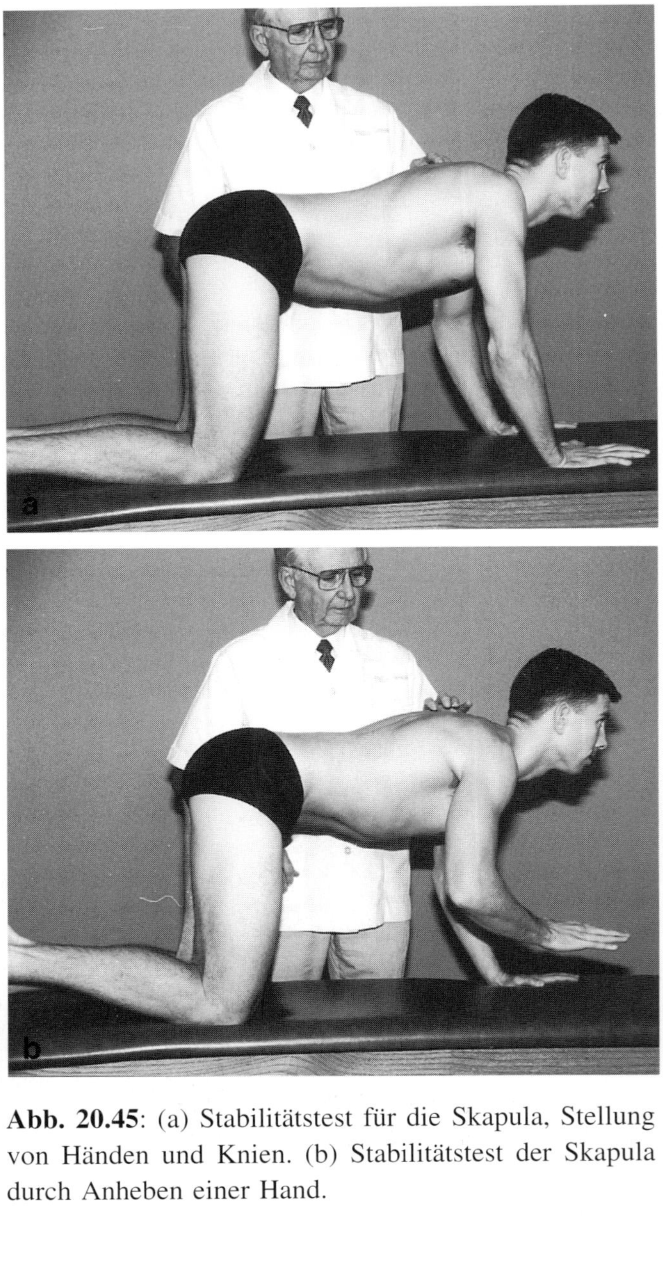

Abb. 20.45: (a) Stabilitätstest für die Skapula, Stellung von Händen und Knien. (b) Stabilitätstest der Skapula durch Anheben einer Hand.

20.12 Untersuchung der Muskellänge und Behandlung durch manuelle Dehnung

Die verspannten Muskelgruppen der oberen Körperhälfte können auf ähnliche Weise behandelt werden wie die Muskelgruppen der unteren Körperhälfte. Es wird entweder eine einfache Dehnung durchgeführt, die 20-30 Sekunden gehalten und zwei- bis dreimal wiederholt wird, oder postisometrische Relaxationen nach 5 Sekunden Anspannung. Folgende Muskeln sind zu untersuchen: M. levator scapulae, M. splenius capitis, oberer Anteil des M. trapezius und M. sternocleidomastoideus, Mm. scaleni, M. pectoralis major et minor und M. latissimus dorsi (Abb. 20.47 bis 20.53).

Übungen zur Eigendehnung für diese Muskelgruppen werden in den Abb. 20.54 bis 20.58 gezeigt.

Die Kräftigung der Muskulatur der oberen Körperhälfte erfolgt in ähnlicher Weise wie am Becken und an den unteren Extremitäten. Dabei werden die Teststellungen modifiziert und die inhibierten Muskelgruppen repetitiv angespannt. Abbildungen 20.59 bis 20.67 illustrieren diese Techniken.

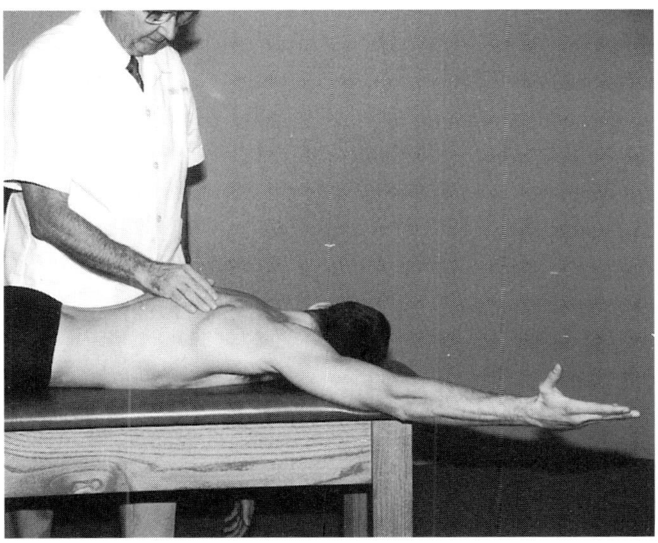

Abb. 20.46: Test der skapularen Absenkung

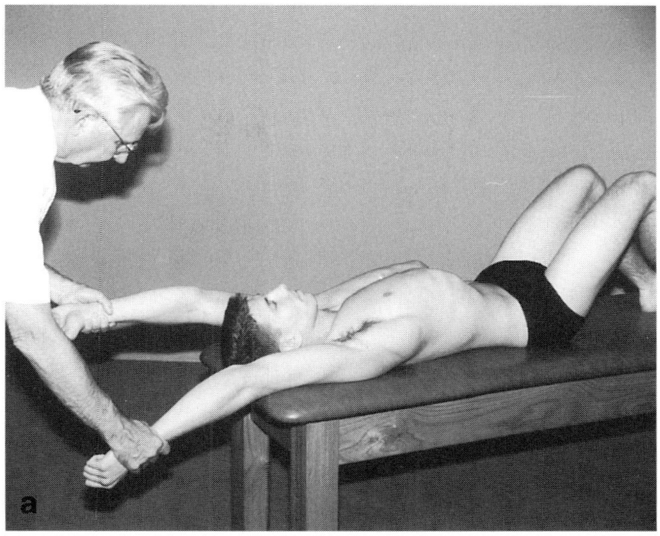

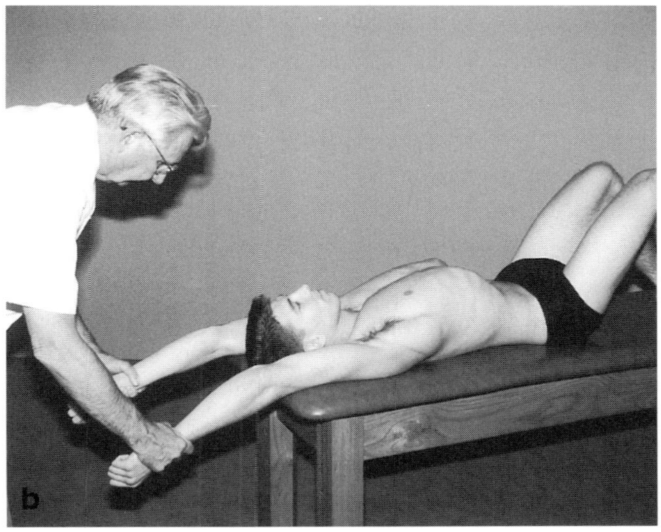

Abb. 20.47, a und b

M. latissimus dorsi

Längentestung und Ausgangsposition für die Dehnung

1. Der Patient liegt auf dem Rücken, der Therapeut steht am Kopfende des Tisches.
2. Die Knie des Patienten sind gebeugt, der Therapeut umfaßt beide Handgelenke und induziert eine Flexion der oberen Extremität (Abb. 20.47a).
3. Asymmetrisches Anheben der Arme ist ein Hinweis auf einen verspannten M. latissimus dorsi.
4. Der Patient versucht, die Arme zu strecken und hält die Muskelanspannung über 5-7 Sekunden. Dagegen gibt der Therapeut Widerstand. Der Vorgang wird fünf- bis siebenmal wiederholt, bis die Armflexion symmetrisch ist (Abb. 20.47b).
5. Steht ein zweiter Therapeut zur Verfügung, begünstigt eine pumpende Bewegung mit Hüft- und Beckenbeugung die Dehnung des M. latissimus dorsi. Die Traktion an beiden Armen wird beibehalten.

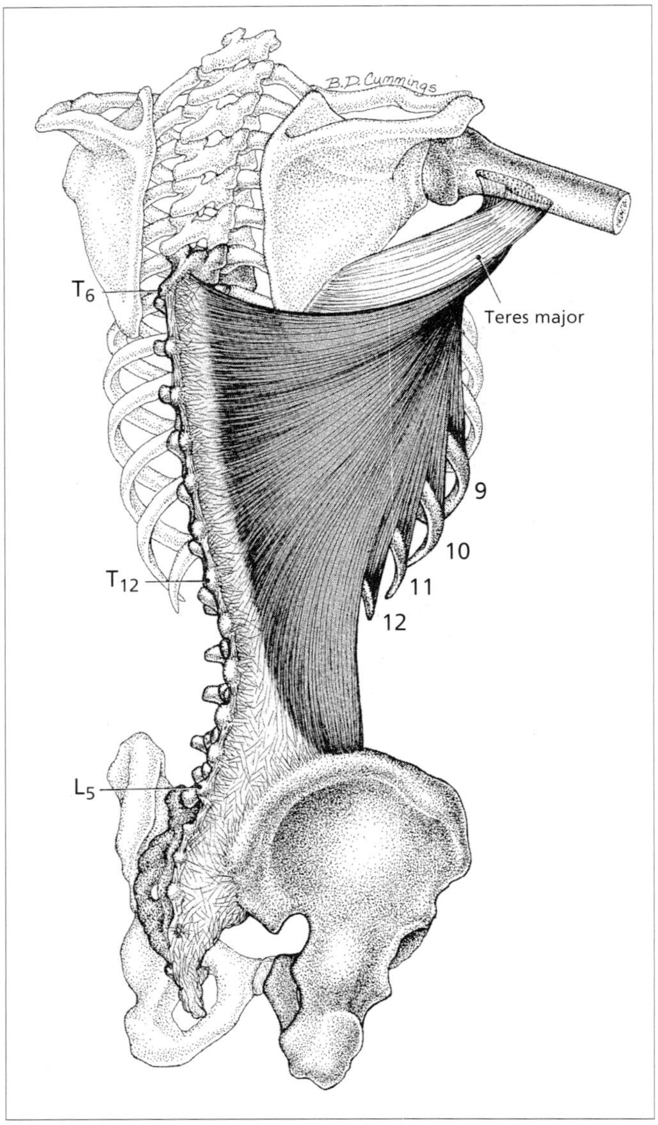

Abb. 20.47c: M. latissimus dorsi

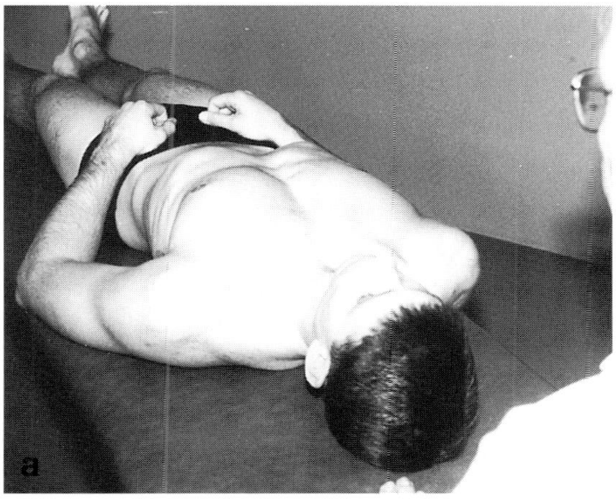

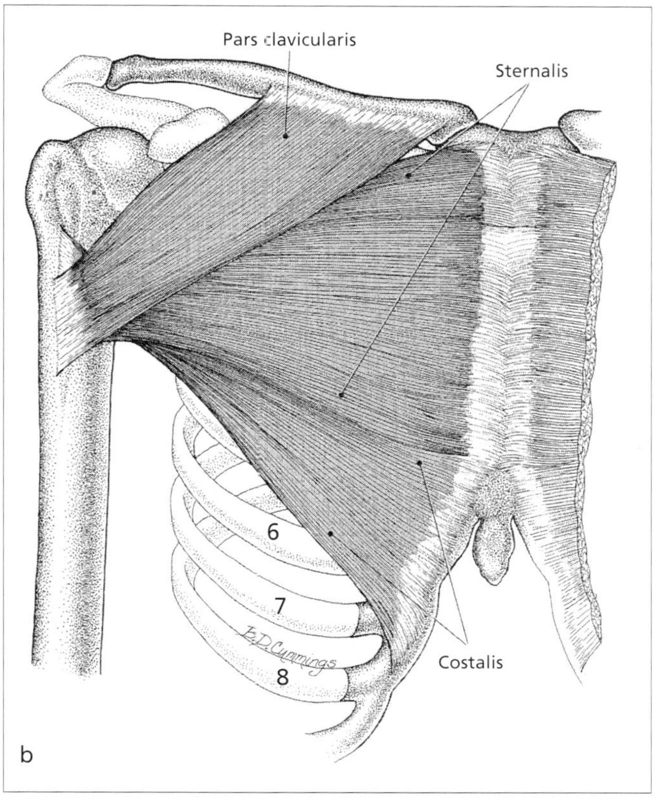

Abb. 20.48, a und b

Pektoralmuskulatur (M. pectoralis major, M. pectoralis minor)

Teststellung in Rückenlage

1. Der Patient befindet sich in Rückenlage, der Therapeut sitzt hinter ihm.
2. Der Schultergürtel wird betrachtet und in bezug auf Symmetrie beurteilt.
3. Steht eine Schulter im Verhältnis zum Brustkorb anterior, so ist die Pektoralmuskulatur verkürzt und verspannt.

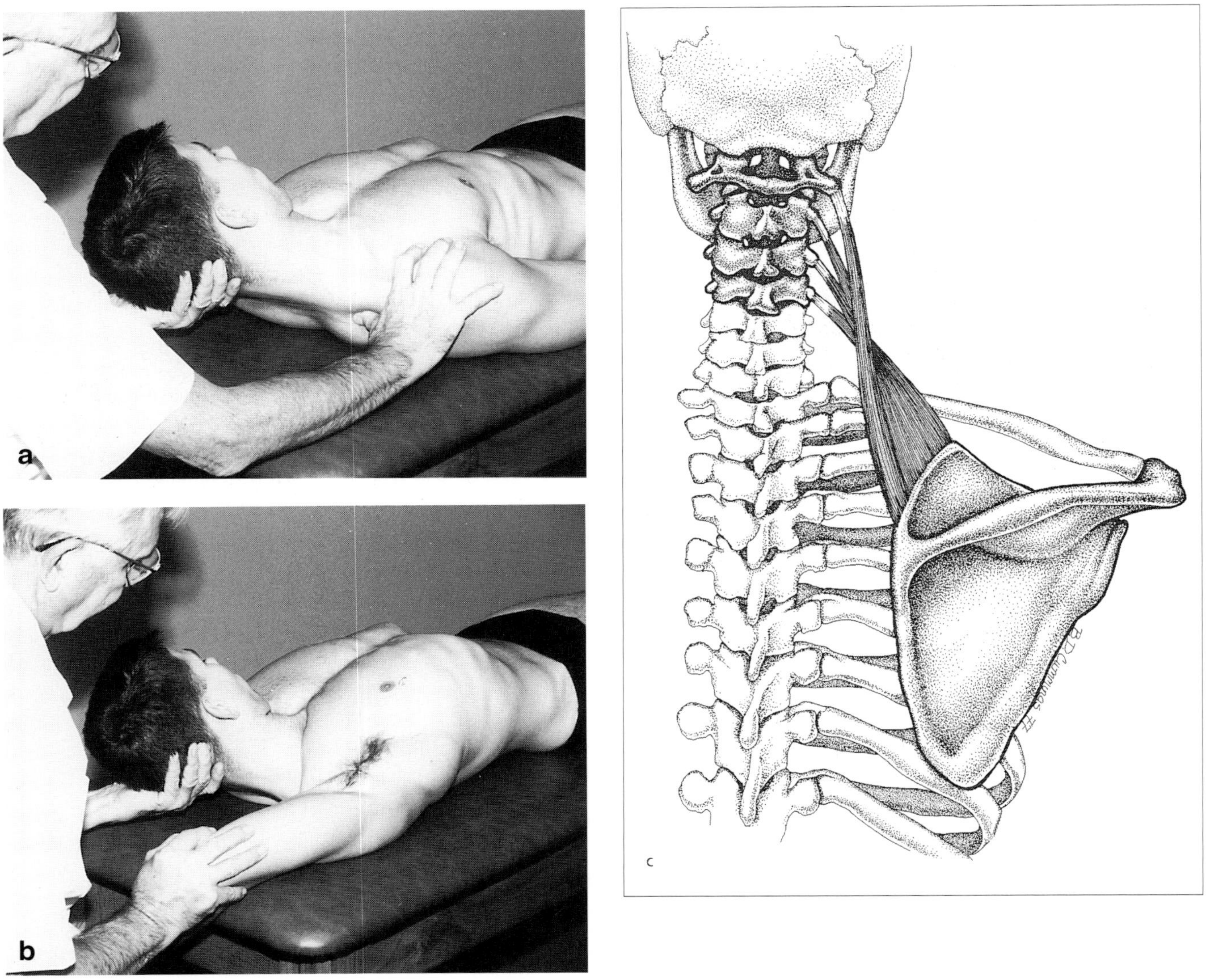

Abb. 20.49, a-c
M. levator scapulae
Position für Test und manuelle Dehnung

1. Der Patient befindet sich in Rückenlage, der Therapeut sitzt am Kopfende des Tisches.
2. Der Therapeut stabilisiert mit seiner lateralen Hand den Schultergürtel, der Daumen liegt über dem oberen medialen Schulterblattwinkel.
3. Der Therapeut umfaßt mit seiner medialen Hand das Okziput und induziert eine Flexion, Seitneigung und Rotation zur Gegenseite, bis die Barriere eingestellt ist (Abb. 20.49a).
4. Als Alternative bietet sich an, den Arm des Patienten über den Kopf zu heben und auf den Ellenbogen einen Druck nach kaudal auszuüben. Gleichzeitig wird der Kopf gebeugt, seitgeneigt und rotiert. Die Flexion und Seitneigung geht zur Gegenseite des zu testenden Muskels (Abb. 20.49b).
5. Ist das Ausmaß der Bewegung im Seitenvergleich asymmetrisch, so besteht eine Verkürzung und Verspannung.
6. Verkürzung und Verspannung werden durch eine Serie von jeweils 5-7 Sekunden dauernden Anspannungen und Entspannungen behandelt. Der Patient drückt seine Schulter gegen den Widerstand des Behandlers an der Barriere nach kranial. Der Vorgang wird fünf- bis siebenmal wiederholt.
7. Die Gegenseite wird gedehnt und das Gleichgewicht hergestellt.

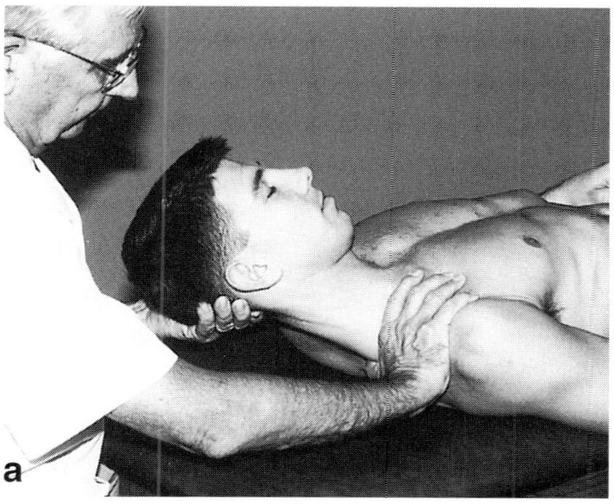

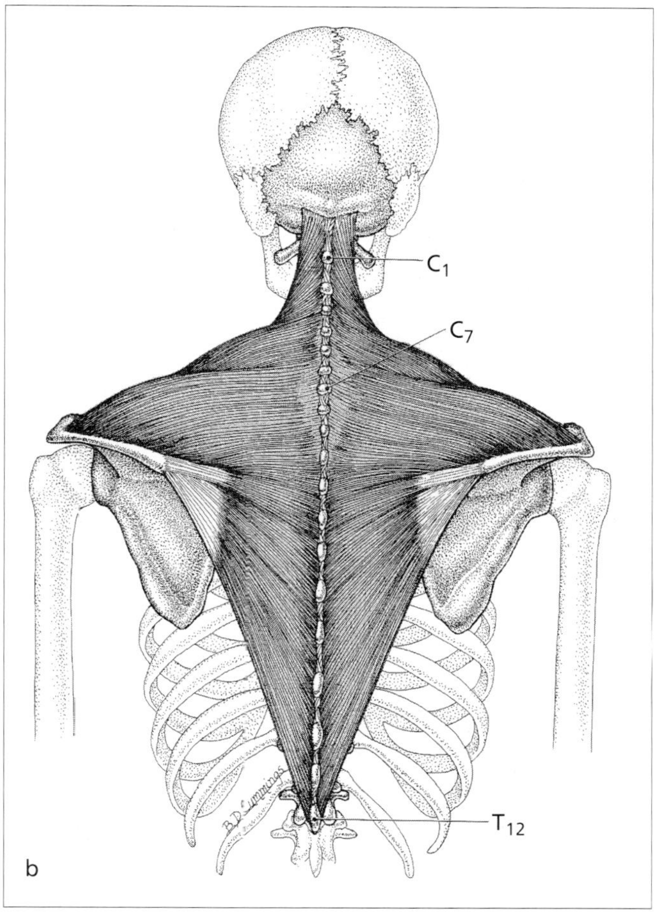

Abb. 20.50, a und b
Oberer Anteil des M. trapezius
Position für Test und manuelle Dehnung

1. Der Patient befindet sich in Rückenlage, der Therapeut sitzt am Kopfende des Tisches.
2. Der Therapeut stabilisiert mit seiner lateralen Hand die Skapula und die Klavicula der zu testenden Seite.
3. Die mediale Hand stabilisiert das Okziput und induziert Flexion, Seitneigung zur Gegenseite und Rotation zu der zu testenden Seite.
4. Ist der Bewegungsumfang asymmetrisch, so liegt eine Verkürzung und Verspannung vor.
5. Zur Behandlung wird der Patient aufgefordert, die Schulter gegen den Widerstand des Therapeuten in Richtung Ohr anzuheben. Die Muskelanspannung wird dabei 5-7 Sekunden lang gehalten und fünf- bis siebenmal wiederholt. Der Therapeut verstärkt in der Entspannungsphase die Flexion und Seitneigung.

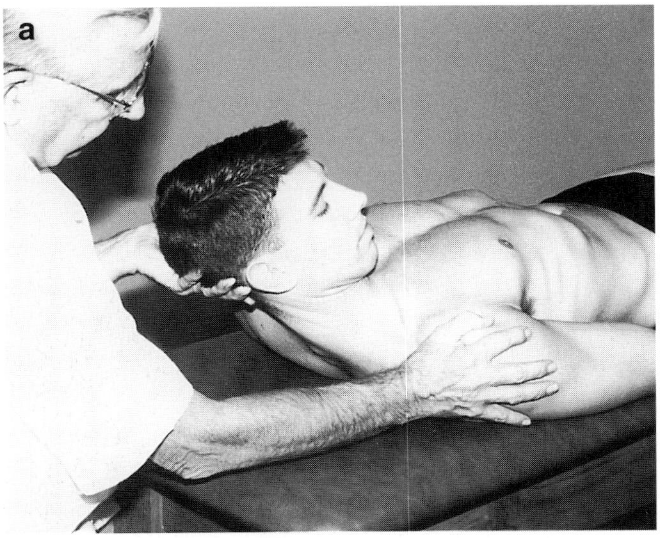

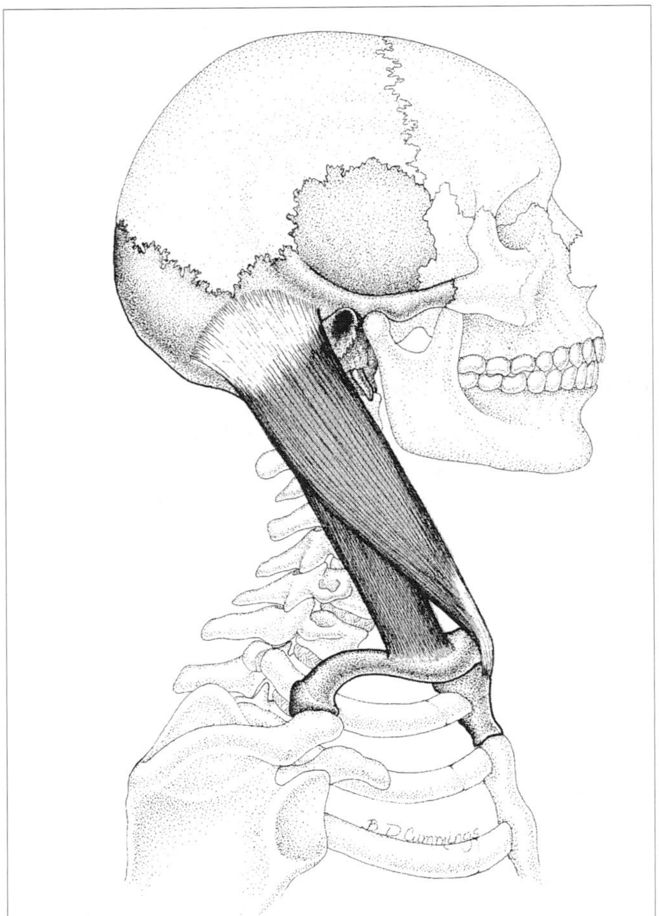

b

Abb. 20.51, a und b
M. sternocleidomastoideus
Position für Test und manuelle Dehnung

1. M. sternocleidomastoideus und oberer Anteil des M. trapezius sind synergetisch und können gemeinsam untersucht und behandelt werden.
2. Der Patient befindet sich in Rückenlage, der Therapeut sitzt am Kopfende des Tisches.
3. Der Therapeut stabilisiert mit seiner lateralen Hand Skapula und Klavicula.
4. Die mediale Hand umfaßt das Okziput und induziert eine Flexion, Seitneigung zur Gegenseite und Rotation zu der zu testenden Seite.
5. Der Untersuchungsbefund wird mit der Gegenseite verglichen. Eine Asymmetrie gilt als Hinweis auf eine Verkürzung und Verspannung des M. sternocleidomastoideus.
6. Zur Behandlung wird der Patient aufgefordert, das Kinn anzuziehen und die Schulter gegen den Widerstand des Therapeuten zu heben. Die Muskelanspannung wird 5-7 Sekunden lang gehalten und fünf- bis siebenmal wiederholt.

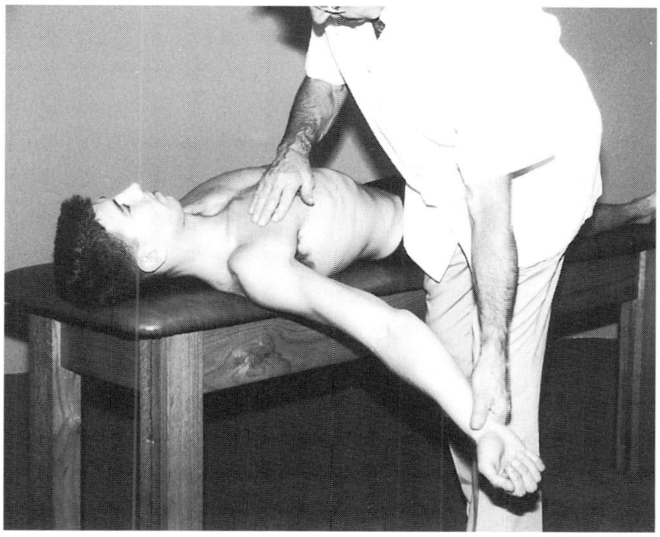

Abb. 20.52
Pektoralmuskulatur
Position für Längentestung und manuelle Dehnung
Rückenlage

1. Der Patient liegt auf dem Rücken, der Therapeut steht neben ihm.
2. Der Therapeut umfaßt den Patientenarm am Handgelenk und streckt den Ellenbogen. Dadurch kann er den Oberarm kontrollieren.
3. Die obere Extremität wird bis zur Barriere abduziert und horizontal extendiert. Der Therapeut palpiert die Pektoralmuskulatur und sucht nach einer Verspannung.
4. Der Befund wird mit der Gegenseite verglichen.
5. Zur Behandlung wird der Patient aufgefordert, fünf- bis siebenmal die Pektoralmuskulatur anzuspannen und diese Anspannung jeweils 5-7 Sekunden lang zu halten. In der Relaxationsphase wird die neue Barriere eingestellt. (Der Patient wird aufgefordert, den Arm nach oben vorne gegen den Widerstand des Therapeuten zu drücken, A.d.Ü.)

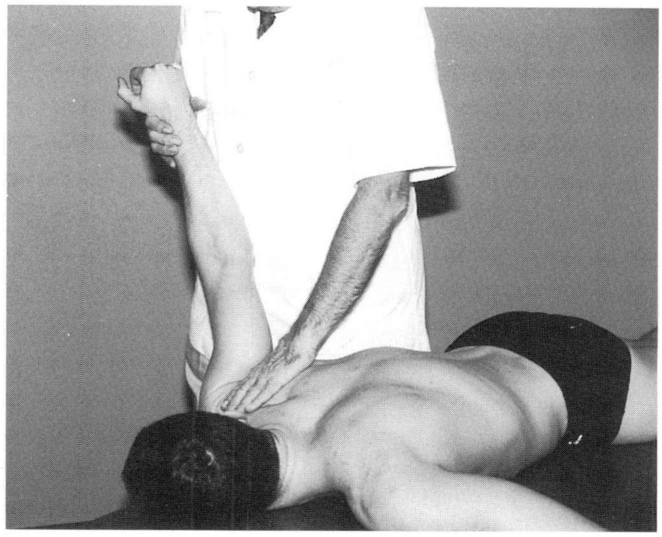

Abb. 20.53
Pektoralmuskulatur
Position für Längentestung und manuelle Dehnung
Bauchlage

1. Der Patient liegt auf dem Bauch, der Therapeut steht neben dem Tisch.
2. Der Therapeut umfaßt das Handgelenk, streckt den Ellenbogen und extendiert den Arm in der Horizontalebene, während er mit der anderen Hand die Skapula stabilisiert.
3. Es erfolgt der Vergleich mit der Gegenseite. Der normale Bewegungsumfang beträgt 90° Horizontalextension.
4. Zur Behandlung eines verspannten und verkürzten Muskels behält der Therapeut die Dehnung bei und fordert den Patienten auf, die Pektoralmuskulatur 5-7 Sekunden lang anzuspannen und anschließend wieder zu entspannen.
5. Dabei wird auch der vordere Anteil der Gelenkkapsel des Schultergelenkes gedehnt. Bei Patienten mit habitueller vorderer Schulterluxation in der Anamnese ist diese Dehnübung nur mit höchster Vorsicht anzuwenden.

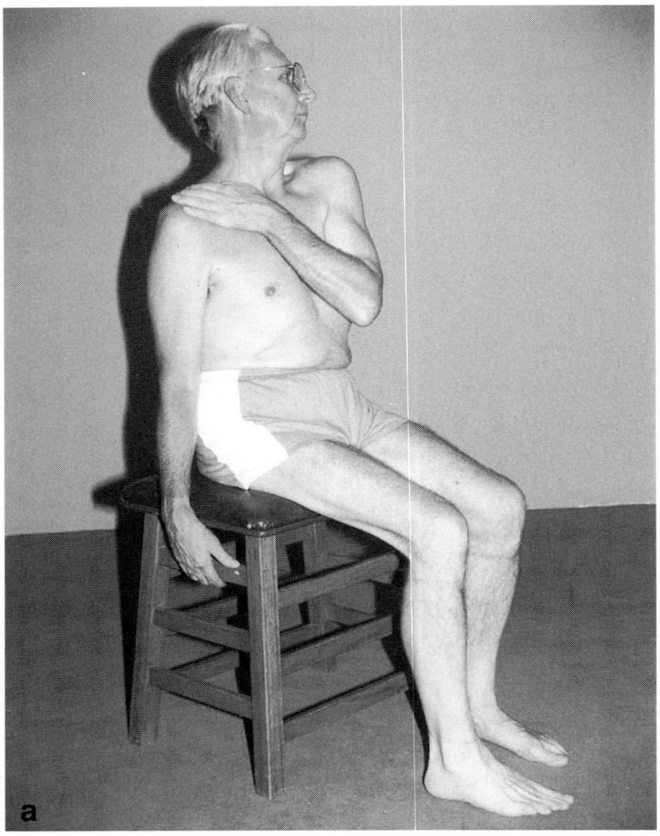

Abb. 20.54a
Skalenusmuskulatur
Selbstbehandlung
Eigendehnung im Sitzen

1. Der Patient sitzt auf dem Untersuchungsstuhl und umfaßt mit der Hand der betroffenen Seite den Stuhl.
2. Die andere Hand wird über die Klavikula und die oberen Rippen gelegt, um erste und zweite Rippe zu stabilisieren.
3. Der Patient führt eine Translation des Kopfes nach posterior durch, zieht das Kinn an, neigt Kopf und Nakken zur Gegenseite, rotiert den Kopf zur Gegen- und zur gleichen Seite, bis sich der Muskel angespannt anfühlt.
4. Die Stellung wird 10-15 Sekunden gehalten und dreibis fünfmal wiederholt, wobei die Rotation wie auch die Seitneigung in der Entspannungsphase wieder neu und fein eingestellt wird.

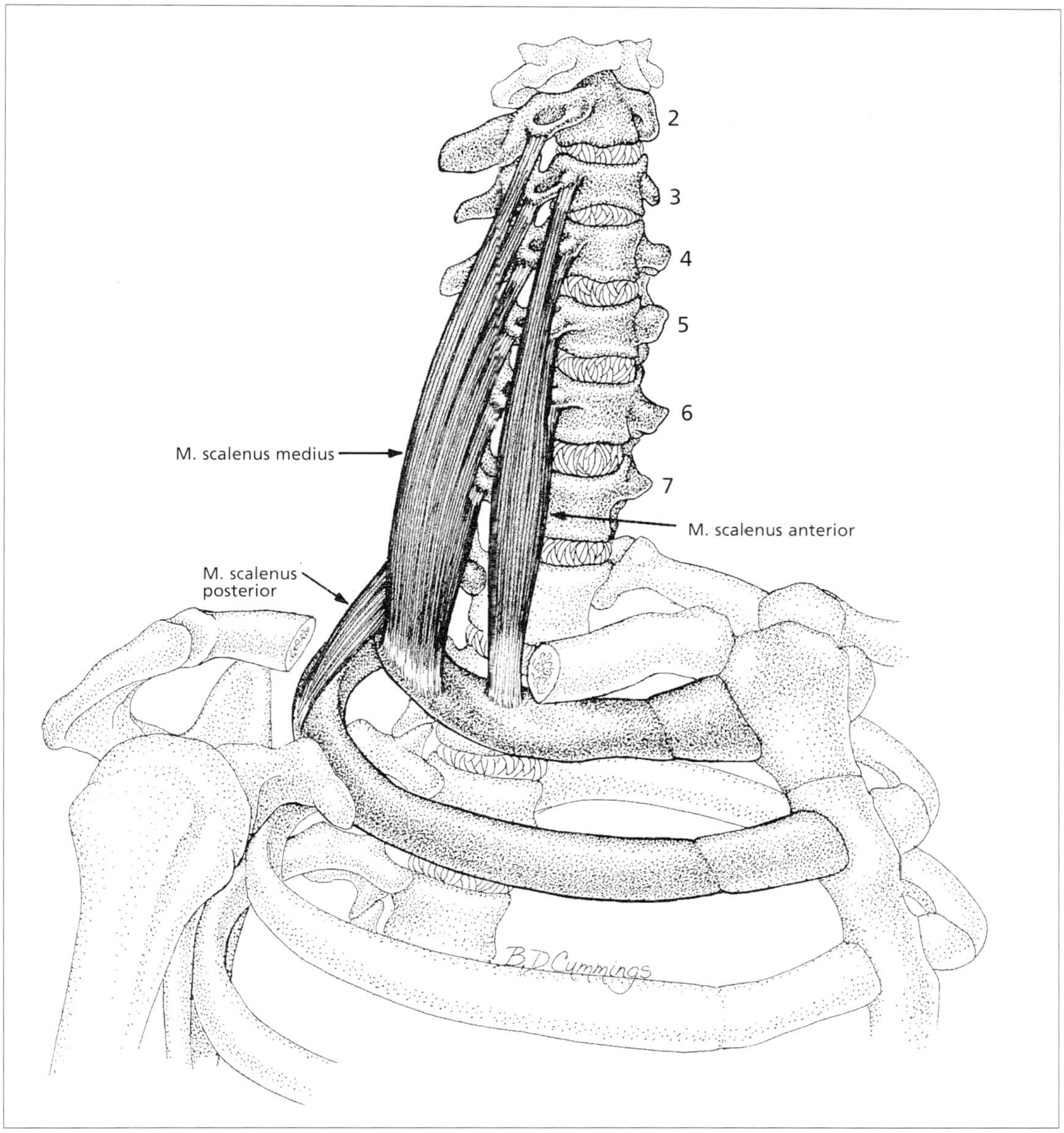

Abb. 20.54b: Skalenusmuskulatur

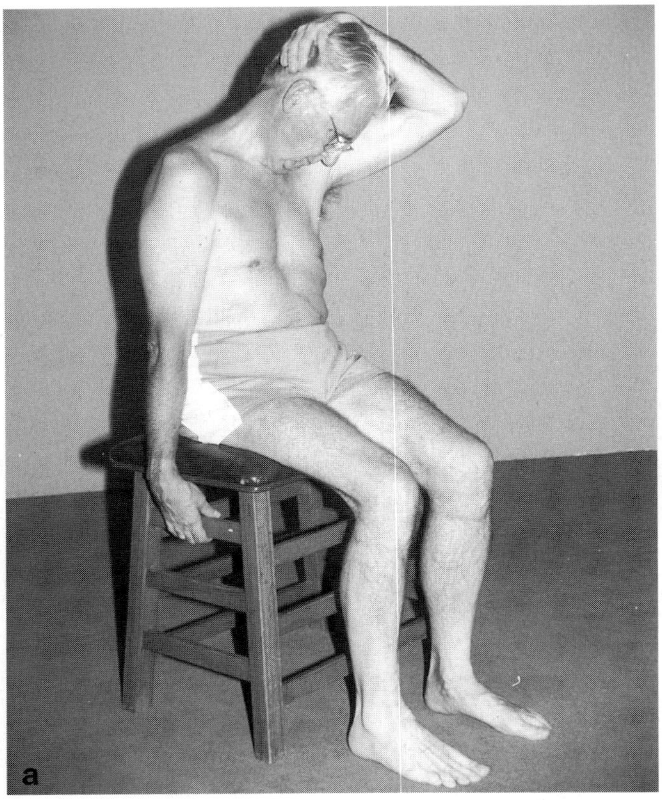

Abb. 20.55a
M. levator scapulae
Selbstbehandlung
Eigendehnung im Sitzenm

1. Der Patient sitzt auf dem Untersuchungsstuhl. Die Hand der zu behandelnden Seite umfaßt den Stuhl.
2. Der Patient führt Flexion sowie Seitneigung und Rotation zur Gegenseite durch und hält diese Stellung mit der anderen Hand.
3. Der Rumpf wird zur Gegenseite gelehnt, bis eine Dehnung zu spüren ist. Kopf und Nacken werden nicht gezogen, sondern nur in der eingestellten Stellung gehalten.
4. Die Dehnung kann verstärkt werden, indem der gleichseitige untere Anteil des M. trapezius angespannt wird.
5. Die Dehnung kann über 10-15 Sekunden gehalten und drei- bis fünfmal wiederholt werden. Dabei nimmt die Seitneigung zur Gegenseite jeweils zu.

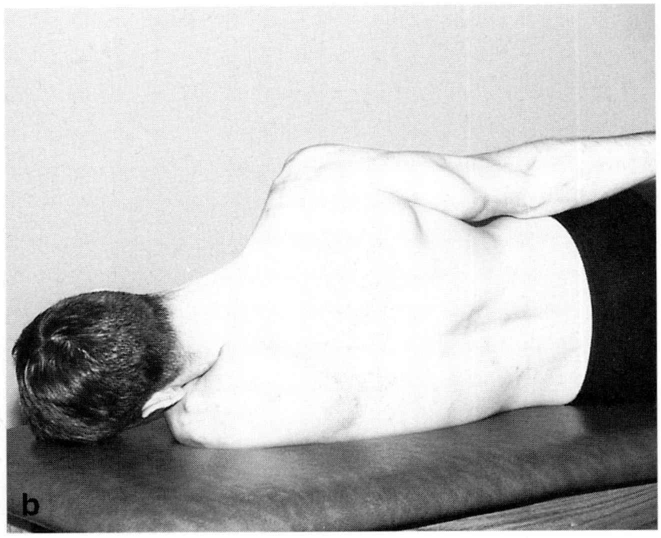

Abb. 20.55b
M. levator scapulae
Selbstbehandlung
Eigendehnung in Seitenlage

1. Der Patient befindet sich in Seitenlage auf dem Untersuchungstisch. Der Kopf wird nicht durch ein Kissen unterstützt.
2. Der Patient beugt den Kopf und rotiert ihn zur Gegenseite. Die Seitneigung entsteht durch die Körperstellung.
3. Die Dehnstellung wird 30 Sekunden gehalten und anschließend zweimal wiederholt.
4. Die Dehnung kann verstärkt werden, indem der untere Anteil des M. trapezius der zu behandelnden Seite angespannt wird.

Anmerkung: In dieser Stellung kann der Therapeut den Muskel auch manuell dehnen, dabei werden Kopf und Nacken mit einer Hand stabilisiert. Die andere Hand umgreift den medialen Skapulawinkel. Der Patient wird aufgefordert, die Schulter gegen Widerstand anzuheben. Der Patient kann die Anspannung mit anschließender Relaxation mehrere Male wiederholen.

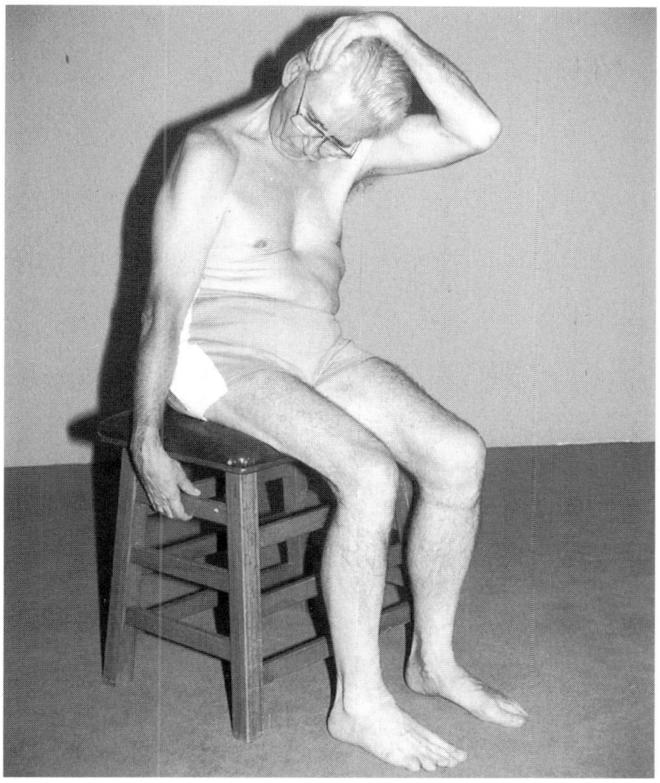

Abb. 20.56
Oberer Anteil des M. trapezius und M. sternocleidomastoideus
Selbstbehandlung
Eigendehnung im Sitzen

1. Der Patient sitzt auf dem Untersuchungsstuhl und umfaßt mit einer Hand den Stuhl.
2. Kopf und Nacken werden gebeugt, zur Gegenseite geneigt und zur selben Seite rotiert. Die andere Hand hält den Kopf in dieser Stellung, ohne zu ziehen.
3. Der Patient lehnt seinen Körper weg vom zu dehnenden Muskel, bis er die Dehnung spürt. Durch Anziehen des Kinns wird der M. sternocleidomastoideus vermehrt gedehnt.
4. Die Dehnung wird 10-15 Sekunden gehalten. Anschließend wird die Übung drei- bis fünfmal wiederholt.
5. Um der Balance willen, sollte auch die Gegenseite gedehnt werden.

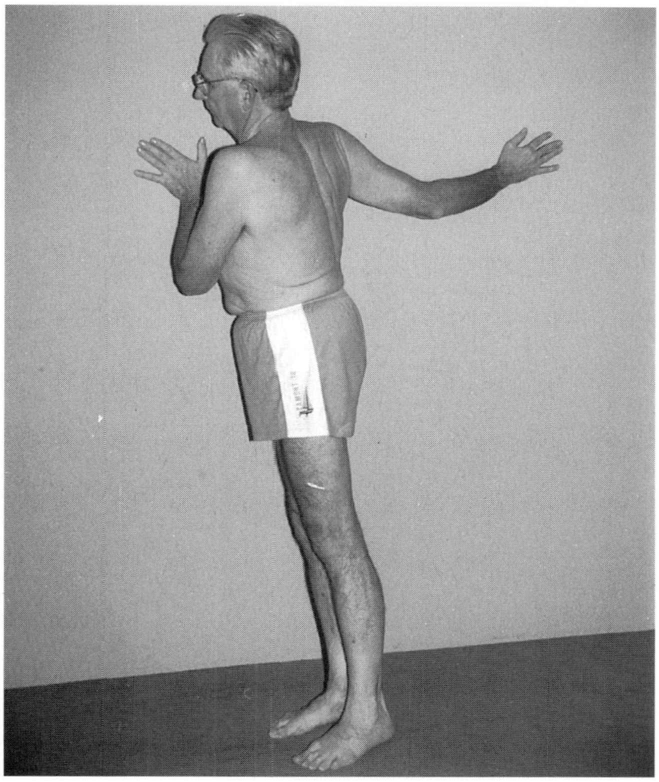

Abb. 20.57
Pektoralmuskulatur
Selbstbehandlung
Eigendehnung im Stehen

1. Der Patient steht mit dem Gesicht zur Wand und legt beide Hände in Schulterhöhe gegen die Wand.
2. Der Körper wird von der zu dehnenden Seite weg gedreht. Die Schulter darf dabei nicht angehoben werden. Die Drehung des Körpers erfolgt so weit, bis eine Dehnung in der Pektoralregion zu spüren ist.
3. Der Patient lehnt den Körper über die andere Hand gegen die Wand und verstärkt dadurch die Dehnung auf den M. pectoralis.
4. Während der Dehnung wird die Wirbelsäule in Neutralstellung gehalten.
5. Die Dehnung wird 10-15 Sekunden beibehalten und drei- bis fünfmal wiederholt. Dabei sollten die Schultern senkrecht zur Wand stehen.
6. Anschließend erfolgt zum Ausgleich die Dehnung der Gegenseite.

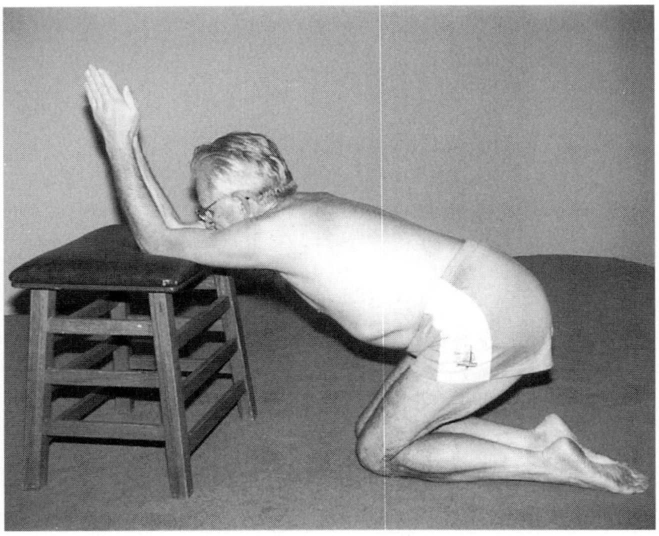

Abb. 20.58
M. latissimus dorsi
Selbstbehandlung
Eigendehnung der BWS

1. Der Patient kniet, die Ellenbogen liegen aneinander und werden auf einen Stuhl oder Hocker aufgelegt.
2. Der Patient trennt die Skapulae durch Außenrotation der Arme, wobei die Ellenbogen beisammen bleiben.
3. Die Brust wird zum Boden hin gesenkt. Der Patient setzt sich auf die Fersen.
4. Sobald der Patient die Dehnung spürt, wird sie durch das Hinzufügen einer Lendenlordose verstärkt.
5. Die Dehnung wird 30 Sekunden lang gehalten und anschließend zweimal wiederholt.
6. Es ist ratsam, nach jeder Übung zur Verbesserung der Rumpfrotation diese Rumpfdehnung durchzuführen.

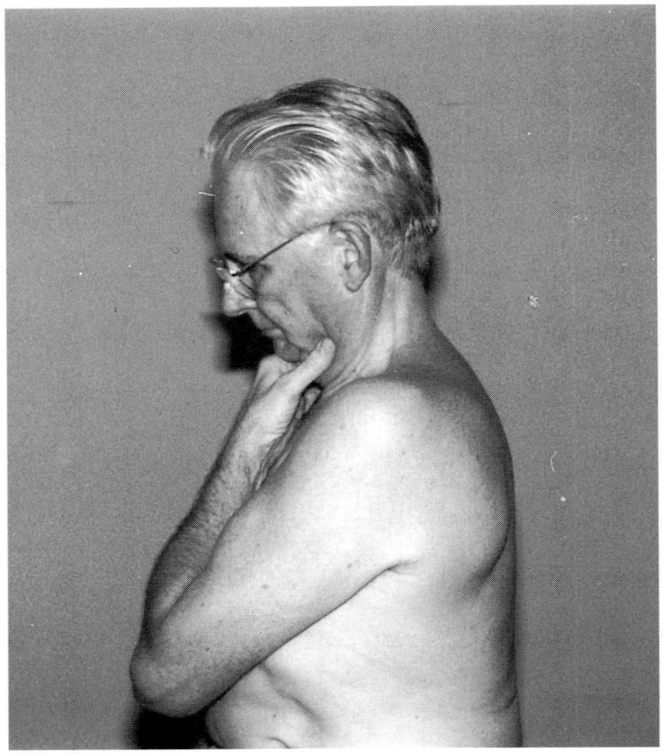

Abb. 20.59
Halsbeuger
Selbstbehandlung
Kräftigung im Sitzen

1. Der Patient sitzt und palpiert die oberflächlichen vorderen Halsmuskeln.
2. Es erfolgt eine Nickbewegung des Kopfes nach vorne. Dabei werden die tiefen Halsbeuger angespannt, indem das Kinn angezogen wird. Es ist darauf zu achten, daß die oberflächlichen Halsmuskeln sich nicht anspannen.
3. Die Position wird 5-7 Sekunden gehalten und fünf- bis siebenmal wiederholt.
4. Der Patient sollte in der Lage sein, diese Übung korrekt durchzuführen, bevor man zur Kräftigung der tiefen Halsbeuger in Bauchlage übergeht.

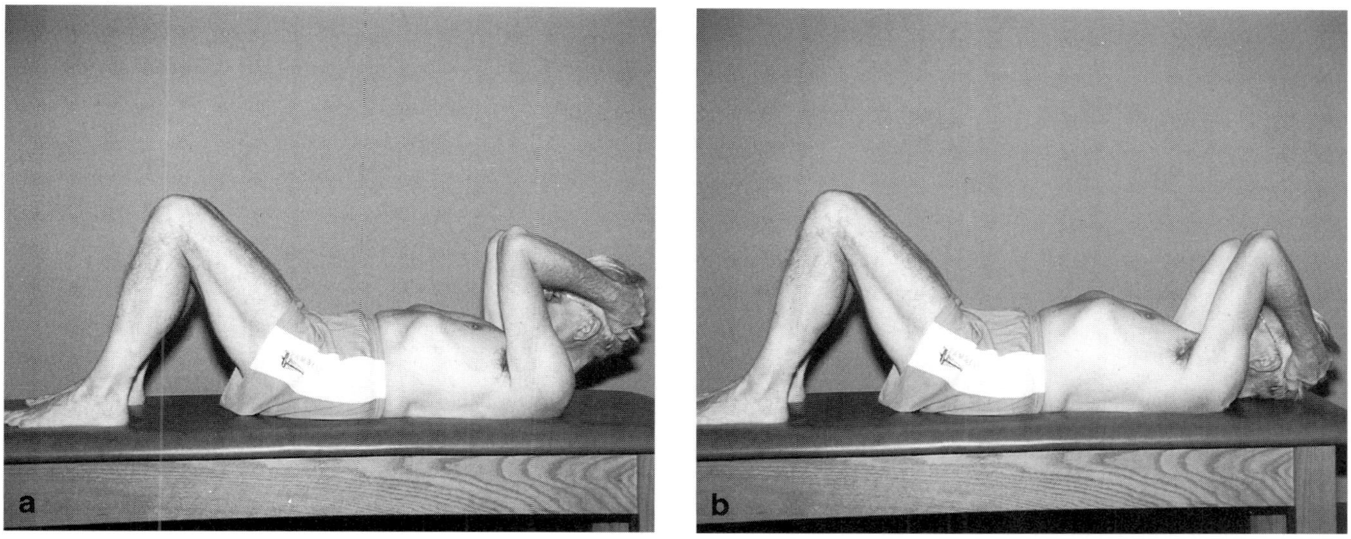

Abb. 20.60, a und b
Halsbeuger
Selbstbehandlung
Exzentrische Kräftigung in Rückenlage mit Armunterstützung

1. Der Patient liegt auf dem Rücken, die Hände sind hinter dem Kopf verschränkt. Der Kopf wird mit den Händen passiv gebeugt, das Kinn wird an die Brust gezogen. Dadurch werden die hinteren Halsmuskeln gedehnt (Abb. 20.60a).
2. Diese Stellung wird über 10 Sekunden gehalten, anschließend wird der Kopf langsam gesenkt. Das Kinn bleibt so lange angezogen, bis der Kopf wieder auf dem Tisch aufliegt (Abb. 20.60b).
3. Mit zunehmender Kräftigung der Nackenflexoren wird die Unterstützung des Kopfes durch die verschränkten Hände vermindert.
4. Wiederholen Sie die Übung fünf- bis siebenmal.
5. Der Patient sollte in der Lage sein, diese Übung durchzuführen, bevor er zu Kräftigungsübungen ohne Assistenz übergeht.

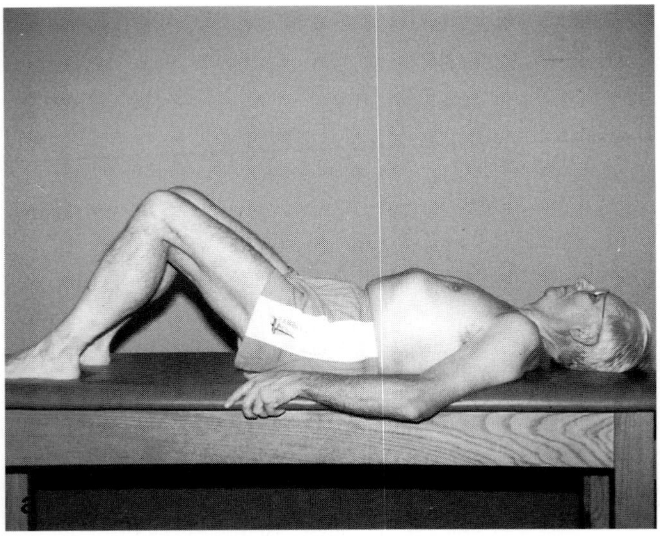

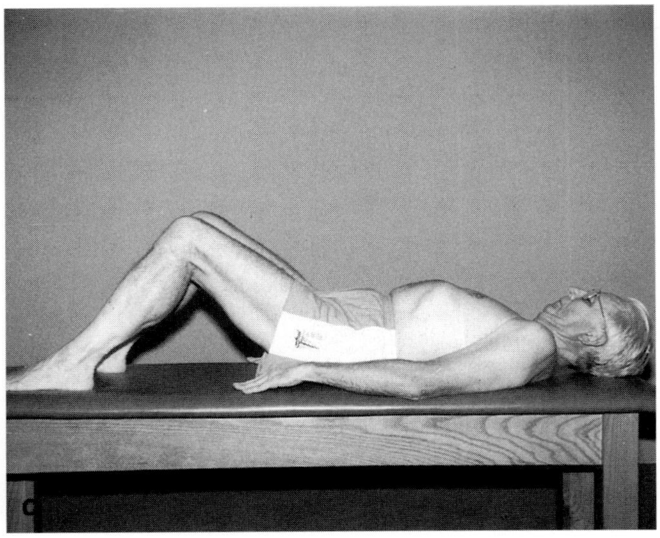

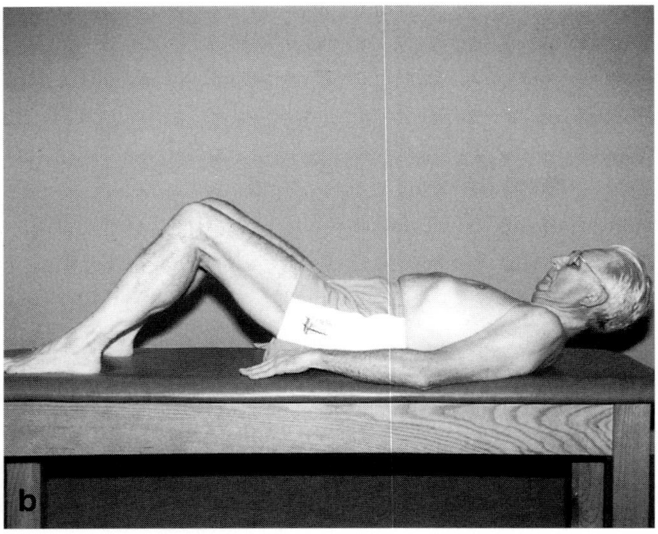

Abb. 20.61, a-c
Tiefe Halsbeuger
Selbstbehandlung
Exzentrische Kräftigung in Rückenlage ohne Armunterstützung

1. Der Patient befindet sich in Rückenlage (Abb. 20.61a) und rollt den Kopf nach vorne, indem er das Kinn anzieht. Dadurch wird der Kopf vom Tisch abgehoben. Der Patient schaut zu den Füßen (Abb. 20.61b).
2. Diese Stellung wird 5-7 Sekunden lang gehalten. Dann wird der Kopf langsam zum Tisch zurückgeführt, wobei möglichst ein Wirbel nach dem anderen abgerollt werden sollte (Abb. 20.61c).
3. Die Übung wird fünf- bis siebenmal wiederholt.

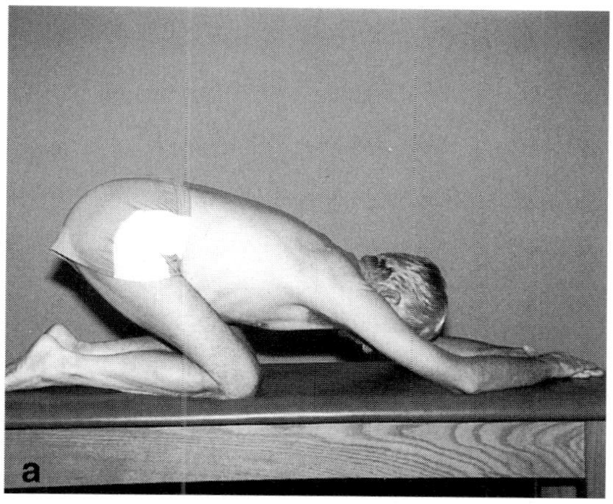

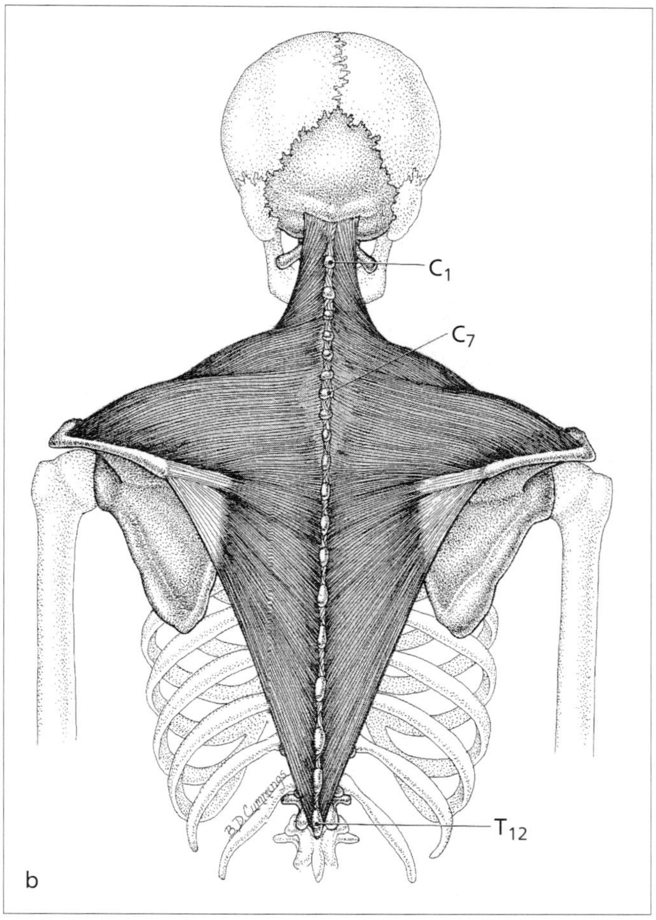

Abb. 20.62, a und b
Unterer Anteil des M. trapezius
Selbstbehandlung
Kräftigung in Knie-/Ellenbogenlage

1. Der Patient ist auf Knien und Ellenbogen abgestützt, der Kopf ruht auf dem Untersuchungstisch. Der Patient setzt sich auf die Fersen zurück.
2. Der Patient schiebt beide Skapulae nach medial und kaudal, ohne die Schulterblätter zusammenzudrükken.
3. Diese Stellung wird 5-7 Sekunden lang gehalten und fünf- bis siebenmal wiederholt.
4. Der Patient sollte diese Übung gut beherrschen, bevor er mit der Kräftigung in Bauchlage beginnt.

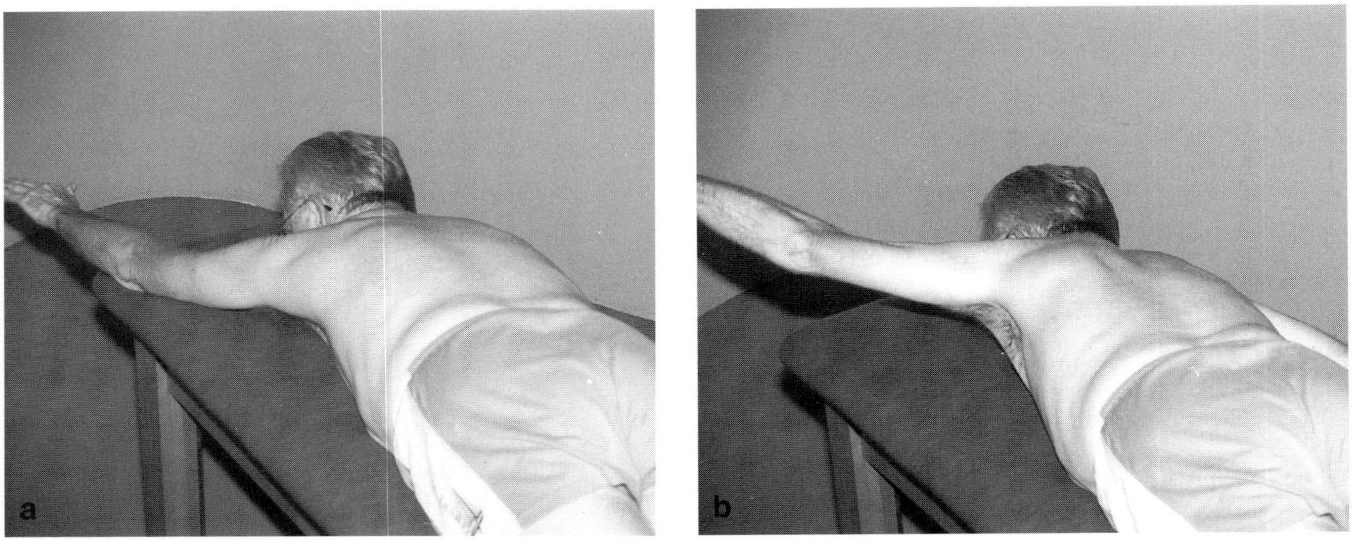

Abb. 20.63, a und b
Unterer Anteil des M. trapezius
Selbstbehandlung
Kräftigung in Bauchlage

1. Der Patient liegt auf dem Bauch, der Arm der zu kräftigenden Seite ist über den Kopf gestreckt (Abb. 20.63a).
2. Der Arm wird angehoben. Der mediale Rand der Skapula wird nach kaudal geschoben und 5-7 Sekunden lang gehalten (Abb. 20.63b).
3. Wiederholen Sie die Übung fünf- bis siebenmal.

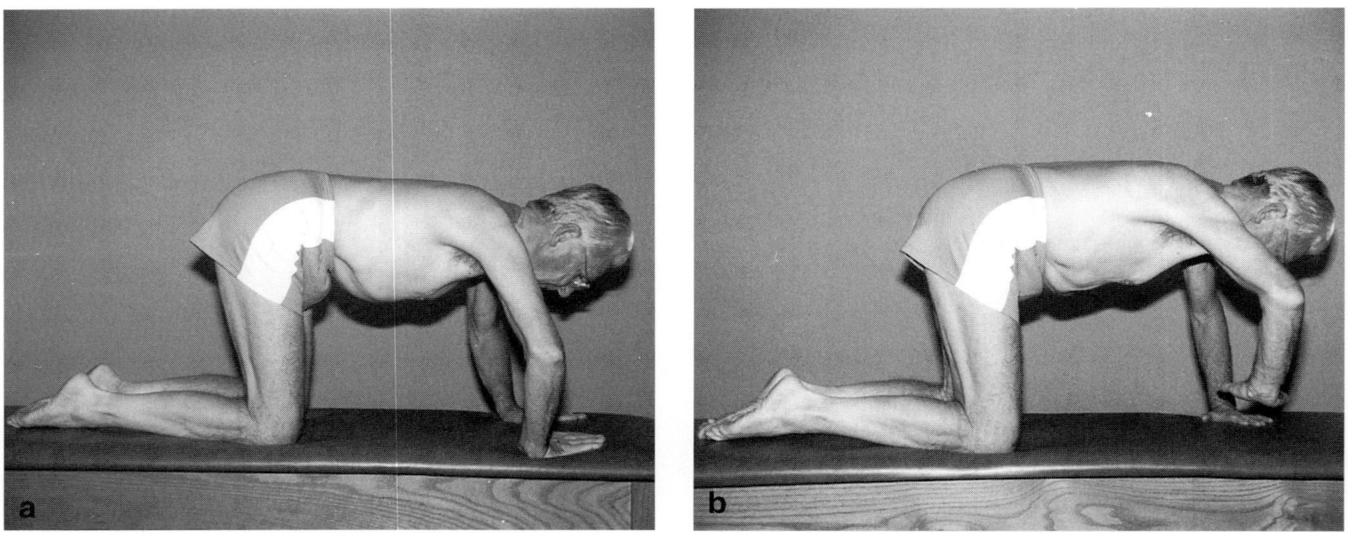

Abb. 20.64, a-c
M. serratus anterior
Selbstbehandlung
Kräftigung aus dem Hand-Kniestütz (Vierfüßlerstand)

1. Der Patient befindet sich im Hand-Kniestütz, die Ellenbogen sind gebeugt, die Wirbelsäule befindet sich parallel zum Untersuchungstisch in Neutralstellung (Abb. 20.64a).
2. Der Patient hebt eine Hand 3-5 cm vom Tisch ab und behält die Rumpfstellung bei (Abb. 20.64b).
3. Diese Stellung wird 5-7 Sekunden gehalten und fünf- bis siebenmal wiederholt.
4. Die Kräftigung erfolgt beidseits, um ein Muskelgleichgewicht zu erzielen.

Anmerkung: Steht die Skapula zu stark ab, kann die Übung zu anstrengend sein. Dann sollte man zuerst die Übung im Stehen mit dem Gesicht zur Wand durchführen.

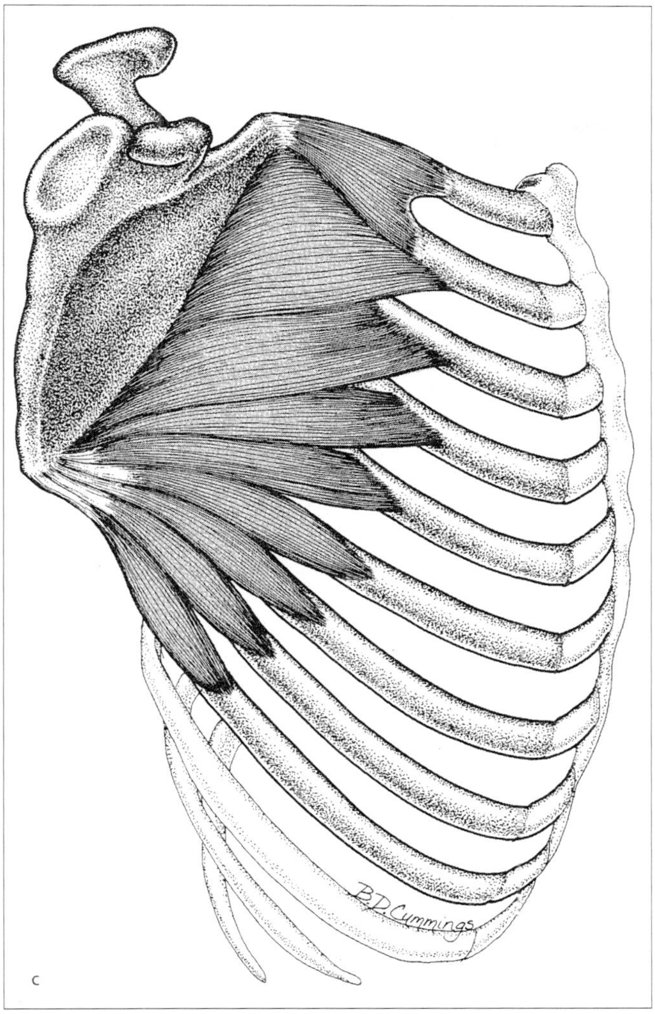

Abb. 20.64c: M. serratus anterior

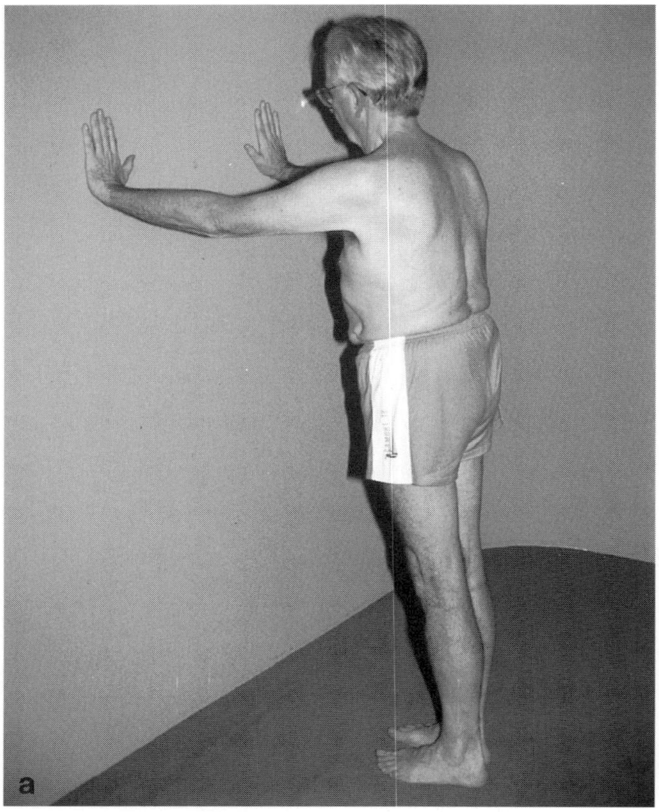

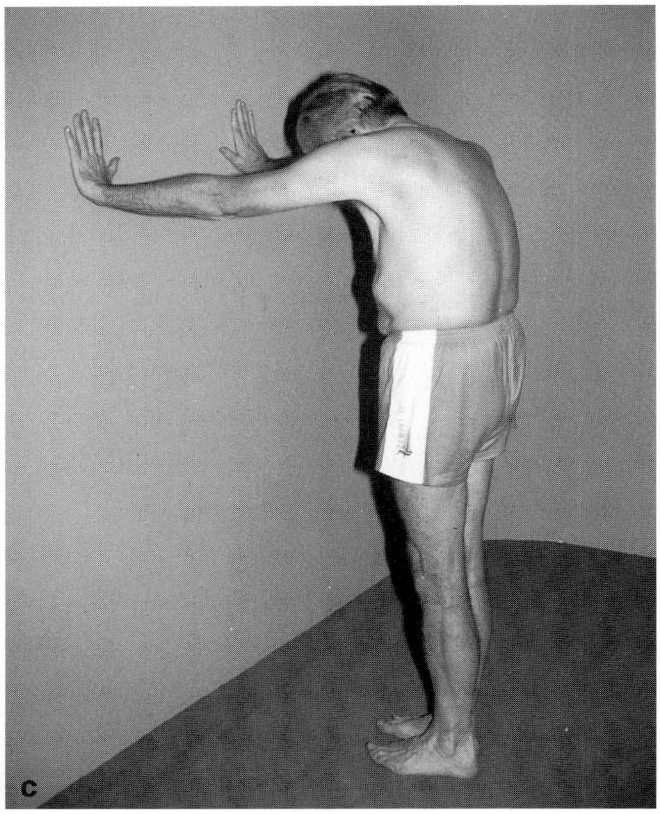

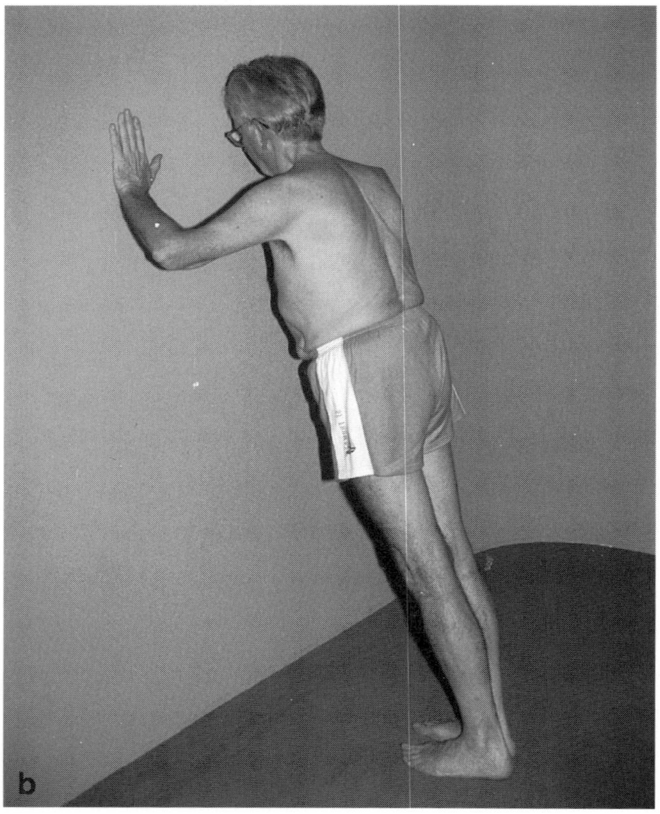

Abb. 20.65, a-c
M. serratus anterior
Selbstbehandlung
Ausgangsposition zur Kräftigung im Stehen

1. Der Patient steht, die Hände sind in Schulterhöhe gegen eine Wand gelehnt, die Arme sind gestreckt, die Wirbelsäule befindet sich in Neutralstellung (Abb. 20.65a).
2. Der Patient hält die Schulterblätter gesenkt und versucht, mit der Nase die Wand zu berühren (Abb. 20.65b). Diese Stellung wird 5-7 Sekunden lang gehalten.
3. Der Patient führt einen „Liegestütz" im Stehen durch. Er läßt den Kopf nach vorn fallen, drückt mit den Armen die obere Brustwirbelsäule nach posterior und superior (Abb. 20.65c) und hält diese Stellung für 5-7 Sekunden.
4. Die Übung wird fünf- bis siebenmal wiederholt.

Anmerkung: Ist diese Übung im Stehen problemlos durchführbar, so kann die Kräftigung des M. serratus anterior in ähnlicher Weise in Bauchlage erfolgen.

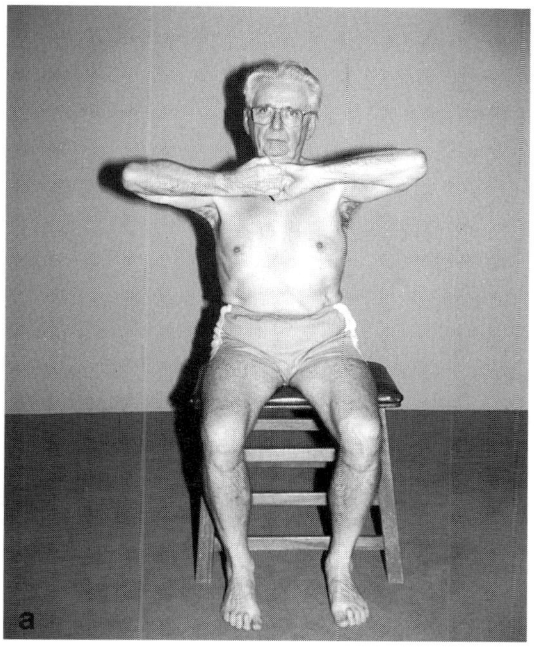

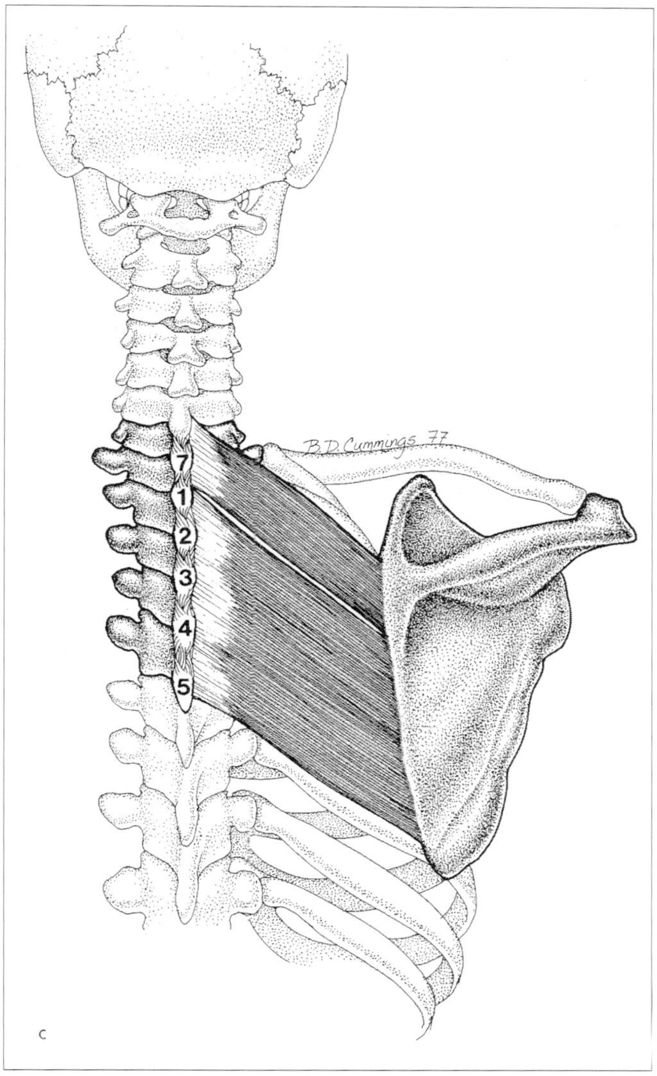

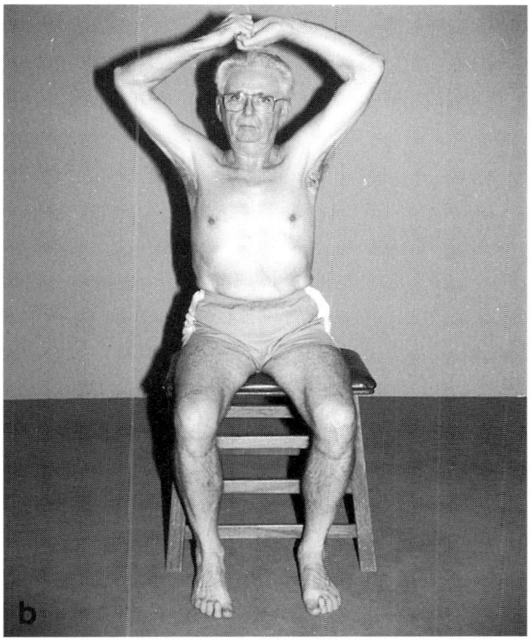

Abb. 20.66, a-c

M. rhomboideus und unterer Anteil des M. trapezius

Selbstbehandlung

Isometrische Kräftigung im Sitzen

1. Der Patient sitzt, beide Füße sind auf dem Boden aufgestellt.
2. Die Finger werden verschränkt, die Hände liegen vor dem oberen Sternum, die Arme parallel zum Boden (Abb. 20.66a).
3. Der Patient versucht, die Ellenbogen nach hinten zur Wand zu drücken. Diese isometrische Kontraktion wird über 5-7 Sekunden gehalten und fünf- bis siebenmal wiederholt, um die Rhomboidmuskeln zu kräftigen.
4. Die Finger werden über dem Kopf verschränkt; sie sollten jedoch den Kopf nicht berühren (Abb. 20.66b).
5. Der Patient versucht, die Ellenbogen zum Boden zu drücken. Diese isometrische Muskelanspannung soll 5-7 Sekunden lang beibehalten und fünf- bis siebenmal wiederholt werden. Dadurch wird der untere Anteil des M. trapezius gekräftigt.

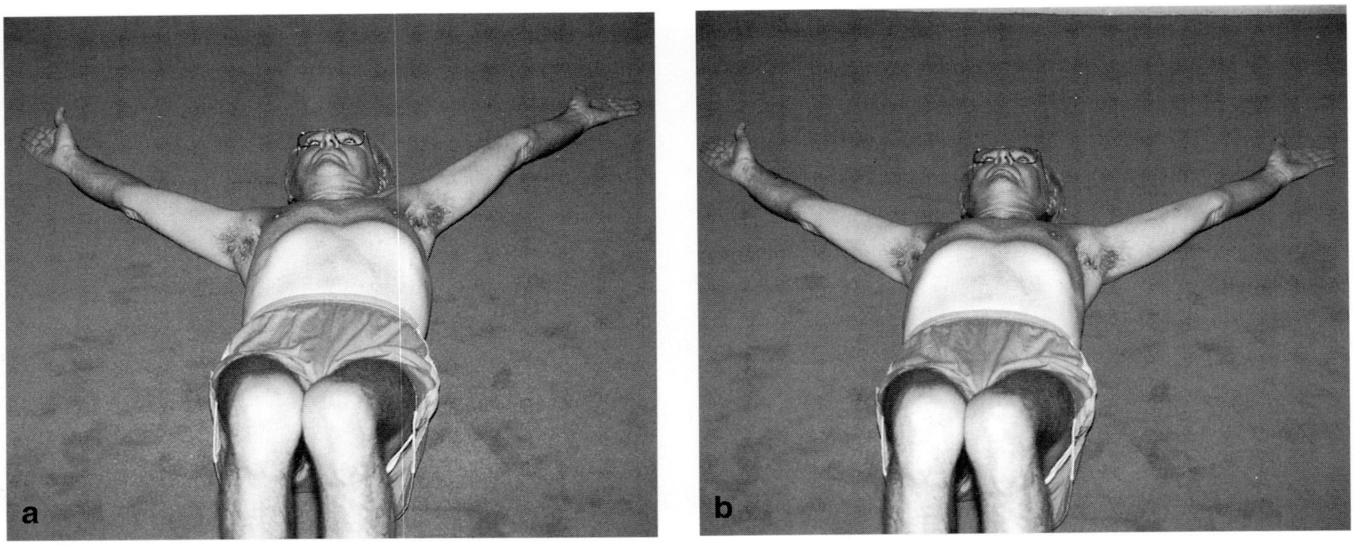

Abb. 20.67, a-b
Schulterabduktion
Selbstbehandlung
Kräftigung in Rückenlage

1. Der Patient liegt auf dem Rücken, die Hände liegen an den Seiten, die Handflächen zeigen zur Decke. Die Arme werden langsam unter Bodenkontakt abduziert.
2. Hebt sich eine Schulter höher als die andere (Abb. 20.67a), so ist der Patient zu weit gegangen und die Arme werden wieder zurück an die Seiten gelegt.
3. Die Übung wird nur so weit durchgeführt, wie beide Arme ohne Anheben der Schulter abduziert werden können (Abb. 20.67b).
4. Wiederholen Sie die Übung fünf- bis siebenmal und achten Sie darauf, daß eine Zunahme der Abduktion nur symmetrisch auf beiden Seiten erfolgen darf.

20.13 Übungen zur Selbstmobilisierung spezifischer Gelenkdysfunktionen

Bewegungsübungen dienen der Stabilisierung nach einer erfolgreichen Behandlung von Dysfunktionen oder auch zur Selbstbehandlung bei Rezidiven. Die Übungen helfen dem Patienten, die regelrechte Funktion seines Bewegungsapparates zu kontrollieren. Am Becken ist durch isometrische Anspannung der Hüftadduktoren eine Selbstmobilisierung der Symphyse möglich (Abb. 20.68). Anschließend sollten die Bauchmuskeln und die Adduktoren unterhalb der Symphyse ins Gleichgewicht gebracht werden (Abb. 20.23 und 20.37).

Sakroiliakale Dysfunktionen gehen häufig mit einer Seitendifferenz im Tonus des M. piriformis einher. Die Selbstbehandlung einer Sakrumtorsion nach ventral(-sog. *forward torsion*) ist identisch mit der Dehnübung für einen verkürzten M. piriformis (Abb. 20.27). Besteht eine Sakrumtorsion nach dorsal (*backward torsion*) oder eine einseitige Nutation nach posterior (Extension), so kann diese mit einem Aufrichten des Oberkörpers durch Streckung des kontralateralen Armes (sog. *press-up*) aus der Bauchlage behandelt werden. Häufig ist eine Mobilisierung dieser Dysfunktion erforderlich, bevor der Patient die Übung (Abb. 20.69) selbst durchführen kann. Da die Rumpfrückbeuge bei einer nach posterior nutierten Sakrumbasis und bei einer Dysfunktion der LWS in Flexion, Rotation und Seitneigung (FRS) häufig mit Schmerzen verbunden ist, sollte die Übung sehr vorsichtig und unter strenger Überwachung durchgeführt werden.

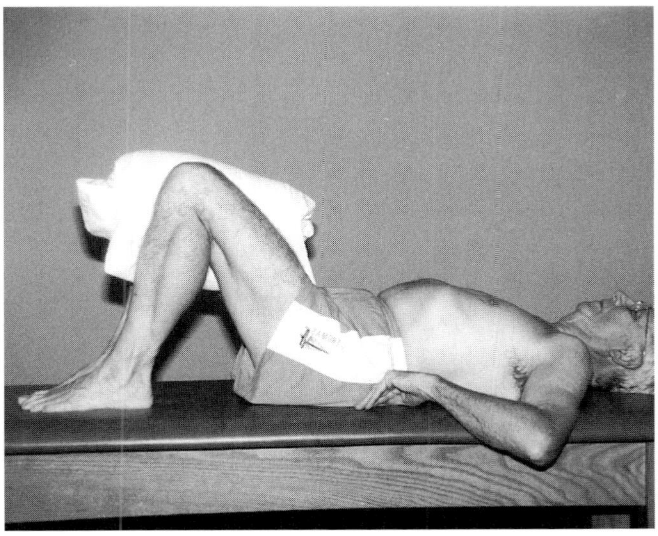

Abb. 20.68
Symphyse
Selbstbehandlung in Rückenlage

1. Der Patient liegt auf dem Rücken, die Füße stehen parallel zueinander.
2. Der Patient abduziert die Knie und legt einen nicht komprimierbaren Gegenstand zwischen die Knie.
3. Der Patient versucht, seine Knie zusammenzudrükken. Dabei erfolgt eine isometrische Muskelanspannung, die 5-7 Sekunden lang gehalten wird.
4. Die Übung wird fünf- bis siebenmal wiederholt.

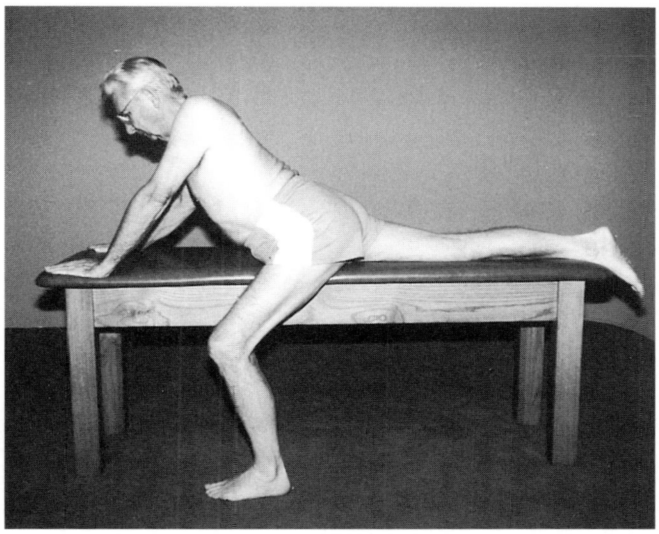

Abb. 20.69
Sakrum nach posterior nutiert (extendiert)
Selbstbehandlung in Bauchlage

1. Der Patient liegt auf dem Bauch, das Bein der dysfunktionellen Seite wird auf dem Tisch leicht abduziert und nach außen rotiert. Das andere Bein wird mit dem Fuß auf den Boden aufgesetzt.
2. Der Patient richtet sich auf und läßt den Bauch durchhängen. Gleichzeitig erfolgt eine tiefe Ausatmung.
3. Die tiefe Ausatmung wird fünf- bis siebenmal wiederholt. Der Patient versucht, sich bei jeder Ausatmung aufzurichten.

Zur Korrektur einer Rotationsdysfunktion des Iliosakralgelenkes sind folgende Übungen möglich: Bei einer Iliumrotation nach anterior liegt der Patient auf dem Rükken und rotiert das rechte Ilium nach posterior (Abb. 20.70). Bei einer Iliumrotation nach posterior liegt der Patient auf dem Rücken, läßt das dysfunktionelle Bein über den Tischrand hängen und führt durch Muskelanspannung eine Extension der Hüfte auf der dysfunktionellen Seite durch (Abb. 20.71).

Die Selbstbehandlung einer Dysfunktionen in der LWS mit gestörtem Facettenschluß (FRS-Typ) ist eine Modifikation des Übungsprogrammes nach Mackenzie. Die Seitverschiebung nach lateral soll reduziert und die Extension gefördert werden. Es haben sich sowohl Übungen, bei denen der Patient seitlich zur Wand hin gleitet (Abb. 20.72), als auch Übungen, bei denen er mit dem Gesicht zur Wand hin steht (Abb. 20.73, a und b), bewährt. Dieses Vorgehen erlaubt die Feineinstellung von seitwärts Gleiten und Extension. Diesen Übungen können *press ups* aus der Bauchlage (Abb. 20.74) oder Rückwärtsbeugen im Stehen (Abb. 20.75) folgen. Die Kräftigung der Rumpfrotatoren und die Verbesserung der Rumpfkontrolle kann durch Rotationsübungen bewirkt werden (Abb. 20.76, a und b).

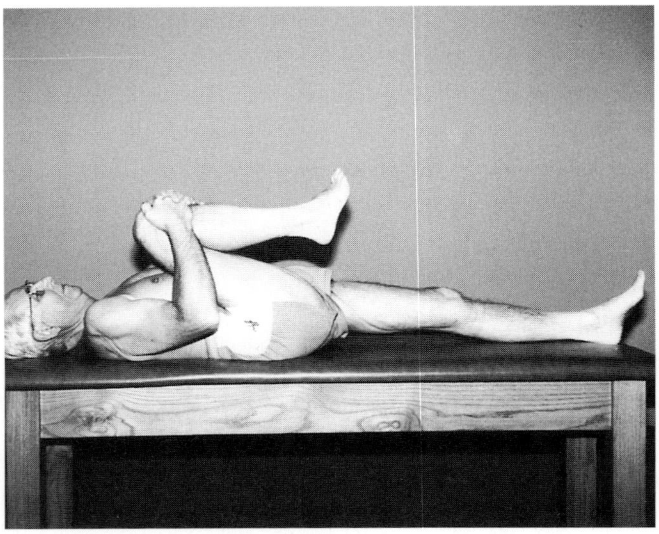

Abb. 20.70
Iliumrotation nach anterior
Selbstbehandlung in Rückenlage

1. Der Patient liegt auf dem Rücken, Hüftgelenk und Kniegelenk der betroffenen Seite sind gebeugt.
2. Während das andere Bein gestreckt bleibt, umfaßt der Patient mit beiden Händen das Knie der dysfunktionellen Seite unterhalb der Patella und versucht, die Hüfte zu extendieren. Die Muskelanspannung wird über 5-7 Sekunden gehalten.
3. In der Entspannungsphase wird die Hüftflexion verstärkt. Die Übung wird fünf- bis siebenmal wiederholt.

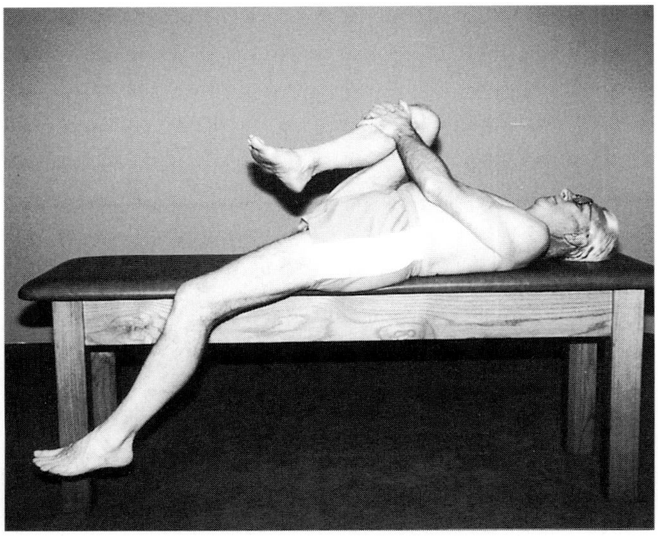

Abb. 20.71
Iliumrotation nach posterior
Selbstbehandlung in Rückenlage

1. Der Patient liegt auf dem Rücken, das betroffene Bein hängt über den Tischrand oder das Bett herab.
2. Der Patient beugt Hüft- und Kniegelenk des anderen Beines und zieht es an die Brust.
3. Während der maximalen Ausatmung spannt der Patient die Gesäßmuskulatur an, um das Bein weiter zu strecken, und hält diese Stellung 5-7 Sekunden lang.
4. Die Übung wird fünf- bis siebenmal wiederholt, die Hüftextension nimmt dabei zu.

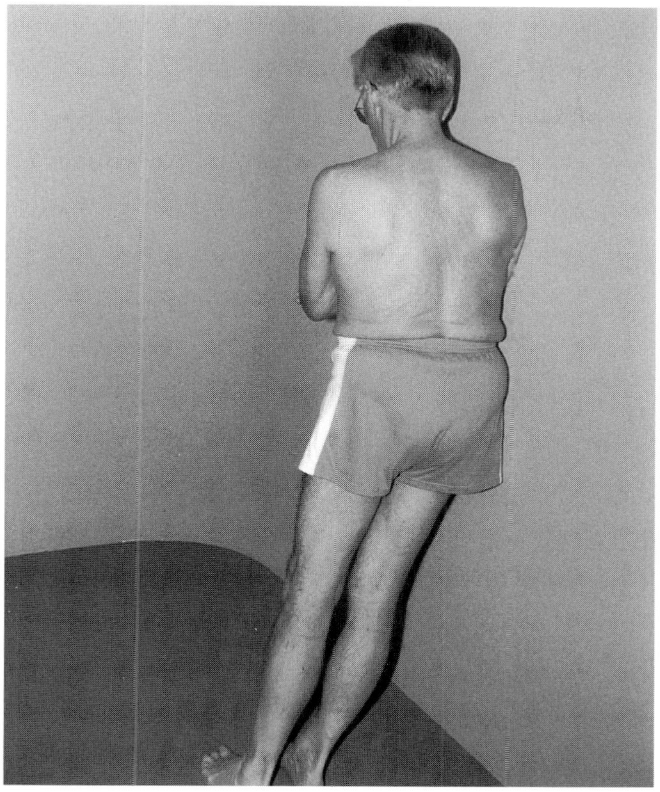

Abb. 20.72
Hüftverschiebung (sog. *hip shift*)
Selbstbehandlung im Stehen

1. Der Patient steht ca. 60 cm von einer Wand entfernt, Schulter, Oberarm und Ellenbogen sind an die Wand gelehnt.
2. Nun erfolgt eine Translation des Beckens zur Wand. Eine Seitneigung der Wirbelsäule wird dabei vermieden.
3. Der Patient kann mit der anderen Hand das Becken zur Wand schieben.
4. Diese Position wird 5-7 Sekunden gehalten und anschließend fünf- bis siebenmal wiederholt.
5. Bei dieser Übung wird die Seitneigungskomponente einer lumbalen FRS-Dysfunktion behandelt.

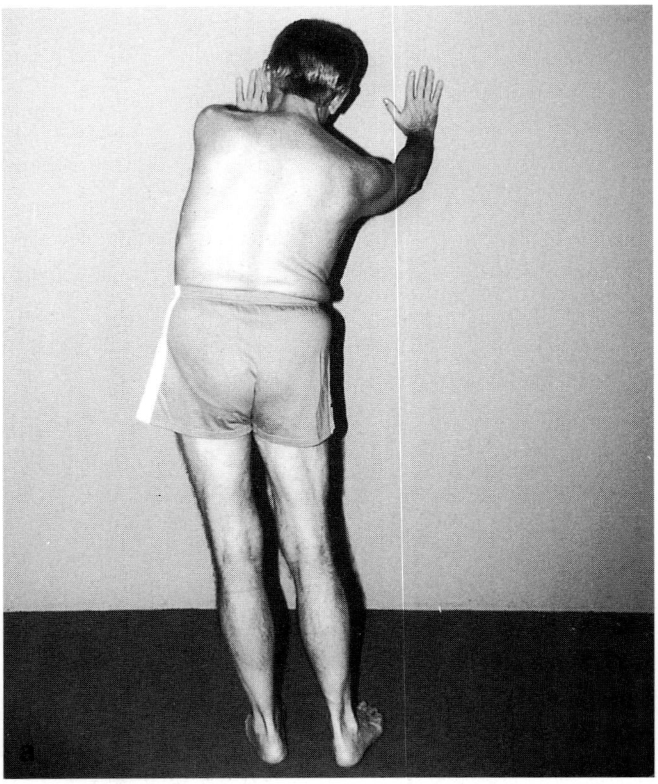

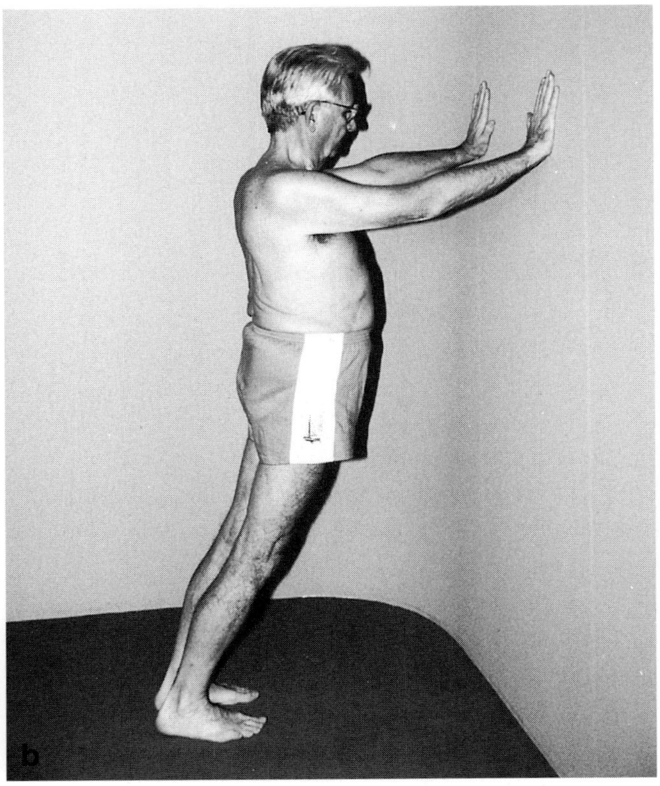

Abb. 20.73, a und b
FRS-Dysfunktion an der LWS
Selbstbehandlung im Stehen

1. Der Patient steht mit dem Gesicht zur Wand, die Füße stehen hüftbreit auseinander. Die Hände liegen in Schulterhöhe an der Wand.
2. Der Patient schiebt seine Hüften von einer Seite zur anderen und geht bis zur Bewegungseinschränkung. Er wiederholt diese Hüftverschiebung vier- bis fünfmal, wobei die Bewegungen immer weiter in Richtung restriktiver Barriere gehen (Abb. 20.73a).
3. Es erfolgt eine Extension, indem der Bauch bei gestreckten Armen nach vorne geschoben wird (Abb.20.73b).
4. Seitneigung und Extension werden bei jeder Wiederholung verstärkt. Die Übung wird fünf- bis siebenmal durchgeführt.

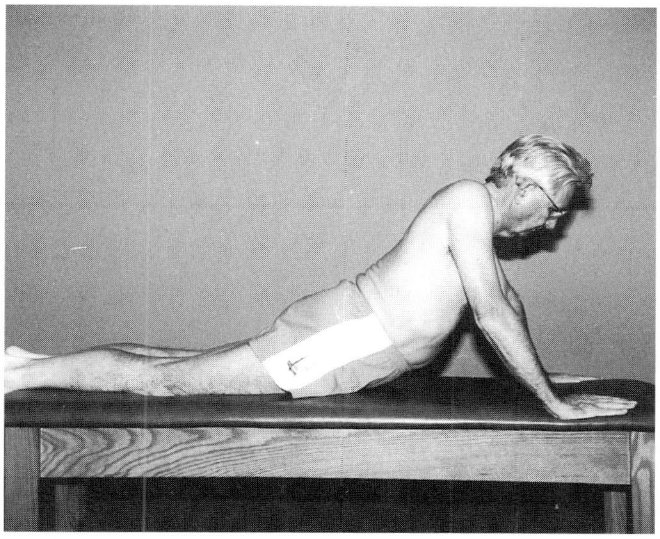

Abb. 20.74
Einschränkung der Extension in der LWS
Selbstbehandlung in Bauchlage

1. Der Patient liegt auf dem Bauch, die Hände sind auf dem Untersuchungstisch oder dem Boden abgestützt.
2. Der Patient streckt die Ellenbogen und extendiert den Rumpf von oben nach unten.
3. Die Rückenmuskeln werden entspannt, die Dehnung sollte an Brust und Bauch gespürt werden.
4. Die Stellung wird über 3-5 Sekunden gehalten und fünf- bis siebenmal wiederholt.

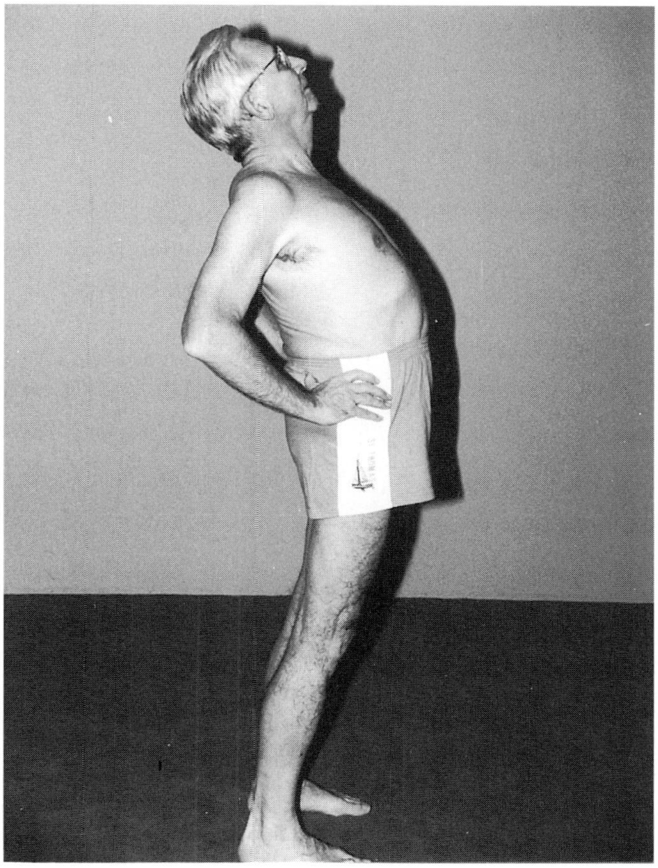

Abb. 20.75
Extensionseinschränkung der LWS
Selbstbehandlung im Stehen

1. Der Patient steht, die Hände liegen postero-lateral am Gesäß, die Füße stehen hüftbreit auseinander und sind leicht nach außen rotiert.
2. Es erfolgt die Rumpfextension, beginnend an Kopf und Nacken bis hinunter in den Lumbalbereich. Die Hüften verschieben sich nach vorne.
3. Wiederholen Sie die Übungen fünf- bis siebenmal und verstärken Sie jedesmal die Rumpfextension.
4. Diese Übung kann gemeinsam mit der Hüftverschiebung (Abb. 20.72) durchgeführt werden, um die Extensionskomponente einer lumbalen FRS-Dysfunktion zu behandeln.

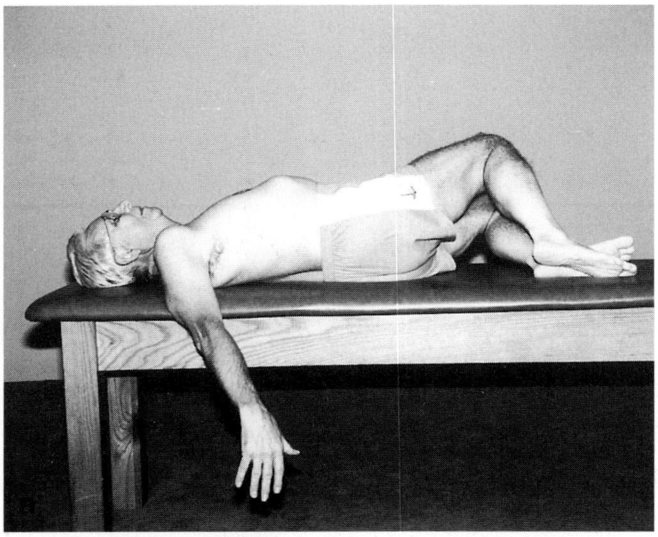

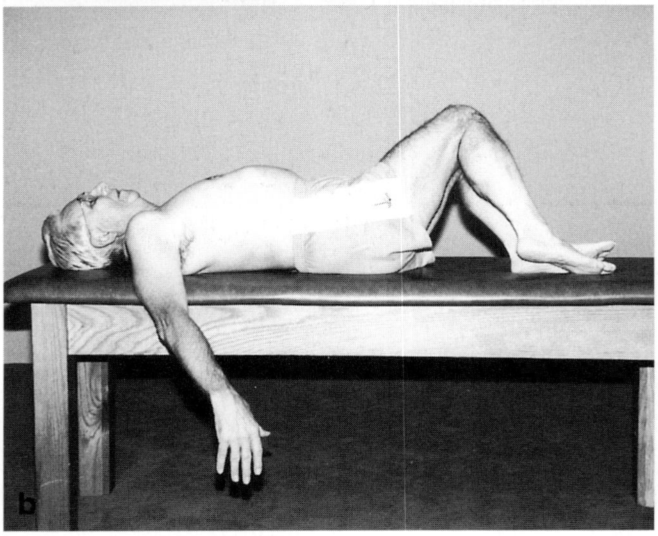

Abb. 20.76, a und b
Rumpfrotation
Selbstbehandlung in Rückenlage

1. Der Patient liegt auf dem Rücken, Knie und Hüften sind gebeugt, die Füße stehen beieinander flach auf Tisch oder Boden auf. Die Arme sind nach beiden Seiten ausgestreckt, die Handflächen zeigen nach unten.
2. Der Patient läßt seine Knie langsam auf eine Seite absinken und hält die Dehnung über 5-7 Sekunden (Abb. 20.76a).
3. Die Knie werden langsam zurück geführt, dabei wird darauf geachtet, daß von oben nach unten ein Segment nach dem anderen den Untersuchungstisch bzw. Boden berührt. Hüft- und Oberschenkelmuskulatur arbeiten nicht. Die Bewegung kommt aus der Rumpfmuskulatur (Abb. 20.76b).
4. Die Übung wird auf der anderen Seite wiederholt. Sie sollte fünf- bis siebenmal auf jeder Seite durchgeführt werden.
5. Bei dieser Übung wird die Rotationskomponente nonneutraler Dysfunktionen der LWS behandelt.

Zur Behandlung einer ERS-Dysfunktion mit Stellung eines Segmentes in Extension, Rotation und Seitneigung muß zuerst die Flexion wiederhergestellt werden. Dabei werden ein oder beide Knie in Rückenlage an die Brust gezogen. Eine weitere, sehr wirksame Übung ist die sog. „Gebetshaltung", die aus dem Vierfüßlerstand heraus eingenommen wird (Abb. 20.77). Zur Wiederherstellung von Flexion, Rotation und Seitneigung hat sich das diagonale Absenken einer Hüfte aus dem Vierfüßlerstand als wirkungsvoll erwiesen (Abb. 20.78). Diese Übung eignet sich auch zur Dehnung des M. quadratus lumborum und zur Kräftigung des M. glutaeus medius und minimus. Die Rumpfvorbeuge bei aufgestelltem Bein (Abb. 20.79) kann ebenfalls zur Korrektur einer lumbalen ERS-Dysfunktion verwendet werden.

Die „Beckenuhr" (Abb. 20.9) kann zur Behandlung von FRS- und ERS-Dysfunktionen herangezogen werden. Der Patient führt mit seinem Becken kreisende Bewegungen im und gegen den Uhrzeigersinn durch.

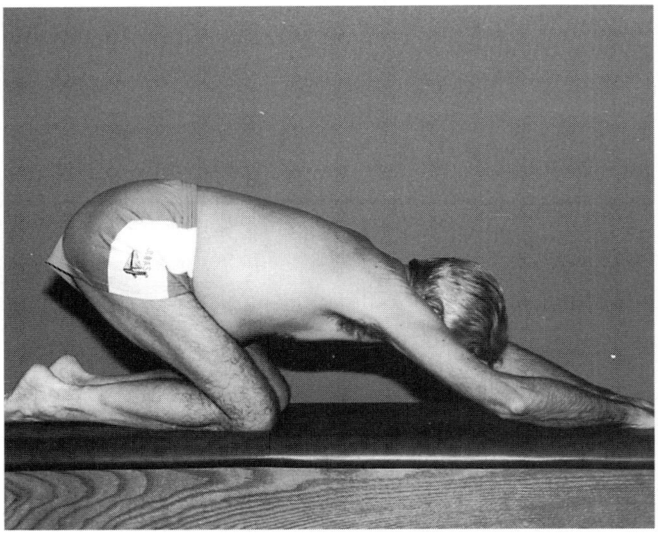

Abb. 20.77
Lendenwirbelsäule „Gebetshaltung"
Selbstbehandlung in Bauchlage

1. Der Patient beginnt im Vierfüßlerstand, Füße und Knie liegen hüftbreit auseinander.
2. Der Patient verlagert sein Gewicht nach hinten und versucht, mit dem Gesäß zu den Fersen zu kommen.
3. Kopf und Nacken werden gebeugt, dadurch kommt die Wirbelsäule in Flexion und die Brust sinkt ab.
4. Die Hände behalten den Kontakt zum Untersuchungstisch oder zum Boden.
5. Die Dehnung wird nun 10-15 Sekunden lang gehalten und drei- bis viermal wiederholt.
6. Bei der Dehnung wird die Flexionskomponente der lumbalen non-neutralen Dysfunktionen behandelt.

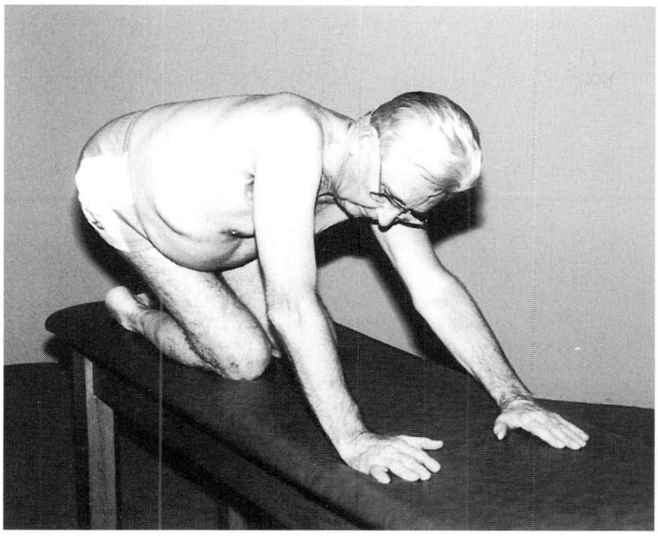

Abb. 20.78
ERS-Dysfunktion an der LWS
Selbstbehandlung
Position: „diagonales Hüftabsenken"

1. Der Patient beginnt die Übung im Vierfüßlerstand.
2. Er schiebt sein Gesäß diagonal nach hinten und induziert dadurch Flexion, Seitneigung und Rotation an der dysfunktionellen Facette.
3. Die Stellung wird 5-7 Sekunden lang beibehalten und fünf- bis siebenmal wiederholt.
4. Bei jeder Wiederholung sinkt die Hüfte etwas weiter ab, dadurch wird die Mobilität des dysfunktionellen Wirbelbogengelenkes verbessert.
5. Bei dieser Übung werden auch die Gesäßmuskeln gekräftigt. Der Therapeut kann alternierend am Gesäß und an der gegenüberliegenden Schulter einen Widerstand geben. Dadurch werden die Glutaealmuskeln zu exzentrischer wie auch konzentrischer Anspannung geführt.
6. Diese Übung ist auch geeignet für die Selbstbehandlung eines nach ventral nutierten Sakrums, das häufig mit einer ERS-Dysfunktion von L5 einhergeht. Eine tiefe Einatmung als aktivierende Kraft kann mit der Dehnung kombiniert werden.

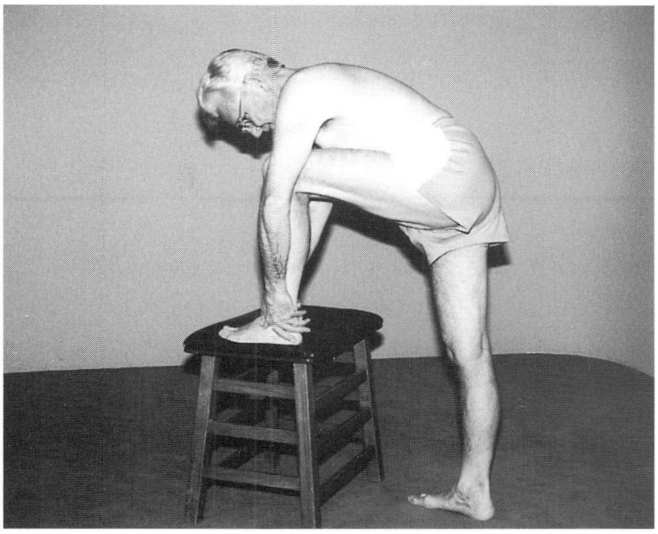

Abb. 20.79
ERS-Dysfunktion an der LWS
Selbstbehandlung im Stehen

1. Der Patient steht und stellt ein Bein auf einen Stuhl oder einen Hocker. Das andere Bein ist gestreckt.
2. Der Patient legt beide Hände neben das Knie und beugt sich nach vorne. Er zieht die Brust zum Knie, indem er die Hände entlang des Unterschenkels zum Knöchel gleiten läßt.
3. Diese Stellung wird über 5-7 Sekunden lang gehalten und fünf- bis siebenmal wiederholt. Dabei wird die Rumpfflexion jedesmal verstärkt.

An der BWS finden sich häufig ERS- und FRS-Dysfunktionen an benachbarten Segmenten. Diese sollten primär behandelt werden. Anschließend kann der Patient Stabilisierungsübungen selbständig durchführen. Übungen zur Dehnung der Brustwirbelsäule sind immer hilfreich. Eine der besten Übungen ist die Dehnung gegen die Wand (Abb. 20.30). Eine weitere wirkungsvolle Dehnübung geschieht im Knien mit Dehnung des M. latissimus dorsi („Gebetshaltung") (Abb. 20.80). Zur Korrektur von Extensionshemmungen eignet sich die „Hüftschaukel", wobei der Patient den Vierfüßlerstand einnimmt (Abb. 20.81, a und b). Weiterhin eignet sich eine unterstützte Extension im Kniestand (Abb. 20.82). Für die Behandlung von Flexionshemmungen ist eine Variante der klassischen „Katzenbuckelübung" wirkungsvoll (Abb. 20.83). Dabei kann das Segment mit eingeschränkter Flexion isoliert eingestellt und die Flexionsbewegung verbessert werden. Durch Druck gegen eine Wand (*press-up*) wird die Flexion an der oberen BWS gefördert. Gleichzeitig erfolgt eine neuromuskuläre Verbesserung der Skapulafixation. Dabei kommt es insbesondere zur Kräftigung des M. serratus anterior sowie des unteren Anteils des M. trapezius (Abb. 20.84, a bis c). Zur Verbesserung der Rotation kann im unteren BWS-Bereich die Übung für die Lendenwirbelsäule angewandt werden (Abb. 20.73). Eine Rumpfrotationsübung im Sitzen nimmt die Atmung zu Hilfe, dabei geht die Übungsfolge entweder von oben nach unten oder von unten nach oben. Der Bezirk mit der größten Rotationseinschränkung wird isoliert eingestellt (Abb. 20.85). An der Halswirbelsäule können die FRS- und ERS-Dysfunktionen unterhalb von C2 einzeln behandelt werden. Übungen zur Behandlung von FRS-Dysfunktionen wie auch von ERS-Dysfunktionen sind hilfreich (Abb. 20.86 und 20.87). Vor einer Selbstbehandlung sollten die „langen Restriktoren" der Halswirbelsäule gedehnt werden. Im Segment C1/C2 muß primär die Rotation wiederhergestellt werden. Dies geschieht im Sitzen, der Nacken ist dabei maximal gebeugt und zur eingeschränkten Seite rotiert (Abb. 20.88). Am Atlanto-Okzipital-Gelenk erfolgt die Verbesserung der Grundbewegung (Flexion/Extension) durch eine Rotation um 30° mit Flexion und Extension der zu mobilisierenden Seite (Abb. 20.89, a und b).

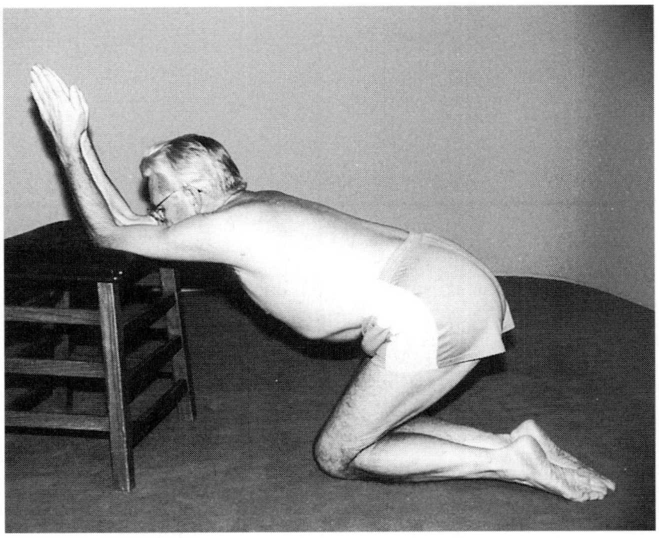

Abb. 20.80
Thorakolumbaler Übergang und Lendenwirbelsäule Selbstbehandlung im Knien

1. Der Patient kniet, die Ellenbogen sind auf einem Hokker oder auf einem Stuhl aufgestützt und liegen beieinander.
2. Die Lendenwirbelsäule wird in Neutralstellung gehalten. Der Patient versucht nun, das Gesäß zu den Fersen zu führen.
3. Diese Stellung wird 30 Sekunden lang gehalten und zweimal wiederholt.
4. Der Patient atmet mehrere Male tief ein und aus und mobilisiert dabei die Wirbelsegmente aus der Vordehnung.
5. Die Übung ist identisch mit der Dehnung des M. latissimus dorsi (Abb. 20.58). Sie wird hier jedoch als Eigendehnungsübung vorgestellt und kann nach jeder Selbstbehandlung lumbaler Dysfunktionen vom FRS- oder ERS-Typ eingesetzt werden.

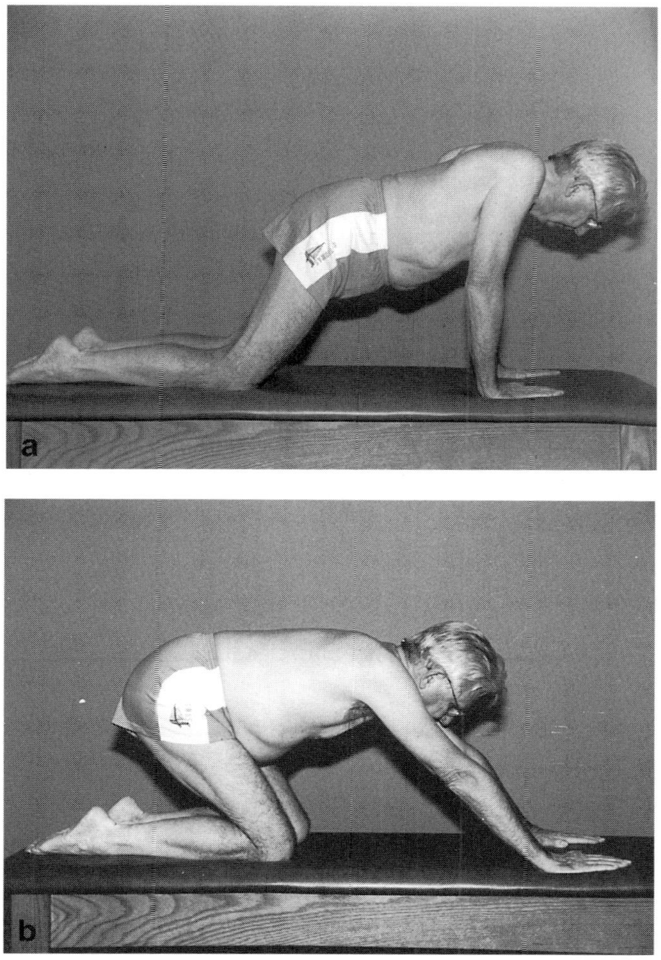

Abb. 20.81, a und b

Thorakolumbaler Übergang und Lendenwirbelsäule
Selbstbehandlung bei eingeschränkter Extension

1. Der Patient befindet sich im Vierfüßlerstand. Er verlagert das Gewicht auf die Hände und schiebt das Abdomen Richtung Boden. Dadurch erfolgt eine Extension der LWS (Abb. 20.81a).
2. Unter Beibehaltung der Extension wird das Gewicht auf die Hüften verlagert. Dadurch nimmt die Extension an der BWS zu (Abb. 20.81b).
3. Beide Stellungen werden nun 5-7 Sekunden lang gehalten und fünf- bis siebenmal wiederholt.
4. Diese Gewichtsverlagerung zwischen Händen und Knien (sog. *hands and knees rocking*) eignet sich nach einer Behandlung von FRS-Dysfunktionen, weil dadurch die Extension verbessert wird.

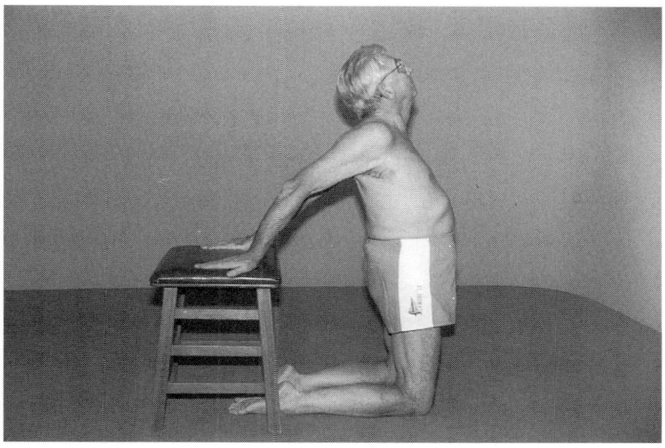

Abb. 20.82

Thorakolumbaler Übergang und Lendenwirbelsäule
Selbstbehandlung bei eingeschränkter Extension

1. Der Patient kniet mit dem Rücken zum Stuhl oder Hocker, die Hände liegen auf dem Stuhl bzw. Hocker.
2. Das Gesäß wird kontrahiert, dadurch erfolgt eine Hüftextension.
3. Der Patient drückt die Hände gegen den Hocker und hebt das Brustbein an. Die Schulterblätter werden dabei nach hinten und unten geschoben (die Hände können nach vorne oder nach hinten zeigen).
4. Die Extension wird durch Translation des Rumpfes nach ventral und durch Anheben des Rumpfes verstärkt.
5. Die Stellung wird 5-7 Sekunden lang gehalten und fünf- bis siebenmal wiederholt.

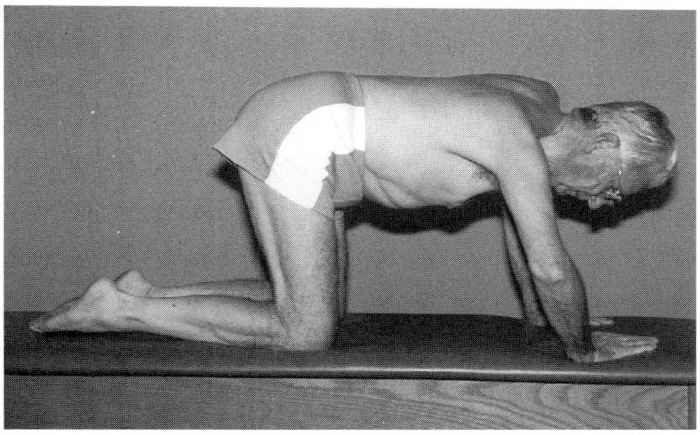

Abb. 20.83

Thorakolumbaler Übergang
Selbstbehandlung (Katzenbuckel)

1. Der Patient befindet sich im Vierfüßlerstand.
2. Der Rücken wird gekrümmt, bis das eingeschränkte Segment eingestellt ist. Anschließend erfolgt eine Schaukelbewegung nach vorne und nach hinten, wodurch die Flexion verbessert wird.
3. Der Patient schiebt das Segment in Richtung Decke und hält die Stellung 5-7 Sekunden lang. Die Übung wird fünf- bis siebenmal wiederholt.

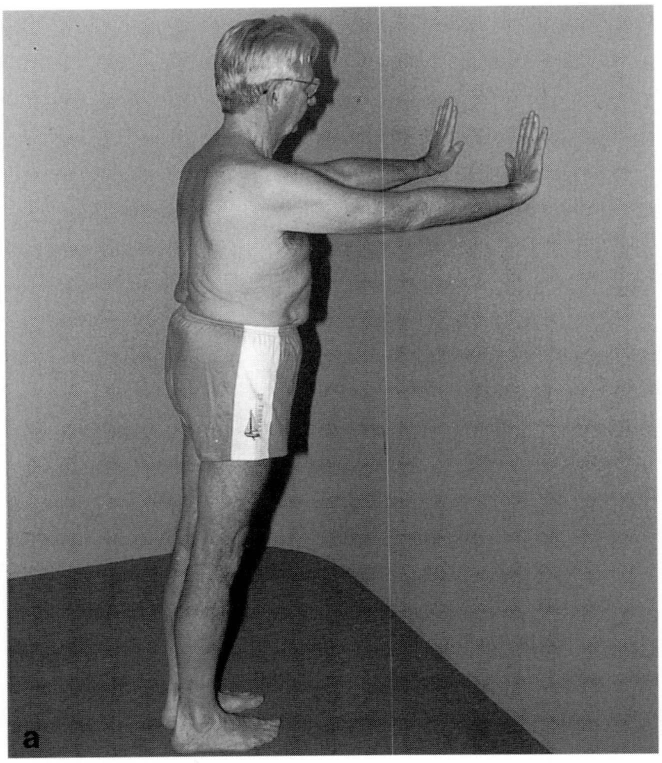

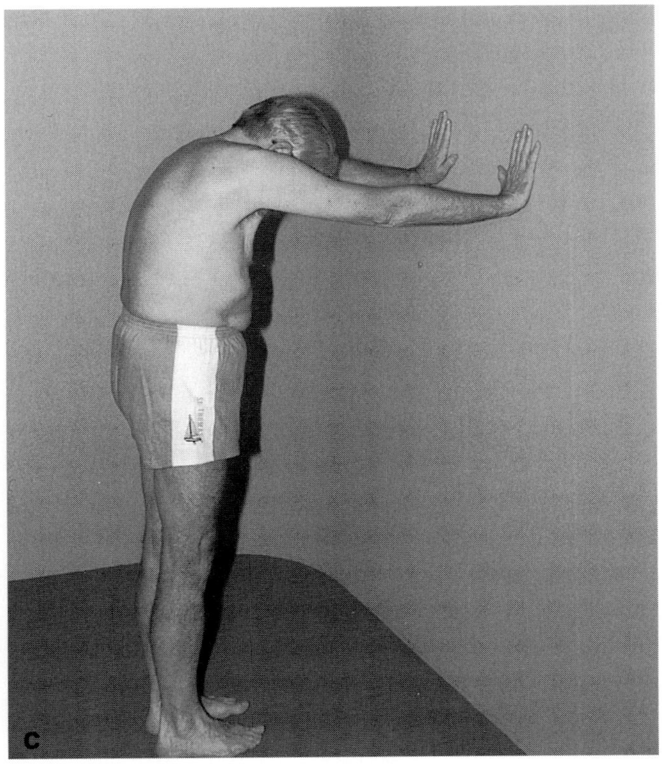

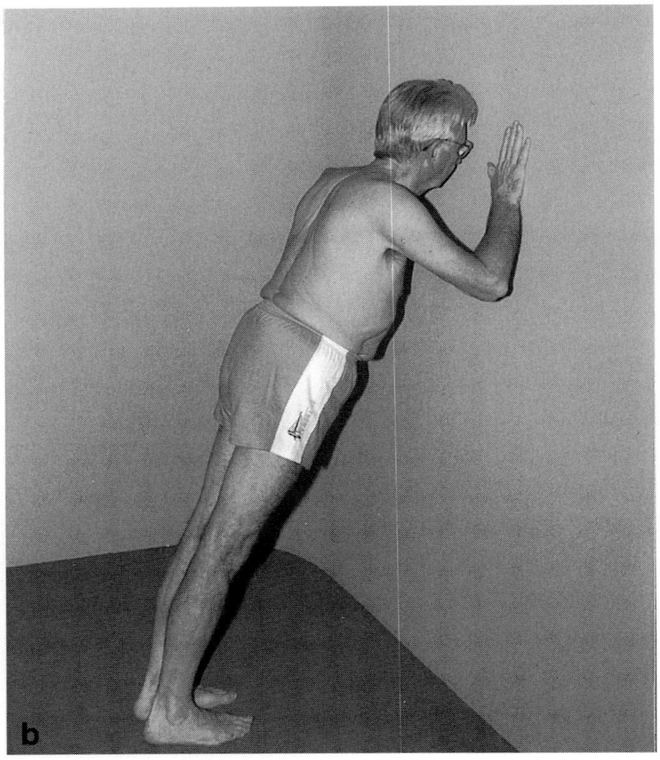

Abb. 20.84, a-c
Obere Brustwirbelsäule
Ausgangsstellung zur Selbstbehandlung (Druck gegen die Wand)

1. Der Patient steht vor einer Wand. Die Hände liegen mit den Handflächen in Schulterhöhe an der Wand an. Die Lendenwirbelsäule steht in der normalen Lordose (Abb. 20.84a).
2. Der Patient retrahiert und senkt die Schulterblätter und berührt mit der Nase die Wand (Abb. 20.84b).
3. Der Patient hält diese Stellung über 5-10 Sekunden und drückt anschließend langsam den Rücken von der Wand zurück. Dabei werden Kopf und Nacken gebeugt, die Schultern protrahiert und die obere BWS zur Decke gezogen (Abb. 20.84c).
4. Diese Stellung wird 5-10 Sekunden lang gehalten und fünf- bis siebenmal wiederholt.

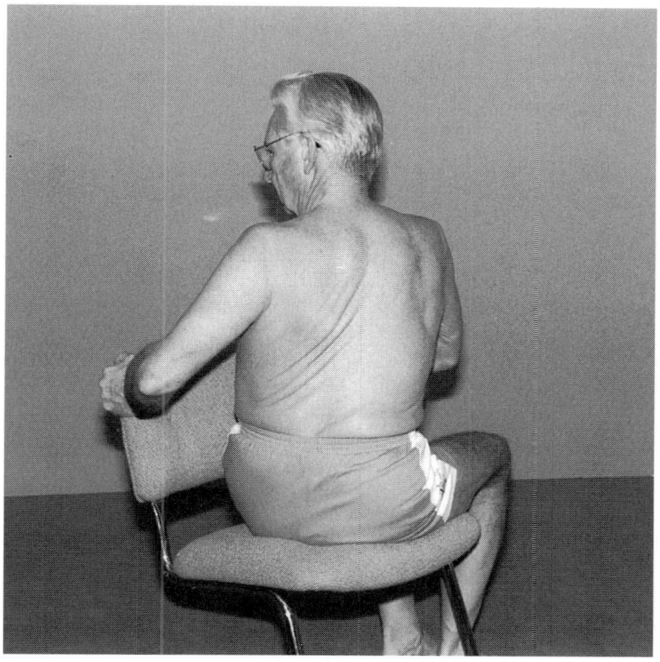

Abb. 20.85
Brustwirbelsäule
Selbstbehandlung für eine Einschränkung der Rotation

1. Der Patient sitzt seitlich auf einem Stuhl und umfaßt die Stuhllehne mit beiden Händen.
2. Er atmet tief ein und streckt die Wirbelsäule. Während der tiefen Ausatmung wird eine Rotation von oben nach unten über drei bis vier Segmente induziert. Die Stellung wird über 5-7 Sekunden gehalten. Bei jeder Wiederholung wird die Rotation verstärkt.
3. Die Arme können bei der Rotation mithelfen.
4. Wenn die Rotation an der unteren Brustwirbelsäule ankommt, wird das Gewicht auf das der Rotationsrichtung entgegengesetzte Gesäß verlagert.
5. Wiederholen Sie die Übung zur Verbesserung der Symmetrie drei- bis fünfmal pro Seite.

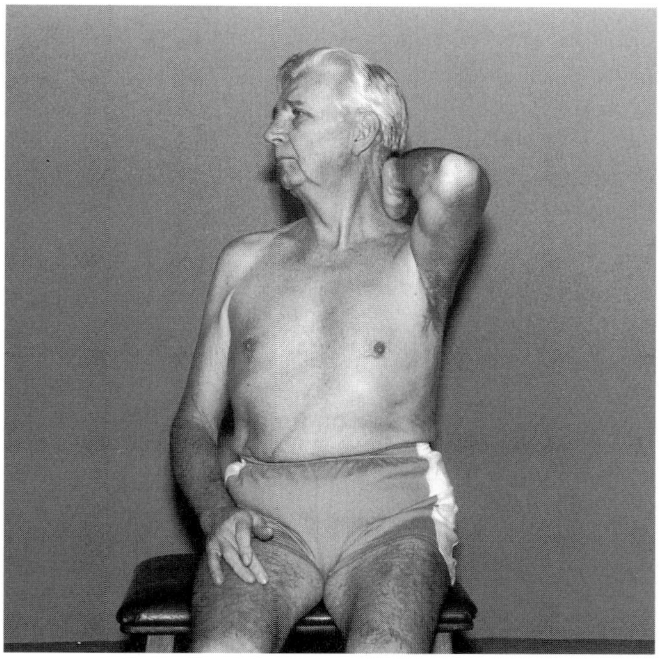

Abb. 20.86
FRS-Dysfunktion an der HWS
Selbstbehandlung im Sitzen
(Beispiel: FRS links)

1. Der Patient sitzt und umfaßt den Gelenkfortsatz des unteren Wirbels am dysfunktionellen Segment.
2. Während der untere Gelenkfortsatz stabilisiert wird, führt der Patient eine Extension, Seitneigung und Rotation der Halswirbelsäule nach rechts durch und schaut nach oben.
3. Diese Stellung wird 5-7 Sekunden lang gehalten und fünf- bis siebenmal wiederholt.

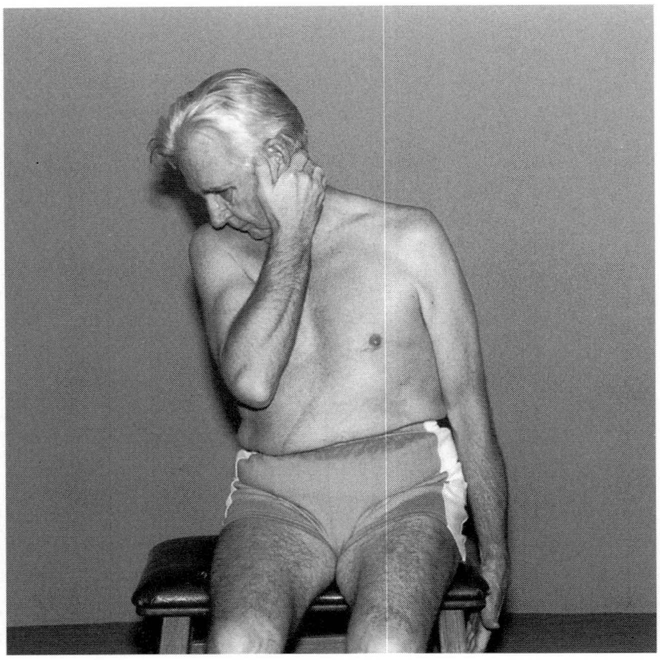

Abb. 20.87
ERS-Dysfunktion an der HWS
Selbstbehandlung im Sitzen
(Beispiel: ERS links)

1. Der Patient sitzt und umfaßt den Gelenkfortsatz des oberen Wirbels im dysfunktionellen Segment.
2. Der Patient beugt die Halswirbelsäule und führt eine Seitneigung und Rotation nach rechts durch. Er schaut dabei nach unten.
3. Diese Stellung wird über 5-7 Sekunden gehalten und fünf- bis siebenmal wiederholt.

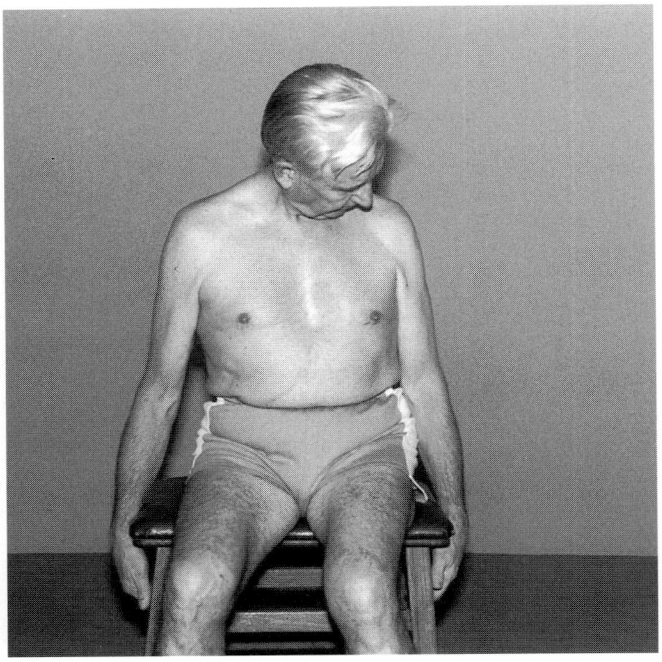

Abb. 20.88
Halswirbelsäule (Atlanto-Axial-Gelenk)
Selbstbehandlung im Sitzen

1. Der Patient sitzt und umfaßt mit beiden Händen den Hocker oder Stuhl.
2. Der Nacken wird um 45° gebeugt und zur Seite der Bewegungseinschränkung rotiert.
3. Die Stellung wird 5-7 Sekunden lang gehalten und fünf- bis siebenmal wiederholt. Dabei wird die Rotation nach jeder Übung verstärkt.
4. Eine tiefe Ein- und Ausatmung an der Barriere fazilitiert die Behandlung.

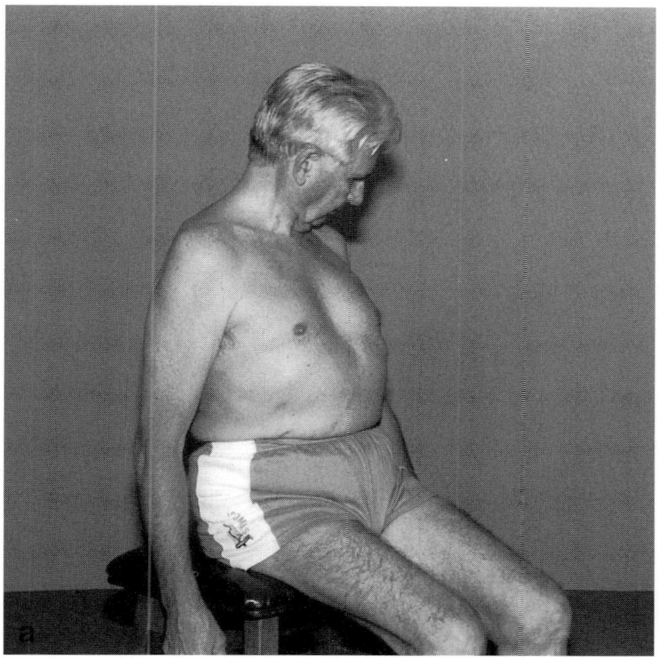

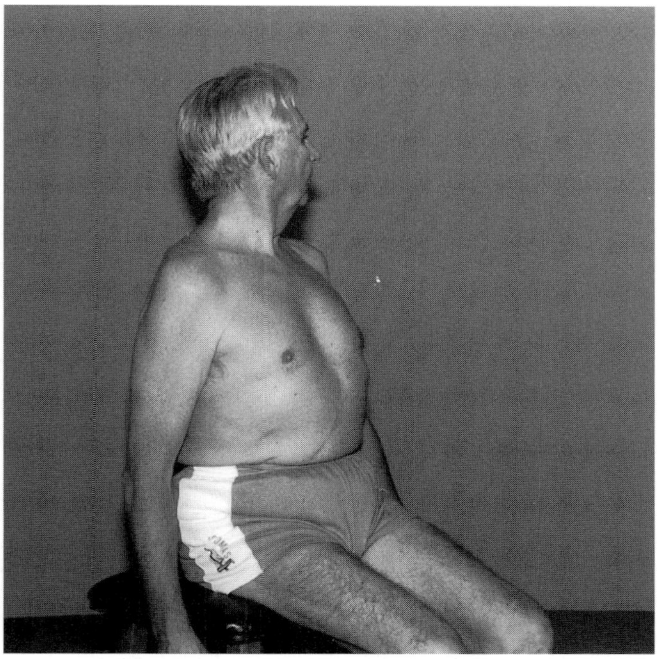

Abb. 20.89, a und b
Halswirbelsäule (Atlanto-Okzipital-Gelenk)
Selbstbehandlung im Sitzen

1. Der Patient sitzt und umfaßt mit beiden Händen den Stuhl bzw. Hocker.
2. Der Kopf wird bis 30° rotiert.
3. Nun wird eine Nickbewegung mit dem Kopf durchgeführt, gleichzeitig erfolgt eine Translation nach dorsal. Dadurch findet eine Flexion an den Kondylen statt (Abb. 20.89a).
4. Der Patient schiebt den Kopf nach vorne, die Bewegung wird durch das Kinn geführt. Dadurch entsteht eine Extension an den Kondylen (Abb. 20.89b).
5. Ist die Barriere eingestellt, so bleibt der Patient 5-7 Sekunden lang in dieser Position. Die Übung wird fünf- bis siebenmal wiederholt.

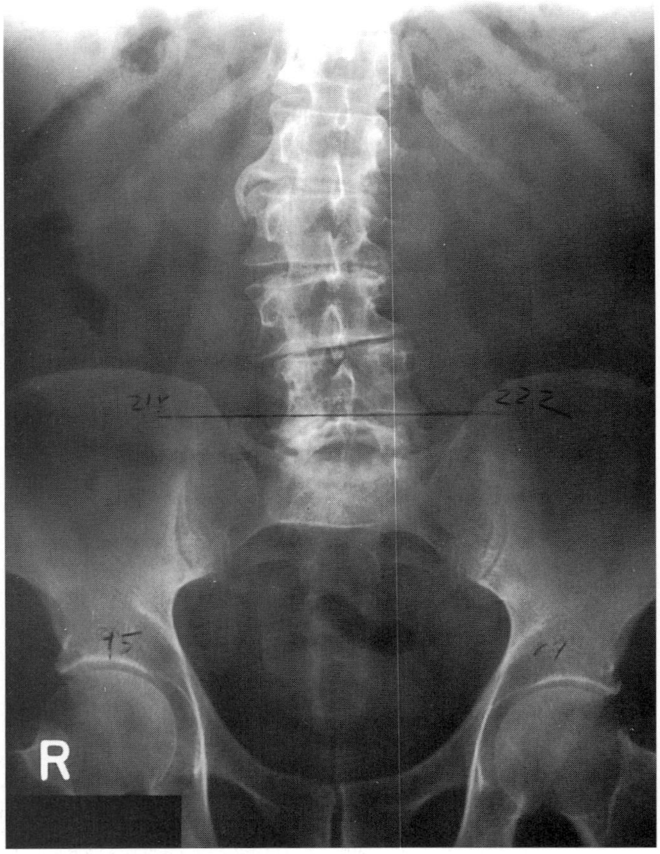

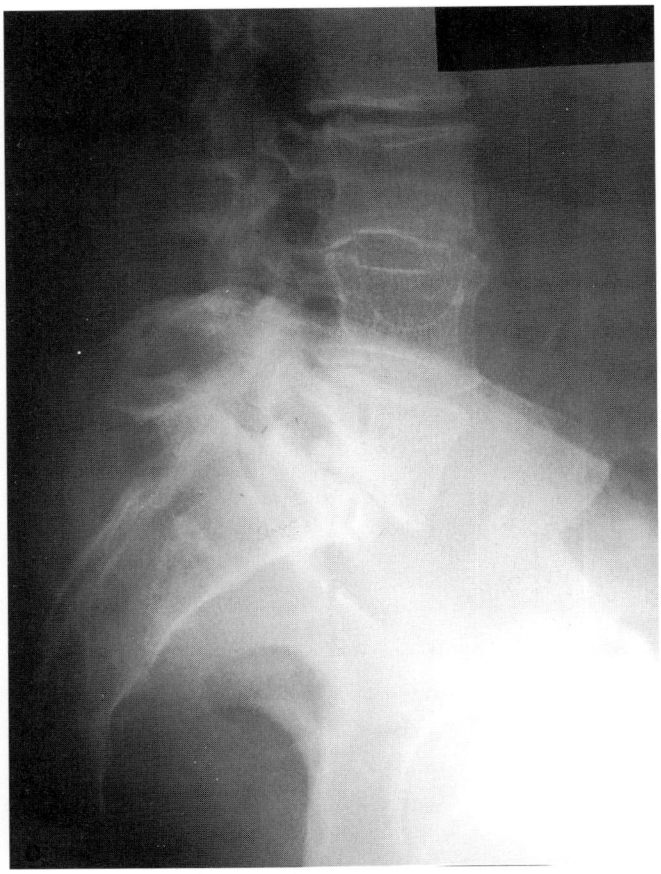

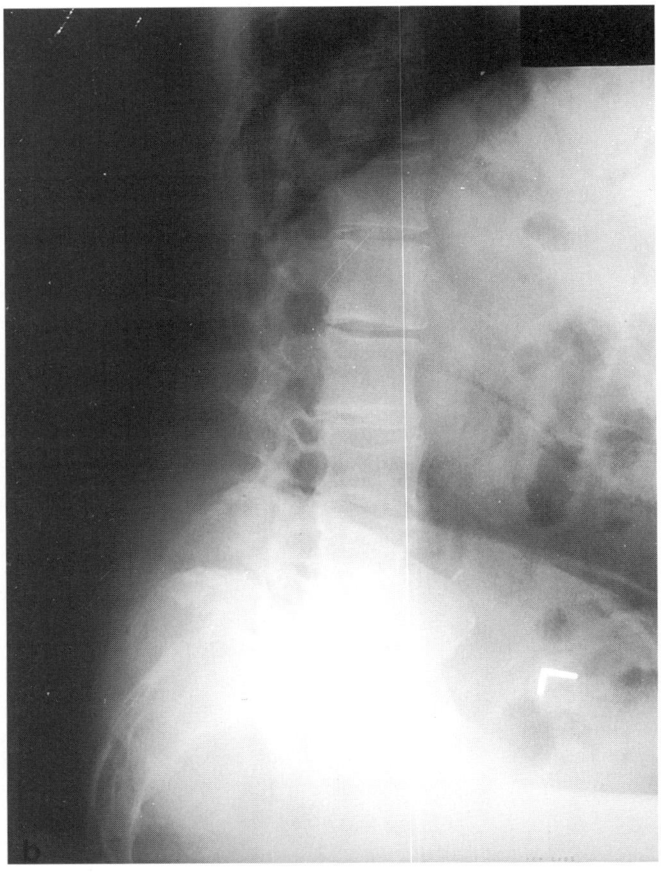

Die Begeisterung des Autors für ein selbständiges Bewegungsprogramm basiert auf eigenen Erfahrungen. Der Autor leidet seit 40 Jahren unter rezidivierenden Schmerzen im unteren Rücken und im rechten Bein. Röntgenologisch wurden erhebliche pathologische Befunde erhoben. Mit Hilfe der hier vorgestellten Übungen wurde ein optimales therapeutisches Ergebnis erzielt. Abb. 20.90, a-e zeigt Röntgenaufnahmen mit erheblicher Spondylosis deformans, einem degenerativen Bandscheibenschaden, einer Einengung des Recessus lateralis sowie einer Spondylolisthesis Grad II mit ischämischem Defekt in Höhe von L5 beidseits. Trotz dieser erheblichen knöchernen Veränderungen hat der Autor zahlreiche der hier vorgestellten Übungen selbst demonstriert. Dies ist der Beweis für die große funktionelle Kapazität des Bewegungsapparates, die selbst bei massiven degenerativen Veränderungen an der LWS noch vorhanden ist. In der klinischen Praxis fordert der Autor die Patienten auf, die Übungen, wie hier demonstriert, selbständig durchzuführen. Dies ist für viele Patienten sehr motivierend.

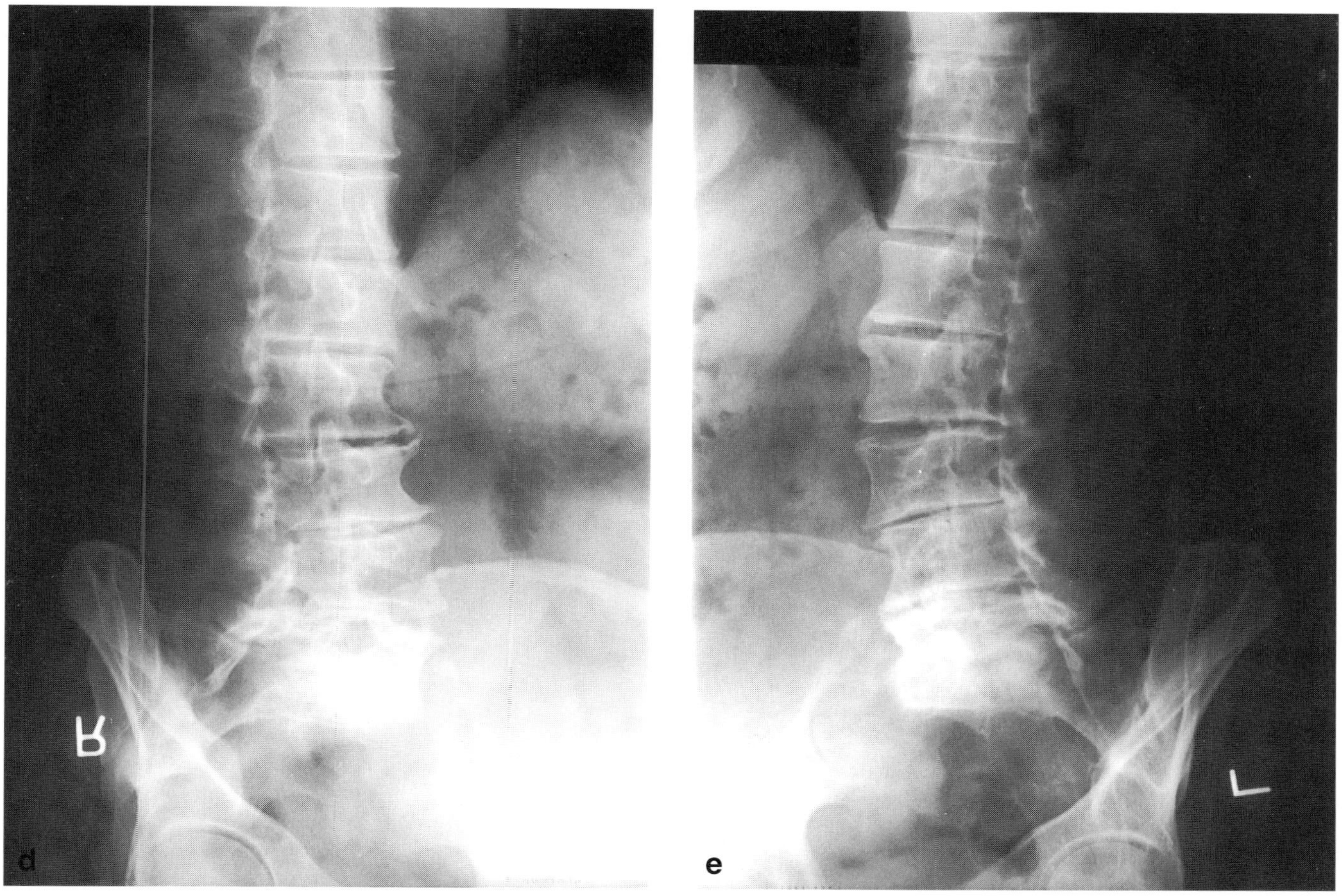

Abb. 20.90: (a) Lendenwirbelsäule im Stehen, AP-Strahlengang. (b) Seitenansicht der LWS. (c) Lumbosakraler Übergang in Seitenansicht. (d) Schrägaufnahme LWS links. (e) Schrägaufnahme LWS rechts.

20.14 Zusammenfassung

Bewegungsübungen sind für Patienten mit chronischen muskuloskelettalen Störungen von großer Bedeutung. Sie verbessern die Effektivität jeder manuellen Therapie. Die hier vorgestellten Behandlungskonzepte zielen primär auf eine Verbesserung der neuromuskulären Kontrolle. An zweiter Stelle folgt die Dehnung und danach die Kräftigung. Diese Reihenfolge hat sich sehr bewährt. Jedes Übungsprogramm muß individuell auf den Patienten abgestimmt sein. Die Bereitschaft des Patienten mitzuarbeiten ist von entscheidender Bedeutung für die Effektivität der Übungen. Durch ein geeignetes Übungsprogramm erhält der Patient die Möglichkeit, die Funktion seines Haltungs- und Bewegungsapparates zu verbessern. Dadurch können im Gesundheitswesen erhebliche Kosten eingespart werden.

21 Begleitende diagnostische Verfahren

Vor der Aufstellung eines Therapieplanes bedient sich der manualtherapeutisch tätige Arzt in erster Linie der strukturellen Diagnostik, um über das Vorliegen einer somatischen Funktionsstörung Aufschluß zu gewinnen und ihre klinische Bedeutung zu beurteilen. Begleitende diagnostische Verfahren können bei der Klärung der Frage hilfreich sein, ob neben der Funktionsstörung zusätzliche pathologische Veränderungen des muskuloskelettalen Systems bestehen. Es ist durchaus nützlich zu wissen, ob der vom Patienten gebotenen Symptomatik eine organische Erkrankung, eine Funktionsstörung oder eine Kombination beider zugrunde liegt. Da es sich in den meisten Fällen um letzteres handelt, muß sich der behandelnde Arzt mit sämtlichen Einzelaspekten auseinandersetzen, die der Patient bietet. Die manuelle Medizin muß sich mit dem Patienten als Ganzheit befassen.

21.1 Bildgebende Verfahren

Die Entscheidungskriterien für den angemessenen Einsatz bildgebender Verfahren sind im Gesundheitssystem noch immer umstritten. Bildgebende Verfahren sind u. U. kostenintensiv und risikoträchtig; sie können falsch positive und falsch negative Befunde liefern; und die gewonnene Information mag für die Behandlung des Patienten wenig hilfreich sein. Wer sich mit der muskuloskelettalen Medizin befaßt, sollte den Grundsatz beherzigen, daß wir Patienten, nicht Bilder behandeln. Die folgenden Abschnitte erheben keinen Anspruch auf Vollständigkeit, sie wollen den Leser lediglich mit der Auffassung des Verfassers über den Nutzen bildgebender Verfahren in der Praxis der manuellen Medizin vertraut machen.

21.1.1 Konventionelle Röntgendiagnostik

Konventionelle Röntgenaufnahmen der LWS und des Beckens sind vor einer manuellen Behandlung nicht notwendig. Falls jedoch Anamnese und körperliche Untersuchung den begründeten Verdacht auf eine organische Knochen- oder Gelenkerkrankung ergeben, sind konventionelle Röntgenaufnahmen indiziert, weil sie relativ kostengünstig sind, eine Darstellung der Knochen- und Gelenkanatomie liefern und zum Ausschluß relevanter traumatischer, neoplastischer und entzündlicher Veränderungen beitragen können. Als Mindestprogramm sind Standardaufnahmen in anterior-posteriorer (ap) (Abb. 21.1) und seitlicher Projektion (Abb. 21.2) zu fordern. Aufnahmen in rechter (Abb. 21.3) und linker (Abb. 21.4) Schrägprojektion werden zwar nicht routinemäßig angefertigt, ergeben jedoch eine gute Darstellung der Wirbelbogengelenke und der Pars interarticularis. In dieser Projektion ist die von den dorsalen Anteilen der LWS gebildete „*Scottie dog*"-Figur (Scotchterrier) zu sehen. Dabei wird das Auge des Hundes von dem Pedikel der Bogenwurzel gebildet, die Schnauze vom zugehörigen Querfortsatz, das Ohr von der kranialen Gelenkfacette, das Vorderbein von der kaudalen Gelenkfacette und der Hals von der Pars interarticularis. Eine Kontinuitätstrennung im Bereich der Pars interarticularis wird als Spondylolyse, ein Auseinanderweichen der defektbildenden Strukturen als Spondylolisthesis bezeichnet. Eine weitere gebräuchliche Projektion ist die seitliche Detailaufnahme des lumbosakralen Überganges, insbesondere zur Darstellung des Diskusraumes L5/S1. Bevorzugt wird die Aufnahmetechnik mit 30° nach kranial geneigtem Strahlengang (*sunshine view*) (Abb. 21.5), da sie eine ausgezeichnete Darstellung des lumbosakralen Diskusraums und beider Sakroiliakalgelenke liefert und eine detaillierte Beurteilung bei Vorliegen eines lumbosakralen Übergangswirbels ermöglicht.

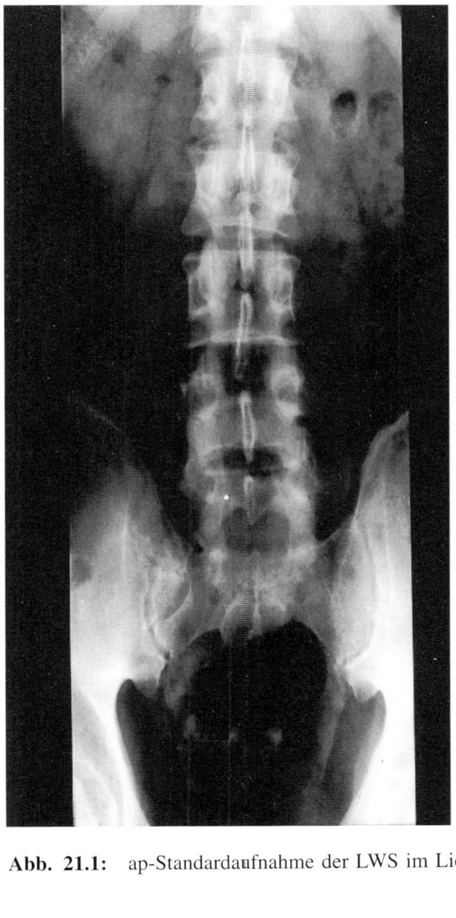

Abb. 21.1: ap-Standardaufnahme der LWS im Liegen

Beachten Sie auf Abb. 21.5 die fledermausflügelförmige Verbreiterung des Querfortsatzes und seine Pseudarthrosenbildung mit Sakrum und Ilium. Dies ist eine der wenigen morphologischen Variationen, die als echte Prädisposition für später auftretende Beschwerden und Funktionsstörungen gewertet werden können. Die Bandscheibe oberhalb des Übergangswirbels zeigt eine statistisch erhöhte Bereitschaft zu Diskushernien und zur Entwicklung einer diskogenen Radikulopathie.

Stehaufnahmen in Normalhaltung. Ergibt die klinische Untersuchung aufgrund eines Höhenunterschiedes der Beckenkämme und Trochanteren im Stehen den Verdacht auf eine Beinlängendifferenz mit Beckenschiefstand, dienen Stehaufnahmen in Normalhaltung zur Bestätigung der Diagnose und zur quantitativen Erfassung der Beinlängendifferenz und des Kreuzbeinschiefstandes. Die Untersuchung umfaßt Aufnahmen der LWS und des Beckens bei in Normalhaltung stehendem Patienten in ap- (Abb. 21.6) und seitlicher (Abb. 21.2) Projektion. Bei der Anfertigung der Stehaufnahmen ist besondere Sorgfalt erforderlich. Folgende technische Faktoren sind zu beachten:

1. Bucky-Stativ senkrecht zu Fußraste bzw. Fußboden.
2. Filmformat 14 × 17" bzw. 35 × 42 cm. Der Film muß plan in der Kassette liegen.

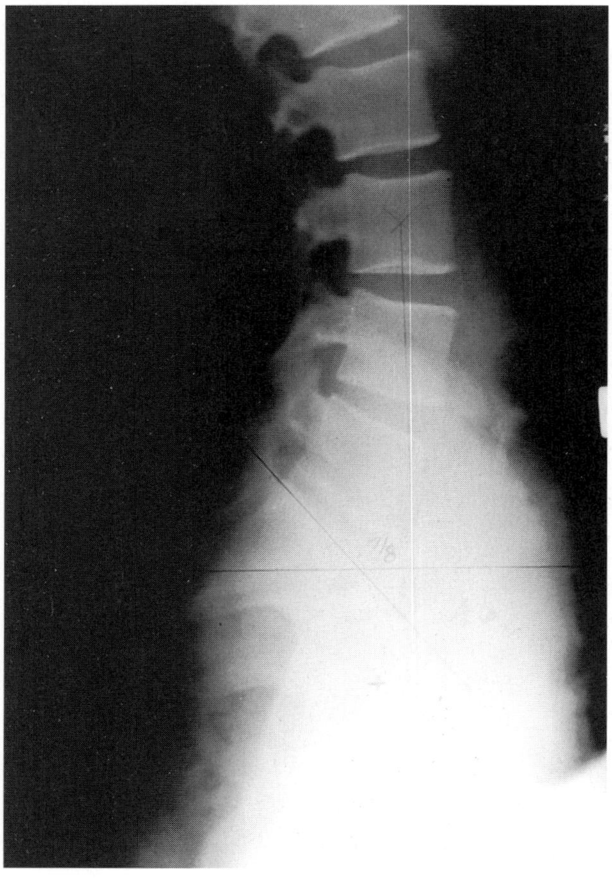

Abb. 21.2: Seitliche Aufnahme der LWS im Stehen

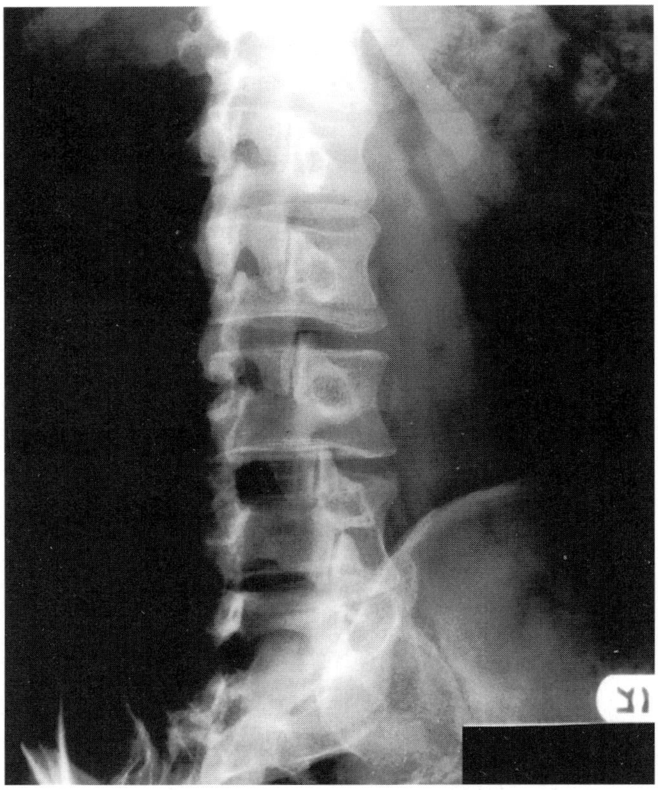

Abb. 21.3: Aufnahme der LWS im rechten Schrägdurchmesser

3. Filmkassette plan im Stativ ausgerichtet.
4. Patient steht aufrecht, das Gewicht gleichmäßig auf beide Füße verteilt. Fußabstand 15 cm (*6 inches*) am Malleolus medial gemessen.
5. Filmfokusabstand 1 m (*40 inches*).
6. Zentrierung auf Beckenkammhöhe.
7. Zentralstrahl auf Filmmitte.

Die meßtechnische Auswertung der Stehaufnahmen geschieht auf folgende Weise:

1. ap-Projektion
   a) Horizontale Hilfslinie durch den Scheitelpunkt beider Femurköpfe.
   b) Horizontale Hilfslinie über die Basis des Os sacrum. Drei Alternativen für die Plazierung dieser Hilfslinien werden in der Reihenfolge ihrer Zuverlässigkeit angeführt:
   1. Horizontale Hilfslinie über die dorsalste Kontur der dorsalen Wirbelkante von S1;
   2. Horizontale Hilfslinie durch die kaudale Kontur der linken und rechten Incisura sacralis (Querfortsatz S1);
   3. Horizontale Hilfslinie durch den Treffpunkt der medialen Kontur der Gelenke von S1 mit dem Corpus sacri.

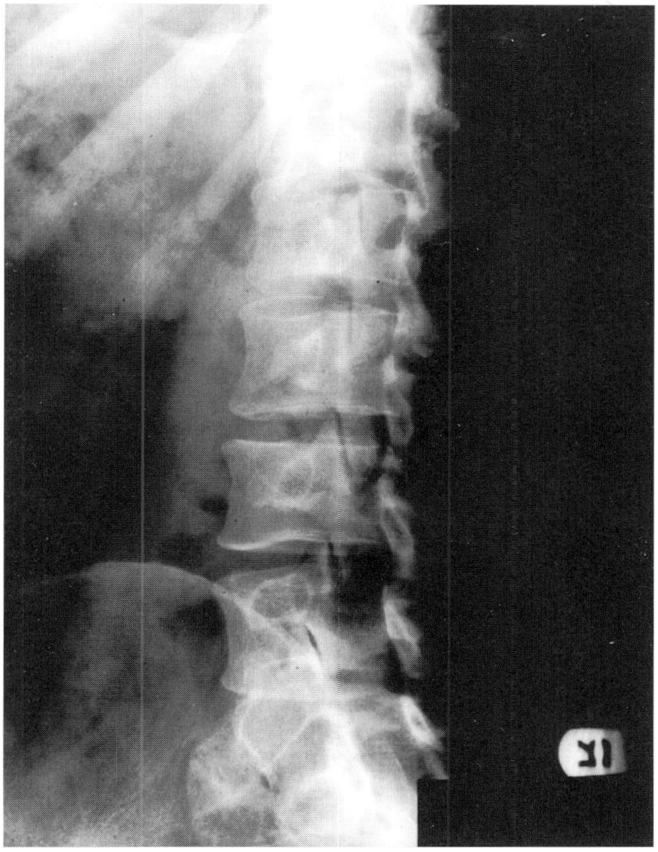

Abb. 21.4: Aufnahme der LWS im linken Schrägdurchmesser

c) Zwei senkrechte Hilfslinien werden vom unteren Filmrand aus durch den Scheitelpunkt des linken und rechten Femurkopfes gezogen bis zum Schnittpunkt mit der unter 1.b) beschriebenen horizontalen Hilfslinie durch die Basis des Os sacrum.

d) Die Differenz der Abstände des linken und rechten Femurkopfes vom unteren Filmrand ist die Beinlängendifferenz.

e) Die Differenz der Abstände des linken und rechten Abschnitts der Sakralbasislinie vom unteren Filmrand ist ein Maß für die Neigung der Sakralbasis.

2. Seitliche Projektion

a) Eine Hilfslinie entlang der kranialen Wirbelkante von S1 wird bis zum Schnittpunkt mit einer Hilfslinie verlängert, die in Höhe der anterioren Kontur von S1 parallel zum unteren Filmrand verläuft. Der resultierende spitze Winkel wird als „Sakralbasiswinkel" bezeichnet. Beim Stehen in Normalhaltung liegt der Normbereich des Sakralbasiswinkels bei 40° ± 2°.

b) Es wird der Mittelpunkt des dritten LWK aufgesucht und von hier aus eine senkrechte Hilfslinie nach kaudal gezogen. Diese Linie sollte bei normalen Verhältnissen noch die kraniale Kontur von S1 schneiden.

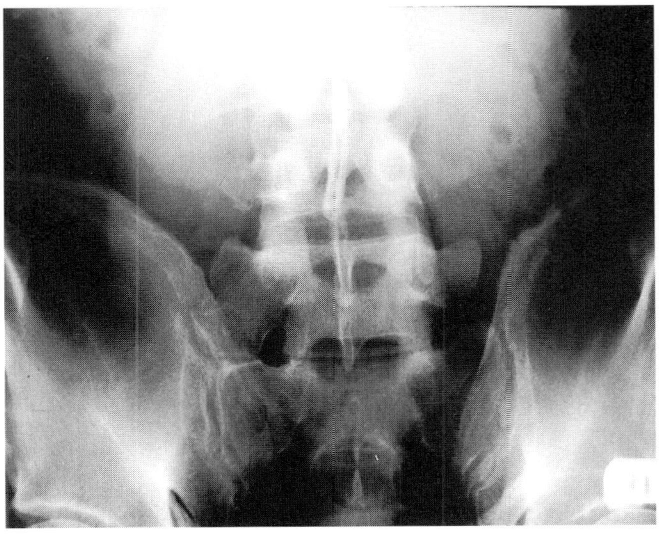

Abb. 21.5: Darstellung des lumbosakralen Diskusraums und der Sakroiliakalgelenke in der *sunshine*-Projektion

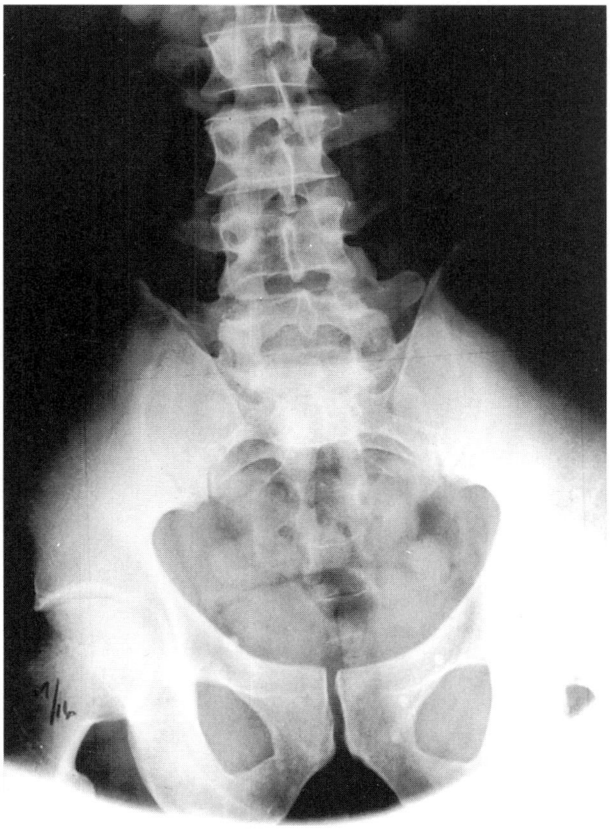

Abb. 21.6: ap-Aufnahme der LWS im Stehen als Haltungsstudie

3. Skoliose der LWS
   a) Die Beurteilung der LWS-Skoliose erfolgt anhand der ap-Projektion. Bei der typischen Kompensationshaltung liegt die Konvexität der Skoliose auf derselben Seite wie die Absenkung der Sakralbasis.

Erfahrungsgemäß liefert diese Methode in hohem Maße statistisch zuverlässige Ergebnisse. Falls Anamnese und körperlicher Untersuchungsbefund keine Hinweise ergeben, die eine Röntgenuntersuchung vor Behandlungsbeginn ratsam erscheinen lassen, empfiehlt es sich, zunächst mit der Behandlung der LWS und des Beckens zu beginnen und die Stehaufnahmen in Normalhaltung erst nach Erreichen einer größtmöglichen biomechanischen Balance anzufertigen. Bestehende Funktionsstörungen der LWS und des Beckens können insbesondere bei gleichzeitigem Vorliegen einer stärkeren muskulären Dysbalance die Röntgenuntersuchung technisch erschweren und die Zuverlässigkeit der Ergebnisse beeinträchtigen. Die Röntgenuntersuchung wird am besten dann durchgeführt, wenn der Patient eine maximale biomechanische Funktion von LWS, Becken und unteren Extremitäten erreicht hat.

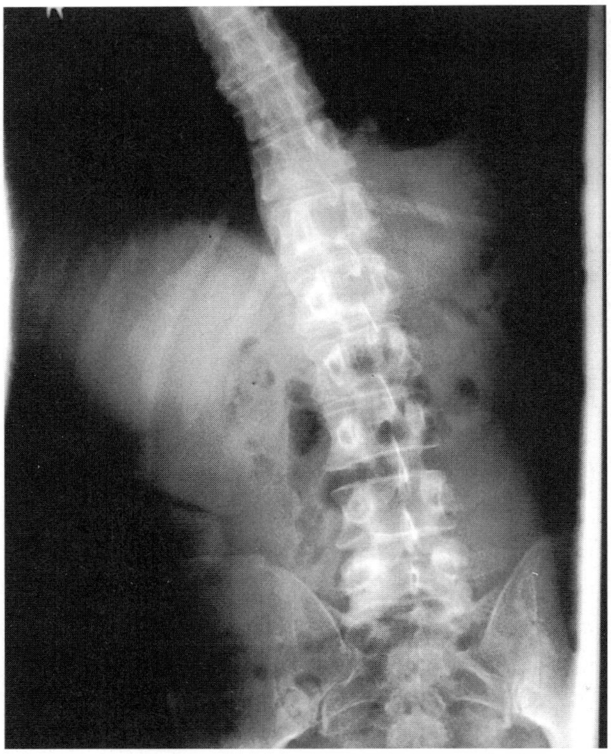

Abb. 21.7: ap-Aufnahme im Stehen, Funktionsaufnahme in rechter Lateralflexion

21.1.2 Funktionsaufnahmen

In Ergänzung zu den Standardaufnahmen werden vielfach Funktionsaufnahmen im Stehen angefertigt, und zwar ap-Aufnahmen in rechter (Abb. 21.7) und linker (Abb. 21.8) Lateralflexion sowie seitliche Aufnahmen in Retroflexion (Abb. 21.9) und Anteflexion (Abb. 21.10). Die Motilität wird in der ap- und der seitlichen Projektion beurteilt und anhand der ap- und der seitlichen Standardaufnahmen mit der Normalhaltung verglichen. Auf den Funktionsaufnahmen in Lateralflexion läßt sich eine neutrale von einer non-neutralen Koppelung abgrenzen. Abb. 21.7 zeigt bei Lateralflexion nach rechts eine gleichzeitige Rotation in Richtung der Konkavität als Zeichen einer non-neutralen Koppelung im Bereich der LWS. Abb. 21.8 zeigt bei Lateralflexion nach links eine Rotation nach rechts im Sinne einer normalen Koppelung im LWS-Bereich. Das Lumbalsegment, in dem die Seitverschieblichkeit nach links oder rechts eingeschränkt ist, läßt sich oft durch das Übereinanderlegen beider Aufnahmen bestimmen. Auf den Seitaufnahmen in Ante- und Retroflexion wird die Verschieblichkeit der Segmente geprüft. Auch hier kann durch Übereinanderlegen der Aufnahmen und Vergleich mit der seitlichen Stehaufnahme in Normalhaltung das Segment bestimmt werden, in dem die Ventral- oder

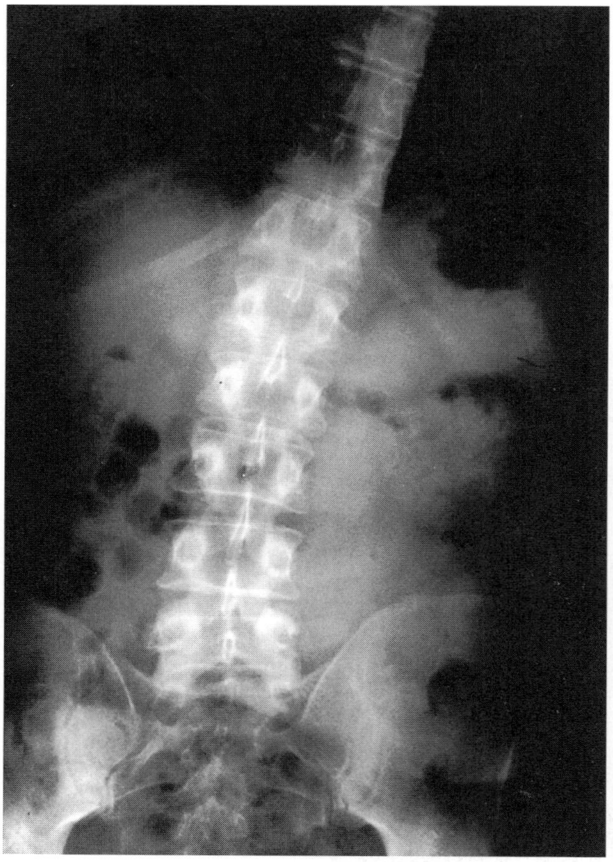

Abb. 21.8: ap-Aufnahme im Stehen, Funktionsaufnahme in linker Lateralflexion

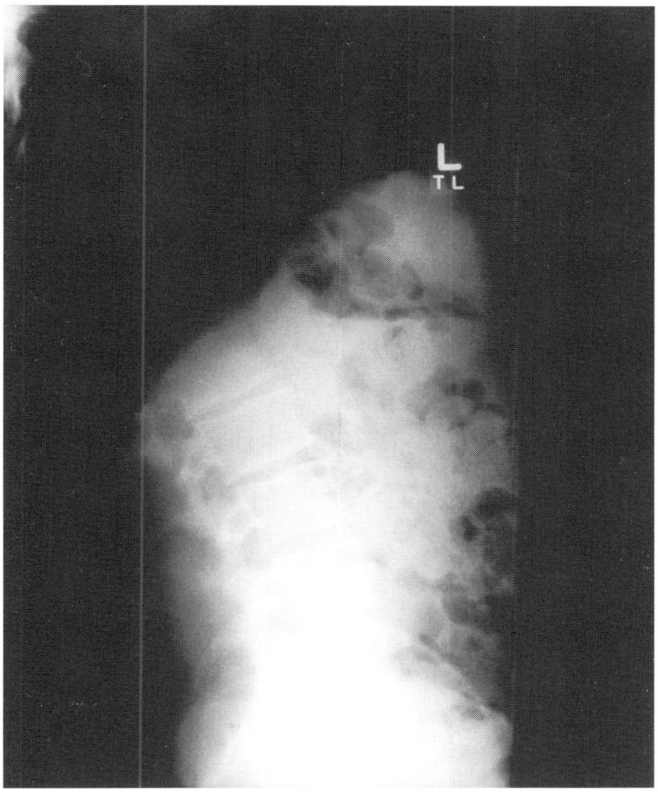

Abb. 21.9: Seitliche Funktionsaufnahme in Retroflexion

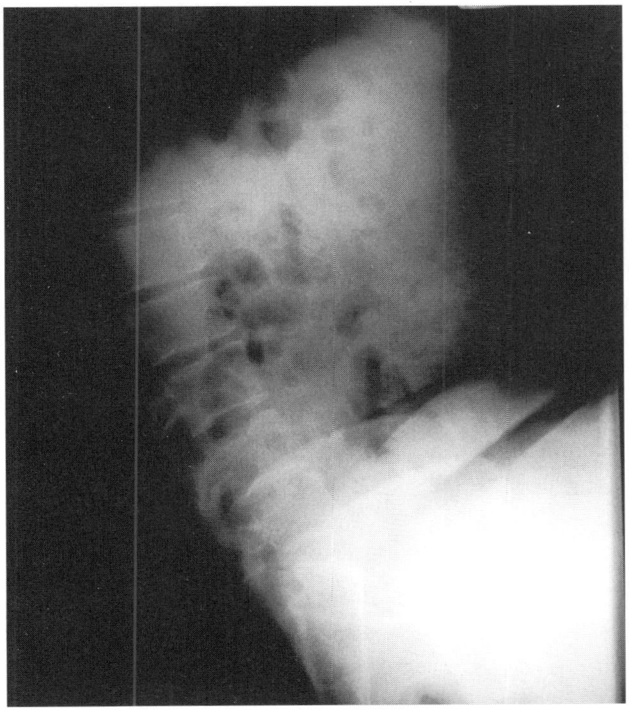

Abb. 21.10: Seitliche Funktionsaufnahme in Anteflexion

Dorsalverschieblichkeit eingeschränkt ist. Wenn man die neutrale bzw. non-neutrale Beweglichkeit der LWS bei Lateralflexion und eine bestehende Hypomotilität bei Ante- oder Retroflexion im Zusammenhang betrachtet, kann dies bei der Wertung einer non-neutralen Funktionsstörung im LWS-Bereich behilflich sein. Der Stellenwert der Funktionsaufnahmen ist nach wie vor umstritten, da die Aussagekraft der Methodik sich nur schwer durch biomechanische Untersuchungen überprüfen läßt. Ungeachtet dieser Problematik hat die klinische Erfahrung gezeigt, daß Funktionsaufnahmen in manchen Fällen hilfreich sind und zur Gewinnung eines Überblicks über die bestehenden morphologischen Verhältnisse beitragen können.

21.1.3 Spezielle bildgebende Verfahren

Es gibt eine Reihe von speziellen bildgebenden Verfahren, die bei muskuloskelettalen Erkrankungen, insbesondere bei Schmerzsymptomatik im Bereich der Lendenregion und der unteren Extremitäten, von Nutzen sind. Vor einer solchen Spezialuntersuchung muß jedoch sorgfältig das Verfahren gesucht werden, das die gewünschte Information dann auch liefert. Unterschiedliche Verfahren liefern unterschiedliche Informationen. Spezielle bildgebende Verfahren sollten dazu dienen, anhand der klinischen Untersuchung gestellte Verdachtsdiagnosen zu bestätigen. Die Magnetresonanztomographie (MRT) etwa sollte nicht als Screeningverfahren eingesetzt werden, um bei Patienten mit Rückenschmerzen nach pathologischen

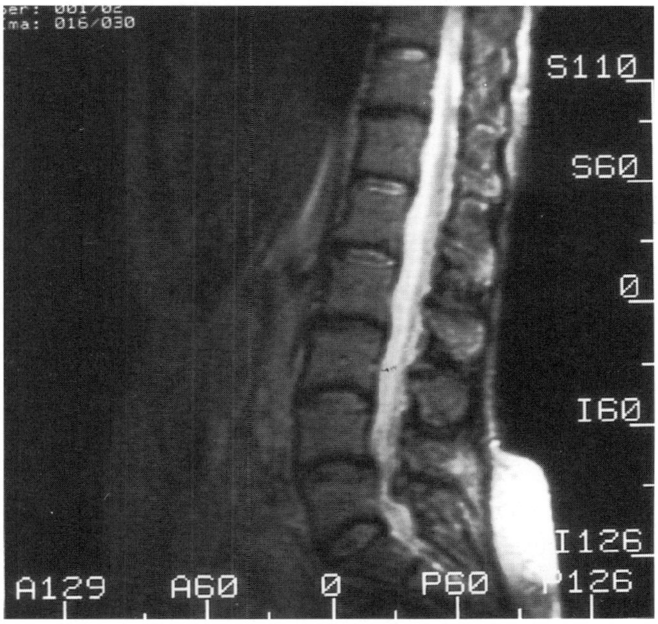

Abb. 21.11: MRT der LWS, sagittale Ansicht

Veränderungen zu suchen. Die MRT bietet viele Vorteile beim diagnostischen Vorgehen und liefert die genauesten Informationen über die Weichteilgewebe des muskuloskelettalen Systems. Für den Nachweis von Diskushernien, Hirn- und Rückenmarksläsionen sowie manchen seltenen Entwicklungsstörungen wie Syringomyelie und *Tethered-Cord*-Syndrom (Abb. 21.11) ist sie inzwischen die Methode der Wahl. In der Darstellung des Nucleus pulposus ist sie qualitativ der Diskographie, in der Darstellung des Wirbelkanals inklusive Wandkonturen und Inhaltsgebilde der Computertomographie vergleichbar. Es tritt keine ionisierende Strahlung auf, die Untersuchung ist nicht invasiv und hat nur wenige Kontraindikationen, nämlich Metallimplantate und Herzschrittmacher. Die MRT-Anlagen sind inzwischen auch etwas geräumiger geworden, so daß weniger häufig mit klaustrophoben Reaktionen des Patienten gerechnet werden muß. Ein Nachteil der Magnetresonanztomographie liegt darin, daß aufgrund der beschränkten Raumverhältnisse und der Position des Patienten in der Röhre Funktionsaufnahmen sehr schwierig sind. Unter besonderem technischem Aufwand sind Flexions- und Extensionsaufnahmen der HWS in gewissem Umfang möglich. Funktionsaufnahmen der LWS stoßen auf wesentlich größere Schwierigkeiten.

21.1.4 Computertomographie

Die Computertomographie (CT) steht schon länger zur Verfügung als die Magnetresonanztomographie. Sie ist die Methode der Wahl zur Darstellung der Morphologie des Skelettsystems. Auch beim Nachweis von Diskopathien, etwa einer Sequestrierung in den medialen und lateralen Anteil des Wirbelkanals oder der lateralen und

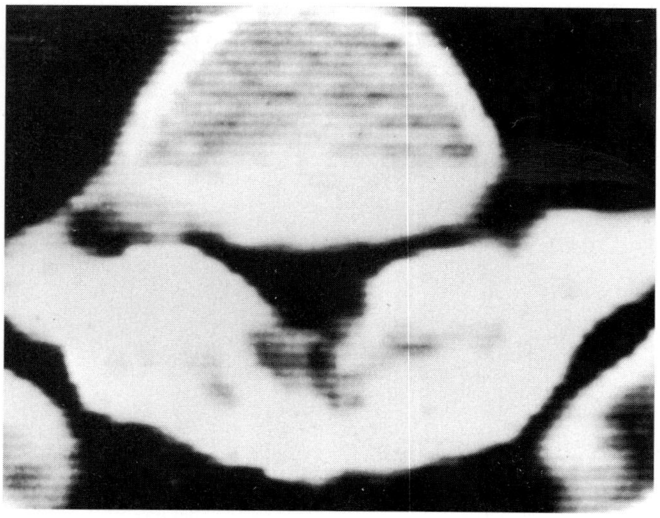

Abb. 21.12: CT-Scan im LWS-Bereich, Knochenfenster

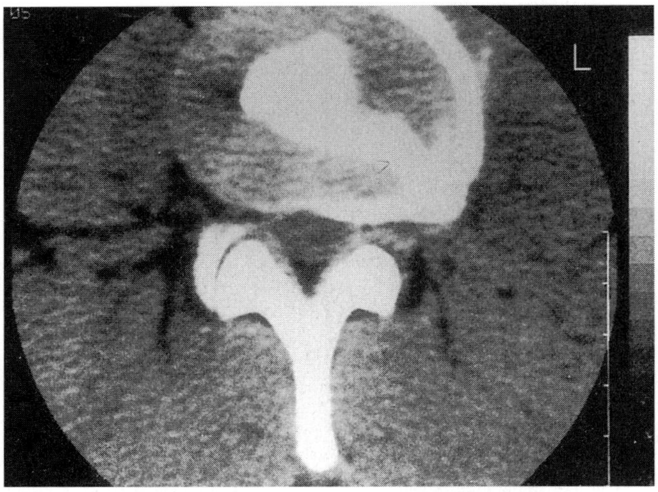

Abb. 21.13: CT mit Diskographie im LWS-Bereich

medialen Diskushernie (Abb. 21.12), ist sie von Nutzen. Das Verfahren ist besonders gut geeignet, das Ausmaß einer Stenose des zentralen und lateralen Recessus darzustellen, wie Abb. 21.12 zeigt. CT läßt sich mit Diskographie und Myelographie kombinieren, um zusätzliche diagnostische Informationen zu gewinnen (Abb. 21.13). Die computertomographische Nativdiagnostik ist nicht invasiv, setzt aber den Patienten ionisierenden Strahlen aus. Metallimplantate stellen keine Kontraindikation dar, können jedoch die Darstellung beeinträchtigen. Eine computertomographische Untersuchung in Kombination mit einer Diskographie oder Myelographie erfordert begleitende invasive Maßnahmen.

21.1.5 Myelographie

Die Myelographie gehört zu den älteren Darstellungsverfahren bei der Diagnostik krankhafter Veränderungen im Bereich der Wirbelsäule. Früher wurde sie zur Lokalisation von Diskopathien, Nervenkompressionen, Liquorabflußstörungen und intraspinalen Prozessen, wie z. B. Rükkenmarktumoren, eingesetzt. Die Myelographie ist ein invasives Verfahren, und bei einigen der früher gebräuchlichen Kontrastmittel kam es aufgrund ihrer Toxizität zu Komplikationen. Bei Myelographien mit Pantopaque wurde ein signifikant gehäuftes Auftreten von Arachnoiditiden beobachtet. Die derzeit gebräuchlichen wasserlöslichen Kontrastmittel sind weit weniger toxisch, bei Patienten mit Jodüberempfindlichkeit jedoch kontraindiziert. Die Myelographie liefert häufig falsch negative Befunde bei Diskopathien in Höhe von L5/S1. Gelegentlich ist die Myelographie, insbesondere in Kombination mit der Computertomographie, bei bestimmten diagnostischen Problemen die Methode der Wahl.

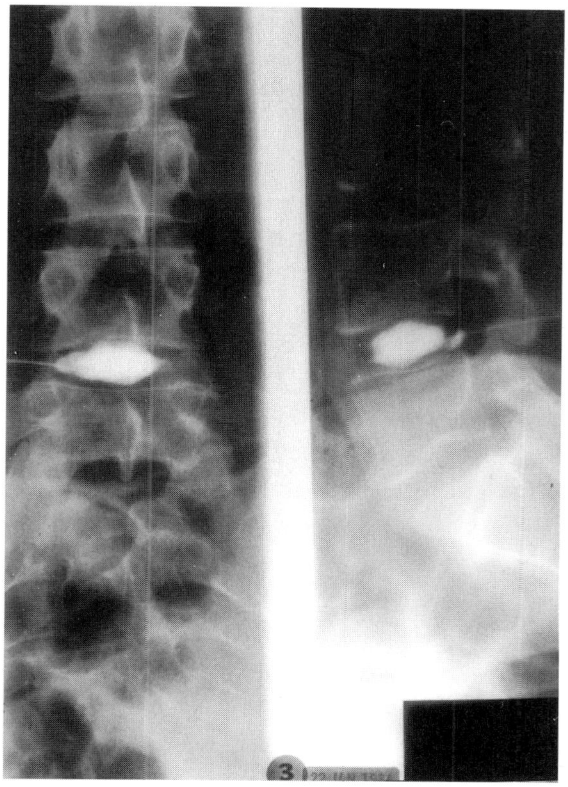

Abb. 21.14: Diskographie in ap- und seitlicher Projektion

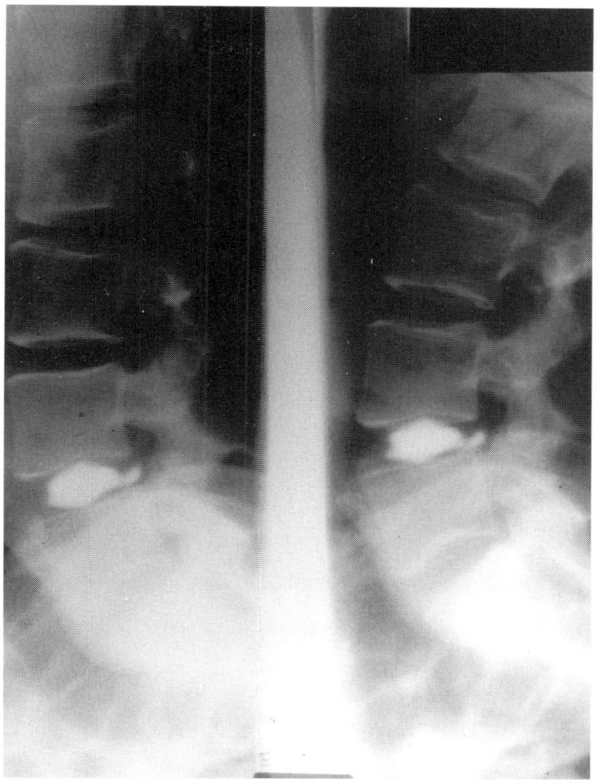

Abb. 21.15: Diskographie in Höhe L4/L5 im Stehen, Ante- und Retroflexion

21.1.6 Diskographie

Die Diskographie hat bis heute ihre Fürsprecher und Gegner. Es handelt sich dabei um ein invasives Verfahren mit beträchtlichen technischen Schwierigkeiten. Nach Injektion von Radiopaque in den Nucleus pulposus werden Röntgenaufnahmen zum Nachweis krankhafter Veränderungen im Intervertebralraum angefertigt (Abb. 21.14). Der technische Untersuchungsgang als solcher kann bereits darüber Auskunft geben, ob die bestehenden Schmerzen vom Diskus ausgehen, denn die Injektion in einen gesunden Diskus ist in der Regel schmerzlos. Eine Injektion in einen krankhaft veränderten Diskus dagegen ist häufig mit Schmerzen verbunden, und wenn diese den sonst vom Patienten beklagten Beschwerden entsprechen, weist dies mit einiger Wahrscheinlichkeit auf den Diskus als Ausgangspunkt der Schmerzen hin. Bei Bestehen einer Diskushernie kommt es gewöhnlich zu einer Exazerbation der begleitenden Radikulopathie. Die Diskographie ist wie die Myelographie ein invasives Verfahren, das die Einbringung körperfremder Substanzen erfordert und damit ein gewisses Risiko hinsichtlich allergischer Reaktionen birgt. Sie hat allerdings den Vorteil, daß sie Aufnahmen mit und ohne Belastung möglich macht. Stehaufnahmen in Ante- und Retroflexion können weiterführende diagnostische Informationen liefern (Abb. 21.15). Auf dieser Abb. läßt sich eine vermehrte Austreibung von durch das Kontrastmittel sichtbar gemachtem Diskusmaterial nach dorsal bei Retroflexion erkennen. Wie die Diskographie ist auch die Myelographie unter statischer und dynamischer Belastung bei normaler Stehhaltung und bei Funktionsaufnahmen in Ante-, Retro- und Lateralflexion durchführbar.

21.1.7 Diagnostische Blockaden und Injektionen

Gelegentlich können zusätzliche Spezialuntersuchungen dabei behilflich sein, die Lokalisation der Schmerzursache oder die Wertigkeit morphologischer Veränderungen zu bestimmen. Hierzu gehören Injektionen in die Wirbelbogengelenke und Sakroiliakalgelenke, ausgewählte Nervenblockaden sowie die oben aufgeführte Diskographie. All diesen Verfahren gemeinsam ist die Notwendigkeit der Durchleuchtungskontrolle sowie der Einsatz von Kontrastmittel und Lokalanästhetika zur Prüfung, ob die untersuchte Region schmerzempfindlich ist und auf eine lokale Blockade reagiert (Abb. 21.16 und 21.17). Diese Abbildungen verdeutlichen die Rolle einer Injektion ins Zwischenwirbelgelenk bei der Abklärung eines möglichen Zusammenhanges der Beschwerden mit einer in diesem Segment bestehenden Spondylolisthesis. Man beachte, daß es bei Lage der Nadelspitze im Gelenkraum

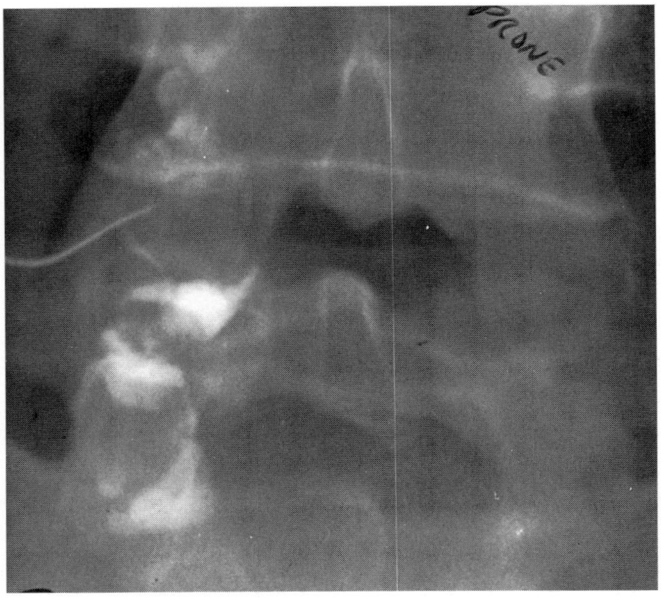

Abb. 21.16: Gelenkblockade L4/5, ap-Projektion

L4/L5 und Kontrastmittelinjektion in diesem Bereich zu einer zusätzlichen Darstellung des Wirbelbogendefekts und des Wirbelbogengelenks L5/S1 kommt. Die Untersuchung verlief für den Patienten völlig schmerzfrei, was zu der Schlußfolgerung führte, daß der Wirbelbogendefekt nicht die Schmerzursache war. Das Sakroiliakalgelenk kann bei der arthrographischen Darstellung auf gleiche Weise provoziert werden (Abb. 21.18 bis 21.20). Unter Durchleuchtungskontrolle wird der kaudale Rezessus des synovialen Anteils des Sakroilialkalgelenks punktiert und Kontrastmittel injiziert. Wie bei den Wirbelbogengelenken weist ein bei der Injektion auftretender Schmerz darauf hin, daß das Sakroilialkalgelenk an der Genese

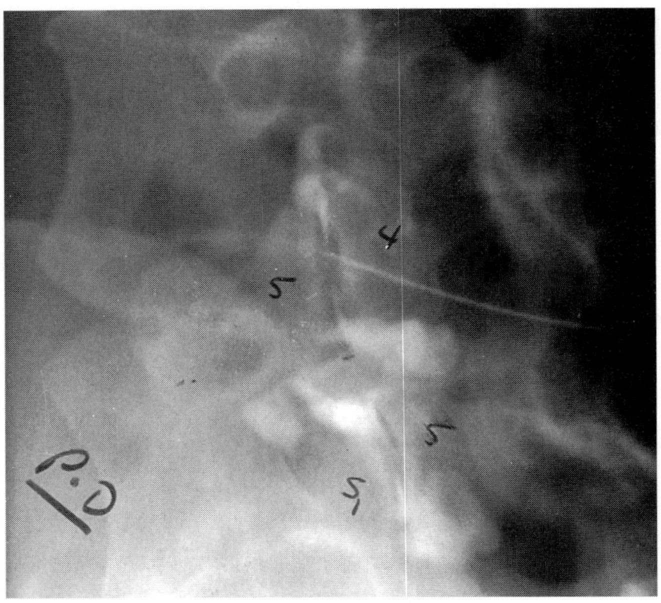

Abb. 21.17: Blockade des Wirbelbogengelenks L4/L5, Schrägprojektion

der bestehenden Schmerzen beteiligt ist. Hört der Schmerz nach Injektion eines Lokalanästhetikums auf, so ist das Gelenk als Ausgangspunkt der bestehenden Beschwerden identifiziert. Die Abb. 21.18 bis 21.20 zeigen das Beispiel eines Sakroiliakalgelenks mit vorderen Kapseldivertikeln, das nach Kontrastmittelinjektion eine positive Schmerzreaktion zeigte, die nach Einbringen eines Lokalanästhetikums vollständig zurückging. Damit war die Beteiligung des linken Sakroiliakalgelenks als Ort der Schmerzentstehung bei der vom Patienten gebotenen Symptomatik erwiesen. Abb. 21.21 zeigt eine computertomographische Spezialeinstellung der Sakroiliakalgelenke desselben Falles wie Abb. 21.18 bis 21.20. Man beachte die asymmetrische Lagebeziehung der ventralen Sakrumanteile gegenüber den dorsalen Iliumanteilen, die durch die horizontalen Hilfslinien verdeutlicht wird. Dieser Befund liefert den direkten bildlichen Nachweis der bei der Palpation vermuteten Torsion des Sa-

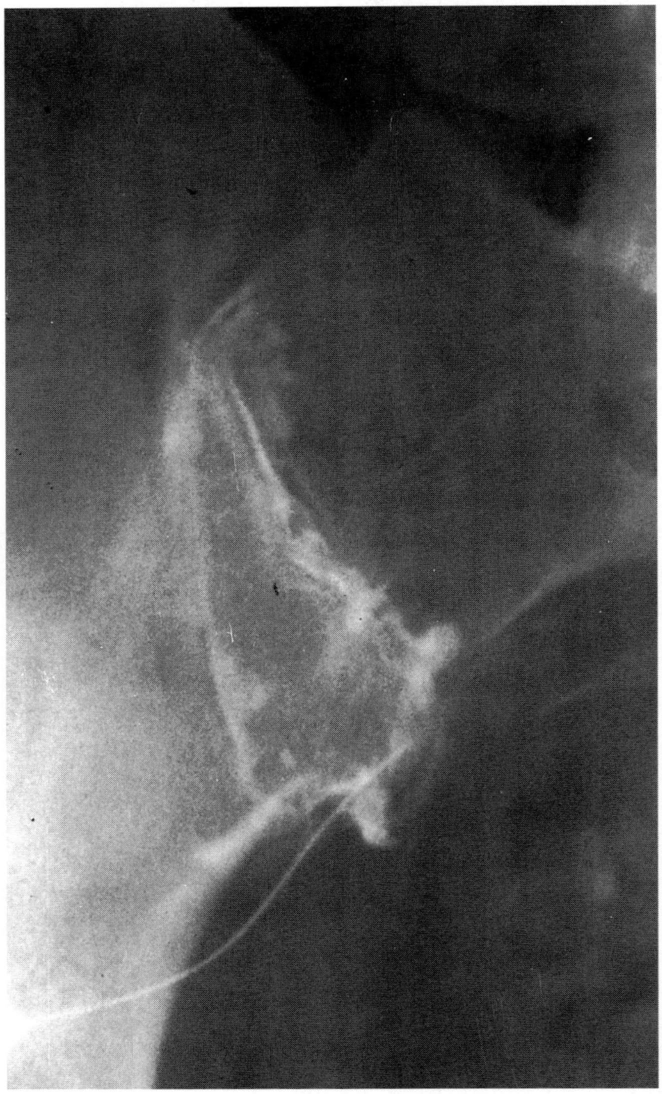

Abb. 21.18: Arthrographie des linken Sakroiliakalgelenks, ap-Projektion

krums. Aufgrund der durch die speziellen bildgebenden Verfahren ermöglichten hervorragenden Darstellung der anatomischen Strukturen lassen sich gelegentlich auch Erkenntnisse über deren Funktionszustand gewinnen. Selektive Nervenblockaden müssen unter Durchleuchtungskontrolle durchgeführt werden. Auch hier geht es darum, festzustellen, ob eine bestimmte Nervenwurzel und ihre Wurzelscheide an der Schmerzentstehung beteiligt sind. Der Wert dieser Methode liegt vor allem in der Diagnostik der akuten diskogenen Radikulopathie. Bei den durch Funktionsstörungen hervorgerufenen Beschwerden, mit denen sich die manuelle Medizin in erster Linie beschäftigt, hat sie weniger Bedeutung.

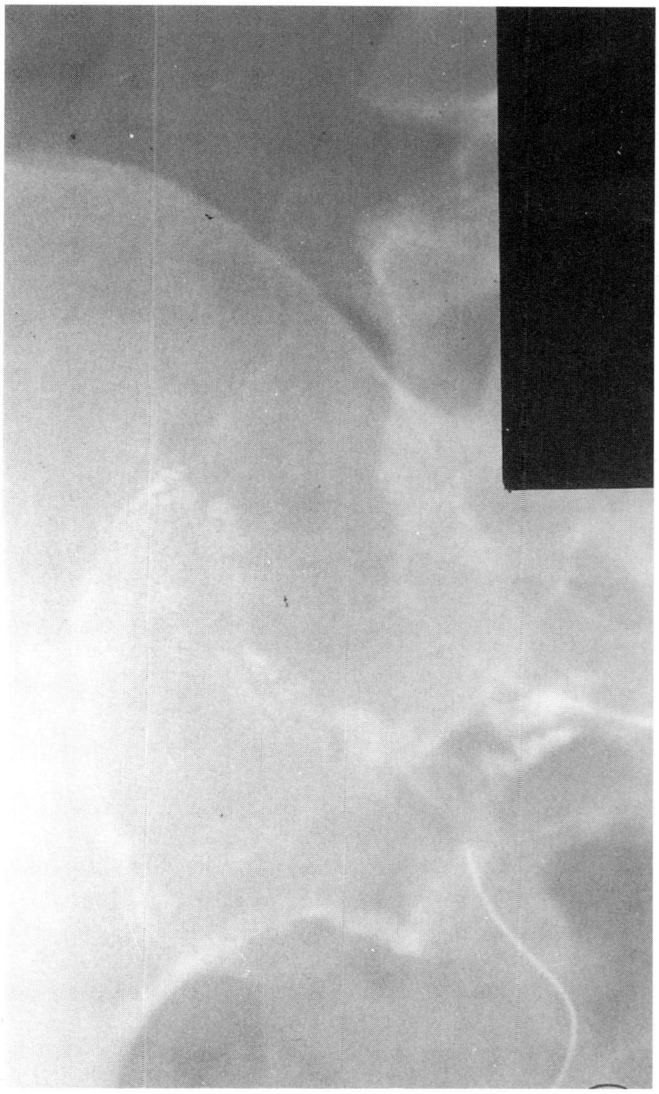

Abb. 21.19: Arthrographie des linken Sakroiliakalgelenks, RAO-Projektion

21.1.8 Spezielle MRT-Untersuchungsverfahren

MRT ist eine hervorragende Methode zur Darstellung von Weichteilunterschieden. Bei einer seit zwei Jahren laufenden Studie mit MRT-Untersuchungen der oberen HWS wurde eine Reihe von Fällen mit selektiver fettgewebiger Umwandlung des M. rectus capitis posterior mi-

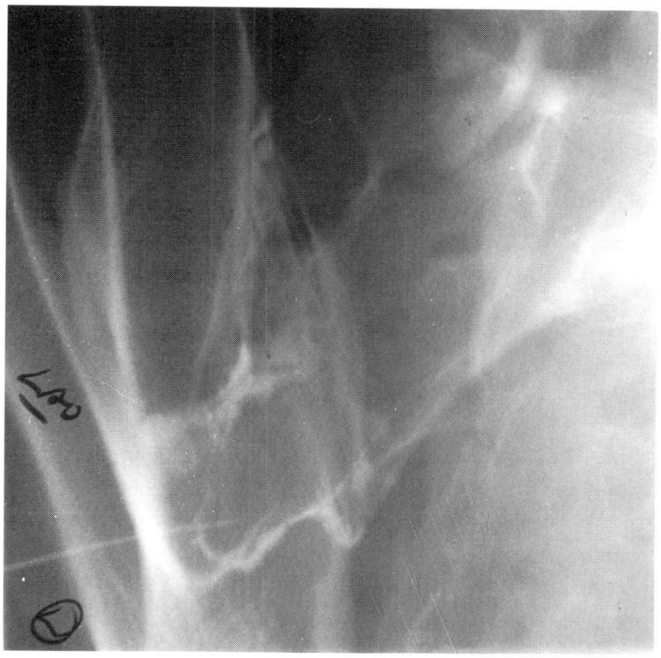

Abb. 21.20: Arthrographie des linken Sakroiliakalgelenks, LAO-Projektion

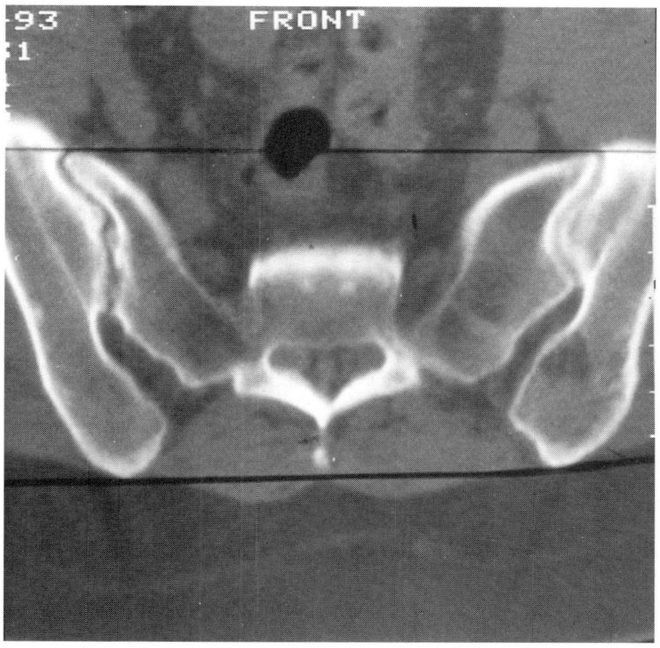

Abb. 21.21: Computertomographie beider Sakroiliakalgelenke

nor und major aufgedeckt. Diese fettgewebige Umwandlung fand sich bei 87 % aller Patienten, die mit posttraumatischer kraniozervikaler Schmerzsymptomatik zur Behandlung gelangten, hingegen bei keinem einzigen Fall der normalen Vergleichsgruppe (Abb. 21.22 und 21.23). Abb. 21.22 zeigt scharfe Abgrenzbarkeit und homogene Dichte des M. rectus capitis posterior major und minor (Pfeile) bei einem asymptomatischen Patienten ohne Trauma in der Anamnese. Abb. 21.23 zeigt eine fettgewebige Umwandlung des M. rectus capitis posterior major und minor (Pfeile) bei einem Patienten mit Schmerzen im oberen HWS-Bereich und von der Schädelbasis nach vorne ausstrahlenden Kopfschmerzen, der zwei Jahre zuvor einen Motorradunfall mit Flexions-/Extensionstrauma der HWS erlitten hatte. Über die genauen Ursachen der fettgewebigen Umwandlung sind Untersuchungen im Gange; derzeit ist über die grundsätzliche Bedeutung dieses Befundes noch keine definitive Aussage möglich. Es dürfte jedoch die Annahme naheliegen, daß die Umwandlung von Muskel- in Fettgewebe und der damit einhergehende Kontraktilitätsverlust bei der Entstehung persistierender Beschwerden eine Rolle spielt und den mangelhaften Erfolg der in der manuellen Medizin angewandten Muskelenergietechnik erklären kann.

21.1.9 Elektrodiagnostische Untersuchungsmethoden

Zur Differentialdiagnose des Zervikobrachialsyndroms und von Schmerzsyndromen der unteren Extremitäten können elektromyographische und elektroneurographische Untersuchungen dabei hilfreich sein, eine durch einen Diskusprolaps oder andere Ursachen entstandene Radikulopathie auszuschließen. Die Untersuchung der Nervenleitungsgeschwindigkeit spielt bei der Diagnose des Karpaltunnel- und des Tarsaltunnel-Syndroms eine wichtige Rolle. Es existieren zahlreiche hochspezifische neurologische Untersuchungsmethoden, die in der manualtherapeutischen Praxis jedoch selten erforderlich sind. Bei einer akuten Radikulopathie hat das Elektromyogramm (EMG) während der ersten drei Erkrankungswochen keine diagnostische Aussagekraft. Daher kann ein frühes negatives Untersuchungsergebnis nicht zum Ausschluß dieser Erkrankung verwendet werden. Ein positives EMG mit akuten Veränderungen kann die Diagnose einer diskogenen Radikulopathie bestätigen. Ich persönlich lasse vor jeder neurochirurgischen Konsiliaruntersuchung ein EMG anfertigen.

Das sog. Oberflächen-EMG kann zur Diagnostik eines physiologischen oder pathologischen Muskelaktivierungsmusters hinzugezogen werden. Janda hat das physiologische Muskelaktivierungsmuster für folgende Bewegungen beschrieben: Hüftextension, Hüftabduktion, Schulterabduktion (siehe Kapitel 20). Diese Störungen

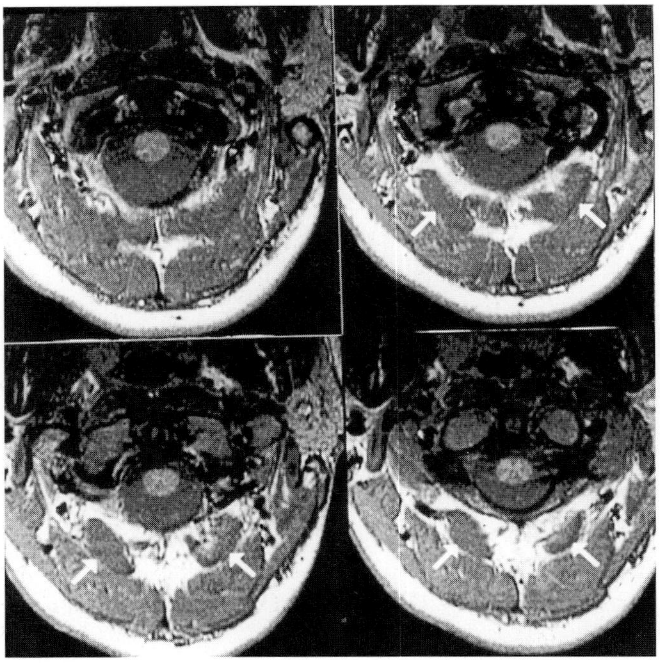

Abb. 21.22: MRT im Bereich der HWS. Asymptomatischer Patient ohne Traumaanamnese

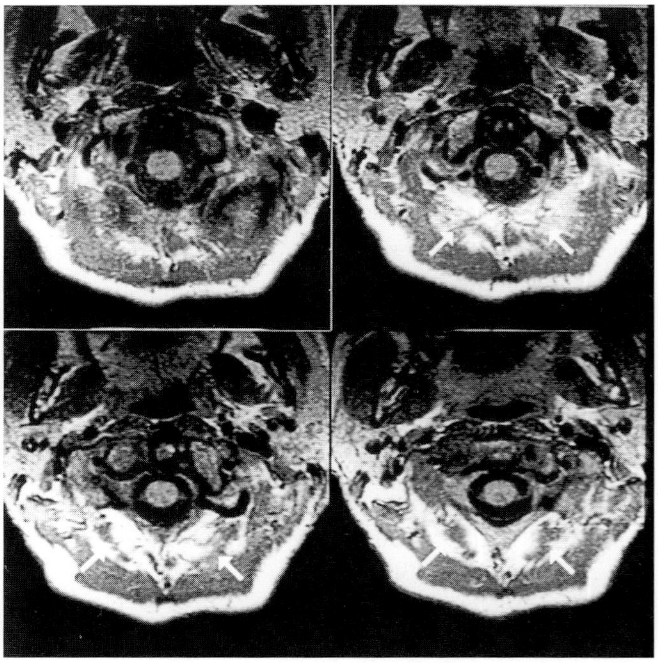

Abb. 21.23: MRT im Bereich der HWS. Patient mit Beschwerden nach früherem Trauma

können im Oberflächen-EMG nachgewiesen werden. Die Untersuchungsmethode ist auch zur Dokumentation des Therapieerfolges verwendbar.

21.2 Labordiagnostik

Im medizinischen Alltag kommen zahlreiche Laboruntersuchungen zum Einsatz. Für die muskuloskelettale Medizin sind nur wenige Laboruntersuchungen von Bedeutung, insbesondere zum Ausschluß rheumatologischer und anderer Systemerkrankungen. Die Blutsenkungsgeschwindigkeit (BKS) ist in ihrer Aussagekraft für das muskuloskelettale System mit der Temperaturmessung als Krankheitsindex für den gesamten Organismus vergleichbar. Als Screeningtest ist die BKS geeignet, bei Bedarf können anschließend weitere Laboruntersuchungen erfolgen. Bei einer rheumatoiden Arthritis finden sich positive Rheumafaktoren. Je nach Befund können weiterführende Untersuchungen erfolgen (Bestimmung der antinukleären Antikörper etc.). Bei Patienten mit chronischen Schmerzen ist eine Schilddrüsendiagnostik sinnvoll, da bei primärer oder sekundärer Fibromyalgie häufig eine grenzwertige Schilddrüsenunterfunktion vorliegt. Nicht alle Schmerzen am Bewegungsapparat resultieren aus strukturellen Dysfunktionen. Daher hat der umsichtige Arzt alle diagnostischen Möglichkeiten auszuschöpfen, um eine korrekte Diagnose stellen zu können.

21.3 Psychologische Untersuchung

Die psychologische Untersuchung von Patienten mit muskuloskelettalen Schmerzen, insbesondere wenn sie chronischer Natur sind, ist für die umfassende Diagnostik häufig von Bedeutung. Psychosoziale Faktoren spielen bei Rückenschmerzen eine große Rolle. Eine Reihe von standardisierten Tests, wie z. B. der *Minnesota Multiphasic Personality Inventory*, werden in der psychologischen und psychiatrischen Diagnostik häufig verwandt. Die psychologische Diagnostik durch einen mit chronischen Schmerzen vertrauten klinischen Psychologen kann sehr hilfreich sein. Besteht der Verdacht auf eine posttraumatische Hirnschädigung, so sind neurophysiologische Testverfahren erforderlich. Eine posttraumatische Hirnschädigung kommt bei Patienten mit chronischen Schmerzen häufig vor und wird vermutlich selten richtig diagnostiziert. Mit Hilfe einer gründlichen Anamnese ist nicht selten ein Trauma mit passagerem Bewußtseinsverlust und Desorientierung festzustellen.

21.4 Ergotherapeutische Untersuchung

Zur Diagnostik einer posttraumatischen Hirnschädigung kann eine Untersuchung der kognitiven perzeptiven motorischen Fähigkeiten des Patienten durch einen erfahrenen Ergotherapeuten indiziert sein. Auch die Analyse des Arbeitsplatzes, insbesondere bei chronischen Überlastungssyndromen, ist für die umfassende Rehabilitation u. U. höchst sinnvoll. Eine Neugestaltung des Arbeitsplatzes ist für die vollständige Rehabilitation von länger arbeitsunfähigen Patienten meist notwendig. Dadurch werden Überlastungsschäden und zukünftige Verletzungen verhindert.

21.5 Ernährungsgewohnheiten

Für den Rehabilitationsprozeß spielt auch die Diätberatung eine Rolle. Zahlreiche Patienten mit muskuloskelettalen Schmerzsyndromen ernähren sich falsch. Ihr Konsum an Koffein, Alkohol und sog. *fast food* ist meist viel zu hoch. Schlechte Ernährung trägt zur Chronifizierung von muskuloskelettalen Schmerzen bei und beeinflußt die neurologischen Steuerungsmechanismen. Übergewicht ist nach wie vor ein gesellschaftliches Problem, insbesondere wenn chronische muskuloskelettale Probleme die körperlichen Aktivitäten eines Patienten einschränken. Nikotinabusus bedingt ein vermindertes Ansprechen der Rückenschmerzen auf konservative und operative Behandlungsverfahren. Die Einschränkung des Nikotin- und Alkoholkonsums und der Verzicht auf Medikamente sowie eine vollwertige Ernährung haben in der Rehabilitation von Patienten mit muskuloskelettalen Problemen große Bedeutung.

21.6 Zusammenfassung

Der manualtherapeutische Arzt muß über die Bedeutung weiterführender Untersuchungsmethoden informiert sein, um eine angemessene und ausreichende Diagnostik betreiben zu können. Die Kenntnis von Indikation und Aussagekraft der hier vorgestellten diagnostischen Methoden ist für deren sinnvolle Anwendung unabdingbar. In der Praxis ist eine interdisziplinäre Zusammenarbeit mit Kollegen anderer Fachgebiete erforderlich, um eine vollständige Diagnostik und Therapie sicherzustellen. Nur dann können technische und apparative Untersuchungsverfahren indikationsgerecht angewandt und der Mißbrauch medizinischer Technologie verhindert werden.

22 Begleitende therapeutische Verfahren

Die manuelle Medizin ist ein wirksames therapeutisches Instrument zur Behandlung zahlreicher Erkrankungen, insbesondere am Bewegungsapparat. Sie kann als primäre Therapie und in Kombination mit anderen therapeutischen Verfahren angewandt werden. Beim Einsatz manualtherapeutischer Techniken ist jedoch darauf zu achten, daß sie in das therapeutische Gesamtkonzept der Patientenversorgung integriert sind und der Gesundheitszustand des Patienten berücksichtigt wird.

Nachfolgend wird eine Reihe anderer Therapieformen besprochen, die sich in der Praxis des Autors als besonders effektiv erwiesen haben.

22.1 Medikamentöse Behandlung

Erfolgt eine orale oder parenterale medikamentöse Behandlung, setzt dies genaue Kenntnisse des Arztes über Wirkungen oder Nebenwirkungen dieser Medikamente voraus. Je einfacher die medikamentöse Verordnung, desto besser. Allgemein gilt: Je stärker ein Medikament wirkt, desto häufiger treten unerwünschte Wirkungen auf.

Bei Erkrankungen des muskuloskelettalen Systems spielt die medikamentöse Schmerzbehandlung eine große Rolle. Je länger der Schmerz besteht, desto größer ist die Wahrscheinlichkeit, daß sich bereits Schmerzregelkreise entwickelt haben und damit Konsekutivstörungen in der motorischen Kontrolle auftreten. Die Behandlung des Akutschmerzes, der z. B. bei einer Gewebeverletzung auftritt, unterscheidet sich grundlegend von der Behandlung chronischer Schmerzen, die über Monate und Jahre persistiert haben. Akute Schmerzen sind durch ihre exakte Lokalisation, ihre schneidende und stechende Qualität und die Schädigung einer spezifischen Gewebestruktur des muskuloskelettalen Systems charakterisiert. Chronische Schmerzen am Bewegungsapparat unterscheiden sich davon durch eine nicht genaue Lokalisation, die Diffusität des Auftretens und häufig brennende Schmerzqualität.

22.1.1 Analgetika

Analgetika sind für die Behandlung akuter Schmerzen von großer Bedeutung. Die Dosis sollte ausreichend hoch sein, um die Schmerzwahrnehmung zu reduzieren. Persistieren nozizeptive Reflexwege, so hat dies negative Auswirkungen auf die zentralnervösen Kontrollmechanismen und leistet einer Chronifizierung Vorschub. Die Dosis sollte so gewählt werden, daß eine kontinuierliche Schmerzreduktion erfolgt und sog. „Schmerzspitzen" mit Zunahme der Schmerzwahrnehmung ausgeschaltet werden.

Gegenwärtig ist nicht bekannt, wann akuter Schmerz zu chronischem Schmerz wird. Einige Autoren definieren Chronizität über den Zeitraum, wobei der kritische Zeitpunkt zwischen drei und sechs Monaten variiert. Andere glauben, daß eine Stimulation der Schmerzbahnen von 30 Tagen Dauer ausreicht, um die zentrale Schmerzverarbeitung zu verändern. Bei chronischen Schmerzen wird der Schmerz vom Patient auch dann noch empfunden, wenn kein Gewebeschaden mehr vorliegt. Diese Tatsache ist sowohl für den Arzt als auch für den Patienten sehr belastend, da sich für die persistierenden Schmerzen keine Ursache finden läßt. Für den Patienten ist sein Schmerz allerdings Realität und erfordert die gleiche Aufmerksamkeit wie der eher anerkannte Akutschmerz mit akuter Gewebeschädigung. Die Behandlung von chronischen Schmerzen ohne eindeutigen pathologischen Befund unterscheidet sich erheblich von der Schmerzbehandlung bei z. B. malignen Erkrankungen, entzündlichen Gelenkerkrankungen und begleitenden rheumatologischen Krankheitsbildern. In diesen Fällen besteht eine klare Indikation für eine Pharmakotherapie. Bei Patienten mit chronischem Schmerz ohne fortschreitenden Krankheitsprozeß oder Gewebeschaden ist die medikamentöse Therapie in der Regel kontraindiziert. Analgetika und Opiate scheinen eher zur Aufrechterhaltung chronischer Schmerzen beizutragen, als sie zu beheben. Daher ist bei diesen Patienten so schnell wie möglich ein Medikamentenentzug durchzuführen. Während der Rehabilitation, insbesondere bei zunehmender körperlicher Aktivität im Rahmen eines Übungsprogrammes, kann es aufgrund akuter Schmerzen kurzfristig zu einer Schmerzexazerbation kommen, dann ist eine kurzzeitige Schmerzmedikation sicher wohltuend, sie sollte allerdings baldmöglichst abgesetzt werden. In solchen Fällen hat sich Acetaminophen in entsprechender Dosierung als effektiv erwiesen. Die Behandlung des chronischen Schmerzsyndroms sollte interdisziplinär erfolgen, wobei nur ein Arzt für die Pharmakotherapie zuständig sein sollte.

22.1.2 Antiinflammatorische Substanzen

Von großer Bedeutung in der Behandlung muskuloskelettaler Schmerzen sind „antiinflammatorische Substanzen". Dabei kommen vor allen Dingen die nichtsteroidalen Antirheumatika (NSAR) zum Einsatz. Die verschiedenen Substanzgruppen unterscheiden sich hinsichtlich ihrer antiinflammatorischen und ihrer analgetischen Wirkung sowie in der Wirkungsdauer. Nahezu alle NSAR haben gastrointestinale Nebenwirkungen und sind daher bei Patienten mit Magenulzera, Gastritis und Colon irritabile nur mit Vorsicht anzuwenden. Das älteste und billigste Medikament dieser Substanzgruppe ist Aspirin. Wird es vom Patienten vertragen, ist nichts dagegen einzuwenden. Im allgemeinen empfiehlt es sich, kurz wirksame NSAR in ausreichender Dosierung zu verordnen und die Medikationsdauer so kurz wie möglich zu halten. Nach meiner Erfahrung sind 2400 bis 3200 mg Ibuprofen über 7 bis 10 Tage verteilt äußerst wirksam, sowohl bei der Behandlung von Akutschmerzen wie auch bei der Behandlung exazerbierender Schmerzen bei chronischen Schmerzpatienten nach manueller Therapie und während der Bewegungsübungen. Vorsicht ist bei der Verordnung nichtsteroidaler Antirheumatika mit längerer Wirkdauer geboten, da der Metabolismus dieser Medikamente von Patient zu Patient variiert und nicht selten ohne deutliche Vorzeichen toxische Konzentrationen entstehen. Die parenterale Gabe von Ketorolac-Tromethamol ist zur Behandlung von Akutschmerzen, insbesondere bei akuter Gewebeschädigung und Schmerzexazerbation nach aktiver manualtherapeutischer Behandlung äußerst hilfreich. Bei der Langzeitbehandlung mit NSAR ist eine regelmäßige Überwachung der gastrointestinalen, hepatischen, renalen und hämatologischen Funktionen ratsam.

22.1.3 Kortikosteroidinjektionen

Kortikosteroide spielen insbesondere bei der Akutbehandlung muskuloskelettaler Schmerzen eine wichtige Rolle. Sie können oral und parenteral verabreicht werden und sind besonders bei der akuten Radikulopathie sehr wirksam. Die Injektion an die Spinalwurzel und in den Epiduralraum|Epiduralraum auch in Kaudahöhe wird bei akuten Radikulopathien schon lange durchgeführt. Sie hat sowohl Verfechter wie auch Gegner. Das Problem bei einer Injektion in den Kaudabereich besteht darin, eine größtmögliche Medikamentenkonzentration auch in höher gelegenen Teilen des Spinalkanales zu erzielen, um Radikulopathien oberhalb von S1 behandeln zu können. Eine bessere Lokalisierung des Steroides kann über die spinale epidurale Injektion erzielt werden. Diese invasiven Eingriffe sollten unter radiologischer Kontrolle und mit einem Kontrastmittel durchgeführt werden, um die korrekte Plazierung der Nadel und die korrekte Injektion zu gewährleisten.

22.1.4 Orale Steroide

Seit vielen Jahren gelten orale Steroide als Medikamente der Wahl bei der Behandlung der Radikulopathie. Dabei wird mit einer Dosis von 60 bis 80 mg Prednison in mehreren Einzelgaben begonnen und täglich um 10 mg reduziert. Diese Behandlung gilt als effektiv und kostengünstig. Vorsicht ist bei der Kortikoidgabe bezüglich gastrointestinaler Nebenwirkungen geboten. Kardiovaskuläre und psychische Nebenwirkungen sind, wie aseptische Knochennekrosen des Hüftkopfes und des Humerus, eine Gefahr, die bei langfristiger Steroidgabe berücksichtigt werden muß. Als Leitprinzip mag gelten: Steroide sind in der Kurzzeitbehandlung akuter Schmerzzustände sinnvoll, zur Behandlung chronischer Schmerzen jedoch nicht sehr geeignet. Patienten, die wegen chronischer Systemerkrankungen unter einer Steroid-Dauermedikation stehen, müssen aufgrund der Nebenwirkungen engmaschig überwacht werden.

22.1.5 Antidepressiva

Die trizyklischen Antidepressiva sind als Substanzgruppe zur Behandlung bei muskuloskelettalen Schmerzzuständen insofern hilfreich, als sie der mit chronischen Schmerzen einhergehenden Depression entgegenwirken und schlaffördernde Wirkung haben. Es gibt zahlreiche trizyklische Antidepressiva, wobei ich persönlich die besten Erfahrungen mit Amitriptylin (z. B. Saroten) gemacht habe, wenn der Patient das Medikament verträgt. Dabei sind Dosen zwischen 10 und 150 mg erforderlich, um einen normalen Schlaf-Wach-Rhythmus wiederherzustellen. Aus neueren Studien geht hervor, daß sich trizyklische Antidepressiva günstig auf die Schmerzmodulation auswirken und somit die neuroreflektorischen Regelkreise beeinflussen.

22.1.6 Muskelrelaxanzien

Muskelrelaxanzien sind zur Behandlung akuter und chronischer Störungen des Bewegungsapparates sehr beliebt. Ich persönlich war von ihrer Wirkung eher enttäuscht. Zahlreiche Muskelrelaxanzien entfalten eher eine zentral depressive als eine lokal muskelrelaxierende Wirkung. Bei der Behandlung des akuten Muskelspasmus hat sich allerdings die orale oder parenterale Gabe von Diazepam (Valium) bewährt. Ist ein Muskelrelaxans erforderlich, so scheint Diazepam das Mittel der Wahl zu sein.

Werden Medikamente verordnet, sollte der Patient über Wirkung, Nebenwirkungen, Wirkdauer und das Allergisierungspotential des verordneten Medikamentes informiert werden. Je einfacher die Medikation, desto besser. Der verordnende Arzt muß die Medikation seines Patienten kennen. Dies umfaßt sowohl die rezeptfreien Medikamente, die der Patient regelmäßig einnimmt, als auch die von Kollegen aufgrund anderer Erkrankungen verordneten Medikamente. Iatrogene Medikamentenwechselwirkungen tragen in hohem Maße zur Kostensteigerung im Gesundheitswesen bei und sollten bei der Verordnung eines Medikamentes berücksichtigt werden.

22.2 Injektionen und Infiltrationen

Zur Behandlung von schmerzhaften Störungen am Bewegungsapparat haben sich verschiedene Injektions- und Infiltrationstechniken bewährt. Dabei sind sowohl Indikationen als auch Kontraindikationen zu beachten. Wie alle invasiven Methoden setzen diese Techniken ausreichende Erfahrung und Übung des Arztes voraus. Zahlreiche Injektionstechniken werden sowohl zu diagnostischen als auch zu therapeutischen Zwecken verwendet. Die epidurale Steroidinjektion beim Verdacht auf eine Radikulopathie wurde bereits angesprochen. Selektive Nervenblockaden können bei der Identifizierung der betroffenen Nervenwurzel helfen und die Suche nach der Schmerzursache erleichtern. Diese Verfahren erfordern die entsprechende Ausbildung sowie ausreichende Erfahrung und Übung. Sie sind nur unter radiologischer Kontrolle durchzuführen.

22.2.1 Akupunktur

Die klassische Akupunktur ist eine der ältesten Stichtechniken in der Medizin. Es gibt eine Reihe unterschiedlicher Akupunkturschulen. Die Wirkung der Akupunktur kann als periphere Stimulationsbehandlung definiert werden. In bestimmten Fällen hat sie sich zur Schmerztherapie als äußerst wirkungsvoll erwiesen. Nicht alle Patienten sprechen auf die Akupunktur an. Die richtige Auswahl der Patienten und des Akupunkteurs sind entscheidend für den Erfolg dieser Behandlung.

22.2.2 Triggerpunkte

Simon und Travell treten schon lange für die Behandlung primärer und sekundärer Triggerpunkte ein. Einige Kollegen wenden die *Spray and Stretch*-Technik mit Erfolg an. Ich persönlich konnte mit der Injektion an den klassischen Triggerpunkten nach Travell bessere Therapieerfolge verzeichnen als mit der *Spray and Stretch*-Technik. Es besteht ein eindeutiger Zusammenhang zwischen einer somatischen Dysfunktion und den myofaszialen Triggerpunkten. So kann die korrekte Behandlung einer Dysfunktion zur Schmerzlinderung an den Triggerpunkten führen. Die Triggerpunkte können jedoch auch trotz Behandlung einer somatischen Dysfunktion persistieren und sollten dann direkt behandelt werden. Auch die umgekehrte Situation ist möglich. Dann kann durch die Triggerpunktbehandlung eine somatische Dysfunktion im dazugehörigen Ausstrahlungsgebiet behoben werden, diese Regel trifft allerdings nicht in 100 % der Fälle zu. Der Autor bevorzugt eine integrative Behandlungsmethode und behandelt die Triggerpunkte mit trockener Nadel oder durch Xylocain-Injektionen, falls sie nach der korrekten Behandlung einer somatischen Dysfunktion weiter bestehen oder als primäre Beschwerdeursache angesehen werden. Im Anschluß an eine Triggerpunktbehandlung ist unabhängig von der angewandten Technik immer ein spezielles Übungsprogramm erforderlich.

22.2.3 Injektionen an das Iliosakralgelenk

Liegt ein „ISG-Syndrom" vor, sind Injektionen in diagnostischer und therapeutischer Hinsicht sinnvoll. Die Injektion in die Gelenkkapsel hat unter Röntgenkontrolle zu erfolgen und wird vom kaudalen Anteil des Gelenkes aus durchgeführt. Ein schmerzhaftes Iliosakralgelenk kann durch Arthrographie oder mit Hilfe der Schmerzprovokation durch Injektion und konsekutiver Schmerzlinderung durch Anästhetikagabe diagnostiziert werden. Gelegentlich kann nach der Injektion in die Gelenkkapsel ein Extravasat des Kontrastmittels nach ventral beobachtet werden, wodurch die Nervenwurzeln von L5 und S1 zur Darstellung kommen. Diese Tatsache könnte für die Schmerzen an der unteren Extremität verantwortlich sein, die häufig beim ISG-Syndrom angetroffen werden. Zur Therapie empfiehlt sich die Injektion in den dorsalen ligamentösen Anteil des Iliosakralgelenkes. Wenn durch die Infiltration von Lokalanästhetika an den dorsalen Anteil des ISG eine Schmerzlinderung eintritt, kann das ISG als Ursprungsort des Schmerzes identifiziert werden. Die Injektion von Steroiden mit antiinflammatorischer Wirkung an die dorsalen sakroiliakalen Bänder hat sich in Verbindung mit manuellen Techniken und einem Übungsprogramm zur Behandlung des sakroiliakalen Syndroms bewährt. Die Infiltration an die dorsalen sakroiliakalen Bänder kann ohne Röntgenkontrolle erfolgen, wenn der Arzt die anatomischen Strukturen kennt und die Technik beherrscht. Die Injektion mit Steroiden sollte normalerweise nicht mehr als zweimal durchgeführt werden.

Ein ähnliches, allerdings weniger häufig angewandtes Verfahren stellt die Injektion von Lokalanästhetika und Steroiden an den dorsalen Teil des Wirbelbogengelenkes der unteren LWS dar. Dies entspricht nicht der klassischen Facetteninfiltration, die eine radiologische Kontrolle erfordert. Der Arzt kann sich ohne Röntgenkontrolle mit der Nadel am Knochen entlang bis zur Basis des Proc. transversus vortasten. Anschließend wird die Nadel vorsichtig nach oben und unten geführt und es erfolgt die Infiltration von Lokalanästhetika und Steroiden an den hinteren Kapselanteil. Diese Behandlung ist für die Kurzzeittherapie eines akuten Facettensyndroms höchst effektiv. Auch hier sind eine entsprechende Ausbildung des Arztes und ausreichende Übung Voraussetzung. Komplikationen treten höchst selten auf, müssen jedoch in Betracht gezogen werden.

22.2.4 Prolotherapie (Sklerosierungstherapie)

Die Prolotherapie wird von zahlreichen manualtherapeutisch tätigen Ärzten befürwortet. Dabei erfolgt die Injektion proliferationsfördernder Lösungen an die Bandansätze. Gedney und Hackett haben diesem Verfahren unter Osteopathen bzw. Ärzten Popularität verschafft. Das Wirkprinzip ist folgendes: Durch die Injektion eines Medikaments in Bandstrukturen wird die Proliferation von Kollagen durch Fibroblasten-Aktivität gefördert. Dadurch kommt es zu einer Straffung des Ligaments mit konsekutiver Reduktion des ligamentösen Schmerzes. Die Zusammensetzung der Sklerosierungslösung hat sich im Lauf der Zeit geändert. Die heute gebräuchlichste Lösung wurde von Ongley entwickelt und besteht aus einer Mischung von hypertoner Kochsalzlösung, Glyzerin und Phenol in Aquadest und Xylocain. Detailliertere Informationen findet der Leser in dem Buch „Diagnosis and Injection Techniques in Orthopaedic Medicine" von Dorman und Ravin. Die Prolotherapie ist wissenschaftlich durch ausgiebige Grundlagenforschung und in klinischen Studien untersucht. Die Methode scheint in ausgewählten Fällen wirksam zu sein. Wie bei allen Injektionstechniken sollte der Behandler über eine entsprechende Ausbildung und regelmäßige Übung verfügen. Nach meiner Erfahrung ist die Prolotherapie bei bestimmten Patienten mit rezidivierendem „ISG-Syndrom" indiziert; insbesondere bei Hypermobilität und assoziierter *Shear*-Dysfunktion (Iliumverschiebung nach superior oder inferior), bei chronisch rezidivierenden Iliosakralgelenkdysfunktionen mit Sakrumnutation nach anterior und bei einer Translation nach inferior. Die Behandlung muß nicht zwingend unter radiologischer Kontrolle durchgeführt werden, besteht jedoch die Möglichkeit, sollte sie genutzt werden. In jüngster Zeit wurden proliferierende Substanzen in die Bandscheibe injiziert, um Risse am Anulus fibrosus zu behandeln. Diese Technik ist äußerst schwierig und stellt hohe Anforderungen an den durchführenden Arzt. Sie ist nur unter Röntgenkontrolle durchzuführen. Die Prolotherapie ist für den Patienten mit Schmerzen verbunden, daher empfiehlt sich eine Prämedikation mit Lokalanästhetika. Wie zahlreiche therapeutische Techniken wird auch die Prolotherapie zu häufig und bei unangemessener Indikationsstellung angewandt. Für den richtigen Patienten mit den passenden diagnostischen Kriterien ist sie unbestritten von großem Nutzen.

22.3 Orthopädische Hilfsmittel

Für den manualtherapeutisch tätigen Arzt stehen zahlreiche orthopädische Hilfsmittel zur Verfügung. Diejenigen, die sich nach meiner Erfahrung am besten bewährt haben, werden im folgenden vorgestellt.

22.3.1 Rückenstützen und Korsette

Auf dem Markt findet sich ein reichhaltiges Angebot an verschiedenen Korsetten und Rückenstützen. Bei akuten Schmerzen kann ein speziell angepaßter, durch Hitze verformbarer Gurt indiziert sein, der die Rumpfstabilisierung in der Akutphase gewährleistet. Der Gurt sollte allerdings so schnell wie möglich wieder abgelegt und durch ein spezifisches Übungsprogramm für die Rumpfmuskulatur ersetzt werden. Es besteht die Gefahr, daß der Patient vom Einsatz des Stützkorsetts abhängig wird. Er sollte darauf aufmerksam gemacht werden, daß es nur für den kurzzeitigen Gebrauch gedacht ist und ein angemessenes Übungsprogramm das langfristige Ziel des Behandlungsplans darstellt.

22.3.2 Stützgurt für das Iliosakralgelenk

In meiner Praxis hat sich der ISG-Stützgurt nach Hackett, der von der Brooks Company (Marshall, MI) hergestellt wird, sehr bewährt (*Sacroiliac Cinch Belt*). Dieser Gurt ist in verschiedenen Größen verfügbar, er hat keine Sakrumpolsterung und gewährleistet eine dynamische Stütze für das knöcherne Becken. Er wirkt stabilisierend während des Heilungsprozesses (Abb. 22.1). Alle Patienten mit einer Scherdysfunktion (*shear dysfunction*), d.h. einer Verschiebung des Iliums nach superior oder inferior, verwenden diesen Gurt beim Tragen von Lasten mindestens 6 Wochen lang. Kommt es in dieser Zeit nicht zu einem Rezidiv, wird der Gurt abgelegt. Anschließend sollte er nur noch bei schweren körperlichen Arbeiten und bei langen Autofahrten getragen werden. Gelegentlich wird der ISG-Stützgurt auch bei chronisch-rezidivierenden Rükkenschmerzen verordnet, die mit Dysfunktionen von Sakrum, Ilium und Ramus pubis verbunden sind. Dabei findet sich eine Sakrumnutation nach anterior, eine Iliumrotation nach posterior und eine Verschiebung des Ramus pubis nach superior. Durch den Iliosakralgelenkstützgurt wird die freie Beweglichkeit des Beckens beim Gehen gewährleistet. Andere Hilfsmittel, bei denen das Sakrum durch ein Polster komprimiert wird, haben sich meiner Erfahrung nach wenig bewährt.

22.3.3 Schuhausgleich

Dieses am weitaus häufigsten verwandte Hilfsmittel wird zur Langzeitbehandlung bei Beinverkürzung und Bekkenschiefstand verordnet. Es kann entweder eine Absatzerhöhung, eine Absatzabsenkung oder ein durchgehender Schuhausgleich erfolgen. Die Ansichten darüber, wann eine Beinverkürzung bzw. ein Beckenschiefstand klinisch relevant sind, gehen weit auseinander. Meiner Erfahrung nach ist ein Schiefstand der Kreuzbeinbasis mit einer Höhendifferenz von mehr als 6 mm bei Patienten mit rezidivierenden Schmerzen im unteren Lumbalbereich und an der unteren Extremität bereits von klinischer Bedeutung. Die diagnostische Methode zur Feststellung von Beinverkürzung und Beckenschiefstand wurde in Kapitel 21 beschrieben. Ist eine zusätzliche Röntgenexposition für den Patienten nicht zumutbar, können Beinverkürzung und Beckenschiefstand auch klinisch diagnostiziert werden. Eine recht genaue Beurteilung ist mit Nativaufnahmen möglich, aus denen Form, Größe und Symmetrie der beiden Iliumknochen wie auch des Sakrums ersichtlich sind. Keile verschiedener Größe können unter das kurze Bein gelegt werden, bis Becken und LWS gerade stehen. Keile oder Hölzer zum Unterlegen stehen in unterschiedlichen Dicken zur Verfügung. Wir kennen Unterlegkeile mit einer Dicke von 5, 10 und 12,5 mm. Nach einer manualtherapeutischen Behandlung des Beckens und der LWS erfolgt die Untersuchung des Patienten im Stehen (Abb. 22.2). Liegt ein Beckenschiefstand vor, wird das kürzere Bein mit verschiedenen Hölzern unterlegt, bis die Cristae iliacae und die Trochanteren beidseits gleich hoch stehen. Die Rumpfseitneigung der LWS muß ebenfalls symmetrisch sein. Wurde die Höhe des erforderlichen Schuhausgleiches mit Hilfe einer Röntgenuntersuchung oder durch eine klinische Untersuchung ermittelt, ist die vorübergehende Verwendung eines Fersenkeiles indiziert. Anschließend kann dann der endgültige Schuhausgleich durch Absatz- und Sohlenerhöhung erfolgen, um die korrekte Biomechanik des Beckens wieder zu gewährleisten. Der Schuhausgleich kann meist problemlos beim Schuster durchgeführt werden, bei besonders schwierigen Fällen ist ein Orthopädiemechaniker oder ein Schuster mit Spezialausbildung zu beauftragen. Zur Aufrechterhaltung einer korrekten Biomechanik am Fuß und am Sprunggelenk empfiehlt sich beim Schuhausgleich sowohl die Erhöhung der Fußsohle wie auch die Absatzerhöhung. Eine Absatzerhöhung von 1 cm wird von den meisten Patienten auch ohne zusätzliche Sohlenerhöhung gut vertragen, es bestehen allerdings individuelle Unterschiede.

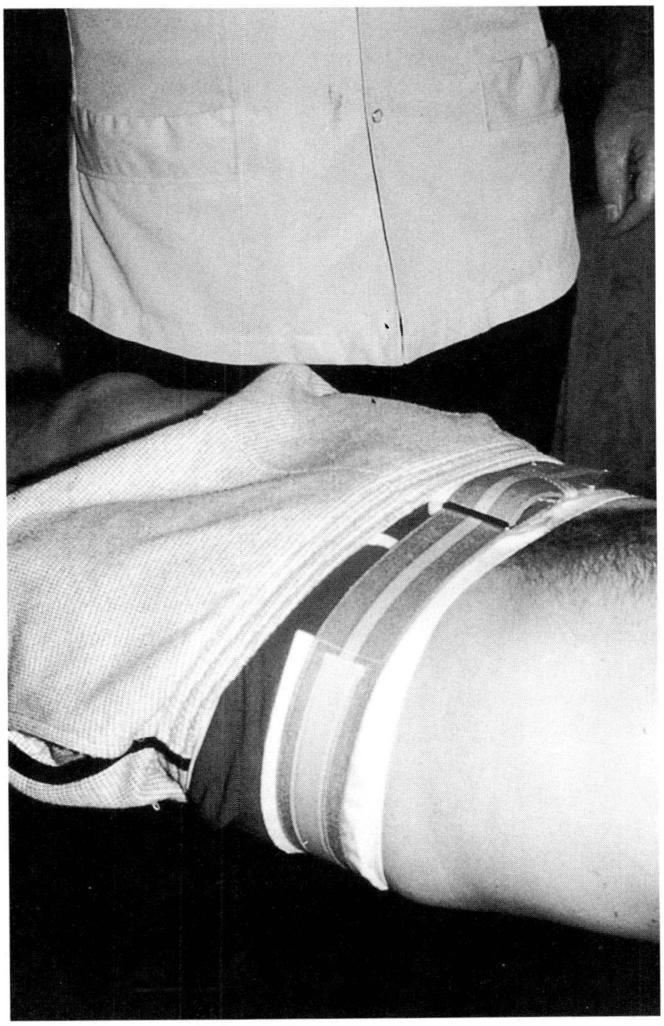

Abb. 22.1: Sakroiliakaler Stützgurt

Im folgenden werden die therapeutischen Schritte vorgestellt, die beim erfolgreichen Ausgleich einer Beinlängendifferenz zur Anwendung kommen. Beträgt der Schuhausgleich 1 cm und weniger, genügt eine Absatzerhöhung auf der Seite der Beinverkürzung. Entgegen früherer Empfehlungen, nach denen eine Absatzerhöhung schrittweise um je 0,3 mm zu erfolgen hatte, wird eine Erhöhung um 1 cm von den meisten Patienten problemlos vertragen. Beträgt der Kreuzbeinbasiswinkel mehr als 42° oder wird durch die klinische Untersuchung eine verstärkte Lendenlordose im unteren Lumbalgebiet festgestellt, so ist die Absatzreduktion auf der Seite des längeren Beines der Absatzerhöhung auf der Seite des kürzeren Beines deutlich überlegen, da die Beckenkippung nach vorne nicht mehr als unbedingt nötig verstärkt werden darf. Beträgt die Höhe des erforderlichen Schuhausgleiches zwischen 1 und 2 cm, sollte die Erhöhung in zwei Schritten durchgeführt werden. Dabei wird zuerst die Hälfte des erforderlichen Ausgleichs am kurzen Bein erhöht. Nach 3 bis 6 Wochen wird der Absatz auf der Seite des längeren Beines um die andere Hälfte des erforderlichen Ausgleiches gekürzt. Ist eine Schuherhöhung um mehr als 2 cm erforderlich, so sollte diese schrittweise um jeweils 1 cm erfolgen, bis Absatz und Schuhsohle die nötige Höhe erreicht haben. Die Patienten tolerieren den Ausgleich einer Beinlängendifferenz bei richtiger Indikation meist problemlos. Liegt jedoch eine degenerative Gelenkerkrankung, insbesondere eine Koxarthrose vor, ist Vorsicht geboten. Auch bei Asymmetrien des knöchernen Beckens sollte die Indikation zum Schuhausgleich sehr sorgfältig gestellt werden. Wird nämlich aufgrund einer Asymmetrie des Beckens das längere Bein weiter unterstützt, um eine abgesunkene Sakrumbasis aufzurichten, so entsteht eine erhebliche Belastung für das Hüftgelenk und die lateralen Hüftstabilisatoren, insbesondere den M. glutaeus medius und minimus. Die

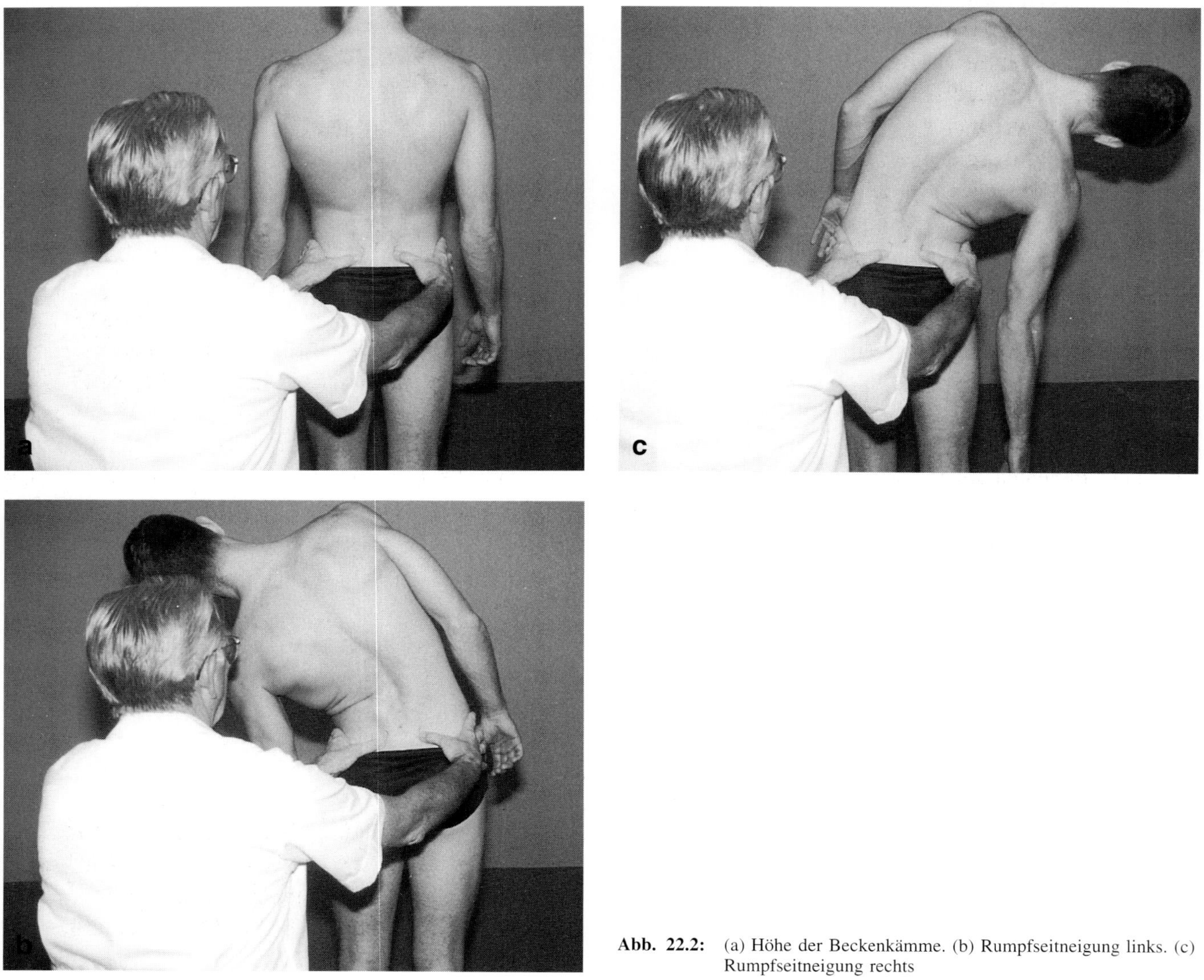

Abb. 22.2: (a) Höhe der Beckenkämme. (b) Rumpfseitneigung links. (c) Rumpfseitneigung rechts

LWS adaptiert sich an die Beinverkürzung, indem sie eine Skoliose mit Konvexität zur Seite der abgesunkenen Sakrumbasis und damit zur Seite der Beinverkürzung bildet. Mit Hilfe des Schuhausgleiches wird somit die reaktive Skoliose vermindert, was zur Wiederherstellung einer normalen Biomechanik an der LWS führen kann. Die Therapie einer Beinlängendifferenz mit Hilfe eines Schuhausgleiches hat normalerweise keine Nebenwirkungen. Treten diese auf, so betreffen sie meist Fuß- und Sprunggelenk. Durch Anheben der Ferse verändert sich die Biomechanik im Talotibialgelenk, was eine Instabilität dieses Gelenkes verstärken kann. Dies ist durch eine gleichzeitige Sohlenerhöhung zu vermeiden. Komplikationen treten auch an der Plantarfaszie auf, da aufgrund der Belastung der Plantarfläche des Kalkaneus Fersenschmerzen auftreten können. Mit Hilfe einer geeigneten Schuhsohle und eines Absatzes können diese Schmerzen verhindert werden. Die Schuherhöhung kann auch in Kombination mit einem orthopädischen Hilfsmittel erfolgen. Normalerweise benötigt ein Patient 6 bis 8 Wochen, bis er sich an den Ausgleich der Beinlängendifferenz angepaßt hat. Begleitend sollten Dehnübungen für die myofaszialen Strukturen angeordnet werden. Der Patient muß darüber aufgeklärt werden, daß der Schuhausgleich permanent zu erfolgen hat und an allen Schuhen anzubringen ist. Die Höhe des Ausgleiches verändert sich nicht, außer wenn eine Fraktur oder eine progrediente degenerative Gelenkerkrankung an den unteren Extremitäten auftritt.

22.3.4 Fußorthesen

Durch eine individuelle Schuhversorgung kann die muskuloskelettale Balance verbessert werden. Dabei ist die podologische Versorgung den biomechanischen Verhältnissen des Patienten anzupassen. Die manuelle Therapie des Fußes zur Mobilisierung von dysfunktionellen Gelenken und Faszien sollte vor einer Schuhveränderung erfolgen. Vorsicht ist beim Ausgleich einer Beinlängendifferenz mit gleichzeitiger Einlagenversorgung geboten. Häufig genügt es bereits, die Einlage zu erhöhen. Bisweilen kann es erforderlich sein, das Schuhwerk zu ändern, um die Beinlängendifferenz auszugleichen, und anschließend den Innenschuh mit der nötigen Einlage auszustatten.

22.4 Physikalische Therapieverfahren

Physikalische Maßnahmen kommen in unserem Gesundheitswesen ad extensum zur Anwendung, obwohl ihre Effektivität durch die Forschung nicht hinreichend belegt ist. Die hier vorgestellten Maßnahmen basieren auf meinen persönlichen klinischen Erfahrungen.

22.4.1 Eisapplikationen

Bei akuten Weichteilverletzungen werden häufig Eisapplikationen verordnet. Das klassische Prinzip der Sportmedizin: RICE, d. h. Ruhe, Eis, Kompression und Hochlagerung (*rest, ice, compression, elevation*), eignet sich bei zahlreichen Verletzungen und Krankheitsbildern. Nach einer Therapie werden Eispackungen eingesetzt, um die Entzündungsreaktion zu vermindern, die nach der Behandlung chronischer Dysfunktionen nicht selten auftritt. Als Anwendungen über einen kurzen Zeitraum sind sie höchst effektiv. Hauterfrierungen sollten vermieden werden.

22.4.2 Wärmeanwendungen

Äußere Wärme wird von den meisten Patienten als angenehm empfunden, ist jedoch nicht immer indiziert. Wir kennen die Berichte von Patienten mit akuten Schmerzen im unteren Lumbalbereich, die nachts ein Heizkissen oder eine Wärmflasche benutzen und am nächsten Tag nicht mehr aus dem Bett kommen. Die kurzzeitige Wärmeapplikation dient zur Verbesserung der Zirkulation einer Körperregion und fördert das Abklingen des Reizzustandes mit begleitender abakterieller Entzündung. Zuviel Wärme über längere Zeit appliziert kann die Entzündung allerdings auch aktivieren. Vor einer manuellen Dehnung hat sich die Anwendung von feuchter Hitze (z. B. heiße Rolle) bewährt. Zur Selbstbehandlung wird der Patient angehalten, feuchte oder trockene Hitze nicht länger als 15 Minuten und nicht öfter als alle zwei Stunden anzuwenden, aber maximal sechsmal pro Tag.

22.4.3 Ultraschall

Mit Hilfe der Ultraschallbehandlung ist eine Überwärmung tieferer Gewebeschichten möglich. Ultraschall hat sich besonders in der Behandlung der Schulterregion zur Vorbereitung von Dehn- und Kräftigungsübungen bewährt.

22.4.4 Traktionen

Traktionen mit Hilfe von statischen oder dynamischen Geräten werden in der muskuloskelettalen Medizin häufig verwandt. In der Literatur gibt es nur wenige Forschungsergebnisse über die Wirksamkeit dieser Behandlungsmethode. In der Praxis allerdings wird die gute Wirkung von Traktionen bei bestimmten Schmerzzuständen und Krankheitsbildern durchaus geschätzt. Die Traktion des Beckens über die Stufenlagerung kann bei einem akuten Bandscheibenschaden im Lumbalgebiet von Nutzen sein. Dabei liefert das Körpergewicht die erforderliche Traktion und Distraktion der unteren LWS in gebeugter Stellung.

Das Natchez Mobil-Trac-System (entspricht dem in Deutschland üblichen Tru-Trac-System, A.d.Ü.) besteht aus einer mechanisch verstellbaren Liege. Der Patient kann darauf so gelagert werden, daß eine aktive Muskelkontraktion zur Distraktion und Mobilisierung der Wirbelsäule bei Bandscheibenerkrankungen möglich ist. Steht dieses Gerät zur Verfügung und kann korrekt bedient werden, ist es zur Kurzzeitbehandlung akuter Radikulopathien zu empfehlen. An der HWS werden häufig Traktionen angewandt, insbesondere bei der Selbstbehandlung zu Hause.

Als Hilfsmittel für die Traktion der HWS hat sich die Glisson-Schlinge bewährt. Dabei ist die Anleitung des Patienten bezüglich der Haltung des Kopfes erforderlich, um eine Kompression des Unterkiefers sowie eine Irritation des Temporomandibulargelenkes zu verhindern. Es können Gewichte zwischen 2,5 und 4 kg verwendet werden. Die Traktion sollte zweimal täglich über maximal 20 Minuten erfolgen. Im Anschluß an die Traktion kann durch vorsichtige Flexions-/Extensionsbewegungen und Rechts-/Linksrotationen eine Linderung akuter und chronischer HWS-Symptome erzielt werden. Das *Gravity Lumbar Traction System* ermöglicht eine intensive Traktionsbehandlung in der Klinik und zu Hause. Die Traktion erfolgt über eine Weste, die der Patient trägt. Das Körpergewicht kann somit als aktivierende Kraft wirken. Die Körperposition wird von horizontal bis semivertikal in verschiedenen Neigungswinkeln eingestellt. Als Variante kann die Aufhängung über eine Weste einen Teil des Körpergewichtes neutralisieren, während ein Übungsprogramm, z. B. mit Hilfe eines Laufbandes, absolviert wird. Dieses Traktionssystem hat sich für die Behandlung akuter diskogener Radikulopathien bewährt.

22.4.5 TENS

Die transkutane elektrische Nervenstimulation (TENS) erfreut sich in den medizinischen Berufen wie auch unter Laien zunehmender Beliebtheit. Ich selbst finde ihre Wirksamkeit eher enttäuschend. Manche Kollegen wenden auch die Elektrostimulationsanalgesie mit Erfolg an. Wie bei TENS sind die Ergebnisse enttäuschend.

22.5 Wirbelsäulenchirurgie

Die Wirbelsäulenchirurgie verfolgt zwei Ziele: zum ersten die Entlastung der durch Trauma oder degenerative Veränderungen verursachten Kompression neuraler Strukturen und zum zweiten die Stabilisierung hypermobiler oder instabiler Segmente. Das Indikationsspektrum für eine Dekompressions- bzw. Stabilisierungsoperation ist sehr weit. Der Erfolg einer chirurgischen Intervention ist jedoch von zahlreichen Faktoren abhängig. Dazu gehört die exakte Indikationsstellung, die richtige Operationstechnik, die Operation des richtigen Segmentes zum richtigen Zeitpunkt sowie das operative Geschick des Chirurgen. Ziel jedes chirurgischen Eingriffes ist die Wiederherstellung der maximalen funktionellen Kapazität des muskuloskelettalen Systems in der posturalen Balance. Eine vollständige apparative und klinische Diagnostik muß jeder chirurgischen Intervention vorangehen. Alle konservativen therapeutischen Möglichkeiten müssen ausgeschöpft sein. Nur wenn der Befund eindeutig mit der Schmerzsymptomatik kompatibel ist und wenn die Erfolgsaussichten für eine Operation ausreichend hoch sind, sollte ein operativer Eingriff stattfinden. Wie bereits erwähnt, sollten alle konservativen Möglichkeiten einschließlich einer hochdosierten aggressiven Schmerztherapie vollständig ausgeschöpft sein. Die alleinige Verordnung von Bettruhe, physikalischen Maßnahmen und Analgetika ist insuffizient.

Die meisten diskogenen Radikulopathien sprechen auf umfassende konservative Maßnahmen gut an. Dabei reicht das Spektrum von manueller Therapie über entzündungshemmende Medikation, Analgetikagabe, kurzfristige Bettruhe bis zur krankengymnastischen Übungsbehandlung. Ist der Therapieerfolg der konservativen Maßnahmen unzureichend und nehmen die neurologischen Ausfallserscheinungen zu, sollte schnellstmöglich eine neurochirurgische Konsiliaruntersuchung mit der Möglichkeit einer operativen Intervention veranlaßt werden. Als schwerste neurologische Komplikationen kennen wir das „Kaudasyndrom", zunehmende Muskelschwäche oder Zeichen einer zunehmenden Duraspannung. Wird im

Rahmen der Diagnostik ein operativ zu behandelnder Befund festgestellt, der im Einklang mit der Beschwerdesymptomatik des Patienten steht, sind zusätzlich elektrodiagnostische Untersuchungen wie z. B. die Elektromyographie erforderlich, bevor die Indikation zur Operation gestellt wird.

Um ein optimales chirurgisches Ergebnis zu erzielen, ist eine prä- und postoperative Behandlung des Patienten notwendig. Präoperativ kann durch Dehn- und Kräftigungsübungen das muskuloskelettale System auf den chirurgischen Eingriff vorbereitet werden. Postoperativ sollte so schnell wie möglich mit der Rehabilitationsbehandlung begonnen werden. Selbst bei Stabilisierungsoperationen können bereits vor dem Aufstehen isometrische Übungen im Bett durchgeführt werden. Ziel der postoperativen Rehabilitation ist die Wiederherstellung der Beweglichkeit, der korrekten Muskelsteuerung sowie des muskulären Gleichgewichtes. Nur wenn der Patient auf das zu erwartende Operationsergebnis vorbereitet wird, kann mit einem erfolgreichen Ergebnis gerechnet werden. Viele Patienten erwarten nach der Operation vollständige Schmerzfreiheit. Sie glauben, sie könnten durch den Eingriff wieder einen gesunden, normalen Rükken bekommen. Der Arzt sollte sie davor warnen, daß damit nicht zu rechnen ist. Die pathologischen Veränderungen, die eine Operation notwendig machten, und der operative Eingriff selbst führen zu anatomischen Veränderungen, die nicht mehr in den Normalzustand zurückzuführen sind. Falsche Patientenerwartungen gilt es aus diesem Grunde zu vermeiden.

Der chirurgische Eingriff sollte minimal invasiv erfolgen. Man sollte alles versuchen, um die anatomischen Verhältnisse so wenig wie möglich zu verändern. Postoperative Kernspin-Untersuchungen haben gezeigt, daß Muskelgewebe durch Fettgewebe ersetzt wird, insbesondere in der tiefen 4. Muskelschicht. Dadurch wird die Funktion der Propriorezeption beeinträchtigt. Ohne adäquate Informationen von den Propriorezeptoren sind die Muskelsteuerung und ein gutes funktionelles Ergebnis erheblich erschwert. Damit ergibt sich die Notwendigkeit eines intensiven Übungsprogrammes im Anschluß an die Wirbelsäulenoperation.

22.6 Krankengymnastische Übungstherapie

Nach meinen Erfahrungen hat sich von allen adjuvanten Therapieformen das krankengymnastische Übungsprogramm am besten bewährt. Die hier vorgestellten Übungen sind von grundlegender Bedeutung, um den therapeutischen Effekt jedes manuellen Eingriffes zu sichern. Die in Kapitel 20 erläuterten Übungsprinzipien sind auf alle Patienten anwendbar. Es lohnt sich für den manualtherapeutisch tätigen Arzt, die Übungen selbst zu kennen, um sie adäquat vermitteln zu können.

22.7 Zusammenfassung

Bei der Behandlung von Schmerzen am Bewegungsapparat sollte man alle zur Verfügung stehenden adjuvanten schmerztherapeutischen Maßnahmen ausschöpfen. Je größer das therapeutische Register, desto wahrscheinlicher ist der Erfolg. Jeder Patient muß individuell untersucht und behandelt werden. Das Übungsprogramm ist den spezifischen Bedürfnissen des Patienten anzupassen. Die Verordnung adjuvanter Therapiemaßnahmen sollte nicht nach Schema F erfolgen.

23 Häufige klinische Krankheitsbilder

In einer manualmedizinischen Praxis werden Patienten mit klinischen Bildern beobachtet, die ein bestimmtes Muster aufweisen. Werden die Methoden der strukturellen Diagnostik und der manuellen Therapie angewandt, findet sich bei zahlreichen Patienten immer wieder eine ähnliche Kombination von Befunden. Durch korrekte Behandlung kann in einigen Fällen vollständige Symptomfreiheit erzielt werden, während in anderen die Beschwerden persistieren oder Rezidive auftreten. Hier sollen einige, in der manuellen Praxis häufig vorkommende Symptombilder vorgestellt werden.

23.1 Das allgemeine kompensatorische (universelle) Muster

Zahlreiche Autoren beschreiben ein allgemeines (universelles) Muster. Nahezu alle Patienten weisen Asymmetrien in der Funktion des muskuloskelettalen Systems auf. Die symmetrische Funktion des Bewegungsapparates stellt eine Idealbild dar, das jedoch selten tatsächlich anzutreffen ist. Das „universelle Muster" besteht aus einer Serie von Befunden. Diese sind im einzelnen: Pronationsstellung des rechten Fußes, Iliumrotation nach anterior rechts, Iliumrotation nach posterior links, Pubis inferior rechts, Pubis superior links, Sakrumtorsion nach anterior über die linke diagonale Achse (L- über L-Torsion oder *forward torsion*), Skoliosierung der unteren BWS mit Konvexität nach rechts, Skoliosierung der LWS mit Konvexität nach links, Schultertiefstand rechts sowie Protraktion der rechten Schulter und Skoliosierung der HWS mit Konvexität links. Es gibt eine Reihe von Theorien zu Erklärung dieses Phänomens, darunter auch die sog. „Corioliskraft", die im Zusammenhang mit der Erdanziehungskraft auftritt. Ursprünglich ging man davon aus, daß dieses Dysfunktionsmuster in der nördlichen Hemisphäre verbreitet sei und sich die Befunde bei Bewohnern der südlichen Hemisphäre umkehrten – ähnlich dem Unterschied, den man beim Abfließen von Wasser im Ausguß feststellen kann. Ich hatte selbst Gelegenheit, Patienten in Neuseeland und Australien zu untersuchen und konnte bei diesen Patienten das gleiche Dysfunktionsmuster wie bei Patienten der nördlichen Hemisphäre feststellen. Offensichtlich spielt der Corioliseffekt also keine Rolle. Eine weitere Theorie postuliert, daß dieses Muster eine Folge der Rechtshändigkeit sei. Da nun ein hoher Prozentsatz der Bevölkerung aus Rechtshändern besteht, erscheint diese Theorie eher glaubwürdig. In unserer Gesellschaft sind die Geräte des täglichen Gebrauches für Rechtshänder konstruiert, so daß Linkshänder dazu gezwungen sind, in einer auf Rechtshänder abgestimmten Umwelt zu leben. Möglicherweise führen Wiederholungsbewegungen in dieser auf Rechtshänder abgestimmten Umwelt zum universellen Dysfunktionsmuster. Der Autor hat sich auch gefragt, ob die Tatsache, daß die meisten Kinder mit dem Scheitel und dem linken Okziput voran zur Welt kommen, ein Faktor bei der Entstehung der funktionellen Asymmetrie des Haltungs- und Bewegungsapparates sein könnte. Zukünftige Forschungen mögen sich mit dieser Frage beschäftigen. Es ist richtig, daß das oben beschriebene Muster sowohl bei Patienten mit einer muskuloskelettalen Symptomatik wie auch bei asymptomatischen Patienten anzutreffen ist. Mithin stellt sich die Frage, ob es überhaupt von klinischer Relevanz ist. Die Erfahrung zeigt, daß Patienten, deren Dysfunktionen diesem Muster nicht folgen, häufiger klinisch symptomatisch werden. Ein Befund, der nicht in das Muster paßt, sollte die besondere Aufmerksamkeit des Untersuchers auf sich ziehen.

Über die Dysfunktionen der Gelenke, die bei dem universalen Dysfunktionsmuster anzutreffen sind, hinaus bestehen regelhafte Asymmetrien der Muskelfunktion – wobei manche Muskeln zu Verkürzung und Verspannung, andere zu Inhibition und Abschwächung neigen. Diese muskulären Gesetzmäßigkeiten wurden in Kapitel 20 besprochen, sie müssen weiter erforscht werden. Das Zusammenspiel von Muskelstereotypien und spezifischen Gelenkdysfunktionen ist immer wieder überraschend. Dies wirft die Frage auf, welche der beiden Dysfunktionen zuerst entstanden ist und welche Rolle die jeweilige Dysfunktion bei der Aufrechterhaltung der Dysfunktion des anderen Systems spielt. Steht das Gelenk oder der Muskel im Vordergrund? Vermutlich handelt es sich um eine Kombination aus beidem.

Das allgemeine universelle Muster kann den Behandler verführen, die Dysfunktionen des Patienten in „Kochbuchmanier" oder nach Schema F zu behandeln. Das ist eine schlechte Praxis. Jeder Patient sollte auf sein eigenes Muster und dessen Abweichungen vom mehr allgemeinen individuell untersucht werden. Es sei noch einmal betont, daß jede Dysfunktion, die vom allgemeinen Muster abweicht, von größerer klinischer Bedeutung ist.

23.2 Das therapieresistente Lumbalsyndrom

Arbeitsunfähigkeit und Behinderung aufgrund eines chronischen, therapieresistenten Lumbalsyndroms stellen nach wie vor ein wichtiges gesellschaftliches Problem dar. Die Behandlungskosten des Patienten mit chronischen Rückenschmerzen eskalieren in unserer industriellen Gesellschaft und sind für Gesundheitssystem, Versicherungswesen und Arbeitgeber eine große Belastung. Für den Patienten sind die Auswirkungen chronischer Rückenschmerzen mitunter durchaus dramatisch. Das reicht vom Einkommensverlust bis zu reduzierter Aktivität im täglichen Leben, vom Verlust des Selbstwertgefühls bis hin zur vollständigen Abhängigkeit. Die Prävention des therapieresistenten chronischen Lumbalsyndroms und die Rehabilitation der Betroffenen stellen in der Tat eine große Herausforderung dar.

Die strukturelle Diagnose und die Praxis der manuellen Medizin haben gezeigt, daß bei Patienten mit chronischen therapieresistenten Rückenschmerzen ein ganzes Bündel von Befunden vorliegen kann. Wir haben dieses das „schmutzige halbe Dutzend“ (*dirty half dozen*) genannt. Es besteht aus Dysfunktionen in der Lendenwirbelsäule, im Becken und in den unteren Extremitäten. Im einzelnen sind das:

1. Eine non-neutrale Dysfunktion in der LWS, wobei die Segmente der unteren LWS und des thorakolumbalen Überganges primär in Flexion, Rotation und Seitneigung stehen (FRS);
2. Dysfunktionen an der Symphyse;
3. Einschränkung der Nutationsbewegung der Sakrumbasis nach anterior, wobei entweder eine Torsion nach posterior (backward torsion) oder eine Nutation nach posterior (Extension des Sakrums) vorliegt;
4. Iliumverschiebung nach oben oder unten;
5. Beinverkürzung mit Beckenneigung;
6. Muskuläre Dysbalance von Rumpf und unteren Extremitäten.

Unter Leitung des Autors wurde eine Langzeitstudie mit 183 Patienten im Durchschnittsalter von 40,8 Jahren durchgeführt. Die durchschnittliche Zeit der Erkrankung betrug 30,7 Monate, die Studie erfaßte 79 männliche und 104 weibliche Patienten. Alle waren in ihrer Erwerbsfähigkeit beeinträchtigt, 53 % arbeiteten halb- bis unter vollschichtig und waren in manchen Aktivitäten des täglichen Lebens beeinträchtigt; 42 % der Patienten waren nicht erwerbsfähig und in nahezu allen Aktivitäten des täglichen Lebens beeinträchtigt. 5 % der Patienten waren so schwer behindert, daß sie ihr Alltagsleben nicht ohne fremde Hilfe bewerkstelligen konnten. 18 % des Krankengutes waren voroperiert, das läßt die Annahme zu, daß die meisten therapieresistenten Kreuzschmerzen eine Folge des Versagens der vorausgegangenen konservativen Behandlung sind. Die Mißerfolgsrate von 18 % bei operativen Eingriffen liegt nahe beim gesamtamerikanischen Durchschnitt von 15 %. Als Hauptbeschwerden wurden Rückenschmerzen mit Ausstrahlung in Gesäß und Oberschenkel, bei 38 % der Patienten bis unter das Knie, angegeben. Kein einziger Patient berichtete über Schmerzen ausschließlich im Bein. Die neurologischen und orthopädischen Standarduntersuchungen brachten nur selten positive Ergebnisse. Bei 10 % der Patienten waren ein veränderter PSR oder ASR nachweisbar. Bei weniger als 5 % lag eine deutliche Muskelschwäche vor. 7 % hatten Sensibilitätsstörungen. Das klassische Zeichen nach Lasègue war nur bei 2 % der Patienten positiv. Der gekreuzte Lasègue als typisches Zeichen für eine Wurzelreizung infolge Diskopathie war bei keinem Patienten nachweisbar. Die Untersuchung des *dirty half dozen* („schmutziges halbes Dutzend“) ergab bei 84 % FRS-Dysfunktionen an der LWS mit einem Maximum im Segment L4/L5. 75 % wiesen eine Dysfunktion des Os pubis, 48,6 % eine Einschränkung der Nutation der Sakrumbasis nach anterior auf. In 24 % der Fälle lag eine Iliumverschiebung nach superior oder inferior vor; dabei war das Verhältnis Frauen : Männer gleich 2 : 1. Bei 63 % der Patienten bestand eine Beinverkürzung mit Beckenschiefstand. Diese Ergebnisse stimmen mit früheren Studien überein, die gezeigt hatten, daß zwei von drei Patienten mit chronischen Rückenschmerzen und pseudoradikulärer Ausstrahlung eine Beinverkürzung hatten – verglichen mit 8-20 % der asymptomatischen Bevölkerung. Bei fast allen Patienten lag eine muskuläre Dysbalance vor.

Nur fünf Patienten (3,7 %) des Gesamtkollektivs wiesen keine der beim *dirty half dozen* beschriebenen Dysfunktionen auf. 55 % der Patienten hatten drei oder mehrere der oben beschriebenen Dysfunktionen. Trotz einer Dauer der Arbeitsunfähigkeit von durchschnittlich 2,5 Jahren konnten dank eines gezielten, an den Befunden orientierten Therapieplans 75 % der Patienten in die volle Erwerbsfähigkeit zurückkehren und die Aktivitäten des täglichen Lebens wieder aufnehmen.

23.3 Chronisch-rezidivierende Schmerzen im unteren Rücken (sog. *„Cocktail-Syndrom"*)

Diese Patienten klagen über chronisch rezidivierende Rückenschmerzen, die selten tiefer als bis in das Gesäß ausstrahlen. Sie haben Schwierigkeiten, über längere Zeit still zu stehen, weil dadurch die Rückenschmerzen immer stärker werden, daher der Ausdruck „Cocktail Party Syndrom". Dieses Syndrom ist bei Patienten, die aufgrund ihrer beruflichen Tätigkeit gezwungen sind, längere Zeit an einem Ort zu stehen (z. B. Fließbandarbeiter, Kassierer), von großer Bedeutung. Eine Schmerzlinderung tritt im Sitzen und beim Gehen ein. Patienten, die unter diesem Problem leiden, bevorzugen im Stehen häufig nur ein Bein. Dadurch entstehen eine asymmetrische Gewichtsverteilung und eine chronische posturale Dysbalance.

Die strukturelle Diagnostik zeigt, daß überwiegend die linke Seite betroffen ist. Dabei findet sich ein Pubis superior links, eine Sakrumnutation nach anterior links (Flexion), eine posteriore Rotation des Iliums links und an der LWS eine ERS-Dysfunktion von L5 links. Der M. erector spinae ist verkürzt und verspannt, die Bauchmuskulatur abgeschwächt. Die Behandlung dieser Patienten ist schwierig und häufig frustrierend. Rezidivierende Schmerzexazerbationen sind nicht selten. Die erfolgreiche Behandlung besteht aus einer manuellen Korrektur der Dysfunktionen und aus einem lebenslangen konsequenten Übungsprogramm. Nur dann kann die physiologische Funktion von Rumpf- und Bauchmuskulatur wiederhergestellt und aufrechterhalten werden. Der Patient muß lernen, beim Stehen beide Beine gleichmäßig zu belasten. Veränderungen der Ergonomie am Arbeitsplatz mit der Möglichkeit zu häufigerer Bewegung und der Reduktion langer Standphasen können erforderlich sein.

23.4 Die Spinalstenose

Dieses Krankheitsbild wird durch die durchschnittliche Alterszunahme der Bevölkerung immer mehr zu einem Problem. An allen Wirbelsäulenabschnitten, insbesondere jedoch im Lumbalbereich, treten Stenosen des Spinalkanals wie auch des Foramen intervertebrale auf. Sie sind überwiegend durch degenerative Veränderungen wie z. B. eine Spondylosis deformans oder eine Spondylarthrose bedingt. Beim klassischen Beschwerdebild klagt der Patient, daß er sich nach dem Bücken nur unter Schwierigkeiten aufrichten kann. Er hat Mühe, auch nur kurze Zeit und über kurze Entfernungen aufrecht zu gehen. Häufig wird der Patient angeben, daß er beim Schieben eines Einkaufswagens eine Erleichterung verspürt. Durch die permanente Schonhaltung mit Vorbeuge des Rumpfes entstehen zahlreiche sekundäre Dysfunktionen und muskuläre Dysbalancen. Die neurogene Claudicatio intermittens ist eher die Folge intraneuraler und endoneuraler Kongestionen als einer Kompression. Die manuelle Behandlung hat zum Ziel, die Biomechanik des Beckens und besonders die segmentale Beweglichkeit zu optimieren. Dadurch wird der mit der Kongestion einhergehende entzündliche Reizzustand abgebaut und dem Patienten eine Erleichterung verschafft. Es ist nicht möglich, die knöcherne Pathologie einer spinalen Stenose durch manualtherapeutische Verfahren zu beeinflussen.

23.5 Fallbeispiel

Eine 64jährige Patientin kam im Oktober 1988 zur Behandlung wegen schmerzbedingter Bewegungseinschränkung im Lumbalbereich und beider Beine mit Verschlimmerung beim Gehen und Erleichterung beim Sitzen. Schon auf der kurzen Strecke zum Nachbarhaus trat eine Gehbehinderung durch Schmerzen in den unteren Extremitäten ein. Die körperliche Untersuchung ergab keinen Anhalt für Durchblutungsstörungen der unteren Extremitäten. Bei Trochantergleichstand fanden sich ein Tiefstand des linken Beckenkammes und eine langstreckige linkskonvexe C-förmige Skoliosierung der BWS und LWS. Die Retroflexion der Wirbelsäule war insgesamt eingeschränkt. Der neurologische Untersuchungsbefund lag im Bereich der Norm. Die konventionelle Röntgenuntersuchung der LWS mit Stehaufnahmen in Normalhaltung und Funktionsaufnahmen in Flexion und Extension (Abb. 23.1 bis Abb. 23.6) ergab eine Neigung der Sakralbasisebene mit linksseitiger Absenkung um 1,9 cm. Die Aufnahmen im linken und rechten Schrägdurchmesser (Abb. 23.2 und 23.3) zeigten ausgeprägte degenerative Veränderungen der Wirbelbogengelenke bei L4/L5. Auf der Seitaufnahme im Stehen betrug der Sakralbasiswinkel 36°; das Lot durch den Mittelpunkt des dritten LWK verlief etwas zu weit ventral, bei L4/L5 lag eine degenerativ bedingte Pseudospondylolisthese vor (siehe Abb. 23.4). Die Funktionsaufnahmen zeigten eine leichte Hypermobilität von LWK 3 gegen LWK 4 bei Ante- und Retroflexion (Abb. 23.5 und 23.6).

Bei der Magnetresonanztomographie (MRT) (Abb. 23.7 und 23.8) fand sich eine ausgeprägte Stenose des Wirbelkanals in Höhe L4/L5 neben weiteren Veränderungen, die mit einer degenerativen Diskuserkrankung vereinbar waren.

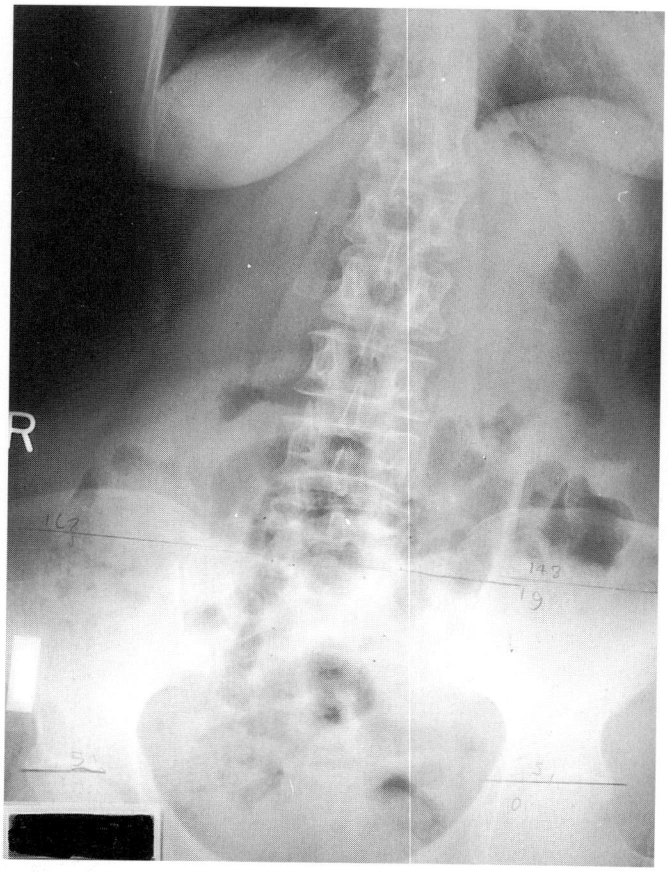

Abb. 23.1: Stehaufnahme der LWS in ap-Projektion

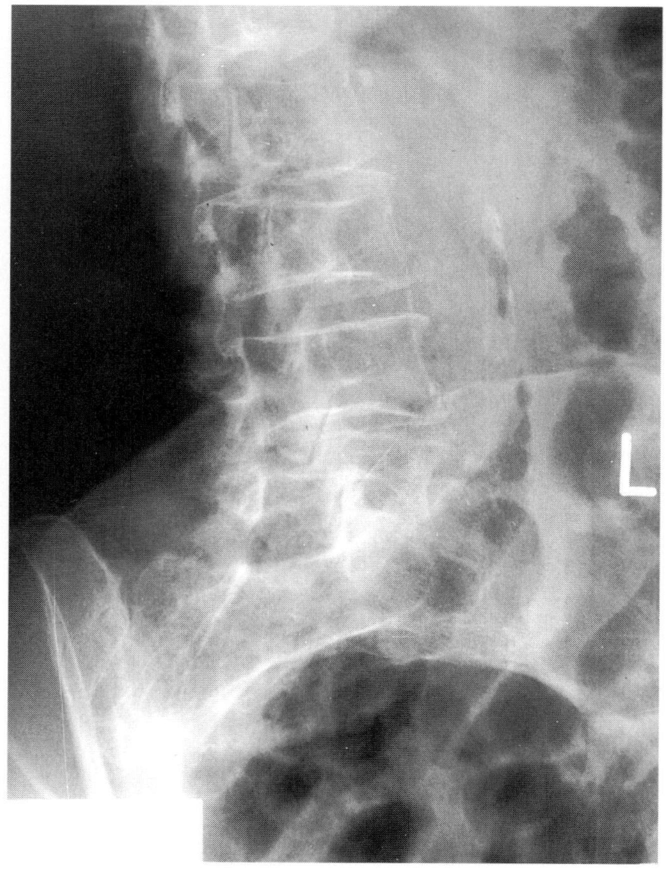

Abb. 23.2: LWS in linker Schrägprojektion

Es wurde ein Behandlungsplan aufgestellt. Die Patientin wurde mit Muskelenergietechniken und mit Mobilisation ohne Impuls behandelt. Das Ziel war, die maximale Beweglichkeit aller Segmente der LWS in neutraler Funktion wiederherzustellen. Anschließend wurde die Beinlängendifferenz ausgeglichen, wobei der Schuhausgleich zuerst um 6 mm, später um 12 mm erfolgte. Dies wurde von der Patientin problemlos vertragen. Ein intensives Übungsprogramm einschließlich Heimübungen mit besonderer Betonung des sensomotorischen Trainings sowie der Dehnungen mußte von der Patientin absolviert werden. Nach 3 Monaten war die Behandlung der akuten Symptomatik abgeschlossen. Die Patientin konnte zu diesem Zeitpunkt eine Meile (1,6 km) aufrecht gehend in 20 Minuten zurücklegen. Im Rahmen der zunehmenden funktionellen Kapazität gelang es ihr schließlich, symptomfrei zwei Meilen in 40 Minuten zurückzulegen. Während der folgenden drei Jahre wurden halbjährliche Kontrolluntersuchungen durchgeführt, seither wird sie jährlich untersucht. Seit der Behandlung sind 6 Jahre vergangen. Die Patientin ist nach wie vor beschwerdefrei, sie trägt immer noch den Schuhausgleich und führt täglich ihre Übungen durch.

Dies ist ein Paradebeispiel für die Fähigkeit des Körpers, seine funktionelle Kapazität zu erweitern, selbst wenn erhebliche degenerative Veränderungen vorliegen. Das Ziel der manuellen Medizin, d. h. die Wiederherstellung der maximalen schmerzfreien Beweglichkeit des posturalen Systems, wurde bei dieser Patientin wie bei zahlreichen anderen Patienten mit ähnlicher Symptomatik erreicht. Durch die Mobilisierung ohne Impuls konnten an der LWS die Beweglichkeit der einzelnen Segmente wiederhergestellt und Dysfunktionen der Wirbelbogengelenke behoben werden. Dadurch kam es zu einer Dekongestion mit verbesserter Gewebeperfusion im Foramen intervertebrale, was zu einer Behebung der neurogenen Klaudikatio-Symptomatik führte. Unabhängig davon, ob dieser Wirkmechanismus exakt zutrifft, war oben dargelegter Behandlungsplan bei zahlreichen Patienten mit Spinalstenose sehr erfolgreich. Daher sollten diese Patienten immer manualtherapeutisch behandelt werden, bevor dekomprimierende chirurgische Eingriffe mit der Gefahr einer konsekutiven Instabilität erfolgen.

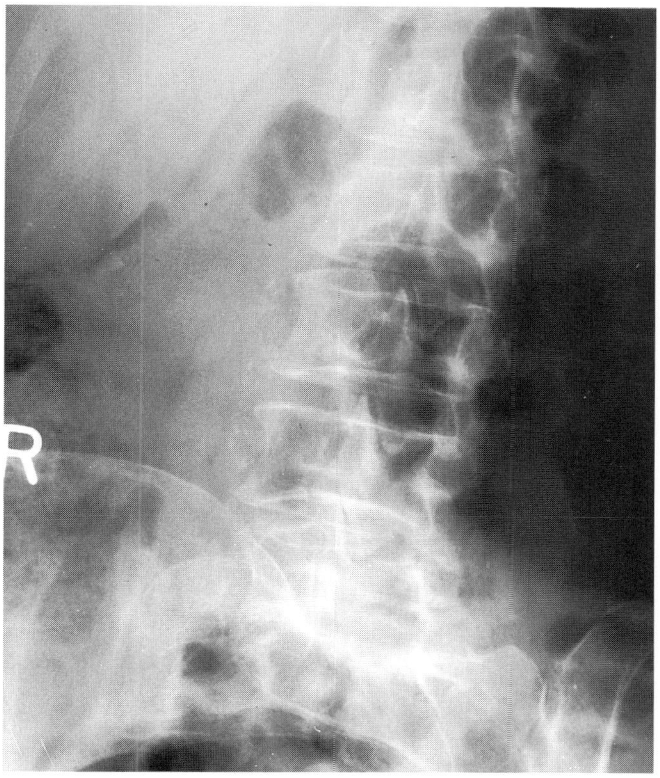

Abb. 23.3: LWS in rechter Schrägprojektion

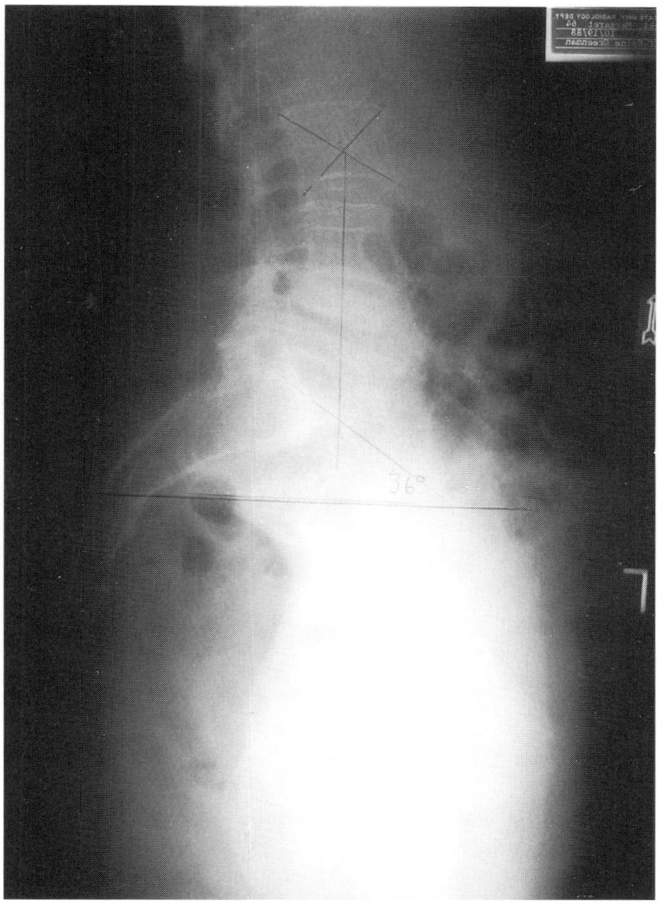

Abb. 23.4: Stehaufnahme der LWS in seitlicher Projektion

23.6 Interkostalneuralgien

Schmerzen in der Brust, die durch die Atmung verstärkt werden, stellen in der manualtherapeutischen Praxis ein relativ häufiges Symptombild dar. Diese Patienten werden dann unter der Diagnose „Interkostalneuralgie" eingeordnet. Die Schmerzen in der Brustwand können allein auftreten oder auch mit anderen Beschwerden am Bewegungsapparat einhergehen.

Bei der strukturellen Diagnostik trifft man meist auf eine sog. „strukturelle Rippendysfunktion", die häufig in Kombination mit einer non-neutralen ERS-Dysfunktion an der BWS vergesellschaftet ist. Meist findet sich eine Rippentorsion nach außen sowie eine ERS-Dysfunktion an der BWS in Kombination mit einer Ausatmungshemmung der über der dysfunktionellen Rippe liegenden Rippen. Auch eine Subluxation nach anterior oder posterior und eine anterior-posteriore oder laterale Kompression können die Symptomatik einer Interkostalneuralgie imitieren. Diese strukturellen Rippendysfunktionen gehen immer mit einer erheblichen Schmerzhaftigkeit und Gewebespannung am kostochondralen Übergang einher (sog. „Tietze-Syndrom"). Weist ein Patient diese Befunde auf und fehlen die diagnostischen Kriterien einer strukturellen Rippendysfunktion, muß der Verdacht auf eine neurologische Erkrankung gelenkt werden. Rückenmarktumoren, Zoster-Infektionen und die diabetische Neuropathie sind nur einige wenige der in der Differentialdiagnostik zu berücksichtigenden Erkrankungen. Die meisten sog. Interkostalneuralgien treten im Gefolge struktureller Rippendysfunktionen auf. Fehlen diese, ist eine konsiliarische neurologische Untersuchung erforderlich.

23.7 Zervikobrachialgien

Die schmerzhafte Bewegungseinschränkung der Halswirbelsäule mit Schmerzen, Taubheit und Kribbeln in der oberen Extremität ist eine häufige Symptomkonstellation. Dabei müssen eine Reihe anatomischer Strukturen untersucht werden, da sie alle beteiligt sein können, entweder im Sinne von pathologischen Strukturveränderungen, Dysfunktionen oder einer Kombination von beidem. Um manualtherapeutisch relevante Dysfunktionen diagnostizieren zu können, hat es sich bewährt, die im folgenden aufgelisteten Strukturen nacheinander zu untersuchen. Klassische neurologische und orthopädische Untersuchungsverfahren sollten zusätzlich angewandt werden.

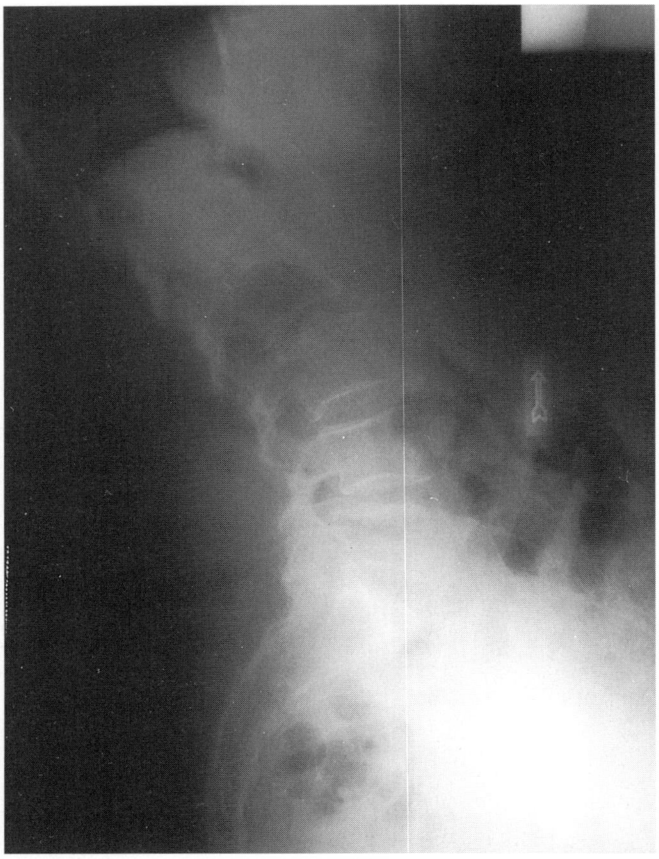

Abb. 23.5: Seitliche Stehaufnahme der LWS in Retroflexion

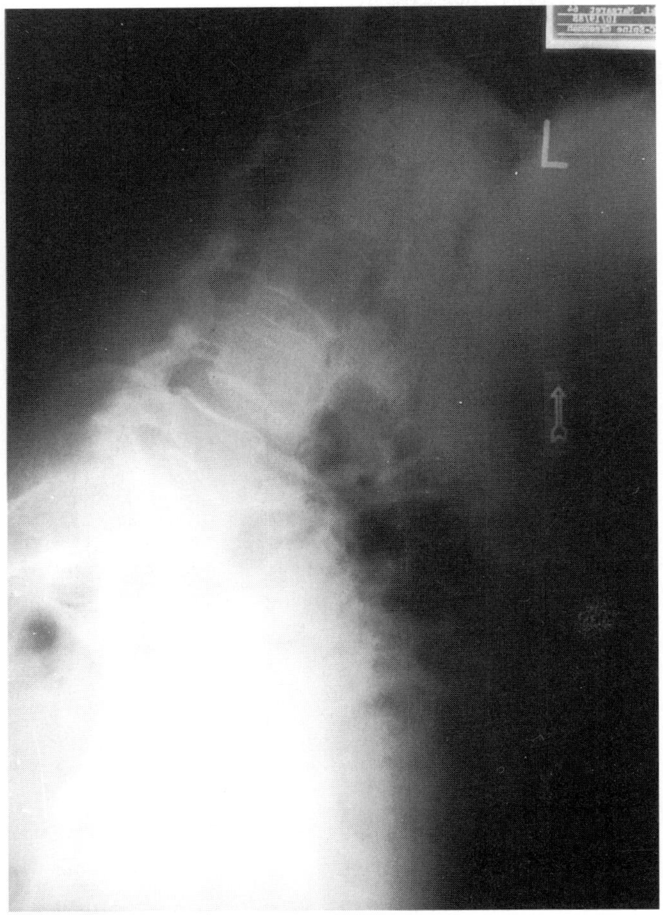

Abb. 23.6: Seitliche Stehaufnahme der LWS in Anteflexion

Bei der Untersuchung wird an der Halswirbelsäule begonnen, wobei die Funktion der Wirbelgelenke geprüft wird. Diese können an einer Einklemmung der zervikalen Nervenwurzeln, sei es durch Kompression oder auch inflammatorische Prozesse, beteiligt sein. Eine Dysfunktion an der HWS geht immer mit einer Funktionsstörung der Mm. intertransversarii einher, da die Nervenwurzeln nach ihrem Austritt aus dem Foramen intervertebrale diese Muskeln durchqueren. Die zervikalen Nervenwurzeln, die sich später zum Plexus brachialis vereinigen, durchdringen zum Teil die Skalenusmuskeln selbst, zum Teil treten sie zwischen ihnen hindurch. Eine Dysbalance in Länge und Tonus dieser Muskeln ist häufig. Durch eine hypertone Skalenusmuskulatur können Plexuskompressionen und -irritationen verursacht werden, die an der Pathologie des Schulter-Arm-Syndroms beteiligt sind. Die Untersuchung der 1. Rippe bezüglich einer Subluxation nach superior ist unabdingbar, da diese den Truncus inferior des Plexus cervicalis beeinflußt. Die Symptomatik verschwindet nach einer erfolgreichen manualtherapeutischen Behandlung der 1. Rippe. Die zweite bedeutsame Rippendysfunktion stellt eine nach oben flektierte 2. Rippe dar, die den kostoklavikulären Kanal mechanisch einengen kann. Dadurch kommt es zu einer Einklemmung des Gefäßnervenbündels. Bei dieser Dysfunktion besteht eine eindeutige Ausatmungshemmung. Der laterale Rippenanteil, der unter dem lateralen Klavikulaende verläuft, ist sehr schmerzempfindlich. Wird eine Subluxation der 1. Rippe nach superior festgestellt, so muß auch die 2. Rippe mit dem Verdacht auf eine Flexion nach lateral oben untersucht werden. Dies gilt es insbesondere dann zu beachten, wenn eine Dysfunktion der 1. Rippe mit Subluxation nach superior auf eine manuelle Therapie nicht anspricht. Eine weitere anatomische Struktur, die zu einer neurovaskulären Kompression führen kann, stellt die Sehne des M. pectoralis minor dar. Die Pektoralismuskeln sind meist verkürzt und verspannt und verändern die Stellung des Schultergürtels im Verhältnis zum Brustkorb. Die korrekte Diagnostik und Behandlung dieser Dysfunktionen – es wird von medial nach lateral gearbeitet – hat sich für die Behandlung von Zervikobrachialgien sehr bewährt.

In gleicher Weise werden Patienten mit Beschwerden an Ellenbogen und Handgelenk untersucht und behandelt.

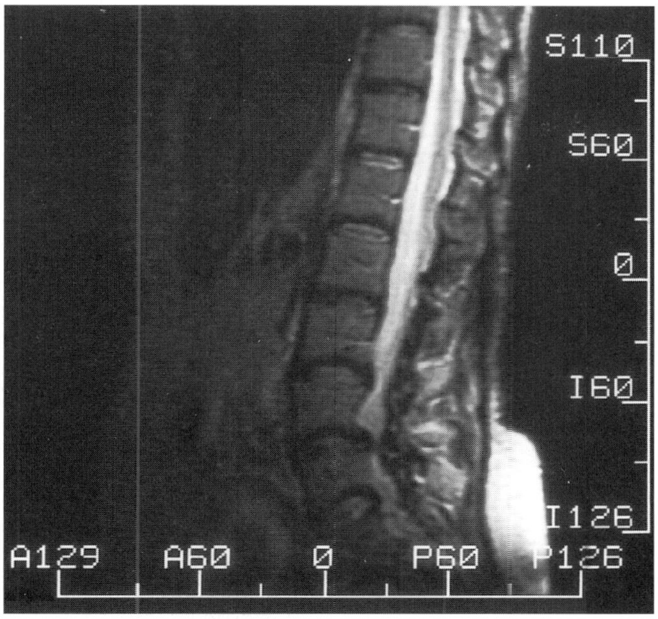

Abb. 23.7: MRT im LWS-Bereich, sagittale Ansicht

Bei der klassischen Epicondylitis medialis oder lateralis besteht häufig eine Einschränkung von Pronation und Supination des Radiusköpfchens im Radiohumeralgelenk und proximalen Radioulnargelenk. Die Wiederherstellung der Funktion des Radiusköpfchens ist häufig ausreichend, um den sog. „Tennisellenbogen" zu behandeln.

Das „Karpaltunnelsyndrom" hat in den letzten Jahren stark zugenommen. Es scheint im Zusammenhang mit einer repetitiven Überlastung des Handgelenkes, insbesondere bei Computerarbeit, zu stehen. Alle repetitiven Bewegungen der Hand und der Handgelenke können zu Schmerzen im Handgelenk führen, die mit Taubheitsgefühl und Kribbeln der Finger einhergehen. Selbst wenn bei vielen dieser Patienten die Nervenleitgeschwindigkeit des Nervus medianus verzögert ist, weisen doch nur wenige von ihnen echte Denervierungspotentiale der Handmuskeln, insbesondere der Daumenballenmuskulatur auf. Daher sind eine exakte strukturelle Diagnostik und eine manuelle Behandlung des Handgelenkes erforderlich. Vorher sollten jedoch HWS, 1. und 2. Rippe sowie das Ellenbogengelenk untersucht und behandelt werden. Zur Therapie von Patienten mit Karpaltunnelsyndrom können die in Kapitel 18 beschriebenen therapeutischen Techniken am Handgelenk verwendet werden.

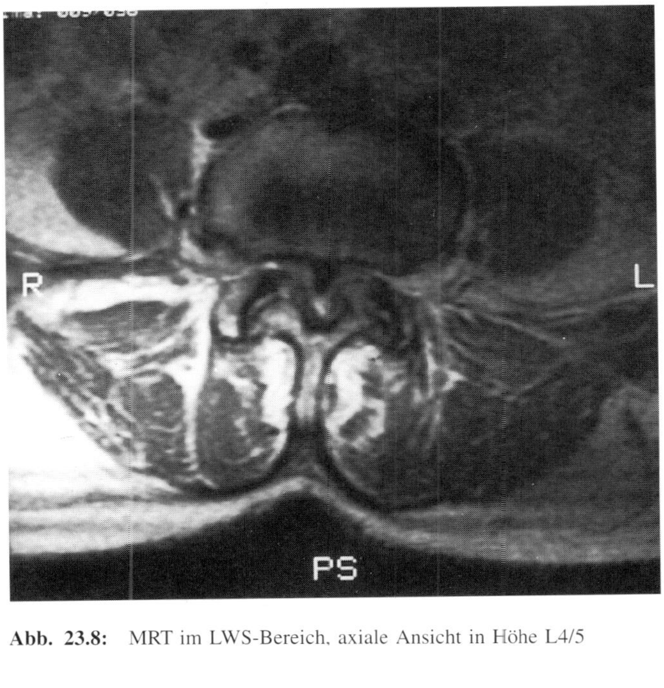

Abb. 23.8: MRT im LWS-Bereich, axiale Ansicht in Höhe L4/5

23.8 Das zervikokraniale Syndrom

Von allen Abschnitten des muskuloskelettalen Systems ist meiner Ansicht nach der okzipito-zervikale Übergang der am schwierigsten zu diagnostizierende und zu behandelnde Teil. Patienten mit Schmerzen an der Halswirbelsäule in Verbindung mit Nackensteife und einseitigen Kopfschmerzen, ausstrahlend vom Okziput in die Retroorbitalregion, sind im klinischen Alltag sehr häufig. Meist geht der Symptomatik ein Trauma, wie z. B. ein Verkehrsunfall, voraus. Häufig treten die Beschwerden jedoch auch ohne vorangegangenes Trauma auf, sie sind dann die Folge einer chronischen posturalen Dysbalance, die auch die obere Halsmuskulatur mit einbezieht. Die strukturelle Diagnostik der oberen HWS ist aufgrund der besonderen anatomischen Verhältnisse sehr schwierig (siehe Kap. 13). Dabei ist eine Hypomobilität leichter zu diagnostizieren als eine Hypermobilität. Häufig besteht eine relative Hypermobilität auf der Gegenseite der Dysfunktion, was für den Untersucher irreführend sein kann. Wird durch die körperliche Untersuchung der Verdacht auf eine Hypermobilität gelenkt, sollten Röntgenaufnahmen angefertigt werden. Dabei sind sowohl seitliche Funktionsaufnahmen in Flexion und Extension wie auch Belastungsaufnahmen in Rotation mit Axialansicht des okzipito-zervikalen Überganges und der oberen HWS erforderlich, die mittels CT oder MRT angefertigt werden können.

Bei der strukturellen Diagnostik findet man meist eine ERS-Dysfunktion in Höhe von C2/C3 links, eine Atlasrotation nach rechts und ein Okziput in Rechtsseitneigung und Flexion mit gegenläufiger Rotation nach links. Häufig besteht eine Dysfunktion der linken Sutura occipitomastoidea (Abb. 23.9 und 23.10).

Abbildungen 23.9 und 23.10 zeigen die MRT-Aufnahmen einer Patientin, die 6 Jahre lang an einem zervikokranialen Schmerzsyndrom litt. Dieses war nach einem schweren Verkehrsunfall aufgetreten. Als Begleitverlet-

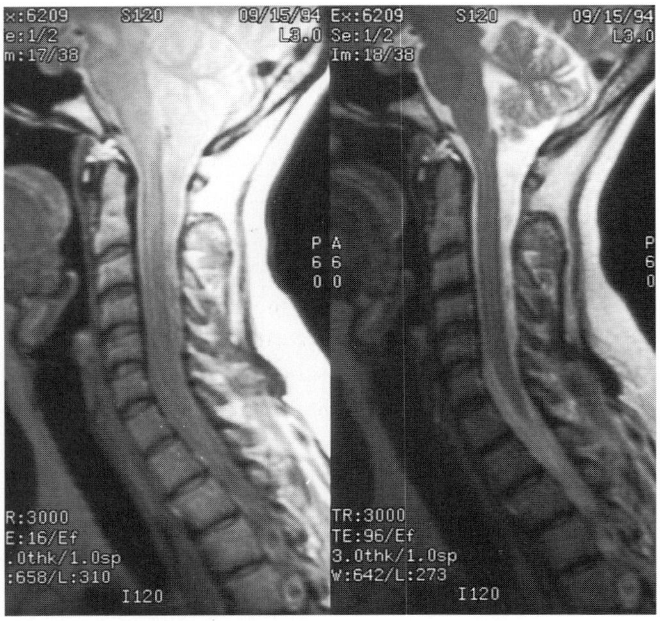

Abb. 23.9: MRT im HWS-Bereich, sagittale Ansichten

zungen kamen Beckenfrakturen und eine Gehirnerschütterung dazu. Die Patientin wurde erfolgreich behandelt und rehabilitiert, so daß sie wieder an ihren Arbeitsplatz zurückkehren konnte. Geblieben waren jedoch eine rezidivierende schmerzhafte Nackensteife und ein Halbseitenkopfschmerz. Bei der strukturellen Diagnostik wurden die vorher zitierten Befunde erhoben. Die Behandlung erwies sich als äußerst schwierig. Die Aufrechterhaltung der maximalen funktionellen Kapazität der Halswirbelsäule war problematisch. Bei der Sagittalaufnahme des Zervikalmarkes sowie der HWS (Abb. 23.9) konnten

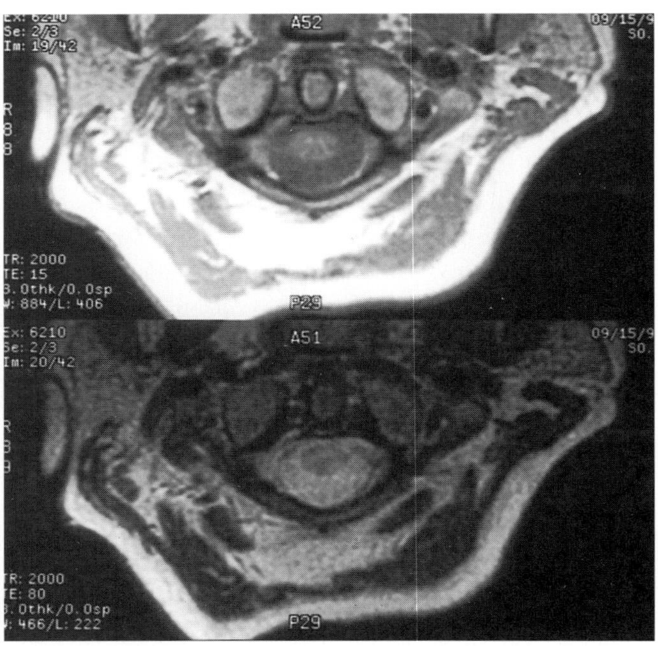

Abb. 23.10: MRT im HWS-Bereich, axiale Ansichten

keine eindeutigen pathologischen Befunde erhoben werden. Durch die Axialschnitte der Kernspintomographie konnte eine erhebliche Reduktion der Muskeldichte am M. rectus capitis minor und major festgestellt werden. Dieser Befund könnte dafür verantwortlich sein, daß die Patientin auf sämtliche manuellen Therapieformen nur schlecht reagierte.

23.9 Posttraumatische Kopfschmerzen

Nach geschlossenem Schädel-Hirn-Trauma mit minimalen bis mäßigen Hirnfunktionsstörungen klagen zahlreiche Patienten über Kopfschmerzen, die äußerst therapieresistent sind. Häufig liegen bei diesen Patienten erhebliche strukturelle Dysfunktionen des kraniosakralen Systems vor, vergesellschaftet mit weiteren Dysfunktionen an anderen Teilen des muskuloskelettalen Systems. Die kraniosakralen Befunde dieser Patientengruppe sind auffallend ähnlich. Häufigkeit und Amplitude des kranialen rhythmischen Impulses sind vermindert mit einer Frequenz von 6–7 pro Minute. Alle Patienten haben eine sphenobasiläre Kompression, meist vom Anterior-posterior-Typ. Außerdem bestand eine Einschränkung der Lateralverschiebung und der Torsion zur selben Seite. Bei diesen Patienten ist eine kraniosakrale Therapie indiziert. Spricht das kraniosakrale System auf die Behandlung an, indem Amplitude und Häufigkeit des kranialen rhythmischen Impulses zunehmen und an der sphenobasilären Synchondrose eine verbesserte Beweglichkeit eintritt, so ist eine erfolgreiche Rehabilitation zu erwarten. Spricht der Patient jedoch nicht auf eine kraniosakrale Behandlung an, wird das Rehabilitationsergebnis in der Regel unbefriedigend bleiben. Bei Patienten mit Zustand nach Schädel-Hirn-Trauma sollten die kraniosakralen Behandlungstechniken äußerst vorsichtig angewandt werden, da eine iatrogene Komplikationsrate von 5 % auftreten kann.

23.10 Rezidivierende Sprunggelenkdistorsionen

Rezidivierende Sprunggelenkdistorsionen sind beim Gelegenheitssportler ebenso häufig wie beim Leistungssportler. Diagnostisch stellen sie kein großes Problem dar, die Behandlung gestaltet sich jedoch recht schwierig. Bei der strukturellen Diagnostik finden sich regelmäßig eine Dysfunktion am proximalen Tibiofibulargelenk und eine Einschränkung der Dorsalextension des Talus an der Articulatio talotibialis. Das subtalare Gleiten ist häufig eingeschränkt, das Os cuboideum steht meist in Pronationsstellung. Bei der Muskelprüfung findet sich oft eine Schwäche des M. tibialis anterior und der Peronaeusmuskeln. Durch die angemessene Behandlung dieses Dysfunktionsmusters kann die Rezidivrate gesenkt werden. Eine weitere unerfreuliche Folge von rezidivierenden Sprunggelenkdistorsionen ist die eingeschränkte Propriorezeption, die sich insbesondere beim Einbeinstand bemerkbar macht. Dies hat ein verändertes Muskelaktivierungsmuster zur Folge und trägt zur Aufrechterhaltung einer muskulären Dysbalance am gesamten Bewegungsapparat bei.

23.11 Zusammenfassung

In diesem Kapitel werden viele der verbreiteten klinischen Syndrome vorgestellt und aus der strukturellen Perspektive wie auch im Rahmen der manualtherapeutischen Behandlungsmöglichkeiten besprochen. Auch wenn bestimmte Symptome und Befundkombinationen besonders häufig anzutreffen sind, muß der manualtherapeutisch tätige Arzt jeden Patienten individuell und gründlich untersuchen und behandeln. Je besser der Arzt die strukturelle Diagnostik beherrscht und je mehr manuelle Techniken er anwenden kann, desto besser wird das therapeutische Ergebnis sein. In der Manualmedizin gibt es ein großes Spektrum von Behandlungsmöglichkeiten, die ausreichend sicher beherrscht werden sollten. Die Gefahr einer monomanen Anwendung einzelner Techniken muß im Auge behalten werden. Denken Sie stets daran: Wenn Sie in Ihrem Werkzeugkasten nur einen Hammer haben, wird bald alles wie ein Nagel aussehen.

Empfohlene Literatur

Aldernik, G.J.: The Sacroiliac Joint: Review of Anatomy, Mechanics, and Function. J. Orthop. Sports Phys. Ther. 13:71–84, 1991.

Beal, M.C.: Motion Sense. Osteopath. Assoc. 53:151–153, 1953.

Beal, M.C.: Spinal Motion. Yearbook of the Academy of Applied Osteopathy, Carmel, CA, 1970, pp 11–16.

Beal, M.C.: The Sacroiliac Problem: Review of Anatomy, Mechanics, and Diagnosis. J. Am. Osteopath. Assoc. 81:667–679, 1982.

Bourdillon, J.F., Day, E.A., Bookhout, M.R.: Spinal Manipulation, ed 5. Oxford, Butterworth-Heinemann Ltd., 1992.

Bowles, C.H.: Functional Technique: A Modern Perspective. J. Am. Osteopath. Assoc. 80:326–331, 1981.

Buerger, A.A., Greenman, P.E. (eds): Empirical Approaches to the Validation of Spinal Manipulation. Springfield, IL, Charles C. Thomas, 1985.

Buerger, A.A., Tobis, J.S.: Approaches to the Validation of Manipulation Therapy. Springfield, IL, Charles C. Thomas, 1977.

Burton, C.V.: The Sister Kenny Institute, Gravity Lumbar Reduction Therapy Program. Chapter 8. In: *Finneson, B.:* Low Back Pain. Philadelphia, JB Lippincott Co., 1980.

Butler, D.S.: Mobilization of the Nervous System. Melbourne, Churchill Livingstone, 1991.

Buzzell, K.A.: The Cost of Human Posture and Locomotion. Chapter 4. In: The Physiological Basis of Osteopathic Medicine. New York, The Post Craduate Institute of Osteopathic Medicine and Surgery, 1970.

Cyriax, J.: Textbook of Orthopedic Medicine, ed 7. East Sussex, England, Bailliere-Tindall. Vol. I, 1978.

DiGiovanna, E.L., Schiowitz, S.: An Osteopathic Approach to Diagnosis and Treatment. Philadelphia, JB Lippincott Co., 1991.

DonTigney, R.L.: Function and Pathomechanics of the Sacroiliac Joint. J. Am. Phys. Ther. Assoc. 65:35–44, 1985.

Dorman, T.A., Ravin, T.H.: Diagnosis and Injection Techniques in Orthopaedic Medicine. Baltimore, Williams & Wilkins, 1991.

Dvorak, J., Dvorak, V.: Manual Medicine, Diagnostics. New York, Thieme-Stratton Inc., 1983.

Dvorak, J., Dvorak, V., Schneider, W. (eds): Manual Medicine 1984. Heidelberg, Springer-Verlag, 1985.

Dvorak, J., Froehlich, D., Penning, L., Baumgartner, H., Panjabi, M.M.: Functional Radiographic Diagnosis of the Cervical Spine: Flexion/Extension. Spine 13:748–755, 1988.

Dvorak, J., Hayek, J., Zehnder, R.: C-T Functional Diagnostics of the Rotary Instability of Upper Cervical Spine. Part 2. An Evaluation on Healthy Adults and Patients with Suspected Instability. Spine 12:726–731, 1987.

Dvorak, J., Orelli, F.: How Dangerous is Manipulation to the Cervical Spine? Manual Medicine 2:1–4, 1985.

Dvorak, J., Panjabi, M.M., Gerber, M., Wichmann, W.: C-T Functional Diagnostics of the Rotary Instability of Upper Cervical Spine. Part 1. An Experimental Study on Cadavers. Spine 12:197–205, 1987.

Evjenth, O., Hamberg, J.: Muscle Stretching in Manual Therapy. A Clinical Manual. Alfta, Sweden. Alfta Rehab Forlag, Vols. 1 & 2, 1984.

Farfan H.F.: The Scientific Basis of Manipulative Procedures. Clin. Rheum. Dis. 6(1):159, 1980.

Fisk, J.W.: The Painful Neck and Back. Springfield, IL, Charles C. Thomas, 1977.

Friberg, O.: Clinical Symptoms and Biomechanics of Lumbar Spine and Hip Joint in Leg Length Inequality. Spine 8:643–651, 1983.

Fryette, H.H.: Principles of Osteopathic Technic. Carmel, CA, American Academy of Osteopathy, 1954.

Gevitz, N.: The D.O.'s-Osteopathic Medicine in America. Baltimore, Johns Hopkins University Press, 1982.

Good, A.B.: Spinal Joint Blocking. J. Manipulative Physio Therapy 8(1):1–8, 1985.

Greenman, P.E.: Manipulation with the Patient Under Anesthesia. J. Am. Osteopath. Assoc. 92:1159–1170, 1992.

Greenman, P.E.: Clinical Aspects of Sacroiliac Function in Walking. J. Manual Medicine 5:125–130, 1990.

Greenman, P.E.: Lift Therapy: Use and Abuse. J. Am. Osteopath. Assoc. 79:238–250, 1979.

Greenman, P.E.: The Osteopathic Concept in the Second Century: Is it Still Germane to Specialty Practice? J. Am. Osteopath. Assoc. 75:589–595, 1976.

Greenman, P.E.: Layer Palpation. Mich. Osteopath. J. 47(9):936–937, 1982.

Greenman, P.E (ed): Concepts and Mechanisms of Neuromuscular Functions. Berlin, Springer-Verlag, 1984.

Greenman, P.E.: Models and Mechanisms of Osteopathic Manipulative Medicine. Osteopathic Medical News 4(5):1–20, 1987.

Greenman, P.E., Tait, B.: Structural Diagnosis in Chronic Low Back Pain. Manual Medicine 3:114–117, 1988.

Grieve, G.P.: Common Vertebral Joint Problems. Edinburgh, Churchill Livingstone, 1981.

Haldeman, S.: Modern Developments in the Principles and Practice of Chiropractic. East Norwalk, CT, Appleton-Century-Crofts, 1980.

Hoag, J.M., Cole, W.V., Bradford, S.G.: Osteopathic Medicine. New York, McGraw-Hill, 1969.

Hoffman, K.S., Hoffman, L.L.: Effects of Adding Sacral Base Leveling to Osteopathic Manipulative Treatment of Back Pain: A Pilot Study. J. Am. Osteopath. Assoc. 94:217–226, 1994.

Hoover, H.W.: Functional Technique. Yearbook of the Academy of Applied Osteopathy, Carmel, CA 1958, pp 47–51.

Irwin, R.E.: Reduction of Lumbar Scoliosis by Use of a Heel Lift to Level the Sacral Base. J. Am. Osteopath. Assoc. 91:34–44, 1991.

Janda, V.: Muscle Function Testing. London, Butterworths, 1983.

Johnston, W.L., Friedman, H.D.: Functional Methods. Indianapolis, American Academy of Osteopathy, 1994.

Johnston, W.L., Robertson, J.A., Stiles, E.G.: Finding a Common Denominator for the Variety of Manipulative Techniques. Yearbook of the Academy of Applied Osteopathy, Carmel, CA, 1969, pp 5–15.

Jones, L.H.: Strain and Counterstrain. American Academy of Osteopathy. Colorado Springs, CO, 1981.

Jull, G., Bogduk, N., Marsland, A.: The Accuracy of Manual Diagnosis for Cervical Zygapophyseal Joint Syndromes. Med. J. Australia 148:233–236, 1988.

Kendall, F.P., McCreary, E.K., Provance, P.G.: Muscles: Testing and Function, ed 4. Baltimore, Williams & Wilkins, 1993.

Kimberly, P.E.: Formulating a Prescription for Osteopathic Manipulative Treatment. J. Am. Osteopath. Assoc. 75:486–499, 1976.

Kirkaldy-Willis, W.H., Burton, C.V.: Managing Low Back Pain, ed 3. Edinburgh, Churchill Livingstone, 1992.

Kleynhans, A.M.: Complications of and Contraindications to Spinal Manipulative Therapy. Chapter 16. In: *Haldeman, S.* (ed): Modern Developments in the Principles and Practice of Chiropractic. New York, Appleton-Century-Crofts, 1980.

Korr, I.M. (ed): The Neurologic Mechanisms in Manipulative Therapy. New York, Plenum, 1978.

Lamax, E.: Manipulative Therapy: A Historical Perspective from Ancient Times to the Modern Era. In: *Goldstein*, M. (ed): The Research Status of Spinal Manipulative Therapy. National Institute of Neurological and Communicative Disorders and Stroke Monograph No. 15, pp 11–17, 1975.

Lee, D.: The Pelvic Girdle. Edinburgh, Churchill Livingstone, 1989.

Lewit, K.: Manipulative Therapy in Rehabilitation of the Motor System, ed 2. Oxford, Heinemann Ltd, 1991.

Magoun, H.I.: Osteopathy in the Cranial Field, ed. 2. Kirksville, MO, Journal Printing Co, 1966.

Maigne, R.: Orthopedic Medicine. Springfield, IL, Charles C. Thomas, 1972.

Maitland, G.D.: Vertebral Manipulation, ed 4. Stoneham, MA, Butterworths, 1980.

Mennell, J. McM.: Back Pain. Boston, Little, Brown & Co, 1960.

Mennell, J. McM.: Joint Pain. Boston, Little, Brown & Co, 1964.

Mitchell, F.L. Sr.: Motion Discordance. Yearbook of the Academy of Applied Osteopathy, Carmel, CA, 1967, pp 1–5.

Mitchell, F.L. Jr., Moran, P.S., Pruzzo, N.A.: An Evaluation and Treatment Manual of Osteopathic Muscle Energy Procedures. Valley Park, MO, Mitchell, Moran, and Pruzzo Associates, 1979.

Mitchell, F.L.: Structural Pelvic Function. Yearbook of the American Academy of Osteopathy, Carmel, CA, 1958, pp 71–90.

Morey, L.W. Jr.: Osteopathic Manipulation Under General Anesthesia. J. Am. Osteopath. Assoc. 73:84–95, 1973.

Morey, L.W. Jr.: Manipulation Under General Anesthesia. Osteopath. Annals 4:127–135, 1976.

Natchev, E.: Pain Treatment and Auto-Traction for Back Problems. Stockholm, AB Spiraltryck, 1982.

Nicholas, N.S.: Atlas of Osteopathic Techniques. Philadelphia, Philadelphia College of Osteopathic Medicine, 1974.

Northup, G.W.: Osteopathic Medicine. An American Reformation, ed 2. Chicago, American Osteopathic Association, 1979.

Northup, G.W., Korr, I.M., Buzzell, K.A., Hix, E.L.: The Physiological Basis of Osteopathic Medicine. New York, Postgraduate Institute of Osteopathic Medicine and Surgery, 1970.

Northup, G.W. (ed): Osteopathic Research: Growth and Development. Chicago, American Osteopathic Association, 1987.

Page, L.E.: The Principles of Osteopathy. Kansas City, MO, American Academy of Osteopathy, 1952.

Patijn, J.: Complications in Manual Medicine: A Review of the Literature. Manual Medicine 6:89–92, 1991.

Retzlaff, E.W., Mitchell, F.L. Jr.: The Cranium and its Sutures. Berlin, Springer-Verlag, 1987.

Romney, I.C.: Manipulation of the Spine and Appendages Under Anesthesia: An Evaluation. J. Am. Osteopath. Assoc. 68:235–245, 1968.

Rush, W.A., Steiner, H.A.: A Study of Lower Extremity Length Inequality. Am. J. Roentgenology, Radium Therapy and Nuclear Medicine 56:616–623, 1946.

Sandoz, R.: Some Physical Mechanisms and Effects of Spinal Adjustments. Ann. Swiss Chiro Assoc. 6:91–141, 1976.

Schiotz, E.H.: Manipulation Treatment of the Spinal Column from the Medical-Historical Viewpoint. Tidsskr, Nor. Laegeforn 78:359–372, 429–438, 946–950, 1003, 1958 (NIH Library Translation NIH-75–22C, 23C, 24C, 25C).

Schiotz, E.H., Cyriax, J.: Manipulation Past and Present. London, William Heinemann Medical Books, 1975.

Schneider, W., Dvorak, J., Dvorak, V., Tritschler, T.: Manual Medicine, Therapy. New York, Thieme Medical Publishers Inc., 1988.

Stiles, E.G.: Manipulative Techniques: Four Approaches. Osteopath. Med. 1(6):27–30, 1976.

Stiles, E.G., Shaw, H.H.: Functional Techniques Based Upon the Approach of George Andrew Laughin DO. Course Syllabus. Michigan State University College of Osteopathic Medicine, Continuing Education, 1991.

Stoddard, A.: Manual of Osteopathic Technique. London, Hutchinson Medical Publications, 1959.

Stoddard, A.: Manual of Osteopathic Practice. New York, Harper & Row, 1969.

Travell, J.G., Simons, D.G.: Myofascial Pain and Dysfunction: The Trigger Point Manual. The Upper Extremities. Baltimore, Williams & Wilkins. Vol. 1, 1983.

Travell, J.G, Simons. D.G.: Myofascial Pain and Dysfunction: The Trigger Point Manual. The Lower Extremities. Baltimore, Williams & Wilkins. Vol. 2, 1992.

Tucker, C., Deoora, T.: Fundamental Osteopathic Techniques. Melbourne, Research Publications Pty Ltd, 1995.

Upledger, J.E., Vredevoogd, J.D.: Craniosacral Therapy. Chicago, Eastland Press, 1983 (Deutsche Ausgabe: Lehrbuch der Kraniosakraltherapie. 3. Aufl. Karl F. Haug Verlag, Heidelberg 1996).

Walton, W.J.: Osteopathic Diagnosis and Technique Procedures, ed 2. Colorado Springs, CO, American Academy of Osteopathy, 1970.

Ward, R.C.: Tutorial on Level I Myofascial Release Technique. Course Syllabus. Michigan State University College of Osteopathic Medicine, 1986.

Ward, R.C., Sprafka, S.: Glossary of Osteopathic Terminology. J. Am. Osteopath. Assoc. 80:552–567, 1981.

Zink, J.G.: Respiratory and Circulatory Care: The Conceptual Mode. Osteopath. Annals 5:108-124, 1977.

Bildnachweise

Folgende Abbildungen wurden mit Genehmigung der Inhaber der Verlags- bzw. Urheberrechte abgedruckt:

Becker, R.F., Wilson, J.W., Gehweiler, J.A.: The Anatomical Basis of Medical Practice. Baltimore, Williams & Wilkins, 1971.
Abb. 1.1 bis 1.6 und 15.1 bis 15.5.

Agur, A.M.R., Lee, M.J.: Grant's Atlas of Anatomy. ed 9. Baltimore, Williams & Wilkins, 1991.
Abb. 12.1, 12.2, 12.4 und 12.6

Anderson, J.E.: Grant's Atlas of Anatomy, ed 8. Baltimore, Williams & Wilkins, 1983
Abb. 12.3.

Clemente, C.D.: Anatomy: A Regional Atlas of the Human Body. ed 3. Baltimore, Urban & Schwarzenberg, 1987.
Abb. 17.1. und 17.2.

Travell, J.G., Simons, D.G.: Myofascial Pain and Dysfunction: The Trigger Point Manual. The Upper Extremities. Baltimore, Williams & Wilkins. Vol. 1, 1983.
Abb. 20.27B, 20.39B, 20.49C, 20.50B, 20.51C, 20.52B, 20.53, 20.56B, 20.64B, 20.66C und 20.68C.

Travell, J.G., Simons, D.G.: Myofascial Pain and Dysfunction: The Trigger Point Manual. The Lower Extremities. Baltimore, Williams & Wilkins. Vol. 2, 1992.
Abb. 20.15B, 20.16B, 20.17B, 20.20B, 20.21A–C, 20.22B, 20.25B, 20.34D und 20.36B.

Aprill, C.: New Orleans, Louisiana.
Abb. 21.16 bis 21.21.

Stichwortverzeichnis

N

O